鼻再造原则
Principles of Nasal Reconstruction

注　意

鼻再造原则

Principles of Nasal Reconstruction

（第 2 版）

原　著　Shan R. Baker
主　译　安　阳

北京大学医学出版社
Peking University Medical Press

BIZAIZAO YUANZE（DI 2 BAN）

图书在版编目（CIP）数据

鼻再造原则 : 第2版 / (美) 山·R.贝克
(Shan R. Baker) 原著 ; 安阳主译. – 北京 : 北京大
学医学出版社, 2020.8
书名原文: Principles of Nasal Reconstruction（second edition）
ISBN 978-7-5659-2216-9

Ⅰ. ①鼻… Ⅱ. ①山… ②安… Ⅲ. ①鼻—整形外科
手术 Ⅳ. ①R765.9

中国版本图书馆CIP数据核字(2020)第101759号

北京市版权局著作权合同登记号：图字：01-2017-3992

鼻再造原则（第2版）

主　　译：安　阳
出版发行：北京大学医学出版社
地　　址：（100083）北京市海淀区学院路38号　北京大学医学部院内
电　　话：发行部 010-82802230；图书邮购 010-82802495
网　　址：http：//www.pumpress.com.cn
E-mail：booksale@bjmu.edu.cn
印　　刷：北京强华印刷厂
经　　销：新华书店
责任编辑：李　娜　　**责任校对**：靳新强　　**责任印制**：李　啸
开　　本：889 mm × 1194 mm　1/16　　**印张**：37.25　　**字数**：990千字
版　　次：2020年8月第1版　2020年8月第1次印刷
书　　号：ISBN 978-7-5659-2216-9
定　　价：450.00元

译者名单

主　译

安　阳（北京大学第三医院成形外科）

副主译

单　磊（原南方医科大学珠江医院整形外科）

杨　欣（北京大学第三医院成形外科）

主　审

李　东（北京大学第三医院成形外科）

审　校（按姓名汉语拼音排序）

范　飞（中国医学科学院整形外科医院）

黄金龙（南京中医药大学附属医院整形外科）

黎　冻（广西医科大学第二附属医院医疗美容科）

李圣利（上海交通大学医学院附属第九人民医院整复外科）

谭　谦（南京大学医学院附属鼓楼医院整形烧伤科）

谭晓燕（杭州整形医院）

曾　高（中日友好医院整形外科）

赵振民（北京大学第三医院成形外科）

译　者（按姓名汉语拼音排序）

戴传昌（上海交通大学医学院附属第九人民医院整复外科）

董　帆（原上海同济大学附属同济医院整形美容外科）

郭宗科（东南大学附属中大医院整形外科）

姜　南（郑州大学第五附属医院整形美容科 / 郑州大学整形美容研究所）

刘俊秀（北京大学第三医院耳鼻喉科）

刘彦军（北京沃尔医疗美容诊所）

牛永敢（原郑州人民医院整形外科）

潘柏林（北京大学第三医院成形外科）
钱　维（首都医科大学附属北京朝阳医院整形外科）
邱昱勋（台湾新光吴火狮纪念医院耳鼻喉部暨医学美容中心）
邵　英（吉林大学第一医院整形外科）
王先成（中南大学湘雅二医院整形美容外科）
王旭明（重庆当代整形美容医院）
文辉才（南昌大学第一附属医院整形美容科）
谢立锋（北京大学第三医院耳鼻喉科）
薛红宇（北京大学第三医院成形外科）
尹卫民（深圳市君焯医疗美容整形研究所 - 深圳广和整形）
张　晨（大连大学附属新华医院整形外科）
张　辉（原第四军医大学附属西京医院整形外科）
张　劲（重庆医科大学附属口腔医院整形美容中心）
赵健芳（北京大学第一医院整形烧伤外科）

学术秘书

甄永环（北京大学第三医院成形外科）
赵健芳（北京大学第一医院整形烧伤外科）
钱　维（首都医科大学附属北京朝阳医院整形外科）

主译简介

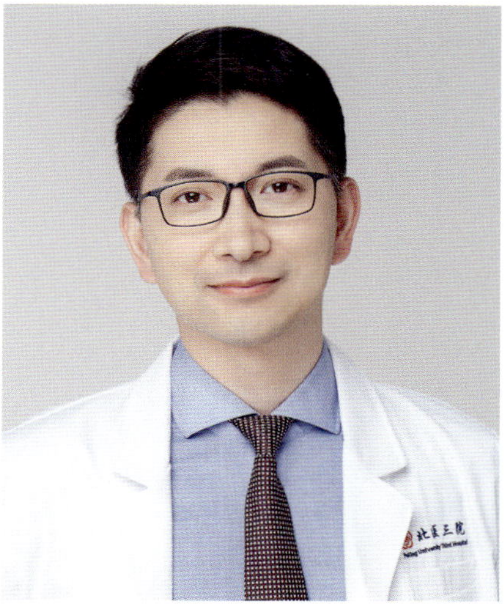

安阳，北京大学第三医院成形外科副研究员，副教授，研究生导师，哈佛大学医学院整形外科博士后，德国汉诺威医学院整形外科博士。现任美国整形外科医师协会（ASPS）会员，亚洲鼻整形协会（RSA）第一届创始会员及国际秘书，国际脂肪移植与细胞治疗协会（IFATS）会员，美国*Plastic and Reconstructive Surgery*（PRS）及PRS GO杂志特约审稿人，欧美同学会德奥分会理事，国家自然科学基金项目评审专家，中国整形美容协会鼻整形分会常委兼秘书长、脂肪医学分会常委，中国中西医结合学会医学美容专业委员会鼻整形分会副主任委员，中华医学会整形外科学分会鼻整形学组委员，中国医师协会美容与整形医师分会鼻整形专业委员会委员。获第六届“宋儒耀整形外科青年医师论坛”第一名，首届张涤生整形外科发展基金会中国整形外科优秀青年医师奖。主持国家自然科学基金面上项目等6项，申请专利14项，其中发明专利3项。发表文章60余篇，SCI收录14篇（第一或通讯作者）。《中华医学美学美容杂志》2019—2020年度执行主编，《中国美容整形外科杂志》编委，《中国美容医学》杂志编委。擅长：鼻面五官精细整形、唇裂及唇裂鼻修复、鼻再造、脂肪移植与再生、臀部整形、面部轮廓整形、显微外科与修复重建。

中文版序言

这是一个有巨大潜力的发展方向。

安阳博士将 Baker 教授的《鼻再造原则》翻译成了中文。鼻再造是整形与修复重建手术的核心之一，最早可以追溯到 2000 多年前的古印度，当时就有人描述了对于前额皮瓣的应用。Baker 教授在鼻再造方面具有丰富的经验，他为我们展示了他所见过的不同解剖类型的缺损，并描述了他如何使用各种技术来重建鼻部的衬里、结构支撑和外覆盖。他还介绍了每种方法的并发症及优缺点。这本书非常有价值，书中所阐述的诸多原则可应用于各种临床实际病例。

虽然 Baker 教授的经验财富是巨大的，但众所周知，亚洲和北美的鼻再造手术有很多不同之处。高加索人和亚洲人的鼻部解剖结构具有本质上的差异。另外，亚洲人的皮肤癌发病率较低，而皮肤癌却是北美患者接受鼻再造手术的主要原因。此外，在亚洲，显微外科手术和假体材料的使用更为普遍。

我很欣赏安阳博士对于推动整形外科的发展所做的贡献。对于那些希望精通鼻再造手术的中国整形外科医师来说，该中文版书籍将有助于他们更好地理解和学习。

Dennis P. Orgill，医学博士，理学博士
哈佛大学布莱根妇女医院整形外科、创伤修复中心主任
哈佛大学医学院外科系教授

Here is a potential forward.

Dr. An Yang has translated into Mandarin Chinese Dr. Baker's book on nasal reconstruction. Nasal reconstruction is a core part of plastic surgery and dates back to over 2000 years ago in India where the forehead flap was described. Dr. Baker has extensive experience in nasal reconstruction and presents his experience looking at different anatomic defects and describing how he uses various techniques for lining, structural support and covering. He goes over complications as well as advantages and disadvantages in each approach. This book is very valuable in seeing how these principles are applied in a wide variety of actual clinical cases.

Although this experience is vast, there are several differences between surgery in Asia and North America that the reader should be aware of. The nasal anatomy of the Caucasian and Asian noses differs substantially. There is less skin cancer, which is the principle reason for nasal reconstruction in North America, in Asia. Microsurgical approaches and the use of prosthetic materials also are more commonly used in Asia.

I appreciate Dr. An Yang's dedication to plastic surgery and making this book more understandable to the many plastic surgeons in China who continue to work on mastering nasal reconstruction.

Dennis P. Orgill, MD, PhD
Division of Plastic Surgery
Medical Director, Wound Care Center
Brigham and Women's Hospital
Professor of Surgery
Harvard Medical School

中文版前言

著名整形外科大师 Millard 教授曾说过："整形外科是一场组织血供与美丽之间的持久抗衡。"鼻再造手术可以说是整形外科手术或者鼻整形手术中最为困难，最具有挑战性，也是最有魅力的手术之一。术者需要有完美的皮瓣设计理念、高超的手术技巧、丰富的经验，还要具备良好的审美能力。一项原则需要经过一段时间的酝酿才能逐渐形成，一旦某项原则得以确认，就会不断地发展和完善，而不像一项技术，随着新方法的形成必定要被更新或替代。通常一项原则的核心部分更具有生命力。无原则可循的整形外科医师犹如无诀窍的术士，不可能充分发挥其潜能。掌握这些原则，整形外科医师就有了获取理想的手术效果的能力，甚至可以创造奇迹。

鼻再造手术有着悠久的历史。在美国研修期间，我专门研究了鼻再造相关手术和资料，回国后潜心钻研，力求将西方的鼻再造原则理念与东方人的人种特点相结合。目前，有关鼻整形的医学书籍不少，但是大部分都以美容鼻整形或二次鼻修复整形为主要内容，关于鼻再造的医学书籍很少。虽然东西方具有人种差异，西方人的鼻整形手术方法不完全适用于东方人，但是东西方鼻再造的原则和理念是相通的，而且是可以结合人种特点互相借鉴的。因此，我决定将 Shan R. Baker 教授的这本《鼻再造原则》翻译介绍给国内的同行。在翻译这本书的过程中，我在哈佛大学医学院整形外科的博士后导师 Dennis P. Orgill 教授给予了大力支持并为本书作序。

这本书从多个方面讲述了鼻再造历史、设计理念、手术方法、技巧及并发症处理，并附有大量的手术实例图片，以最直观的方式将鼻再造手术的原则及设计理念与手术过程展现给大家。当一个国家的鼻整形手术技术发展到一定阶段，就会出现很多并发症，需要鼻修复，但是有一些严重的并发症通过鼻修复也很难解决，这时就需要鼻再造手术来帮助解决。这也是事物发展的必然规律。本书内容代表了目前鼻再造技术的最前沿。古语云"授人以鱼不如授人以渔"，相信本书对鼻再造原则的系统阐述将对广大整形外科医师掌握鼻再造手术设计与实施有所帮助，也为二次鼻修复手术中无法解决的问题指明了一条道路。

在该书的翻译过程中，不可避免地存在一些不足，希望各位专家与同仁提出宝贵的建议。在此真诚地感谢主审李东教授及翻译与审校的专家团队所做的贡献，特别感谢北京大学医学出版社的李娜编辑及各位工作人员。最后，我要感谢我的父母、家人，感谢他们多年来的支持和理解。

安　阳

北京大学第三医院成形外科

原著前言

这本教科书对鼻再造的各个方面进行了深入的讨论。与第 1 版编写的初衷一样，本书是供修复鼻部皮肤缺损的“匠人”阅读的工具书，它为各种大小、形状和位置的皮肤缺损再造提供了实用有效的方法。

本书是继 2002 年出版的第 1 版的再版。尽管本书中使用的大多数插图与第 1 版中的相同，但本书的内容与第 1 版是截然不同的。原先第 1 版中的所有章节都进行了更新，引入了新的概念或附加信息，大部分章节内容都增加了。本书中还增加了展示复杂的鼻部修复案例的新章节。本书中的大部分章节都是由我编写的。我希望尽可能地向读者传达我个人的外科技术和使用局部皮瓣进行鼻再造的理论。虽然这可能限制了对手术方法多样性的讨论，但它能使教科书的内容叙述更加统一和连贯。与上一版的另一个主要区别是本书中包含了 DVD*。DVD* 中展示了如何在手术室内设计并转移大量的局部皮瓣。除了展示使用简单皮瓣的简单病例外，DVD* 中还包括需要使用多个皮瓣和移植物进行修复的复杂缺损病例。

这项工作可以说是 32 年来我和密歇根大学皮肤外科医生之间合作互动的结晶。在这段时间里，我们共同治疗了上千名患者，我相信这对患者是有益的。这种交叉合作促进了知识和经验的交流，从而带来了鼻缺损修复手术方法的融合。这种思想的交叉融合对于我个人以及提升治疗患者的能力都有直接的好处，也是我希望编写这本教科书的原因所在。如果没有密歇根大学所有皮肤外科医生的通力合作，这本书是不可能完成的。我衷心地感谢他们对我一如既往的支持和信任。

Shan R. Baker

* 中文版不附带 DVD，视频可扫描封二二维码观看。

致　谢

虽然有很多人并没有为本书的出版做出直接的贡献，但是我想感谢那些在我写作过程中给予我帮助的人，他们发挥了不可替代的作用。首先，我要感谢我所有的患者，目睹他们遭受皮肤癌的病痛，敦促我不断学习和完善修复重建外科技术，特别要感谢那些允许我在本书中刊登他们照片的患者。感谢Deborah DeGuire和Mary Hambright，他们协助我准备手稿和采集照片。感谢我的朋友Marcia Stuursma对我的支持，在我的几乎整个执业生涯中，她一直扮演着与患者和同事沟通的角色。我最想感谢的是Kathy Herman，她始终如一地保持乐观精神并坚定不移地支持我，从不计较事情的大小，总能很好地完成任务。我能与患者保持顺畅的联系，她功不可没。特别感谢我的好朋友James Bruce。多年来，Bruce先生协助我整理了上百份照片和视频剪辑资料，用于我职业生涯中所做的所有讲座和出版的书籍里。感谢Fred Bobrow编辑了这本书附带的DVD*。感谢密歇根大学皮肤外科主任Timothy M. Johnson博士及他的同事Darius J. Karimipour博士、Timothy S. Wang博士、Christopher K. Bichakjian博士、Jennifer L. Schwartz博士、Sandra C. Paek博士和Jeffrey S. Orringer博士。感谢你们在我们多年的专业合作中为你们的患者转诊。没有你们的支持和信任，这本书是不可能完成的。感谢我所在科室的众多工作人员，他们协助我拍摄了DVD*中的手术过程。感谢Sam Naficy博士和Brian Jewett博士花了很多时间准备他们的章节。这本高质量的教科书与你们的贡献密不可分。

* 中文版不附带DVD，视频可扫描封二二维码观看。

目 录

第 1 部分
基础知识

鼻再造的历史 第 1 章

Brian S. Jewett, Shan R. Baker

介绍鼻部损伤或畸形的文章已有很多。鼻缺损可由自伤、惩罚性割伤以及多种疾病导致。惩罚性鼻割伤的最早记录可追溯到公元前 1500 年，印度的 Lakshmana 王子故意将 Lady Surpunakha 的鼻子割下。Ravana 国王请他的医生为 Lady Surpunakha 进行修复，这是最早的鼻再造记录[1]。在 9 世纪，丹麦人将未能按时交税的爱尔兰人的鼻子割伤。16 世纪，罗马 Sixtus 五世统治时期会割下小偷的鼻子[2]。1769 年，印度 Ghoorka 国王下令将其占领的尼泊尔 Kirtipoor 城内全部 865 名男性居民的鼻子和嘴唇割下，并将城市的名字改为 Naskatapoor，意为“没有鼻子的城市”[3]。在历史上，割鼻被视为一种羞辱，其也延伸到多种文化语言中，形成了一些特定的表达。例如在英语中，lose face 表示“羞辱”或者“难堪”。在乌尔都语和旁遮普语中，*mera noc kart gaya* 意味着“你伤害了我的感情”，而其字面意思为“你割掉了我的鼻子”[4]。

这些鼻缺损的修复是面部重建手术最古老的形式[5]，而印度的全鼻再造艺术开启了整形外科史的先河，尽管未必是最重要的[4]。

早期鼻再造

最早关于全鼻再造的描述源于古印度 Vedic 时期，约公元前 3000 年[5]。最早的详细的鼻再造过程记录于古印度的医学著作《秒闻集》（*Sushruta Samhita*，公元前 700 年）。手术使用一个颊部皮瓣，由一名叫 Koomas 的制陶工人完成[6]。在 4 世纪，印度医生 Vagbhat 再次详细描述了颊部皮瓣鼻再造术的过程。他提到使用局部止血剂、鼻内夹板和叶状模具。他强调准确切开、保护蒂部以及仔细对合切口边缘[1]。大部分的鼻再造手术由制陶工和砖匠完成，他们向家庭成员传授技术的过程中，技术不断进步。手术器械包括特殊的水泥（黏合剂）、棉线（缝合）以及蚂蚁头（涂抹来关闭伤口）用于缝合伤口[4]。

欧洲应用邻近组织修复鼻、唇和耳部缺损的最早记录来自于 Celsus，是在公元 1 世纪期间[7]。在 7 世纪，希腊医生 Paulus Aegineta 将东方医学和手术经验融入西方文化，他将当时的医学实践总结成 7 卷的纲要。在第 6 卷，他提到通过重新分布周围正常组织来修复面部缺损[4]。

意大利方法

在 14 世纪，意大利的 Branca de Branca 进行了一台与《秒闻集》中描述相似的手术[8-9]。他的儿子 Antonius Branca 继而提出了一个新的鼻再造方法：意大利方法。其手术步骤涉及将上肢的一块组织分期转移至鼻部。该手术操作单一，需要 6 期完成，并且是 Branca 家族的秘密。现存的准确记录 Branca 技术的医学书籍是 1460 年 Heinrich von Pfolspeundt（一名日尔曼骑士）写的 *Buch der Buendth-Ertznei*（*The Book of Bandage Treatment*）。这本书被藏在爱尔福特大学的图书馆里，超过 400 年没有人发现。在 19 世纪下半叶，Haeser 和

Middledorpf 发现了这本书并将其公开 [10]。

意大利帕多瓦大学的解剖学及外科学教授 Alessandro Benedetti 最早发表了应用意大利方法的手术效果（图 1.1）。他的文章发表于 Haeser 和 Middledorpf 公布的 Antonius Branca 的手术方法之前。Benedetti 反对希腊将教学解剖视为科学和魔法混杂体的传统观念，强调教学应基于客观事实，客观公正。Benedetti 在 1493 年出版了一部 8 卷的解剖学书籍。在第 4 卷第 39 章中，他描述了鼻再造的意大利方法 [11]：

目前，善于创造的人们已经发现如何修复鼻部的缺损。他们的方法包括切取患者上肢的一块组织，制成鼻子的形状，将其置于缺损处。他们用手术刀切去上肢皮肤的表层。如果需要的话，或者如果鼻子是最近才被割掉的话，就在鼻部创面做些划痕，他们将上肢绑到头部，让两个创面对合。等伤口愈合后，他们用手术刀在上臂切除适量的组织用于鼻塑形。鼻部的血管提供了皮瓣所需的营养，最后完成创面覆盖。由于覆盖皮肤来源于上臂，有时会长有毛发。

100 多年后，Tagliacozzi 在 1597 年出版了《缺损修复植入手术》(*De Curtorum Chirurgia per Insitionem*)，详细描述了鼻再造的意大利方法（图 1.2）。这是第一本单独介绍整形外科的书籍。Tagliacozzi 将 Benedetti 的文字和他的工作收录在第 1 卷第 19 章 [12]。

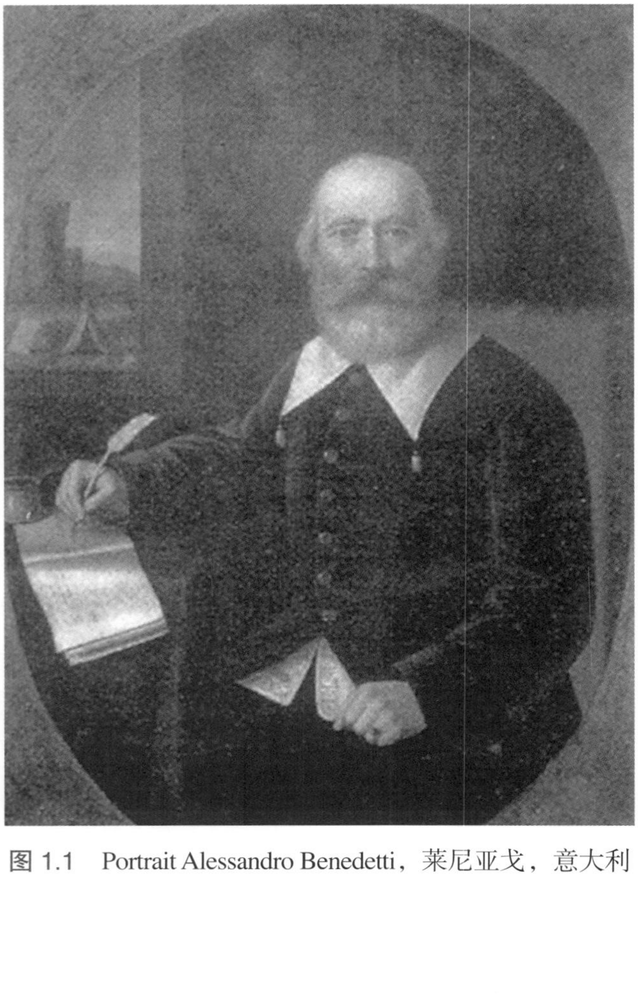

图 1.1　Portrait Alessandro Benedetti，莱尼亚戈，意大利

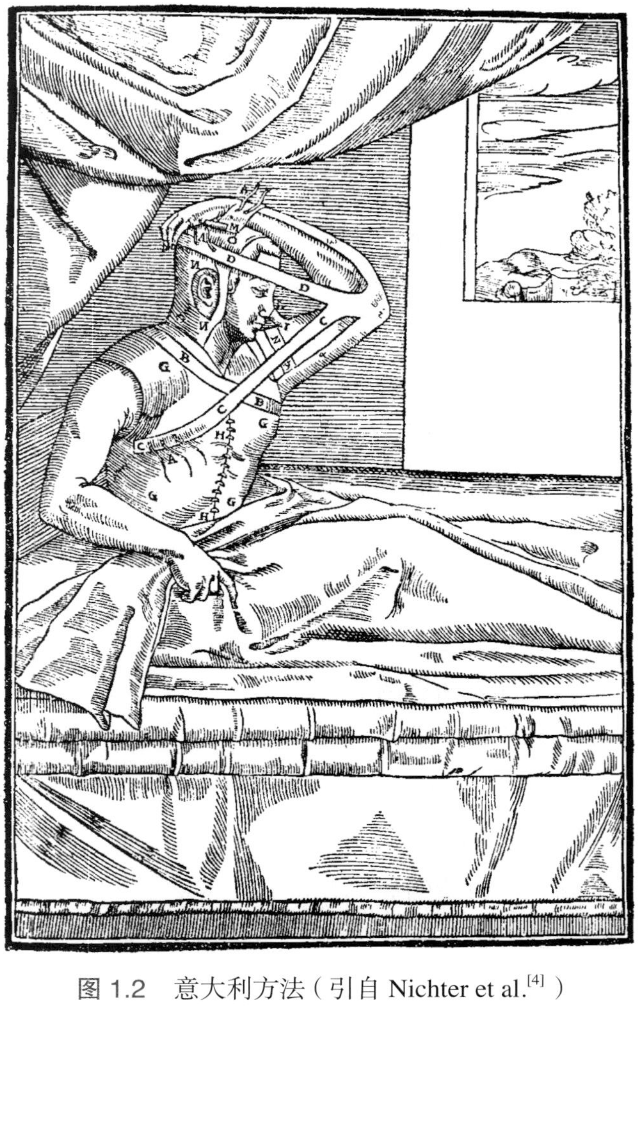

图 1.2　意大利方法（引自 Nichter et al.[4]）

印度方法

最早使用前额皮瓣进行鼻再造的历史尚不明确，但是自公元 1440 年起，印度 Kumar 的马拉地人、一些尼泊尔人家庭以及 Kangra 的 Kanghiara 家族都实施过该手术。该手术在家族成员间传承，秘密练习，被称作印度方法 [1,5]。

前额中线皮瓣的最早记录刊登于《马德拉斯公报》(*Madras Gazette*，18 世纪孟买发行的期刊)。这篇文章随后被翻译为英文，发表于伦敦的《绅士杂志》(*Gentleman's Magazine*，1794)。这引发了欧洲鼻再造的文艺复兴 [4]。这篇文章讲述了 Cowasjee 的命运。Cowasjee 是 1792 年战争中英国军队的一名牛车运输员，他被迈索尔的统治者 Tipu Sultan 俘虏。Tipu Sultan 正在暴力反抗英国对印度南部的殖民。Tipu Sultan 在 Cornwallis 的指挥下，通过攻击负责运输谷物的 Maharatta 牛车运输员，来切断英国部队的食物和供给。每次袭击后，Sultan 会按照割下的鼻子和耳朵数量进行奖赏。Cowasjee 失去了他的手和鼻子，这篇文章讲述了为他进行鼻再造的手术过程。文章的署名是“B.L.”，但这篇文章的作者应该是英国外科医生 Cully Lyon Lucas（图 1.3）。手术过程是这样描述的：

将一薄层蜡片置于鼻部残存组织处，塑形成正常鼻部的外观。随后将其展平并置于前额。沿蜡片边缘在前额画线，并沿线切开，剥离额部皮肤，只留下双眼之间的一窄条皮肤不分离，这一窄条可提供血供直到新旧组织之间形成连接……皮肤从前额向下转移，其边缘插入切口内，因为进行了折叠，形成的鼻部表面有两层，在其下方将鼻翼和鼻中隔固定。用水将一点槟榔膏软化，涂抹在窄布条上。5～6 片窄布条相互覆盖，保证其充分交织。仅使用这种石膏覆盖 4 天……连接的皮条在大约 25 天时切断……再造的鼻子存活且外观接近于自然；随着时间的延长，额部的瘢痕也不会很明显。

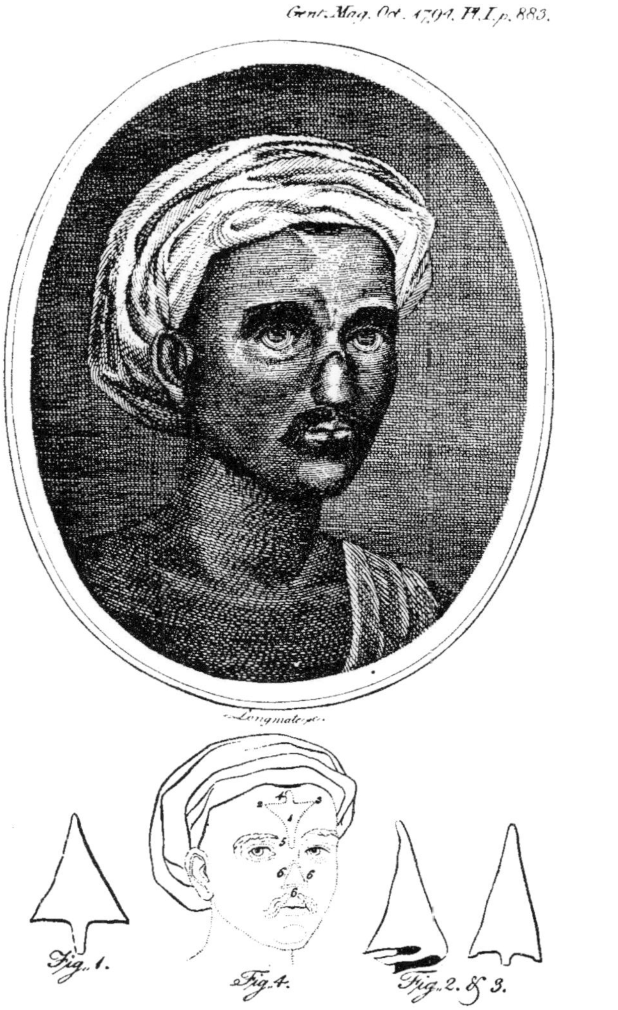

图 1.3　英国牛车运输员全鼻再造术后，作为“致编辑信函”刊登于伦敦 1794 年出版的《绅士杂志》(*Gentleman's Magazine*)(引自 Nichter et al.[4])

英国外科医生 Carpue 学习了这一技术并在 1816 年出版了《两例利用前额皮瓣行鼻缺损修复术的成功经验》(*An Account of Two Successful Operations for Restoring a Lost Nose from Integuments of the Forehead*)一书，他详细描述了该手术是用“一把老式剃刀”完成的，手术时长 1.5 h（图 1.4）[13]。随着 Carpue 的书在整个欧洲发行，该手术被广泛应用 [14]。1818 年，Carl von Graefe 出版了第一本单独介绍鼻整形的书籍《鼻成形术》(*Rhinoplastik*)。这本书罗列了 55 篇文章和书籍，其中就包括 Carpue 的书 [4]。Waren 是第一个在美国进行前额皮瓣手术的人，他在 1837 年将他的手

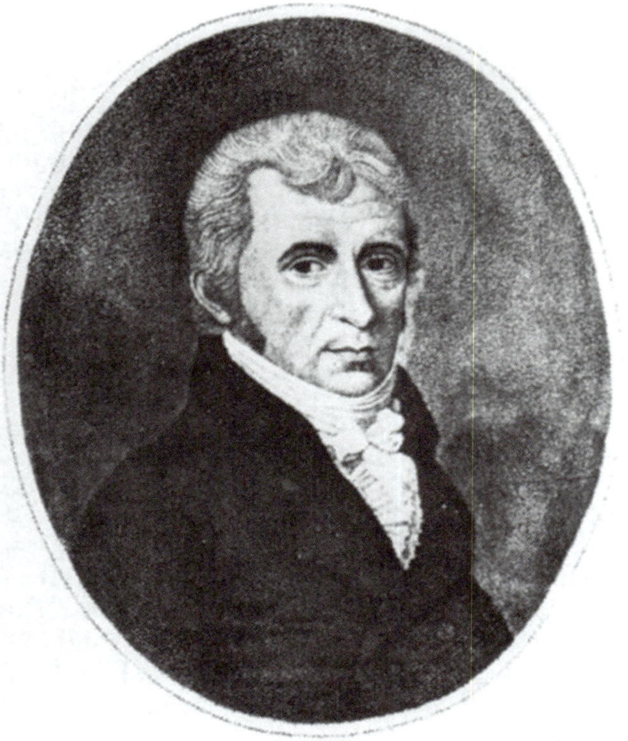

图 1.4 Joseph Carpue（1764–1840）是第一个使用印度方法进行鼻再造的欧洲人（引自 Nichter et al.[4]）

术过程发表在了《波士顿医学与外科杂志》(*Boston Medical and Surgical Journal*）[15]。

内层衬里

随着前额正中皮瓣的广泛应用，没有衬里的鼻部全层缺损重建的效果欠佳越来越受到重视。皮瓣在愈合过程中的收缩导致重建后的鼻子经常是扭曲的。其原因在于皮瓣底面暴露。修复鼻部全层缺损时建议使用的衬里包括皮肤移植物、鼻黏膜、局部皮瓣或者额部皮瓣自身折叠部分[16]。

19 世纪，Ernst Blasius（柏林的眼科主任）、Johann Friedereich Dieffenback（慕尼黑医院的外科主任）以及米兰的 Natale Petrali 提倡将前额正中皮瓣折叠，同时提供外表面及衬里。三位医生均称自己首先成功应用这种方法进行了全鼻再造。根据第一例使用折叠前额皮瓣进行全鼻再造手术的时间，最早的殊荣应属于 Blasius，他在 1838 年进行了该手术（图 1.5）。事实上，Petrali 是第一个公开发表该术式的医生，发表于 1842 年。然而，使用折叠前额皮瓣重建鼻下半部分组织的想法是巴黎的 Pierre August Labat 首先提出的。1834 年，他提出使用三叶前额皮瓣，并将其中一叶向内作为衬里。因为这些医生都与欧洲大的教学医院关系密切，故前额正中皮瓣的应用受到广泛推广[8,17-19]。

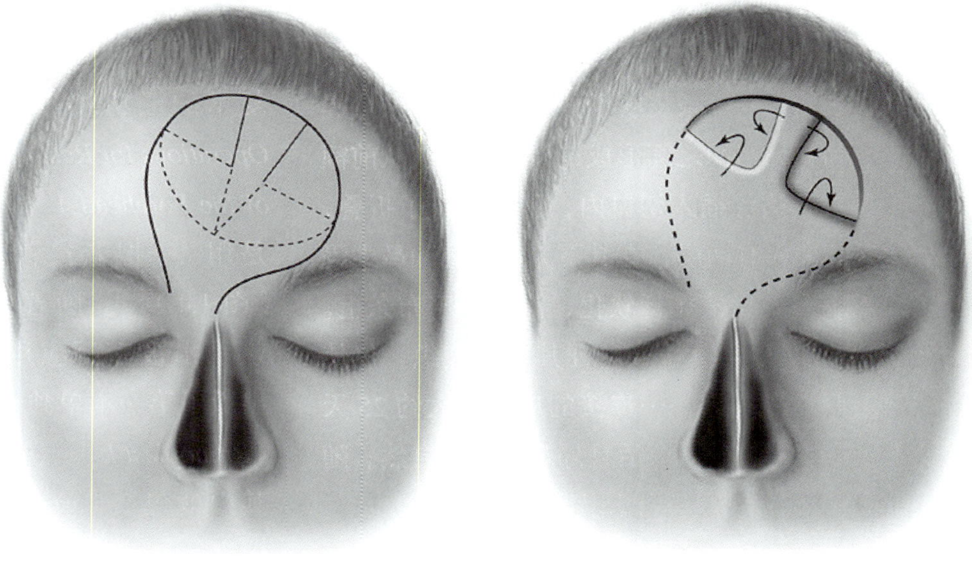

图 1.5 Blasius 的术式（1848）应用椭圆形折叠皮瓣技术进行全鼻再造（after Nelaton and Ombredanne, 1904）

使用前额皮瓣提供组织衬里增加了再造所需皮瓣的体积。随着皮瓣体积的增加，将其以中线为轴旋转 180° 也越来越难。这种别扭但又必要的旋转常影响皮瓣的血供，也使皮瓣难以到达鼻小柱。此外，切取更大面积的前额组织会遗留大面积难看的供区瘢痕。1850 年，Auvert 提出将皮瓣倾斜，斜向横穿前额到达颞部。这种设计使得皮瓣在能够折叠的同时也有足够的长度到达鼻小柱。1935 年，Gillies 提出了一种称为“上下皮瓣”的设计。蒂从一侧眶上血管上升到发际线内。皮瓣随后弧形向下旋转到达对侧眶上血管（图 1.6）。相反，在 1942 年，另一种皮瓣设计被提出，其有一个很长的蒂部到达发际线内。该皮瓣在断蒂之前，会在患者双眼之间留有带有毛发的蒂部。最终，这些皮瓣都会遗留巨大的供区瘢痕。同时，将额部皮瓣折叠提供鼻部衬里时，臃肿的组织会导致明显的鼻腔梗阻 [8]。

其他对于前额皮瓣的改良包括将切口的一个侧臂延伸至另一侧的下方，该设计由 Lisfranc 在 1827 年提出。Labat 将近端切口线作曲线设计，居于一侧的眉毛内侧和内眦的正上方，使皮瓣居中并跨过眉毛内侧及内眦部分。这些改良都减少了蒂部的扭转，且使皮瓣更靠近受区 [9]。20 世纪 30 年代，Kazanjian 首次描述了前额中线皮瓣的主要血供。他提出一种前额中线皮瓣，便于其供区伤口一期缝合。这是这种皮瓣的一大优势，因为二期手术伤口愈合后会遗留明显的额部瘢痕 [20]。Kazanjian 和 Converse 指出双侧额肌之间存在一个间隙，因此在获取前额中线皮瓣时不会损伤额部肌肉组织 [21]。20 世纪 60 年代，Millard 设计了海鸥状皮瓣，其向侧方延伸以修复鼻翼。其侧方延伸根据额部皱纹线进行设计。皮瓣切口延伸到眶上缘水平以下，以获得更多的长度并易于旋转 [22-24]。

在一些医生尝试应用更大的前额皮瓣进行折叠并用作衬里的同时，另一些医生则尝试应用邻近的面部组织作为衬里。1874 年，Volkmann 提出将缺损周围残余的鼻部皮肤的内侧部分用作衬里（图 1.7）。1879 年，Thiersch 提出转移颊部皮瓣作为衬里（图 1.8）。1898 年，Lossen 首次提出使用皮肤移植物塑造前额皮瓣。皮肤移植物置于额部肌肉的深面，待其愈合，随后与前额皮瓣一同作为复合瓣转移至鼻部。Millard 提倡使用双侧上蒂交叉鼻唇沟皮瓣再造鼻翼和鼻小柱 [8]。1969 年，Converse 和 Casson 提出使用前额皮瓣作为衬里，并用其他部位的皮瓣进行外鼻的覆盖 [25]。尽管使用了邻近组织或皮肤移植物，患者仍然会遇到鼻部阻塞的问题。这是由于瘢痕挛缩和没有提供有效的鼻部结构支撑所导致的。医生们尝试在前额皮瓣转移的同时使用软骨移植物替代缺失的鼻部支架，但常会出现移植物挤压或坏死。二期植入移植物同样也会出现问题，且由于覆盖的皮瓣发生挛缩，植入后鼻部轮廓改善甚微。

医生们开始寻求使用原有的鼻黏膜作为衬里。1902 年，de Quervain 首次使用鼻中隔作为衬里并支撑鼻侧壁 [26]。Kazanjian 提出使用基于鼻背的鼻中隔瓣。该瓣由对侧黏软骨膜组成，用于重塑鼻翼 [21]。Gilles 提出使用基于尾侧鼻中隔的黏软骨膜瓣 [27]。Millard 使用上蒂的鼻中隔瓣修复切割鼻、鞍鼻、唇裂以及低平鼻的鼻侧壁缺损 [22]，并用前下方同侧鼻中隔瓣作为鼻翼的衬里 [23]。鼻黏膜可提供薄的、不会阻塞鼻腔的衬里。衬里瓣的柔韧性也减轻了被覆的鼻部皮肤的形变。衬里组织不来源于额部，使得额部皮瓣的面积减小，因为其只需用于外鼻覆盖。

鼻部支架

纠正鼻部支架结构的缺陷对于达到理想的美学效果和恢复功能至关重要。在过去两个世纪中，替代鼻部支架结构的材料多种多样。1863 年，Ollier 使用前额皮瓣及其深面的额骨进行鼻再造 [28-29]。1886 年，Konig 首次报道使用髂骨移植物进行鼻部修复 [30]。1966 年，Millard 改良了 Konig 的技术，

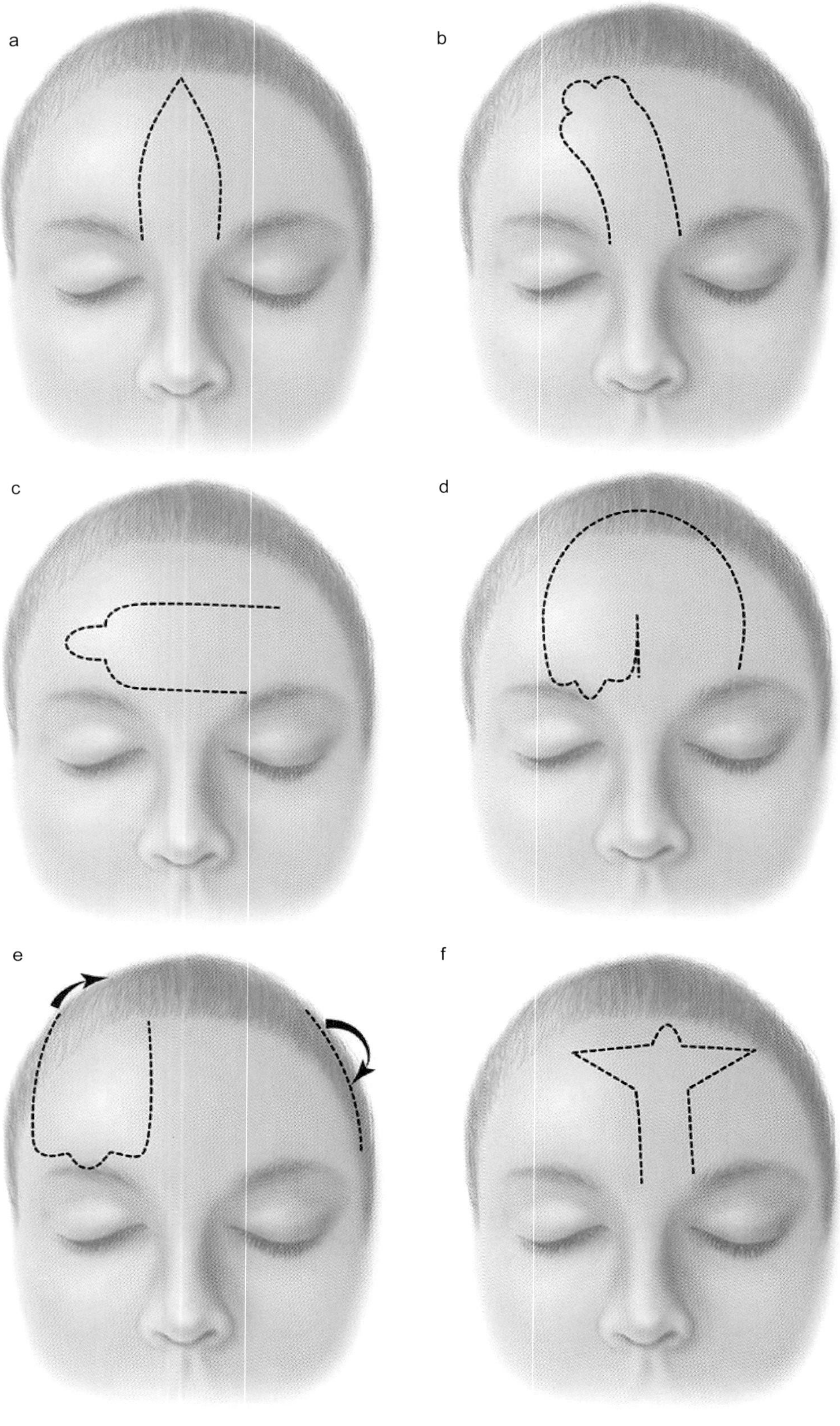

图 1.6　前额皮瓣的设计。(a) 印度正中皮瓣。(b) 斜行皮瓣。(c) 水平皮瓣。(d) Gillies 上下皮瓣。(e) Converse 头皮瓣。(f) Millard 海鸥翼状旁正中前额皮瓣

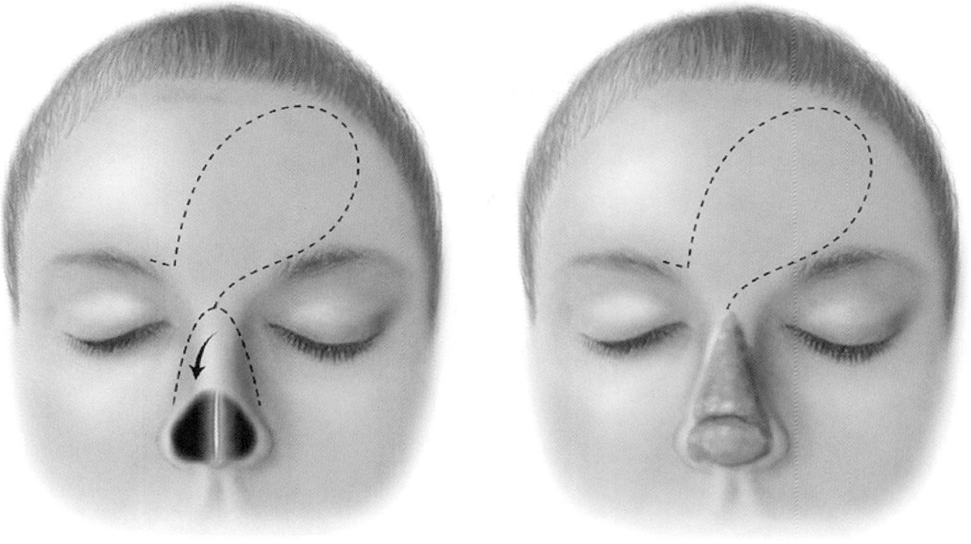

图 1.7　Volkmann 的术式（1874）应用剩余鼻部皮肤作为衬里，前额皮瓣作为外覆盖进行全鼻再造（after Nelaton and Ombredanne, 1904）

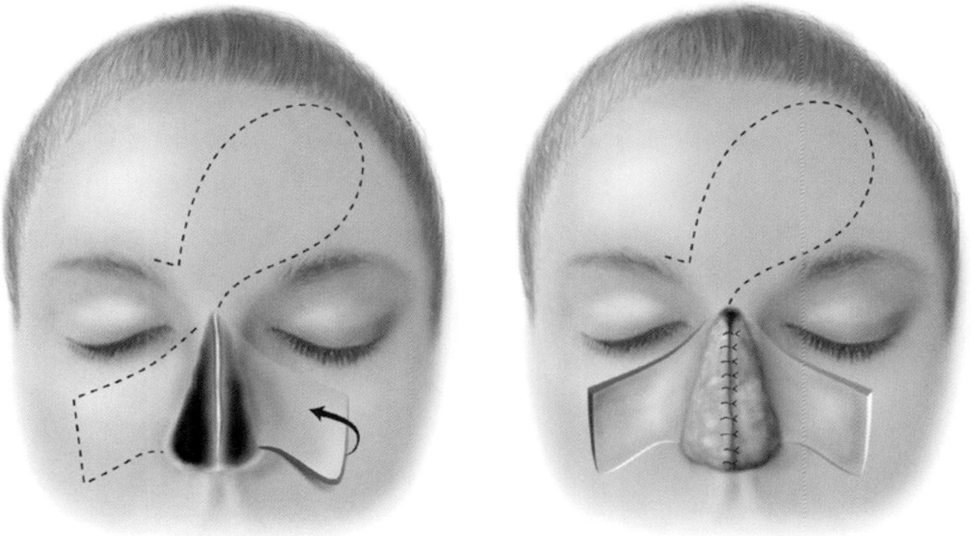

图 1.8　Thiersch 的术式（1879）应用颊部皮肤作为衬里，前额皮瓣作为外覆盖进行全鼻再造（after Nelaton and Ombredanne, 1904）

利用骨移植物去支撑重塑额骨鼻突[24]。多位作者均报道过肋软骨的使用。1889 年，von Mangoldt 使用肋软骨进行鞍鼻的再造[31]。1902 年，Nelaton 将肋软骨置于前额皮瓣下，形成复合瓣转移至鼻部[32]。肋软骨作为游离移植物进行鼻再造可维持 4～15 年的效果[33-34]，但肋软骨弯曲时有发生[35]。1935 年，Gillies 提出使用鼻中隔软骨和黏软骨膜复合瓣进行鼻软骨支架缺损的修复[36-37]。Gillies 之后又将软骨皮肤复合移植物用作鼻翼缺损修复的衬里和支撑[38]。Gillies 和 Millard 在应用黏膜瓣和鼻中隔软骨移植物方面的经验为现代鼻再造奠定了基础。

皮肤覆盖

前额皮瓣是覆盖较大鼻部缺损的主要皮肤来源，而较小的皮肤缺损可利用鼻部或颊部的局部皮瓣进行覆盖。鼻部皮瓣的颜色、厚度和纹理都与受区十分相近，且供区伤口可直接缝合。菱形皮瓣的应用是由 Limberg 在 1963 年首次提出的[39]，随后又经历多次改良[40-42]。虽然菱形皮瓣很少应用在鼻再造中，但其在修复小的侧壁缺损或头侧鼻背缺损时优势明显。Esser 在 1918 年最早提出双叶皮瓣的设计。双叶皮瓣用于修复小的鼻部缺损，两个小叶之间的角度设计为 90°。这个角度导致两个小叶间产生明显多余的皮肤，且会形成地窖门样畸形[43]。McGregor[44] 和 Zitelli[45] 分别在 1981 年和 1989 年发表了其改良方法。Zitelli 强调要将两个小叶之间的角度缩小为 45°，且皮瓣旋转的角度不能超过 90°～100°[45]。双叶皮瓣目前仍被用于小的（不超过 2 cm）、中央部位的尾侧鼻部缺损（详见第 10 章）。

鼻背皮瓣是另一种修复鼻部缺损的皮瓣（详见第 10 章）。该皮瓣最早由 Rieger 提出，用于修复鼻尖和鼻中部伤口。整个鼻背皮肤，包括延伸至眉间三角区的部分，全部剥离并向尾侧旋转。供区的上方用 V-Y 方法[46]。对 Rieger 的设计的调整包括将切口沿鼻中线向下延伸，以鼻面沟为外侧基底，从而获得半侧鼻背皮瓣[47]。鼻翼退缩的问题促使 Cronin 对皮瓣进行进一步改良，他将皮瓣切口沿内眦反转，使其蒂部更窄，用于修复直径小于 2.5 cm 的缺损[48]。Marchac 沿内眦动脉的分支设计了一个轴型皮瓣。这使得皮瓣的蒂部更窄，同时有助于避免鼻孔显露过多。Marchac 强调保留的鼻部皮肤深面要广泛剥离，要根据皮瓣的边缘调整皮瓣的厚度，同时要适当调整鼻部支架以便于伤口的缝合[49-50]。De Fontaine 强调应用此种皮瓣时应遵循鼻部美学单位的原则[51]。Rohrich 应用鼻背皮瓣时不做眉间切口。皮瓣基于较宽的外侧蒂，和 Rieger 最初的设计一致。Rohrich 建议用此皮瓣修复小于 2 cm 的、位于鼻尖表现点上方、距鼻孔缘至少 1 cm 的缺损[52]。

颊部皮瓣用于鼻再造可追溯到《秒闻集》中的描述。鼻唇沟皮瓣可以上方为蒂修复鼻翼或侧壁的缺损。其也可以下方为蒂修复上唇或鼻小柱的缺损[53]。Menick 提出应用插入的鼻唇沟皮瓣修复鼻翼缺损。插入的皮瓣要经历 2 个阶段，保留鼻面沟。当比较前额皮瓣与插入的鼻唇沟皮瓣在修复鼻翼缺损的效果时，Arden 及其同事发现鼻唇沟皮瓣的美学效果更好[54]。这可能是因为鼻唇沟皮瓣在伤口愈合过程中有更大的收缩和隆起的倾向，与鼻翼最终的自然外观更为相近。如今，鼻背皮瓣、双叶皮瓣以及插入的鼻唇沟皮瓣仍然在鼻部皮肤缺损修复中发挥着重要的作用。

近期发展

在 20 世纪 80 年代和 90 年代期间，Burget 和 Menick 为鼻再造技术做出了突出的贡献。他们提出用相似的组织替代鼻部缺损组织的理念。鼻部衬里的缺损用鼻内黏软骨膜瓣修复，软骨支架的缺失用鼻中隔或耳软骨移植物替代。皮肤缺损用鼻部、面颊或前额的皮瓣修复。遵循这些原则，Burget 和 Menick 在进行部分或全鼻缺损修复中，在恢复理想鼻部功能的同时能够获得与正常鼻部轮廓和外观十分近似的美学外观。

Burget 和 Menick 验证了延伸前额皮瓣切口至眶缘水平以下的安全性，这样增加了皮瓣的长度，使其不必到达发际线内就足以覆盖至鼻尖[55-57]。他们还强调滑车上动脉的终末毛细小动脉可到达皮下层，在肌肉浅面，使得额肌可以在皮瓣远端安全地去除[58]。基于 Labat 和 Millard 单蒂皮瓣的设计，Menick 提倡前额皮瓣设计时中轴位于旁正中区域。这样的设计使得皮瓣中心部位包含垂直走向的滑车上动脉，使其成为轴型皮瓣。因此，旁正中前额皮瓣比原先的前额中线皮瓣拥有更丰富的血供，且蒂部更窄。更窄的蒂部使得其更易旋转，也更易延伸至更远的位置[9]。Menick 对前额旁正中皮瓣的描述得到了额部血管解剖学研究的支持。滑车上动脉被发现位于眼眶内上方、中线外侧 1.7～2.2 cm 处（详见第 14 章）。该动脉穿过眶隔，在眼轮匝肌的深方和皱眉肌浅方走行。随后其穿过额肌，上升走行至头皮的皮下组织层。旁正中皮瓣的蒂部宽度可窄至 1.2 cm[59-61]。

Burget 和 Menick 研究了鼻中隔的血供，发现上唇动脉的鼻中隔分支能够保证鼻中隔黏软骨膜瓣作为衬里或进行全鼻缺损再造的有效性。他们主张将整个鼻中隔的两层黏软骨膜及其中间的软骨作为一个三明治结构的复合瓣进行全鼻缺损的修复，这样可同时提供衬里及结构支撑。他们还提出将残余前庭皮肤和软组织制成双蒂皮瓣用于重塑鼻翼及鼻孔缘，用同侧鼻中隔黏软骨膜瓣重塑鼻部尾侧 1/3[58]。应用黏软骨膜瓣作为衬里已成为鼻再造的标准步骤之一（详见第 4 章和第 11 章）。该皮瓣很薄，不会导致阻塞，且具有良好的血供支持软骨移植物。其具有良好的柔韧性，有助于避免表面软骨和皮肤的形态失真[57]。

Burget 和 Menick 还提出了鼻部美学单位的概念，将鼻部根据轮廓线以及不同的皮肤纹理和厚度分为若干区域。他们提倡将瘢痕置于各美学单位的连接处，使其可以隐藏在阴影线里。皮瓣的设计用于替换各美学单位而非缺损。基于对侧正常的鼻部外观设计模板。通常，如果一个美学单位有超过一半的缺损，那么整个美学单位都要重建。Burget 和 Menick 在美学及功能上的技术改进使得前额皮瓣被广泛应用。目前，它仍是全鼻或次全鼻再造的首选皮瓣。

小结

鼻再造的发展历史脉络清晰，可追溯到公元前 1500 年的印度。在过去的两千年中，鼻再造技术在印度及欧美地区不断发展；然而，目前应用的很多改良都源于 Burget 和 Menick。他们扩展了鼻再造手术中软骨移植物、黏软骨膜瓣以及前额皮瓣的应用，获得了更理想的美学效果和功能。局部皮瓣仍是鼻再造的重要辅助手段，其根据缺损的大小和位置有着不同的适应证。

参考文献

1. Almast S. History and evolution of the Indian method of rhinoplasty. In: Sanvenero-Rosselli G, ed. Transactions of the Fourth International Congress of Plastic and Reconstructive Surgery. Excerpta Medica Foundation: Rome; 1969:49.
2. Malz M. Evolution of Plastic Surgery. Baltimore: Williams & Wilkins; 1977.
3. Keegan D. Rhinoplastic Operations. Baltimore: Tindall & Cox; 1900.
4. Nichter LS, Morgan RF, Nichter MA. The impact of Indian methods for total nasal reconstruction. Clin Plast Surg. 1983; 10: 635-647.
5. Antia NH, Daver BM. Reconstructive surgery for nasal defects. Clin Plast Surg. 1981; 8:535-663.
6. Bhishagronta KK, trans. Sushruta Samhita. Calcutta, 1916.
7. Gnudi MT, Webster JP. The Life and Times of Gaspare Tagliacozzi. Hoepli: Milan; 1956.
8. Mazzola RF, Marcus S. History of total nasal reconstruction with particular emphasis on the folded forehead flap technique. Plast Reconstr Surg. 1983; 72:408-414.
9. Menick FJ. Aesthetic refinements in use of forehead for nasal reconstruction: the paramedian forehead flap. Clin Plast Surg. 1990; 17:607-622.
10. von Pfolspeundt H. In: Haeser H, Middledorpf A, eds. Buch der Buendth-Ertznei. Berlin: Reimer; 1868.
11. Furlan S, Mazzola RF. Alessandro Benedetti, a fifteenth century anatomist and surgeon: his role in the history of nasal reconstruction. Plast Reconstr Surg. 1995; 96:739-743.
12. Tagliacozzi G. De Curtorum Chirurgia per Insitionem. Venezia: Bindoni; 1597.
13. Carpue JC. An Account of Two Successful Operations for Restoring a Lost Nose from the Integuments of the Forehead. London: Longman; 1816. Reprinted in Plast Reconstr Surg 1969; 44: 175–182
14. McDowell F, Valone JA, Bronn JB. Bibliography and historical note on plastic surgery of the nose. Plast Reconstr Surg. 1952; 10: 149-185.
15. Waren J. Rhinoplastic operation. Boston Med Surg J. 1837; 61:69.
16. Gunter JP. Nasal reconstruction using pedicle skin flaps. Otolaryngol Clin North Am. 1972; 5:457-480.
17. Labat L. De la rhinoplastie: art de restaurer ou de refaire complêtement le nez. Paris: Ducessois; 1834.
18. Petrali N. Due parole sull’arte di rifare i nasi. Gazz Mantova. 1958; 84:5.
19. Dieffenback JF. Die Operative Chirurgie, vol. 1. Leipzig: Brockhaus; 1845:331.
20. Kazanjian VH. The repair of nasal defects with a median forehead flap: primary closure of forehead wound. Surg Gynecol Obstet. 1946; 83:37.
21. Kazanjian VH, Converse JM. Surgical Treatment of Facial Injuries. Baltimore: Williams & Wilkins; 1949:352.
22. Millard DR Jr. Reconstructive rhinoplasty for the lower two-

thirds of the nose. Plast Reconstr Surg. 1976; 57:722-728.
23. Millard DR Jr. Hemirhinoplasty. Plast Reconstr Surg. 1967; 40: 440-445.
24. Millard DR Jr. Total reconstructive rhinoplasty and a missing link. Plast Reconstr Surg. 1966; 37:167-183.
25. Converse JM, Casson PR. Reconstructive surgery: an integral part of treatment of cancer of the nose. In: Gaisford JC, ed. Symposium on Cancer of the Head and Neck, vol. 2. St. Louis: Mosby; 1969.
26. de Quervain F. Ueber partielle sietliche Rhinoplastik. Zentralbl Chir. 1902; 29:297.
27. Gilles HD. Plastic Surgery of the Face. London: Frowde, Hodder, Stoughton; 1920:270.
28. Ollier. Des transplantations périostiques et osseuses sur l' homme, Paris 1862. Gaz Hop 135, 1861:22; 1862.
29. Ollier. Ostéoplastie appliquée á la restauration du nez. Soc Imper de Med de Lyon; 1863
30. Konig F. Eine neue methode der aufrichtung eingsesunkener nasen durch bildung des nasenruckens aus einem haut-periost-knochenlappen der stirn. Verh Dtsch Ges Chir (Berl). 1886; 15:41.
31. von Mangoldt. Correction of Saddle Nose by Cartilage Transplantation. McDowell F, trans. Plast Reconstr Surg 1970; 46: 495.
32. Nelaton C. Discussion sur la rhinoplastie. Bull Mem Soc Chir. 1902; 28:458.
33. Sheen JH, Sheen AS. Aesthetic Rhinoplasty. St. Louis: Mosby; 1987:514-519.
34. Ortiz-Monasterior F, Olmedo A, Oscoy LO. The use of cartilage grafts in primary aesthetic rhinoplasty. Plast Reconstr Surg. 1981; 67:597-609.
35. Horton CE, Matthews MS. Nasal reconstruction with autologous rib cartilage: a 43 year follow-up. Plast Reconstr Surg. 1992; 89: 131-135.
36. Gilles H. Experiences with tubed pedicle flaps. Surg Gynecol Obstet. 1935; 60:291.
37. Gilles H, Millard DR. The Principles and Art of Plastic Surgery. Boston: Little Brown; 1957:575-576.
38. Gilles HD. A new graft applied to the reconstruction of the nostril. Br J Surg. 1943; 30:305.
39. Limberg AA. Design of the local flaps. In: Gibson T, ed. Modern Trends in Plastic Surgery. Butterworth: Seven Oaks; 1963.
40. Dufourmentel C. La fermeture des pertes de substance cutanée limitées: "le lambeau de rotation en losange". Ann Chir Plast. 1962; 7:61.
41. Webster RC, Davidson TM, Smith RC. The thirty-degree transposition flap. Laryngoscope. 1978; 88:85-94.
42. Becker FF. Rhomboid flap in facial reconstruction: new concept of tension lines. Arch Otolaryngol. 1979; 105:569-573.
43. Esser JFS. Gestielte lokale Nasenplastik mit Zweizipfligem lappen Deckung des Sekundaren Detektes vom ersten Zipfel durch den Zweiten. Dtsch Z Chir. 1918; 143:385.
44. McGregor JC, Soutar DS. A critical assessment of the bilobed flap. Br J Plast Surg. 1981; 34:197-205.
45. Zitelli JA. The bilobed flap for nasal reconstruction. Arch Dermatol. 1989; 125:957-959.
46. Reiger RA. A local flap for repair of the nasal tip. Plast Reconstr Surg. 1967; 40:147-149.
47. Rigg BM. The dorsal nasal flap. Plast Reconstr Surg. 1973; 52: 361-364.
48. Cronin TD. The V-Y rotational flap for nasal tip defects. Ann Plast Surg. 1983; 11:282-288.
49. Marchac D. Ann Chir Plast Esthét. 1970; 15:44-49.
50. Marchac D, Toth B. The axial frontonasal flap revisited. Plast Reconstr Surg. 1985; 76:686-694.
51. de Fontaine S, Klaassen M, Soutar DS. Refinements in the axial frontonasal flap. Br J Plast Surg. 1993; 46:371-374.
52. Rohrich RJ, Muzaffar AR, Adams WF, et al. The aesthetic unit dorsal nasal flap: Rationale for avoiding a glabellar incision. Plast Reconstr Surg. 1999; 104:1289-1294.
53. Cameron RR, Latham WD, Dowling JA. Reconstructions of the nose and upper lip with nasolabial flaps. Plast Reconstr Surg. 1973; 52:145-150.
54. Arden RL, Nawroz-Danish M, Yod GH, et al. Nasal alar reconstruction: a critical analysis using melolabial island and paramedian forehead flaps. Laryngoscope. 1999; 109:376-382.
55. Burget GC, Menick FJ. The subunit principle in nasal reconstruction. Plast Reconstr Surg. 1985; 76:239-247.
56. Burget GC. Aesthetic restoration of the nose. Clin Plast Surg. 1985; 12:463-480.
57. Burget GC, Menick FJ. Nasal reconstruction: seeking a fourth dimension. Plast Reconstr Surg. 1986; 78:145-157.
58. Burget GC, Menick FJ. Nasal support and lining: the marriage of beauty and blood supply. Plast Reconstr Surg. 1989; 84:189-202.
59. Shumrick KA, Smith TL. The anatomic basis for the design of forehead flaps in nasal reconstruction. Arch Otolaryngol Head Neck Surg. 1992; 118:373-379.
60. Mangold U, Lierse W, Pfeifer G. The arteries of the forehead as the basis of nasal reconstruction with forehead flaps (German). Acta Anat. 1980; 107:18-25.
61. McCarthy JG, Lorenc ZP, Cutting C, et al. The medial forehead flap revisited: the blood supply. Plast Reconstr Surg. 1985; 76:866-869.
62. Menick FJ. Artistry in aesthetic surgery: aesthetic perception and the subunit principle. Clin Plast Surg. 1987; 14:723-735.

鼻部解剖

第 2 章

Brian S. Jewett, Shan R. Baker

全面地掌握鼻部解剖对于成功地进行鼻再造手术至关重要。术前明确外鼻软组织覆盖、鼻部支架结构以及鼻内黏膜衬里的问题是最终获得理想的美学及功能效果的重要基础。

鼻部结构具有很强的轮廓感，呈金字塔状位于面部正中。它由皮肤、黏膜、骨、软骨以及其间的支持结构，包括脂肪、肌肉和结缔组织构成。一个理想的和美观的鼻子在眼、唇之间呈现光滑、自然的过渡。歪曲或畸形的鼻子会吸引人们减少对眼、唇的关注，从而影响面部整体的和谐美观。功能上，外鼻是呼吸系统的门户，它能够加热、湿化、过滤吸入的空气，同时让吸入的颗粒与嗅觉上皮细胞接触。正常鼻部解剖结构的损坏会导致鼻部出现阻塞、流涕、嗅觉障碍等问题。

形态学分析

对外鼻的评估需要参考鼻部与面部其他器官之间的关系。正面观，面部可被水平分为三份。上 1/3 从发际中点至眉间点，中 1/3 从眉间点至鼻中隔下点，下 1/3 从鼻中隔下点至颏下点。鼻部高度的测量从鼻根至鼻下点，其高度应为鼻根至颏下点距离的 47%。垂直方向，面部可被等分为五份，每一份的宽度等于一个眼裂的宽度。鼻基底的宽度为双侧鼻翼折痕之间的距离，理想情况下等于双侧内眦间距，也等于 1/5 面部宽度。鼻子在水平轴向位于中 1/3，在垂直轴向位于中间 1/5，因此，其应该精确地位于面部中线。正面观，从眉沿鼻背外侧缘到鼻尖定义点形成一条平滑的、没有中断的曲线。表 2.1 中所列为常用于鼻部形态分析和评估的参考标志。

鼻部分析会用到很多几何测量。鼻额角是眉间点处切线与鼻尖定义点（或鼻尖点）处切线相交形成的钝角，两根线都起自鼻根点，该角度应为 115°～130°。鼻面角是鼻根点至鼻尖点连线与鼻根点至颏前点连线所形成的锐角，其角度通常为 30°～40°。鼻颏角是鼻根点至鼻尖点延长线与鼻尖点至颏下点延长线所形成的钝角，其角度通常为 120°～132°。鼻唇角是鼻小柱与上唇的交角，其理想的角度为女性 105°～115°，男性 90°～105°。

理想鼻部形态、大小的美学比例为：从侧面观，上唇唇红缘至鼻下点的距离等于鼻下点至鼻尖点的距离 [1]。鼻翼沟到鼻孔中点的距离理想情况下应等于鼻孔中点到鼻尖尾侧缘的距离。从侧面观，理想的鼻部呈一直角三角形，其各边比例为 3∶4∶5，三角形顶点分别为鼻根点、翼面沟和鼻尖 [2]。图 2.1 展示了标准的方向术语（译者注：这些数据在东西方人是有差异的）。

美学单位

根据轮廓线以及不同的皮肤纹理和厚度可将鼻部分为若干个美学区域 [3]。美学单位包括鼻背、鼻侧壁、鼻尖小叶、软三角、鼻翼和鼻小柱（图 2.2）。当灯光照射鼻部时，这些美学单位会被照亮，而各单位间的边界以及形态标志线处会形成阴影 [3]。鼻

表 2.1 鼻部形态

形态标志	英文	描述
发际中点	trichion	前额发际线的上缘
眉间点	glabella	在额部正中矢状面上最凸起的点
鼻根	radix	从眉上缘到鼻侧壁之间的连续曲线
鼻根点	nasion	鼻根的凹处，相当于鼻额缝（骨性）
鼻背点	sellion	鼻额角的最凹点，额部斜面和近端鼻梁之间的连接处
鼻缝点	rhinion	骨和软骨之间的连接处
鼻尖表现点（鼻尖点）	tip-defining point (pronasalae)	鼻尖前方最凸出处，中间脚与外侧脚的连接处
鼻尖下小叶	infratip lobule	位于鼻尖定义点与鼻尖下点之间
鼻尖下点	columellar breakpoint	鼻小柱软组织最前点，中间脚与内侧脚的连接处
鼻翼沟（鼻翼上方褶皱）	alar groove (supra-alar crease)	鼻翼头侧边缘处的折痕
鼻翼缘	alar margin	沿鼻孔缘，位于鼻翼尾侧方
翼面沟（鼻唇沟）	alar facial sulcus	面颊、上唇和鼻翼基底之前的连接区域，为鼻翼沟的外侧延伸
鼻面沟	nasal facial sulcus	鼻侧壁与面颊的连接区域
鼻下点	subnasale	鼻小柱与上唇连接处
人中	philtrum	上唇中线的凹陷
颏唇沟	mentolabial sulcus	下唇与颏部之间的凹陷
颏前点	pogonion	颏部最前凸处
颏下点	menton	颏部软组织轮廓下缘
颌下点	gnathion	颏前点切线与颏下点切线的交点
颈点	cervical point	颈部上缘切线与颏下点切线的交点

部皮下的支架结构对于形成这些反光变化起主要作用。因此，准确地重建支架结构对于鼻再造十分重要，有助于避免轮廓缺陷或不对称。此外，应用较薄的皮瓣修复鼻部皮肤缺损也有助于清晰地重建美学单位及解剖标志。

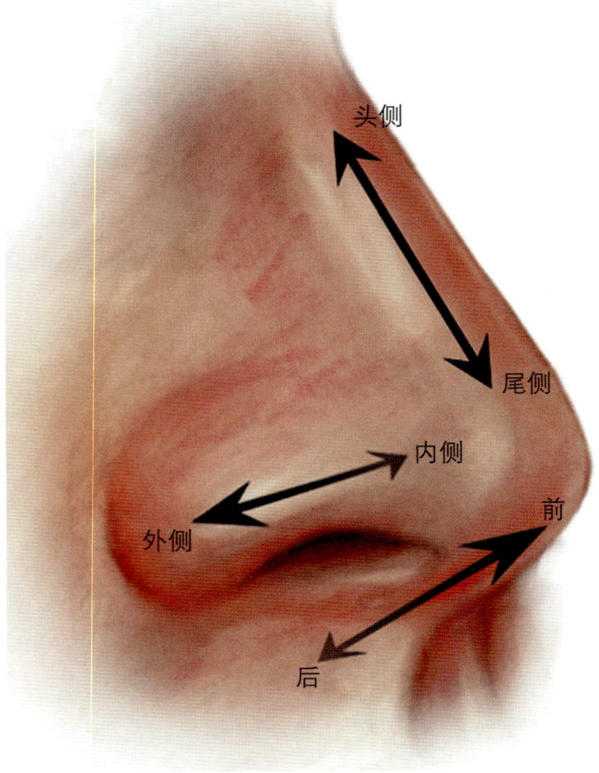

图 2.1 鼻部方向描述术语

外鼻解剖

外鼻包括被覆皮肤、软组织、血管和神经。了解鼻部不同区域间皮肤厚度的差异对于鼻部重建手术至关重要。同样，掌握血供也是应用局部皮瓣修复鼻缺损的基础和关键。

皮肤

不同人的皮肤厚度以及不同美学单位的皮肤厚度都是不同的（图 2.2）。Lessard 和 Daniel 对 60 具尸体和 25 名鼻中隔成形术患者进行了分析，发现

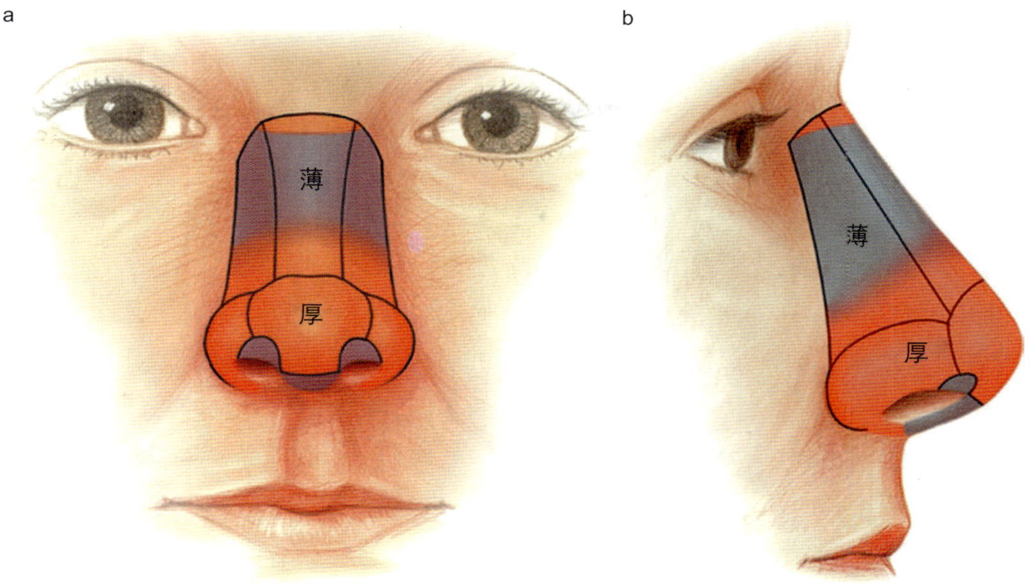

图 2.2 （a，b）鼻部美学单位。蓝色表示薄皮肤区域，红色表示厚皮肤区域

平均皮肤厚度最厚处为鼻根（1.25 mm），最薄处为鼻缝点（0.6 mm）[4]。鼻背处的皮肤较薄，且易移动；而鼻尖和鼻翼处的皮肤较厚，活动度也较小（图 2.2）。鼻侧壁靠近头侧部分的皮肤薄，而尾侧靠近鼻翼沟的部分皮肤增厚。鼻尖处的皮肤较厚，但到鼻孔缘及鼻小柱处皮肤很快变得很薄。软三角和鼻孔缘处内衬与外覆盖的皮肤真皮紧贴，使得这些区域在鼻再造时易出现切迹和轮廓畸形。

鼻部尾侧皮肤含有大量的皮脂腺，尤其在非高加索人种中，其皮下纤维脂肪组织量更大。此处的皮肤可厚达 6 mm，这影响了非高加索人种鼻翼软骨的塑形效果 [5]。

皮下层

鼻部的皮肤和骨、软骨之间有 4 层软组织结构：①浅表脂肪筋膜层；②纤维肌肉层；③深层脂肪层；④骨膜 / 软骨膜 [6]。浅表脂肪筋膜层紧贴皮肤深面，该层包含脂肪组织和纤维，垂直方向交织的纤维从真皮层连接至深层的纤维肌肉层。浅表脂肪筋膜层在眉间及鼻尖上区域较厚。纤维肌肉层包含鼻部的肌肉组织和皮下肌肉腱膜系统（subcutaneous muscular aponeurotic system, SMAS），是面部 SMAS 的延续。组织学上，鼻部 SMAS 是覆盖于肌肉组织表面的纤维层。深层脂肪层介于 SMAS 和覆盖鼻部骨骼的厚膜之间，包含主要的鼻部浅表血管和神经。这一层次为疏松的细小脂肪结构，没有纤维间隔，因此紧贴这一层次深面进行鼻部皮肤剥离是理想的剥离平面。鼻部骨骼和软骨表面覆盖有骨膜及软骨膜，骨膜及软骨膜分别给骨和软骨提供营养。骨膜延伸至上外侧软骨表面，并与侧方梨状突骨膜相融合 [7]。软骨膜覆盖鼻软骨表面，软骨间可见致密的相互交织的纤维连接。

肌肉

鼻部肌肉组织的描述与分类是由 Griesman 和 Letourneau 提出的（图 2.3）[8-9]。上外侧和鼻翼软骨连接处的肌肉密度最大，利于鼻阀区的扩张和支撑。鼻部肌肉组织均由面神经的颧颞分支支配。

鼻部的提肌包括降眉间肌、提上唇鼻翼肌和鼻顶部鼻肌。这些肌肉可使鼻尖向头侧翻转及扩张鼻孔。降眉间肌有两个起点。内侧纤维起自鼻横肌腱膜和鼻骨骨膜，外侧纤维起自上外侧软骨的软骨膜和上唇肌肉。降眉间肌止于眉间皮肤。提上唇鼻翼肌起自眼轮匝肌内侧部分和上颌骨额突，止于鼻唇沟、鼻翼以及上唇的皮肤和肌肉。鼻顶部鼻肌起自上颌骨额突，止于鼻骨、上外侧软骨、降眉间肌和鼻肌横部[9]。

鼻部的降肌包括降鼻翼肌和降鼻中隔肌。这些肌肉能够延长鼻部、扩张鼻孔。降鼻翼肌起自外侧切牙上方的上颌骨，沿外侧脚后方止于其周边的皮肤。降鼻中隔肌起自中央及外侧切牙处的上颌骨膜，止于膜性鼻中隔和内侧脚的踏板。前鼻孔张肌是一块小的扩张肌，呈扇形起自上外侧软骨和鼻肌翼部，止于外侧脚的尾侧缘和鼻翼侧方皮肤[9]。

鼻部的收缩肌可使鼻尖向尾侧旋转并收缩鼻孔。这些肌肉包括鼻肌横部和压鼻孔肌。鼻肌横部起自切牙隐窝上外侧的上颌骨，止于皮肤和降眉间肌，部分纤维汇入鼻肌翼部。压鼻孔肌起自下外侧软骨的前方，止于鼻孔缘的皮肤[9]。

外鼻血供

颈内和颈外动脉为鼻部浅表及周围组织供血（图 2.4）。面动脉分支的内眦动脉为鼻唇沟及修复鼻翼的皮下交叉瓣提供了丰富的血供。鼻外侧动脉为内眦动脉的一个分支，为鼻尾侧部分的侧方表面供血。鼻外侧动脉经提上唇鼻翼肌深面走行穿过面颊沟。此动脉分出多个分支汇入鼻孔和面颊的皮下血管丛。

鼻背动脉是眼动脉的分支，在睑内侧韧带上方穿出眶隔，沿鼻侧方走行，并与鼻外侧动脉汇合。鼻背动脉为鼻背皮肤提供了丰富的轴向血供，也是鼻背皮瓣的主要供血来源（参见第 10 章）。

鼻孔槛和鼻小柱基底部的血供来源于上唇动脉的分支。鼻小柱动脉是上唇动脉的一个分支，向上走行至内侧脚，外鼻入路手术做鼻小柱横切口时会横断此动脉。

鼻尖由筛前动脉的外鼻分支和鼻小柱动脉供血。筛前动脉是眼动脉的分支，在筛骨板与额骨眶部交界处（额筛缝）穿过内侧眶壁。血管进入筛窦

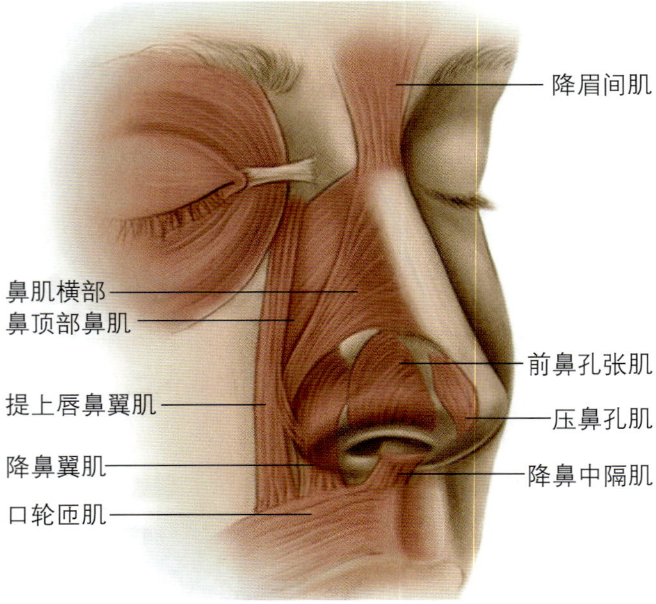

图 2.3 鼻部肌肉

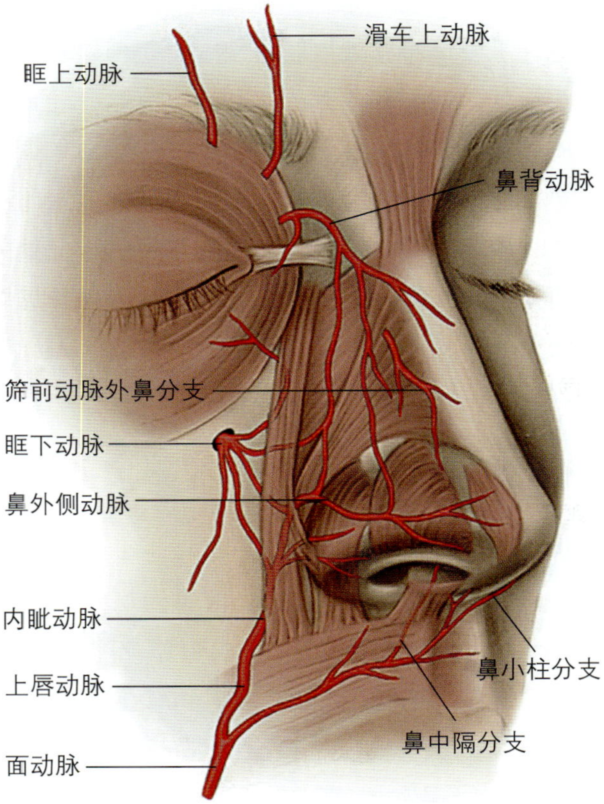

图 2.4 外鼻血供

为黏膜供血，并发出分支进入上鼻腔。筛前动脉的外鼻分支走行于鼻骨和上外侧软骨之间，为鼻尖皮肤供血。鼻尖的血供还可来源于内眦动脉分支的鼻外侧动脉。

外鼻的静脉与动脉伴行，与动脉同名。这些静脉汇入面静脉、翼丛和眼静脉。

外鼻感觉神经分布

鼻部皮肤的感觉神经支配来自第五脑神经的眼及上颌分支（图 2.5）。滑车上神经和滑车下神经的分支支配鼻根部、鼻缝点以及头侧部分鼻侧壁的皮肤感觉。筛前神经的外鼻分支走行于鼻骨和上外侧软骨之间，支配尾侧部分的鼻部感觉。该神经常在鼻整形术中提升软组织时被离断。眶下神经的感觉分支分布于鼻外侧部分的皮肤。

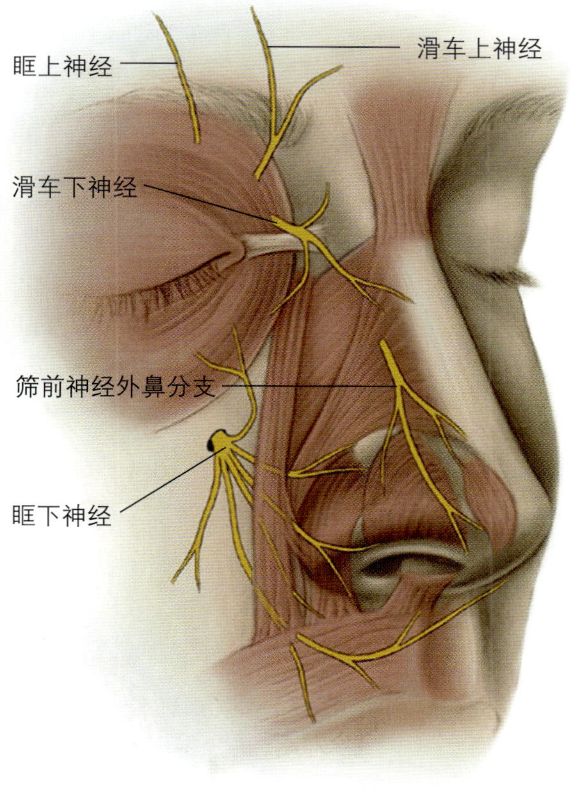

图 2.5 外鼻感觉神经分布

鼻部骨架结构

对鼻部骨架结构的深刻理解对于实施恰当的鼻再造手术至关重要。在构建支架移植物时，错误地复制正常轮廓会影响修复，导致轮廓畸形和功能受限。鼻支架结构包括骨性和软骨性部分（图 2.6）。

鼻尖

鼻尾侧 1/3 包括鼻小叶（鼻尖）、鼻小柱、前庭和鼻翼。其结构支撑为成对的鼻翼（下外侧）软骨、尾侧鼻中隔、附件软骨以及纤维脂肪结缔组织。大小、形态、朝向、鼻翼及鼻中隔软骨的力量、表面软组织及皮肤的质量和厚度的不同，都会导致鼻尖形态的差异。鼻翼软骨附着于上外侧软骨和鼻中隔，其为鼻尖提供最为重要的支撑。前庭的内界是鼻中隔和鼻小柱，外界为鼻翼基底部。前庭包含突起的、折叠的、带有鼻毛的皮肤，其边界止于外侧脚的尾侧缘。

鼻翼软骨又被分为内侧脚、中间脚和外侧脚（图 2.7、图 2.8）。内侧脚由踏板和鼻小柱段组成。踏板更靠后，是鼻小柱基底的延展部分。鼻小柱段起自踏板的上界，止于鼻尖下点处的中间脚。鼻尖下点是鼻尖与鼻小柱的连接处。鼻小柱的外观和突度受到内侧脚及尾侧鼻中隔形态的影响。内侧脚的鼻小柱韧带间常有软组织填充，但在一些皮肤很薄的患者，鼻小柱可能呈现为裂成两半的外观。鼻小柱的不对称可继发于尾侧鼻中隔的偏曲或双侧鼻翼软骨的不对称。一个符合美学标准的鼻子，其鼻小柱位于鼻孔缘尾侧 2～4 mm，鼻底面形态近似于等边三角形。很多人认为美观的鼻孔呈泪滴状。

中间脚由小叶和鼻顶段组成。大部分鼻子的小叶段都十分贴近，并在尾侧缘分开[13]。中间脚通过鼻顶间韧带连接，如果其中缺乏组织填充，则可能出现鼻尖裂开的外观。从侧面观，影响鼻尖表现点（或鼻尖点）突度的内部结构是中间脚鼻顶段的

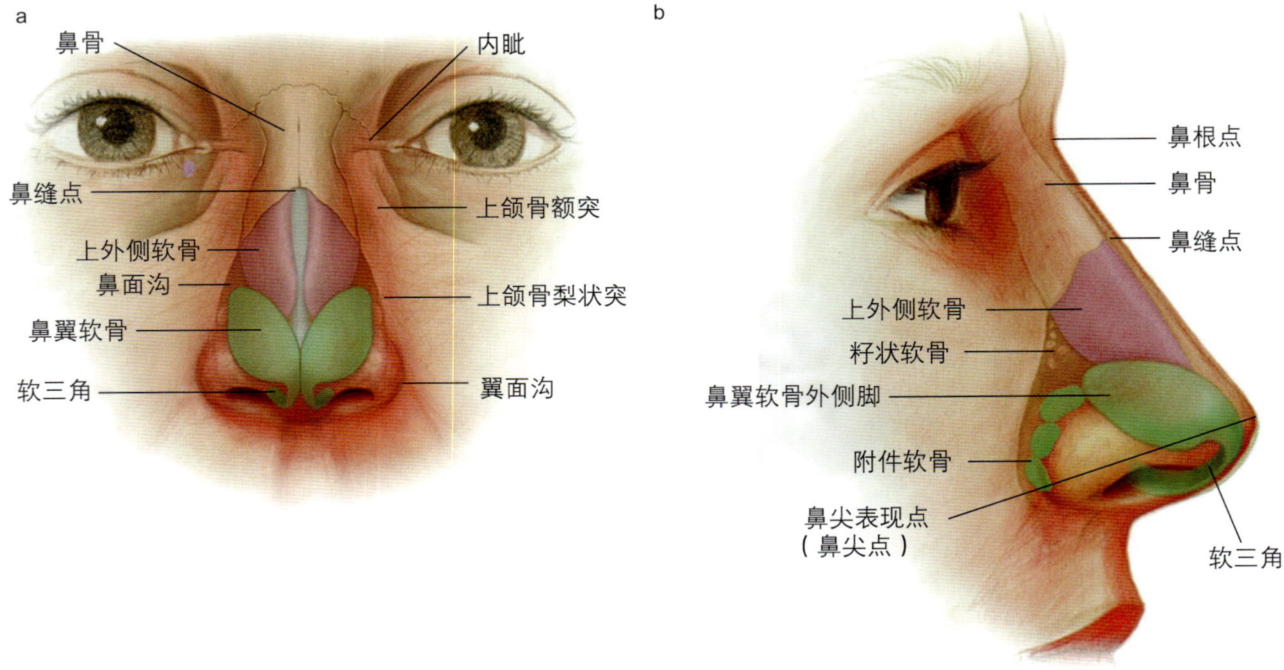

图 2.6 （a，b）鼻部支架结构与软组织之间的关系

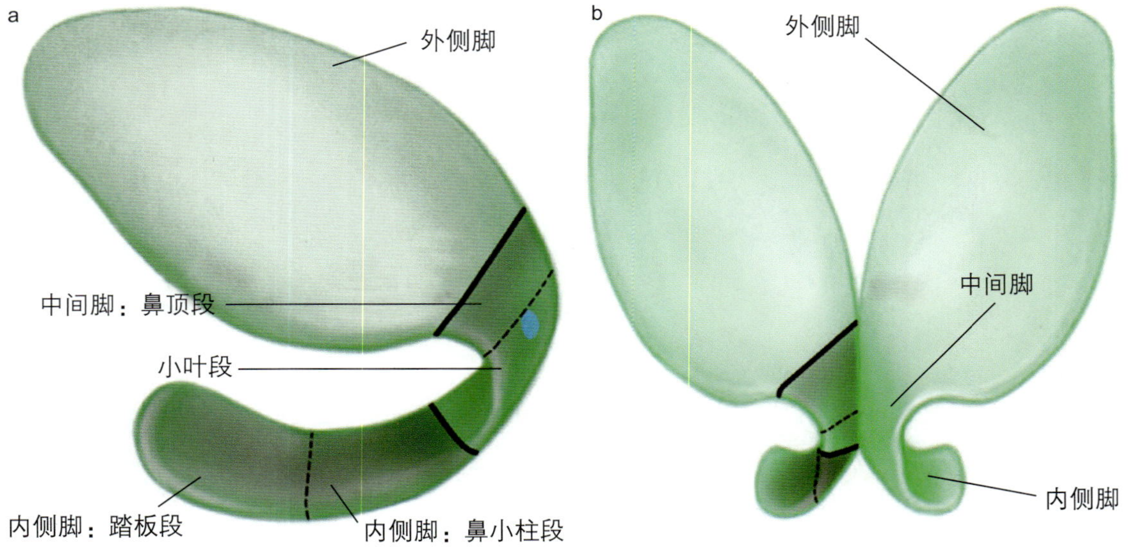

图 2.7 （a）鼻翼软骨侧面观；（b）成对鼻翼软骨正面观

头侧缘。因此，中间脚的形状、长短和角度会影响鼻尖下小叶的形态以及鼻尖定义点的位置。鼻尖上转折点是内侧脚和外侧脚的连接处。

外侧脚是鼻翼软骨最大的部分，为鼻孔的前半部分提供支撑。外侧脚切除或支撑力减弱会导致鼻孔塌陷或切迹，这是鼻再造过程中需要谨慎考虑的部分。侧方，小的籽状软骨通过上外侧软骨膜与外侧脚软骨膜周围的致密纤维结缔组织连接。侧下方，鼻翼包含脂肪及纤维结缔组织，但不含软骨。鼻孔的形状和弹性取决于鼻翼范围内致密的脂肪纤

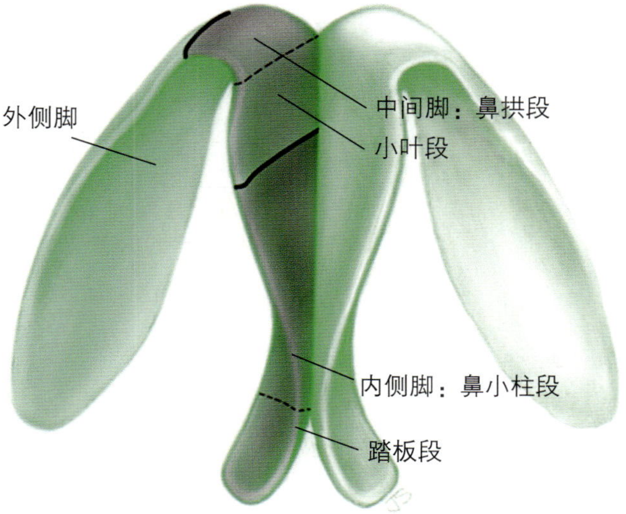

图 2.8　成对鼻翼软骨底面观

维结缔组织，必要时可用软骨移植物恢复该部位的完整性。

鼻背软骨

鼻背软骨由成对的上外侧软骨和鼻中隔软骨组成（图 2.6）。上外侧软骨的上方有骨性支架结构。鼻骨游离缘通过纤维连接至上外侧软骨的头侧缘。头侧 2/3 的鼻背软骨是一个单独的软骨单位。而其尾侧，上外侧软骨与鼻中隔逐渐分离。上外侧软骨的外侧缘是三角形的，通过腱膜与梨状孔相连 [10]。上外侧软骨的外侧缘形成了一个称为外侧三角的区域。这个区域的边界是上外侧软骨的外侧缘、外侧脚的最外侧部分以及梨状窝的边缘。该区域为黏膜组织，表面覆盖鼻肌横部。内鼻阀的外侧部分可能还有附属软骨和纤维脂肪组织。鼻再造时可能因瘢痕或软骨移植物的应用导致该区域内移，进而导致鼻部阻塞的发生。

骨性鼻背

骨性鼻背由成对的鼻骨和成对的上颌骨额突组成（图 2.6）。骨性穹窿呈金字塔状，最窄的部位位于内眦线水平。内眦线将骨性鼻背划分为两部分，此线水平以上的鼻骨明显增厚 [11]。鼻梁点是眉间与鼻背之间软组织轮廓线的最低点，是鼻额缝水平的标志。鼻根点约在上睑睑板上皱褶的水平。侧方，鼻骨与上颌骨额突相连。

内鼻解剖

鼻部全层缺损修复是需要重建外鼻皮肤、鼻部支架结构以及鼻内层衬里。未纠正鼻衬里的缺损会导致术后瘢痕挛缩和功能障碍。与鼻再造相关的内鼻解剖将在下面简要介绍。

鼻腔

鼻部是呼吸系统的大门。以鼻中隔划分，从鼻孔到鼻咽部可分为两个独立的鼻道。每个鼻道都由假复层纤毛柱状上皮覆盖。鼻腔起始部为鼻阀，鼻阀是前庭（鳞状上皮）和鼻腔（呼吸上皮）的分界。

沿鼻道外侧部分，鼻甲处的黏膜凹凸不平，含有鼻旁窦的开口和鼻泪管。鼻道的底面是硬颚。鼻顶是鼻部金字塔的底面，决定了鼻孔到颅骨基底的鼻部垂直高度。从这个角度上讲，鼻咽手术开放后鼻孔，筛骨面后移时鼻部的高度会降低。鼻道最窄的部分是上外侧软骨尾侧缘处，称为内鼻阀。

鼻中隔

鼻中隔由靠后的骨和靠前的软骨组成。垂直的筛骨突出部分形成了骨性鼻中隔。软骨性鼻中隔由一不规则四边形的软骨板构成，它与筛骨、犁骨和上颌骨相连（图 2.9）。鼻中隔尾侧形成了 3 个角。按压鼻尖上区域时能够触诊到鼻中隔前角。鼻中隔后角位于鼻唇连接附近的鼻棘接合处上方。鼻中隔中间角位于前角与后角中间。鼻中隔软骨常作为鼻再造软骨移植物。鼻中隔为鼻背和鼻尖提供支撑，L 形的尾侧和背侧鼻中隔需要保留以维持该支撑。

鼻中隔软骨的两侧都富有一层薄的但血管丰富的黏软骨膜。理想的解剖层次位于此膜与软骨之间。但鼻中隔的血供来源于此黏软骨膜，双侧剥离黏软骨膜后，鼻中隔软骨将坏死。保留一侧黏软骨膜的鼻中隔软骨容易存活。

鼻中隔的血供来源于上唇动脉的鼻中隔分支、筛前动脉和筛后动脉的分支，以及蝶腭动脉的后鼻中隔分支（图 2.10）。上唇动脉发出于面动脉，在唇红缘水平穿过口轮匝肌。在人中及鼻小柱的外侧，上唇动脉发出鼻中隔分支，垂直向上走行到达鼻棘侧方的鼻中隔。该分支在鼻中隔软骨区域走行分支，最终形成前鼻中隔血管丛。基于此血管走行，鼻中隔黏软骨膜瓣可以依靠上唇前平面与梨状缝下缘之间 1.3 cm 的蒂部存活。这种交叉黏软骨膜瓣可自鼻底向上延伸至内眦，向后延伸超过骨性与软骨性鼻中隔的交界。基于上唇动脉鼻中隔分支的鼻中隔瓣可用于修复同侧下方鼻穹窿的全层缺损 [12]。基于筛前动脉和筛后动脉分支的以鼻背为基底的鼻中隔瓣，可用于修复对侧鼻侧壁的全层缺损。

侧鼻道

鼻腔的外侧壁有 3 个鼻甲，即上鼻甲、中鼻甲和下鼻甲。鼻甲由骨骼卷曲形成，并有黏膜覆盖。下鼻甲和中鼻甲的黏膜骨膜瓣可用于修复小的鼻内衬缺损。侧鼻道的血供来源于筛前动脉和筛后动脉的分支、内眦动脉以及蝶腭动脉（图 2.11）。

鼻阀

内鼻阀是由鼻中隔、下鼻甲尾侧缘以及上外侧软骨围成的交界区域。肿瘤切除术时切除或减弱此处的结构支撑会导致功能障碍。此外，鼻再造后瘢痕挛缩也会导致部分鼻阀塌陷，除非在术中进行了

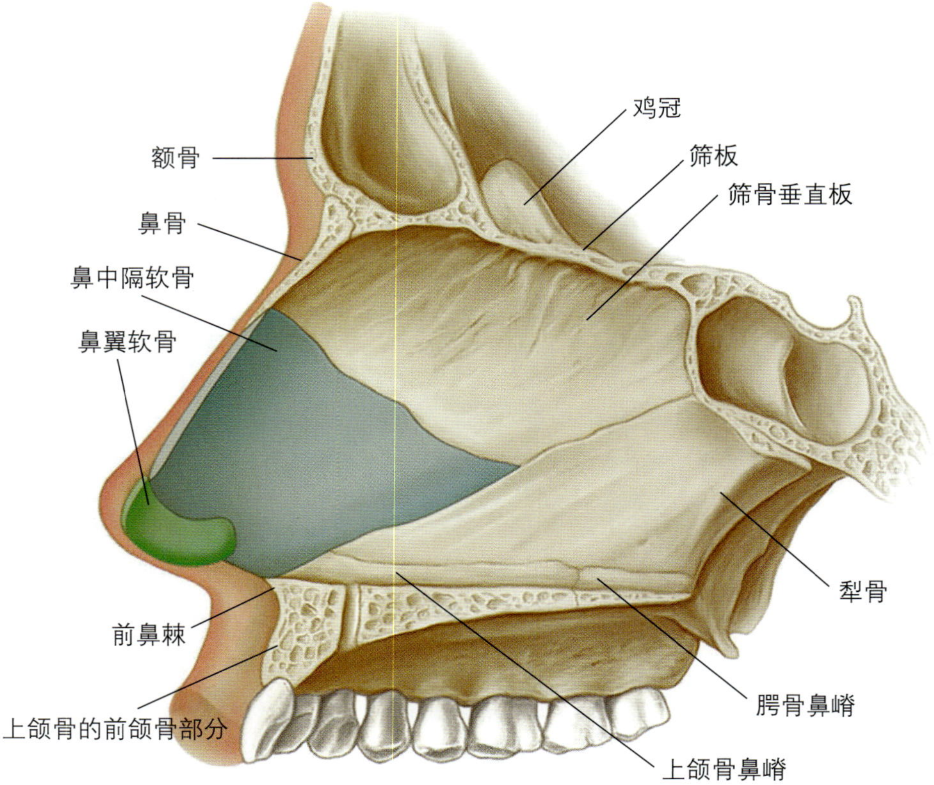

图 2.9 左侧鼻中隔侧面观

图 2.10　左侧鼻中隔的血供

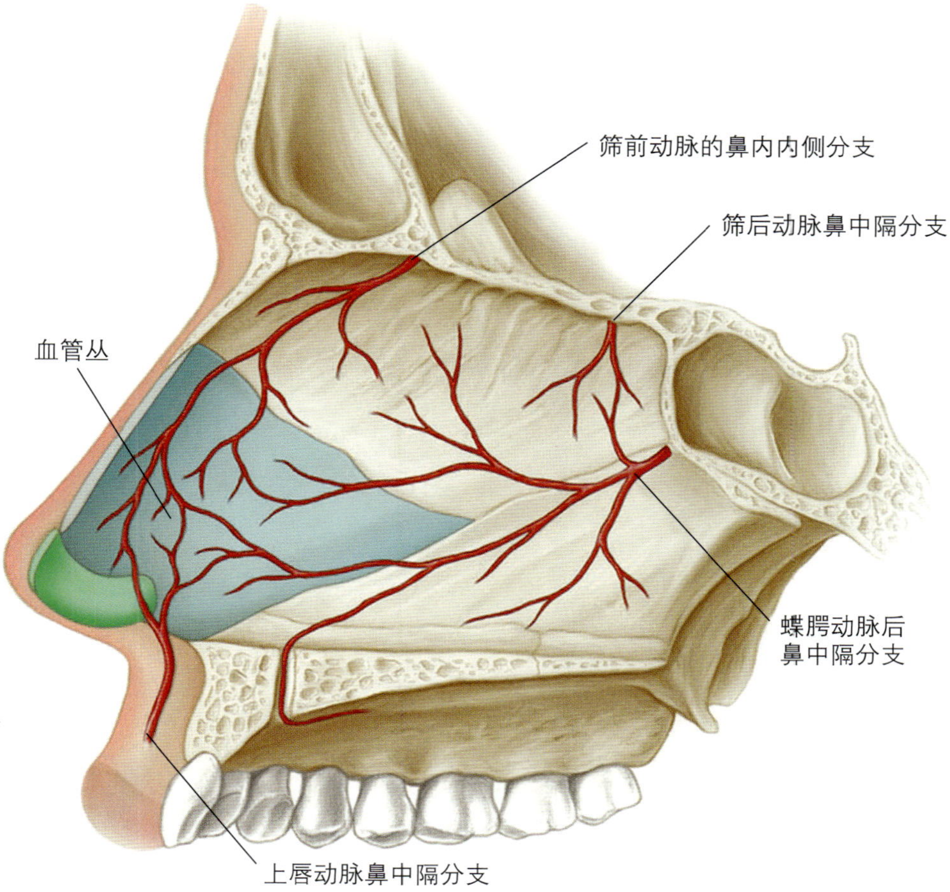

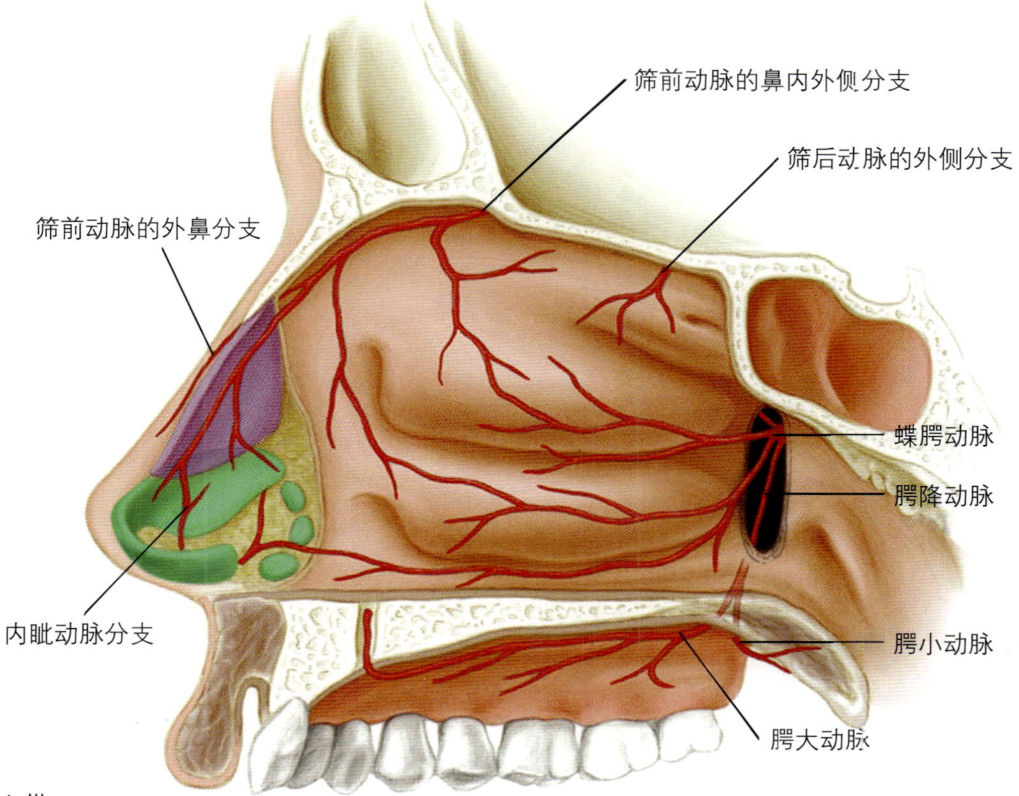

图 2.11　鼻腔右侧壁的动脉血供

预防性处理。如果预计会出现鼻阀的并发症，应使用软骨移植物增加鼻阀处的支撑。

参考文献

1. Simons RL. Adjunctive measures in rhinoplasty. Otolaryngol Clin North Am. 1975; 8:17.
2. Crumley RL, Lancer R. Quantitative analysis of nasal tip projection. Laryngoscope. 1988; 2:202.
3. Burget GC, Menick FJ. The subunit principle in nasal reconstruction. Plast Reconstr Surg. 1985; 76:239.
4. Lessard ML, Daniel RK. Surgical anatomy of septorhinoplasty. Arch Otolaryngol Head Neck Surg. 1985; 111:25.
5. Zingaro EA, Falces E. Aesthetic anatomy of the non-Caucasian nose. Plast Surg Clin. 1987; 14:749.
6. Oneal RM, Beil RJ, Schlesinger J. Surgical anatomy of the nose. Clin Plast Surg. 1996; 23:195.
7. Firmin F. Discussion on Letourneau A, Daniel RK: the superficial musculoaponeurotic system of the nose. Plast Reconstr Surg. 1988; 82:56.
8. Griesman BL. Muscles and cartilages of the nose from the standpoint of typical rhinoplasty. Arch Otolaryngol Head Neck Surg. 1994; 39:334.
9. Letourneau A, Daniel RK. The superficial musculoaponeurotic system of the nose. Plast Reconstr Surg. 1988; 82:48.
10. Daniel RK, Letourneau A. Rhinoplasty: nasal anatomy. Ann Plast Surg. 1988; 20:5.
11. Wright WK. Surgery of the bony and cartilaginous dorsum. Otolaryngol Clin North Am. 1975; 8:575.
12. Burget GC, Menick FJ. Nasal support and lining: the marriage of beauty and blood supply. Plast Reconstr Surg. 1989; 84:189.

患者准备

第 3 章

Sam Naficy, Shan R. Baker

除少数情况外，鼻再造手术通常需要多期完成，而且达到最终的美学效果前往往要经历漫长的恢复期。初期的再造手术通常对预测美学效果和功能的影响最大。黏膜、软骨和皮肤的量都是有限的。如果初期手术过程中因为手术设计或技术的问题浪费了这些资源，后期手术能选择的方式就更为局限了。术者必须仔细分析鼻部缺损的情况，并制订出合理、序贯的手术方案。

对很多患者来说，被诊断患有面部皮肤癌，预计面部会留下难看的瘢痕和畸形，会给他们带来心理上的创伤和焦虑。患者需要通过医生对手术计划的详细解释来从心理和生理上做好准备。对多期手术的充分讨论有助于医患之间建立良好的信任关系。

术前会诊

大多数皮肤恶性病变的患者都会进行莫氏手术。我们会与相关的手术医生一起为患者制订有效、便捷的治疗方案，以保证后期的再造手术计划能够如期进行。为确保两次手术之间平稳过渡，所有患者在术前都要由做莫氏手术的医生和面部整形外科医生面诊。这种术前会诊有助于预测所需修复的缺损范围、评估患者的美学需求以及探讨重建手术的方案。根据预计缺损的位置和大小，医生会给患者提供多种不同的重建手术方案。

术前咨询需考虑患者的年龄、职业以及美学需求。通常，越年轻的患者对美观的顾虑越大，为了达到理想的美学效果，也更容易接受复杂的多期手术。尽管年纪较大的患者对美学的要求也很高，但一部分人会为了恢复更快而选择一期手术。患者的职业也会影响对重建手术方案的选择。那些工作中社会交往较多的患者如果选择插入前额皮瓣，则在一期再造手术期间无法工作。而插入颊部皮瓣可用外科绷带包裹遮盖，使患者能够早日恢复工作。选择插入前额旁正中皮瓣时，术后需要使用矫正性或保护性的眼罩或头套，对于某些职业的患者，这也是需要考虑的问题。

影响鼻部缺损范围的因素包括肿瘤的大小、组织学、深度以及肿瘤是否为复发性的。对于复发的肿瘤或有侵袭性的肿瘤，通常需要比预期切除更多的鼻部组织。

大部分患者很少能亲眼看到鼻再造手术中使用的皮瓣位置和形态，尤其是选择使用插入颊部皮瓣或插入前额旁正中皮瓣的患者。这些患者在术前准备时，会看到所选术式的术前和术后照片集。对于选择插入皮瓣这种分期手术的患者，他们会看到某一患者每一期手术的照片。我们发现这种方式对年轻患者的帮助非常明显，因为年轻患者在没有事先准备的情况下，往往会对插入皮瓣所产生的缺损感到震惊，会对医生产生敌意或恨意。照片能帮助患者看到不同重建技术的典型病例的术后恢复效果，看到前额或颊部的瘢痕以及皮肤颜色和纹理的差异，这对于对美观要求很高的患者非常重要。为了帮助患者建立现实的手术预期，照片集里展示了该手术的平均术后效果。根据典型病例的重建手术过程及恢复的系列照片，患者能够预期其恢复工作和社交活动的时间。

医生要与患者讨论完整重建过程通常需要的手术分期和时间（表3.1）。如计划选择插入覆盖皮瓣，其重建的步骤包括初期皮瓣转移、3 周后断蒂、断蒂 2～3 个月后进行轮廓塑形、塑形后 2 个月进行磨皮。因此，我们告知患者需要最多 6 个月的时间来完成所有的治疗。

理想情况下，术前咨询建议在术前 4～6 周进行，使患者有足够的时间停用抗凝血药物。所有非甾体抗炎药以及维生素 E 补充剂均应在术前停药 3 周以上（表 3.2）。术前 3～5 天要停用青豆素。一些中草药制剂也会影响凝血，应该停用。

术前咨询时应询问患者的病史并进行体格检查。需了解患者的一般情况，尤其注意有无高血压、冠心病的症状以及吸烟史。应强烈建议患者戒烟，并告知其烟草产品可能导致并发症的发生风险增加。所有年龄超过 40 岁的男性和年龄超过 50 岁的女性都应进行心电图检查。 所有年龄超过 60 岁的患者都应检测血细胞比容、血尿素氮、肌酐和血糖水平（表 3.3）。体格检查时要注意鼻部或鼻中隔的既往手术史、鼻中隔穿孔以及涉及软骨的耳部手术史。需要检查患者耳部或面颊部的瘢痕，这可能会影响皮瓣的设计。计划使用前额旁正中皮瓣时需要注意前发际线的位置。对于发际线低的患者，需要告知其皮瓣可能会延伸至头皮，将来可能需要进行鼻部脱毛治疗。

我们在术前咨询的时候给患者开具一些药物（表 3.4）。每晚及术前 1 h 口服地西泮（5～10 mg）。苯二氮䓬类药物有助于减轻术前焦虑，以及术中局麻药的毒性反应。如计划使用皮肤或复合移植物，或预计需使用软骨或骨移植物时，患者术后需口服 5～7 天抗葡萄球菌抗生素。使用复合移植物的患者术后使用泼尼松递减剂量包。止痛药可增加舒适度。除了这些标准用药外，使用前额皮瓣

表 3.1 预计手术分期及恢复时间

手术类型	手术分期	预计恢复时间
局部皮瓣	1～2	1～2周
皮肤移植	2	1～2周
插入皮瓣	2～4	4周

表 3.2 术前避免使用的药物

非甾体抗炎药（术前2～3周停用）
阿司匹林
塞来昔布
双氯芬酸
依托度酸
非诺洛芬
氟比洛芬酯
布洛芬
酮洛芬
萘普生
酮咯酸
罗非昔布
舒林酸
托美汀
吲哚美辛
香豆素（术前3～5天停用）
天然保健品（术前2～3周停用）
亚洲人参
菠萝蛋白酶
辣椒果实
中国黄芩
丹神根
小白菊
大蒜
生姜
银杏叶
马栗树皮
木瓜蛋白酶
草木樨植物
香草类植物
黄花草
香豆种子
香草叶
车叶草
维生素E（术前3周停用）

表 3.3 术前准备

年龄	男性	女性
＜40岁	无	无
＜40岁	ECG	无
＞50岁	ECG	ECG和HCT
＞60岁	ECG、HCT、BUN/Cr、Glu	ECG、HCT、BUN/Cr、Glu

特殊情况

1. 生育期——青春期至更年期（1年无月经）。
   如果患者存在以下情况，需接受妊娠试验：
   （a）月经暂停或延迟或不规律。
   （b）有未采取保护措施的性生活。
   （c）有任何妊娠症状——乳房触痛、恶心、腹胀等。
   （d）患者认为自己有可能怀孕。
2. 糖尿病——手术当日检测空腹血糖。
3. 患者正在应用洋地黄类药物（地高辛）或利尿剂——需检测血钾水平。
4. 出血的问题
   （a）患者正在服用抗凝剂——检测PT。
   （b）患者主诉凝血障碍——检测PT/PTT、全血细胞计数、血小板计数及出血时间。
5. 肾脏疾病——对于已知肾功能不全或进行透析的患者需检测电解质、BNU、肌酐和HCT。
6. 胸片或影像学检查报告——如果患者在过去的6个月内曾因CHF、肺炎或其他肺部疾病（慢性阻塞性肺疾病、哮喘）住院治疗，需进行该检查

BUN：血尿素氮；CHF：充血性心力衰竭；Cr：肌酐；ECG：心电图；Glu：血糖；HCT：血细胞比容；PT：凝血酶原时间；PTT：部分凝血酶原时间。

表 3.4 推荐用药

局部皮瓣或插入颊部皮瓣
地西泮（术前）
用对乙酰氨基酚进行麻醉镇痛
局部皮瓣或插入颊部皮瓣+软骨移植物
地西泮（术前）
头孢氨苄（5～7天）
用对乙酰氨基酚进行麻醉镇痛
皮肤移植物
地西泮（术前）
头孢氨苄（5～7天）
用对乙酰氨基酚进行麻醉镇痛
复合移植物
地西泮（术前）
头孢氨苄（5～7天）
泼尼松剂量包（prednisone dose pack）
用对乙酰氨基酚进行麻醉镇痛
插入前额皮瓣
地西泮（术前）
异丙嗪栓剂（术后）
用对乙酰氨基酚进行麻醉镇痛
插入前额皮瓣+软骨或骨移植物
地西泮（术前）
头孢氨苄(5～7天)
异丙嗪栓剂（术后）
用对乙酰氨基酚进行麻醉镇痛

的患者还需要服用2天的止吐剂。

建议患者进行莫氏手术后当天再次过来面诊。这次面诊时，医生能够检查和拍照缺损情况，以确认或调整手术计划。这次面诊通常会让患者感到安心，也能让医生能够有效地调整或改变手术计划及手术时间安排。

照相

照相技术在过去的14年中进展不大。最近，我们开始使用数码照相机进行照相。本书中的大部分照片都是应用如下设备拍摄的。摄影系统包含两个35-mm SLR机身，每个机身都配备一个90-mm的微距镜头。一台相机用于单张拍摄，使用100 ASA、E-8颜色处理的胶片。两个吸顶闪光灯与被拍照对象之间呈24°～30°，相距6英尺远（约1.8 m）。闪光灯连接于照相机机身，实现同步闪光。使用背光灯以消除蓝色背景中的阴影。选择蓝色背景是因为其能够与皮肤和头发的颜色形成鲜明对比。

最近，我们开始使用数码照相机，在手术室使用带有微距镜头的35-mm SLR相机。这台相机配

有环形闪光灯，能够近距离拍摄特写。照相时避免手术室灯照射被拍照对象，因为手术室灯会使照片颜色发黄。手术室内蓝色或绿色的铺巾可以作为拍照的背景。

照片资料与鼻整形术的相似，包括能够显示鼻部缺损的角度。 通常包括全面部正侧位、缺损侧的斜位和侧位。如果缺损累及鼻尖下小叶或鼻翼缘，则需要增加鼻底位。必要时可拍摄缺损部位特写。对于鼻部皮肤恶性病变的患者，术前初次咨询时留取照片是很有帮助的。如果患者重建手术前一天来就诊，就在诊室拍照；否则，就在等候区或手术区灯光和背景合适的地方拍照。

麻醉

绝大多数的鼻再造手术都需要麻醉监护，包括使用皮肤移植物、局部或区域皮瓣及软骨移植物的手术。患者躺在手术床上，头部与麻醉师呈 90° ~ 120°，但距离应足够近，以确保麻醉师能够在必要的时候处理气道（图 3.1）。患者仰卧，头下垫泡沫头圈，并将治疗巾卷成卷垫在患者肩下。膝盖下方垫标准的垫枕使膝盖弯曲，减少后背的张力。手术床调至头高位，以减少头面部的静脉血淤积。通过鼻导管经鼻腔或口腔给氧，氧流量 2 ~ 4 L/min。提前吸氧有助于减轻局麻药的毒性反应，且有助于适应静脉镇静引起的短暂缺氧。术中

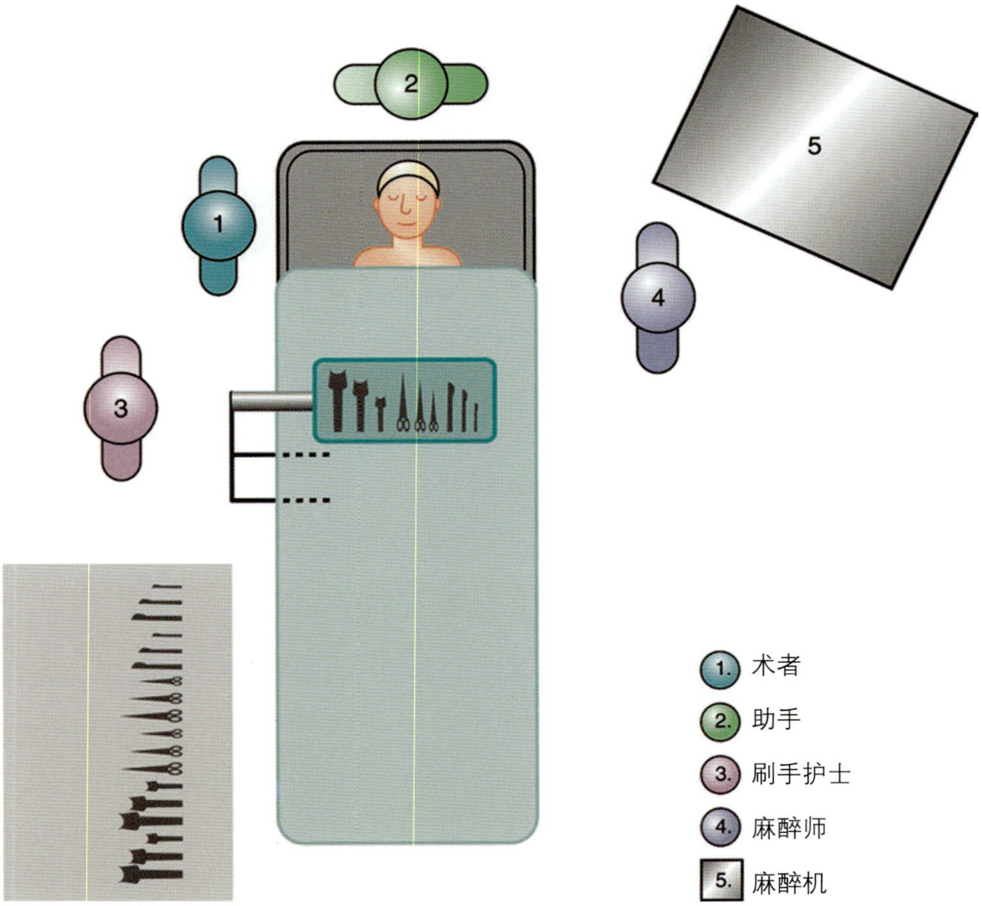

图 3.1 带有麻醉监测护理的鼻再造手术室配置

烧灼时要注意减少或暂停给氧，以避免着火。

充分给氧后，给予患者静脉镇静剂和麻醉剂，达到合适的麻醉深度，使术者能够进行局麻。此时常需要推患者的下颌以避免窒息。局麻后，维持合适的静脉镇静深度直至手术结束。

如患者需要使用颅骨或肋软骨移植物，或需要使用大面积的鼻中隔黏软骨膜瓣修复全层缺损，则应进行全身麻醉。将口腔 RAE 管用胶带固定于下唇和下颌中线处，并最大限度地减少其对术野的阻碍。也可以使用喉罩通气。鼻部及面部用碘伏消毒，用铺单包头，露出全面部和供区。用湿润的眼垫覆盖双眼，以避免头顶的强光照射及术中意外损伤。如果进行移植，应在术前静脉给予抗葡萄球菌抗生素。

局部麻醉

鼻部手术常采取四种局麻方式：表面麻醉、局部浸润麻醉、区域阻滞麻醉（环形阻滞）及外周神经阻滞麻醉。进行鼻内操作时可进行表面麻醉，收缩鼻黏膜血管。鼻内填塞 1/2 英寸 ×3 英寸大小（约 1 cm×7 cm）的棉球，棉球用 1∶1 的 4% 外用利多卡因、盐酸羟甲唑啉混合液浸润。表面麻醉药物与鼻黏膜接触几分钟后，在黏膜内注射麻醉药物进行局部浸润麻醉。鼻中隔处使用 27 G 针头和 3 ml 注射器在软骨膜浅层注射。

在进行外鼻组织浸润麻醉前可进行神经阻滞麻醉。在眶下神经穿出上颌骨处用麻醉药物浸润神经能够实现鼻侧方的阻滞麻醉。此神经在眶下缘下方 1 cm 水平、瞳孔垂线处穿出眶下孔（图 3.2）。在眶下孔骨膜表面注射 1 ml 利多卡因 (1%+1∶100 000 肾上腺素）进行神经阻滞。可使用 30 G 针头经皮注射或使用 27 G 针头经龈颊沟注射。筛前神经的外鼻分支支配鼻背尾侧部分及鼻尖大部分皮肤。通过将麻醉药物注射至中线旁 1 cm 鼻骨与上外侧软骨连接处的鼻侧壁筋膜下层可以阻滞该神经。滑车

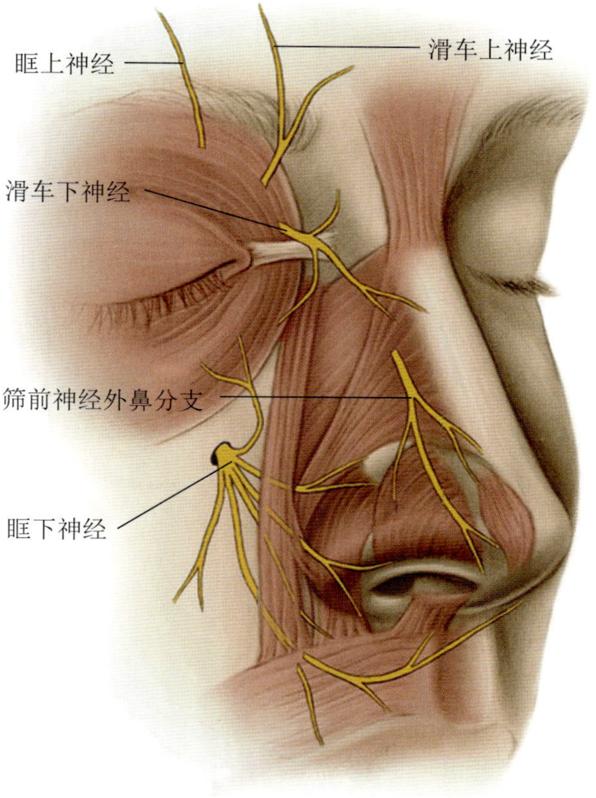

图 3.2　鼻部皮肤感觉神经

下神经支配上鼻穹窿的皮肤。通过在鼻侧壁皮下、内眦内侧及鼻根处进行麻醉药物浸润可以阻滞该神经。双侧阻滞上述神经能够麻醉鼻部、中面部及上唇的绝大部分皮肤和软组织。

使用 30 G 针头在剥离平面和皮下浅层多点注射局麻药物。使用 27 G 的长针头进行鼻中隔注射、鼻甲注射以及眶下神经阻滞。

局麻药物是根据手术时长及对术后镇痛的需求来选择。手术时长小于 1.5 h 时使用 1% 利多卡因 +1∶100 000 肾上腺素。更长时间（小于 2.5 h）可使用 2% 利多卡因 +1∶100 000 肾上腺素。我们推荐的局麻药配方是注射前将 1% 利多卡因 +1∶100 000 肾上腺素与布比卡因（0.25%～0.5%）1∶1 混合。利多卡因起效快，可收缩血管，而布比卡因可维

持 3～6 h 的持续麻醉效果。利多卡因弥补了布比卡因起效慢的不足。混合液中稀释的肾上腺素可以起到足够的止血效果，但当肾上腺素浓度超过 1：200 000 后并不增加缩血管的效果。

术后护理

术后给患者提供包括一般伤口护理的纸质版术后注意事项（表 3.5）。还需给患者提供棉签、过氧化氢溶液以及抗生素药膏。告知患者避免提重物、弯腰、牵拉及擤鼻子。不同术式还有其他的特殊术后注意事项。

表 3.5　一般伤口护理注意事项

1. 术后第2天去除加压包扎敷料。
2. 用棉签及过氧化氢溶液或肥皂及清水清洁伤口缝线，一天3次。
3. 涂抹杆菌肽药膏，一天3次，连用3天。
4. 患者术后第2天可用温水洗脸及淋浴，避免直接冲洗术区。洗脸后应用药膏涂抹伤口。

住院

绝大多数鼻再造手术为门诊手术，但有三类患者术后需住院观察过夜。使用插入前额旁正中皮瓣的患者通常要住院控制疼痛和恶心。恶心、呕吐是大面积前额皮瓣术后的常见症状，这可能与帽状腱膜的张力有关。使用交叉鼻中隔黏软骨膜瓣的患者要住院观察以减少术后早期出血的风险。使用颅骨或肋骨移植物的患者要住院控制疼痛，因为此类手术的手术时间较长。

内层衬里

第 4 章

Shan R. Baker

当鼻部的一部分组织缺失时，最理想的手术方式是用相似质地的组织进行修复。这一点在处理鼻道衬里时尤为重要。

鼻部的 9 个美学单位是根据鼻部表面凹凸形态进行划分的。这些美学单位分别为鼻尖“小叶”、鼻背、双侧鼻侧壁、双侧鼻翼、双侧鼻面（软三角）和鼻小柱。这9个美学单位的衬里组织各有差异[1-2]。鼻尖衬里为较薄、无毛发皮肤，而鼻软三角和鼻翼衬里皮肤较厚，且其尾侧部分有毛发生长。鼻小柱后方为膜性鼻中隔，为皮肤内衬。鼻尖和鼻翼皮肤衬里在梨状孔处转化为黏膜，衬于鼻背和鼻侧壁内侧。在条件允许的情况下，应当使用与这些衬里组织相似的带有上皮表面的组织修复鼻衬里。

过去，常用全厚皮片修复鼻衬里。然而，皮肤移植物不但可能收缩或阻碍气道，而且无法为软骨或骨性移植物供血。从鼻部伤口缘皮肤处获取向内翻转铰链皮瓣也被用于衬里。这些纤薄的皮瓣以创缘形成的瘢痕组织为蒂，同样缺乏有效的血供，不足以滋养用作鼻支架的软骨和骨性移植物。皮瓣部分或全部坏死常导致移植物的暴露及继发的排异，最终随着伤口的挛缩而导致气道狭窄。

由于皮肤移植物用作衬里的功能较差，有人提议将外覆皮瓣向内折叠，这样皮瓣远端为缺损提供衬里，而皮瓣的近端覆盖外鼻。然而，在鼻翼缘应用此法时，会出现鼻翼缘异常肥厚，阻塞鼻道。臃肿的皮瓣也影响了支架结构形态的展现。折叠皮瓣的方法也不能应用在内鼻阀处，因为臃肿的组织必然会阻塞气道。

Millard 等[3-4]应用颊部皮瓣作为尾侧部分鼻的衬里。这些皮瓣通常成形于基底在上方的鼻唇沟皮瓣，皮瓣位置尽可能靠近鼻翼缺损。该皮瓣以一个皮下或皮肤组织基底形成铰链，向内侧旋转衬于侧方鼻翼缺损或整个鼻前庭内侧。Millard 在转移此类皮瓣至鼻部之前对其进行延迟。虽然颊部皮瓣比外覆皮瓣折叠的远端部分血供更为丰富，但其形成的臃肿衬里会影响气道，并且掩盖了软骨支架移植物所塑造的轮廓。

正中额部皮瓣从中线向旁正中的演变使得同时获得两个皮瓣成为可能。一个皮瓣可用于鼻部缺损衬里，另一个皮瓣可作为外覆。前额旁正中皮瓣作为衬里可以为支架移植物提供可靠的血供。由于额部皮肤较厚，与颊部内折及铰链皮瓣相似，会导致臃肿的外观且柔韧性差，因此应严格控制其用于全鼻或近全鼻再造中，因为此时没有足够的黏软骨膜组织可作为衬里。

幸运的是，大部分鼻部全层缺损衬里可由鼻内供区提供（图 4.1）。这些供区包括鼻前庭皮肤、中鼻拱黏膜、鼻甲黏膜以及鼻中隔双侧黏软骨膜。这些皮瓣的柔韧性好，能够紧密贴合于软骨及骨移植物表面。除特殊情况外，鼻内供区应作为提供衬里的首选区域。

直接缝合

小于 0.5 cm 的鼻前庭的局部衬里缺损可通过直接缝合修复，而不影响外观。这种情况最常见于

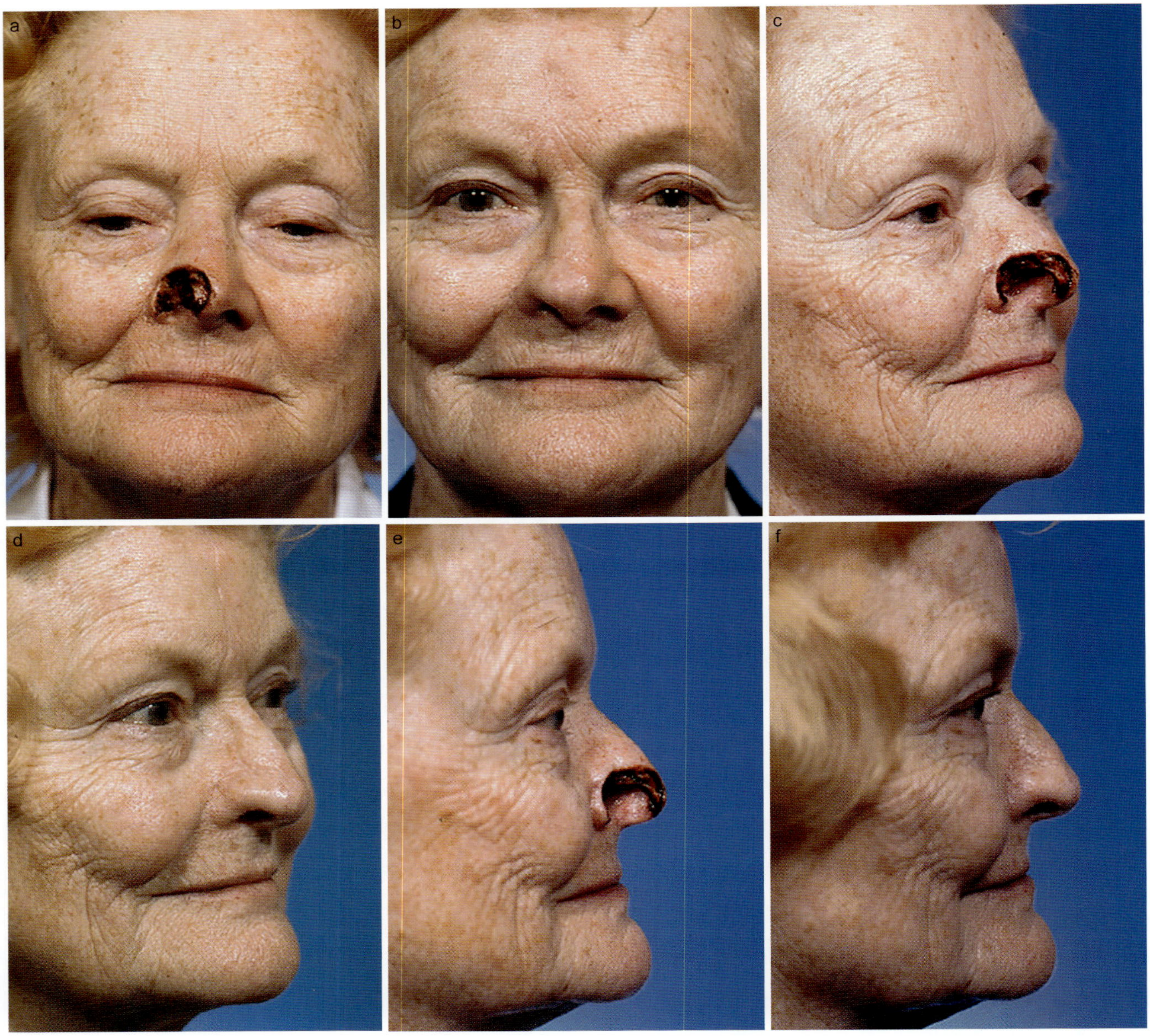

图 4.1 （a～h）二期全层鼻翼及尾侧鼻侧壁缺损修复，术前及术后 6 个月外观。同侧鼻中隔黏软骨膜铰链瓣作为衬里。耳软骨作为支架。插入前额旁正中皮瓣作为外覆盖

鼻翼缺损时，鼻前庭皮肤会存在一个小洞。使用水分离有助于在邻近的皮下进行剥离，以利于直接缝合并避免松解皮肤时无意间造成穿孔。不能用此法直接缝合的缺损可能会需要进一步的松解切开，包括在下外侧软骨和上外侧软骨间切开。松解切开后的皮肤间距只有在小于 4 mm 时才能够留待二期处理。皮肤间距较大的创面应使用薄的全厚皮片进行覆盖，以避免内鼻阀的外侧部分挛缩。

全厚皮片

虽然全层鼻部缺损的衬里最好使用鼻内皮瓣，但有些情况下，全厚皮片可能更适合修复局部衬里缺损，例如修复双蒂前庭皮肤推进皮瓣（用于修复鼻孔缘皮肤和尾侧鼻翼衬里缺损）供区时。在这种情况下，推进皮瓣供区位于外侧脚和上外侧软骨尾侧部分内表面。此处软组织是完整的，因此可用薄的

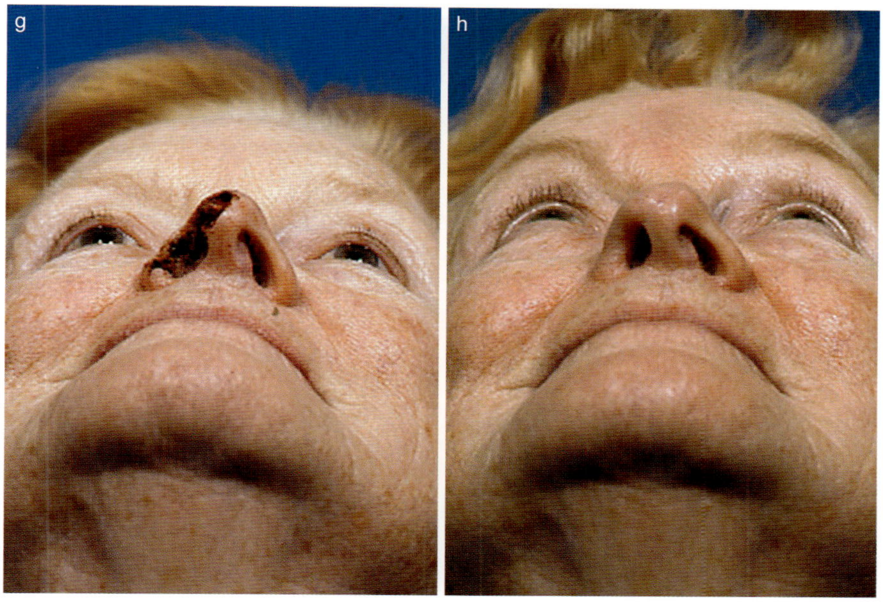

图 4.1 （续）

全厚皮片进行修复。皮肤移植物的来源常为关闭插入颊部皮瓣（用于鼻部缺损外覆盖）供区时的多余皮肤。皮肤移植物获取的量应轻微过量以适应伤口收缩。

皮肤移植物没有固定的血供，必须置于高度血管化受区以保证其存活。软骨移植物不应置于皮肤移植物和受床之间，因为软骨会阻碍皮肤移植物的血管化，从而导致皮肤移植物和软骨的坏死。小面积皮肤移植物（直径小于 1 cm）偶尔会由于周围组织桥接作用而存活，此时可能不会影响其下方的软骨移植物。

为解决皮肤移植物作为全层鼻部缺损衬里时难以存活的问题，医生在将其转移至鼻部之前，先将其置于延迟外覆皮瓣下方。类似的，复合鼻中隔移植物也被置于延迟外覆皮瓣下方。虽然这样移植物容易存活，但也会随着伤口收缩而面临组织量减少的问题。这将不可避免地导致皮瓣僵硬，难以塑形。Burget 和 Menick[5] 通过进行分期序贯技术在一定程度上避免了这一问题，其技术包括将软骨移植物置于前额皮瓣的皮肤和额肌之间进行延迟，以及将皮肤移植物置于额肌深面。该技术之所以可行是因为前额旁正中皮瓣的皮肤和皮下组织有轴形血供，且与供应额肌和筋膜的轴形血供相独立。前额皮瓣的这两个部分都由滑车上动脉及其交通血管供血。在一期手术中，前额旁正中皮瓣转移至全层鼻部缺损处，塑形的软骨移植物被置于皮瓣的皮肤与肌肉间的腔隙内。全厚皮片同时被置于肌肉的深面作为衬里修复缺损。3 周后进行二期手术。切除皮瓣多余的皮下组织和瘢痕，并在原移植物头侧置入更多的软骨或骨组织以完成鼻部支架的重建。随后在眉部切断前额皮瓣蒂，或者在三期手术时进行。这种技术能够满足鼻部美学重建的三个要求：由额肌支持的薄的上皮衬里，软骨和骨性支架结构支撑，以及外覆皮瓣[5]。然而，该技术需要二期或三期手术，并且并没有表现出比鼻内衬里皮瓣更大的优势。这种方法仅应用于无法从鼻中隔处获取黏软骨膜衬里皮瓣时。前庭、鼻中隔、下鼻甲和上鼻甲是较好的衬里皮瓣供区。只有薄的、高度血管化的皮瓣能够保证易于贴合于支架结构。

双蒂前庭皮肤推进皮瓣

高度不超过 1 cm 的鼻翼及半侧鼻尖全层缺损可使用双蒂前庭皮肤推进皮瓣作为衬里。该皮瓣外侧基于前庭，内侧基于鼻中隔。从鼻中隔到前庭外侧，在上外侧软骨和下外侧软骨间进行软骨间切开（图 4.2）。要获得更宽的皮瓣，可将切口置于上外侧软骨腹侧更靠头侧的位置。上外侧软骨及下外侧软骨附着的皮肤应小心松解剥离，以避免此菲薄但血管丰富的皮瓣穿孔。可用局麻药进行水分离。将药物注射至前庭皮肤和鼻翼软骨之间以增加两组织平面的厚度。残留的下外侧和上外侧软骨及其完整的黏软骨膜仍连接于鼻中隔。该皮瓣能够有效地移动，易于向尾侧推进修复鼻孔缘全层缺损。皮瓣供区可用薄的全厚皮片进行修复。皮肤移植物取材于鼻翼再造时用于提供外覆的颊部皮瓣供区所形成的特定皮肤畸形。如果使用前额旁正中皮瓣作为外覆，皮肤移植物可取材于锁骨上窝或耳后区域。皮肤移植物由下外侧软骨的黏软骨膜支撑，并不会压迫内鼻阀。不需要在双蒂前庭皮肤推进皮瓣中包含上外侧软骨或外侧脚的部分。Burget 和 Menick[5] 提倡使用这种方法，因为其获得的复合瓣可以同时为鼻翼缘提供衬里和软骨支架结构。耳软骨鼻翼缘移植物同样可以塑形支撑鼻翼，且免于影响鼻翼软骨

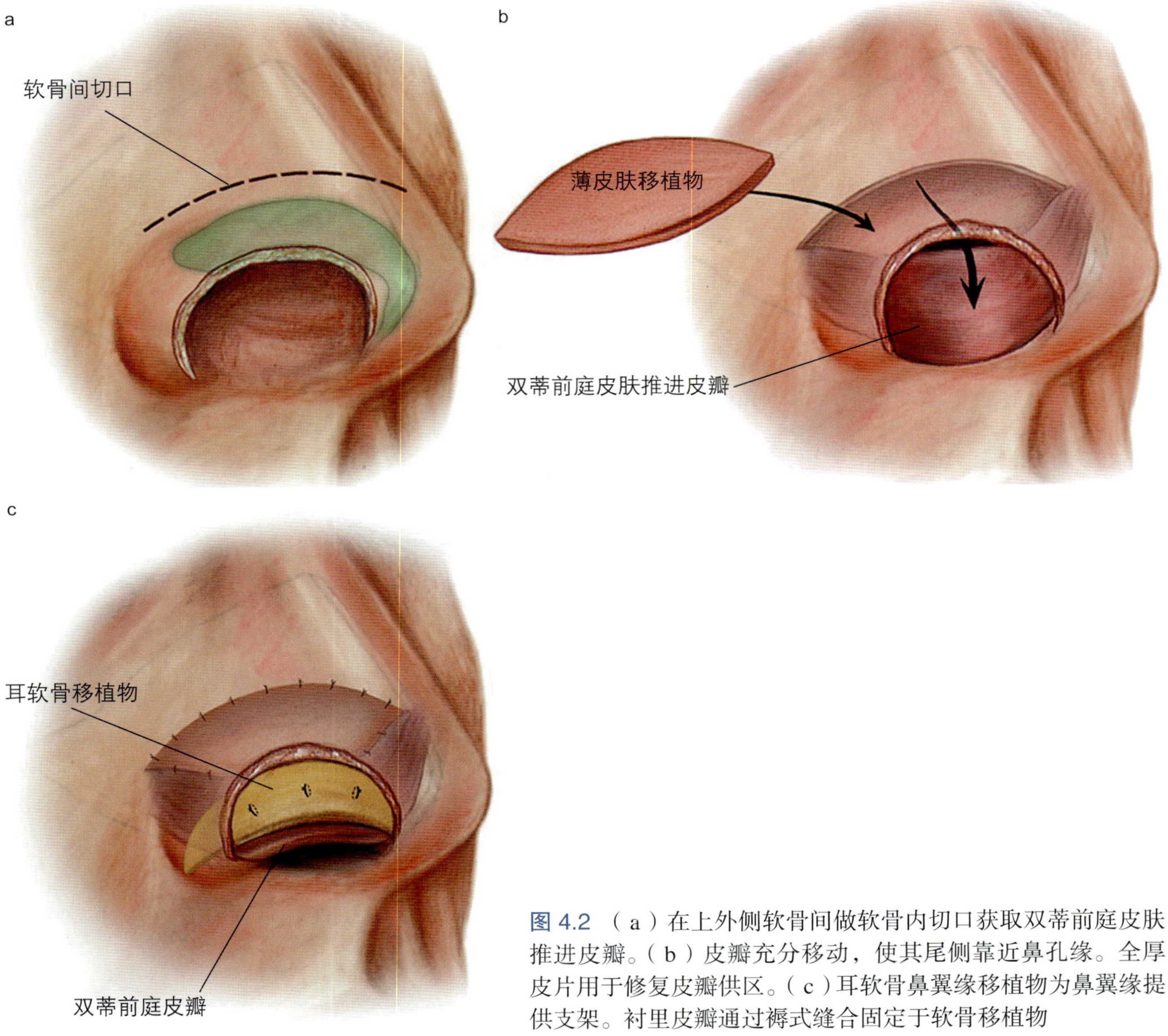

图 4.2 （a）在上外侧软骨间做软骨内切口获取双蒂前庭皮肤推进皮瓣。（b）皮瓣充分移动，使其尾侧靠近鼻孔缘。全厚皮片用于修复皮瓣供区。（c）耳软骨鼻翼缘移植物为鼻翼缘提供支架。衬里皮瓣通过褥式缝合固定于软骨移植物

的完整性。在皮瓣中增加鼻翼软骨会导致头侧的缺损更大，如果鼻翼软骨表面的鼻部皮肤缺失，则会产生一个较大面积的全层缺损。因此，在这种情况下，需要获取一个鼻中隔黏软骨膜铰链瓣来修复双蒂推进皮瓣的供区。

鼻中隔黏软骨膜铰链瓣

鼻中隔黏膜后侧血供来源于蝶筛动脉的鼻中隔分支，前上方血供来源于筛动脉（图 4.3）。鼻中隔前下方血供主要来源于双侧上唇动脉鼻中隔分支。上唇动脉分支于面动脉，穿过上唇组织与对侧上唇动脉形成血管网。血管走行于黏膜深层，靠近红唇干湿交界线。上唇动脉鼻中隔分支沿人中嵴外侧垂直上行至鼻前棘水平到达鼻中隔。该血供能够有效地滋养带或不带鼻中隔软骨的单侧或双侧鼻中隔黏软骨膜瓣[2]。基于此血供，Burget 和 Menick 提出也许可以基于单支上唇动脉鼻中隔分支获取能够覆盖整个鼻中隔高度，且后方可延伸超过筛骨垂直板前缘的大面积鼻中隔黏软骨膜瓣。该皮瓣已被证实可基于上唇前平面与梨状孔内下缘之间 1.3 cm 宽的蒂成活[2]。狭窄的蒂部是通过向前鼻中隔角附近的背侧切口向下向鼻前棘延伸后切口形成的。作者倾向于让同侧鼻中隔瓣基于整个高度的尾侧鼻中隔，然后像铰链瓣一样将瓣向外侧翻折，而非像 Burget 和 Menick 提出的进行大范围旋转[1]。作者的设计能够获得更长的皮瓣，并且在同侧上唇动脉鼻中隔分支被切除时仍然能够成功应用延伸鼻中隔黏软骨膜铰链瓣（图 4.4）。当同侧鼻中隔分支血管不存在时，可使用基于对侧鼻中隔分支血管的对侧铰链瓣。此瓣用作对侧皮瓣侧鼻尖和鼻翼缺损的衬里。其通过鼻中隔尾侧部分后方 1 cm 处的窗孔（fenestrum-fenestua）转移（图 4.5）（参见第 11 章）。

筛前动脉是前上侧鼻中隔的主要血供来源。此血管供应以背侧鼻中隔为蒂的黏软骨膜铰链瓣。黏软骨膜瓣最早被称为复合瓣，已被很多医生应用了近一个世纪。其范围约等同于鼻中隔的高度和长度，可向外侧转移至对侧形成铰链瓣，转移后黏软骨膜瓣的原内侧面向外。尽管此瓣可以和鼻中隔软骨一同转移，但不如分别转移皮瓣和软骨更易于转移。背侧鼻中隔黏软骨膜铰链瓣是最常用于为对侧鼻侧壁和中鼻拱顶部提供衬里的组织瓣。当尾侧鼻部较完整，不需要同侧瓣，且只需要为中鼻拱头侧部分提供衬里时，此瓣可通过位于上方的对侧黏软

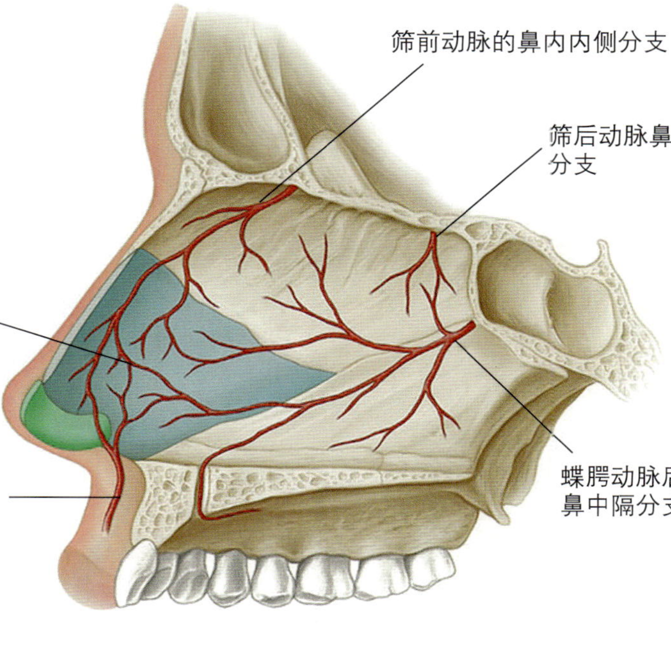

图 4.3 鼻中隔动脉血供

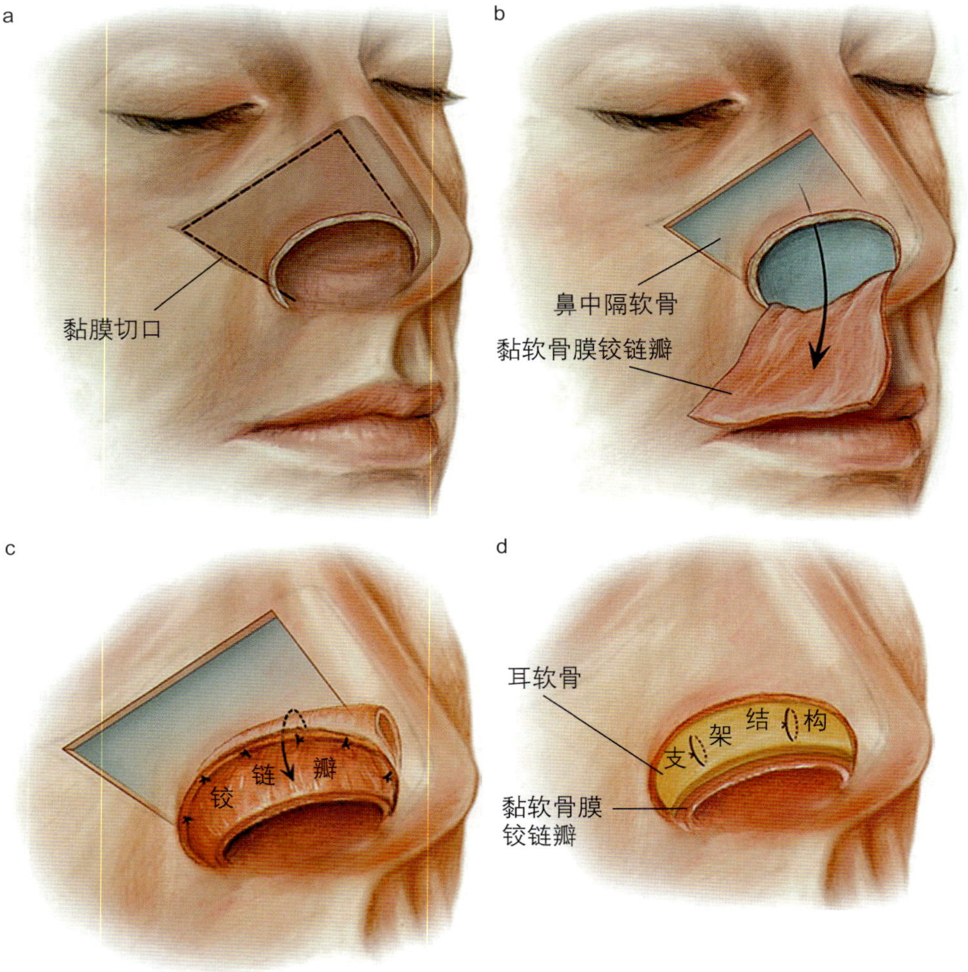

图 4.4 （a）沿鼻底及鼻背软骨下方 1.5 cm 处平行切开（虚线为切口线），获得单侧鼻中隔黏软骨膜铰链瓣。切口向后侧延伸超过鼻中隔骨软骨连接处。（b）皮瓣从上向下、从后向前游离。前方游离至鼻中隔尾侧缘后方 1 cm 及鼻棘后方 1.5 cm。皮瓣以尾侧鼻中隔及鼻棘区域的完整黏软骨膜为蒂。（c）尾侧鼻中隔形成铰链，皮瓣向侧方翻转衬于下鼻穹窿。（d）软骨移植物提供支撑。衬里皮瓣通过褥式缝合固定于支架结构

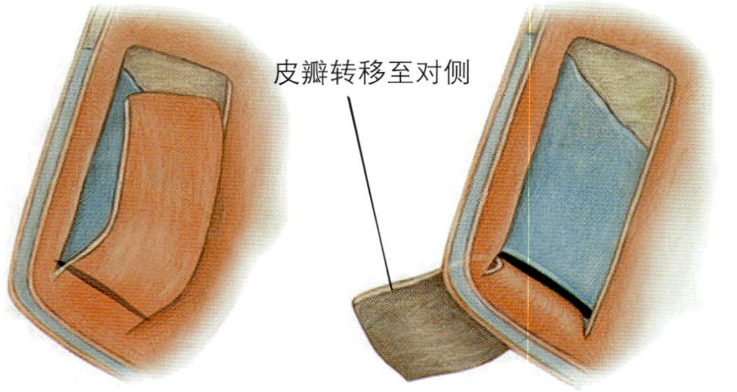

图 4.5 当同侧上唇动脉鼻中隔分支缺失时，可将对侧鼻中隔黏软骨膜瓣穿过鼻中隔窗孔衬于下鼻拱

骨膜窗孔转移。

基于上唇动脉鼻中隔分支的鼻中隔黏软骨膜铰链瓣可用于为鼻尖和鼻翼提供衬里（图 4.6）。这些衬里皮瓣由软骨支架移植物支撑，而支架移植物由插入颊部或前额皮瓣覆盖。同侧瓣可与对侧背侧鼻中隔黏软骨膜铰链瓣联合应用。基于尾侧鼻中隔的铰链瓣可用于为下鼻拱提供衬里，对侧背侧鼻中隔瓣可用于为中鼻拱提供衬里。因此，鼻中隔黏软骨膜可为全层半鼻缺损提供全部衬里（图 4.7 和图 4.8）。

在大多数患者中，基于尾侧鼻中隔的鼻中隔黏软骨膜瓣有充足的血供，但对于使用烟草制品的患者，其血供可能不够可靠。该皮瓣存在不足，为了延伸到达鼻前庭外侧部分而跨过鼻腔，会几乎完全阻塞涉及的鼻道。初次转移 3 周后，瓣与鼻中隔断蒂并插入颊部或前额旁正中皮瓣，用于作为鼻缺损的外覆盖。与此不同，背侧鼻中隔铰链瓣用作中鼻

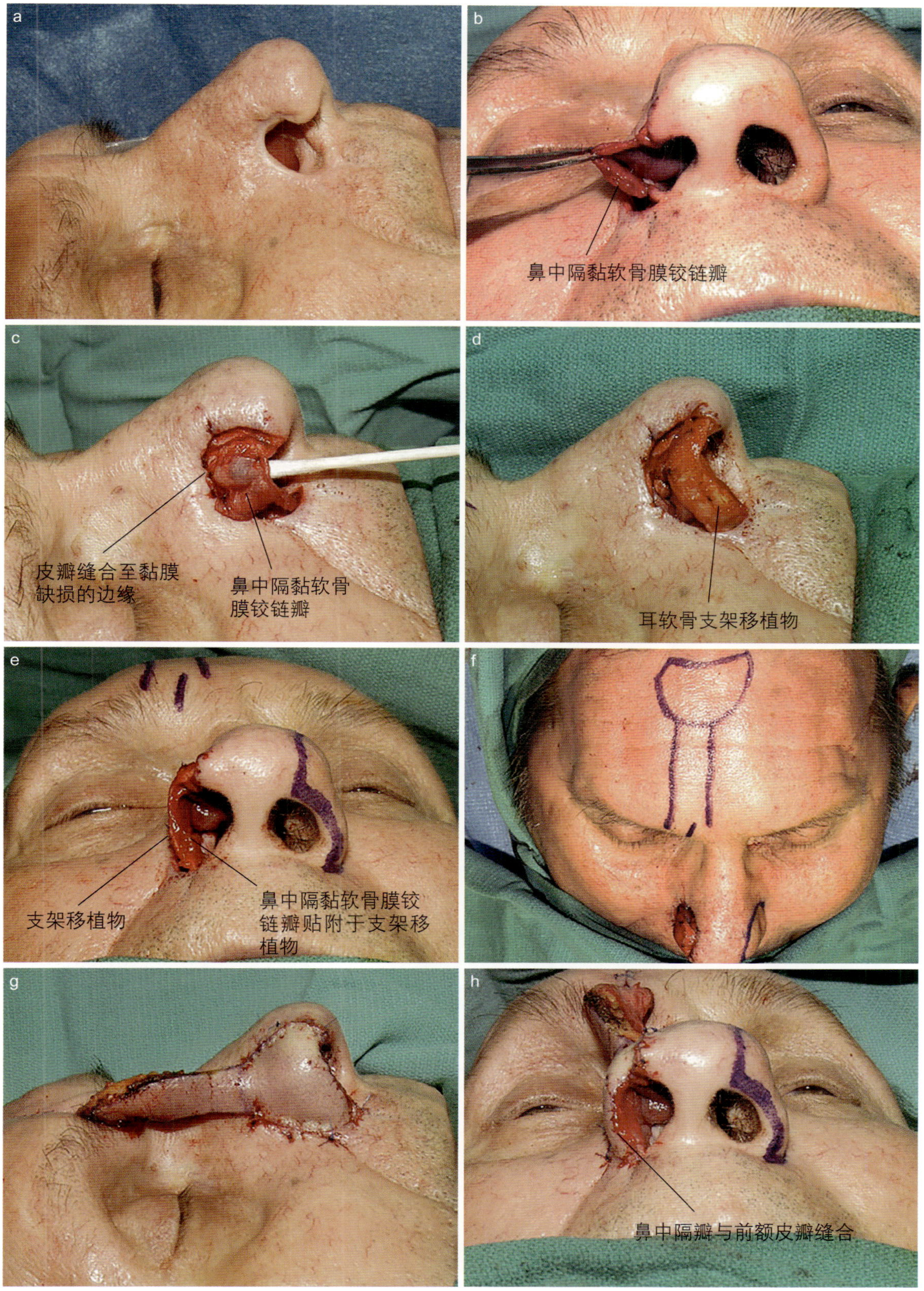

图 4.6 （a）全层鼻翼缺损。（b,c）同侧鼻中隔黏软骨膜铰链瓣为修复缺损提供衬里。（d）置入耳软骨支架移植物。（e）衬里皮瓣贴附于支架移植物。（f～h）插入的前额旁正中皮瓣作为外覆盖。前额皮瓣尾侧与衬里皮瓣尾侧缝合

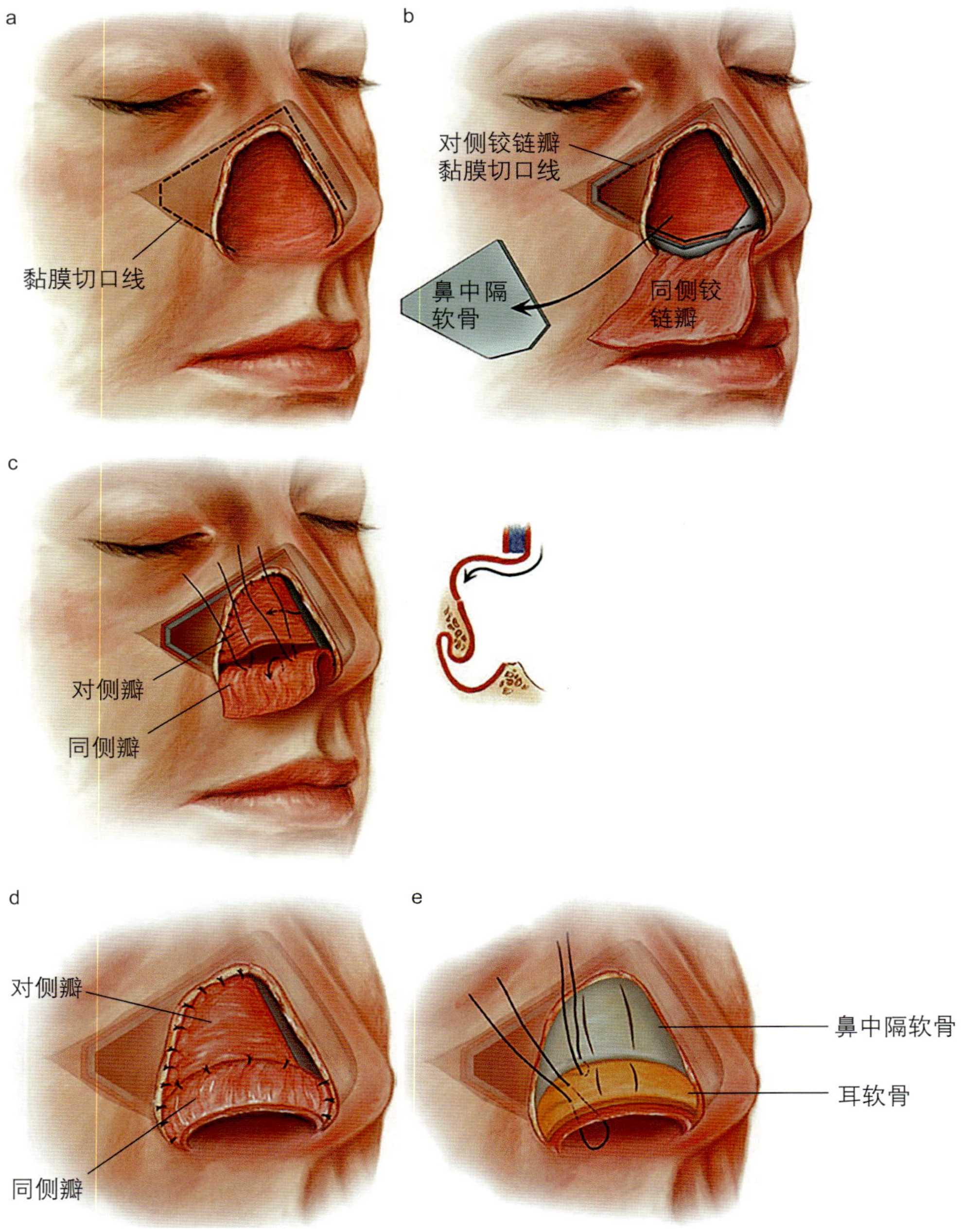

图 4.7 （a）虚线为同侧鼻中隔黏软骨膜铰链瓣切口线。（b）同侧瓣向外翻折，将暴露的鼻中隔软骨切除。虚线和实线表示对侧背侧鼻中隔黏软骨膜铰链瓣的切口线。（c）以背部为基底的对侧瓣向外侧翻折，并与中鼻拱衬里缺损的边缘缝合。对侧瓣的尾侧缘与同侧瓣的黏膜下表面缝合以从外侧封闭鼻道。（d）以尾侧为基底的铰链瓣为下鼻拱提供衬里，对侧鼻背为基底的铰链瓣为中鼻拱和上鼻拱提供衬里。（e）鼻中隔软骨（蓝色）为中鼻拱提供支架支撑结构，耳软骨（黄色）为下鼻拱提供支架支撑结构。在软骨移植物上做划痕以形成所需要的弧度便于塑形。衬里皮瓣通过褥式缝合固定于支架表面。（f）鼻部支架表面以前额旁正中皮瓣覆盖

拱顶部和侧鼻衬里时通常不需要断蒂。当中鼻拱的顶部完整，要将铰链瓣沿顶部下方延伸跨越鼻道修复侧壁缺损时，则需要断蒂。在这种情况下，瓣在转移后 3 周断蒂。

复合鼻中隔软骨黏膜枢轴瓣

整个鼻中隔两侧有黏膜覆盖，可作为复合软骨黏膜瓣应用。此复合瓣可向前旋转 90°，为双侧全层鼻尖和鼻小柱缺损提供衬里和结构性支撑。为实现这种旋转，需要去掉鼻棘区域的一小部分骨和软骨，使复合瓣易于向前、向尾侧旋转。因此，将双侧黏软骨膜在中线处向上提升，从而在鼻前棘处形成一个黏膜下隧道后，用骨钳去掉适量的骨和软骨，使复合瓣能够以最小的阻力旋转。

用于修复鼻尖和鼻小柱全层缺损的复合瓣设计

图 4.7 （续）

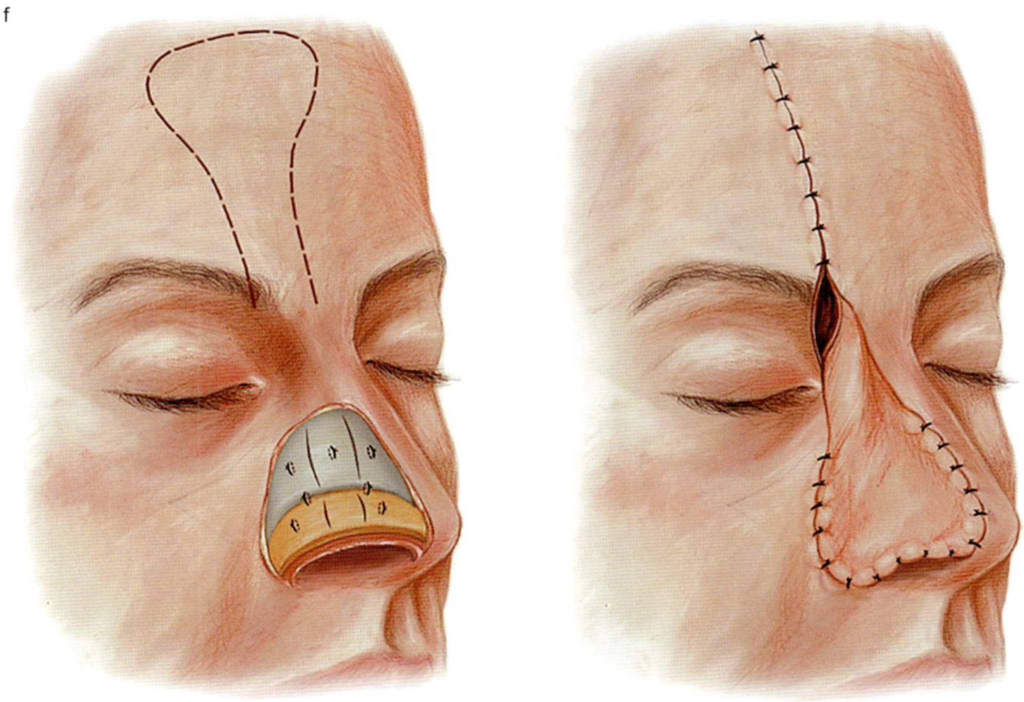

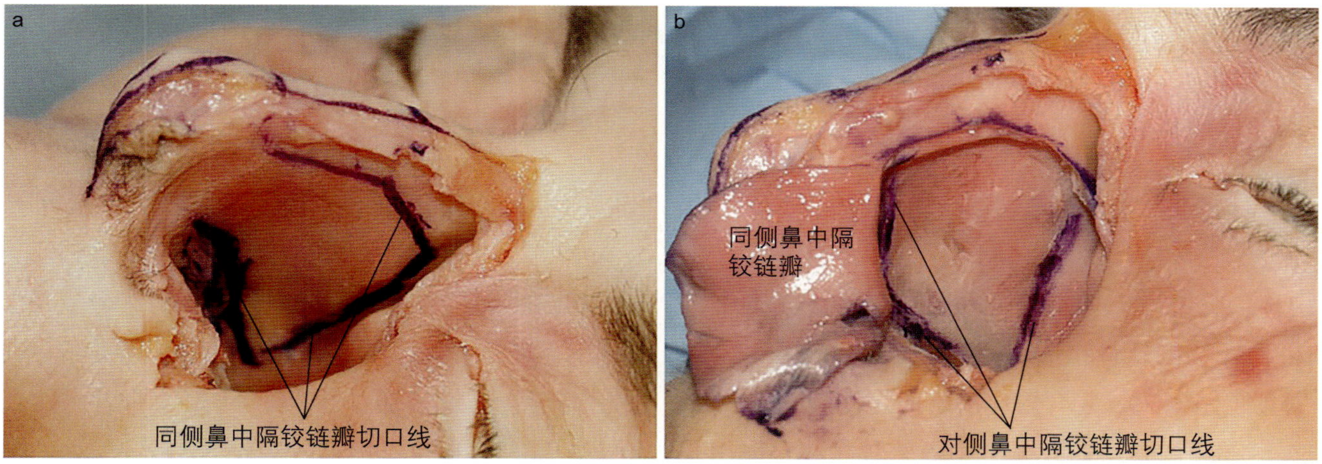

图 4.8 （a）尸体解剖明确同侧鼻中隔黏软骨膜铰链瓣切口线。（b）同侧瓣向尾侧翻折。切除暴露的鼻中隔软骨。标记以背侧为基底的对侧黏软骨膜铰链瓣切口线。（c）对侧铰链瓣向外侧翻折，为中鼻拱和上鼻拱提供衬里。（d）同侧和对侧铰链瓣缝合至中鼻拱和下鼻拱外缘。对侧瓣的尾侧缘缝合至同侧瓣的黏膜下表面。（e）同侧瓣可有效地作为下鼻拱衬里并为鼻翼缘提供衬里

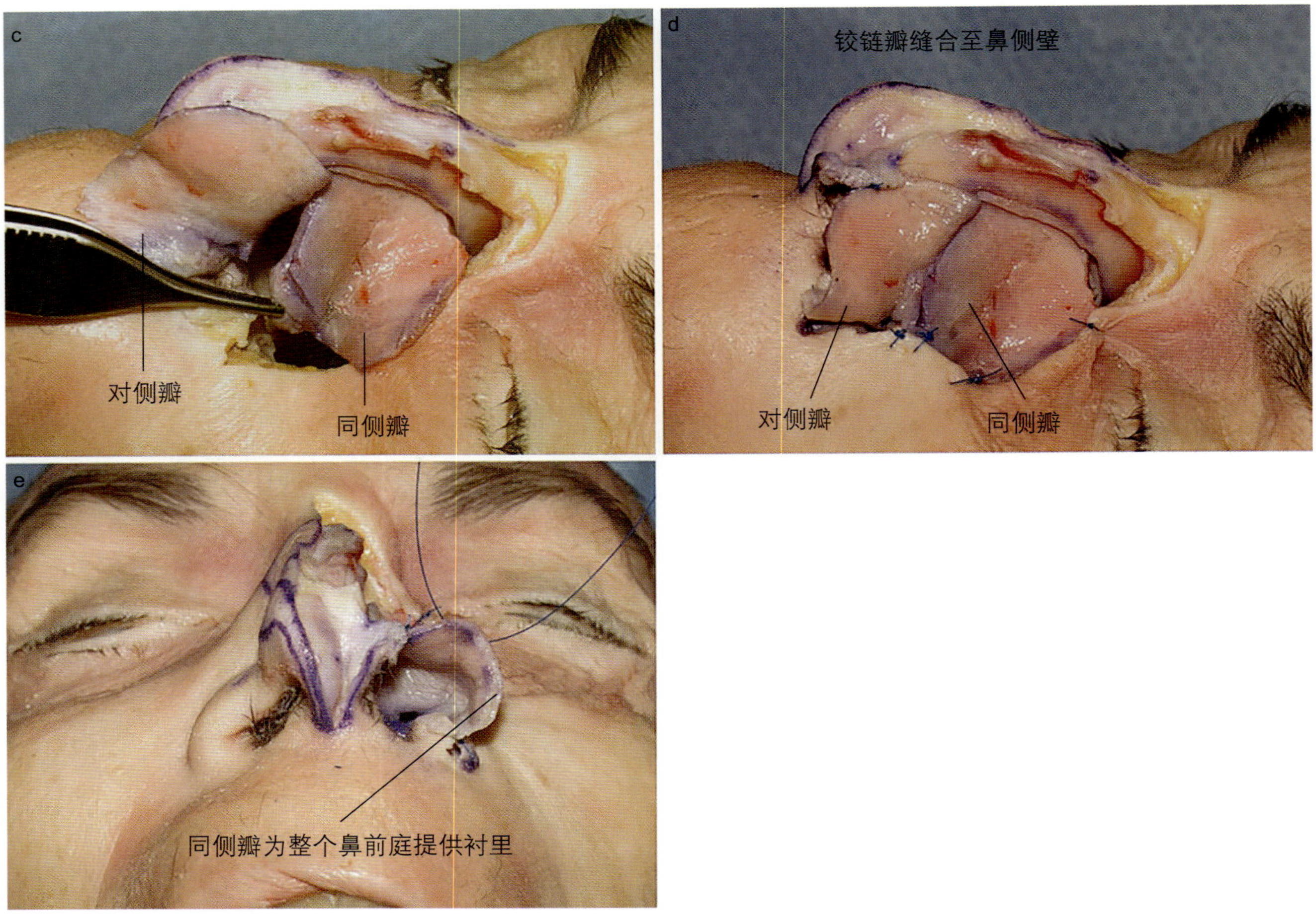

图 4.8 （续）

为 1.5 ~ 2 cm 宽，向前、向尾侧旋转 90° ~ 110°。如果存在背侧软骨，应保留 1 cm 宽背侧软骨支撑中鼻拱（图 4.9）。复合瓣向前、向尾侧旋转后，瓣的头侧部分与残余的背侧鼻中隔软骨相邻。采用 8 字缝合固定复合瓣于残留的背侧鼻中隔（图 4.10）。

枢轴瓣尾侧部分为缺失的鼻小柱提供结构支撑及衬里。修剪骨及软骨组织以避免鼻小柱的形态过于突出。旋转后复合瓣前部分的黏膜向下剥离并向外侧翻转，为鼻尖和鼻前庭提供衬里。鼻前庭衬里缺损越大，需要的复合瓣就越长，使得翻折的黏软骨膜瓣有足够的长度跨越穹窿并衬于鼻前庭侧方。

当鼻尖存在但鼻梁缺失时，可使用 2 ~ 2.5 cm 宽的复合枢轴瓣，通常还包含部分筛骨垂直板（图 4.11）。复合瓣通常可旋转 45° ~ 90°，贴近残留的鼻骨或额骨鼻突。如果鼻背和鼻尖都缺失，复合瓣需包含全部鼻中隔，向前、向尾侧旋转 90° ~ 110°，支撑于额骨鼻突上。

亚全鼻或全鼻缺失时，如果复合瓣能够在分期手术中向鼻尾侧转移，残余的鼻中隔也许能够为双侧鼻前庭提供足够的黏软骨膜衬里。整个残余的鼻中隔作为复合鼻中隔软骨黏膜枢轴瓣通过鼻道转移（图 4.12）。复合瓣的基底应有 1.5 ~ 2 cm 宽，蒂位于中间，在鼻前棘上方。在此类情况下，鼻背是缺失的，瓣通过鼻道转移，支撑于残余的鼻骨上（如果有残余鼻骨）或额骨鼻突上，并与骨骼缝合固定。如果复合瓣的边缘有软骨暴露，需要修剪软骨，使

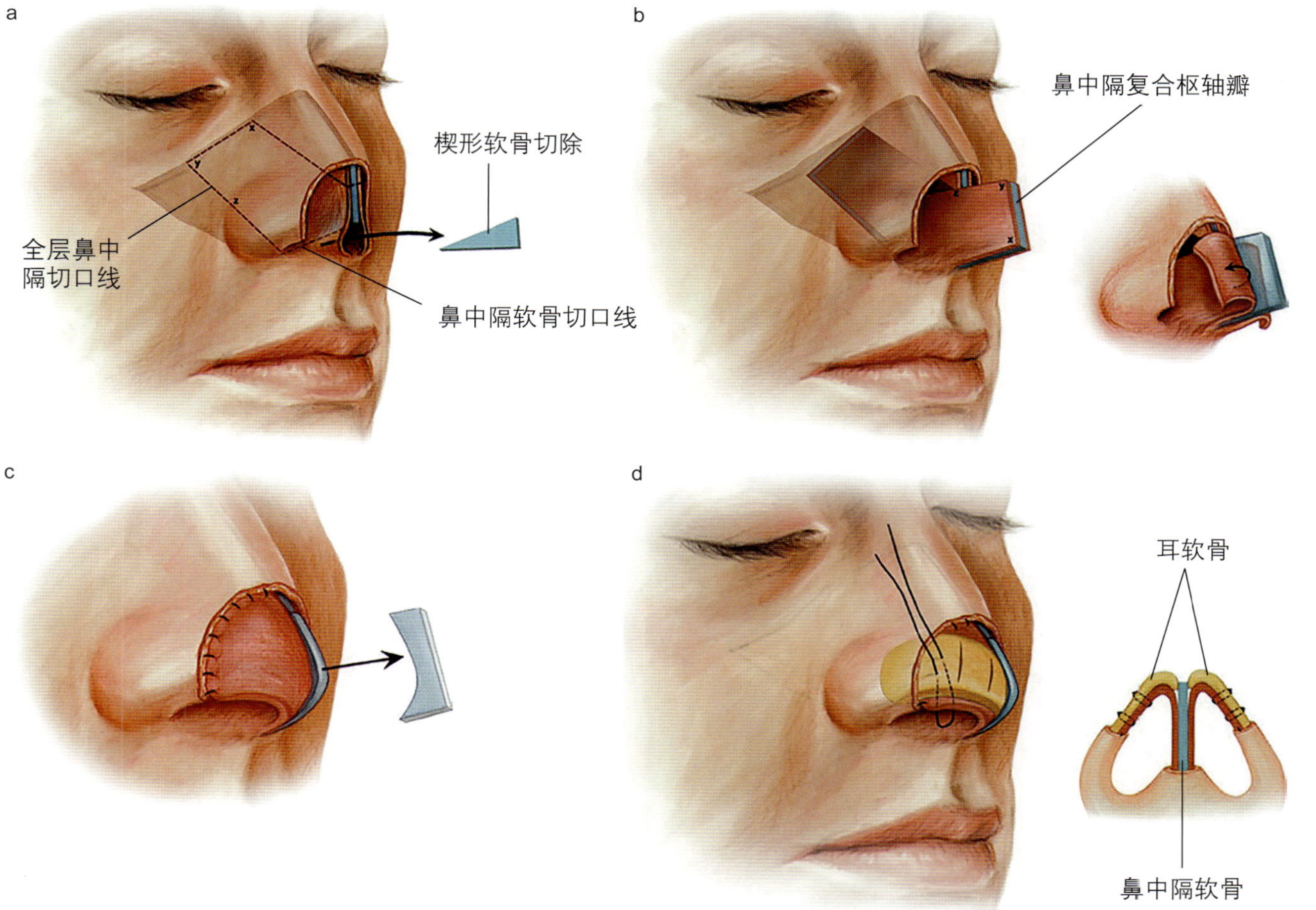

图 4.9 （a）粗虚线表示鼻中隔软骨、骨以及双侧黏膜的全层切口线，获得复合鼻中隔软骨黏膜枢轴瓣。鼻棘旁边模糊的虚线为纯鼻中隔软骨切口线，保留其表面的黏软骨膜。将软骨楔形切除使其能够向前、向尾侧旋转。（b）枢轴瓣头侧与存留软骨鼻背靠拢固定而就位，双侧黏软骨膜瓣向侧方翻折为鼻尖提供衬里。（c）修整多余的鼻中隔软骨。（d）耳软骨移植物（黄色）为鼻尖提供支撑，替代缺失的外侧脚。鼻中隔软骨（蓝色）复合瓣重建中间脚。黏软骨膜瓣通过褥式缝合固定于支架结构表面

双侧黏软骨膜能够靠近并用 5-0 铬线缝合。复合瓣在新位置上固定 4～6 周。此为延迟皮瓣，可增加黏软骨膜的血管分布。二期手术时，翻折复合瓣前部分的黏软骨膜和黏膜骨膜，完成鼻再造。去除暴露的软骨和骨，形成理想的鼻背轮廓。黏软骨膜瓣向外侧翻折为鼻道提供衬里。此瓣具有良好的血供，但支撑力弱，需要鼻中隔软骨或耳软骨移植物进一步支撑，重建鼻部支架结构。黏软骨膜瓣贴于软骨移植物表面，做 3～4 针褥式缝合，从软骨移植物背侧缝至黏软骨膜瓣，再缝回软骨。如果整个鼻下半部分缺失，设计鼻中隔复合枢轴瓣时需包含残留鼻中隔的全长。复合瓣延伸接近后鼻孔，从而最大限度地提供衬里组织。在此类情况下，复合瓣要旋转得尽可能远，使得翻折的瓣能够向前、向尾侧到达鼻尖和鼻翼进行重建。Burget 和 Menick[1] 提出一种技术，将中鼻拱侧壁的衬里包含在复合枢轴瓣之中，从而增加黏膜组织量，用于更靠尾侧的鼻缺损部分提供衬里。图 4.13 总结了不同鼻缺损范围时复合鼻中隔软骨黏膜枢轴瓣的几种不同形态。

鼻中隔黏软骨膜铰链瓣和复合枢轴瓣设计时应

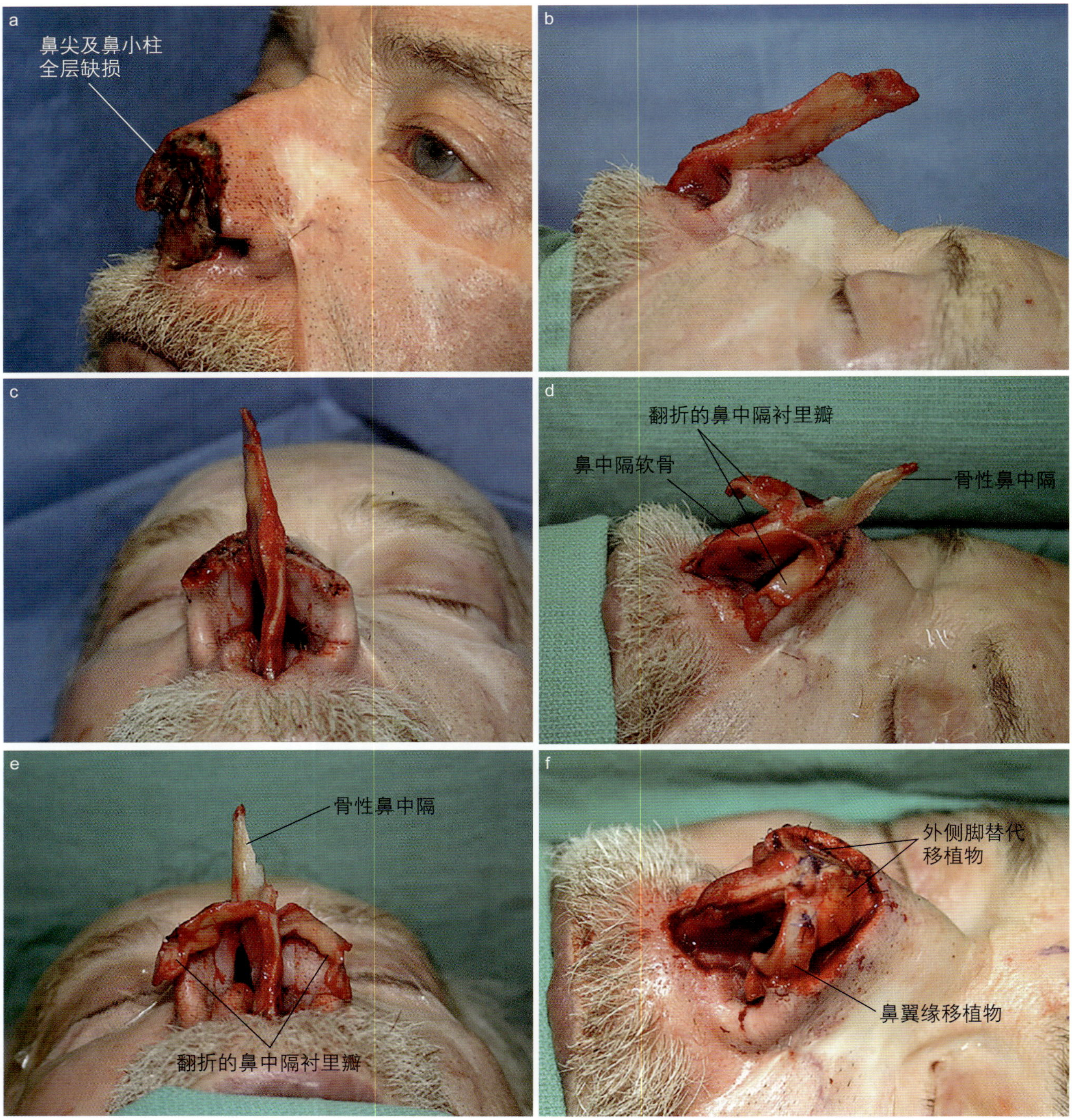

图 4.10 （a）鼻尖和鼻小柱全层缺损。（b, c）复合鼻中隔软骨黏膜枢轴瓣。枢轴瓣头侧与存留软骨鼻背靠拢固定而就位。（d, e）鼻中隔黏软骨膜向外侧翻折为鼻尖缺损提供衬里。复合瓣中的鼻中隔软骨为鼻小柱提供结构支撑。（f, g）去除多余的鼻中隔骨及软骨。鼻中隔软骨鼻翼缘移植物为左侧鼻翼缘提供进一步的支撑。翻折的衬里瓣与软骨移植物的深部缝合固定。（h）橡胶泡沫的模板用于外覆皮瓣的设计。模板设计的鼻小柱部分比实际的鼻小柱要大一些，以确保鼻小柱部分的外覆皮瓣能够更好地存活。（i）用于设计前额旁正中插入皮瓣的模板。（j~l）将外覆皮瓣置于缺损处。目前的鼻小柱较宽，未来可能需要进一步塑形以达到合适的宽度

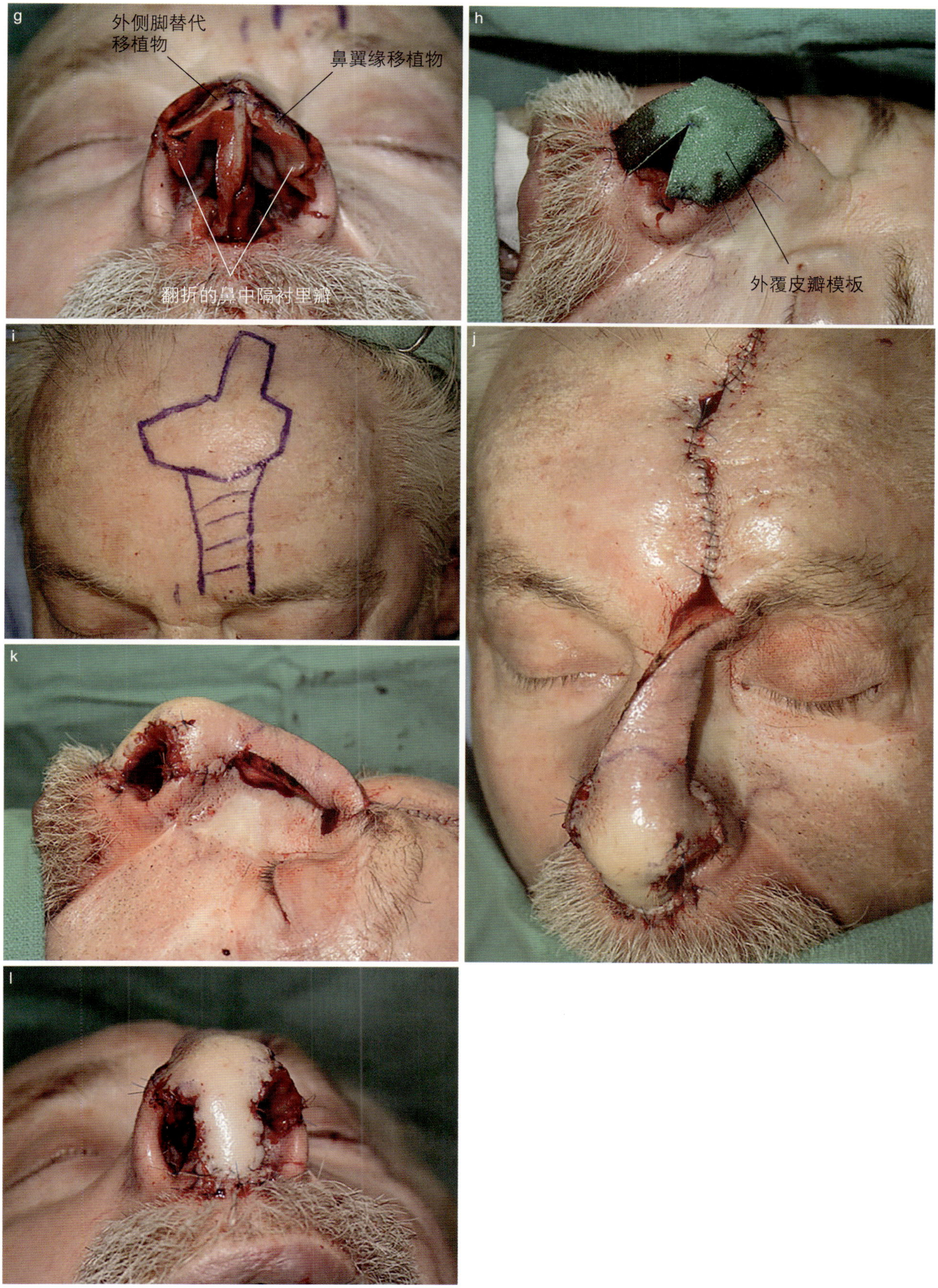

图 4.10 （续）

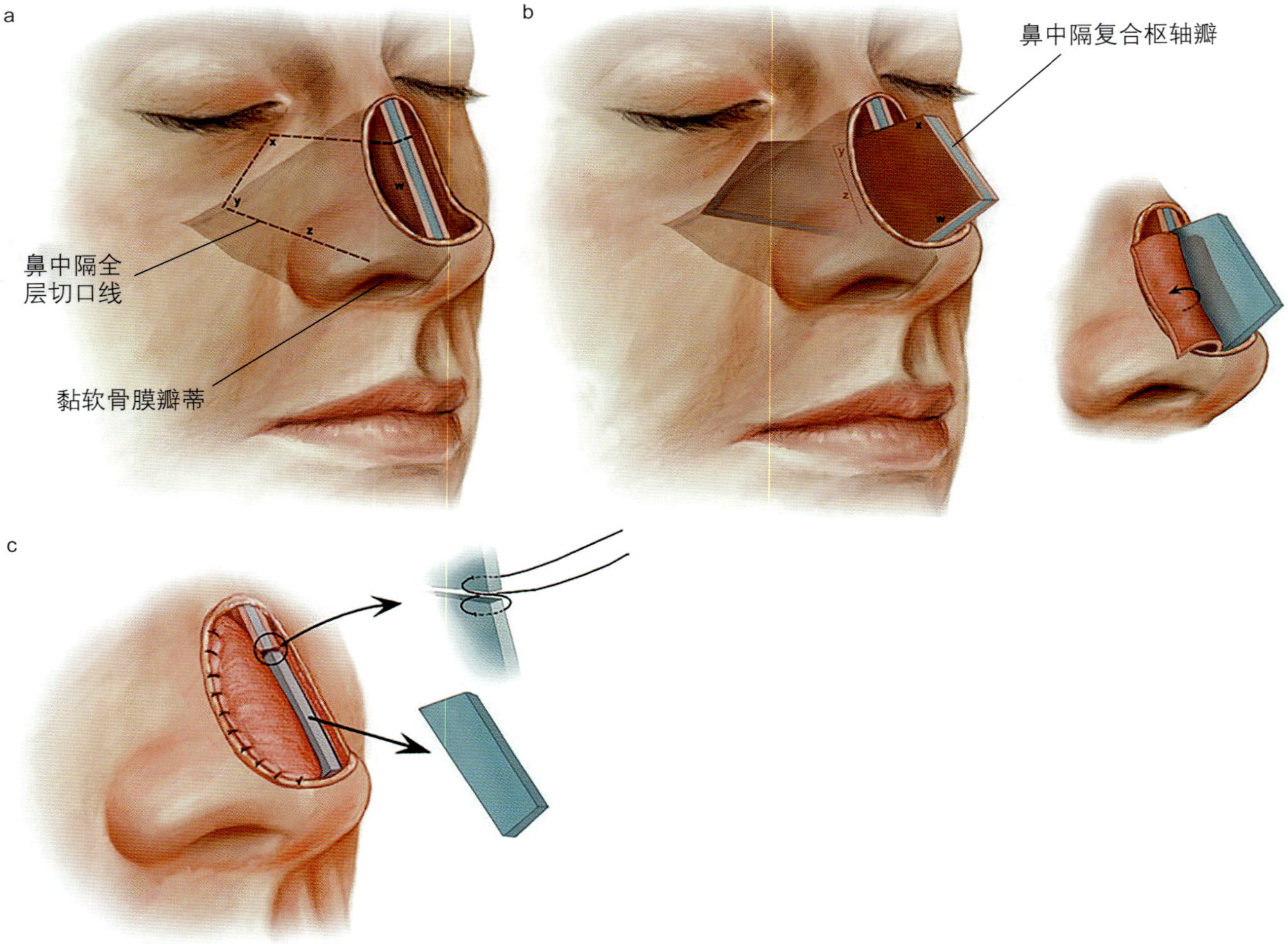

图 4.11 （a）粗虚线表示鼻中隔软骨、骨以及双侧黏膜的全层切口线，获得复合鼻中隔软骨黏膜枢轴瓣。（b）枢轴瓣头侧与残留的软骨鼻背靠拢固定而就位，双侧黏软骨膜瓣向外侧翻折为鼻道提供衬里。（c）去除多余的鼻中隔软骨及骨，将翻折的黏软骨膜瓣与衬里缺损边缘缝合。采用 8 字缝合将复合瓣固定于残留的骨性鼻中隔上

满足最大的长度和有效的宽度需求。瓣尺寸不足会导致术者无法获得足够的衬里组织，影响再造鼻部的长度和高度。鼻中隔软骨前后方向最长轴的延长线在筛骨垂直板和犁骨连接处将鼻中隔一分为二。所有的复合鼻中隔软骨黏膜枢轴瓣都应以此连接的中心为轴进行设计。瓣的宽度取决于缺损的黏膜衬里的表面积。由于鼻中隔的尾侧部分通常被包含在复合瓣内，因此可能需要进行黏膜下的修剪以避免影响重建的鼻小柱向下移位。这取决于旋转的角度以及鼻小柱是否存在。应用黏膜重建尾侧鼻道衬里比重建头侧部分鼻道衬里更为重要。因此，在这种情况下，如果残余的鼻中隔高度有限，复合瓣应尽可能远地向前、向尾侧移动，从而到达修复鼻尖和鼻翼的区域。如果需要，上鼻拱可用鼻甲瓣、邻位翻折瓣或前额旁正中皮瓣作为衬里。

鼻甲瓣

下鼻甲可作为修复小面积鼻翼全层缺损衬里的鼻内黏膜来源[6]。通过切开下鼻甲可获取一个黏膜

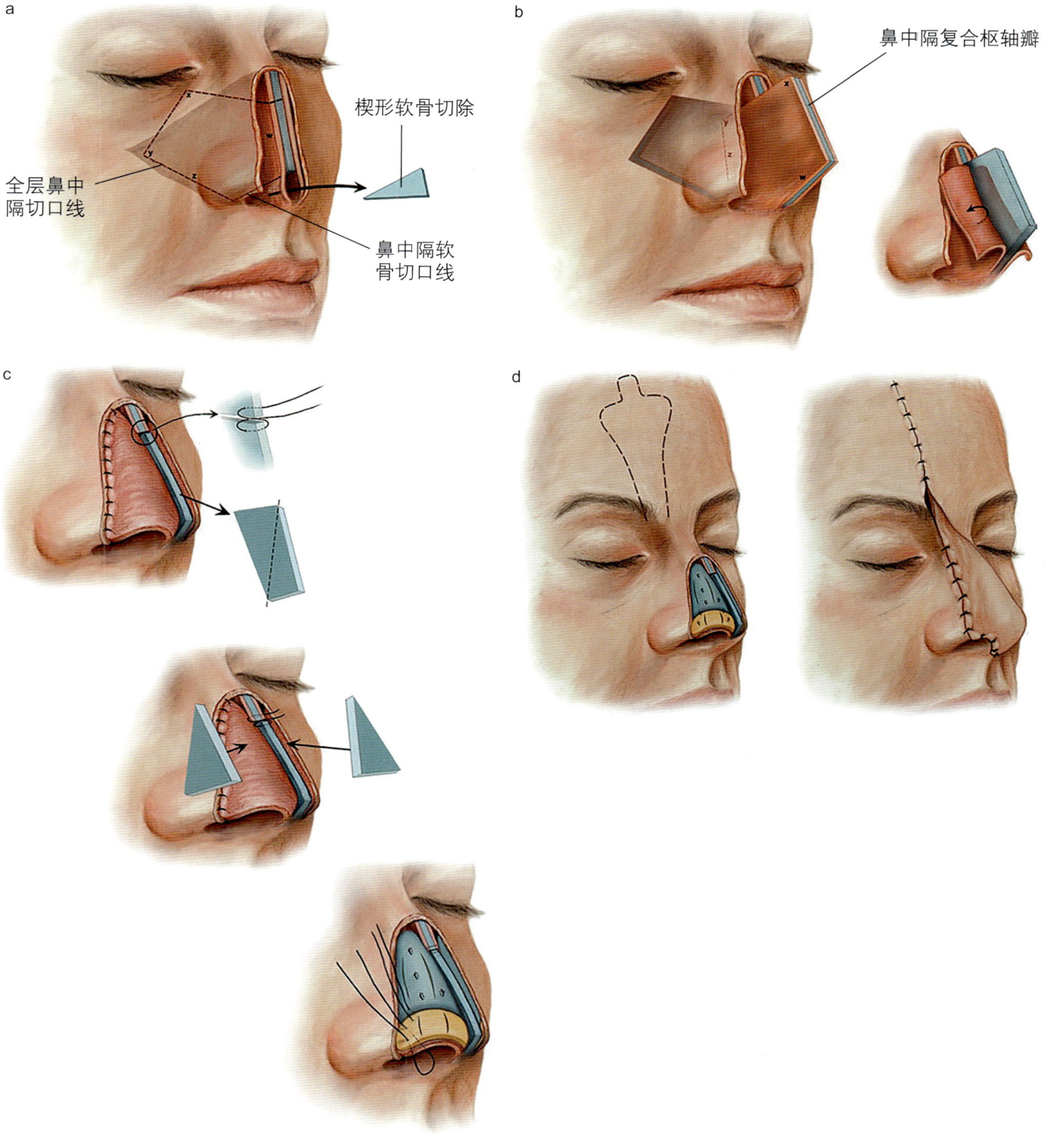

图 4.12　（a）粗虚线表示鼻中隔软骨、骨以及双侧黏膜的全层切口线，获得复合鼻中隔软骨黏膜枢轴瓣。鼻棘旁边模糊的虚线为鼻中隔软骨切口线，保留其表面的黏软骨膜。将软骨楔形切除使其能够向前、向尾侧旋转。（b）枢轴瓣头侧与存留的软骨鼻背靠拢固定而就位，双侧黏软骨膜瓣向侧方翻折为鼻道提供衬里。（c）去除多余的鼻中隔软骨及骨，将翻折的黏软骨膜瓣与衬里缺损边缘缝合。采用 8 字缝合将复合瓣固定于鼻突。鼻中隔软骨（蓝色）和耳软骨（黄色）为鼻部提供支架结构。在软骨移植物上做划痕以助其弯曲塑形。黏软骨膜瓣通过褥式缝合固定于支架结构表面。（d）前额旁正中皮瓣覆盖鼻支架结构

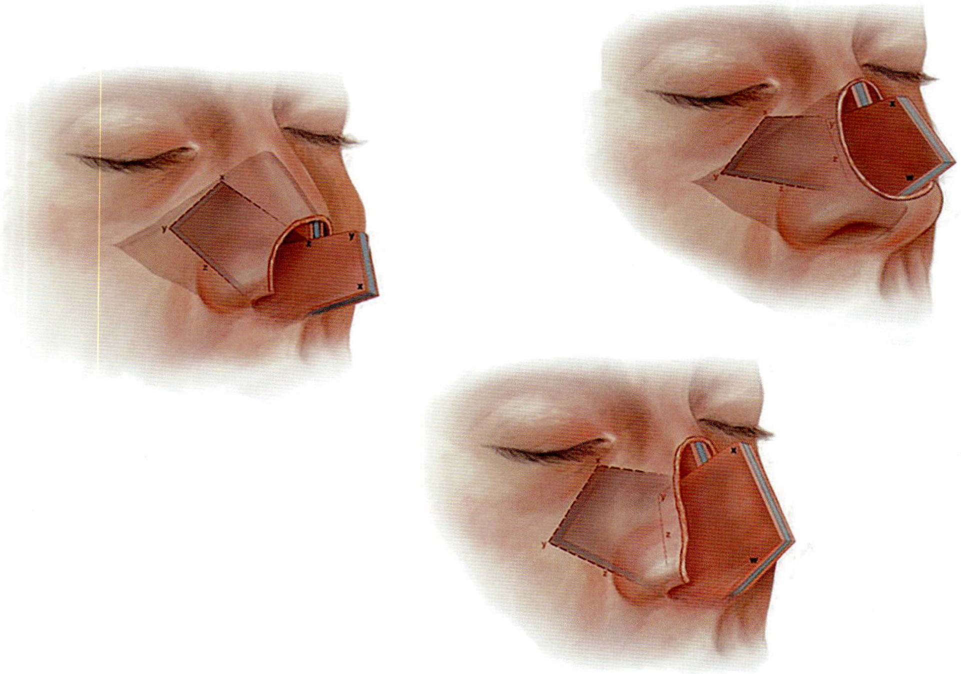

图 4.13 复合鼻中隔软骨黏膜枢轴瓣的不同形态

骨膜瓣，其基底连接于鼻甲的前方。使用镰状刀松解鼻甲与鼻侧壁间后方和中间部分的连接。鼻甲旋转 180° 转移出鼻道。小心地去除鼻甲骨，从而获得一片薄的黏膜骨膜瓣，用于衬于鼻前庭侧方。与所有的衬里皮瓣相似，下鼻甲瓣通过一定数量的褥式缝合贴附于支架软骨移植物表面。建议鼻部包扎 3 ~ 5 天以控制出血，供区边缘精确的烧灼止血可减少包扎的需求。鼻甲瓣大小受限于下鼻甲的大小，进而限制了此瓣的应用。此外，旋转 180° 后，鼻甲瓣形成的突起锥状黏膜组织可能阻塞气道，需要二期减容或切除多余的组织。

与下鼻甲相似，中鼻甲也可为全层鼻部缺损提供有限的衬里组织。从后向前切开获取中鼻甲瓣，在鼻甲前方保留 1 cm 的蒂部。中鼻甲瓣的尺寸小于下鼻甲瓣，且位置更高，因此不能到达鼻前庭。尽管如此，中鼻甲瓣仍可为中鼻拱顶部或鼻侧壁的头侧部分提供有效的黏膜骨膜衬里组织。

前额皮瓣

内鼻阀处横截面是气道最窄的地方。只要条件允许，鼻道尾侧至内鼻阀之间都应用黏膜组织重建衬里，因为黏膜可提供最薄、血供最好、能够营养支架移植物而又不会阻塞气道的衬里。薄皮瓣置于内鼻阀头侧时阻塞气道的风险较小。一些患者内鼻阀处缺乏鼻中隔，此时应用复合鼻中隔枢轴瓣重建鼻部尾侧衬里更为理想。缺乏鼻中隔使得鼻道的截面积更大，利于内折或旁正中前额皮瓣内衬于鼻部头侧部分。因此，当鼻中隔无法提供衬里瓣或只能满足尾侧鼻部衬里时，可使用前额旁正中皮瓣作为衬里。此皮瓣的设计与其作为外覆皮瓣时相似。去除额肌和帽状腱膜并修薄皮下组织。皮瓣随后自身折叠，通过眉间皮下隧道转移至鼻道，到达缺损部位（图 4.14）。皮瓣通过褥式缝合固定于骨及软骨支架移植物。获取另一个前额旁正中皮瓣作为外鼻

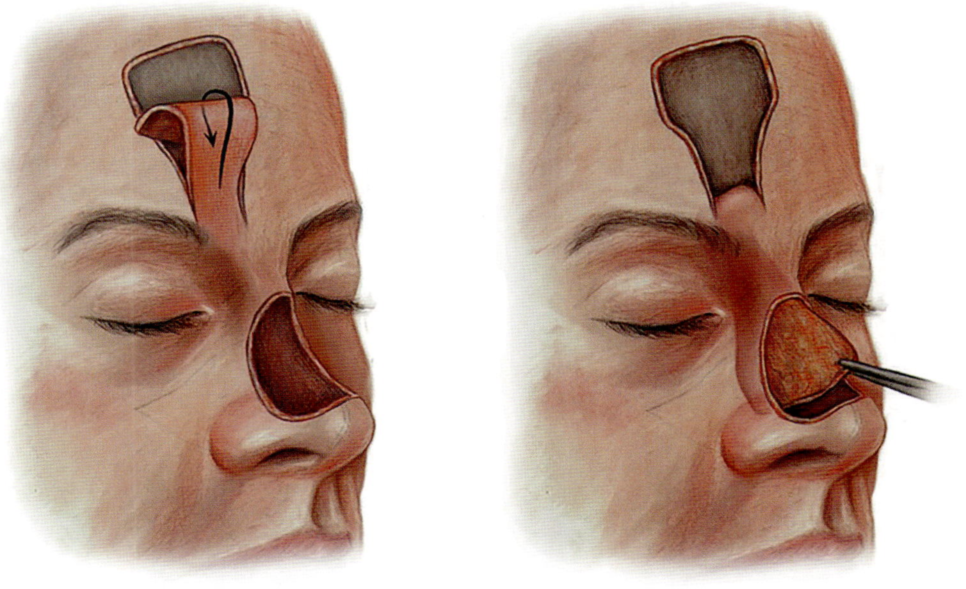

图 4.14　当鼻中隔不能作为鼻内衬里的来源时，可用额皮瓣作为鼻内衬里

的外覆皮瓣。如果头侧鼻拱是完整的，内衬皮瓣可被转移至中鼻拱修复中鼻拱缺损的外侧部分。在这种情况下，窗孔处的支架结构应被延迟直到皮瓣插入。用作衬里的额部皮瓣 3 周后从眉部断蒂。插入的外覆皮瓣需要额外延迟 3～6 周以使支架移植物得到最大限度的再血管化。

显微外科皮瓣

在全鼻或近全鼻缺损，且残留的鼻中隔无法提供足够的黏软骨膜瓣时，可应用显微外科皮瓣作为衬里。在此类情况下，术者常需要面临缺损邻近部位唇部或颊部的部分缺失。应等到这些周围组织的缺损通过局部、区域或显微外科皮瓣修复后，再进行鼻部重建。第二步是重建鼻衬里。在中面部大面积组织缺失的患者中，可分期应用显微外科皮瓣修复颊部和上唇，随后将部分皮瓣翻折作为鼻衬里。如果鼻缺损周围组织是完整的，可将吻合血管皮瓣转移至缺损处单纯作为衬里。

有很多部位可作为重建鼻衬里的显微外科皮瓣来源。前臂桡侧皮瓣最受青睐，也可应用吻合血管的大网膜和颞顶筋膜[7]。后两种皮瓣需要皮肤移植物为鼻道提供上皮覆盖。前臂皮肤有稳定可靠的血供，非常适合作为游离组织移植。前臂皮瓣易于评估、供区血管粗大、蒂部长，这些都利于皮瓣转移。而此皮瓣最大的优势在于其薄且柔软，易贴附于支架结构。其血管蒂走行于外下侧隧道内，通常深至鼻唇沟，连接上颈部受区血管。皮瓣经过精确设计，使其形态及表面皮肤面积与缺损相一致。皮瓣与鼻部支架结构一同转移从而避免皮瓣收缩。皮瓣通过褥式缝合贴合于支架表面，随后支架外覆前额旁正中皮瓣。前臂桡侧皮瓣最早可在转移后 2 周独立于血管蒂存活。但应注意，修薄或修剪皮瓣应在显微外科转移后 6 周以上进行。

参考文献

1. Burget GC, Menick FJ. Aesthetic Reconstruction of the Nose. St. Louis: C.V. Mosby; 1994.
2. Burget GC, Menick FJ. Nasal support and lining: the marriage of beauty and blood supply. Plast Reconstr Surg. 1989;84:189.
3. Millard DR. Reconstructive rhinoplasty for the lower two-thirds of the nose. Plast Reconstr Surg. 1976;57:722.
4. Spear SL, Kroll SS, Romm S. A new twist to the nasolabial flap for reconstruction of lateral alar defects. Plast Reconstr Surg. 1987;79: 915.
5. Burget GC, Menick FJ. Nasal reconstruction: seeking a fourth dimension. Plast Reconstr Surg. 1986;78:145.
6. Murakami CS, Kriet D, Ierokomos AO. Nasal reconstruction using the inferior turbinate mucosal flap. Arch Facial Plastic Surg. 1999;13:97.
7. Soutar DS. Radial forearm flaps. In: Baker SR, ed. Microsurgical Reconstruction of the Head and Neck. New York: Churchill Livingstone; 1989:139.

结构支撑 第 5 章

Sam Naficy, Shan R.Baker

面部特征轮廓反映了其深层软、硬组织框架结构的形态[1]。因此，为了获得理想的形态，支架支撑及表面软组织覆盖均应细致地恢复其精确的三维容积。就鼻部而言，使用薄的、血管丰富的外覆和衬里皮瓣有助于滋养与顺应结构及重建支架移植物。鼻再造的目标是用相似性质的自体组织替代缺失的部分。替代组织应与缺失组织有相近的形状、大小及结构支撑。有多个供区可获取鼻部支架移植物，用于对鼻部完整性提供支撑（表 5.1）。移植物应有足够的强度来维持鼻部的形态。在条件允许的情况下，应选择与缺失支架结构形态和轮廓相似的移植物。这样能够减少对移植物的塑形和弯曲，从而减少并发症。

表 5.1 鼻再造支架移植物来源

软骨
鼻翼软骨
鼻中隔软骨
耳软骨
肋软骨
复合耳软骨皮肤移植物
复合鼻中隔软骨黏膜枢轴瓣
骨
鼻中隔
颅骨
肋骨
异体组织
钛网

鼻再造过程中使用的移植物主要有三个功能：修复、支撑和塑形。修复移植物替代缺损的鼻部支架，根据支架缺失的情况不同，可以是骨或软骨组织。支撑移植物用于增加已有鼻部支架的强度。轮廓移植物用于提升鼻尖外形或矫正形状轮廓畸形。支撑移植物和轮廓移植物通常为鼻中隔软骨或耳软骨。

骨和软骨修复移植物替代缺失的鼻支架。这些移植物能够恢复鼻支架的连续性，补充容积，恢复鼻部轮廓。软骨修复移植物通过 8 字缝合与原有鼻软骨固定，确保二者端端吻合。可避免移位或重叠。

修复移植物是大部分鼻再造都需要的移植物。而有些病例中，需要应用修复移植物及额外的支撑移植物。此情况常出现在鼻再造过程中内鼻阀区域暴露或缺损累及鼻翼或鼻孔缘时。支撑移植物并非用来替代缺失的鼻骨或软骨，而是当鼻部框架支撑力不足时用于加强鼻部结构。在预期鼻再造后因瘢痕组织挛缩有可能出现原有软骨压缩变形时，也可应用支撑移植物。常用的支撑移植物有内鼻阀条状移植物、撑开移植物、鼻翼缘移植物、外侧脚支撑移植物和鼻小柱支撑移植物。所有支撑移植物和修复移植物都必须与鼻衬里紧密贴合。通过褥式缝合将衬里与移植物固定。

取材自鼻中隔或耳软骨的轮廓移植物常用于增加鼻尖外形和突度或纠正轮廓畸形。覆盖软骨移植物可用于改善轮廓畸形。在鼻尖区域，用鼻中隔或耳软骨改善鼻尖形态的方式也可应用于美容鼻整形术中。软骨鼻尖移植物可用于增加鼻尖的轮廓清晰度、突度和旋转，从而获得理想的美学效果。

修复移植物

上鼻拱

上鼻拱由骨性锥体结构提供支撑，骨性锥体结构与额骨和上颌骨升突相连接。骨性锥体结构则进一步由骨性鼻中隔提供支撑。骨性锥体结构缺损修复的最佳方式是通过自体骨移植。用骨钻或骨刀将骨移植物修剪至与缺损相一致的大小和形状，并通过缝合或金属板固定来维持骨性支架结构（参见第8章）。大部分骨性锥体的缺损可通过颅骨外板移植物修复（图5.1和图5.2）。较小面积的缺损可通过获取犁骨或筛骨垂直板进行修复。小面积缺损还可应用鼻中隔软骨进行修复（参见第24章）。如果骨性锥体的支撑结构完整，可通过缝合固定。骨性锥体大面积缺损需要应用颅骨及固定板进行三维重建（参见第8章）。肋骨移植物也可修复骨性锥体。肋骨及肋软骨通常作为复合瓣修复整个鼻背。

中鼻拱

上外侧软骨和鼻中隔软骨背侧构成了中鼻拱的支架结构。上外侧软骨通过与骨性锥体和鼻中隔软骨背侧的连接得以支撑，并与梨状孔有纤维连接。上外侧软骨的尾侧缘有卷状纤维连接于鼻翼软骨的头侧。上外侧软骨的尾侧缘及其与鼻中隔软骨背侧的夹角形成了内鼻阀。

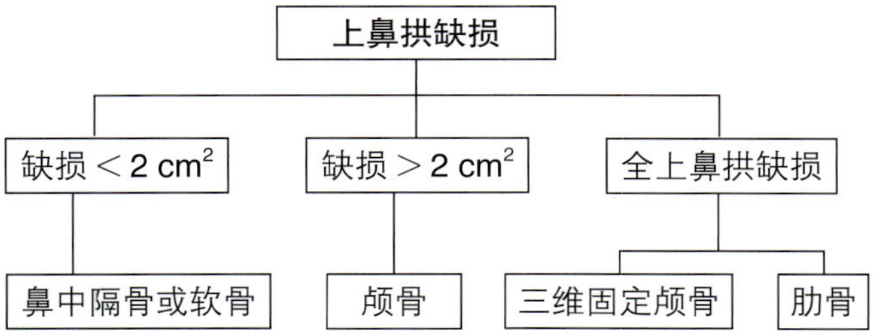

图5.1　上鼻拱支架移植物选择原则

上外侧软骨缺损的最佳修复方式是使用鼻中隔软骨（图5.3）。鼻中隔软骨呈平板状，且其厚度适宜替代中鼻拱缺损的支架结构。软骨移植物被修剪至缺损大小，并与上方残留的鼻软骨和鼻骨骨膜固定。8字缝合能够避免伤口愈合过程中瘢痕挛缩导致的移植物移位。在修复上外侧软骨外侧部分时，移植物基底部应位于梨状孔的外侧，从而使移植物更为稳定，避免向鼻道内移位（图5.4）。为了更好地恢复组织间原有的位置关系，应将鼻翼软骨置于替代上外侧软骨的移植物的尾侧缘表面。如果鼻翼缺损，可用鼻翼支架移植物替代鼻翼软骨外侧脚。鼻翼支架移植物能够在为鼻翼提供支撑的同时替代缺损的外侧脚。在这种情况下，鼻翼支架移植物应置于替代上外侧软骨的移植物的表面，从而恢复鼻翼软骨和上外侧软骨的原有位置关系（图5.4）。移植物通过5.0聚乳酸可吸收线褥式缝合与其深面的组织或衬里皮瓣固定。

大面积鼻中部全层缺损可能导致中鼻拱背侧突度消失，而且终断了黏膜的连续性。小面积黏膜缺损可直接修复。由分层的鼻中隔软骨或肋软骨形成的覆盖移植物是恢复中鼻拱背侧支撑和突度的理想选择。如果鼻背软骨缺失且黏膜衬里存在较大缺损，可用复合软骨黏膜枢轴瓣同时修复衬里和中鼻拱软骨支撑（参见第4章）。鼻背支撑可由复合瓣中包含的软骨提供。将该软骨与残留的稳定鼻部支架结构（如骨性鼻背和鼻尖软骨）永久性缝合固定。复合瓣的每侧可获得一个黏软骨膜瓣，用于修复衬里缺损，维持中鼻拱黏膜的连续性。

当存在骨性或软骨性鼻背缺损时，单独颅骨移植物可用于恢复上、中、下鼻拱的鼻背支撑（图5.5）。同样，当整个鼻侧壁缺损时，颅骨移植物常用于修复上鼻拱和中鼻拱的侧壁（图5.2）。如果此时鼻背也缺失，可以用两块或更多的颅骨移植物通过三维金属固定板来重建上鼻拱和中鼻拱的支架结构。

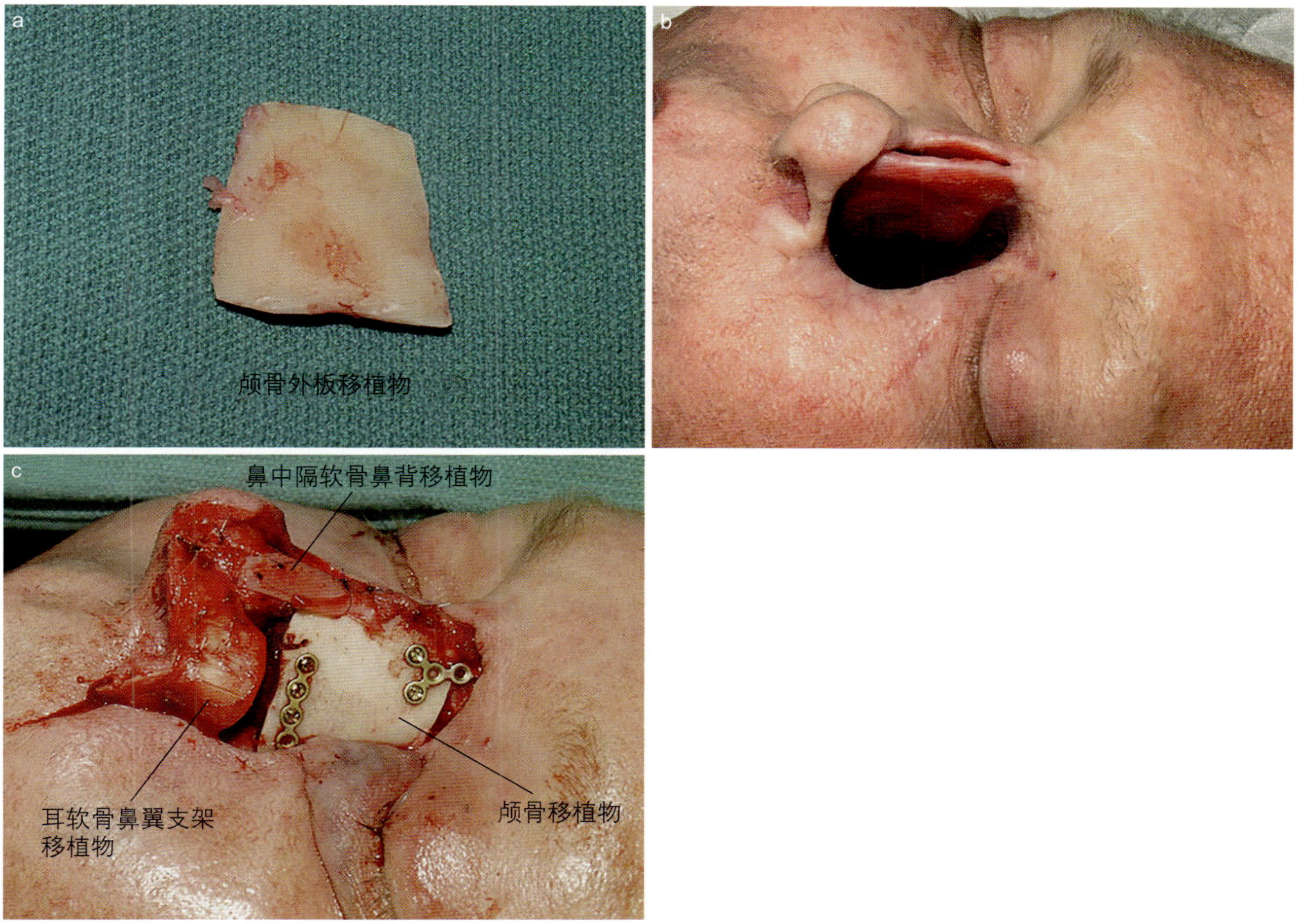

图 5.2　（a）大部分的骨性鼻缺损可用颅骨外板修复。（b）上鼻拱和中鼻拱的全层缺损。（c）耳软骨移植物为鼻翼提供支架结构。鼻中隔软骨用于填充鼻背。颅骨移植物支撑上鼻拱和中鼻拱的侧壁

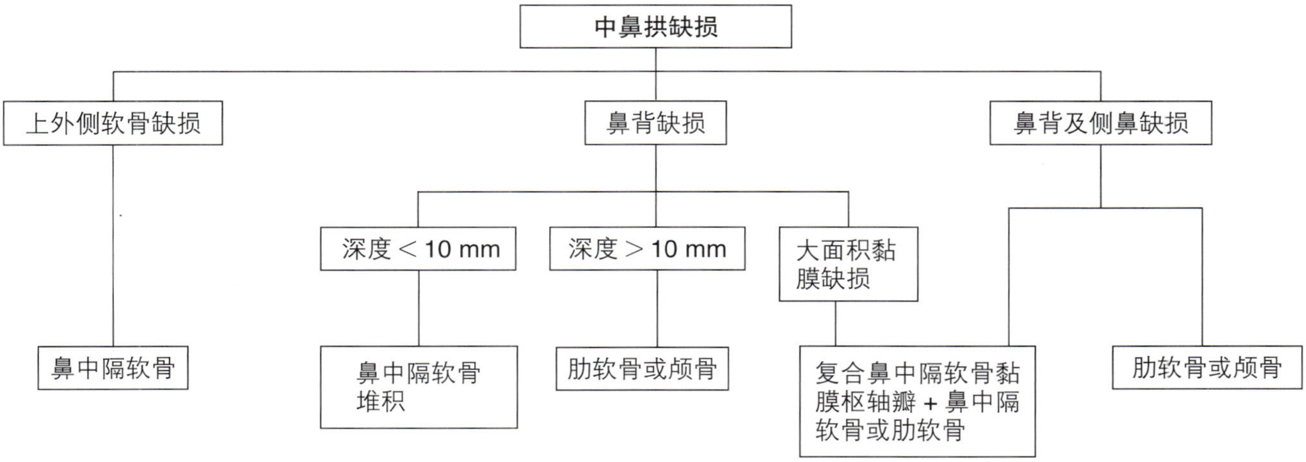

图 5.3　中鼻拱支架移植物选择原则。撑开移植物用于纠正中鼻拱狭窄。内鼻阀条状移植物用于加强薄弱的上外侧软骨

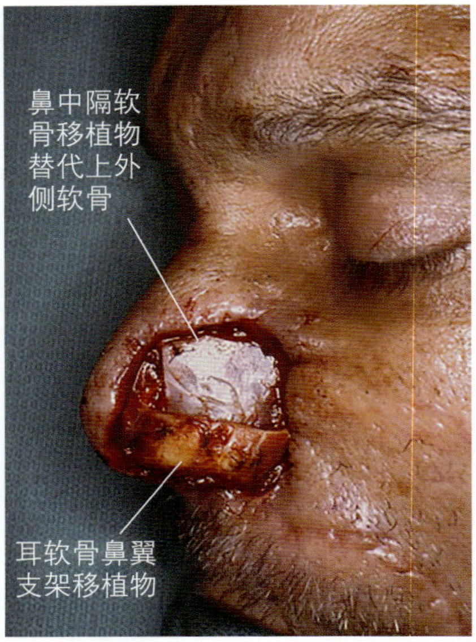

图 5.4 鼻中隔软骨用于重建上外侧软骨。移植物固定于梨状孔骨膜。耳软骨鼻翼支架移植物覆盖移植物尾侧，模仿鼻翼和上外侧软骨之间的关系

下鼻拱

鼻中隔前角作为一个基座，成对的鼻翼软骨连接至此。下鼻拱的主要支撑结构包括鼻翼软骨、鼻翼软骨间的连接及其与上外侧软骨间的连接。

鼻翼软骨的部分缺失可通过相似形状、大小和厚度的软骨移植物来修复（图 5.6）。耳甲软骨拥有理想的形态和厚度。除了替代缺失的鼻翼软骨外，所有全层和非全层的鼻翼缺损都应放置软骨支架移植物以避免鼻孔缘切迹或退缩（图 5.7）。鼻尖的全层缺损通常用复合鼻中隔软骨黏膜枢轴瓣进行修复。该瓣可提供鼻尖支撑，同时为鼻拱形结构提供衬里。在恢复鼻翼软骨弓状形态时，常需使用额外的耳软骨或鼻中隔软骨移植物。

全鼻缺损

修复全鼻缺损或近全鼻缺损支架结构需要多种骨和软骨移植物共同完成（图 5.8）。如果鼻中隔表面有足够的黏软骨膜存在，可使用复合鼻中隔软骨黏膜枢轴瓣重建鼻小柱和下鼻背的支架结构，同时为下鼻拱提供衬里（参见第 4 章）。颅骨可用于重建鼻部头侧部分的支架结构，双侧耳软骨移植物可用于重建鼻部尾侧部分的支架结构。如果鼻中隔缺失或不完整，可用肋软骨或颅骨重建鼻小柱。上鼻拱和中鼻拱的支架结构可用颅骨或肋骨及肋软骨复合移植物进行修复。肋软骨薄片可用于支撑鼻侧壁。下鼻拱的支架结构可用双侧耳软骨移植物修复。

支撑移植物

鼻翼缘、条状和支撑移植物

支撑（support）移植物有助于加强已有的鼻部支架，常在修复鼻翼或鼻翼缘皮肤缺损时使用。对于超过鼻翼缘的缺损，如果没有应用合适的软骨支撑移植物支持，可能会出现鼻翼缘退缩或部分塌陷。只有鼻翼表浅的缺损或鼻孔缘上方 1 cm 以上的缺损可以不使用软骨支撑移植物。支撑移植物通常为 2 ~ 3 cm 长、0.75 ~ 1.5 cm 宽的耳软骨，该移植物通常取自对侧耳甲软骨（参见第 7 章）。

在修复绝大多数鼻翼和鼻翼缘缺损时，可将一支撑移植物置于鼻翼缘。当鼻翼缘仅有小面积软组织缺损时，此移植物可为鼻翼缘移植物。当需要为整个鼻翼和鼻翼缘提供支撑时，此支撑移植物为支架移植物。在处理鼻翼缺损时，支架移植物置于鼻翼基底处的软组织囊袋中，用 3.0 聚乳酸可吸收线缝合固定于鼻前庭内侧。移植物内侧与鼻翼软骨的尾侧部分在鼻翼缘拱顶外侧处缝合固定，采用 5.0 聚乳酸可吸收线褥式缝合（图 5.7 和图 5.9）。在绝大多数案例中，此移植物会覆盖整个鼻翼美学单位。在这种情况下，支架移植物应跨越鼻翼基底到鼻软三角之间的距离，软骨下缘位于鼻翼缘上方 1 mm（图 5.10）。移植物内侧、外侧及头侧分别固

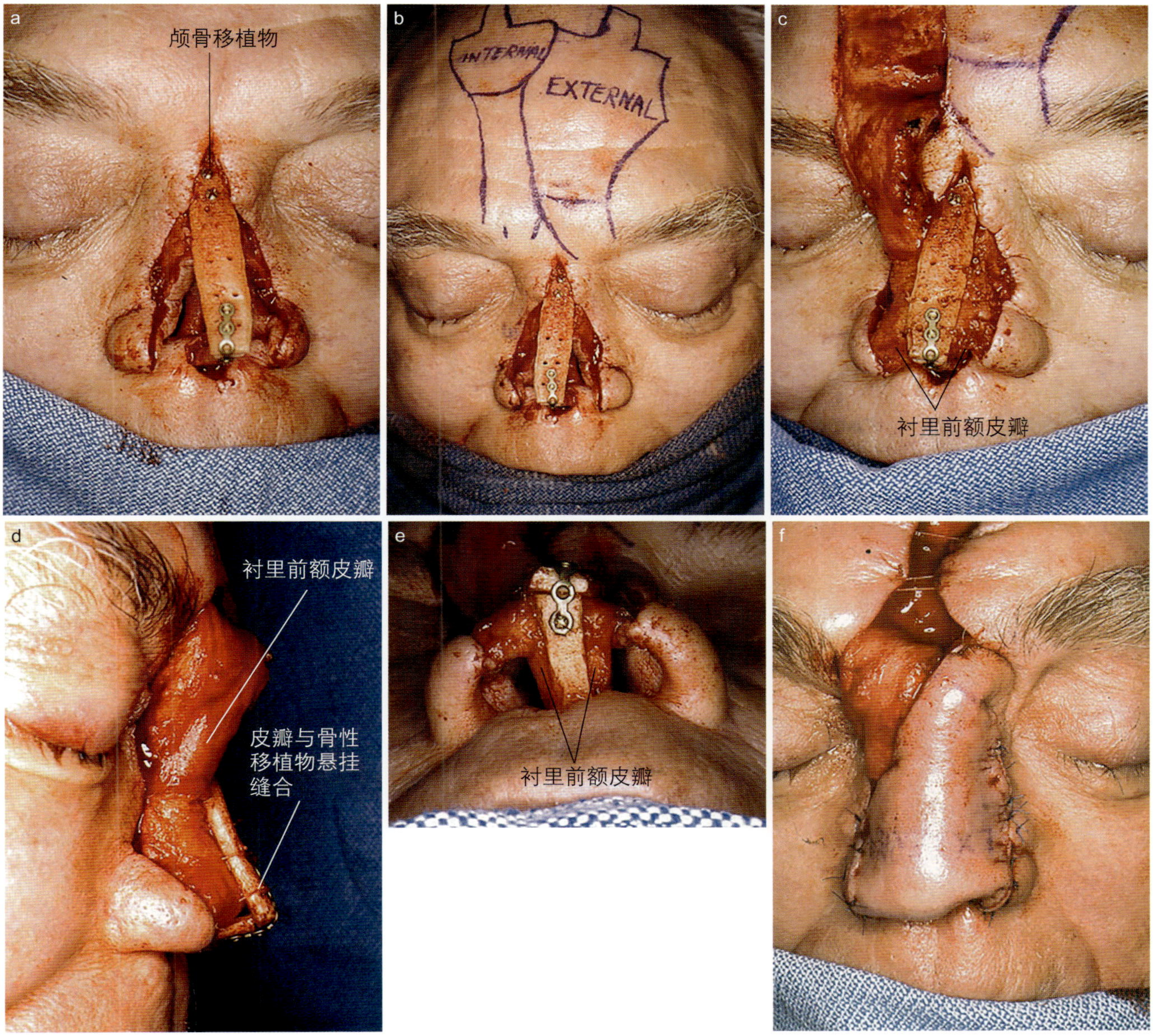

图 5.5 （a）颅骨移植物用于重建上、中、下鼻拱的背侧支撑。（b）设计插入前额旁正中皮瓣作为鼻全层缺损的衬里和外覆。（c～e）衬里瓣为用于支撑鼻背和鼻小柱的骨性移植物提供内侧覆盖。（f）鼻背和鼻小柱骨性移植物外侧由第二个插入前额旁正中皮瓣覆盖。（g～l）术前和术后 2 年外观（选自 Baker[5]，图 21 和图 22）

定后，再与鼻衬里缝合固定。如果鼻翼缺损涉及鼻翼软骨外侧脚缺失，支架移植物应设计为 1.5 cm 宽，从而在替代外侧脚的同时为整个鼻翼表面提供支撑（图 5.11）。此时，移植物的内侧与残留的鼻翼软骨缝合固定。移植物宽 1.5 cm，避免了使用额外的软骨移植物重建外侧脚。随后，用皮瓣覆盖移植物修复鼻翼缺损。对于鼻孔缘缺损，未累及鼻翼，鼻翼软骨完整的，可使用更短、更窄的鼻翼缘移植物。移植物设计跨越缺损的尾侧至鼻翼软骨，不必从鼻翼基底延伸至鼻软三角（图 5.12）。

支撑移植物可用于加强内鼻阀的支撑力，避免鼻腔阻塞。在鼻翼软骨薄弱或中鼻拱狭窄的患者中，常使用内鼻阀条状移植物或外侧脚支撑移植物来达到此目的。包含鼻尖在内的两个或以上美学单

图 5.5 （续）

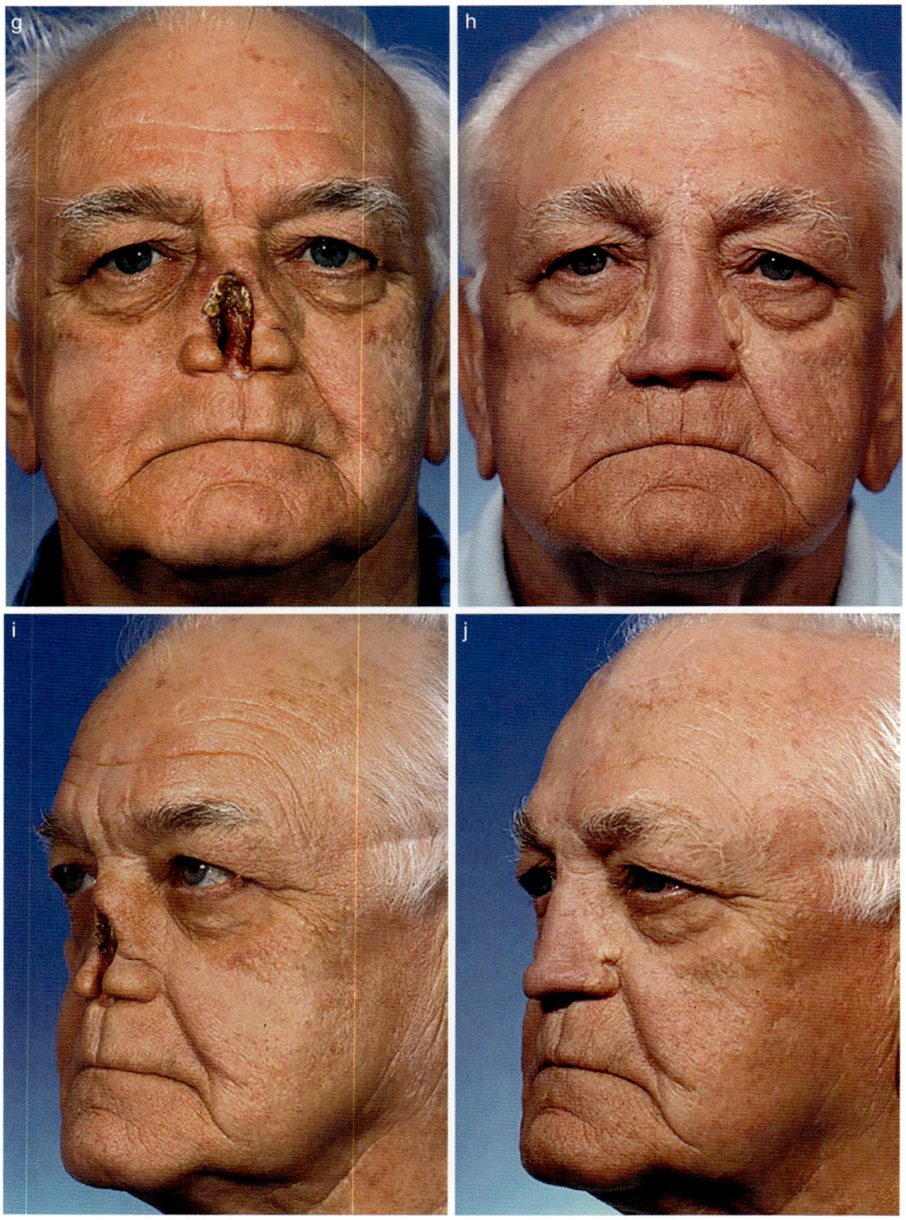

位采用外覆皮瓣覆盖的患者中，大块的皮瓣以及瘢痕挛缩可能导致内鼻阀狭窄。当此情况发生，或为了避免此种情况发生时，可将鼻中隔或耳软骨条状移植物置于上外侧软骨和鼻翼软骨之间。条状移植物通常为 2.5 cm × 0.5 cm 大小，置于外侧脚和上外侧软骨连接处的表面。条状移植物应有足够的长度，从内侧的鼻中隔延伸至外侧的梨状孔。

外侧脚支撑移植物有助于支撑内外鼻阀。作者认为大部分内鼻阀狭窄的情况中，外侧脚支撑移植物能够比内鼻阀条状移植物更为有效地提供支撑力及扩张鼻阀。外侧脚支撑移植物由鼻中隔软骨或耳软骨组成，可置于鼻翼软骨外侧脚的深面或浅面。其具有足够的长度从外侧脚延伸至梨状孔（图 5.13）。支撑物的外侧缘置于骨性锥体表面、鼻翼基底上方的软组织囊袋中（图 5.14）。外侧脚支撑移植物与外侧脚缝合，使鼻翼轻微向外扩张。这是

图 5.5 （续）

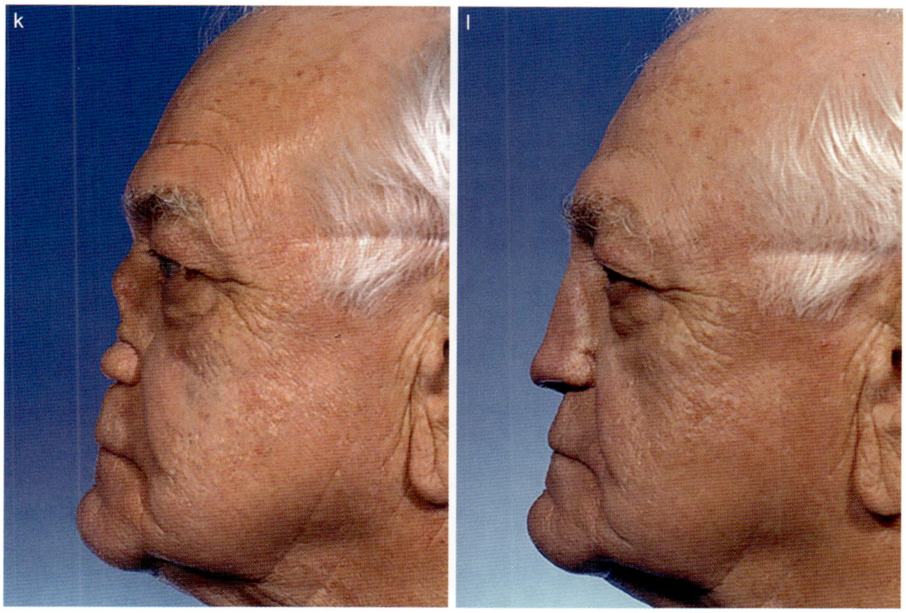

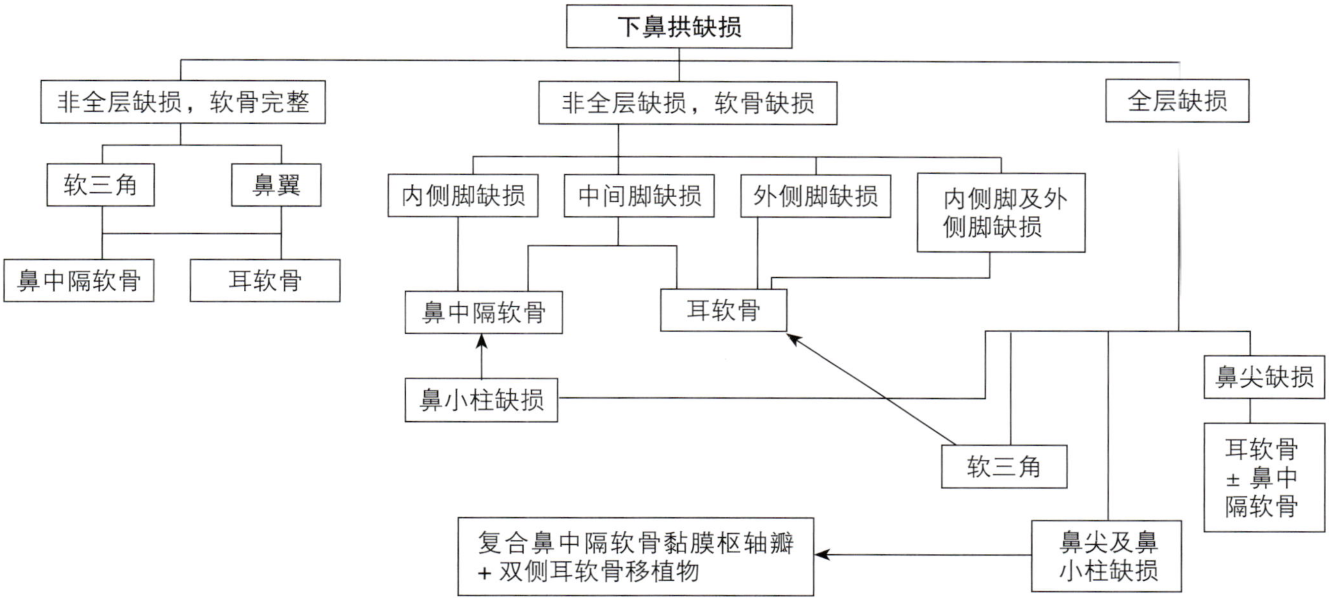

图 5.6　下鼻穹窿支架移植物选择原则

通过外侧角向内侧推进并进行褥式缝合固定达到的（图 5.14）。如果外侧脚薄弱或深吸气时外侧脚向鼻中隔凹陷，则需要置入外侧脚支撑移植物。如果深吸气时内鼻阀处鼻侧壁内陷，此时内鼻阀条状移植物更为常用。通常，外侧脚支撑移植物和内鼻阀条状移植物会同时使用，以最大限度地加强鼻侧壁的内部支撑。

鼻小柱支撑杆移植物

鼻小柱支撑杆移植物属于支撑移植物，通常用于鼻整形术中，用于维持或增加鼻尖的突度。支撑

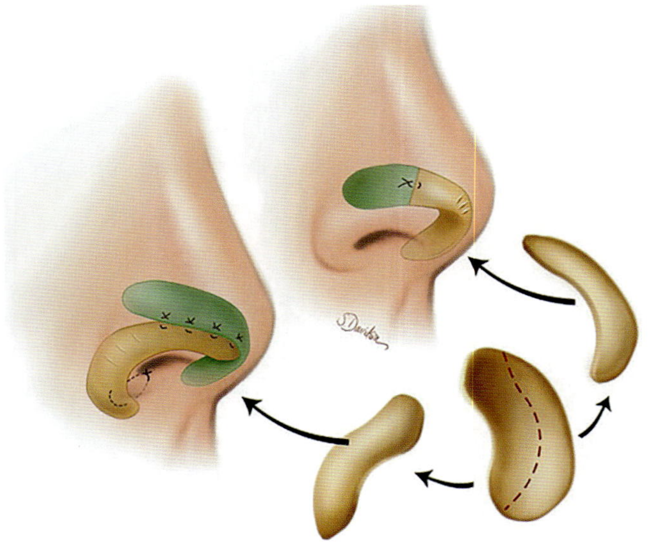

图 5.7 耳软骨移植物用于重建部分鼻翼软骨（作为替代移植物），并为鼻翼提供支撑（作为支架移植物）

杆也有助于降低内侧脚弯曲或畸形的风险。支撑杆移植物可用于增加鼻小柱的显露和促进鼻小柱的回缩。在鼻再造过程中，支撑移植物发挥着相似的作用。涉及内侧脚的鼻翼软骨缺损可应用耳软骨或鼻中隔软骨移植物来重建内侧脚的连续性。在重建的内侧脚之间置入额外的鼻小柱支撑杆移植物，能够增加重建内侧脚移植物的强度和稳定性（图 5.15）。鼻中隔软骨是鼻小柱支撑杆移植物的另一个取材来源。该支撑物通常 1～2 mm 厚，3～5 mm 宽，15～20 mm 长。在两个内侧脚之间钝性分离一个软组织囊袋，鼻棘表面保留软组织覆盖。移植物置于此囊袋中，内侧脚与移植物用 5.0 聚丙烯线褥式缝合固定。如果内侧脚完整，可水动力剥离后锐性剥离前庭皮肤与内侧脚，以便于缝合。

如果鼻中隔软骨不可用，也可使用耳软骨作为鼻小柱支撑物。由于软骨的自然弯曲特性，需要用双层移植物构建出一个直的支撑物。切取全层移植物，但对侧应保留软骨膜的连续性。随后将移植物对折，软骨膜面贴合。6.0 聚丙烯线褥式缝合双层移植物，从而形成一个稳定的、笔直的支撑移植物（图 5.16）。

撑开移植物

撑开（spreader）移植物属于支撑移植物。其为鼻中隔或耳软骨长方形移植物，置于上外侧软骨背侧缘与鼻中隔背侧缘之间。撑开移植物能够在中鼻拱再造过程中加强背侧鼻中隔，同时增加内鼻阀内侧部分的宽度。Sheen[2] 描述了他们通过鼻内入路放置此移植物。Johnson 和 Toriumi[3] 则描述了他们通过外入路放置此移植物。如果需要，撑开移植物可在鼻再造过程中通过外入路置入。鼻中隔黏软骨膜用利多卡因（1%，含 1∶100 000 肾上腺素）水浸润剥离，分离双侧黏软骨膜瓣，暴露鼻中隔软骨。分离从鼻中隔前角开始，沿鼻骨深方向头侧进行。使用 Cottle 剥离子和 Freer 鼻中隔剥离子，在鼻缝点水平将上外侧软骨与鼻中隔软骨全程分离。这使得背侧鼻中隔软骨充分显露，并为中鼻穹窿放置移植物做好准备。保留鼻中隔尾侧端与背侧

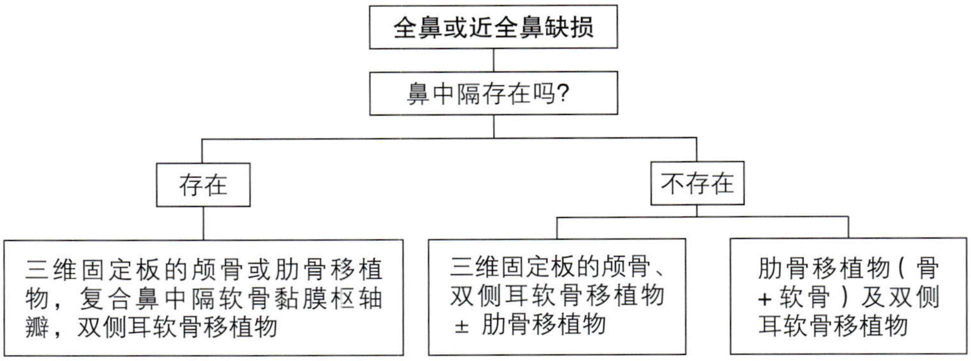

图 5.8 全鼻或近全鼻缺损再造支架移植物选择原则

端 1.5 cm 支撑，获取充足的鼻中隔软骨用于移植。移植物用 15 号刀片切割成 2 mm 厚、3 ~ 4 mm 宽、15 ~ 25 mm 长的长方体。其长度取决于上外侧软骨的垂直长度。厚度取决于鼻中隔软骨以及需要外移上外侧软骨的程度。撑开移植物置于双侧，平行于背侧鼻中隔（图 5.17）。常使用两个或以上的撑开移植物在鼻中隔两侧分别并排放置，从而更多地使上外侧软骨外移（图 5.18）。这使得内鼻阀的顶点更宽。在头侧，移植物延伸至上外侧软骨与鼻骨的连接处。置入撑开移植物后，黏软骨膜瓣用 3.0 铬制肠线连续缝合。

在美容鼻整形术中，经常使用撑开移植物，用

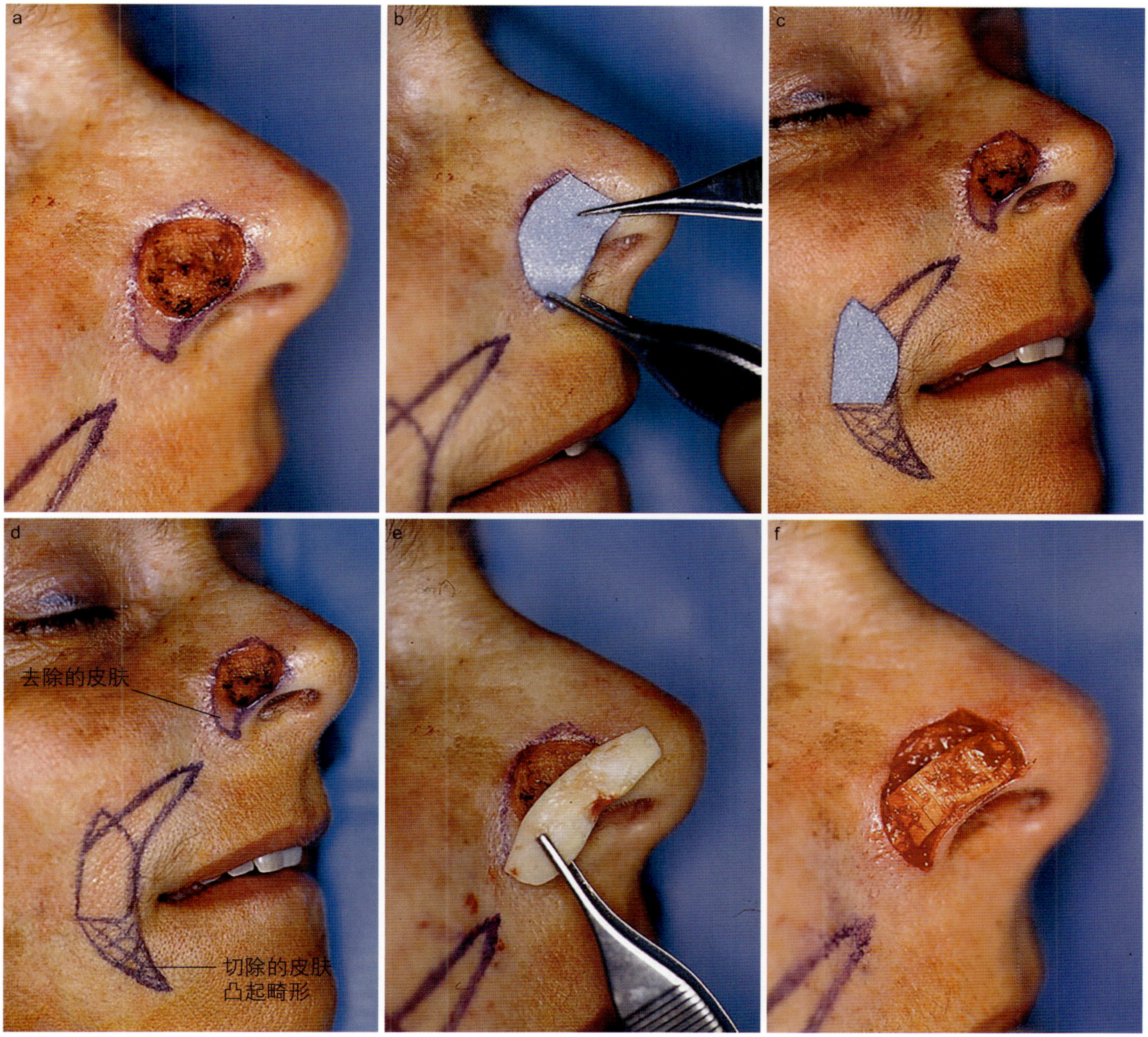

图 5.9　（a）鼻翼 1.5 cm × 1 cm 皮肤缺损。标记美学单位中剩余需要切除的皮肤。（b, c）橡胶泡沫单作为模板用于皮瓣设计。（d）设计插入鼻唇沟岛状皮瓣作为鼻翼的外覆盖。（e）耳软骨作为鼻翼支架。（f）切除皮肤，雕刻软骨移植物，并将其置于鼻翼缘。（g）基于皮下组织蒂皮瓣转移至鼻部。（h, i）术前和术后 3 个月。进行了皮瓣的形态修整（引自 Baker[5]）

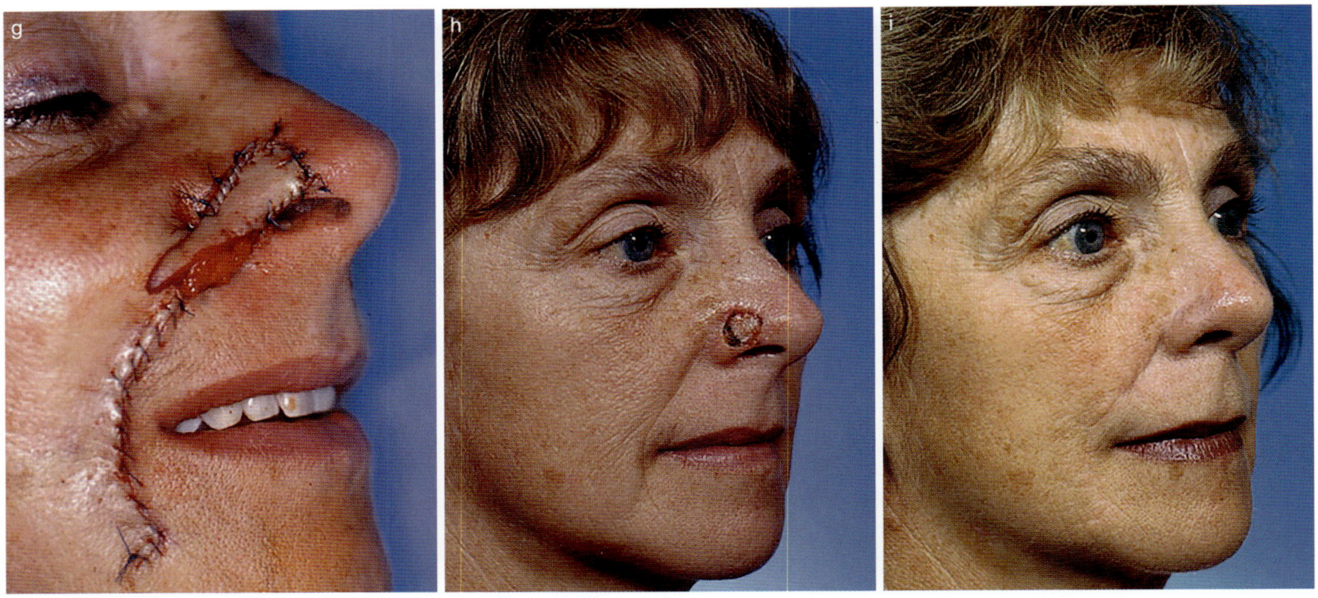

图 5.9 （续）

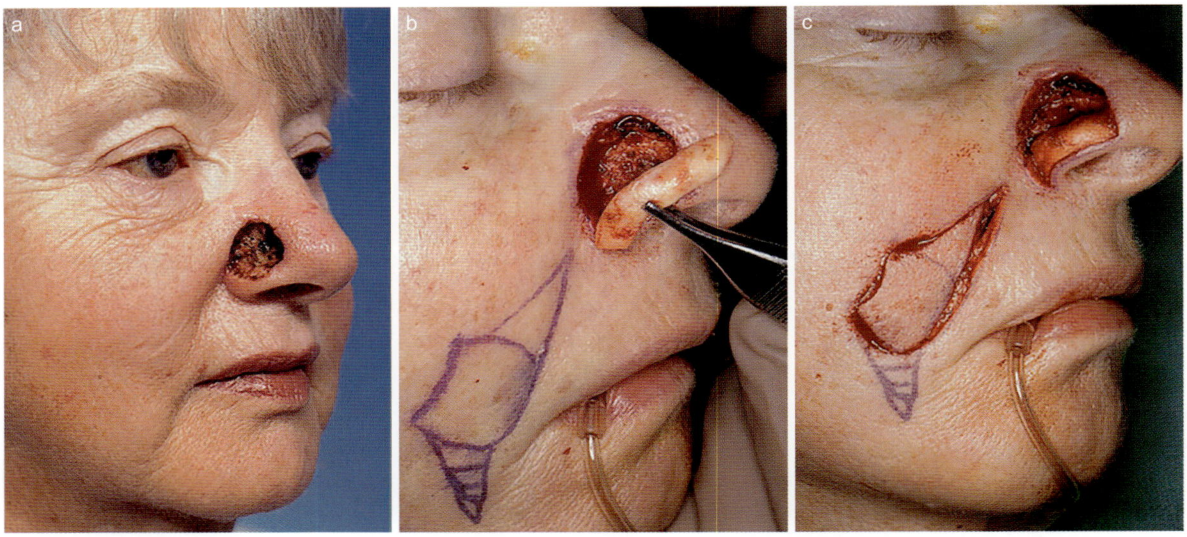

图 5.10 （a）1.5 cm × 1.5 cm 鼻翼皮肤及软组织缺损。（b）雕刻耳软骨移植物作为支架。（c）修剪插入的鼻唇沟皮下组织带蒂岛状皮瓣修补缺损。（d ~ f）将皮下组织蒂皮瓣转移至鼻部。（g）术后 6 个月。皮瓣嵌入后 3 个月行形态修整

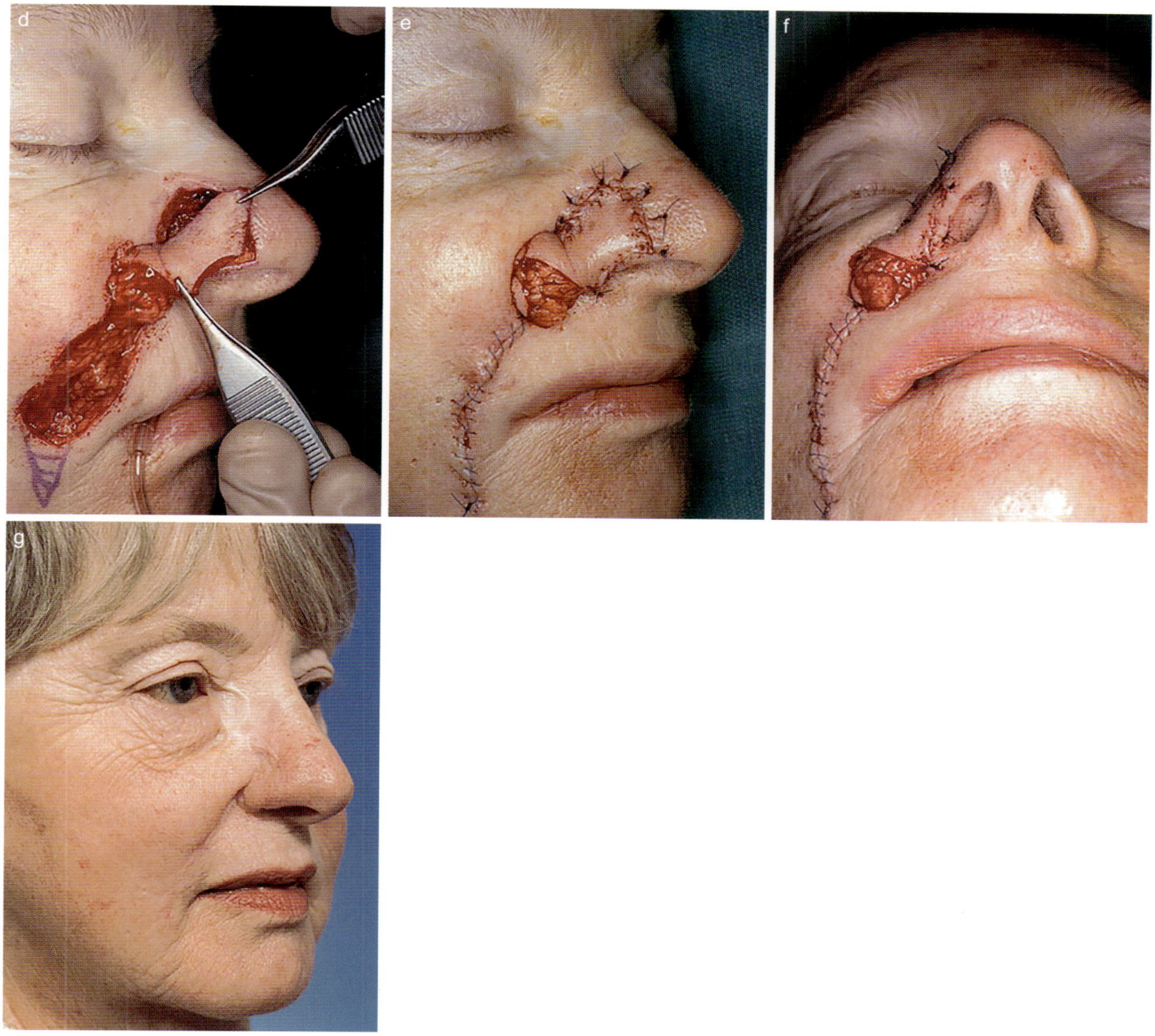

图 5.10 （续）

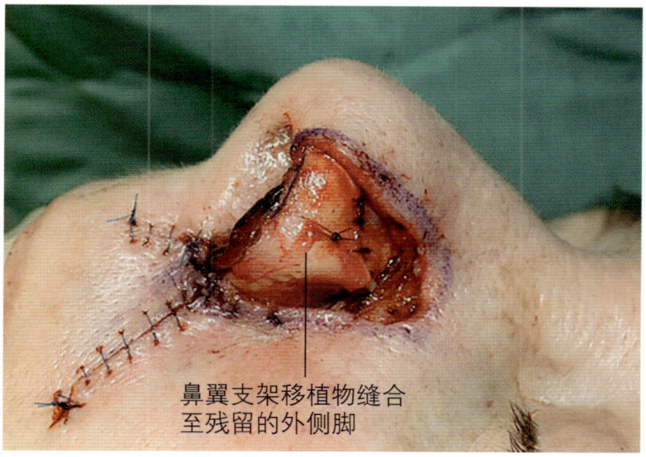

图 5.11　1.5 cm 宽鼻翼支架移植物缝合至残留的鼻翼软骨外侧脚。移植物一方面替代外侧脚，一方面为整个鼻翼的外观提供支架结构

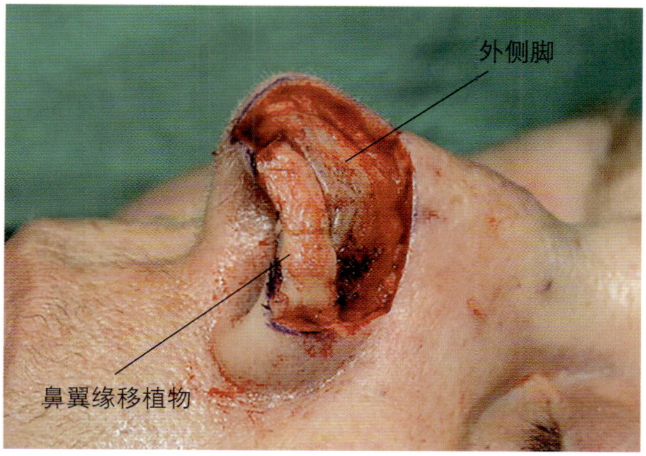

图 5.12　鼻孔缘缺损但未累及鼻翼或鼻翼软骨时，可用鼻翼缘移植物进行加固。支撑移植物横跨缺损，并与鼻翼软骨的尾侧缘缝合

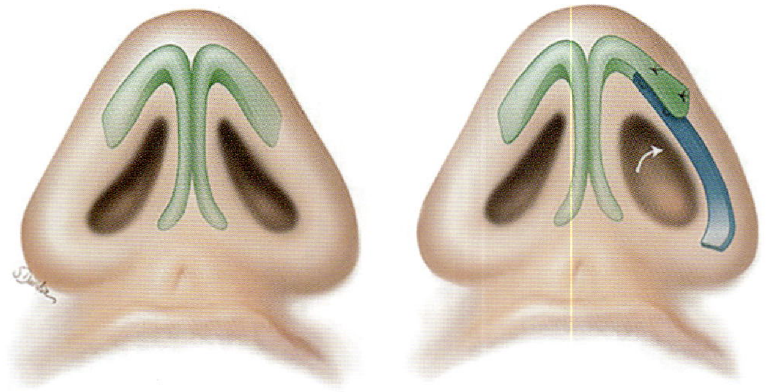

图 5.13 置入鼻中隔软骨或耳软骨制作的外侧脚支撑移植物，使鼻翼软骨外扩，增加内、外鼻阀的孔径

于改善过度突出的鼻背，避免中鼻拱阻塞。对于特别窄的鼻子或为了纠正长期的歪鼻，可在单侧或双侧使用双层撑开移植物。用 Brown-Adson 钳将撑开移植物放置于鼻中隔两侧。上外侧软骨向外侧移位。用 0.5 英寸的 30 G 针头贯穿三个架构，从而在缝合前维持移植物位置固定。用 5.0 对二氧环己酮（PDO）线或聚丙烯线贯穿双侧移植物及鼻中隔水平褥式缝合。上外侧软骨用同样的方式与撑开移植物和鼻中隔缝合固定。

轮廓移植物

鼻尖移植物

轮廓移植物用于改善鼻尖的形态或纠正轮廓畸形。Johnson 和 Toriumi[3] 提出的盾牌移植物就是可以增加鼻尖前突度和鼻小柱尾侧突出度的轮廓移植物（图 5.19）。此移植物通常取自鼻中隔软骨。较厚的部分置于鼻尖，向鼻小柱逐渐变薄。如果侧面

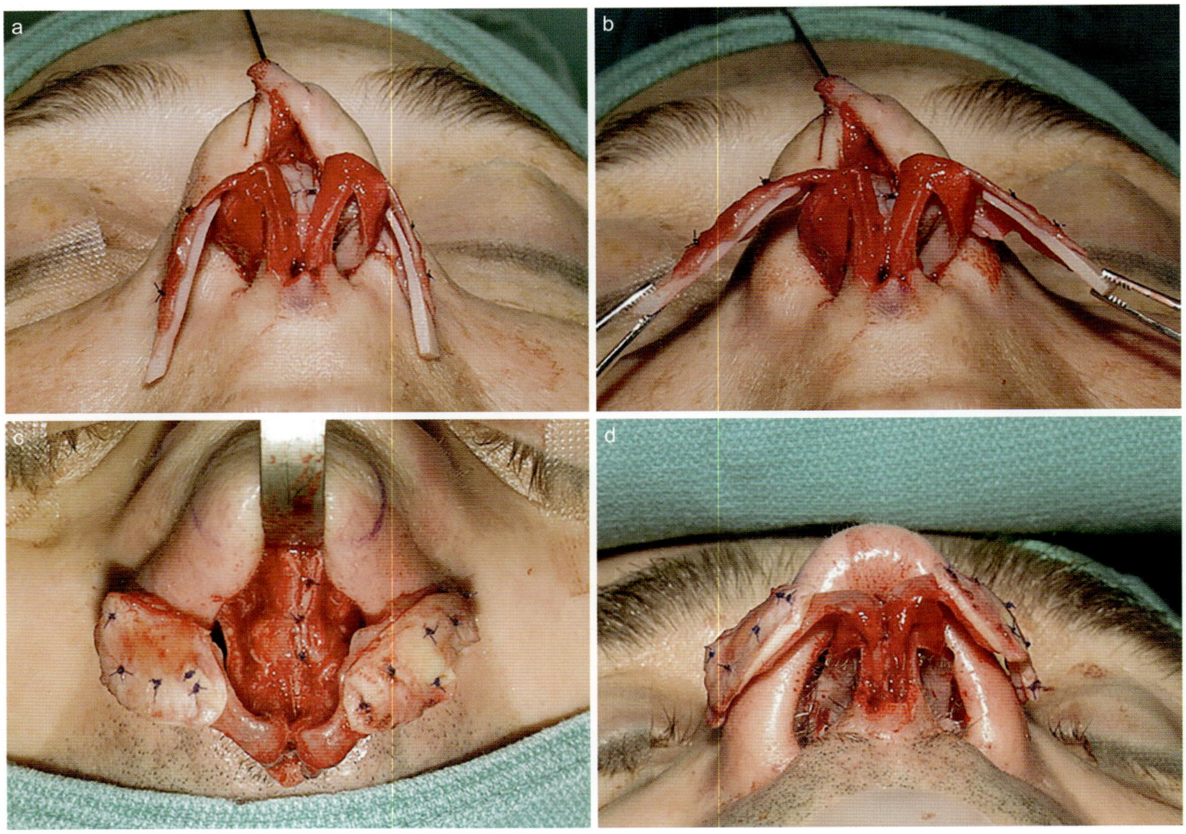

图 5.14 （a）外侧脚支撑移植物超过外侧脚的外缘。（b）超出的支撑移植物置于骨性鼻锥体表面、鼻翼基底上方的软组织囊袋中。（c, d）耳软骨外侧脚支架移植物缝合至外侧脚表面，增加鼻翼软骨支撑力度。（e）鼻中隔软骨外侧脚支撑移植物缝合固定于外侧脚深面。（f, g）鼻中隔软骨外侧脚支撑移植物缝合固定于外侧脚表面

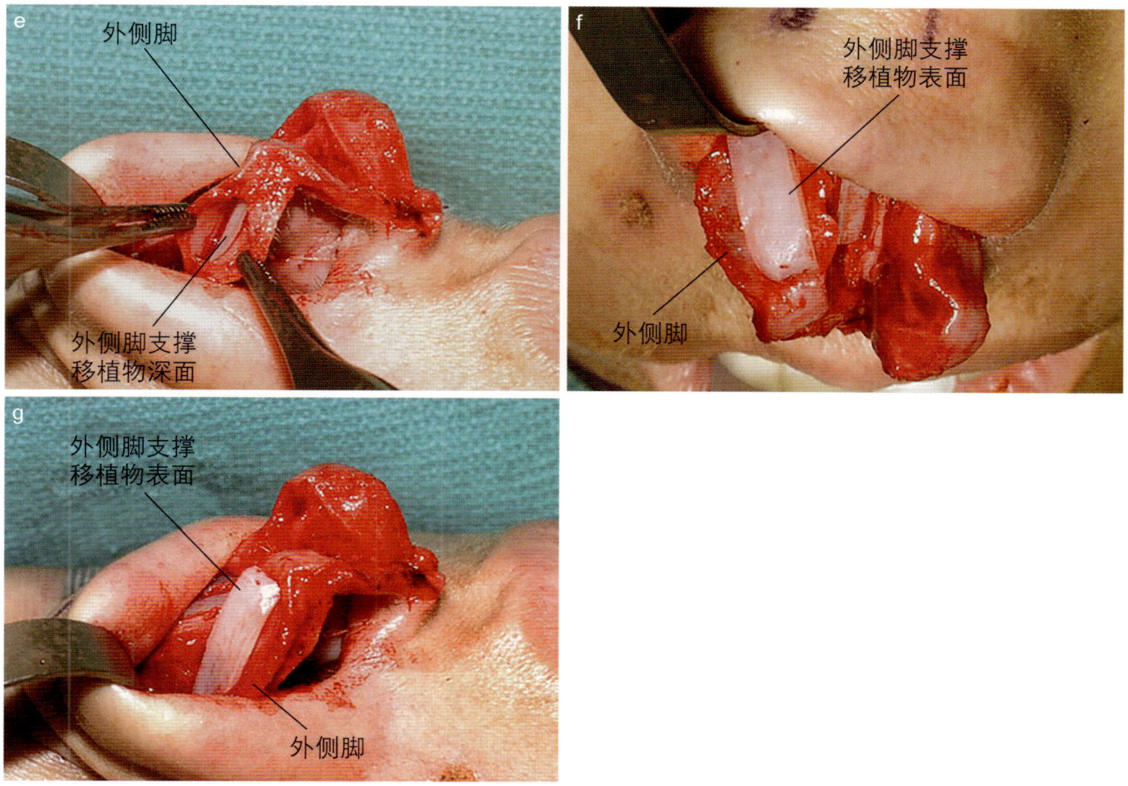

图 5.14 （续）

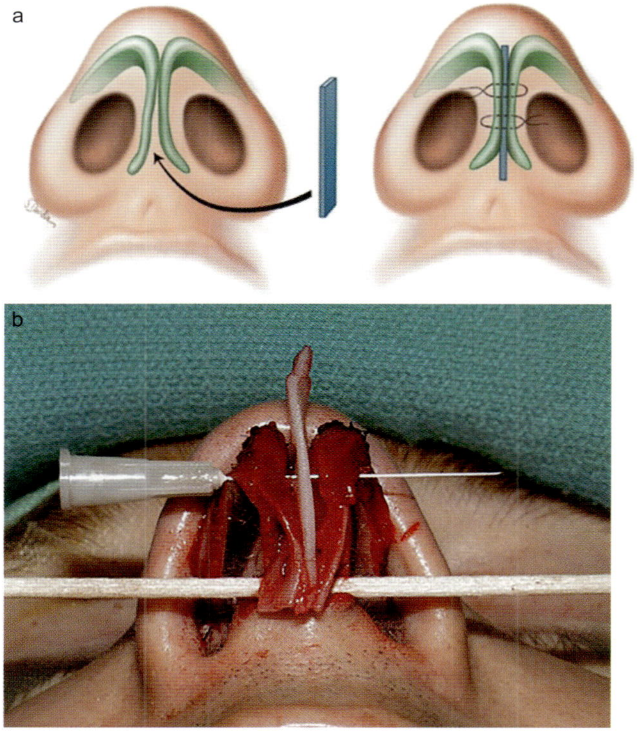

图 5.15 （a）鼻小柱支撑杆通常从鼻中隔软骨获得。支撑杆为鼻尖和鼻小柱提供支撑。（b）支撑杆用针头确定位置，然后缝合固定

观需要鼻小柱更多地显露，则置于鼻小柱表面的盾牌移植物可适当增厚。移植物突出的部分可以是双弧形或单弧形，取决于期望的效果和外覆皮瓣的厚度。移植物边缘逐渐变薄形成平滑过渡。用 5.0 聚丙烯线单纯间断缝合固定移植物和鼻尖复合体。较长的移植物更为稳定，不易倾斜或移动。

由 Peck[4] 提出的帽状移植物是盾牌移植物的替代（图 5.20）。帽状移植物可用于增加鼻尖突度及其向头侧旋转的程度。此移植物取自鼻中隔或耳软骨，用 5.0 PDO 线缝合固定于鼻拱处鼻翼软骨背侧面。可使用单层或双层移植物以达到理想的外形效果。其放置位置越靠近头侧，越增加鼻尖向头侧旋转的程度。移植物的边缘修薄。移植物可用另一层压碎软骨或颞肌筋膜移植物覆盖。

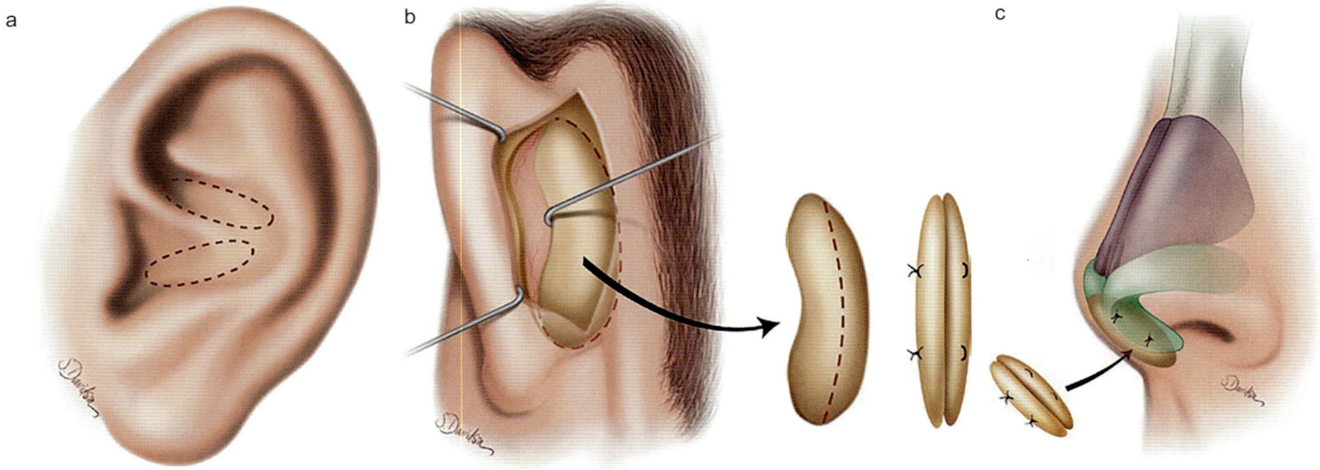

图 5.16 （a）外耳形态。从标记部位获取软骨作为鼻小柱支撑杆、鼻翼支架移植物或鼻孔缘移植物。（b）两层耳软骨缝合在一起形成直的支撑杆。（c）支撑杆与内侧脚缝合支撑鼻尖

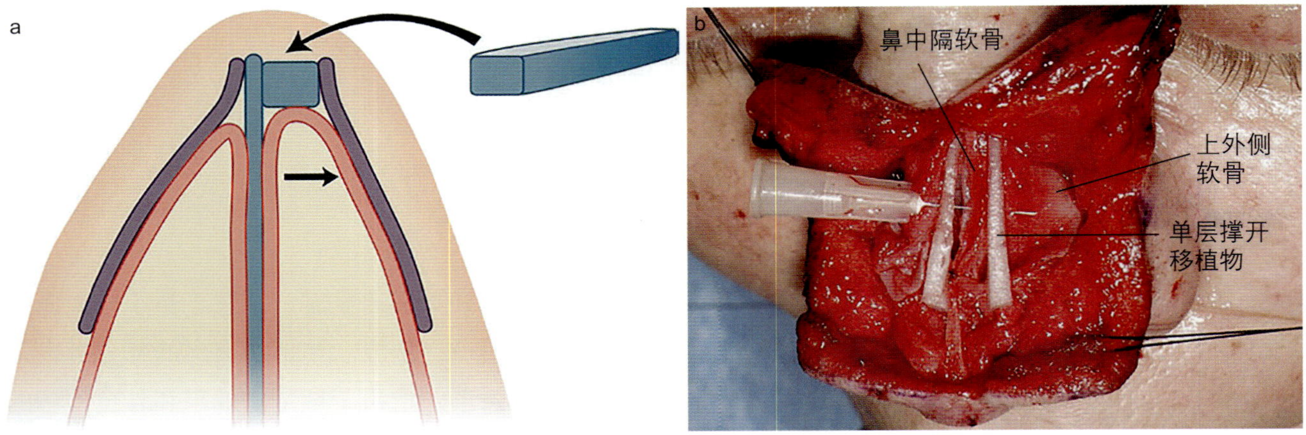

图 5.17 （a）撑开移植物使上外侧软骨向外侧移位，从而增加内鼻阀的孔径。（b）移植物通常延伸上外侧软骨全长，通过褥式缝合固定于鼻中隔鼻背缘

盖板/覆盖移植物

鼻背和鼻侧壁的表面凹陷可通过轮廓移植物改善。这些轮廓移植物通常被称作盖板/覆盖（onlay）移植物，因为常将其置于鼻部支架结构表面。此移植物取材于鼻中隔软骨或耳软骨，填充凹陷区域和平顺不规则区域。移植物边缘修薄或压碎，避免其边界可见或可触及（图 5.21）。较深的凹陷可堆积多层软骨。轮廓移植物可在鼻再造一期置入，或在二期修整时置入。如果一期置入，移植物用 5.0 聚乳酸可吸收线或 PDO 线缝合固定；或者可用 5.0 聚乳酸可吸收线褥式缝合，穿过受区，在鼻内打结。如果二期手术时纠正轮廓畸形，盖板移植物应在切开皮肤前修剪。可在鼻部表面标记出畸形的轮廓范围（图 5.22）。然后将移植物与标记线比对。这有助于确定移植物的大小和形态。修剪过程中不断比对，评估移植物的形状和厚度是否匹配。随后在受区剥离软组织囊袋，推荐使用鼻内切口。囊袋

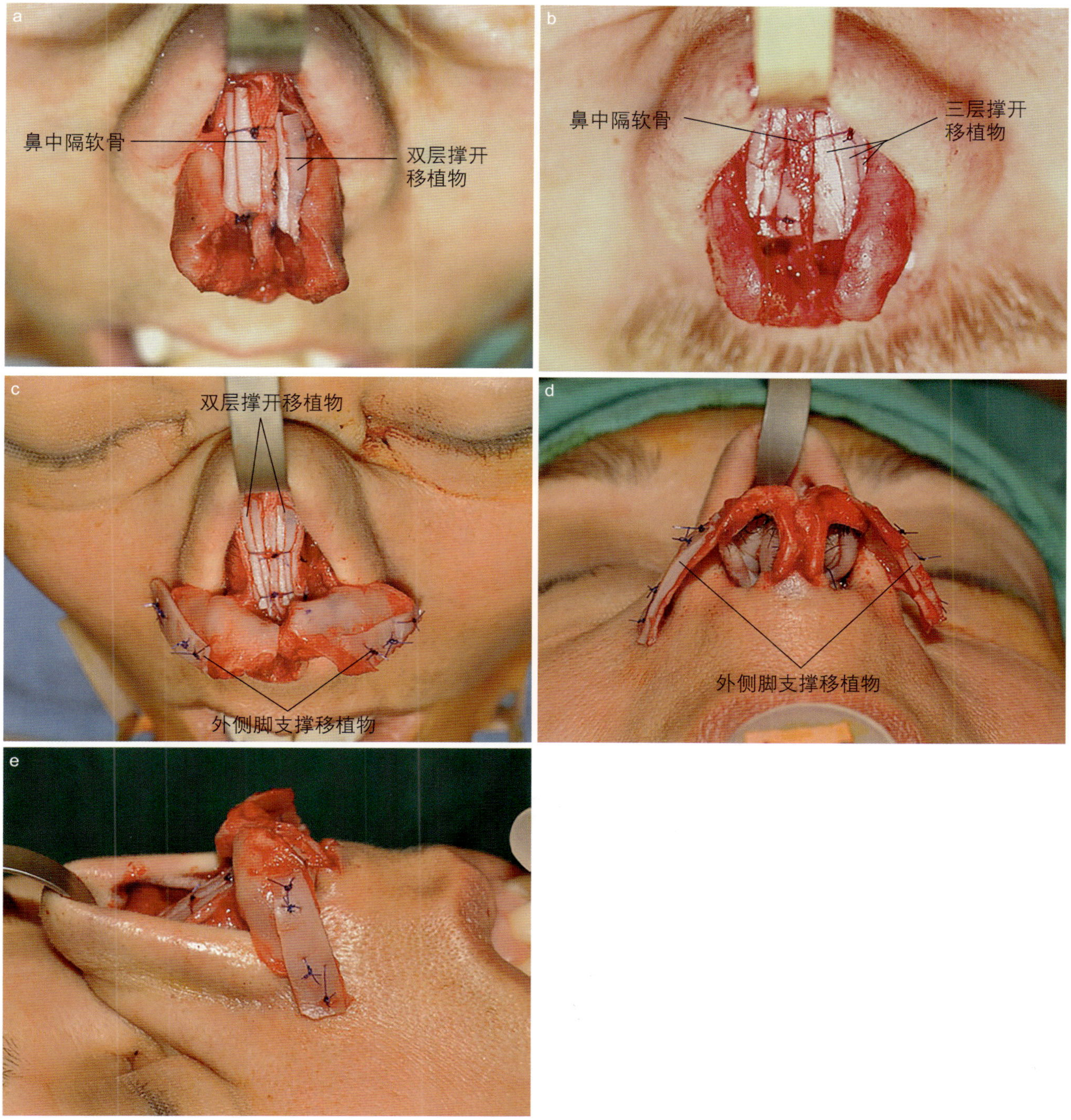

图 5.18 （a）双层撑开移植物。（b）三层撑开移植物。（c～e）双层撑开移植物及外侧脚支撑移植物

应比移植物大 15%～20%。将移植物置入囊袋，如果条件允许，将其与深方的鼻部支架缝合固定。用 5.0 聚乳酸可吸收线或铬制肠线缝合切口。轮廓移植物也可用于鼻尖下或鼻小柱区域，用于增加鼻尖的美学比例或纠正轮廓畸形（图 5.23）。这些移植物通常至少是部分颗粒化的，通过鼻孔缘小切口置入。

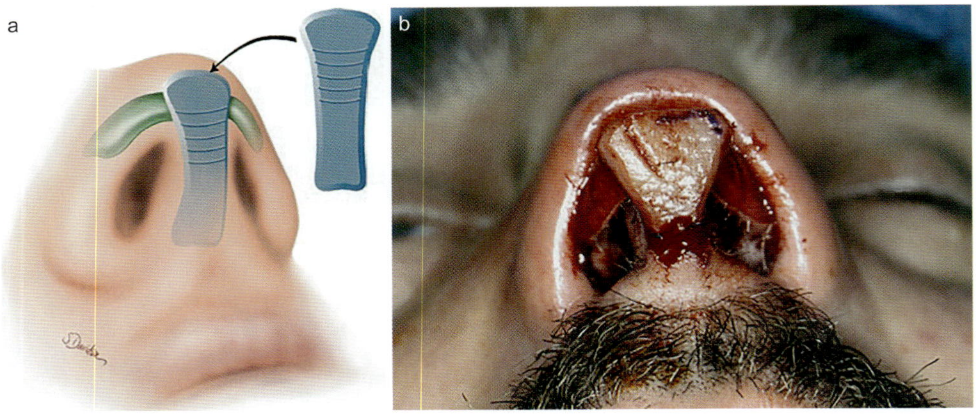

图 5.19 （a）鼻中隔或耳软骨盾牌移植物用于加强鼻尖的轮廓、突度和旋转。在移植物上做适当深度的划痕以获得理想的曲度。（b）移植物边缘修薄从而形成平滑过渡。移植物与鼻尖复合体缝合固定

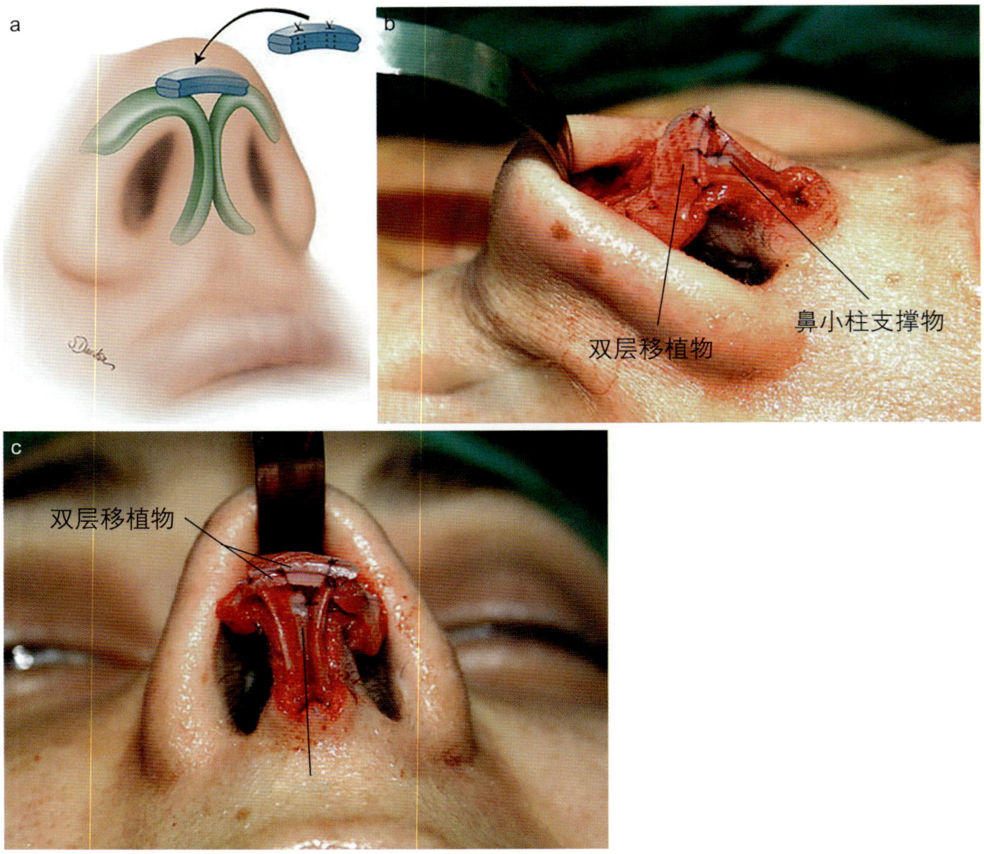

图 5.20 （a～c）单层或双层帽状移植物用于增加鼻尖轮廓、突度和旋转

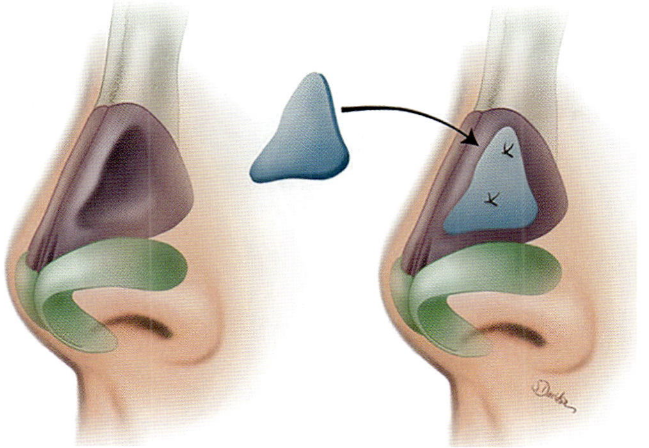

图 5.21　鼻中隔或耳软骨移植物用于纠正鼻部表面凹陷。移植物边缘修薄或压碎。移植物有时可通过堆积来纠正轮廓凹陷。只要条件允许，移植物应与深层鼻骨缝合固定

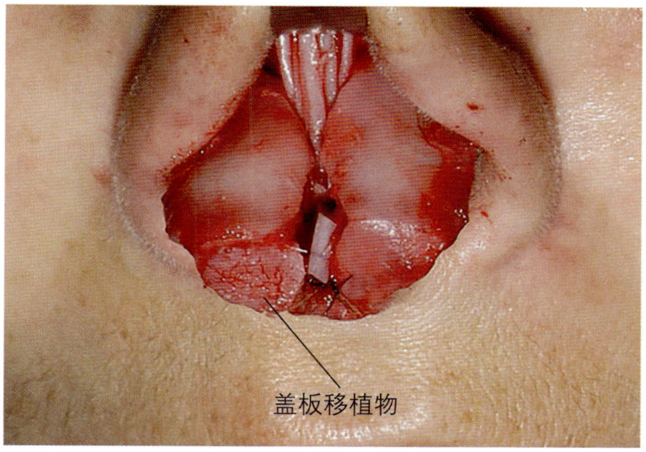

图 5.23　部分压碎的轮廓移植物缝合至右侧鼻翼软骨中间脚

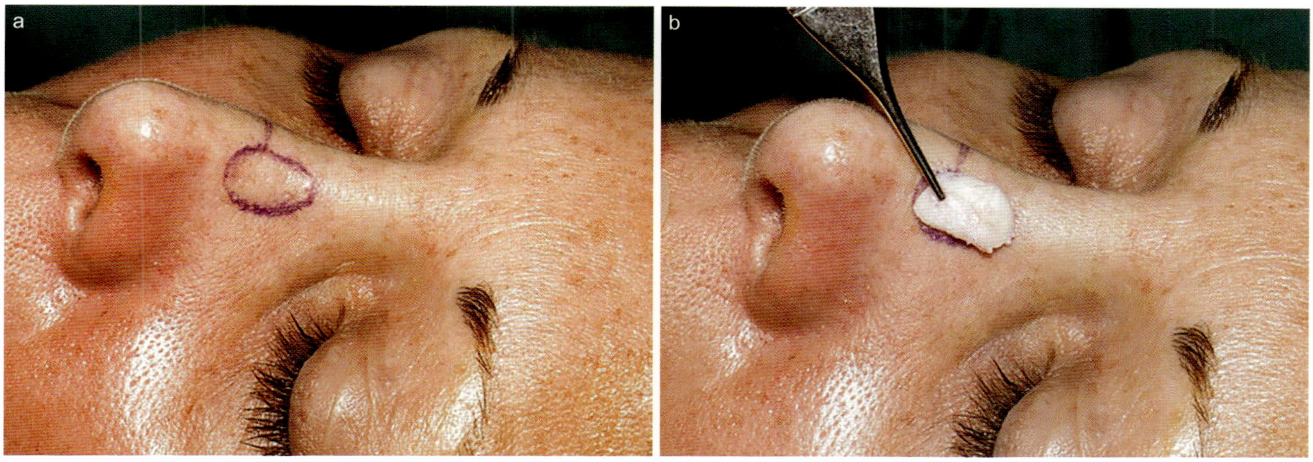

图 5.22　（ a ）鼻部表面标记出轮廓异常的边界。（ b ）比对轮廓移植物大小及形状。修剪移植物后将其置于鼻部皮肤深层的软组织囊袋中

参考文献

1. Menick FJ. Defects of the nose, lip and cheek: rebuilding the composite defect. Plast Reconstr Surg. 2007; 120:887.
2. Sheen JH. Sheen A: Aesthetic Rhinoplasty. 2nd ed. St. Louis: Quality Medical Publishing; 1987.
3. Johnson CJ, Toriumi DM. Open Structure Rhinoplasty. Philadelphia: W.B. Saunders; 1990.
4. Peck GC. The onlay graft for nasal tip projection. Plastic Reconstr Surg. 1983; 79:27.
5. Baker SR. Interpolated paramedian forehead flaps. In: Baker SR, ed. Local Flaps in Facial Reconstruction. 2nd ed. Philadelphia: Elsevier; 2007:302-306.

外覆盖　第 6 章

Sam Naficy, Shan R.Baker

在修复大多数恶性皮肤病变切除后的鼻部皮肤缺损时，常需要重建鼻部外覆盖。大部分手术缺损只涉及皮肤，并且可以用多种方式进行修复。修复的方法包括直接缝合、二期愈合、皮瓣、皮肤及复合移植物、插入皮瓣以及显微外科皮瓣。

理想重建方法的选择取决于缺损大小、深度和位置。修复时需检查缺损是否涉及肌肉、软骨、骨和衬里。需要注意累及的美学单位和邻近面部区域。其他重要的考虑因素包括剩余鼻部皮肤的厚度、纹理和活动度，以及缺损面积占整体皮肤表面积的比例。不同患者在医学、社会学和心理学层面的差异也需要充分考虑。本章节将对皮肤缺损修复方法做一概述。图 6.1 所示为指导外科医生选择理想的鼻部皮肤缺损修复方法的一系列原则。这些原则基于一系列的与缺损和患者相关的因素。不同鼻部美学单位都有单独的修复原则。

在计划进行面部重建修复时，可将面部划分为 8 个美学区域：前额，鼻部，左、右眶周，左、右颊部以及上、下唇。每一个美学区域可再分为多个美学单位以便于设计皮瓣。这在鼻部重建中尤其有益。Menick 将其对面部美学区域分析加以提炼，用于修复重建 [1]。这些形态学区域各有特点，根据皮肤颜色、表面纹理、皮肤厚度、毛发生长情况、皮肤活动度以及外形轮廓的不同进行区分。皮肤活动度取决于皮肤与其深方皮下脂肪和肌肉的附着情况。外形轮廓则由该区域深层的软组织容积和骨骼支架所决定。每个美学区域的边缘均为凹陷或者凸起，过渡到另一个皮肤及轮廓不同的美学区域。Menick 指出面部外周美学区域为前额、颊部和颏部 [1]。这些部位相对平坦、组织量富裕，且相较于中央美学区域（鼻部、眼睑和唇部）属于次要的视觉感知区域。在我们第一眼观察时会更注意中央区域，而外周区域则为框架。中央美学区域形态更为复杂，且这些部位的不对称或歪曲更加难看，影响整个面部和谐外观。因此，中央美学区域比外周区域需要更为精确的重建修复。

在过去的这些年，外科医生遵循了 Burget 和 Menick 推广的鼻再造“单位原则”[2-3]。基于此原则，如果一处缺损面积大于该美学单位表面积的 50%，则该单位剩余的皮肤也需要被切除，并将整个美学单位作为一个整体，进行皮肤移植、插入颊部或前额皮瓣等方式的修复。重点强调的是，需要制作一个精确的美学单位或缺损部位模板，用于设计外覆皮瓣或移植物。如果皮瓣或移植物过小，会导致鼻部轮廓线向内移位。如果皮瓣或移植物过大，则会影响轮廓线，将其推向外侧而导致永久性畸形。因此，缺损组织需要用与其体积、厚度和表面积精确一致的组织替代。

Menick 提到随着时间的推移，有一点越来越明确：如果是用皮瓣，单位原则应该仅应用于轮廓外凸的鼻部美学单位 [1]。这些单位在第一眼观察时就能注意到，同时要求重建侧与正常侧对称。这些区域包括鼻翼、鼻尖和鼻小柱，不包括鼻背、鼻侧壁和软三角。Menick 指出皮瓣会导致地窖门畸形，但移植物不会。地窖门畸形的产生是由于皮瓣向外隆起，使得皮瓣表面超过了周围面部皮

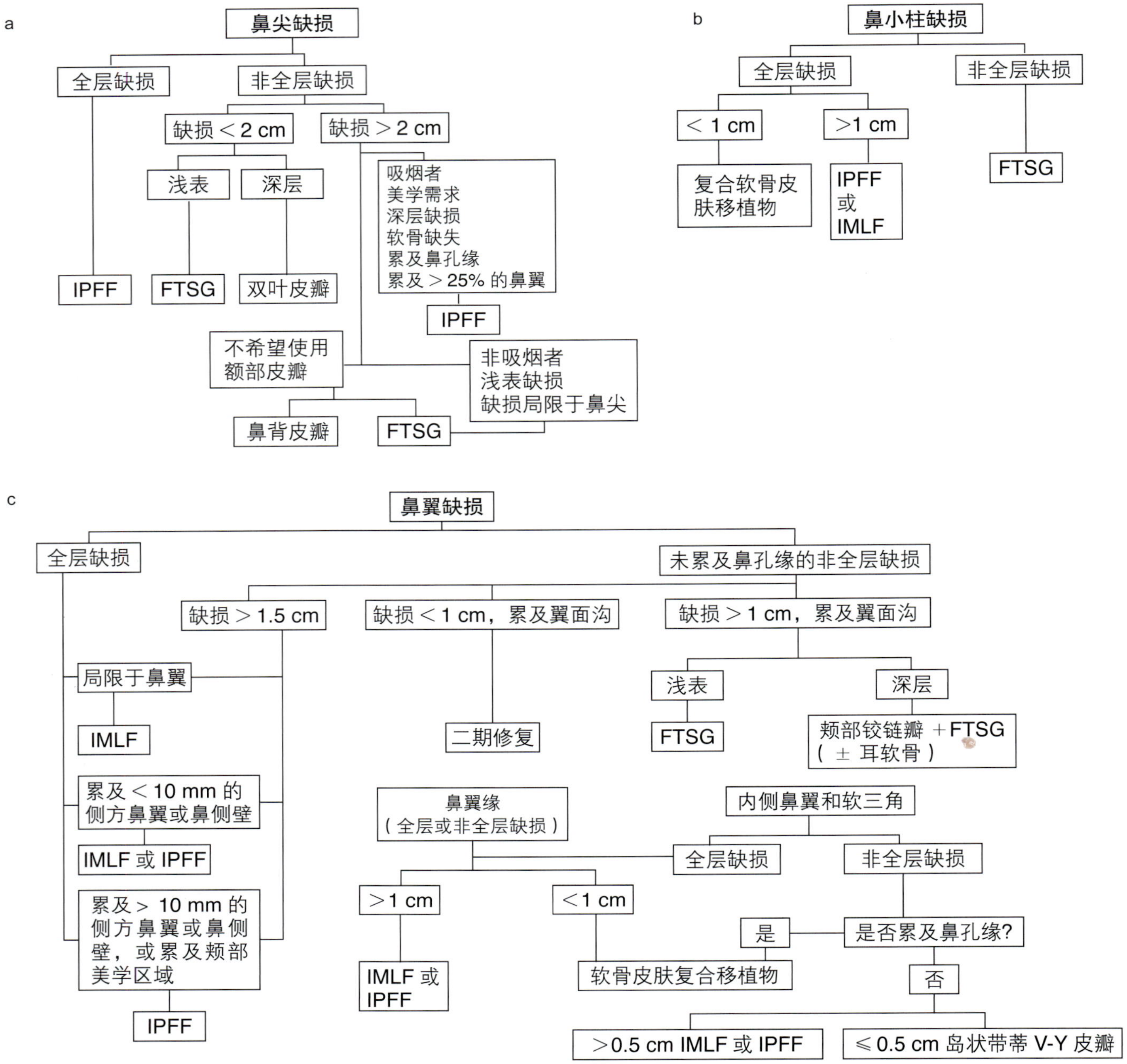

图 6.1 （a）鼻尖缺损修复外覆盖选择原则（FTSG，full-thickness skin graft，全厚皮片；IPFF，interpolated paramedian forehead flap，插入前额旁正中皮瓣）。（b）鼻小柱缺损修复外覆盖选择原则（IMLF，interpolated-melolabial flap，插入鼻唇沟皮瓣）。（c）鼻翼缺损修复外覆盖选择原则。（d）鼻背及鼻侧壁缺损修复外覆盖选择原则。（e）全鼻缺损修复外覆盖选择原则

肤外表平面[1]。地窖门畸形在皮瓣覆盖整个外凸美学单位表面时是有益的，因为其能够在原鼻部形态的基础上增加外凸程度。使用皮瓣修复整个单位也有利于避免补丁样外观，补丁样外观可能发生于鼻翼或鼻尖区域皮瓣面积小于美学单位时。另外，如果在较平坦的美学区域（如鼻侧壁）出现了地窖门畸形，也会影响修复效果。因此，鼻背、鼻侧壁和软三角的缺损修复时不再扩大至整个美学单位进行移植物或皮瓣修复。

Menick 讨论了修复涉及鼻部及邻近面部区域

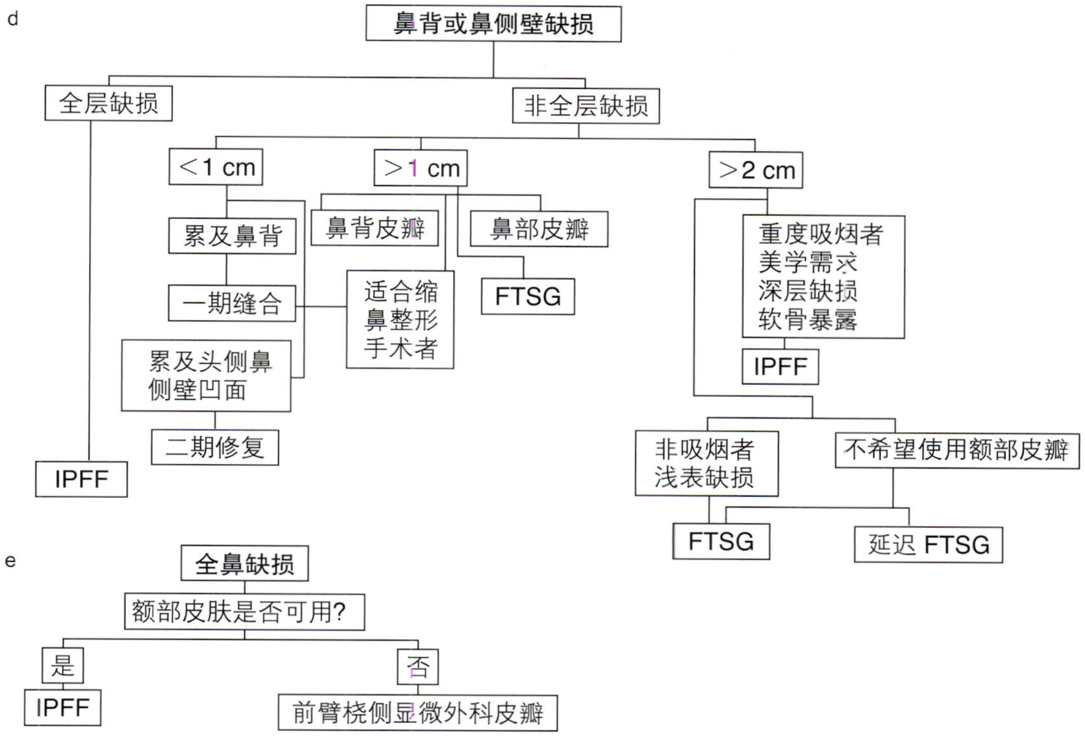

图 6.1 （续）

的复杂中面部缺损修复的重要原则 [1]。在过去的十年中，这些重要原则被他本人和其他作者不断强调。他强调了不能用单独的皮瓣或移植物修复涉及鼻部及邻近面部美学区域的缺损。这会消除美学区域之间的界限。尤其是当缺损从鼻部跨越鼻面沟延伸至颊部内侧或跨越翼面沟延伸至上唇时，这一点尤为重要。分别使用不同的皮瓣或移植物修复鼻部、唇部和面颊能够维持这些区域交界处的凹陷轮廓，从而更好地维持鼻部、唇部和面颊的三维形态（图 6.2）。

对于面部大面积缺损，显微外科皮瓣常可以通过大量的组织容积和表面积来替代缺失的软组织。远位皮肤常表现为一块不匹配的皮岛被正常面部皮肤包围。因此，在需要使用显微外科皮瓣时，Menick 认为皮瓣应用来提供组织量、保护重要结构、为骨和软骨提供血供以及提供衬里，满足这些全层鼻部缺损重建时“不可见”的需求，而不是用于修复面部表面皮肤。只有移植物和面部皮瓣用于修复面部缺损表面皮肤。这有时意味着切除远位皮瓣的表面皮肤组织后再进行邻近面部皮肤的推进。

伤口愈合及瘢痕成熟是一个不稳定的过程，常因组织水肿吸收、远期重力影响以及瘢痕挛缩等原因导致软组织移位。因此，如果鼻部缺损累及大面积或深层周围唇部或颊部，那么在同时修复鼻部和唇部或颊部缺损后，组织倾向于向重建的鼻部变形扭曲。重建的鼻翼容易在伤口愈合过程中被向外侧及下方牵拉。为了避免这种情况发生，如果缺损面积较大或较深，应先修复唇部和颊部。然后在唇-颊部基础稳定之后再二期重建鼻部。

缺损部位的准备

鼻部美学单位是根据可识别的轮廓抬高或降低的方式划分的，是由外表面下方的解剖所决定的 [2]。最优的鼻部皮肤缺损修复常需要去除该美学单位中剩余的皮肤和软组织。如果使用插入颊部或

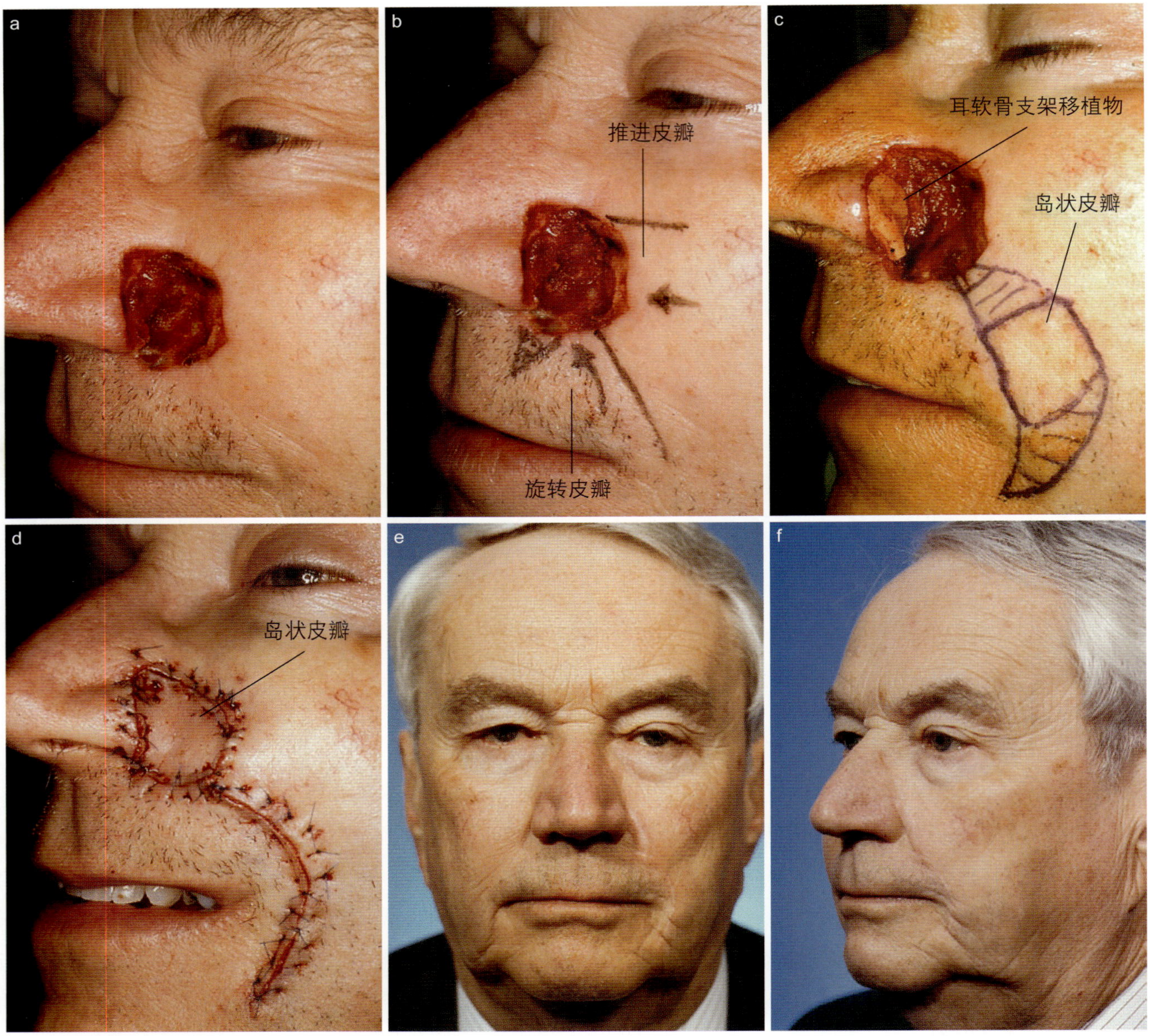

图 6.2 （a）鼻部、颊部内侧及小部分上唇皮肤缺损。（b）设计上唇旋转皮瓣和颊部推进皮瓣修复相应的美学区域。（c）置入耳软骨支架移植物。标记颊部皮瓣预计切除的皮肤凸起畸形。皮下组织蒂岛状鼻唇沟颊部皮瓣用于修复鼻翼和鼻侧壁缺损。（d）皮瓣转移至受区。切除皮肤凸起畸形。（e, f）术后 11 个月。不需行形态修整（参见第 15 章）

额部皮瓣作为外覆盖，累及美学单位一半或以上面积的鼻尖或鼻翼缺损需要进一步扩大至整个美学单位的范围。在修复鼻尖美学单位时，鼻孔缘及鼻尖下小叶处非常薄的皮肤并不去除，这是因为很难从皮瓣获得与此处相匹配的皮肤厚度。软三角也是如此，它也是一个单独的美学单位。去除软三角的皮肤可能导致鼻孔的退缩和切迹。在使用前额皮瓣修复鼻背时，如果缺损未累及鼻缝点，那么通常也不会用皮瓣替代鼻缝点原本菲薄的皮肤。相似的，在使用皮瓣修复鼻侧壁缺损时，鼻侧壁头侧部分内眦区域皮肤也是保留的。修复鼻翼时，翼面沟内侧鼻翼边缘 1mm 的皮肤也是保留的（参见第 13 章）。

除了扩大缺损范围外，有时也可以切除部分创面深方的组织，使其深度一致。皮肤肿瘤莫氏手术切除后，缺损的边缘为 45° 的斜面。用这种方式切除标本是便于进行组织学检查。在修复莫氏手术后遗留的创面前，需要去除缺损边缘斜面处的组织。有两种情况下会保留剩余组织的完整性，一种是伤口留待二期修复，另一种是计划使用皮肤移植物修复创面，且皮肤移植物比受区周围的皮肤薄。去除斜面处的组织有助于减低皮瓣移植后缺损处与周围组织厚度存在差异的风险（均一厚度）。

鼻部缺损周边的皮肤都应在筋膜下平面进行适当剥离，以最大限度避免地窖门畸形。另一种避免畸形的方法是将缺损的弧形边缘修剪成角。这需要去除弧形缺损旁边额外的皮肤组织。与成角的或方形的鼻部皮肤缺损相比，圆形的缺损更易出现向心性瘢痕挛缩，导致地窖门畸形。将缺损边缘修剪为 90° 常能降低这种风险（图 6.3）。因此，在扩大半侧鼻尖或整个鼻尖缺损时，鼻尖和鼻侧壁之间或鼻

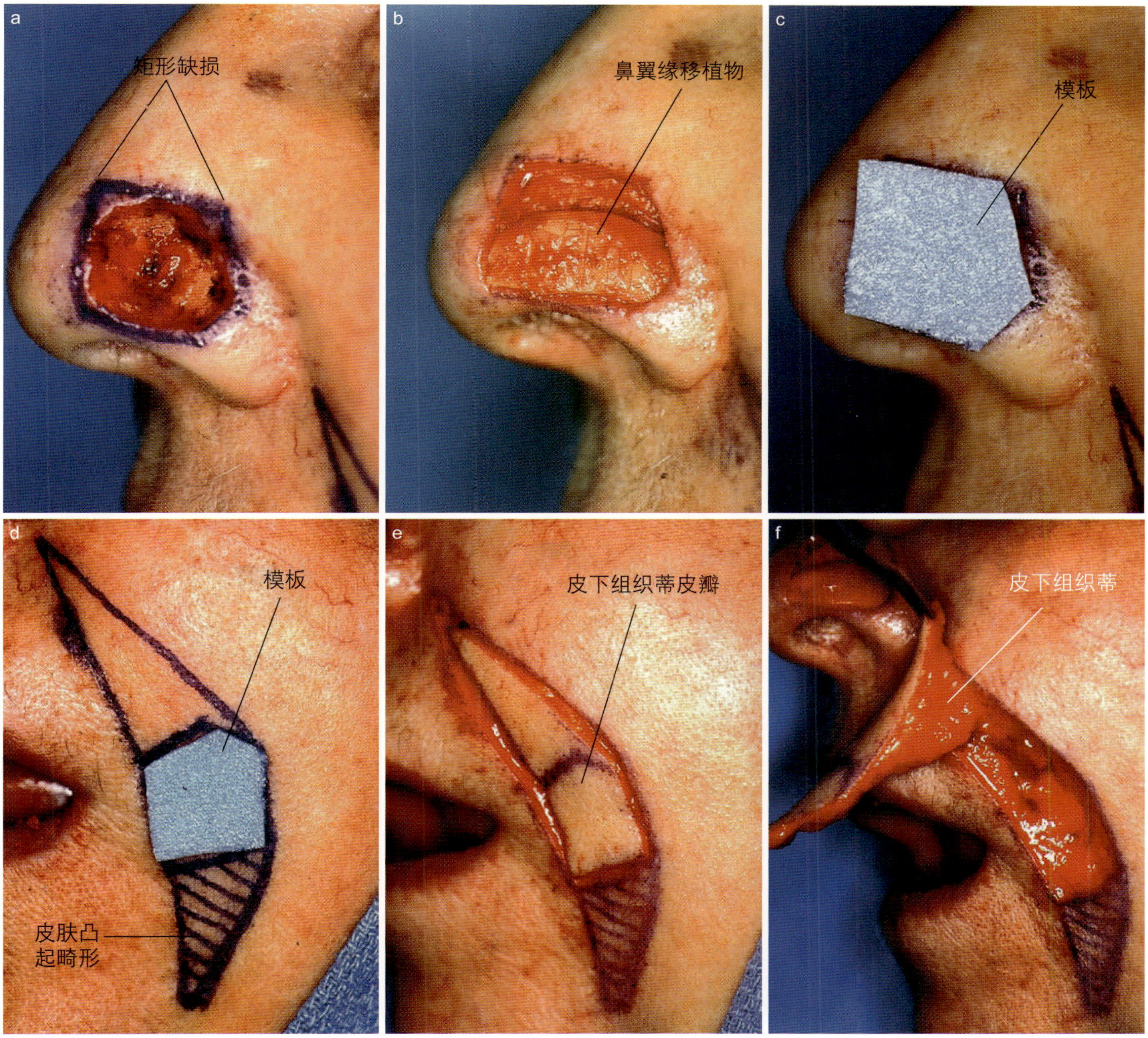

图 6.3　（a）2 cm × 2 cm 鼻翼内侧和鼻尖外侧浅表皮肤缺损。（b）将缺损从圆形修剪至矩形。因为缺损部位占鼻翼面积不足 50%，因此剩余的鼻翼皮肤保留。耳软骨移植物为鼻孔缘提供结构性支撑。（c, d）缺损模板用于设计插入皮下组织蒂鼻唇沟皮瓣。（e）切开皮瓣。蓝色平行线标记的区域为关闭供区切口时需要切除的皮肤凸起畸形。（f）提起皮瓣及皮下组织蒂。皮瓣上方的皮肤凸起畸形随皮瓣一起转移至受区。（g）皮瓣转移后 3 周。（h）断蒂、嵌入皮瓣后即刻。（i ~ l）术前及术后 1 年外观

图 6.3 （续）

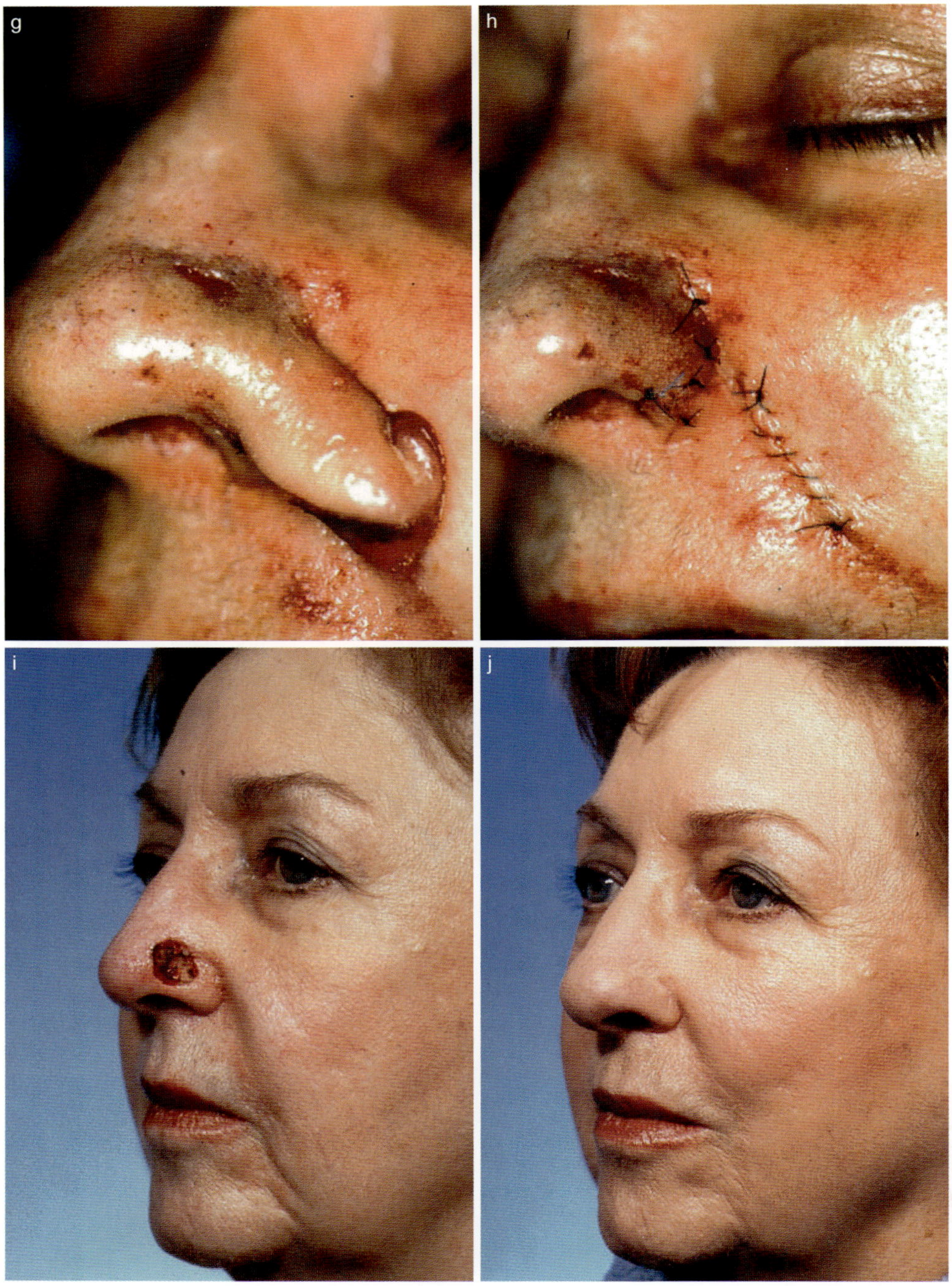

尖与尾侧鼻背之间的过渡线应为直线，与缺损头侧缘形成 90° 。

直接缝合

鼻部皮肤小缺损（小于 1 cm）有时可直接缝合修复，尤其是线性或卵圆形的缺损（图 6.5）。鼻部头侧 2/3 的皮肤和软组织有一定活动度，直径不超过 1 cm 的缺损在筋膜下层充分剥离后可以直接缝合。如果需要同时行缩鼻手术，更大一些的缺损也可以直接缝合。去除骨架的体积使得鼻部皮肤量相对增加，从而利于修复创面。靠近眉间区域的小面积皮肤缺损常水平缝合，这样形成的瘢痕平行于降眉间肌收缩时产生的鼻横纹。创面分两层缝合，深

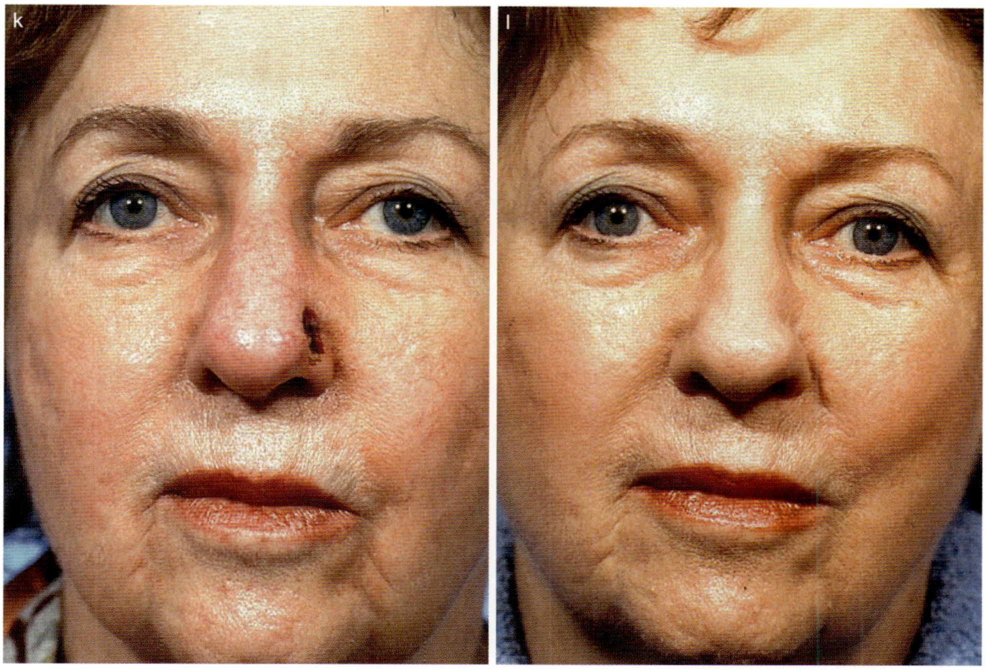

图 6.3 （续）

层使用 4.0 或 5.0 PDO 线埋没缝合，缝合贯穿筋膜和真皮层；皮肤用 5.0 或 6.0 尼龙线或聚丙烯线垂直褥式缝合。在缺损两侧切除多余的皮肤。如果需要鼻尖向头侧额外旋转，鼻背中间或尾侧 1/3 处的缺损可横向缝合（图 6.6）。如果不需要，则缺损纵向缝合（图 6.7）。

二期愈合

中、小面积的皮肤及表浅软组织缺损如果位于鼻部稳定的凹面（如头侧的骨性鼻侧壁和侧方鼻翼沟处），有可能可以二期愈合，达到满意的美学结果。这些部位深层坚硬的骨性或软组织支撑可以对抗伤口挛缩的力量，因而鼻部畸形发生率低且瘢痕常可以接受。相反，鼻尖或鼻翼的皮肤缺损如果二期愈合，常会出现萎缩性瘢痕。如果患者鼻部皮肤较厚，这些瘢痕通常是凹陷的（图 6.8）。肉芽创面需要定期涂抹油性软膏以保持湿润。可用抗生素软膏一日 3 次连续涂抹 3 天，以保持肉芽创面的湿润。3 天后，将抗生素软膏换为凡士林，直至伤口的上皮化完成。伤口用肥皂水清洗，可用湿巾去除残留物。根据创面大小不同，伤口上皮化完成可能需要 4～6 周。

延迟皮肤移植

一些适合通过皮肤移植修复的鼻部皮肤缺损可能需要延迟修复。在这些情况下，缺损部位需要 2～4 周形成肉芽组织，再进行移植。肉芽组织会充满缺损的凹陷处，避免了皮肤移植后受区边缘出现的阶梯畸形。

这种方式也能使皮肤移植的受区拥有更丰富的血供。在延迟期间，对伤口的护理与二期愈合相似。伤口用凡士林覆盖。当伤口形成足够的肉芽组织能够填满缺损的深度时，用全厚皮肤移植物覆盖。患者在移植前 3 天开始使用抗葡萄球菌抗生素，减少伤口细菌定植。皮肤移植前，用 4 英寸 ×4 英寸纱布钝性去除上层肉芽组织。另外，伤口边缘肉芽组织表面形成的菲薄的上皮组织也要去除。从供区获取的全厚皮肤移植物缝合在肉芽组织表面，并加压

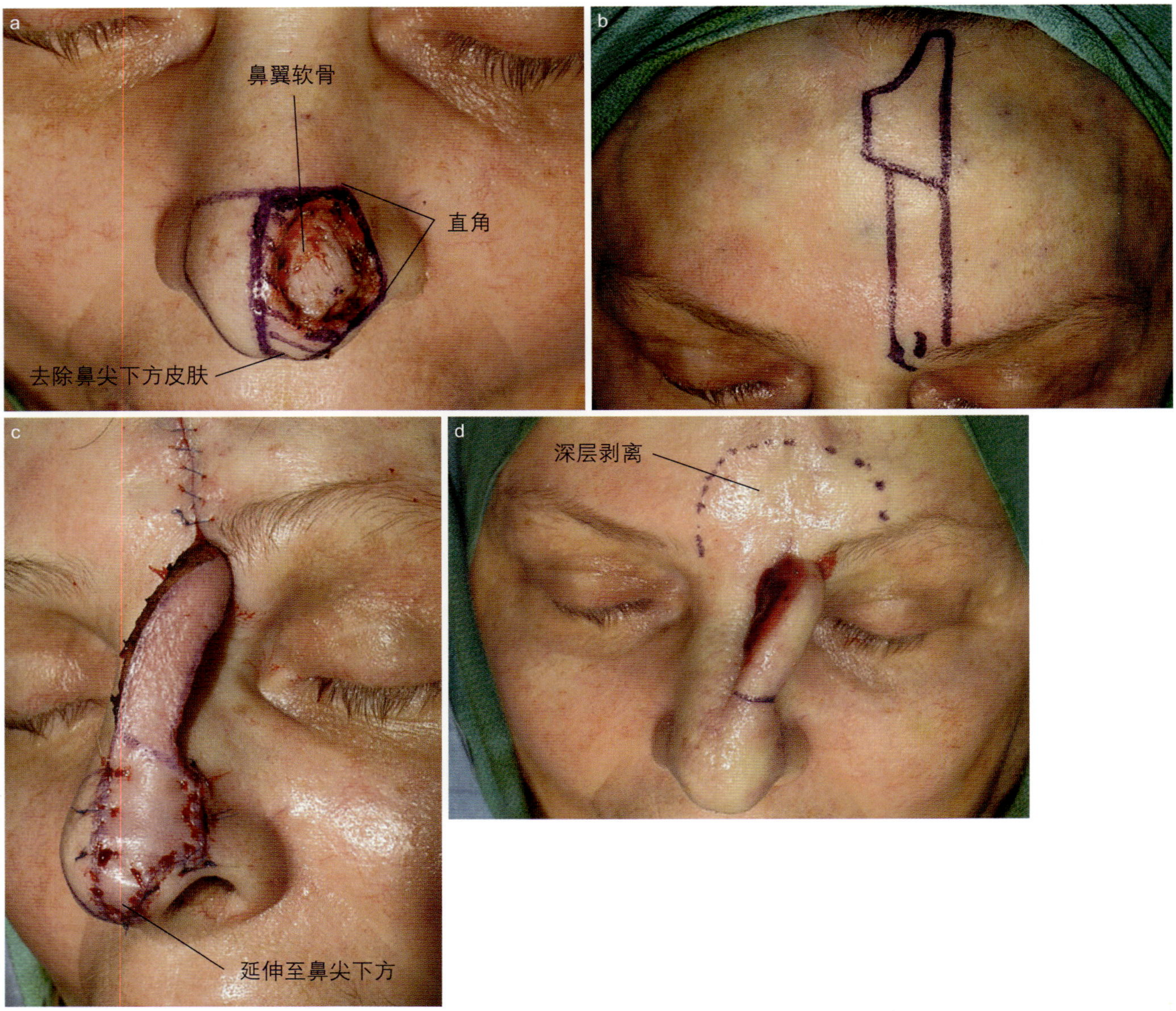

图 6.4 （a）半侧鼻尖皮肤缺损。标记切除皮肤区域，使得整个半侧鼻尖作为一个整体进行修复。切除区域的边缘为直线。头侧边缘的角度为 90°。（b）设计插入前额旁正中外覆皮瓣，边缘成角。（c）扩大后的鼻尖缺损用皮瓣覆盖。（d）皮瓣转移后 3 周。标记皮瓣断蒂和皮瓣嵌入时需深层剥离的皮肤区域。（e）蒂部分离，近端部分标记需要缩短的位置。（f）去除皮肤，保留深层肌肉和脂肪。（g）肌肉和脂肪埋于前额皮肤深方，经皮缝合固定。（h）近端蒂嵌入。（i）皮瓣嵌入。（j～m）术前及术后 6 个月外观。无须行形态修整

包扎（参见第 9 章）。术后 7 天继续使用抗葡萄球菌抗生素。较深的缺损进行延迟皮肤移植，肉芽组织能够发挥填充作用，从而避免了一期皮肤移植导致的轮廓畸形。软骨或骨骼暴露且软骨膜或骨膜缺失的创面不利于皮肤移植物存活。通过恰当的伤口护理，软骨或骨暴露的区域会形成肉芽组织，从而利于皮肤移植物的存活。对于缺损较深但不愿进行皮瓣修复的患者来说，这种方式通常是一种可以接受的选择。

皮肤移植物

对于累及鼻尖、鼻小柱、鼻背或鼻侧壁的皮肤缺损，如果鼻部支架结构未被破坏且伤口深度较

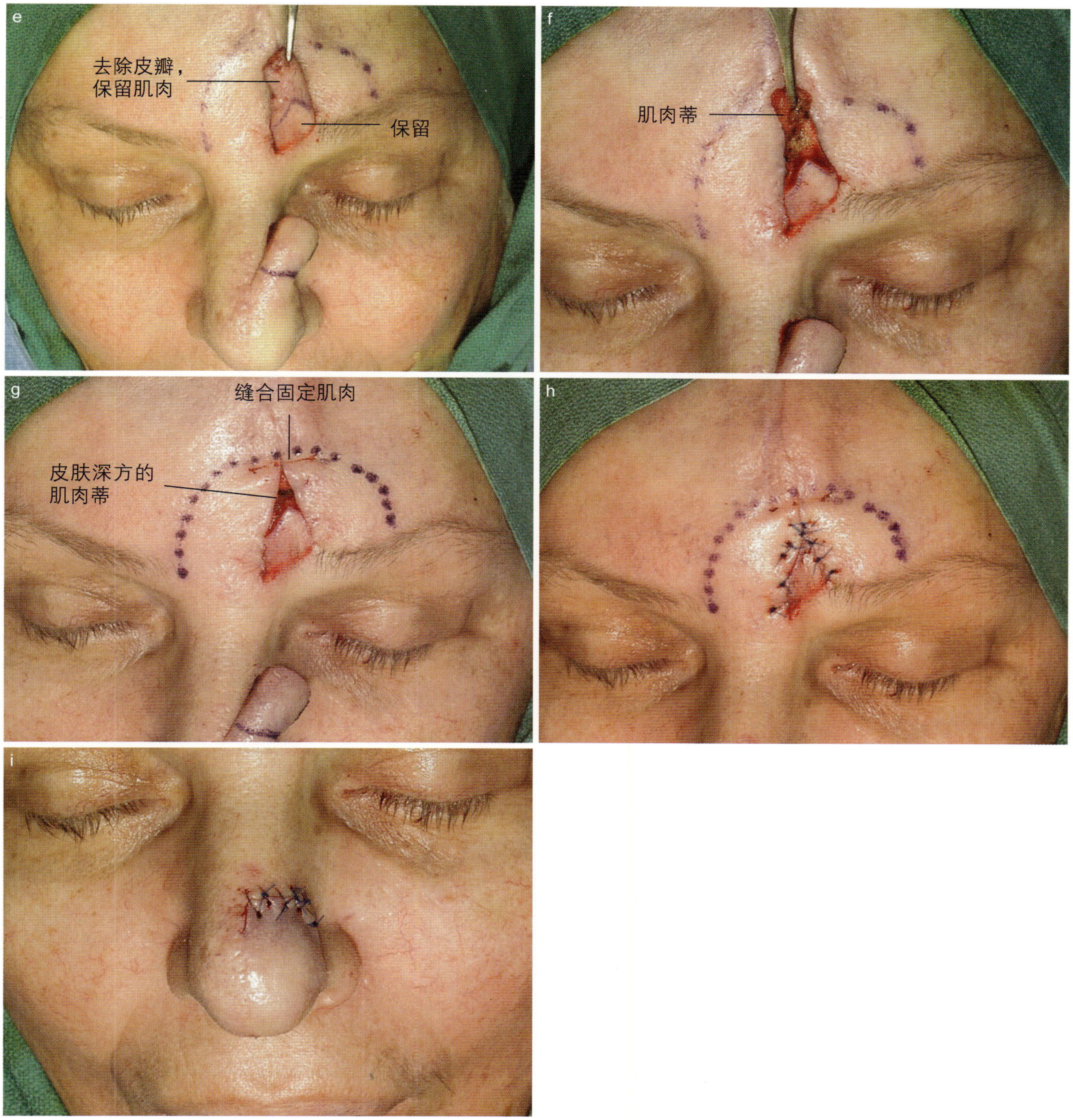

图 6.4 （续）

浅，可以通过全厚皮片进行修复（图 6.9）。选择皮肤移植物供区时需要考虑皮肤颜色、纹理以及厚度是否与缺损周围皮肤相匹配，以及需要的皮肤量（参见第 9 章）。通过皮肤移植修复创面术后 2 个月进行磨皮术，能够显著增加皮肤移植物和邻近皮肤的匹配程度（图 6.10）。

进行全厚皮片修复的理想鼻部缺损，其面积应不超过一个鼻部美学单位。缺损应该是表浅的，只有皮肤缺损而未累及深层的肌肉组织。浅伤口的血供比累及肌肉和深方软骨或骨组织的伤口更好。理

图 6.4 （续）

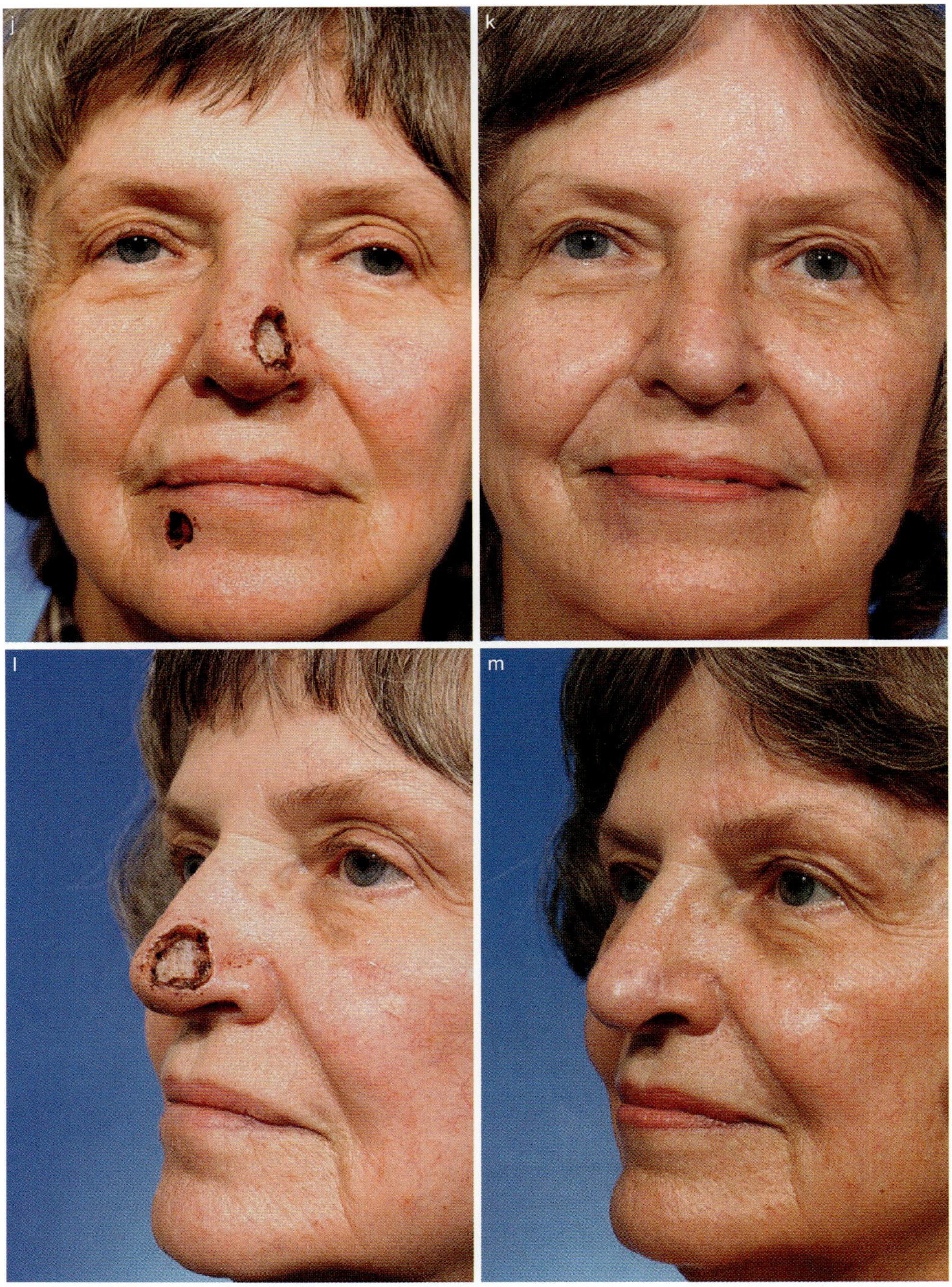

想的缺损应距离鼻孔游离缘 0.5 cm，且位于鼻部的薄皮肤区。薄皮肤区包括头侧鼻侧壁、鼻背、软三角以及鼻尖下小叶。这些部位的浅伤口通常可以被全厚皮肤移植物完全填充，不遗留阶梯畸形（图 6.11）。

鼻部的厚皮肤区包括鼻尖、鼻翼和尾侧鼻侧壁及鼻背。鼻缝点皮肤薄，从鼻缝点到鼻根点处皮肤逐渐变厚。使用全厚皮片修复厚皮肤区的缺损可能导致愈合后出现凹陷以及明显的纹理差异。这是因为这些区域的皮肤含有更多的皮脂腺。如果患者的皮脂腺数量较少，那么其尾侧鼻背、鼻侧壁、鼻尖甚至鼻翼的浅表缺损也可用全厚皮片修复，且可能达到较好的美学效果。伤口愈合后对皮肤移植物进行磨皮能够达到更好的效果（图 6.12）。

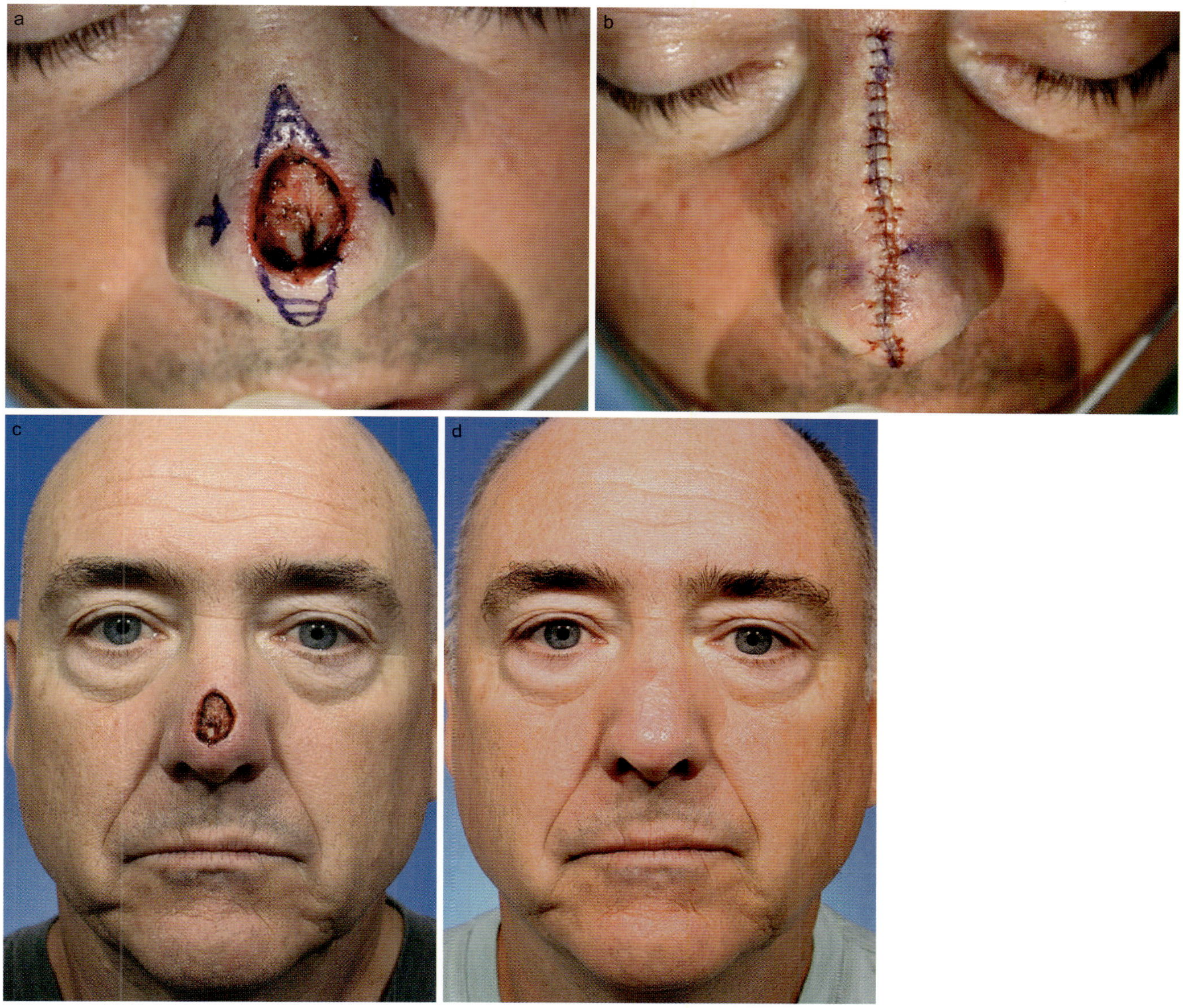

图 6.5　(a) 鼻尖 2 cm × 1.4 cm 皮肤及软组织缺损。计划进行一期伤口缝合。标记缺损上方和下方需要切除的皮肤凸起畸形。(b) 伤口缝合。(c, d) 术前及术后 7 个月外观

软骨膜皮肤移植物

耳甲腔软骨膜以及其连接的外侧耳甲皮肤是修复鼻部皮肤缺损独一无二的皮肤移植物来源。该方式主要的劣势在于需要另一个移植物或皮瓣来修复供区。在作者的经验看来，使用软骨膜皮肤移植物的术后效果并没有明显优于全厚皮肤移植。

复合移植物

复合软骨皮肤移植物可一期修复软三角、鼻孔缘或鼻小柱的小面积全层缺损，同时修复衬里、支架结构和外覆盖 (参见第 9 章)。其只能用于非吸烟者以及不超过 1 cm 的缺损。移植物的体积要稍大于缺损面积，因为移植后组织会收缩。

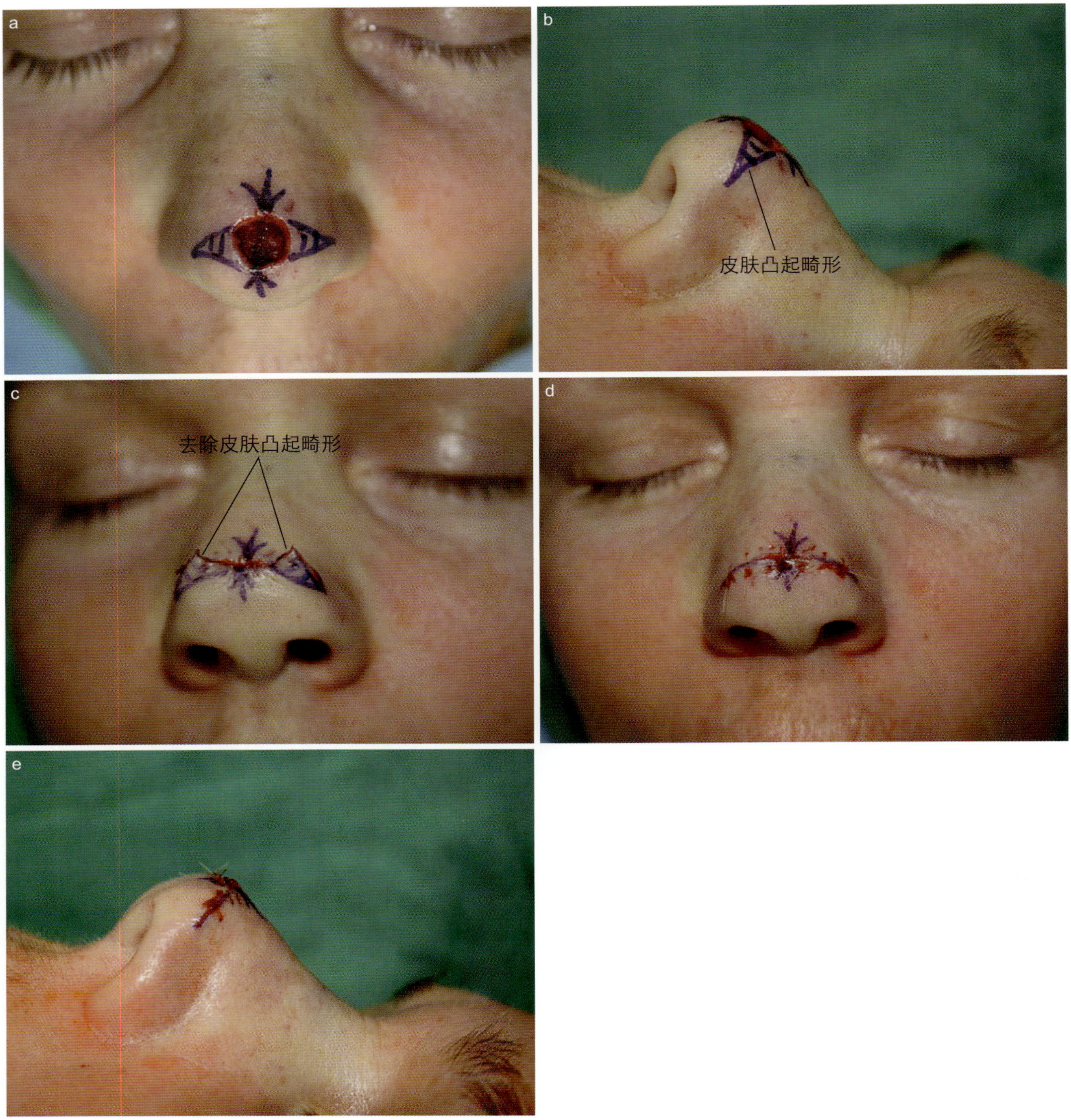

图 6.6 （a）鼻尖 0.8 cm × 0.8 cm 皮肤缺损。计划沿水平方向进行一期伤口缝合。预期需要切除皮肤凸起畸形。（b）皮肤凸起畸形延伸至外侧鼻翼沟。（c）伤口部分缝合。标记部分为要切除的部分。（d, e）切除皮肤凸起畸形。伤口缝合。鼻尖发生轻微旋转。（f, g）术后 3 个月外观

图 6.7 （a）鼻尖 1 cm × 1 cm 皮肤缺损。计划沿水平方向进行一期伤口缝合。预期需要切除的皮肤凸起畸形。（b）切除皮肤凸起畸形。伤口缝合。（c, d）术后 6 个月外观。术后 2 个月进行了瘢痕磨皮

图 6.6 （续）

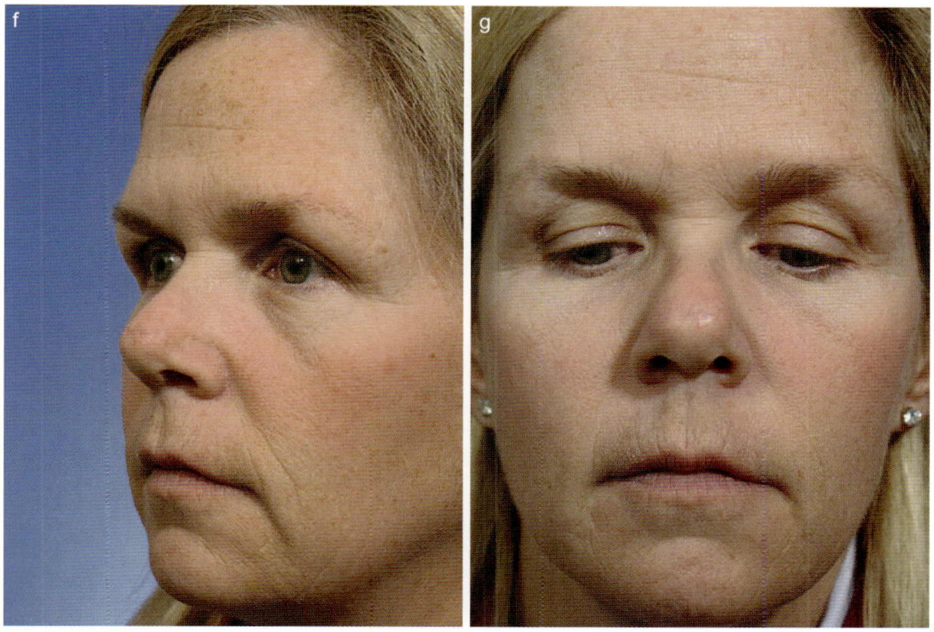

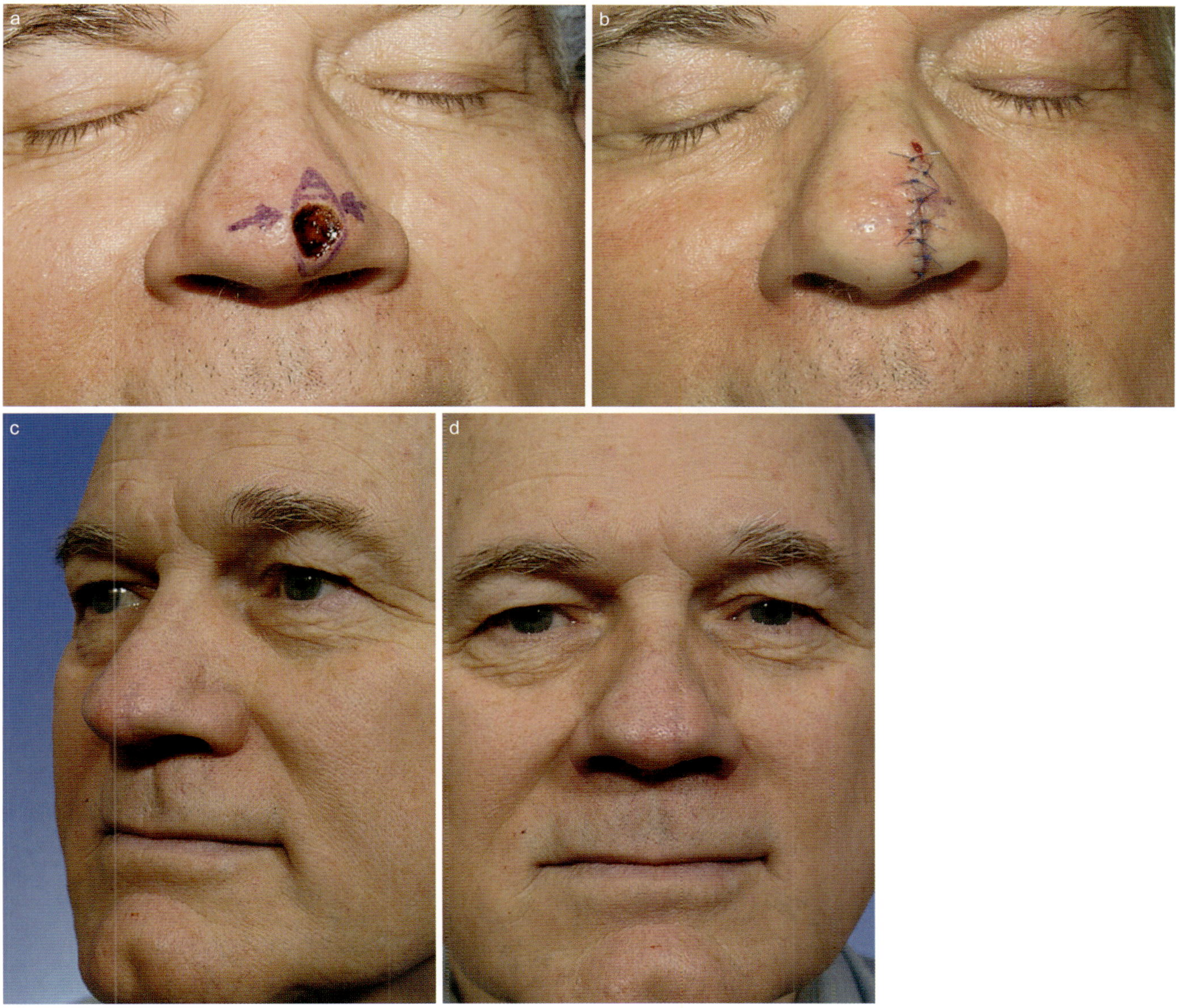

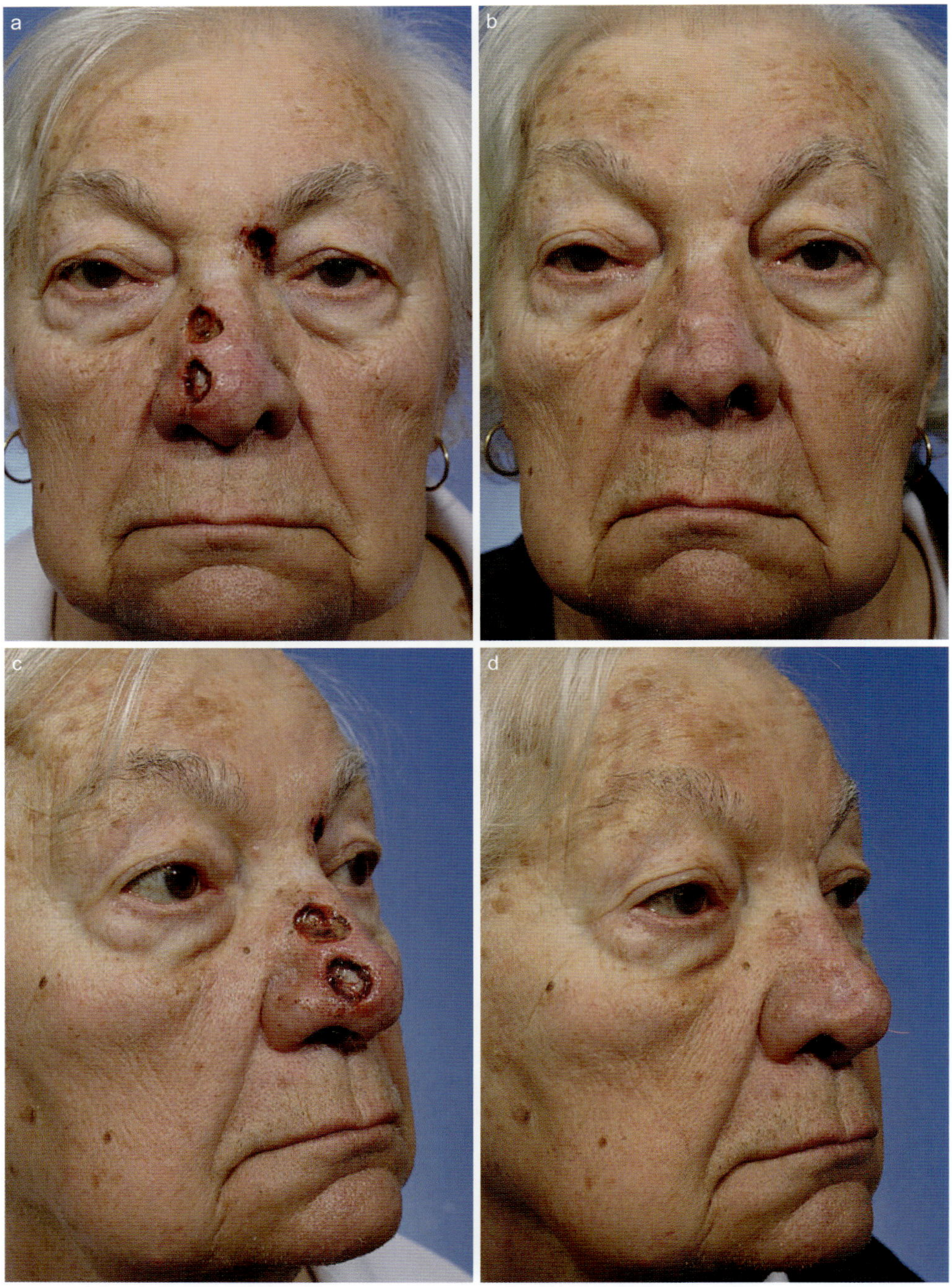

图 6.8 （a～d）二期愈合伤口术前及术后 3 个月。位于骨性鼻侧壁的伤口，愈合后瘢痕可接受。位于鼻尖部的伤口愈合后呈凹陷的萎缩性瘢痕

鼻部皮瓣

小面积的鼻部皮肤和软组织缺损可由邻近组织修复。显然，鼻部皮肤在颜色和纹理上都与缺损部位皮肤具有更好的一致性。鼻部皮肤的松弛度有限，使用皮瓣修复的创面不能超过 2 cm。

双叶枢轴皮瓣是最常使用的鼻部皮瓣。其可用于修复尾侧中央区的鼻部小面积缺损，且可以达到很好的美学结果（图 6.13）。此方法适合修复鼻尖直径不超过 1.5 cm 的缺损。鼻尖、鼻翼及尾侧鼻侧壁交界区的小面积缺损也可用此法修复。累及鼻尖下小叶、鼻翼或鼻小柱的缺损不适合用双叶皮瓣修复，因为这样容易因回缩或扭曲导致鼻孔缘畸

形。用双叶皮瓣修复鼻翼需要其蒂部跨越鼻翼沟，这会影响此处重要的鼻部轮廓形态。

双叶皮瓣有着精确的几何设计方法（图 6.14）。测量缺损的半径。在鼻翼沟标记一点，该点到缺损外边界的距离等于缺损半径的长度。该点用于设计双叶皮瓣的两个小叶，同时也是两个小叶旋转的轴心。以此点为圆心画两条弧线。第一条弧线穿过缺损的中心，另一条弧线在距离轴心最远处与缺损边缘相切。卡尺和尺子不能用来画弧线，因为这些工具只能测量直线距离。然而，鼻尖和和鼻背处的外形轮廓是曲线形的。因此，需要使用更为柔软的测量工具。用一带线针在轴心点处贯穿鼻部全层，并在鼻前庭内打结。

将线向缺损处牵拉，并在缺损的中心处用钳

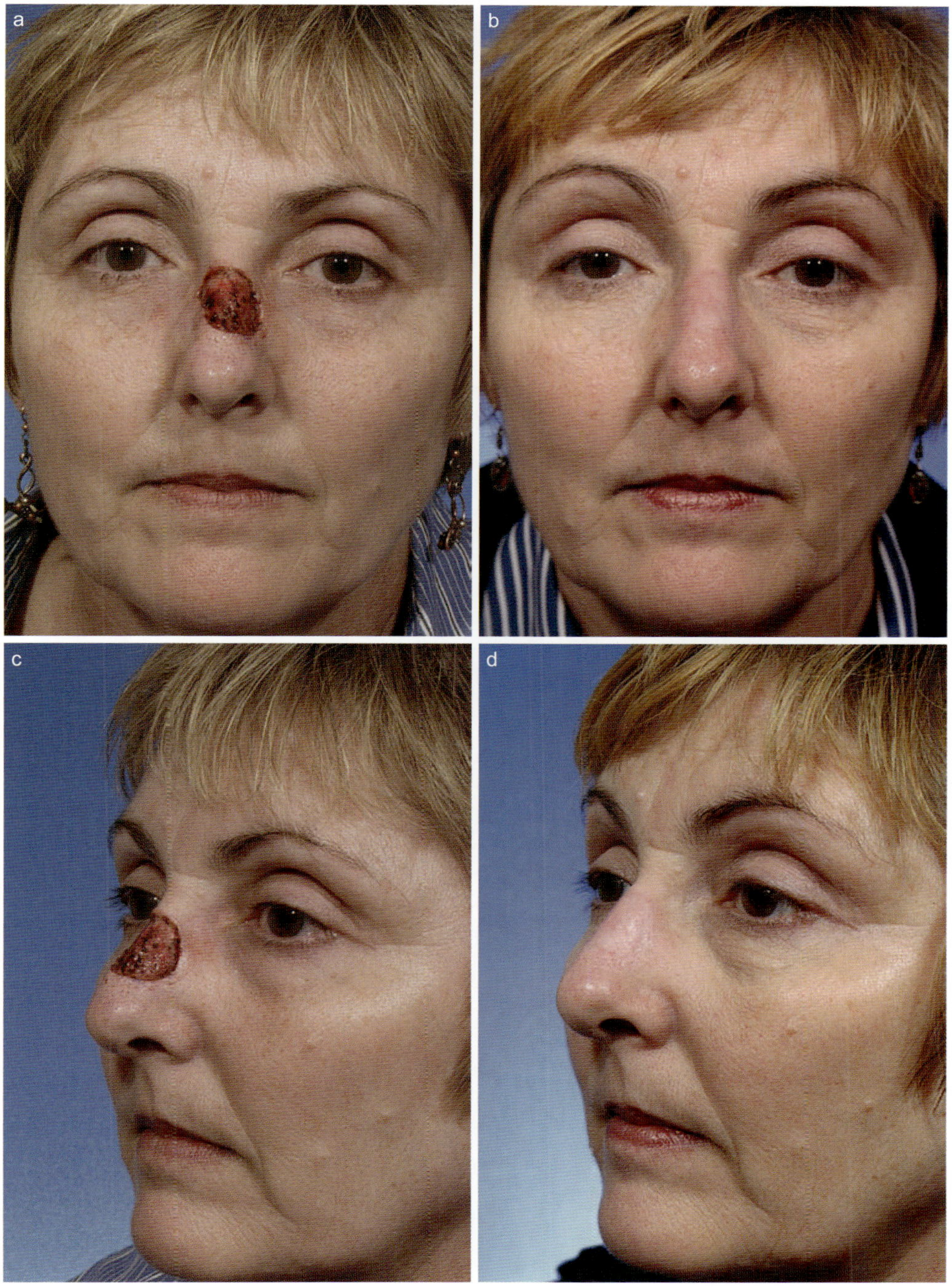

图 6.9　（a～d）术前及全厚皮片（取自锁骨上窝）修复后 4 个月外观。术后 2 个月进行了移植皮肤磨皮术

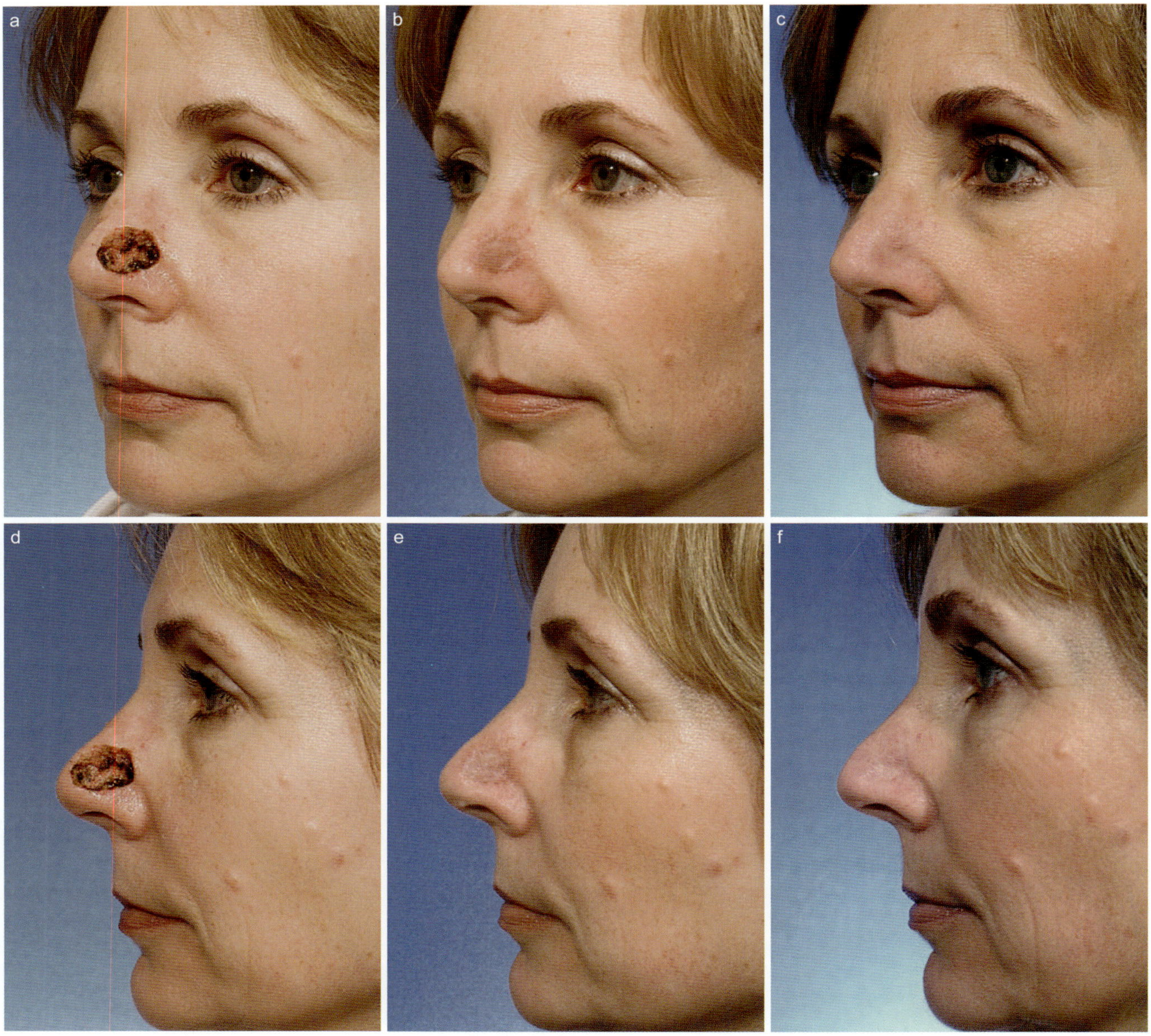

图 6.10 （a～f）取自锁骨上窝的全厚皮片修复鼻尖浅表缺损。（b, e）移植后 2 个月。注意移植物与邻近鼻部皮肤的颜色和纹理差异。（c, f）移植术后 4 个月，术后 2 个月进行了移植物磨皮术。注意移植物外观的改善

子夹住缝线。夹着线的钳子沿轴心旋转画出第一条弧线，并用笔标记。钳子随后沿线向远端移动至缺损边界的最远点，平行于第一条弧线，画第二条弧线，此弧线与缺损的最远边缘相切。两个小叶的基底位于第一条弧线上。第一个小叶的高度到达第二条弧线，因此其高度等于两条弧线之间的距离。第一个小叶的宽度等于缺损的宽度（图 6.14）。第二个小叶的宽度等于或者略小于第一个小叶的宽度。第二个小叶的高度比第一个小叶大 1.5～2 倍。第一个小叶的形状与缺损部位相同，第二个小叶为三角形。穿过两个小叶的轴线之间的夹角为 45°，第一个小叶的轴线与穿过缺损中心的轴线的夹角也为 45°。小叶按照这种方式设计，使得第二个小叶的轴线不可避免地位于鼻侧壁的中央或者位于鼻侧壁与鼻背的交界处。Burow 三角为第一个小叶旋转后所产生的多余皮肤的范围，其顶点指向外侧，一条

边平行于或者位于鼻翼沟。该三角形的底边为缺损的外侧缘，其高度等于缺损的半径。

虽然双叶皮瓣是最常应用的鼻部皮瓣，转位皮瓣偶尔也用于鼻再造。转位皮瓣可用于修复鼻根、头侧鼻背或内眦区域头侧 1/3 鼻部的小面积皮肤缺损。转位皮瓣有时也用于修复鼻尖处 0.5 cm 或更小的缺损（图 6.15）。但是，张力线常会导致轮廓畸形，通常需要数月才能改善。

鼻背皮瓣（Rieger 瓣）是另一种修复鼻尖、尾侧鼻背或鼻侧壁的小到中等面积缺损的皮瓣。该方法的缺点是使得较厚的眉间皮肤与较薄的内眦皮肤并列。半鼻鼻背皮瓣（参见第 10 章）避免了这一缺点，其保留了鼻侧壁头侧薄的皮肤。

与鼻背皮瓣相似，岛状带蒂 V-Y 鼻部皮瓣也有其特殊的适应证。该皮瓣基于鼻翼沟深层的软组织蒂，用于修复鼻翼沟上部的皮肤缺损（图 6.16）。

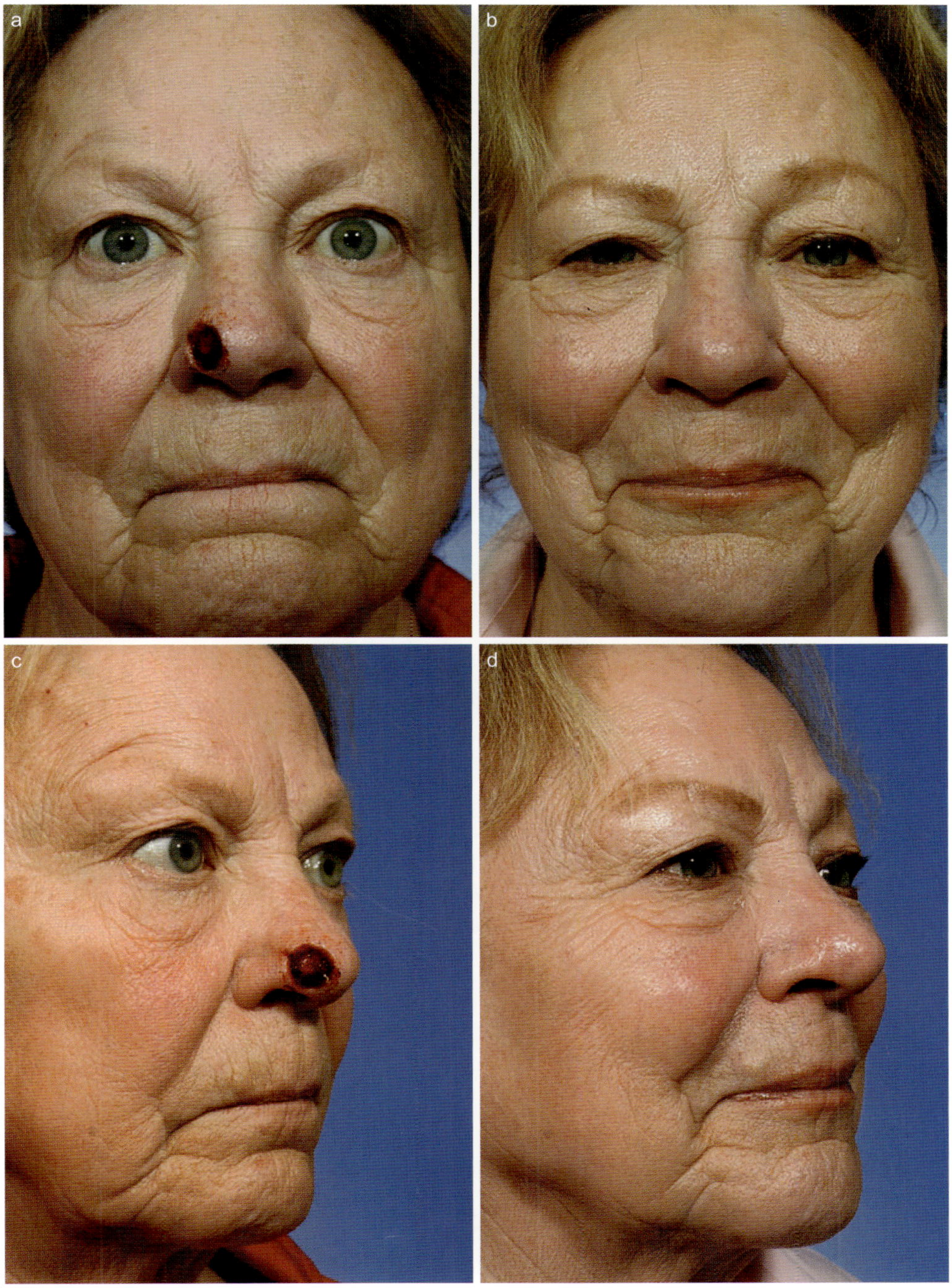

图 6.11　（a～f）取自锁骨上窝的全厚皮片修复 1 cm × 1 cm 鼻尖、鼻尖下小叶及软三角缺损，术前及术后 3 个月外观。移植物未进行磨皮术

图 6.11 （续）

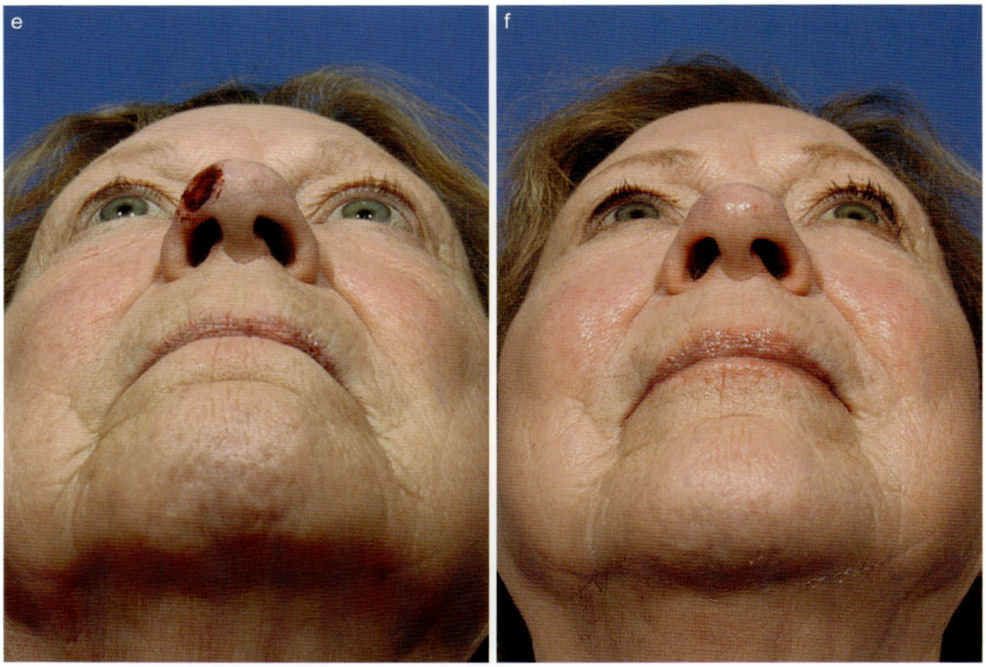

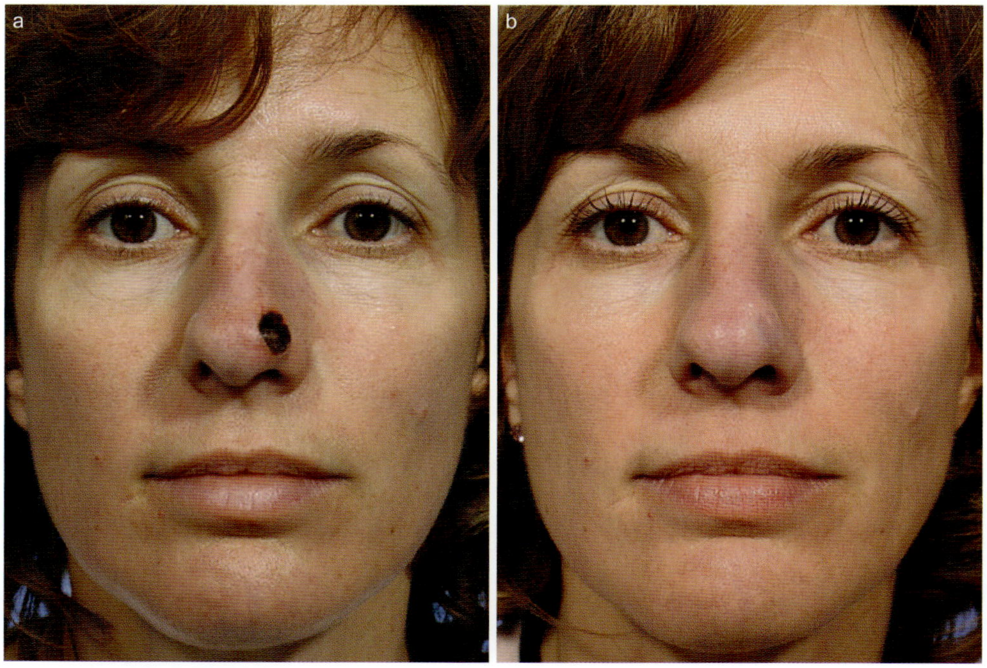

图 6.12 （a～f）取自锁骨上窝的全厚皮片修复 1 cm × 1 cm 鼻尖皮肤缺损，术前及术后 6 个月外观。术后 4 个月进行了移植皮肤磨皮术

插入鼻唇沟皮瓣

插入鼻唇沟皮瓣基于皮肤或皮下组织蒂，用于将颊部的皮肤和软组织转移至鼻翼、外侧鼻尖、鼻小柱和尾侧鼻侧壁区域。皮下组织蒂皮瓣的蒂部转移时可位于中间颊部皮肤的表面或深方（图 6.17）。颊部内侧的皮肤在厚度和纹理上都与较厚的、皮脂腺较多的鼻翼皮肤相似。因此，插入鼻唇沟皮瓣是修复全部或部分鼻翼皮肤缺损的外覆皮瓣选择（图 6.2 和图 6.3）。该皮瓣可扩展修复鼻翼及小面积

图 6.12 （续）

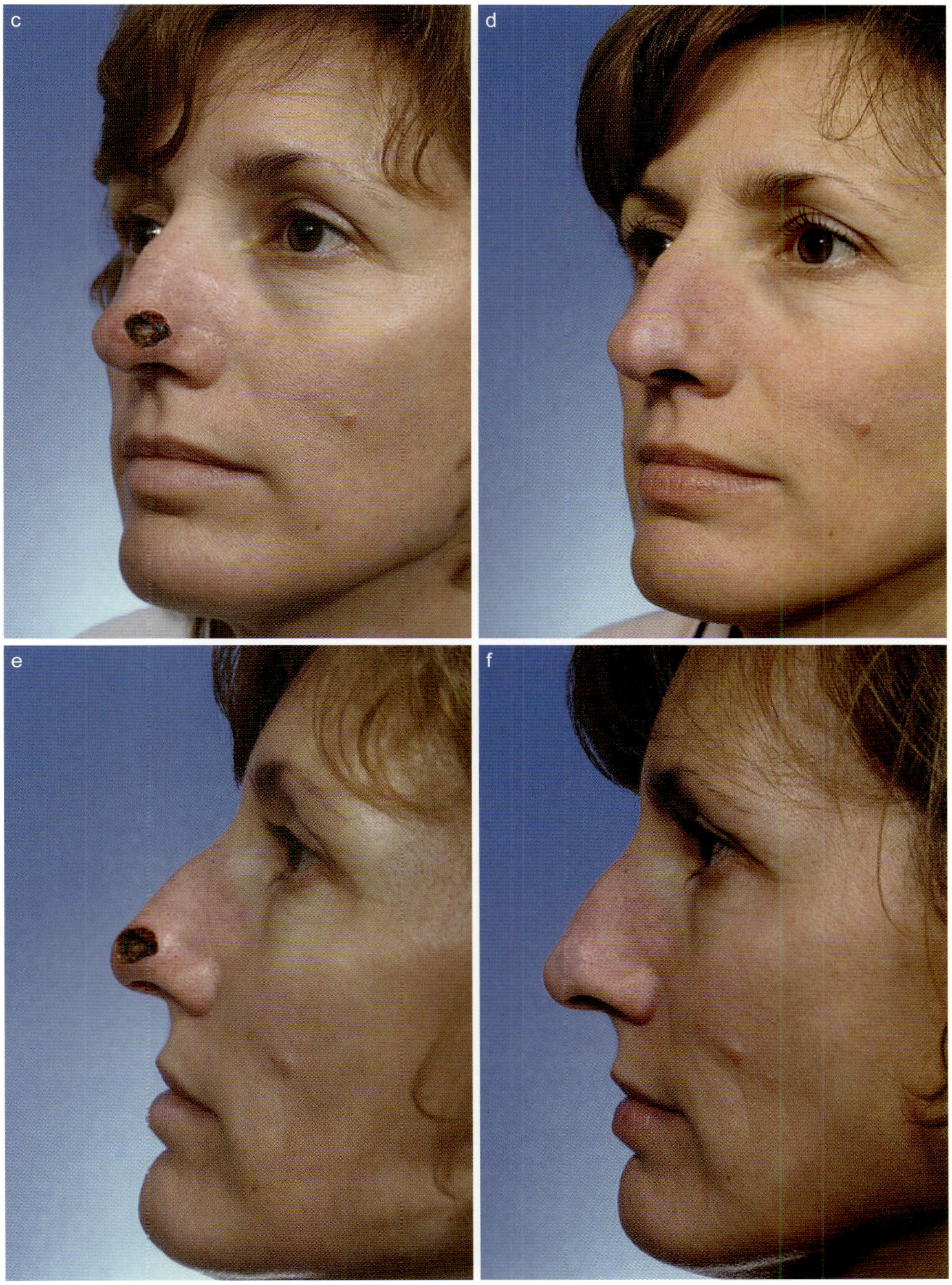

（1 cm 或以下）鼻尖或鼻侧壁尾侧部分皮肤缺损。

插入前额旁正中皮瓣

采用插入前额旁正中皮瓣修复大面积的鼻部缺损具有悠久的历史（图 6.18）。其用于覆盖无法用鼻部皮瓣、复合耳软骨移植物或插入鼻唇沟皮瓣修复的大面积缺损。总体来说，水平方向宽度超过 2 cm 的缺损最好用前额旁正中皮瓣进行修复（图 6.19）。另外，有骨或软骨暴露且骨膜或软骨膜缺失的缺损，以及中面部进行放疗的缺损都建议用此皮瓣修复。

前额旁正中皮瓣可提供足够的额部皮肤用于覆盖整个鼻部。前额皮肤的颜色和纹理都和鼻部皮肤十分匹配。供区远期并发症较少。累及多个美学单位（例如全部或部分的鼻尖、软三角、鼻小柱和鼻侧壁）的复杂皮肤缺损最常用该皮瓣修复（图 6.20 和图 6.21）。其也是修复鼻部全层皮肤缺损的皮瓣选择之一（除了局限于鼻翼的缺损）。

前臂桡侧显微外科皮瓣

有时在需要行全鼻或近全鼻再造时，前额组织无法为整个鼻部提供外覆盖。眉间及前额中央的皮肤可能因肿瘤切除或创伤而缺失。在这些情况下，前臂远端掌侧的薄皮肤可成为前额组织的替代选择。前臂桡侧显微外科皮瓣易于分离，有粗大的供区血管，且蒂部很长，这些都极大地方便了皮瓣转移。血管蒂穿行于鼻唇沟的深方，在上颈部与受区血管吻合。此皮瓣需要精确设计使其形状和表面积与鼻部缺损相一致。此皮瓣常用于在鼻中隔缺失的全鼻或近全鼻再造中提供衬里。

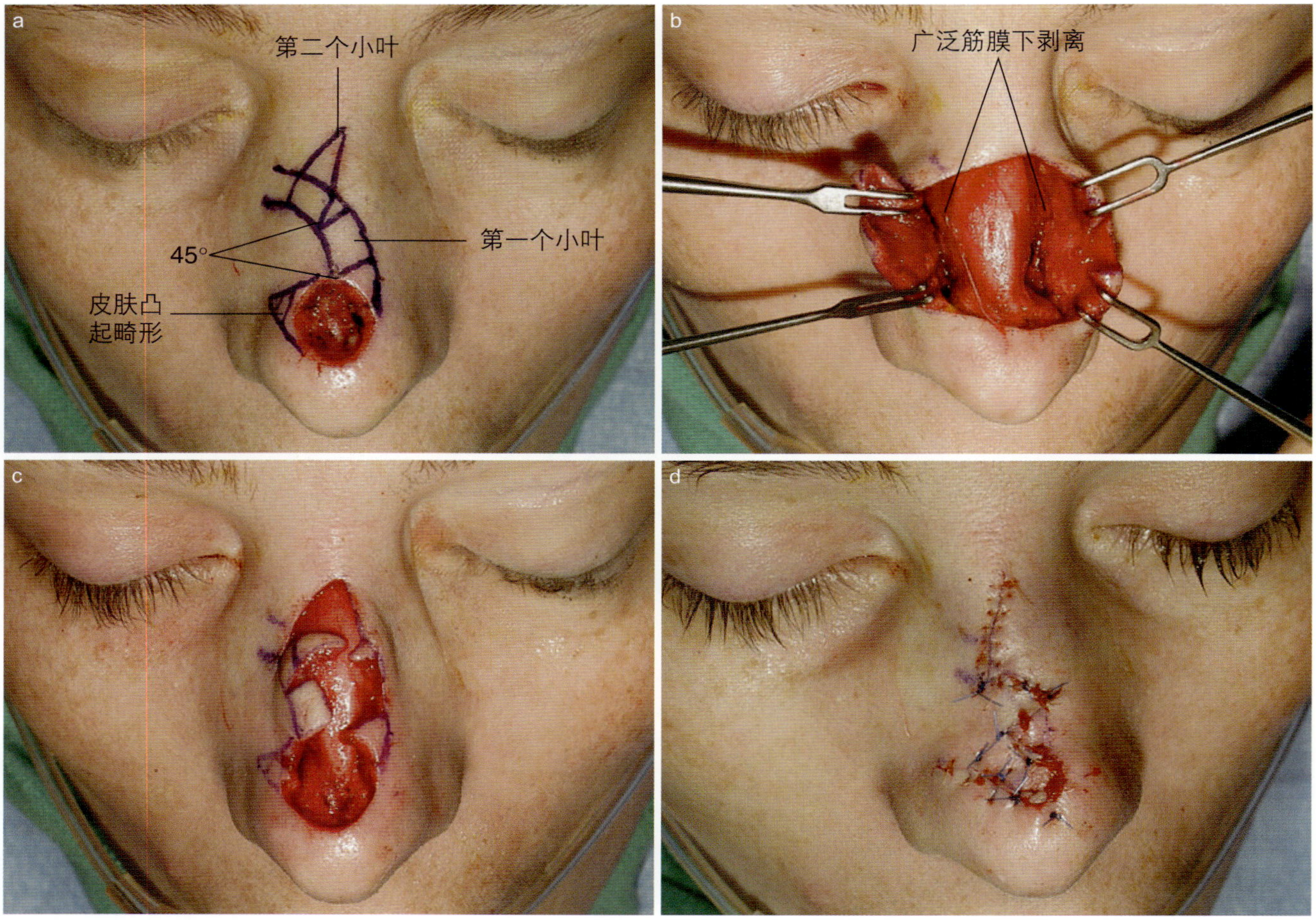

图 6.13 （a）1.2 cm × 1.1 cm 鼻尖皮肤缺损。设计双叶皮瓣。标记预期需要切除的皮肤凸起畸形。小叶轴线彼此间角度相差 45°。（b, c）在筋膜下层广泛剥离。（d）切除皮肤凸起畸形，伤口缝合。（e, f）术后 2 个月外观。未进行修复手术

图 6.13 （续）

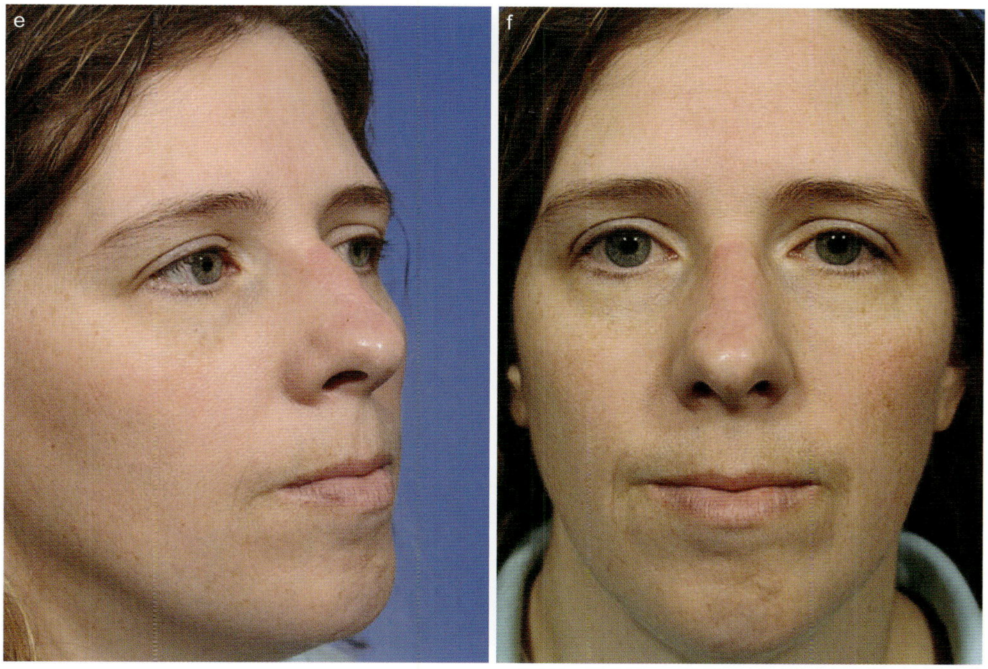

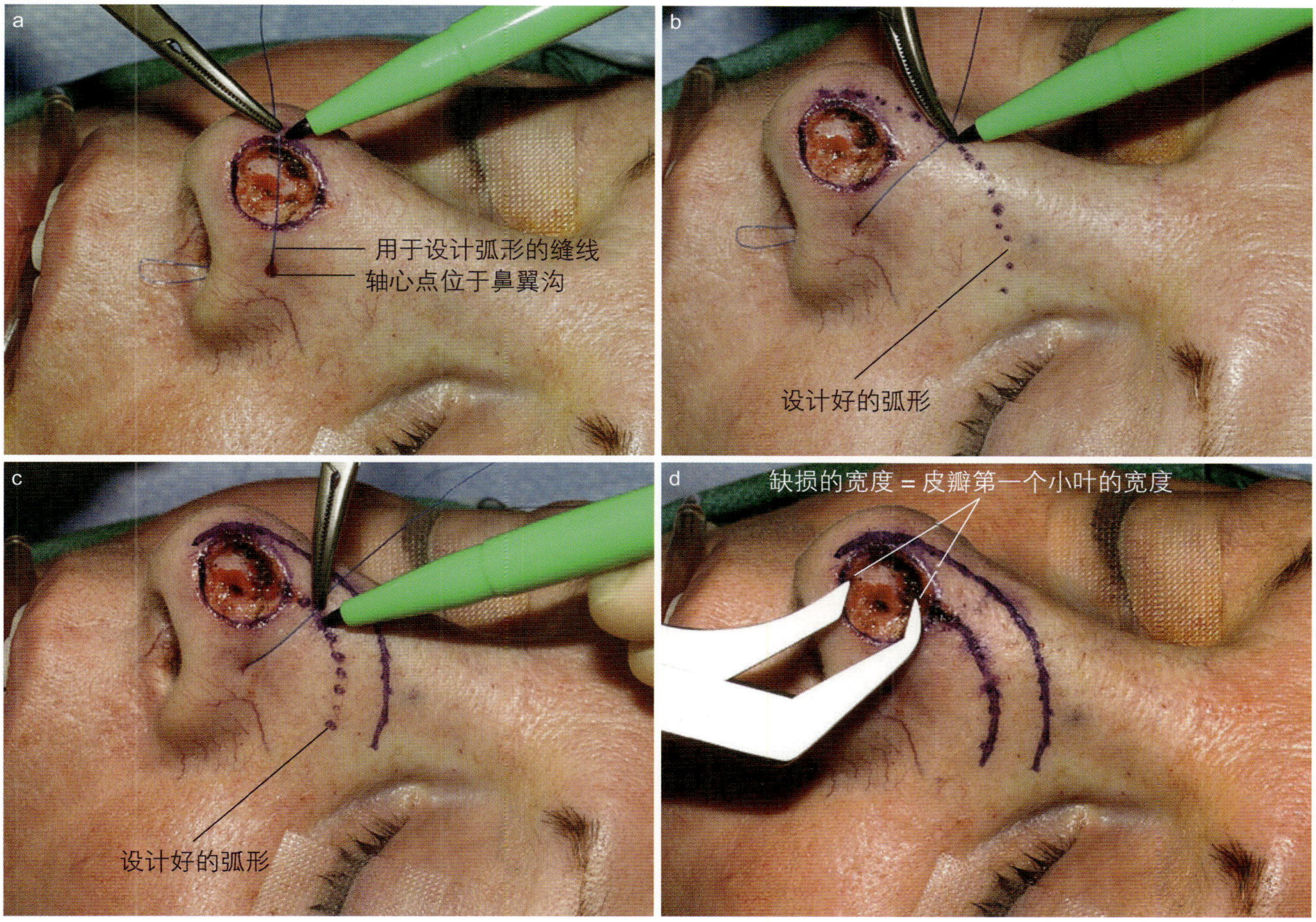

图 6.14 （a ~ f ）双叶鼻部皮瓣修复鼻尖 1 cm 皮肤缺损。双叶皮瓣经几何学设计（见正文）。（ g ）在筋膜下平面进行广泛剥离，以利于皮瓣沿轴心旋转，使伤口更好地闭合。（ h ）去除皮瓣第一个小叶深部的肌肉，使皮瓣的厚度与受区匹配。（ i, j ）修剪第二个小叶的长度，使其嵌入更为精确。（ k ~ n ）术前及术后 2 个月外观

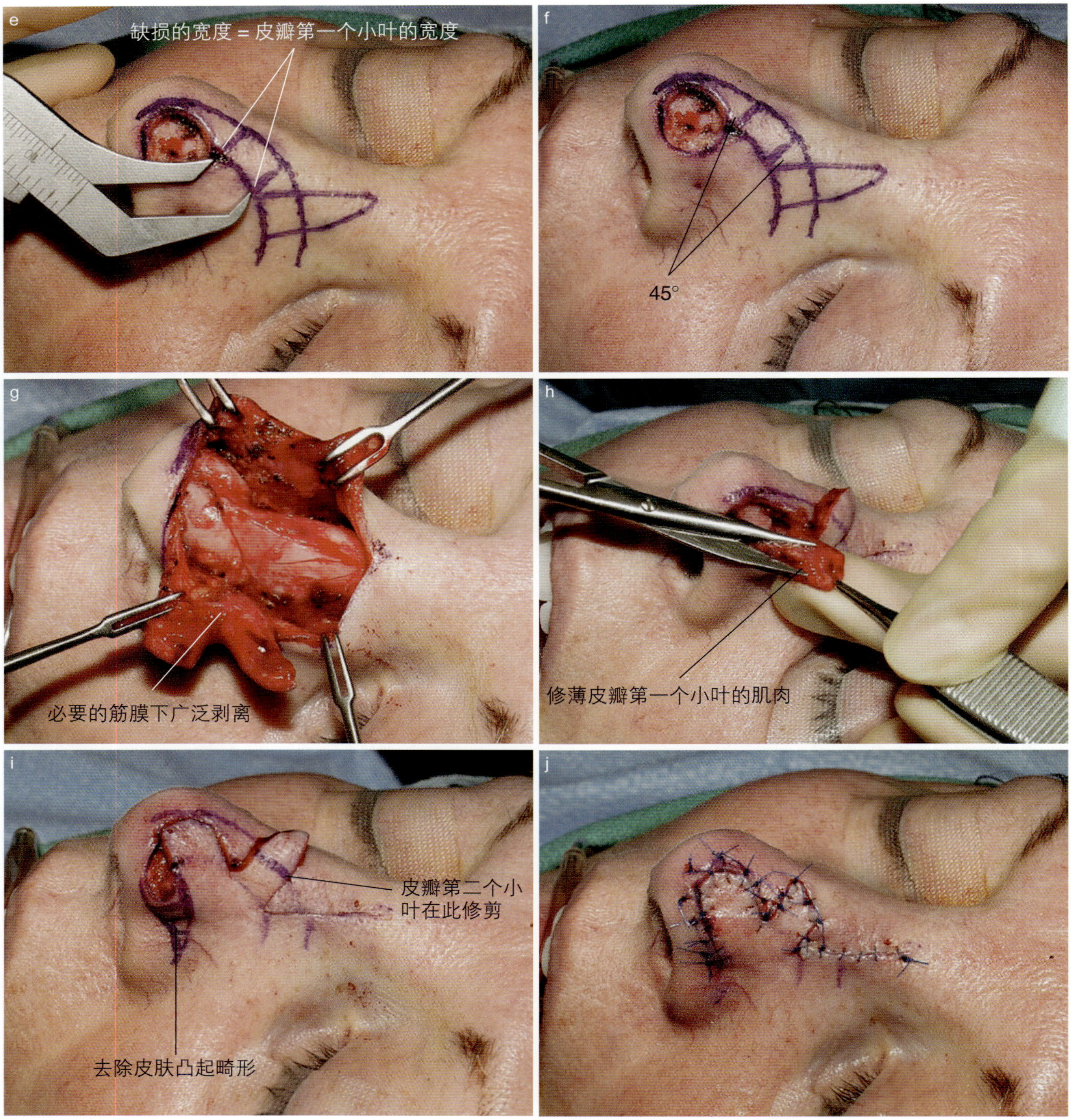
e
缺损的宽度 = 皮瓣第一个小叶的宽度
f
45°
g
必要的筋膜下广泛剥离
h
修薄皮瓣第一个小叶的肌肉
i
皮瓣第二个小叶在此修剪
去除皮肤凸起畸形
j

图 6.14 （续）

图 6.14 （续）

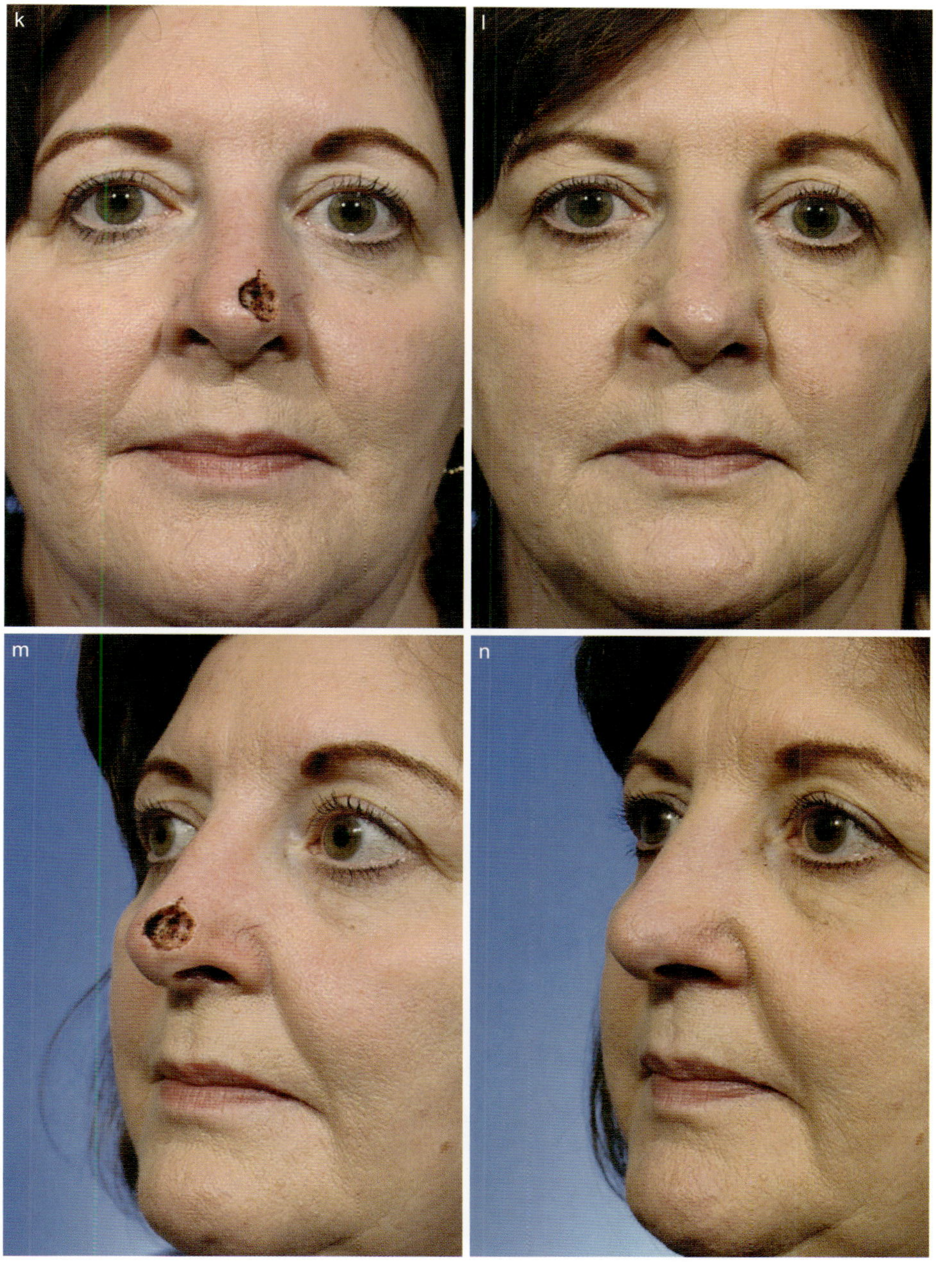

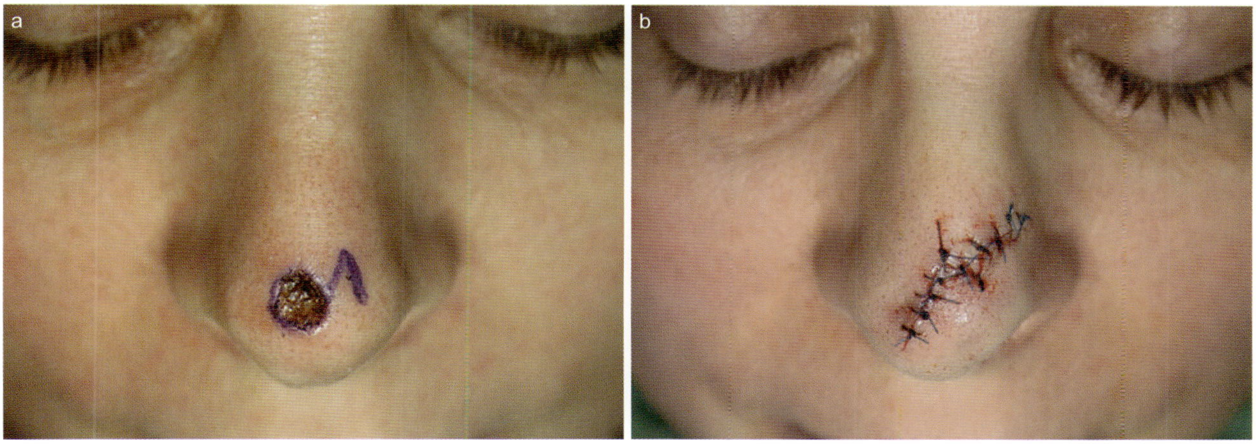

图 6.15 （ a ）鼻尖 0.8 cm × 0.6 cm 皮肤缺损。设计转位皮瓣。（ b ）皮瓣转移至受区

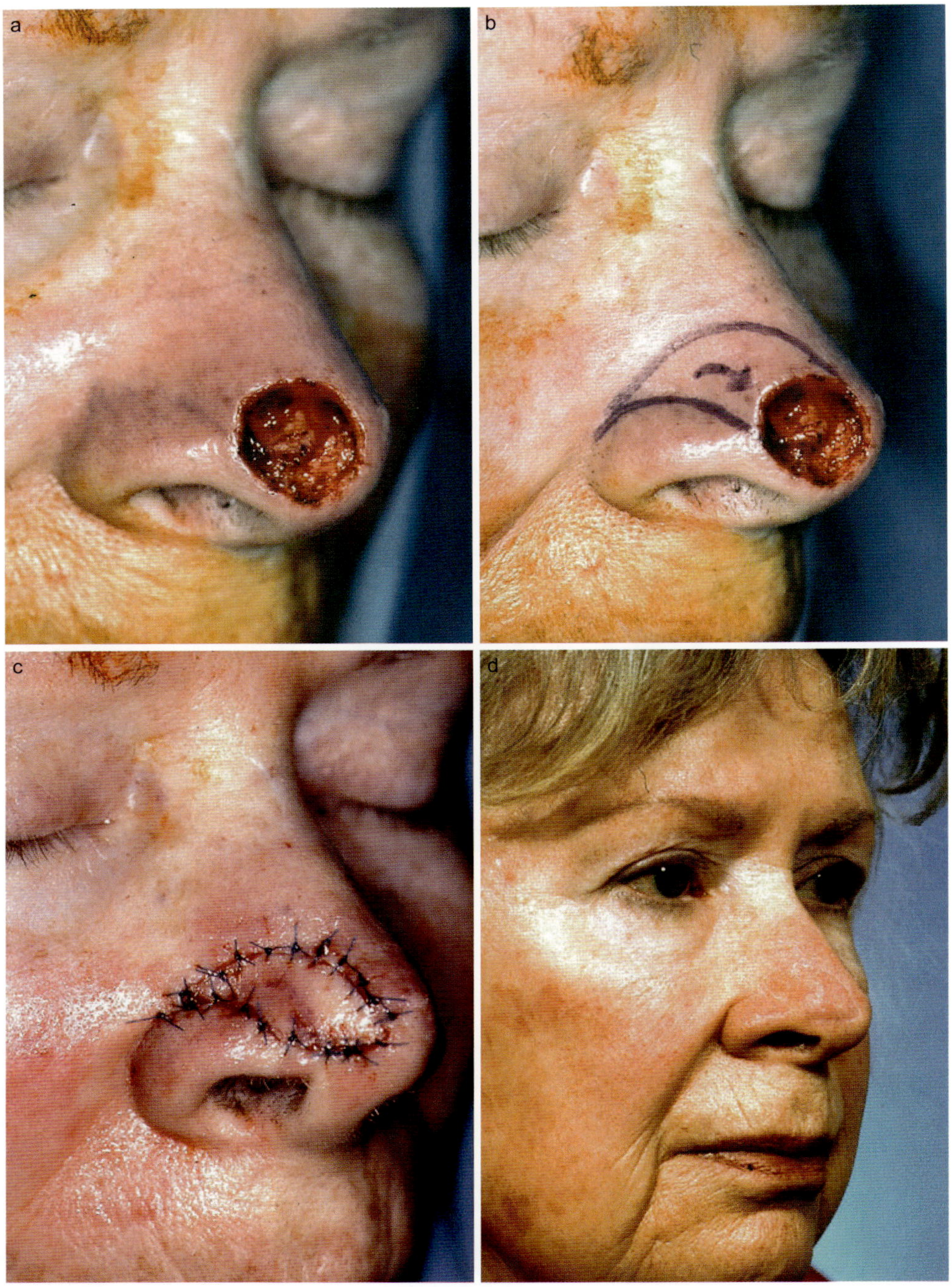

图 6.16 （a）鼻尖侧方 1.5 cm 皮肤缺损。（b）设计 V-Y 皮下组织蒂鼻部皮瓣。（c）皮瓣推进。（d）术后 5 个月外观。未进行修复手术

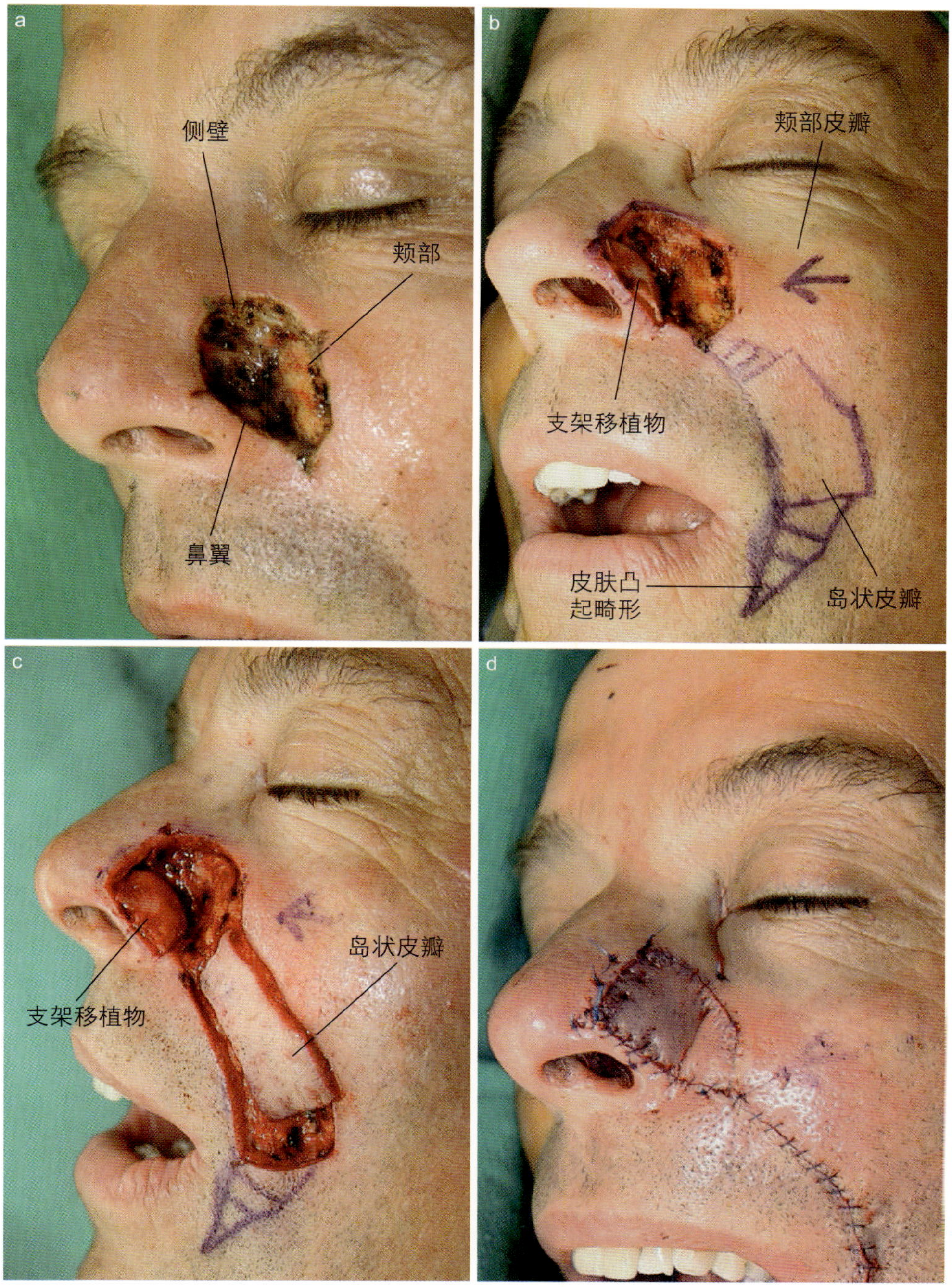

图 6.17 （a）鼻翼、尾侧侧壁以及面颊中部 3 cm × 2 cm 皮肤及软组织缺损。（b）设计插入的皮下组织蒂鼻唇沟皮瓣用于修复鼻部缺损。标记预期需要切除的皮肤凸起畸形。设计颊部推进皮瓣用于修复颊部缺损。（c）修剪皮瓣。置入耳软骨制成的鼻翼支架移植物。（d）鼻唇沟皮瓣转移至受区。上方的皮肤凸起畸形跟随皮瓣一起转移，帮助修复缺损。皮瓣的皮下组织蒂经颊部推进皮瓣深层通过。（e ~ h）术后 1 年外观。术后 6 个月行形态修整

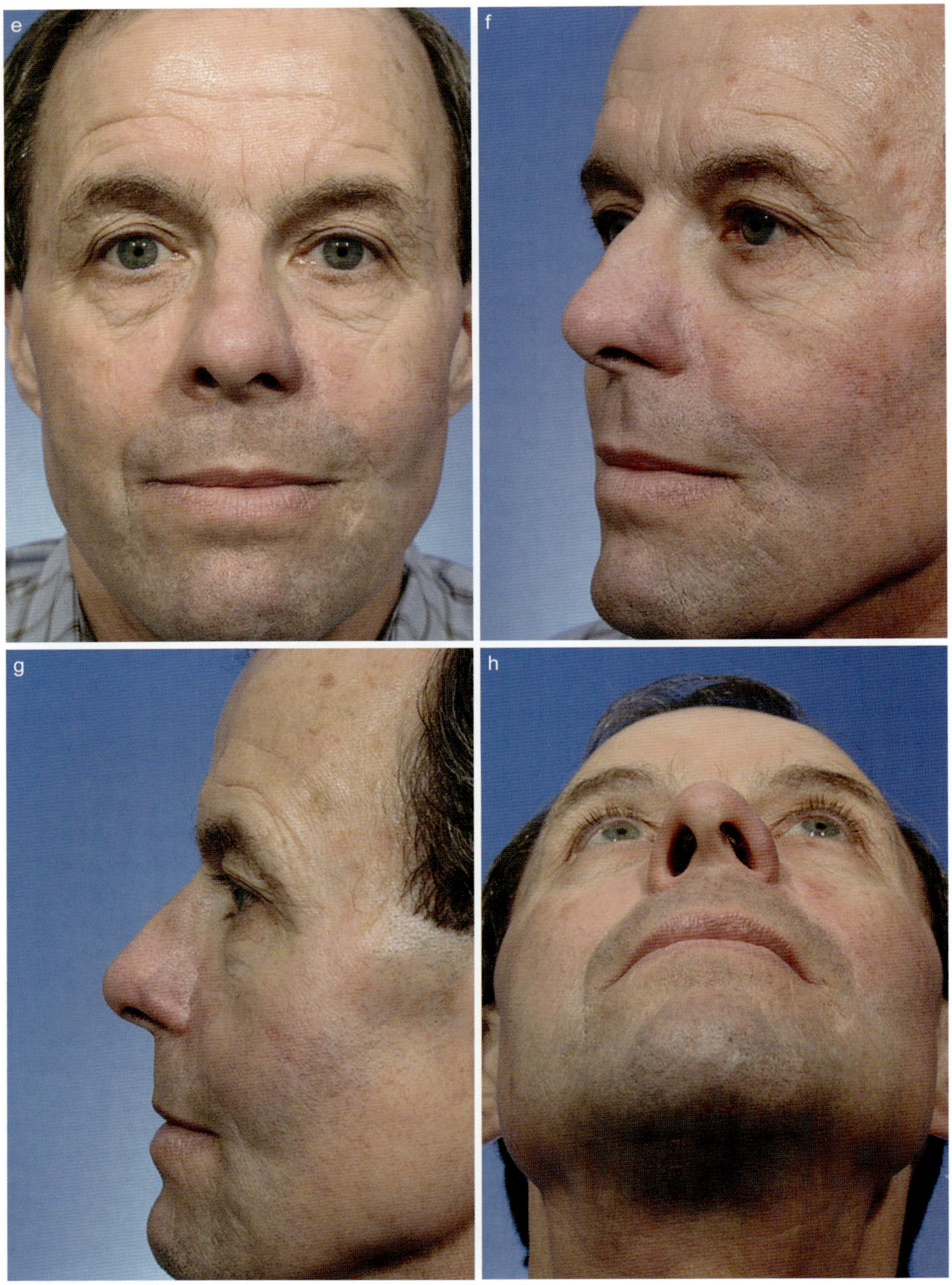

图 6.17 （续）

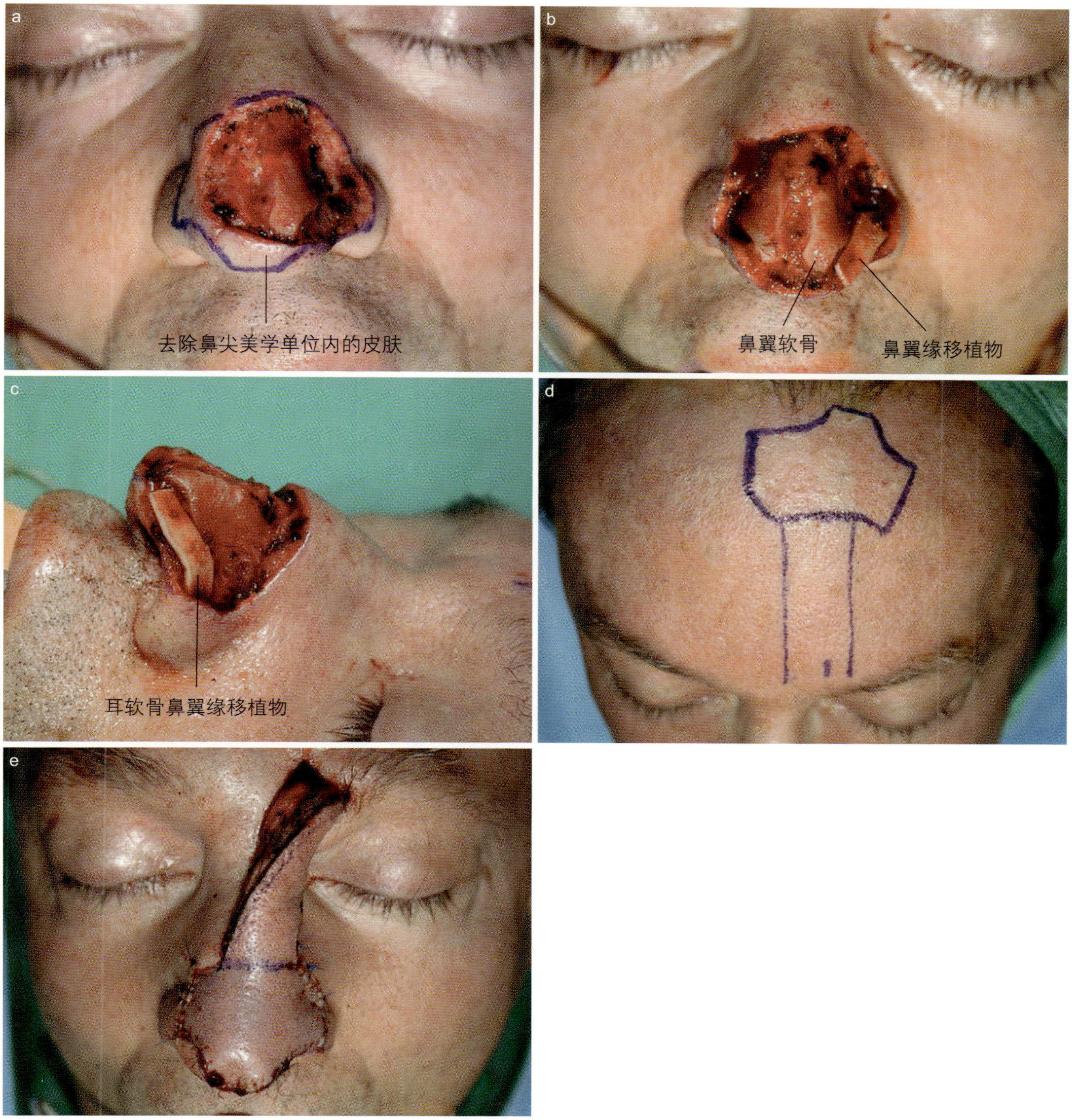

图 6.18 （a～e）插入前额旁正中皮瓣修复 3 cm × 2.5 cm 鼻翼软组织缺损。（f, g）一期手术后 1 周。（h～o）术前及术后 9 个月外观。皮瓣嵌入后 7 个月后行形态修整及前额瘢痕修复术

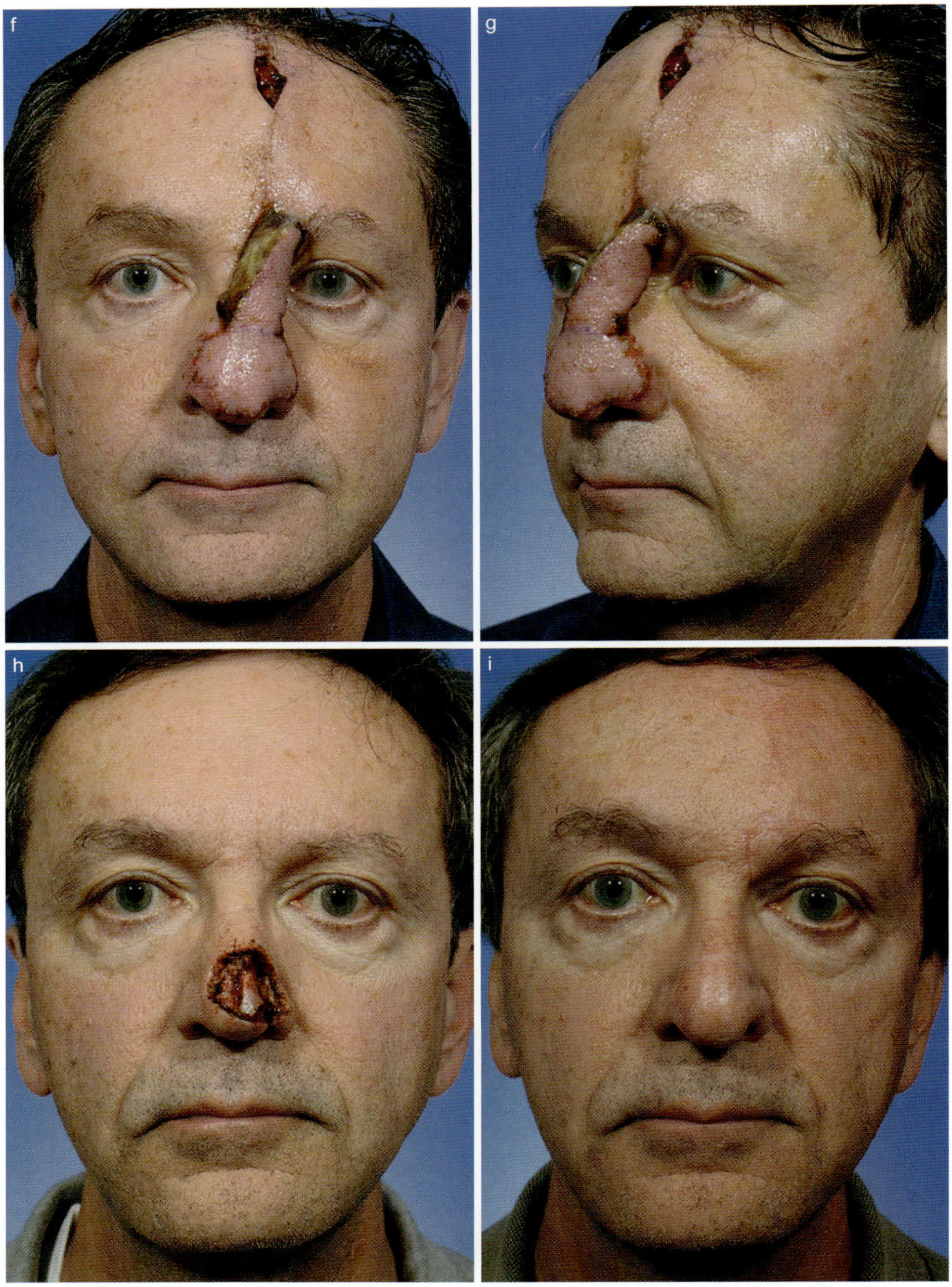

图 6.18 （续）

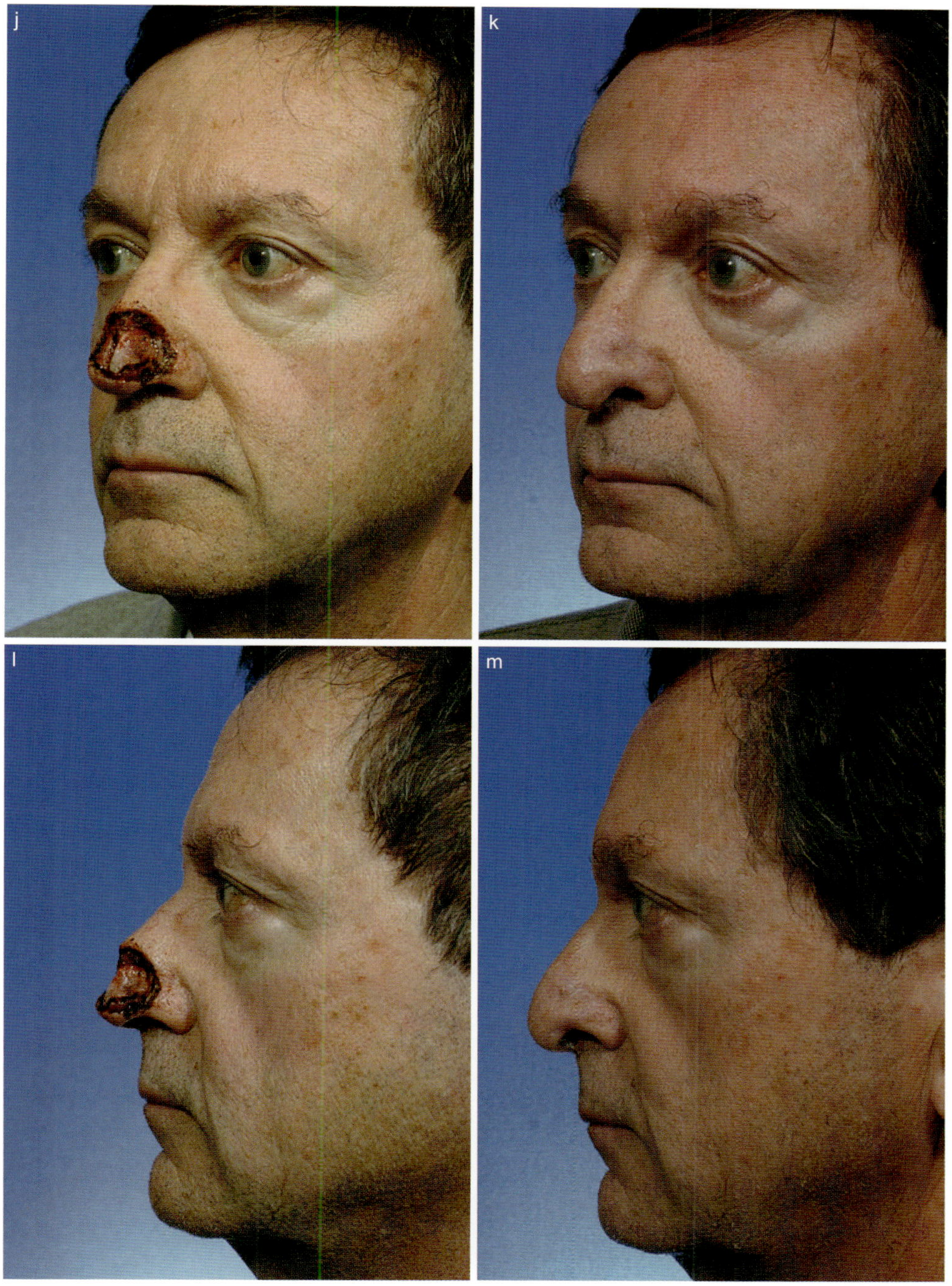

图 6.18 （续）

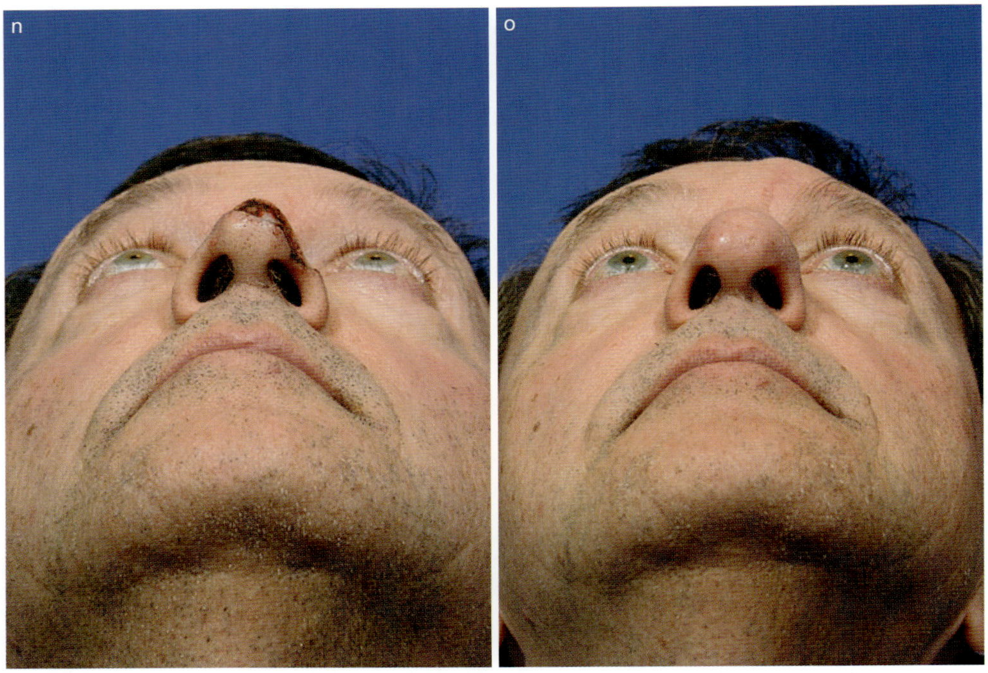

图 6.18 （续）

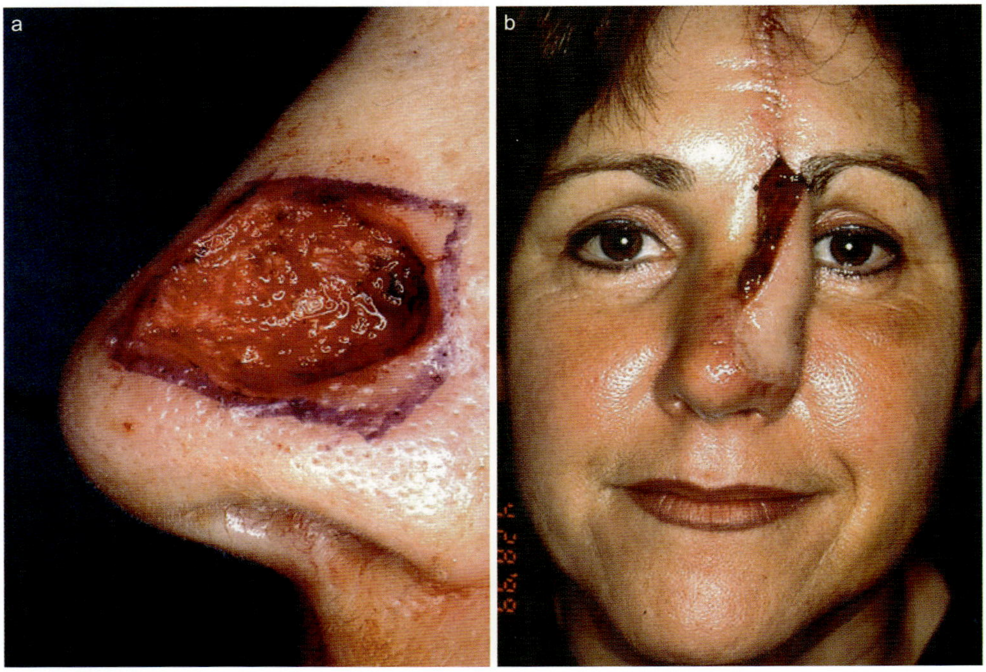

图 6.19 （a）鼻尖侧方及鼻侧壁 2.5 cm × 2 cm 皮肤缺损。标记将缺损形状转变为矩形。（b）插入前额旁正中皮瓣作为外覆盖。（c ~ f）术前及术后 17 个月外观。无须行形态修整

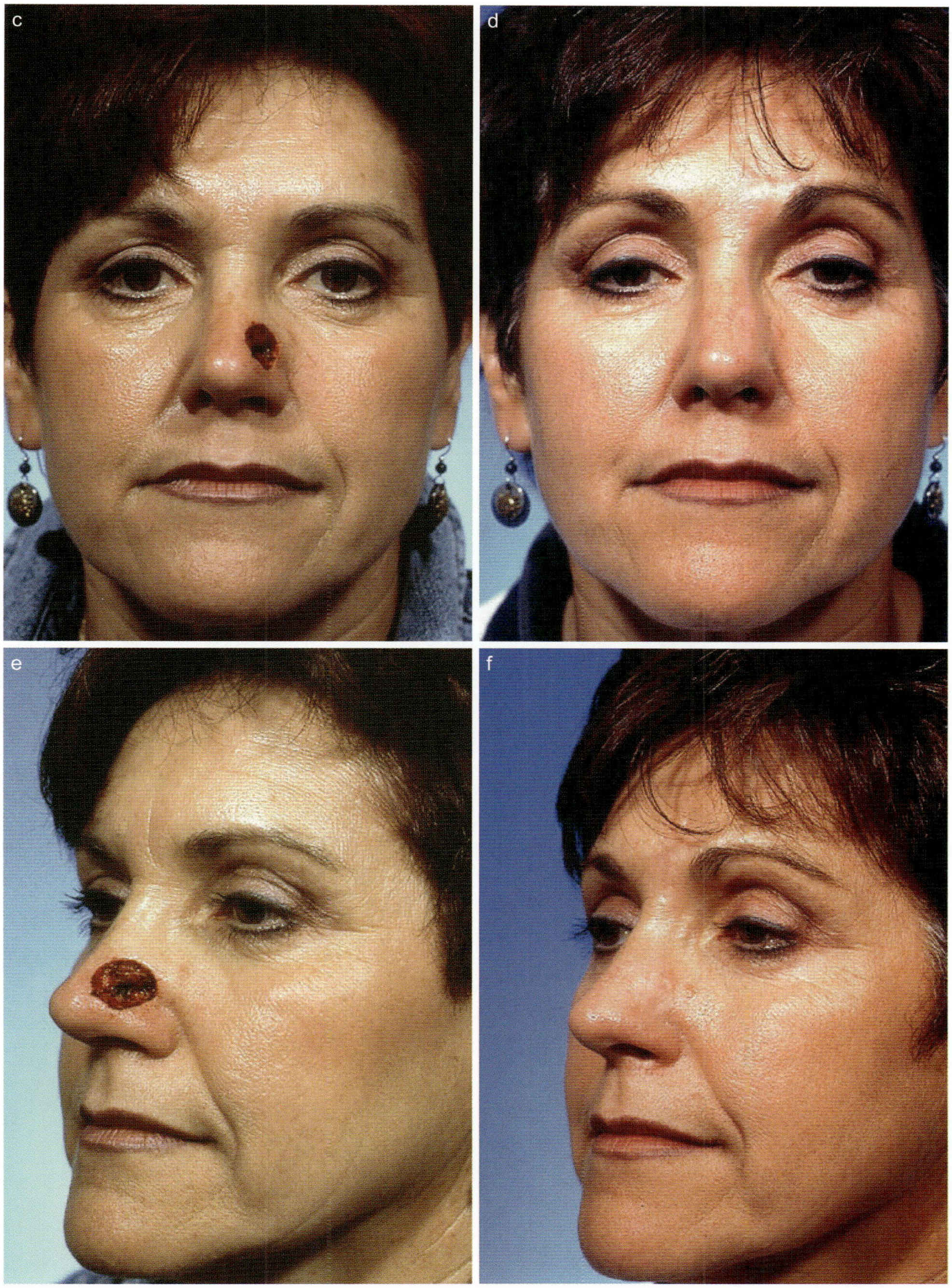

图 6.19 （续）

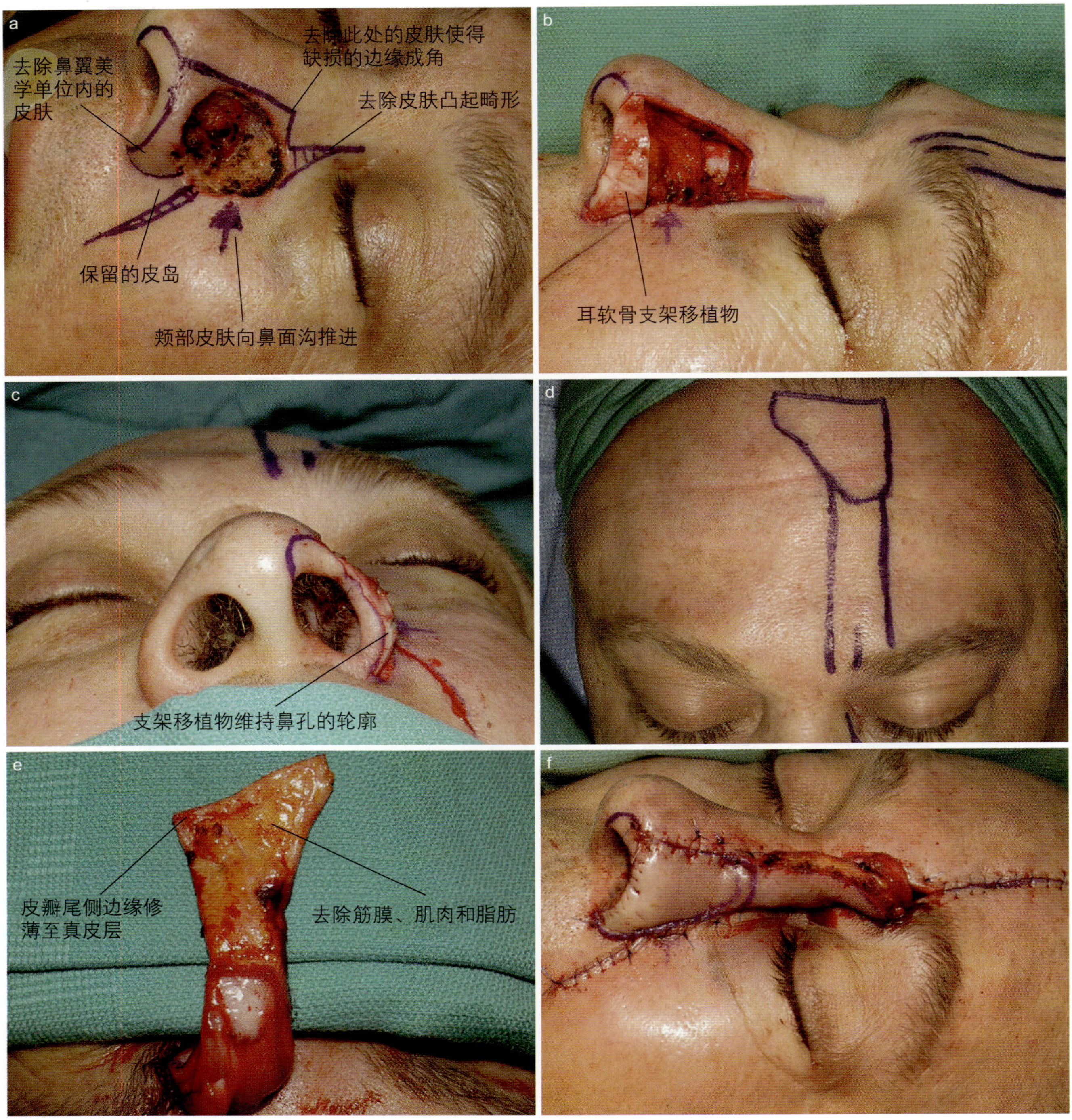

图 6.20 （a）鼻翼及尾侧鼻侧壁缺损延伸至颊部内侧。颊部缺损通过颊部皮肤推进修复。推进过程中在颊 - 鼻和颊 - 唇交界处形成皮肤凸起畸形。鼻翼美学单位中剩余的皮肤去除。去除缺损内侧边缘的皮肤使边缘成角。（b, c）耳软骨支架移植物为鼻孔提供结构支撑和塑形。（d ~ g）插入前额旁正中皮瓣作为外覆皮瓣。转移至鼻部前修薄皮瓣，去除筋膜、肌肉和脂肪组织。皮瓣远端边缘修薄至真皮层。（h, i）皮瓣转移至鼻部后 1 周。（j ~ o）术前及术后 1 年外观。进行了三期形态修整

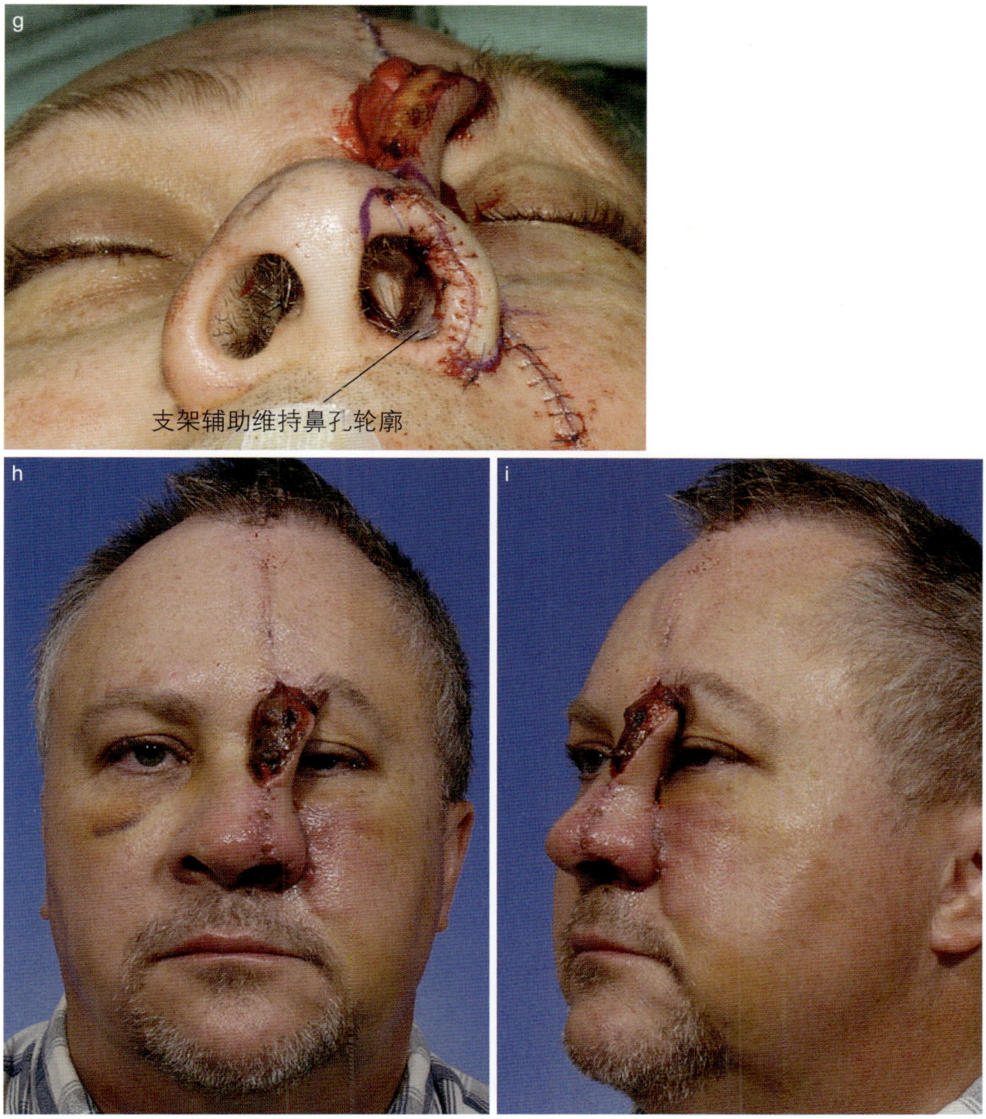

图 6.20 （续）

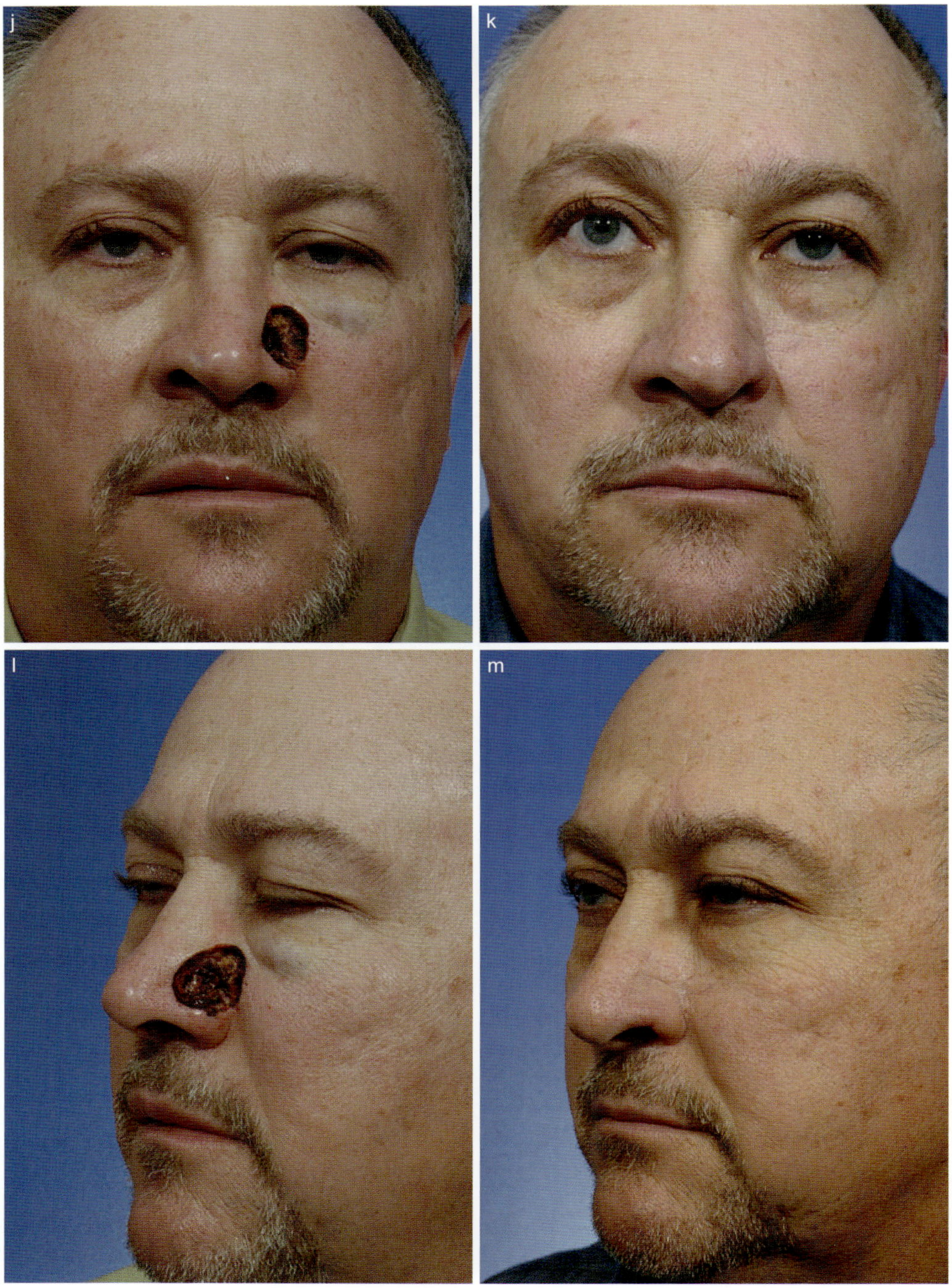

图 6.20 （续）

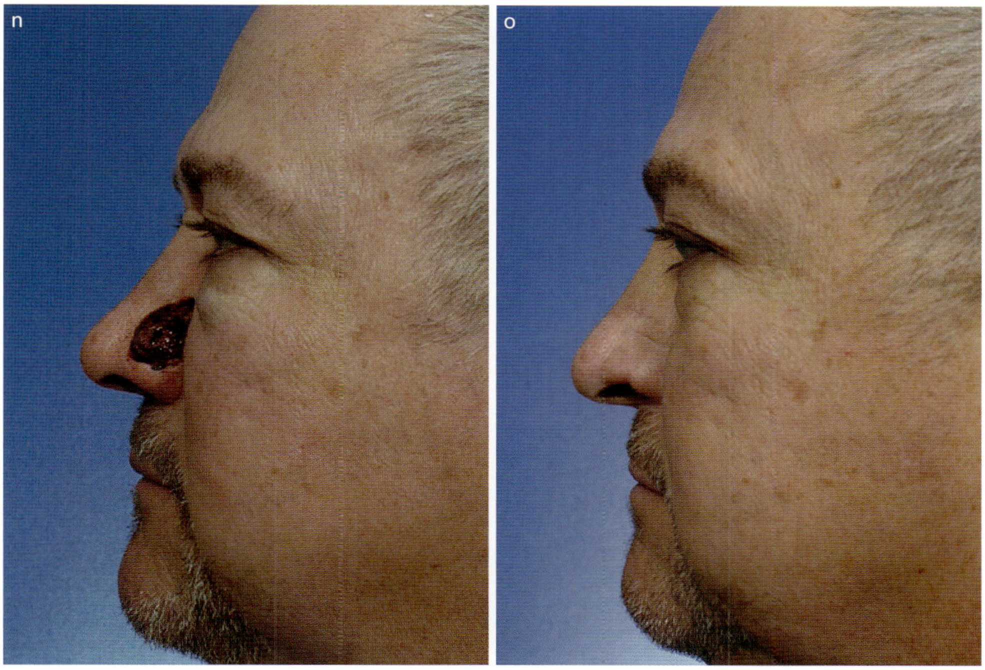

图 6.20 （续）

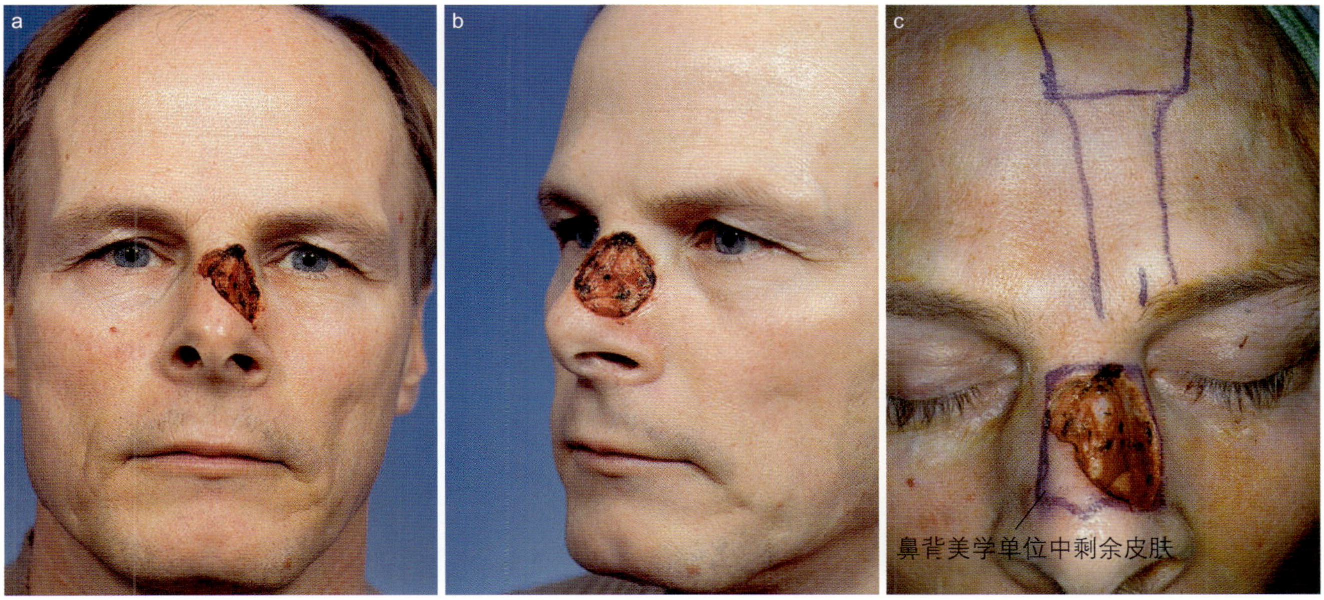

图 6.21 （a, b）鼻侧壁及头侧鼻背 3 cm × 2 cm 皮肤缺损。（c）标记需要切除的鼻背美学单位中剩余皮肤。设计插入前额旁正中皮瓣用于修复缺损。（d）皮瓣转移后 1 周。（d）断蒂及皮瓣嵌入后即刻。（f, g）术后 8 个月外观。无须行形态修整（引自 Baker[5]，第 13 章图 24）

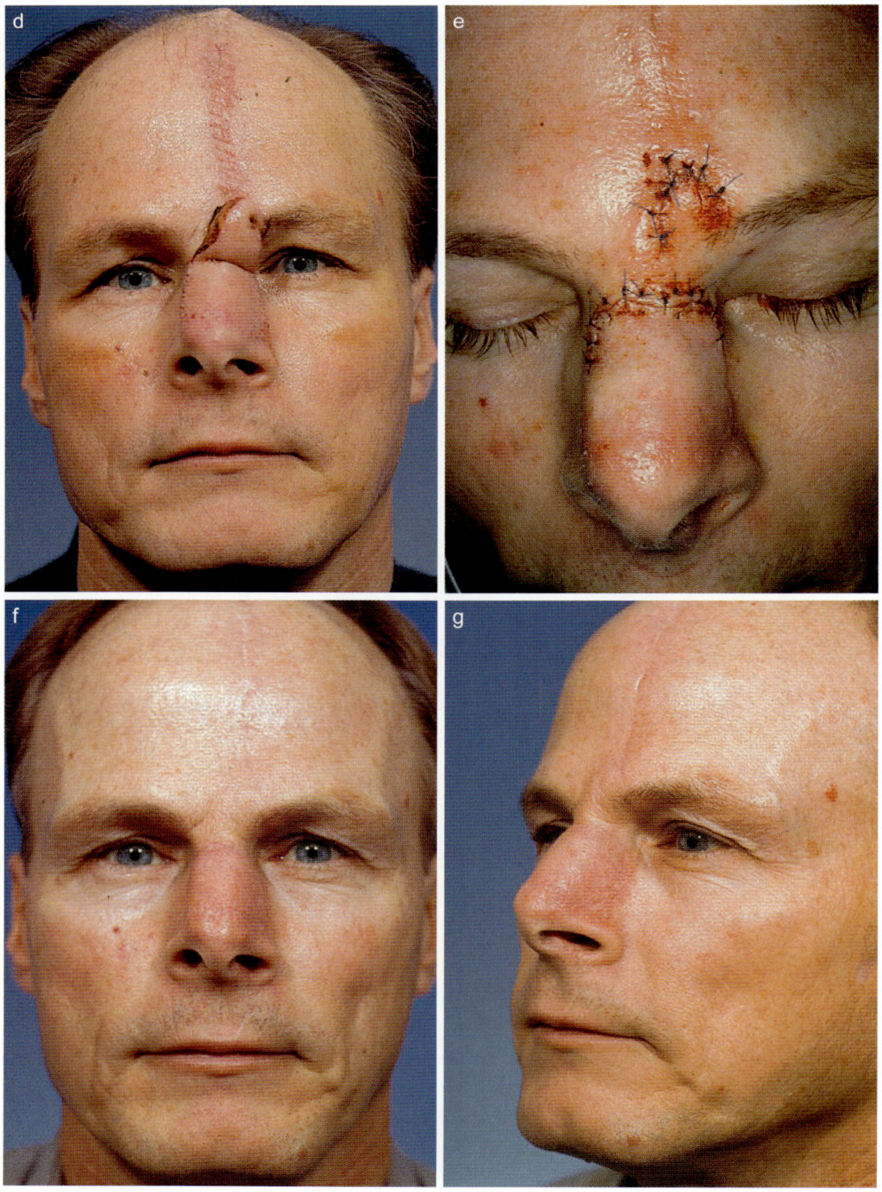

图 6.21 （续）

参考文献

1. Menick FJ. Defects of the nose, lip and cheek: rebuilding the composite defect. Plast Reconstr Surg. 2007; 120:887.
2. Burget GC, Menick FJ. The subunit principle in nasal reconstruction. Plastic Reconstr Surg. 1985; 76:239.
3. Burget GC, Menick FJ. Aesthetic Reconstruction of the Nose. St. Louis: Mosby; 1994.
4. Baker SR, ed. Principles of Nasal Reconstruction. St. Louis: CV Mosby; 2002.
5. Baker SR. Local Flaps in Facial Reconstruction. 2nd ed. Philadelphia: Elsevier; 2007.

第 2 部分
基本技术

软骨移植物 第 7 章

Sam Naficy, Shan R.Baker

鼻再造过程中非常重要的一个步骤是重建结构完备可靠的软骨支架，使中鼻拱和下鼻拱拥有自然的外观轮廓。当缺损累及软骨支架或者伤口挛缩可能导致鼻部软组织的塌陷或变形时，就需要使用软骨移植物。除了替代缺失的软骨外，软骨移植物还可用于加强鼻部一些部位的支撑力，这些部位可能原本是没有软骨支撑的，如鼻翼和软三角。

鼻再造中三个主要的自体软骨移植物来源是耳、鼻中隔和肋软骨。少量的软骨组织也可取材于鼻翼软骨。此外，对移植物进行精确的修剪和固定对于获取理想的外观也至关重要。软骨移植物外侧需要覆盖皮瓣。用于修复全层缺损的移植物需要覆有丰富血管化的衬里瓣和外覆皮瓣。这些皮瓣能够保证软骨移植物长期保持形态和体积。

耳软骨移植物

自体耳甲软骨能够为整个下鼻拱和部分中鼻拱的重建提供理想的支架结构。耳软骨同样也可作为优良的支撑移植物，加强重建鼻翼的支撑力。在进行鼻再造手术准备时，很容易将耳部囊括至术野内，且获取移植物相关的供区发病率和并发症很少。鼻翼缺损对侧耳的耳甲软骨通常能提供修复缺损所需要的轮廓形态。

耳部包含一片高度卷曲的弹性软骨（图 7.1）。耳软骨由一层软骨膜滋养。在外侧，耳甲软骨膜与皮肤紧密相连。在内侧，皮肤及耳甲软骨膜之间存在一个疏松的、无血管的组织间隔。耳甲的上界是对耳轮前脚和耳轮脚，后界是对耳轮皱襞，下界是对耳屏。在前方，其呈漏斗状连接至软骨性的外耳道。耳甲由两个凹面组成，其中间由耳轮脚部分分隔。上方较小的凹面是耳甲艇，下方较大的凹面是耳甲腔（图 7.1）。耳甲艇的形态与对侧鼻翼软骨的中间脚和内侧脚相似（图 7.2）。相似的，耳甲腔的形态与对侧鼻翼及上外侧软骨外侧脚的形态相似。完整获取耳甲的这两部分能够为重建整个鼻翼软骨中间脚和外侧脚提供足够的软骨。因此，在鼻翼软骨中间脚和内侧脚缺损需要耳软骨修复时，会选择缺损的对侧耳作为供区。如果移植物足够宽（1.5 cm），其也可同时为鼻翼提供支架支撑。

技术

获取耳软骨移植物采用局部麻醉，通常配合静脉镇静。使用静脉注射剂量的抗葡萄球菌抗生素。用泡沫枕垫高头部，手术床呈 15° ~20° 头高脚低位。用利多卡因（1%+1：100 000 浓度肾上腺素）进行麻醉及耳部皮肤和软组织的水分离。在外侧注射在软骨膜上水平，在内侧注射在皮下水平。

可采用两种手术入路获取耳甲软骨。作者倾向使用内侧入路获取耳软骨移植物。耳后切口位于耳后折痕及耳轮中间，长度为耳甲软骨的垂直高度。沿软骨膜表面剥离暴露整个耳甲软骨的内侧部分（图 7.3）。紧贴对耳轮皱褶嵴内侧沿耳甲软骨做曲线形的全层切口。用 9 号牙挺或 Cottle 剥离子进行

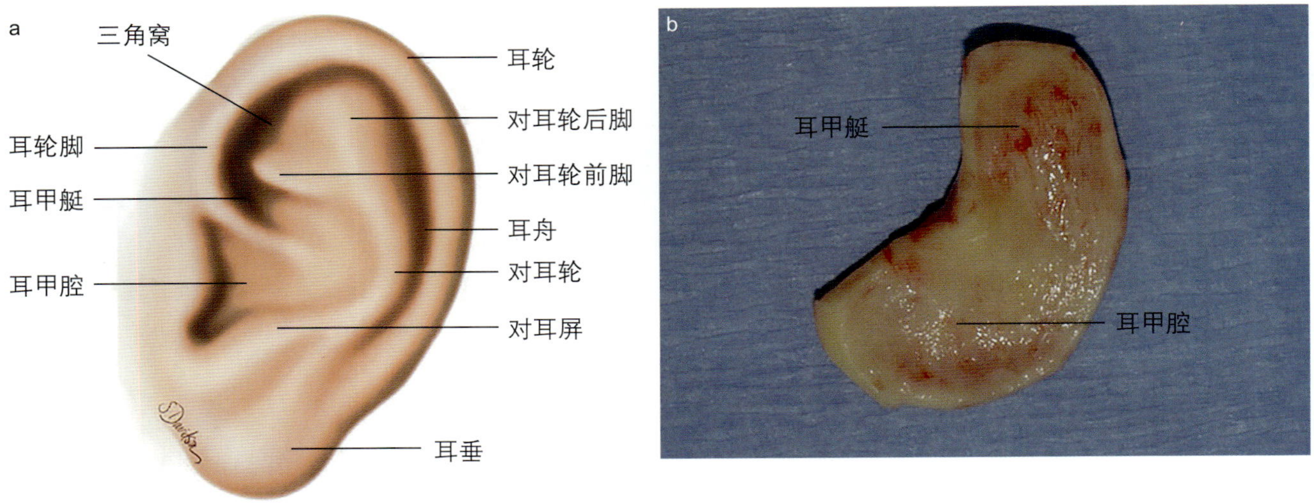

图 7.1 （a）耳软骨解剖形态图。（b）分离的耳甲

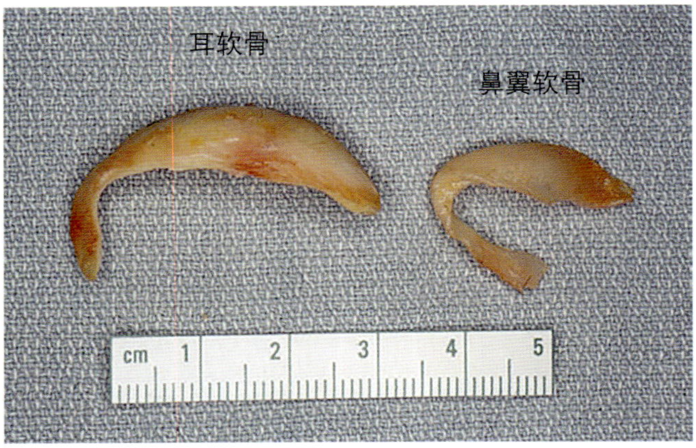

图 7.2 鼻翼软骨和耳甲软骨。鼻翼软骨（右侧）与对侧耳获取的耳甲软骨（左侧）形态非常相似

软骨膜下剥离，暴露整个耳甲软骨的外侧表面。获取大小适合的移植物，注意保留耳轮脚、对耳轮软骨和外耳道边缘的软骨。外耳道口周边的软骨能够防止耳道塌陷。保留对耳轮的软骨（包括前脚和后脚）能够支撑耳轮缘，防止耳部畸形。软骨移植物置于含有抗葡萄球菌抗生素的等张液中。伤口充分止血后，耳后切口用 5.0 铬制肠线单纯连续单层缝合。加固辅料包含两个牙卷，一个置于耳甲内，一个置于耳后。用 4.0 尼龙线贯穿耳部全层并围绕牙卷缝合 3 针，固定牙卷。加固缝合横跨耳后切口线，术后第一天拆除。缝线轻轻打结以避免过度挤压耳部皮肤。或者，可用 4.0 铬制肠线褥式缝合 4 针，缝合贯穿剥离的内外侧耳部皮肤全层。缝合的宽度要能够覆盖切口周围皮肤剥离的宽度。与加固缝合相似，这些缝线轻轻打结，以避免因术后耳部皮肤水肿而压迫出现皮肤坏死。内侧入路的优点是瘢痕隐蔽，易于到达耳甲软骨外侧部分的剥离平面，且整个耳甲软骨的暴露更为充分。此种方法不仅术后美观效果好，手术时间也短。

外侧入路是在对耳轮皱褶前方做曲线切口，提起软骨膜皮瓣（图 7.4）。仔细进行软骨膜下剥离，暴露整个耳甲软骨的外侧部分。用手术刀全层切开一片芸豆形状的软骨，并用剪刀修剪提起，其内侧与软骨膜保持连接。注意保护对耳轮的软骨、外耳道口边缘的软骨以及耳轮脚。通常，在不影响耳部外形的前提下，能获得一块 4.5 cm × 2 cm 的弯曲耳甲软骨。止血后，入路切口用 5.0 快速可吸收肠线单纯连续单层缝合。与内侧入路相似行水平褥式缝合，消除内外侧耳部皮肤剥离后形成的死腔。

围术期护理包括术前使用一次静脉抗葡萄球菌抗生素以及术后口服抗葡萄球菌抗生素 5 ~ 7 天。

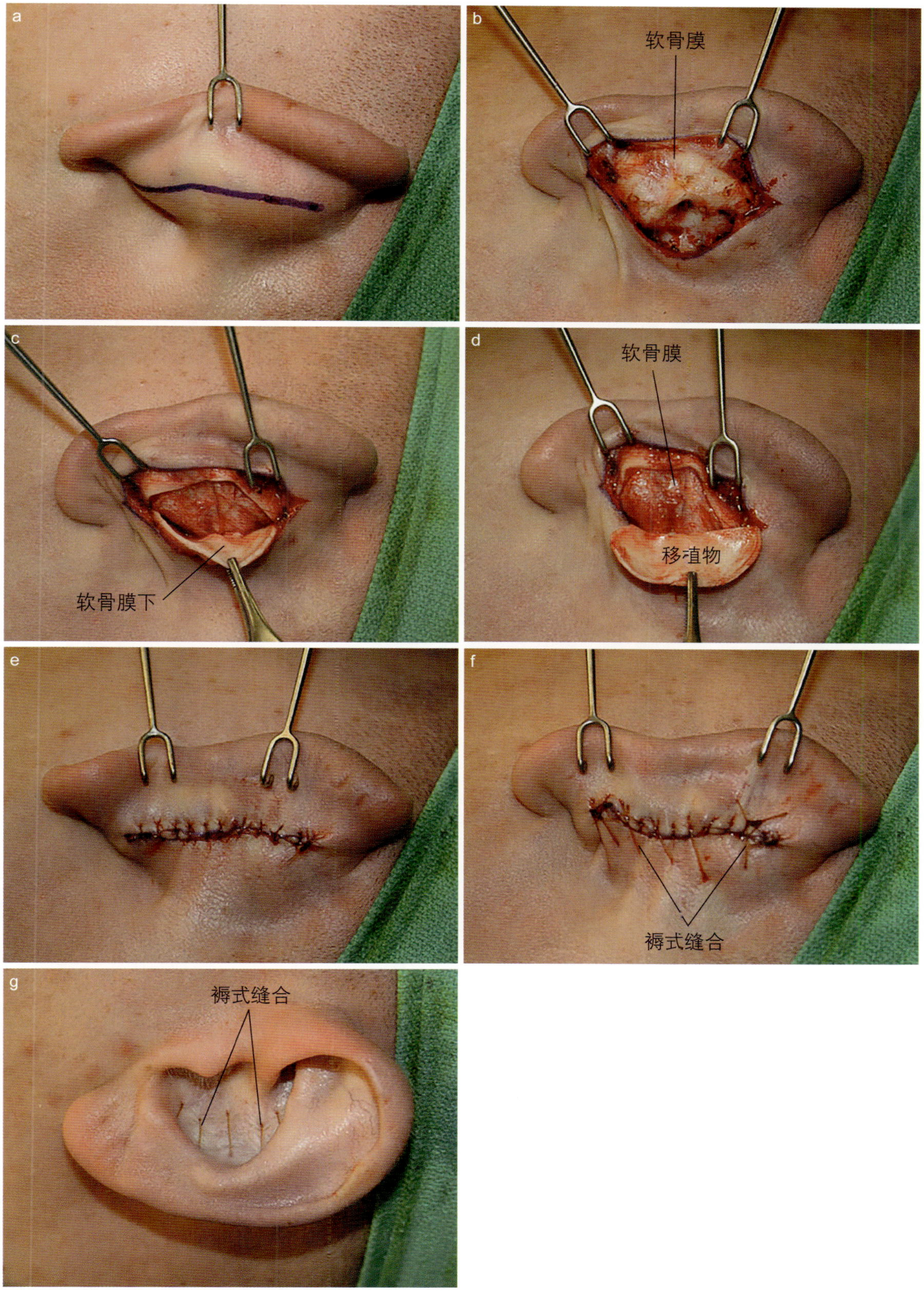

图 7.3　内侧入路获取耳软骨的手术方法。(a) 在耳甲软骨凸面做皮肤切口 (蓝色标记)。(b) 剥离耳部皮肤，暴露耳甲软骨的内侧部分。(c) 切开软骨，在软骨膜下平面剥离外侧皮肤。(d) 切下移植物。(e) 皮肤切口用 4.0 铬线连续缝合。(f) 横跨切口做水平褥式缝合。(g) 褥式缝合用于使内外侧耳部皮肤沿耳甲垂直轴均匀分布

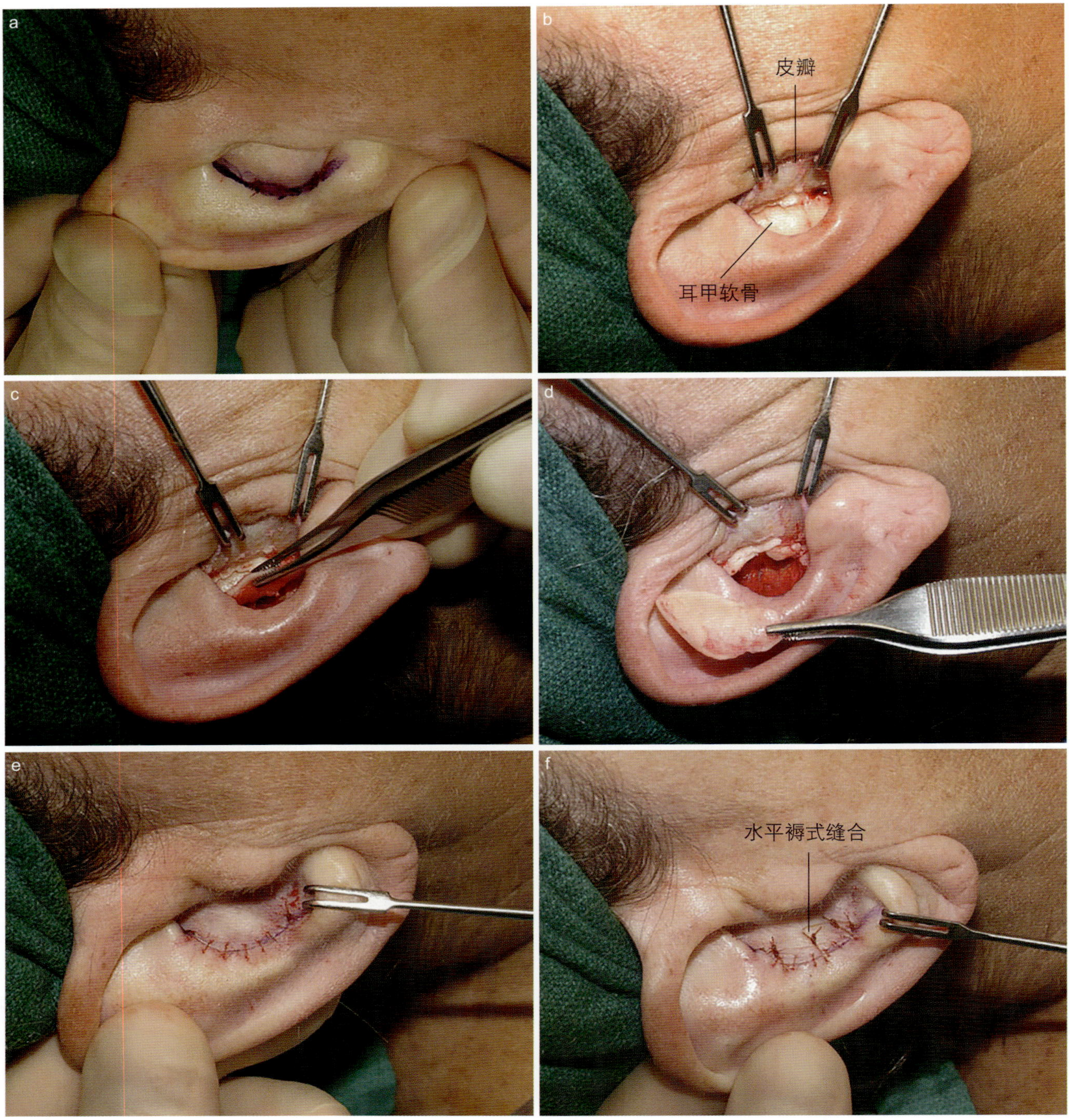

图 7.4 外侧入路获取耳软骨。(a)在对耳轮前方做皮肤切口(蓝色标记)。(b)剥离耳部皮肤暴露耳甲软骨。(c)切开软骨，在软骨膜下平面剥离软骨内侧表面。(d)切下移植物。(e)皮肤切口用 5.0 快速可吸收肠线连续缝合。(f)4.0 铬线水平褥式缝合，闭合内外侧耳部皮肤剥离后的死腔

指导患者每日用过氧化氢溶液湿润的棉签清理伤口 2~3 次，并局部涂抹抗生素软膏，一日 3 次，连续 3 天。随后，指导其更换为凡士林软膏，继续使用 3 天。

获取耳软骨移植物的并发症包括术区的血肿和感染，这两种并发症的发生率都很低。早期血肿可在无菌环境下用 18 G 针头抽吸，或做小切口排出血液。在作者 200 多例进行全层水平褥式缝合（如前所述）的病例中，没有一例观察到耳部血肿。伤口感染很少见，可用覆盖葡萄球菌和假单胞菌的广谱抗生素治疗。

鼻中隔软骨移植物

鼻中隔软骨是透明软骨，是鼻再造很好的移植物材料。它特别适合重建鼻背、鼻尖、鼻小柱和尾侧鼻侧壁的软骨支架结构。同样也很适合作为鼻尖支撑移植物或鼻背表面移植物。鼻中隔通常位于术野内，且在外覆皮瓣的滋养下，鼻中隔软骨移植物可以长期存活。鼻中隔软骨很容易修剪且能够长期维持其形态。鼻中隔软骨缺少自然弯曲，不像耳软骨具有很好的柔韧性，因此不适合用于修复鼻翼软骨缺损，因为此处的支架结构需要呈凸起状。然而，恰当的固定和在软骨上划痕也能使其呈现一定的凸度。鼻中隔软骨可通过标准的鼻中隔成形术获得。在需要使用鼻中隔黏软骨膜瓣的病例中，软骨在瓣剥离的过程中暴露并切除。

技术

在获取鼻中隔移植物前，需使用静脉剂量的抗葡萄球菌抗生素。鼻腔内填塞浸泡有盐酸羟甲唑啉的栓子（约 1 cm × 7 cm 的手术棉球）收缩鼻黏膜血管。用利多卡因（1%+1：100 000 浓度肾上腺素）沿鼻中隔尾侧缘水分离黏软骨膜。对于右利手的术者，切口通常位于患者的左侧。先用 15 号刀片或小分离剪锐性分离，至整个切口全长可见鼻中隔软骨。小心地用刀锋尖在软骨表面划痕，保证其很薄但紧密地连接在内侧软骨膜上。用 Cottle 剥离子从前向后剥离黏软骨膜瓣。充分剥离暴露四边形软骨，其上方及后方剥离超过边界，暴露筛骨垂直板和犁骨。尾侧及背侧保留 1.5 cm 宽的软骨以维持鼻部支撑，其余四边形软骨可以安全地取下用于移植（图 7.5）。用 15 号刀片在软骨上刻画出需要保留的 L 形软骨的边界。随后用 Cottle 剥离子穿透软骨并剥离待取出部分软骨的对侧黏软骨膜。用 Cottle 剥离子的钝头撬断四边形软骨后方与犁骨和筛骨垂直板的连接。在下方，离断软骨与鼻嵴和犁骨的纤维连接。取出软骨，置于含有抗葡萄球菌抗生素的等张液中储存。复合鼻中隔软骨和鼻中隔骨移植物获取时，保留软骨后方与犁骨和筛骨垂直板的连接。用直角剪在内眦水平下 1 cm 处横断骨组织。用 4 mm 骨凿离断复合移植物中骨组织部分的下方及后方连接。

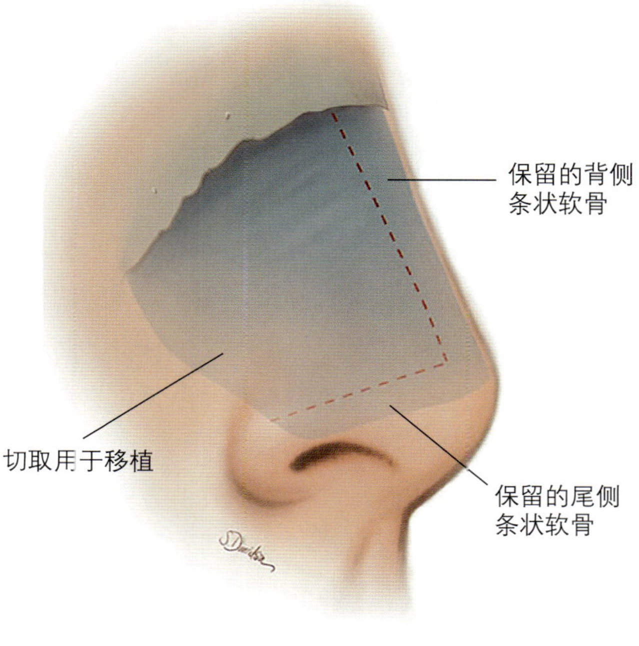

图 7.5　用于移植的鼻中隔软骨。保留 L 形背侧及尾侧条状软骨（虚线）以维持鼻部支撑

黏膜入路切口用5.0铬制肠线间断缝合。两侧黏软骨膜瓣对合，用3.0铬制肠线连续水平褥式缝合。这种“绗缝”方式能够消除死腔，免去鼻部包扎且减少发生血肿的风险。

术后用过氧化氢溶液湿润的棉签每日清理鼻内2~3次，并在缝线处涂抹凡士林软膏。患者术后口服5~7天抗葡萄球菌抗生素。

对于使用鼻中隔黏软骨膜铰链瓣修复鼻衬里缺损的患者，其鼻中隔软骨通常已经暴露且易于获取。保留尾侧和背侧1~1.5 cm宽的支撑软骨，取下剩余的软骨，保留对侧黏软骨膜。裸露的对侧黏软骨膜面会二期愈合，再上皮化。术后前几周定期清创和经常生理盐水喷鼻能够避免结硬皮。患者每天用盐水冲洗鼻部3次，直至伤口完全愈合（参见第11章）。

获取鼻中隔软骨移植物的并发症包括血肿、鼻部支撑变形和感染。在恰当的解剖层面剥离黏软骨膜瓣，并将双侧瓣对合水平褥式缝合能够减少发生血肿的风险。保留足够的背侧和尾侧鼻中隔软骨能够维持下鼻拱及中鼻拱的支撑，从而降低鼻背塌陷畸形风险。鼻中隔供区感染很少见，如果出现，通常继发于鼻中隔血肿。鼻中隔穿孔可能继发于双侧黏软骨膜瓣损伤或鼻中隔血肿。

肋软骨移植物

自体肋软骨是鼻部支架移植物的丰富来源。可以从一根或者多根不同的肋骨处获取大量的肋软骨和肋骨，从而为修复大面积缺损提供材料。肋软骨是透明软骨，随着年龄的增长会发生骨化。老年人的肋骨只有少量未骨化的透明软骨。

肋骨与相对应的胸椎相连，其前方弯曲。前十肋的骨性部分末端连接着一条透明软骨，并形成软骨连接。第二肋到第七肋的肋软骨连接至胸骨。第六肋的胸肋关节位于剑突连接水平。第八、九、十肋的软骨向内侧及上方延伸，连接形成肋弓。胸廓内动脉为上胸壁提供血供，其肋间分支沿肋骨的胸膜分布。

技术

获取肋骨移植物前使用一次静脉剂量的抗葡萄球菌抗生素。在乳房下线或沿着肋缘直接触诊选取最直的肋骨。第六肋通常是最适合进行鼻再造的供区，其有较长且直的肋软骨部分（图7.6）。要暴露这根肋骨，需要做一个3 cm的切口，分离肋骨表面的皮肤、浅筋膜和腹直肌前鞘。较小的切口能够减轻术后疼痛，但限制了获取更多的一根或两根肋骨。暴露的肌肉是分开的，不需要做额外的切口暴露肋骨。在前方的软骨膜上做H形切口，其中间的一道应延续至暴露肋骨的全长。对于不需要使用前额旁正中外覆皮瓣的患者，需从肋骨的前表面切取一条软骨膜。此条软骨膜放置在软骨移植物的表面，垫于鼻背。软骨膜有助于使鼻尖和鼻背的轮廓更为平整，掩盖外形缺陷。切取软骨膜移植物后，用9号牙挺环形剥离肋骨上方和下方剩余的软骨膜。小心剥离肋骨深方的所有组织。环形剥离后，用肋骨剥离器游离肋软骨深方的软骨膜连接。充分游离后，全层切开获取一块软骨组织。切开前在肋骨深方放置一可伸展的牵引器，再用10号刀片切开，避免无意间损伤胸膜。如果有鼻骨缺损，可以沿肋软骨多向后外侧切除一部分肋骨。另一种切取方式是沿肋软骨纵向劈开，深方的部分软骨保留在原位。这样能够减少气胸和术后胸痛的风险。但是相比于全层切取，此方法获取的软骨量明显减少。获取肋骨移植物后，需在切口内充满盐水，并持续正压通气以检查有无气胸。有气泡冒出提示胸膜有裂口，需要探查术区，修补裂口。伤口用抗生素溶液冲洗，如果没有切取软骨膜移植物，需要缝合前方的软骨膜。关闭切口前有时可置入引流管。然后逐层缝合腹直肌、鞘膜、浅筋膜和皮肤。如果有胸膜裂口，需要在胸腔内置入一红色橡胶管。伤口缝

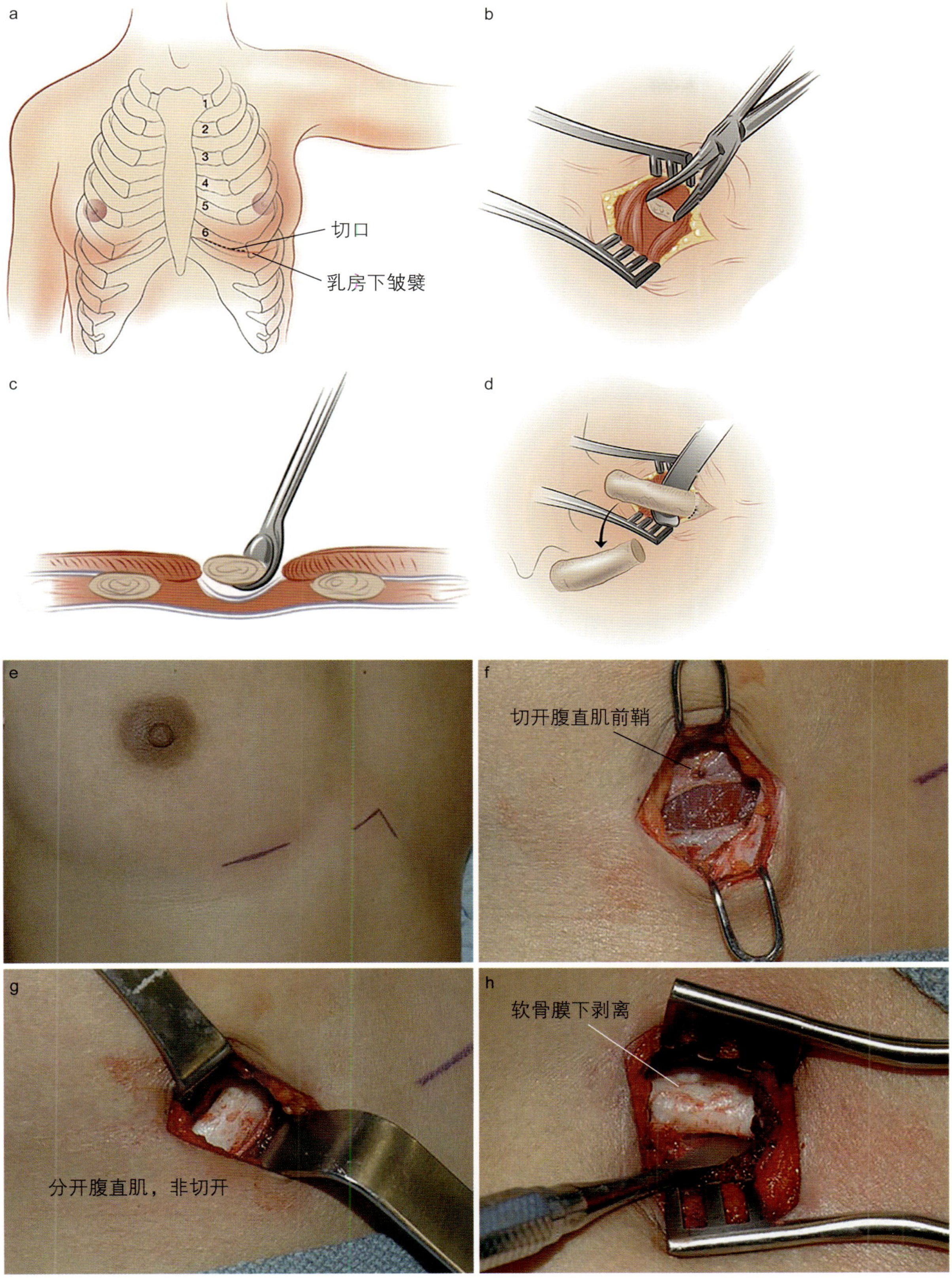

图 7.6 获取肋软骨。(a) 做乳房下切口。(b) 切开腹直肌前鞘，拨开腹直肌，暴露肋骨。(c) 在软骨膜下平面剥离肋骨。(d) 切开肋骨前在肋骨深层放置可伸展牵引器。(e) 在乳房下皱襞标记 3 cm 切口。(f) 切开腹直肌前鞘。(g, h) 暴露肋骨，在软骨膜下平面剥离。(i) 保留深层软骨膜，避免发生气胸。(j) 胸壁伤口逐层关闭。(k, l) 移植前雕刻软骨移植物

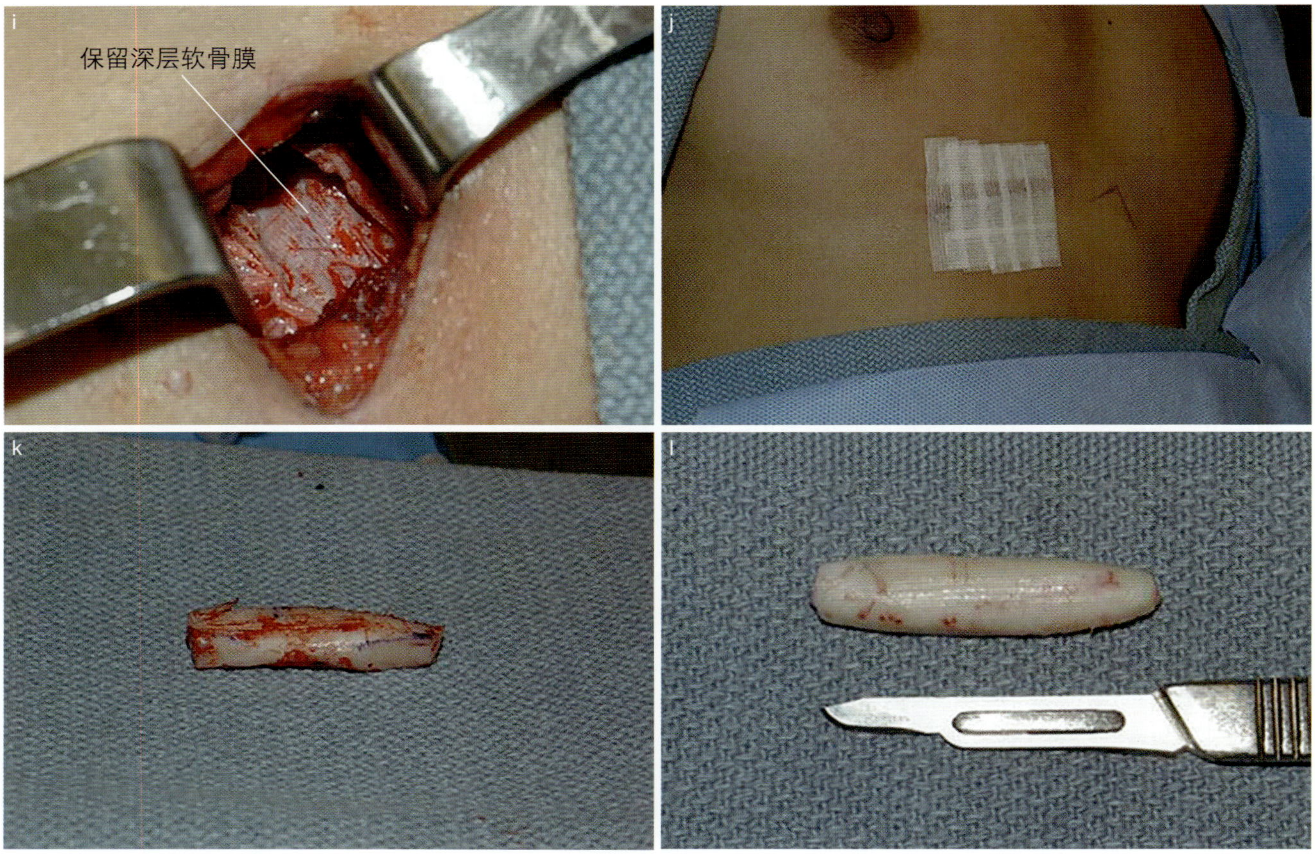

图 7.6 （续）

合后，将这根管子连接至吸引器，并拔出至皮下。术后拍摄立位胸片除外明显的气胸。在软骨膜下腔隙注射 0.5% 丁哌卡因有助于缓解术后早期的不适。

肋软骨移植物的主要优点是其组织量充足，且可以获得大块软骨组织，或获得骨软骨复合物，可用于修复鼻部大面积缺损。切口可以较好地隐藏，尤其在女性患者中。使用肋软骨移植物的缺点是供区疼痛，轻微供区瘢痕可能，远期软骨吸收倾向以及移植物随时间延长出现弯曲或变形的可能。在老年患者中，肋软骨可能出现明显的钙化，从而难以用于鼻再造。

鼻翼软骨移植物

当因缺损导致鼻翼软骨暴露时，可从鼻翼软骨外侧脚的头侧缘获取少量的软骨组织。该处能提供的软骨组织量小是因为鼻翼软骨很薄弱，如果去除大量外侧脚软骨会影响鼻尖的支撑力。能够获取的软骨的量取决于鼻翼软骨的大小及强度。调整鼻翼软骨的头侧部分会增加鼻尖的旋转，此种调整只能在有鼻尖旋转需求的患者中进行。在大部分病例中，能够获得 0.5 cm × 1 cm 的软骨移植物而不影响鼻尖的结构支撑。在修复小面积的鼻穹顶或鼻小柱软骨缺损时，鼻翼软骨移植物拥有理想的厚度和曲度。其也适合为软三角提供辅助结构支撑。鼻翼软骨移植物可以单独使用，也可以双层缝合在一起增加强度。

技术

累及鼻尖的缺损可暴露鼻翼软骨，在鼻翼软骨表面进行剥离。用记号笔在双侧鼻翼软骨表面标记切口线，或用 15 号刀片做划痕标记。为了维持鼻尖的对称性，移植物应双侧对称获取。用 30 G 的针头和含肾上腺素的局麻药进行水分离，将菲薄的前庭皮肤和软骨头侧缘分开。全层切开鼻翼软骨，用无创钳夹住软骨前缘，并用小组织剪剪下。

雕刻软骨移植物

软骨移植物用于替代缺失的鼻部软骨，从而恢复缺失结构的自然轮廓。移植物需要雕刻至与缺失部分的大小、形状和轮廓相一致。对于愈合过程中有变形倾向的结构，移植物还可作为夹板帮助维持鼻部结构的形态和位置（图 7.7）。

软骨移植物在固定前修剪至需要的轮廓并尽量保持完整。进一步的修饰可以在移植物固定好后再进行。作者偏好使用 15 号刀片修饰软骨移植物。移植物用无创组织钳夹持，置于潮湿的手术铺巾上，用刀片削去多余的软组织或软骨。去除耳软骨的软骨膜，如果需要的话，将其修剪到 1.5 mm 厚。过薄可能会影响移植物的结构完整性。削薄后，将其修剪至与待替代部位软骨一致的形状。移植物的边缘呈斜面。可进一步通过划痕、折叠和缝合固定使移植物呈现需要的形状。对侧完整的结构轮廓是修剪移植物时的理想模板。移植物和所有修剪下的软组织都置于抗生素溶液中以备移植使用。所有进行鼻部软骨移植的患者术后连续口服抗葡萄球菌抗生素 5～7 天。

鼻中隔软骨通常除了修剪至需要的大小外，不需要过多的轮廓调整。鼻中隔软骨原本呈平面，比耳软骨难形成曲面。可通过削薄软骨或做划痕使其成为曲面。有时，5 0 聚丙烯线水平褥式缝合也可增加曲度。如果用鼻中隔软骨重建中间脚，可用褥式或 8 字缝合将移植物固定在残留的内侧脚上。随后在移植物外板上划痕，将移植物向外侧弯曲，重建鼻穹顶的轮廓。

肋软骨移植物可作为表面移植物用于修复大部分的鼻背缺损。用这种方法还可以修复鼻梁突度缺失的缺损。需去掉一定量的骨和软骨组织，制造出一个平台，使肋软骨移植物的固定更为稳定。如果有衬里缺损，需要先修复衬里缺损再放置肋骨移植物。肋骨用 10 号刀片雕刻，其边缘削薄。对称地去除软骨各面的软骨膜，有助于减小移植物弯曲或变形的风险。在肋软骨中置入铁丝支撑可能会减小移植物弯曲的风险 [1]。

部分肋软骨可以横截为 2 mm 厚的片，用于纠正轮廓畸形 [2]。其常用于修复鼻侧壁或鼻尖。

移植物固定

将软骨移植物恰当地固定于鼻部原有骨架上，能够为鼻部衬里和外覆组织提供稳定的支架结构。鼻衬里通过水平褥式缝合固定于软骨移植物深面。衬里与移植物的紧密贴合有助于滋养移植物。用 5.0 聚乳酸可吸收线穿过软骨、衬里，再返回，最后在软骨侧打结，打结避免张力过大。

采用褥式缝合将表面的移植物软骨和原有鼻部软骨缝合固定。这种固定方法的稳定性高，在修复鼻翼软骨内侧脚或中间脚时经常使用。用 5.0 聚丙烯线或聚乳酸可吸收线穿过表层的软骨并打结，使两块软骨贴合。如果需要端 - 端对合，用 5.0 聚乳酸可吸收线 8 字缝合，将软骨移植物固定至原有

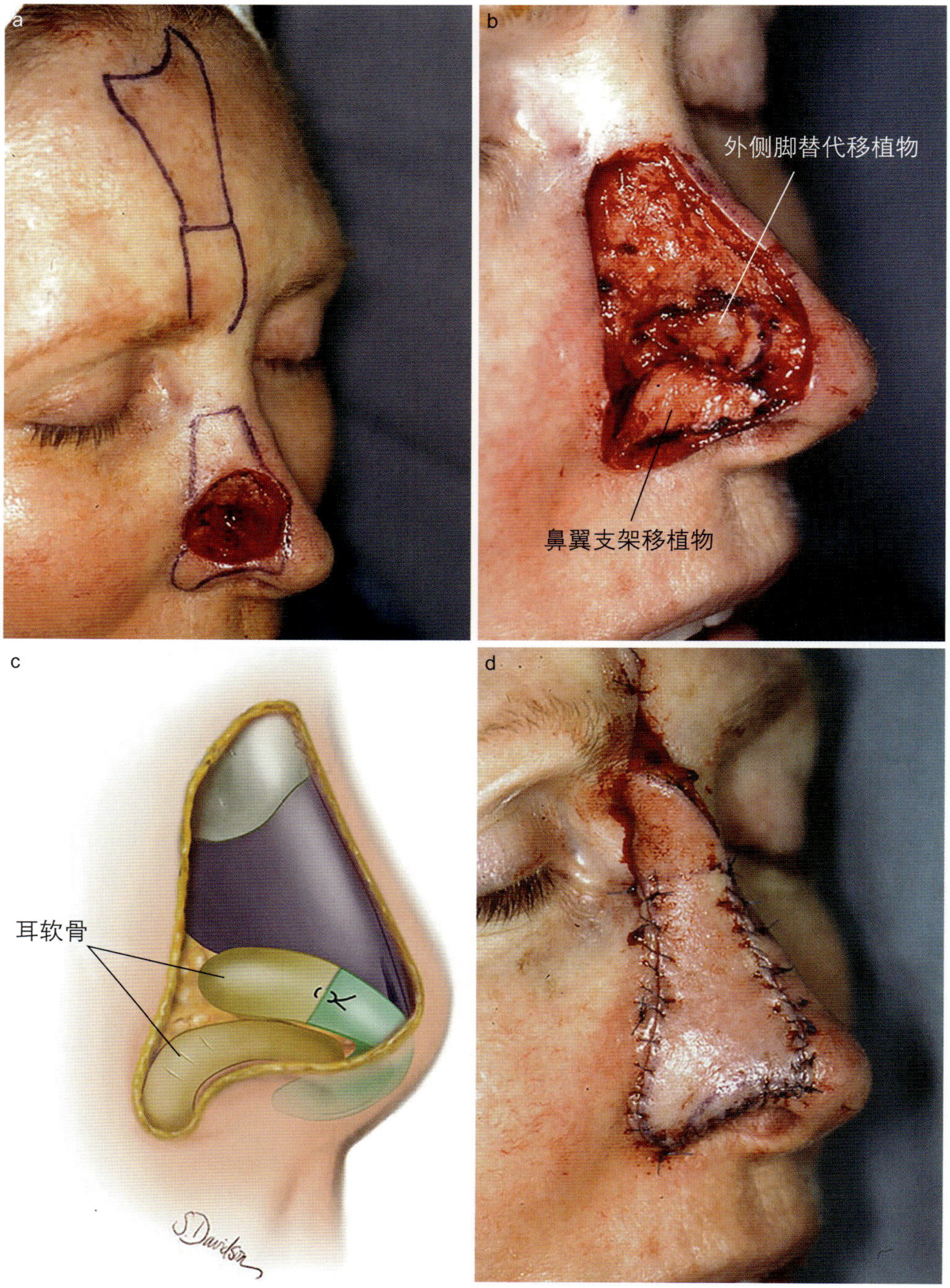

图 7.7 （a）鼻翼及鼻侧壁皮肤缺损。部分外侧脚被切除。标记需要切除的皮肤美学单位。设计前额旁正中皮瓣作为外覆皮瓣。（b）两块蓝色勾勒的耳软骨移植物分别替代外侧脚缺失部分和用作鼻翼支架移植物。（c）结构性移植物和修复性移植物示意图。（d）外覆皮瓣转移至鼻部。（e~h）术前及术后 8 个月外观。皮瓣嵌入后 4 个月进行形态修整术

鼻部软骨上（图 7.8）。缝合时在距离软骨游离端 2~3 mm 处进针。8 字缝合时，进针方向保持一致。打结时张力要小，避免撕裂软骨。

在修复鼻孔缘局限性缺损时，使用鼻中隔或耳软骨制成鼻翼缘移植物为鼻孔缘提供支撑。鼻翼缘移植物的宽度通常与缺损的垂直高度相同。移植物的长度超过缺损的全长，用 5.0 PDO 线褥式缝合于前庭皮肤（图 7.9）。

在修复鼻翼缺损时，将 1.0~1.5 cm 宽、3 cm 长的耳软骨支架移植物缝合于鼻衬里，形成一个鼻

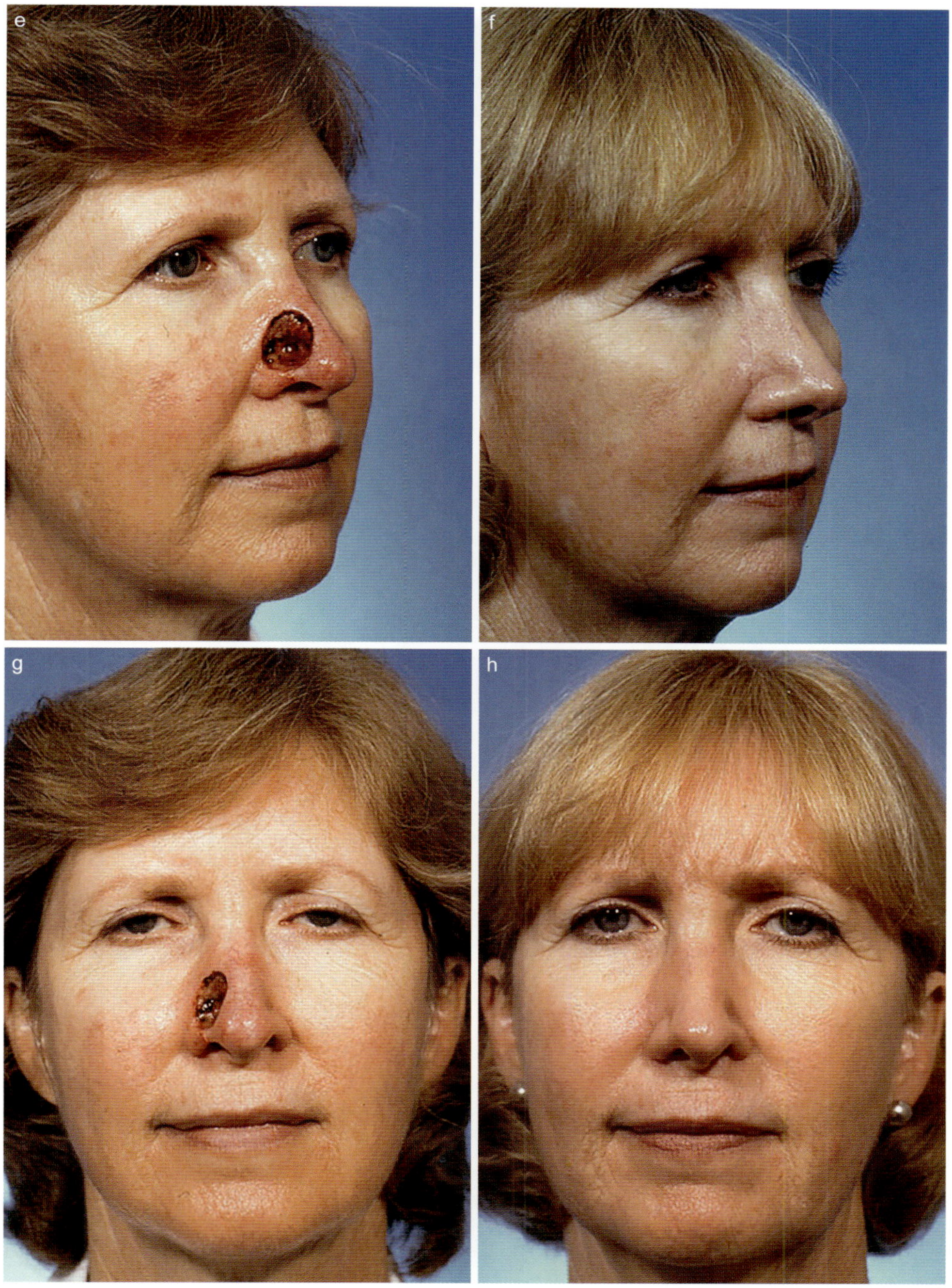

图 7.7 （续）

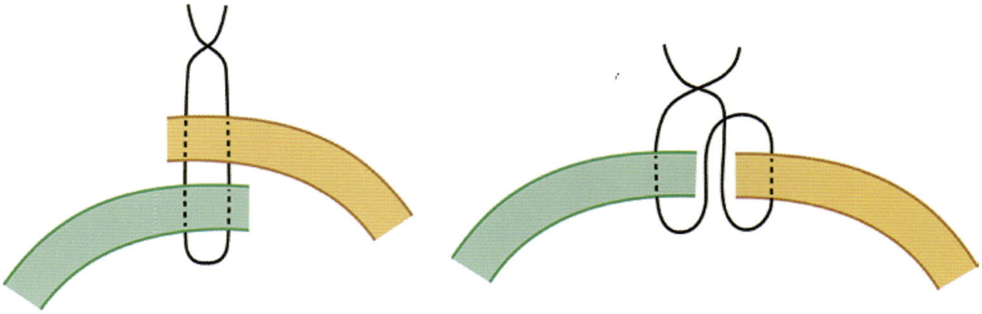

图 7.8　覆盖的移植物的固定用褥式缝合。端 - 端固定用 8 字缝合

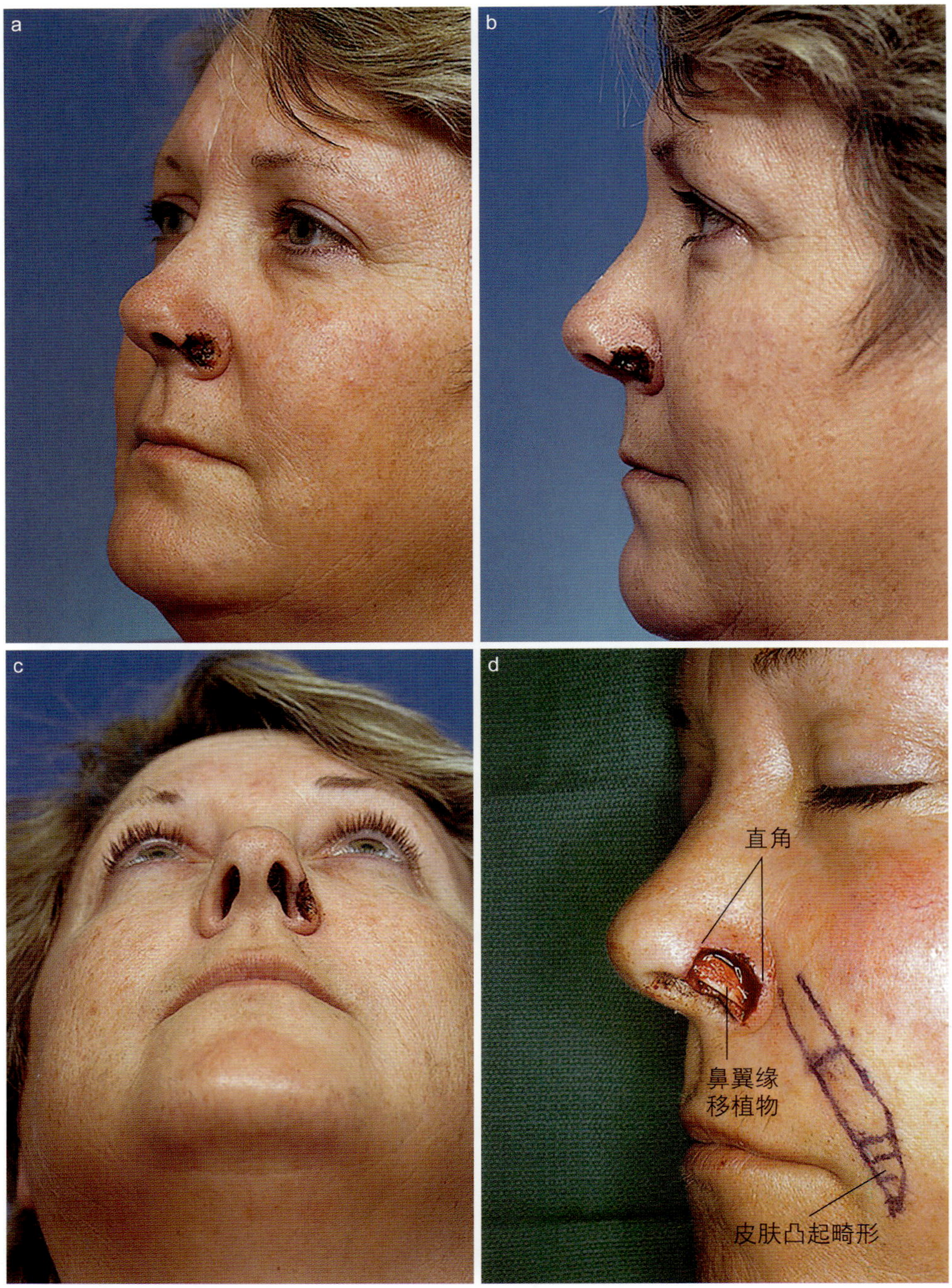

图 7.9 （a～c）鼻孔缘皮肤及软组织缺损。（d）耳软骨鼻翼缘移植物横跨缺损。移植物的宽度等于缺损的高度。设计插入皮肤蒂鼻唇沟皮瓣作为外覆盖。（e）切开皮瓣。（f）转移皮瓣，供区缝合。（g）鼻唇沟皮瓣转移至鼻孔缘后3周。（h）断蒂、皮瓣嵌入后即刻。（i～k）皮瓣嵌入后6个月外观。未进行修复手术（引自Baker[3]）

图 7.9 （续）

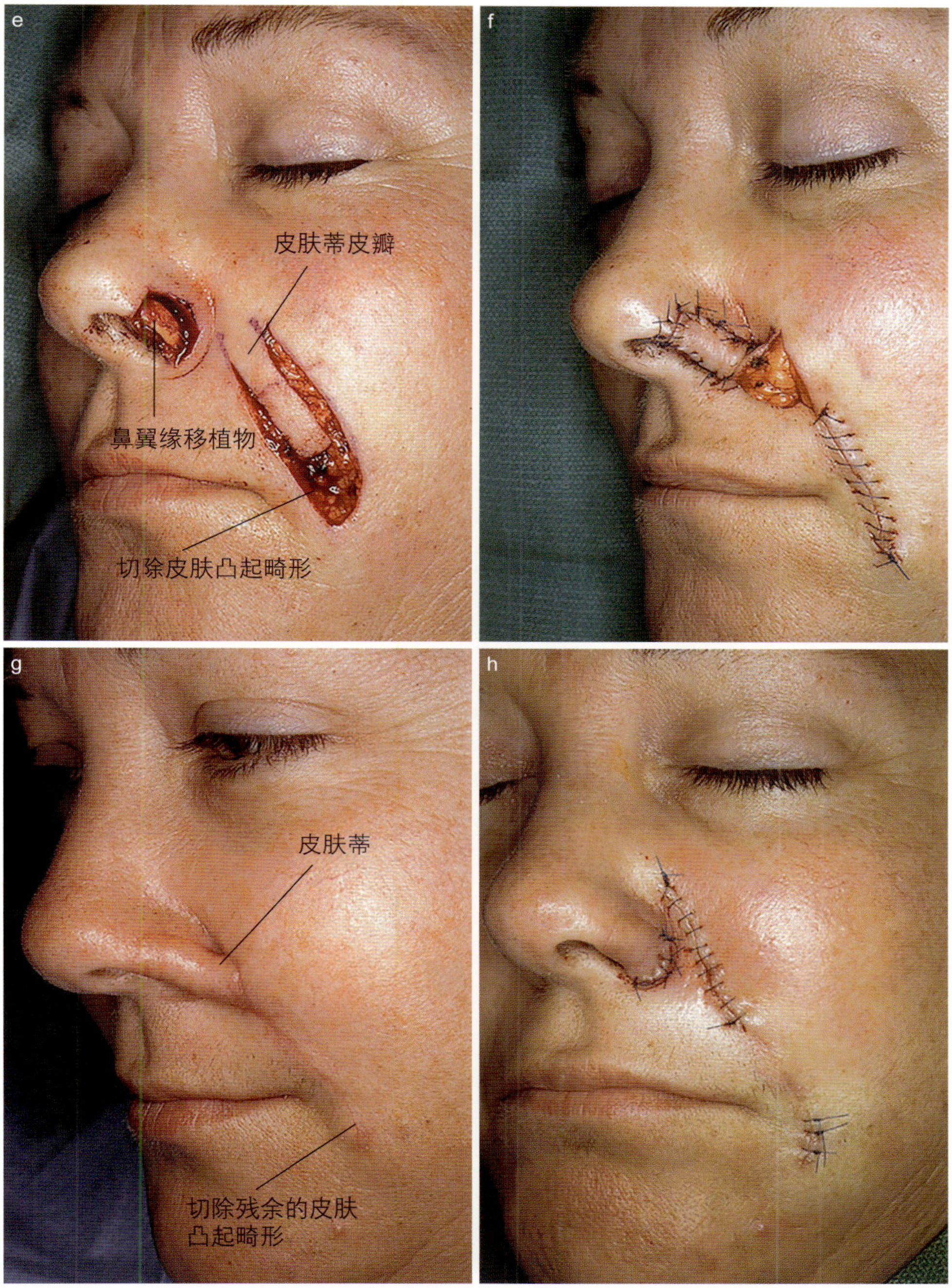

图 7.9 （续）

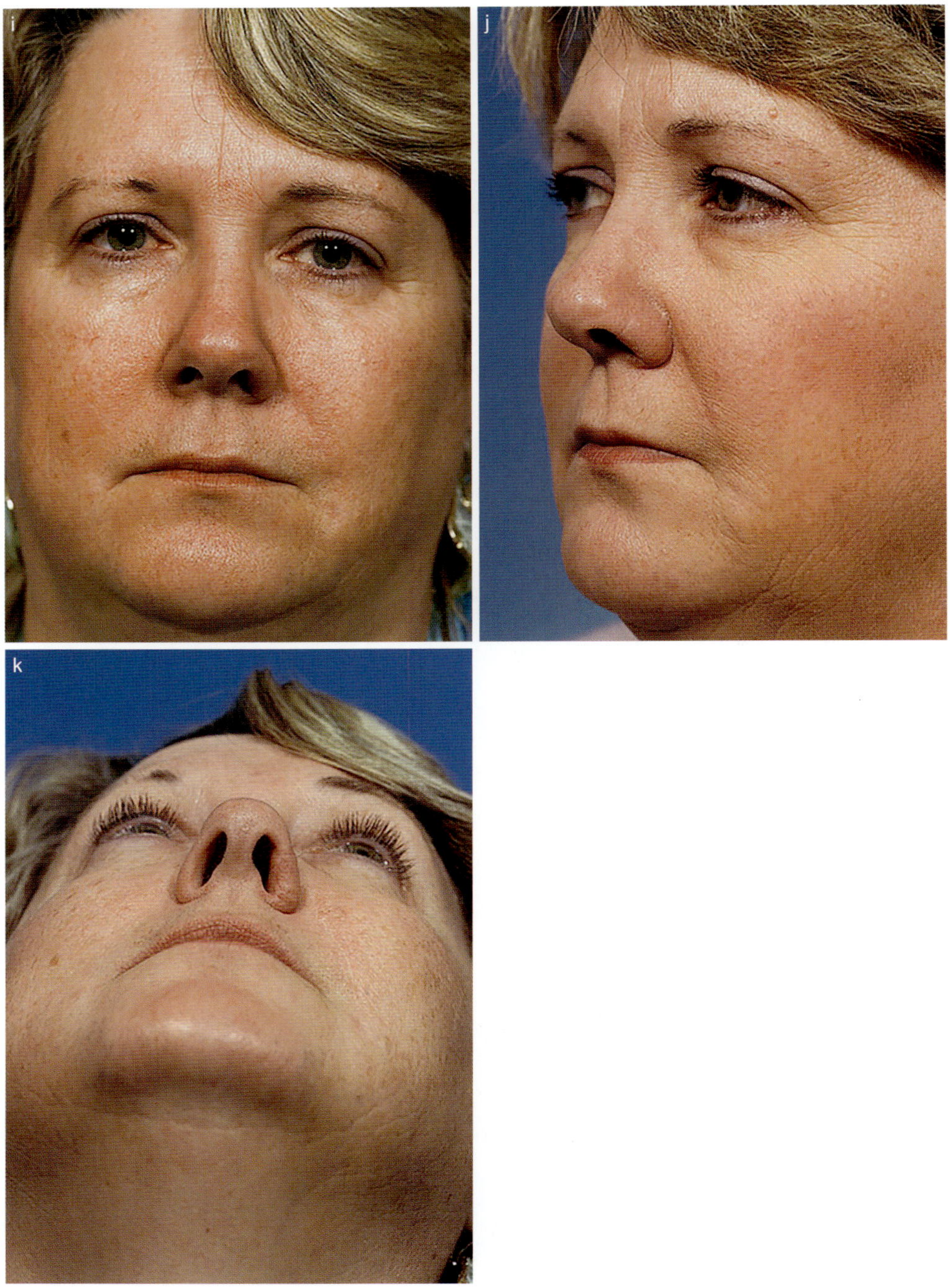

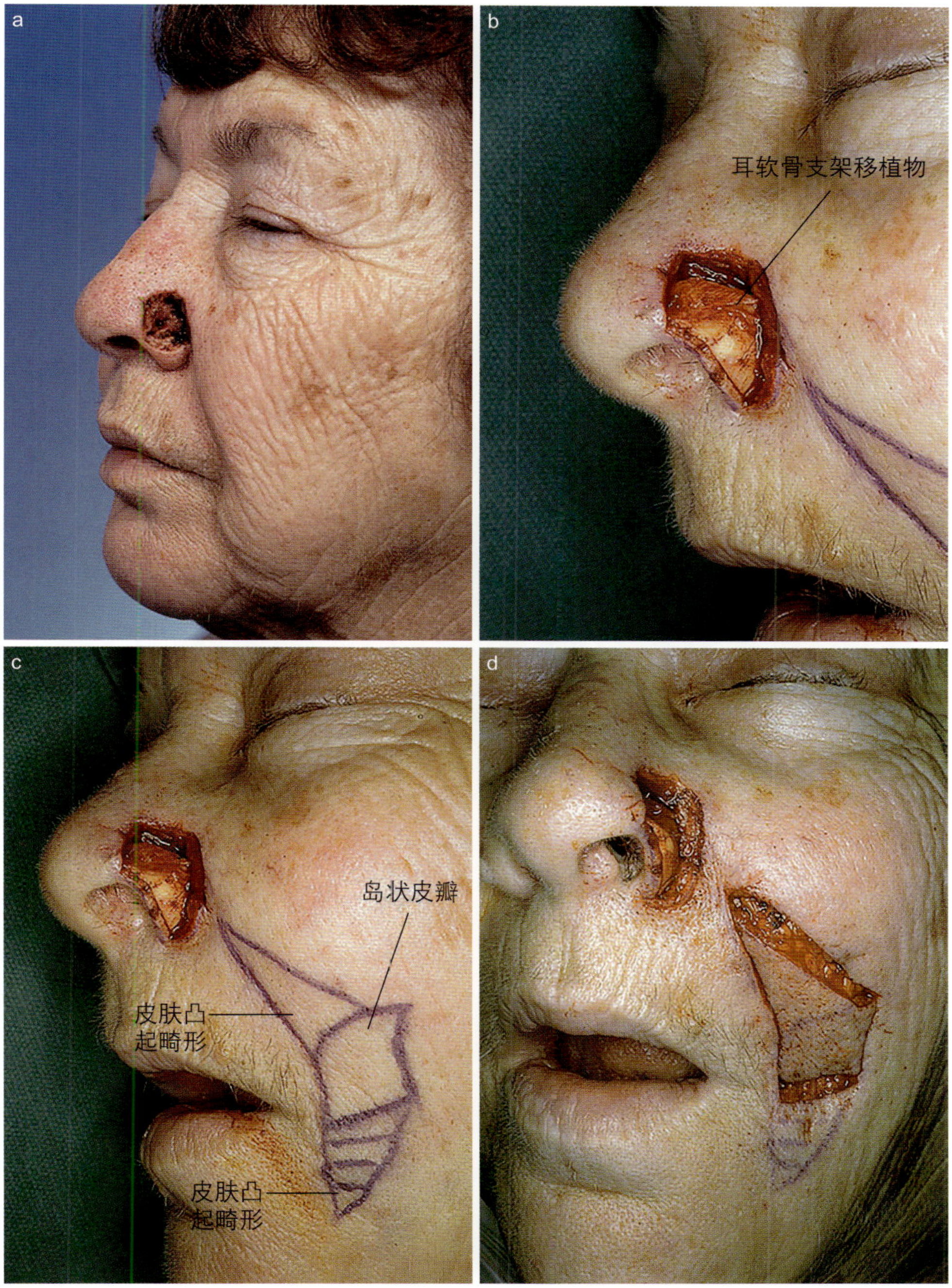

图 7.10 （a）鼻翼皮肤及软组织近全部缺失。（b）去除残余的鼻翼皮肤。置入耳软骨支架移植物，横跨翼面沟和鼻翼软骨外侧脚尾侧残留软三角之间的间隙。（c）设计插入皮下组织蒂鼻唇沟皮瓣用于修复。皮瓣中心位于口角水平的上外侧。皮瓣的内侧缘设计在鼻唇沟内。皮瓣上方的三角形皮肤为关闭供区时的皮肤凸起畸形。这部分皮肤随皮瓣转移，在皮瓣嵌入时去除。平行线标记皮瓣下方的皮肤凸起畸形。供区关闭时去除该处皮肤。（d）切开皮瓣。（e）以鼻唇沟大量的皮下脂肪为蒂。（f）皮瓣转移。（g, h）鼻翼修复术后 6 个月外观。皮瓣嵌入后 3 个月行形态修整（引自 Baker[3]）

翼的支撑外壳。在外侧，将移植物在翼面沟对应区域缝合至梨状孔的骨膜和软组织上。用 3.0 聚乳酸可吸收线贯穿褥式缝合，在鼻前庭内侧打结。在内侧，将支架移植物缝合至鼻翼软骨背侧段的尾侧部分，形成从鼻翼基底到鼻尖的软骨弓（图 7.10）。越长的移植物形成的曲度越大。用 5.0 聚乳酸可吸收线 8 字缝合，将支架移植物的头侧缘缝合至鼻翼软骨的尾侧缘（图 7.11）。如果外侧脚缺失，可用一块较宽的（1.5 cm × 3 cm）耳甲软骨在修复鼻翼软骨外侧脚的同时用作鼻翼的支架移植物（图

图 7.10 （续）

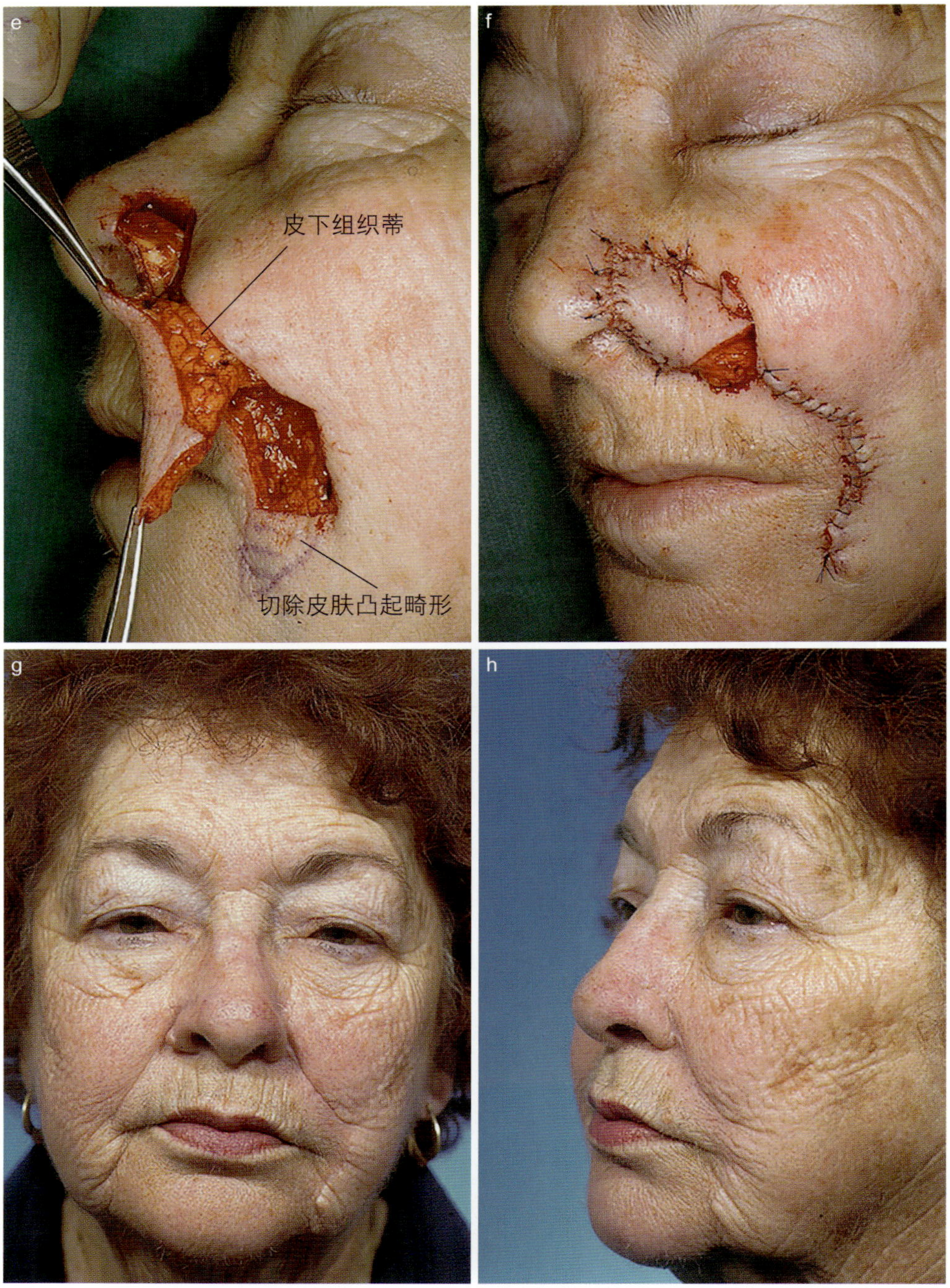

7.12）。如果鼻翼软骨的背侧段缺失，则移植物需要从鼻翼基底延伸至鼻小柱。在这种情况下，将从缺损对侧耳甲艇处获取的那部分耳软骨移植物缝合至内侧脚。用这部分移植物替代中间脚的同时，从耳甲腔处获取的另一部分耳软骨移植物用于替代外侧脚，为鼻孔缘提供支撑，形成一个壳形鼻翼支架。在进行软骨支架结构重建的过程中，应注意从多个角度（正位、斜位、侧位、基底位）观察，以

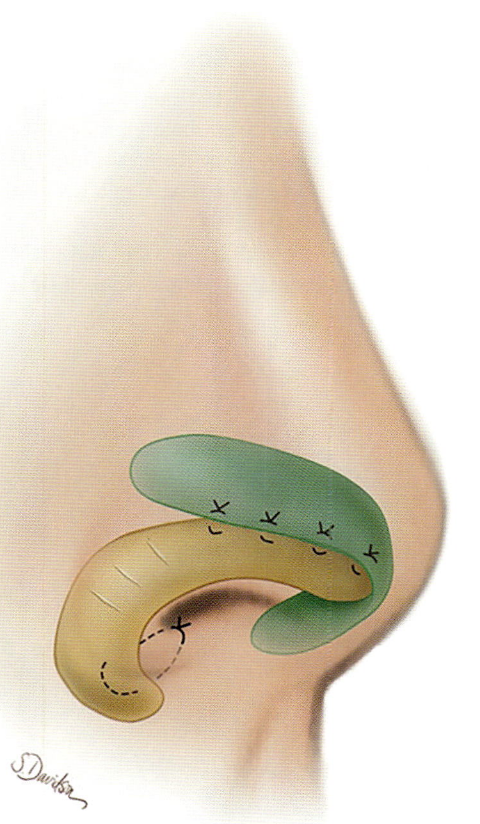

图 7.11　修复鼻翼缺损时，软骨支架移植物横跨外侧鼻孔缘至鼻翼软骨尾侧

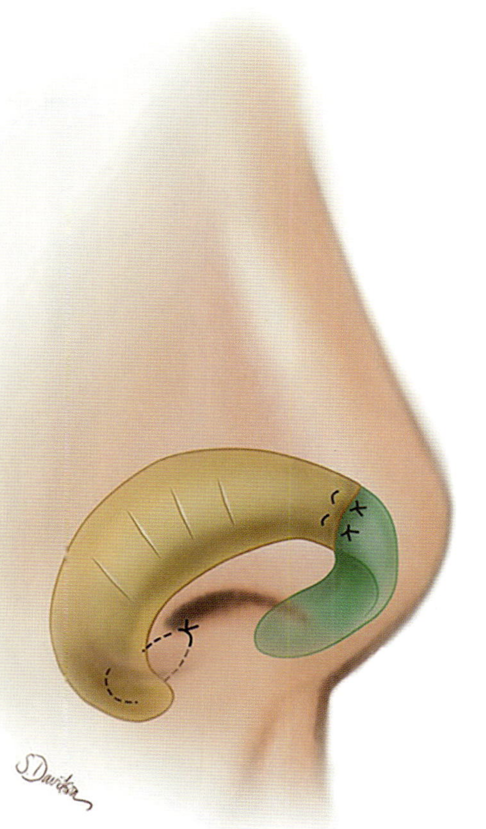

图 7.12　单块软骨移植物替代缺失的鼻翼软骨外侧脚，为重建的鼻翼提供壳形支架。移植物从鼻翼基底延伸至鼻孔尾侧缘

确保移植物的位置和形态合适。

鼻尖和鼻背的轮廓及支撑移植物的放置方法与开放鼻成形术相同。鼻中隔或耳软骨可制成帽状移植物、盾状移植物、鼻尖下移植物、鼻小柱支撑杆和鼻背盖板移植物（图 7.13）。这些移植物用 5.0 聚丙烯线或 PDO 线缝合固定于其深层的鼻支架结构上。鼻尖移植物的边缘削薄或挤压，以避免移植物边缘可见或可被触及。为了满足女性患者的美学需求，在修复表面支肤缺损前，应使鼻尖处的软骨高于鼻背水平 6 ~ 8 mm。

在修复上外侧软骨时，软骨移植物通常要固定于梨状孔和鼻骨的骨膜上，以及残余的上外侧软骨或背侧鼻中隔软骨上。如果整个上外侧软骨缺失，移植物需要固定于鼻骨，固定缝线要穿过鼻骨缘处钻穿的多个 1 mm 的小洞。

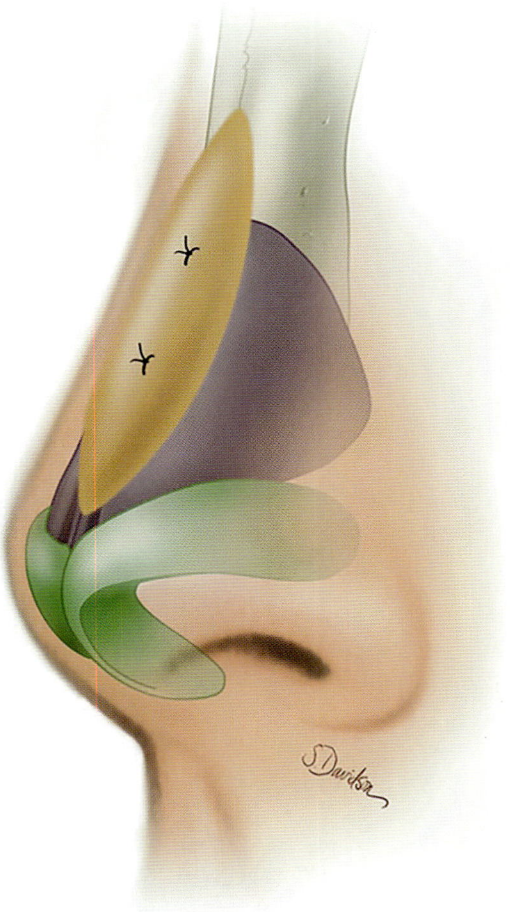

图 7.13 耳软骨鼻背盖板移植物缝合固定至鼻中隔

参考文献

1. Gunter JP, Clark CP, Friedman RM. Internal stabilization of autogenous rib cartilage grafts in rhinoplasty: a barrier to cartilage warping. Plast Reconstr Surg. 1997; 100:161.
2. Burget GC, Menick FJ. Aesthetic Reconstruction of the Nose. St. Louis: Mosby; 1994.
3. Baker SR. Melolabial flaps. In: Baker SR, ed. Local Flaps in Facial Reconstruction. Philadelphia: Elsevier; 2007.

骨移植物

第 8 章

Sam Naficy, Shan R.Baker

对于累及整个或部分鼻部锥体的鼻部缺损，通常会用自体骨移植物替代缺失的骨组织。骨移植物雕刻至合适缺损，并与鼻部残余的骨性和软骨支架结构固定。骨移植物的双面都需要血管化组织的滋养。在鼻再造中最常用的自体骨移植物供区为颅骨、肋骨和鼻中隔。

颅骨移植物

大面积骨性锥体缺损最好使用自体骨三维结构支架进行修复。顶骨外板如果雕刻合适、空间位置摆放正确且固定确切，可作为骨性锥体缺损的稳定替代品。供区靠近术野，如果采取适当的手术技术和预防措施，供区的坏死和并发症很少见。

解剖

颅骨由三层组成（图 8.1）。外皮质层比内皮质层更厚，两层之间由一层称为板障层的松质骨隔开。板障层中有大量的静脉通道。内、外皮质层的非板障层表面都有骨膜覆盖。内层的骨膜与硬脑膜融合。Pensler 和 MacCarthy[1] 发现成人顶骨厚度为 6.8 ~ 7.7 mm。不同位置的厚度存在差异，颞区骨骼较薄，而枕区骨骼较厚。从空间位置看，冠状缝将额骨和顶骨分隔开。在前方，鼻根处为中线的标记。矢状缝从冠状缝向后延伸，分隔左右顶骨。它为头顶中线的标记以及上矢状窦的位置所在。上矢状窦宽 1.5 cm，位于颅顶穹窿内侧面中线处。利用解剖学标志确定此血管的位置至关重要，应避免在距中线 2 cm 内获取骨组织。

获取技巧

颅骨移植术采用全麻。患者仰卧，取 15° ~ 20° 头高脚低位（反 Trendelenburg 位），有助于减少头皮和板障层的静脉淤积。无须使用特殊的头架。术前给予患者抗葡萄球菌抗生素静脉注射。其他作者已对颅骨获取技术进行了规范化的描述[2-3]。

移植物的大小取决于缺损的范围。我们发现 4 cm × 3 cm 的移植物已经能够为鼻背和双侧鼻侧壁缺损提供足够的修复组织量。在中线和颞线之间标记 8 ~ 10 cm 的旁矢状线头皮切口。切口两侧的头发向两边分开，并用皮筋绑好，便于切开和伤口暴露。沿切口全长的颅骨膜至真皮层注射利多卡因（1%+1：100 000 肾上腺素）。待血管收缩后，从头皮切开至颅骨，并在骨膜下层次广泛剥离。使用自动牵开器暴露术野（图 8.2）。移植物取自暴露颅骨的平坦部分，不要向外侧延伸至颞骨鳞部。将移植物模板沿前后方向平行于矢状线置于暴露的骨骼表面。模板内侧缘应距离中线至少 2 cm，以避免损伤矢状窦。沿模板边缘轻轻在骨骼表面划痕或钻孔标记。使用带有侧向切割钻头（2 ~ 3 mm）的高速骨钻沿模板标记边缘钻一个槽，深达板障层，同时用生理盐水冲洗（图 8.1）。使用大口径切割钻头（6 mm）将沟槽的外侧缘切割成斜面。90° 角摆动锯刀片通过斜面放入颅骨板障层进行切割。锯刀片

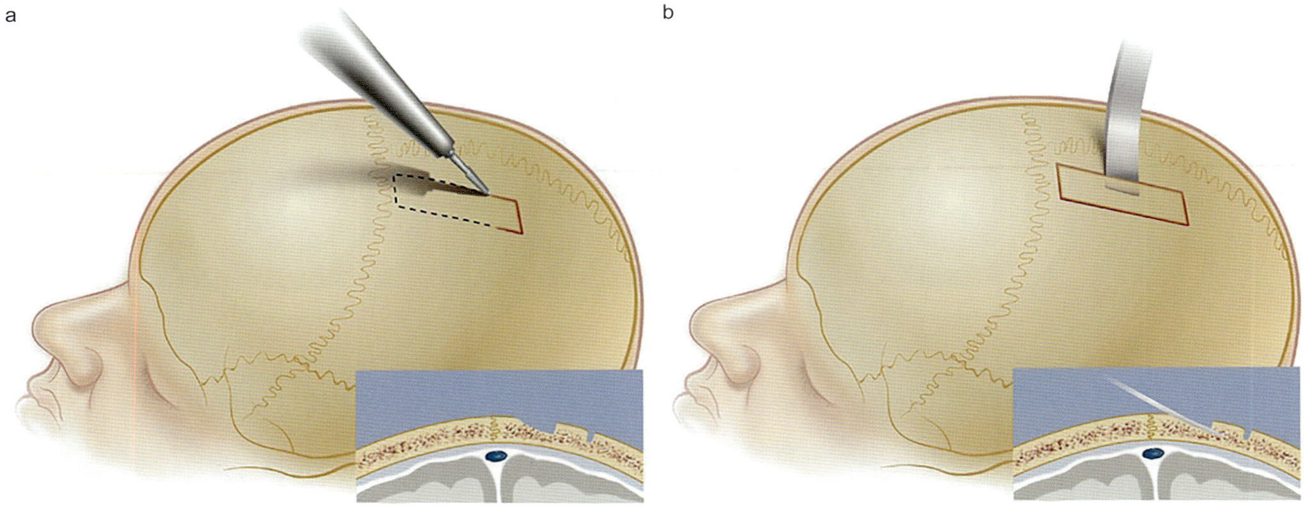

图 8.1 （a）使用侧向切割钻头在骨移植物周围钻槽；（b）内侧凹槽用切割钻切割成斜面，便于置入 90° 摆动锯刀片，摆动锯从移植物深方的板障层穿过。用骨凿松动骨移植物

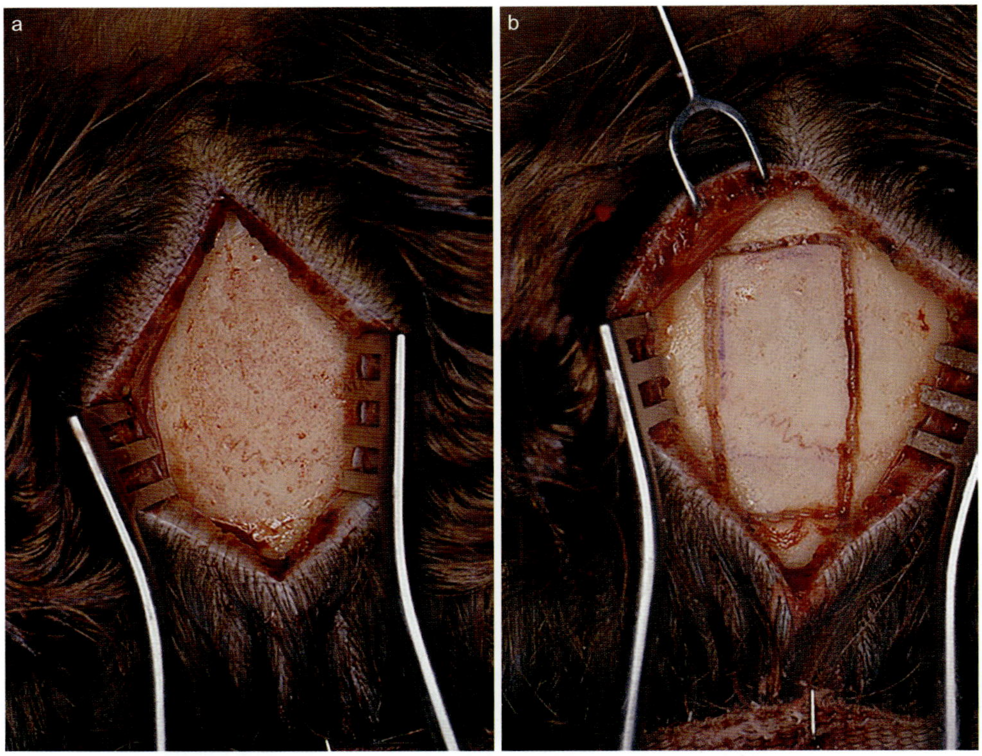

图 8.2 （a）旁矢状线切口暴露顶骨。（b）用侧向切割钻头开凹槽标记移植物边界

摆动部分的长度应至少为骨移植物宽度的一半（图 8.3）。切割时用生理盐水冲洗，并使用护目镜，用摆动锯经移植物的外侧和内侧横断板障层。要特别注意摆动锯刀片指向，切割时应与内、外皮质层平行，避免穿透内板。使用宽骨凿离断板障层与外板间残留的连接（图 8.1）。骨移植物用浸有等张液的海绵包裹。用骨蜡控制板障层的静脉出血。取下移植物后，颅骨缺损的边缘用骨钻磨削，以避免可触及的骨性凸起。供区通常不需要修复。但是，如果颅骨呈现明显的轮廓畸形，可用甲基丙烯酸甲酯或羟基磷灰石骨水泥填充凹陷。冲洗伤口以去除骨残渣，并逐层缝合伤口，用 2.0 聚乳酸可吸收线缝合

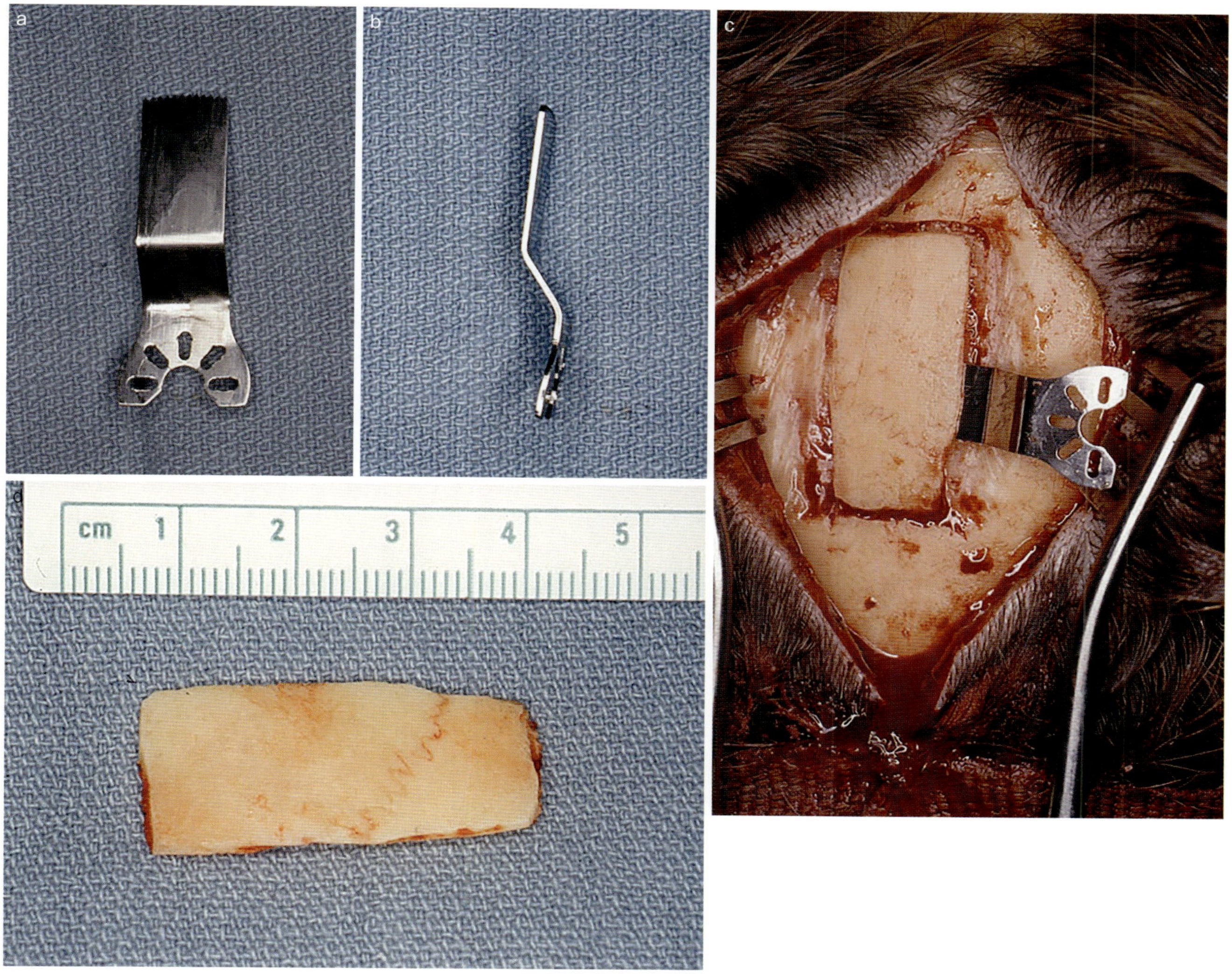

图 8.3　(a, b) 90° 摆动锯刀片。(c) 摆动锯刀片横穿板障层。从马达上取下刀片，以展示刀片的放置。(d) 颅骨移植物外板

帽状腱膜。用钉皮器或 4.0 肠线缝合皮肤。

通常不需要负压引流管。局部伤口护理用过氧化氢溶液清理皮钉或缝线，每天两次，并涂抹凡士林抗生素软膏。患者口服抗葡萄球菌抗生素 5 ~ 7 天。术后 7 ~ 10 天去除皮钉。

如果还存在部分鼻骨性锥体，需要精确修剪骨移植物以匹配尚存的骨性鼻穹窿。制作骨性缺损模板，用于指导精确雕刻移植物。应保留骨性缺损边缘的斜面以增大移植物的接触面积。移植物也做相应斜面以精确匹配缺损。利用小的骨切割钻头 (3 mm) 修剪和塑形移植物，使其精确地匹配缺损。

当需要替代整个骨性鼻穹窿时，通常用 1 mm 侧向切割钻头将颅骨移植物分为三部分。1 块矩形移植物用于修复鼻背，2 块镜像的移植物用于修复鼻侧壁 (图 8.4)。鼻骨骼缺损的每一个部分 (鼻背和鼻侧壁) 都制作一个模板，用于在分割骨移植物前确定三部分的尺寸。在标记好切割线后，用 Allis 钳夹住切割线的两侧。用 1 mm 侧向切割钻头切割骨移植物，同时用大量生理盐水冲洗。在固定前，用 3 mm 圆形切割钻头将移植物边缘打磨光滑，并制作斜面，使移植物之间以及移植物与上颌骨之间的接触面尽量大。每一块移植物都修剪至与需要替代的缺损尺寸相一致。对于上鼻拱和中鼻拱性支架 (鼻骨和上外侧软骨) 完全缺失的患者，移植物

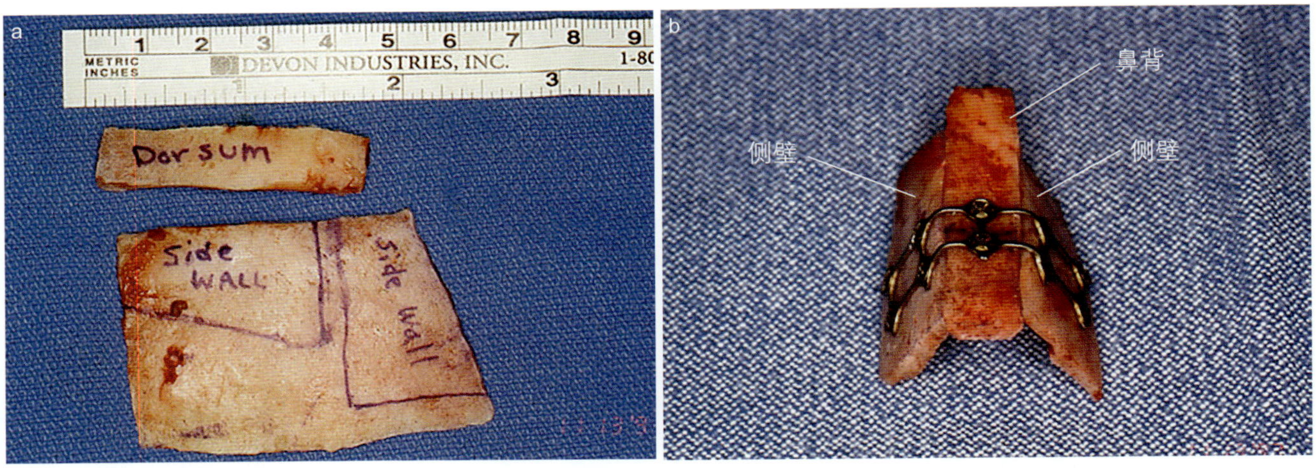

图 8.4 （a）骨移植物分成三部分：鼻背和两个鼻侧壁。（b）用固定板将各部分固定，重建骨性鼻穹窿的形态

设计时应有足够的长度，从而为整个鼻背和鼻侧壁提供结构支撑。随后用骨移植物替代缺失的上外侧软骨和鼻背软骨（参见第 25 章和 29 章）。

削薄移植物的板障层，保留 2 mm 厚的皮质骨。有时需要用骨钻降低额骨鼻突，从而为替代骨性鼻背的移植物提供一个平坦的受区表面。这样能够增加移植物和额骨之间的接触面，从而利于移植物的稳定和融合。降低鼻突还能改善鼻根处使用颅骨所增加的厚度。替代鼻背的骨移植物通过固定板与额骨固定，固定板呈一小的矩形。当需要不只一块移植物时，固定板有助于将移植物固定于需要的空间位置上。固定板可弯曲塑形，从而使移植物具有三维形状用于替代骨性鼻拱。

有时，仅用两块鼻侧壁移植物在中线处固定形成骨性锥体就可以修复骨性鼻拱（图 8.5）。每一块移植物都要精确修剪以匹配缺损。将重建的骨性支架移植物用其他固定板牢固地固定于面部骨骼，上方固定于鼻根点，侧方固定于左右内侧上颌骨凸起（参见第 25 章）。几种不同几何形状的钛固定板（1 ~ 1.2 mm）可用于此目的。

在骨性移植物上钻多个 1 mm 的钻孔，以便于进行褥式缝合。钻孔应在支架移植物与额骨和上颌骨充分固定后进行。5.0 聚乳酸可吸收线穿过钻孔和衬里瓣，使衬里瓣与移植物深面贴合。钻孔也可以位于骨移植物的尾侧部分。这些孔用于与替代鼻下方支架的软骨移植物缝合固定。

并发症

采用适当的手术技术、掌握颅骨的解剖能够减少获取顶骨外板时并发症的发生。硬脑膜暴露是最常见的并发症，通常不会有什么不良后果。硬脑膜撕裂、脑脊液外漏、硬膜下血肿、矢状窦损伤和颅内损伤非常罕见，但这些并发症较为严重，需要神经外科介入处理。

肋骨移植物

第 7 章已介绍了肋软骨移植物的获取技术。获取肋骨的手术方式与之类似，只是沿骨膜下层次的剥离范围更靠外侧，超过骨软骨连接处，从而暴露一段肋骨。用骨膜挺或 9 号牙挺剥离骨骼表面的骨膜。在暴露适量的肋骨后，用肋骨刀横断肋骨。伤口缝合与肋软骨移植物相似。

肋骨移植物用骨钻修剪，用 3 mm 圆形切割钻头修剪骨组织，用 10 号和 15 号手术刀片修剪软骨组织。肋骨移植物用骨钳固定，修剪时用大量生理盐水冲洗。可将受区剩余的鼻骨钻低，从而为移植

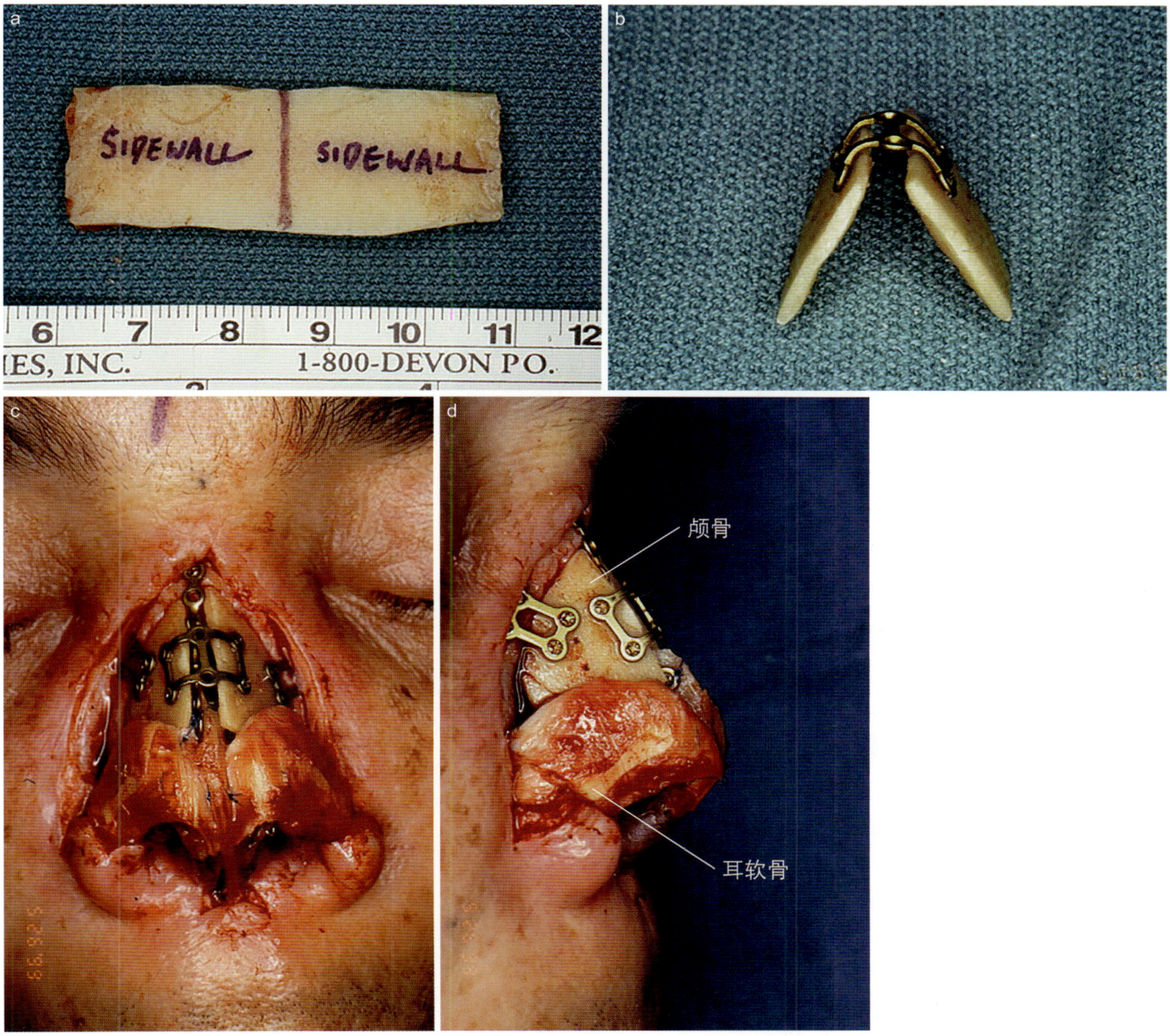

图 8.5　(a) 将骨移植物分成两部分用于修复双侧鼻侧壁。(b) 固定板将各部分固定成三角锥体。(c, d) 用固定板将重建的锥体固定至额骨和上颌骨

物提供一个更加稳定的受区平面。移植物骨性部分用大小和角度合适的固定板与额骨固定。

如果全部或部分骨性鼻背以及鼻背软骨都被切除了，则更倾向于使用带有骨和软骨的肋骨移植物（图 8.6）。移植物中至少应包含 3 cm 的骨性肋骨，可从第十肋获得。

这种复合移植物是有方向性的，骨性肋骨部分应位于头侧。任何时候，软骨部分都应与骨性部分保持连接。肋骨周围的软骨可以对称地进行修剪，但最终的修剪应等到肋骨移植物用固定板固定至额骨之后。软骨应沿肋骨周围对称修剪，以减小移植物弯曲的倾向。

使用包含骨和软骨的肋骨移植物有两个优势。使用带有骨组织的软骨移植物比单纯肋软骨移植物的弯曲倾向小。另一个更明显的优势是，骨组织能够用固定板固定于受区。固定板先穿过肋骨移植物的骨性部分，随后固定于受区剩余的鼻骨或额骨上（图 8.7）。固定板的使用替代了金属针，维持了

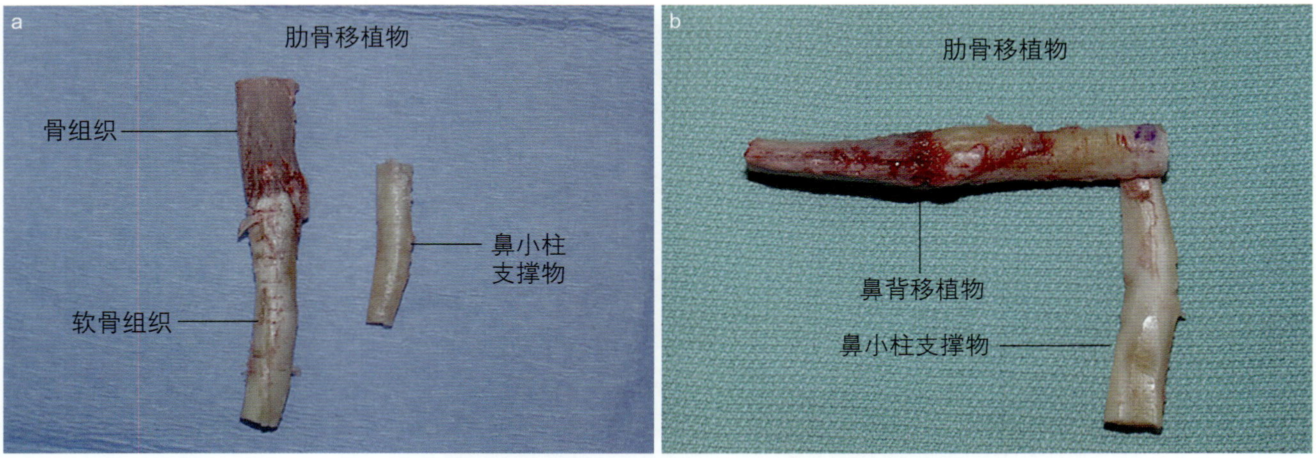

图 8.6 （a）从第十肋获取的肋骨软骨移植物。移植物中含有 3 cm 长的骨组织。（b）从第十肋获取的另一块软骨组织，用于鼻小柱支撑物，共同组成 L 形鼻背和鼻小柱支撑

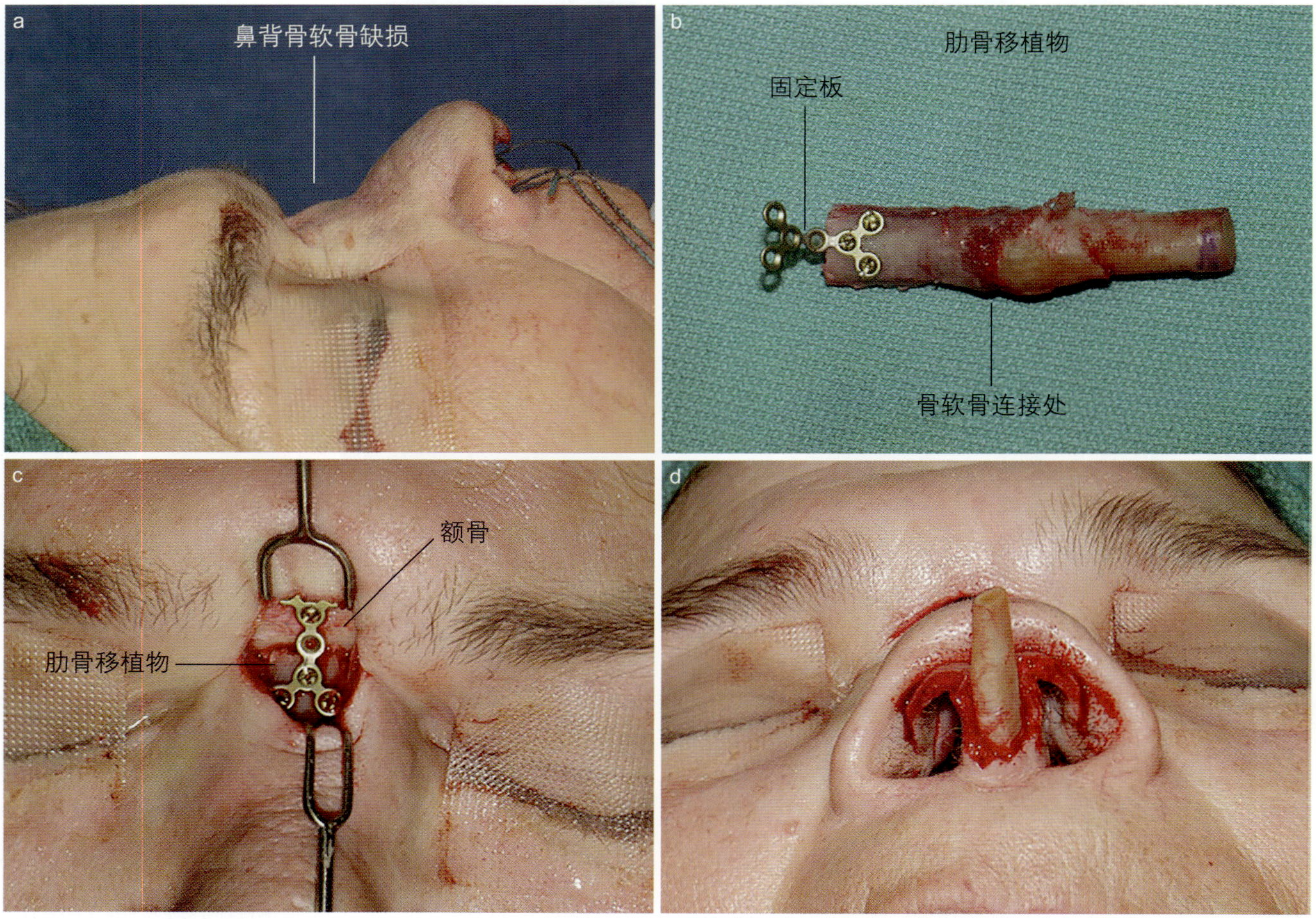

图 8.7 （a）之前切除了鼻背的骨和软骨。（b）肋骨软骨移植物。固定板固定在肋骨上。（c）用固定板将肋骨移植物固定在额骨上。（d, e）通过唇龈沟切口，将鼻小柱支撑物固定于前鼻棘。支撑物底部垂直分开横跨鼻棘。支撑物固定于鼻棘，缝线穿过鼻棘上水平方向钻的小孔。（f）鼻小柱支撑物与鼻背移植物固定，重建 L 形鼻背和鼻小柱支撑。（g）鼻尖移植物缝合至鼻背移植物，增加鼻尖的突度，改善外观

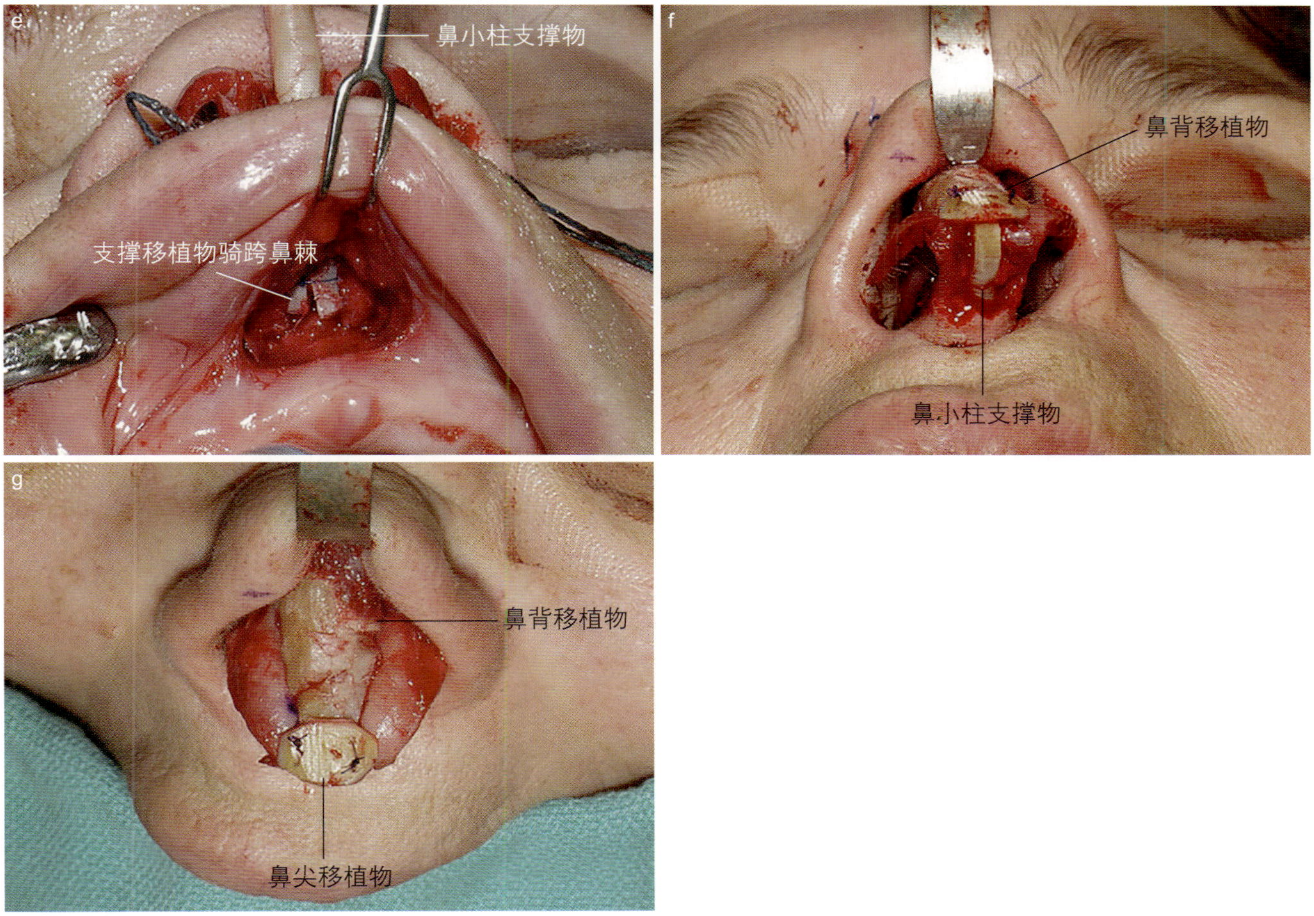

图 8.7（续）

鼻背的直线外观。金属针随着时间的延长可能会松脱，进而从鼻部皮肤穿出。

固定肋骨移植物骨性部分时，最好将受区剩余鼻骨和额骨鼻突钻低，从而形成一个骨性凹槽的受区，利于圆形的肋骨置入。由于肋骨中含有的皮质骨的量有限，因此，最好修剪鼻骨和额骨鼻突以满足重建后鼻背形态的需求。用电动骨钻能够很容易地对这些骨骼进行修剪。为重建出理想的鼻背突度，肋骨移植物应插入鼻部皮肤的深方，然后多次取出，以便于调整受区。如果需要使用前额皮瓣作为外覆盖，用这种方式将肋骨移植物与额骨固定能够得到理想的鼻部外形。随后再雕刻移植物的软骨部分。

在用肋骨移植物完成了鼻背支撑重建后，在其尾侧插入一肋软骨鼻小柱支撑物以完善整个 L 形支撑系统。鼻小柱支撑物与鼻背软骨移植物缝合时，最好先在鼻背移植物的尾侧缘形成一个切迹。修剪鼻小柱支撑物使其贴合这个切迹，用 5.0 PDO 线将其与鼻背移植物缝合。在骨性鼻棘水平方向钻骨，将鼻小柱支撑物固定于前鼻棘。可在上唇龈沟做小切口暴露鼻棘以便于操作（图 8.7）。鼻小柱支撑物的底侧垂直切开，使其横跨鼻棘。用 5.0 PDO 线穿过分开的支撑物的一侧，随后穿过鼻棘的小孔，然后穿过跨过鼻棘的另一侧支撑移植物分支。将线结打紧以确保支撑物位于中线。

如果鼻骨完整，只需要重建鼻背软骨，可用只包含软骨的肋骨移植物进行修复。软骨移植物在各个方向上应对称修剪以减少弯曲的风险。如果术者要用完整的鼻部皮肤纠正鼻背塌陷，软骨移植物则必须插入鼻部皮肤深方，随后多次调整，从而精确地修剪和塑形移植物。最好展开上外侧软骨内侧部分的全长。因为当鼻背软骨因病变吸收时，上外侧软骨被拉向内侧，从而导致软骨性鼻侧壁向内侧移位。这会导致典型的倒“V”畸形，出现因鼻背软骨凹陷形成的鞍鼻（图 8.8）。展开上外侧软骨有助于加强鼻侧壁，同时为肋骨移植物在受区创造出一个凹槽。将肋骨移植物置入该凹槽后会将上外侧软骨向外侧移位，在打开内鼻阀顶端的同时重建更为自然的鼻侧壁外观。

通过松解上外侧软骨与中线的连接，使其向外侧移位，并用肋骨移植物增加其之间的距离，有助于改善鼻侧壁塌陷。然而，在软骨与鼻骨尾侧部分连接处的上外侧软骨向内侧的移位，通常不能纠正。上外侧软骨与鼻骨尾侧缘连接处的凹陷，通常使用肋软骨轮廓移植物进行修复，修复时移植物应精确修剪至合适的形状和厚度（图 8.9）。

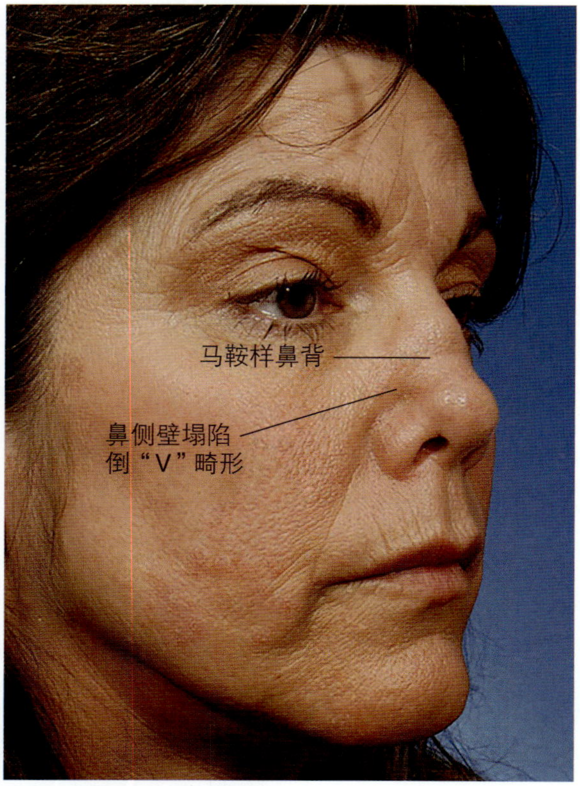

图 8.8　鞍鼻畸形同时伴有倒“V”畸形，由于上外侧软骨向内侧塌陷，从而导致软骨性鼻侧壁向内侧移位

鼻中隔骨移植物

小的鼻部骨缺损可用筛骨垂直板或部分犁骨修复。这些骨骼通常很薄，可能需要多层以达到必要的厚度和强度。带有部分犁骨的筛骨垂直板可经鼻中隔成形术的入路（参见第 7 章）获取。通过单侧尾侧切口从鼻中隔软骨表面剥离黏软骨膜瓣后，分离黏膜骨膜瓣，暴露骨性鼻中隔。用 Cottle 或 Freer 剥离子分离骨软骨连接，从对侧骨性鼻中隔表面分离黏膜骨膜。使用直角剪刀在内眦水平下方 1 cm 处横断筛骨垂直板。用 4 mm 的骨凿离断移植物下方和后方的连接，从而获得连接部分犁骨的筛骨垂直板。

鼻中隔骨可用小骨钳修剪。多层鼻中隔骨可叠加在一起以达到期望的厚度。移植物用 4.0 尼龙线褥式缝合在一起，缝线穿过每层移植物上钻的 1 mm 小孔。移植物通过永久缝线固定在受区的骨组织上，缝线穿过骨性缺损周边钻的 1 mm 小孔。

虽然鼻中隔软骨是替代缺失上外侧软骨的首选材料，但鼻中隔骨也可以作为替代。在用于替代上外侧软骨或鼻骨时，需要在鼻中隔骨上钻多个小孔以便于缝合，使衬里与移植物深层充分贴合。上颌骨和缺损边缘的鼻骨上也需要钻孔。缝线通过这些孔和鼻中隔骨移植物边缘孔做 8 字缝合固定。这些缝线能够将骨移植物固定于鼻骨和上颌骨梨状突。

鼻中隔骨也是鼻手术中生物夹板的良好来源。因为鼻中隔骨通常非常薄，其可作为夹板，加强薄弱或扭曲的鼻中隔软骨或鼻翼软骨，而不会增加明显的厚度。这些夹板最常用于在鼻中隔整形术中辅助纠正鼻中隔软骨偏曲（图 8.10）。在鼻再造中，鼻中隔骨夹板可用于加强作为鼻小柱支撑物的耳软骨移植物，也可加强替代鼻翼软骨内侧脚的耳软骨移植物。鼻中隔骨移植物有时也可用作板条置于内鼻阀的外侧。在使用大面积插入旁正中前额外覆盖皮瓣进行鼻再造时，其可增加鼻侧壁尾侧的支撑力。

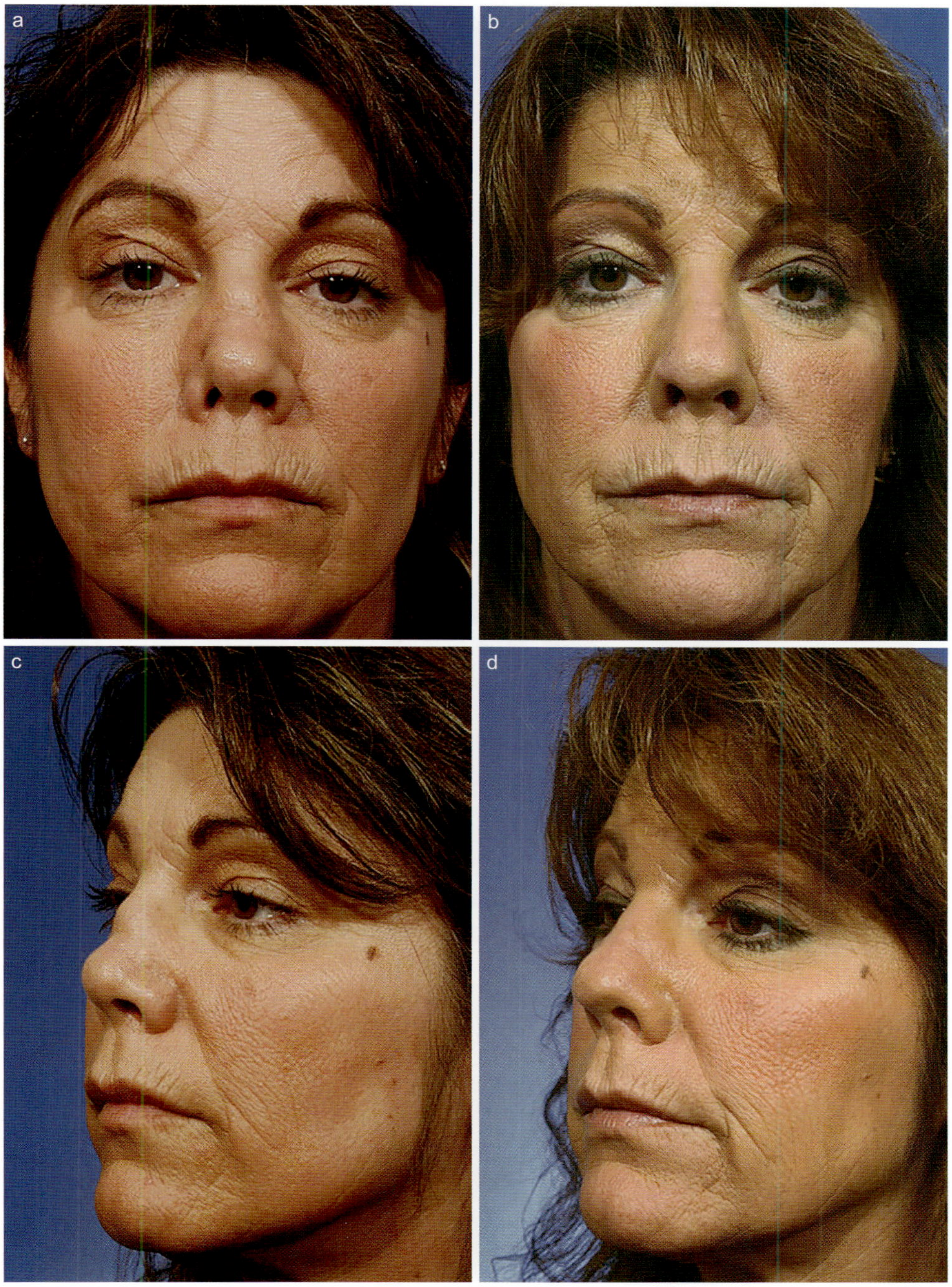

图 8.9 （a～h）术前及术后 1 年外观。患者使用了肋软骨鼻背移植物、鼻小柱支撑物和鼻侧壁轮廓移植物。所有移植物都为肋软骨

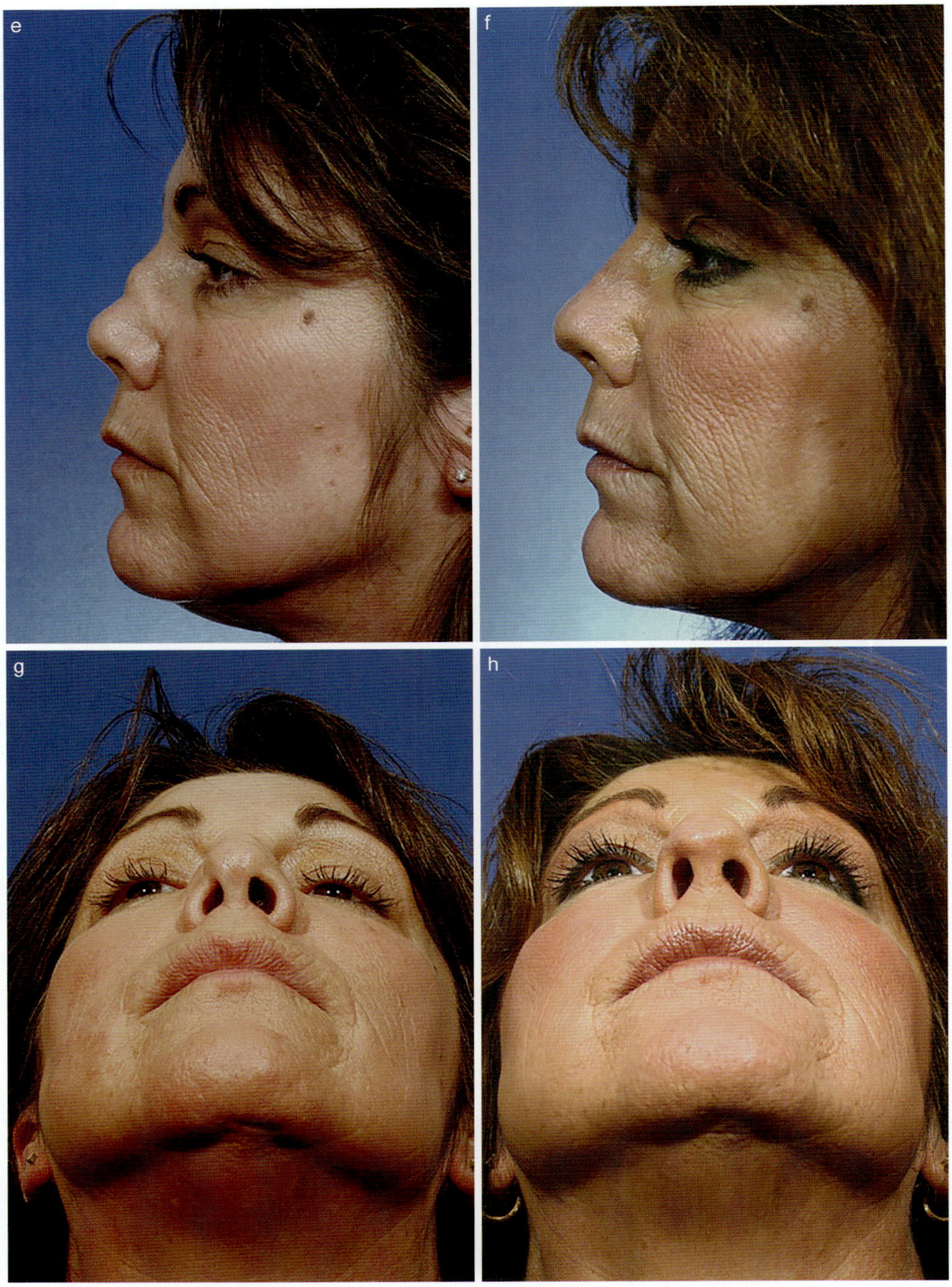

图 8.9 （续）

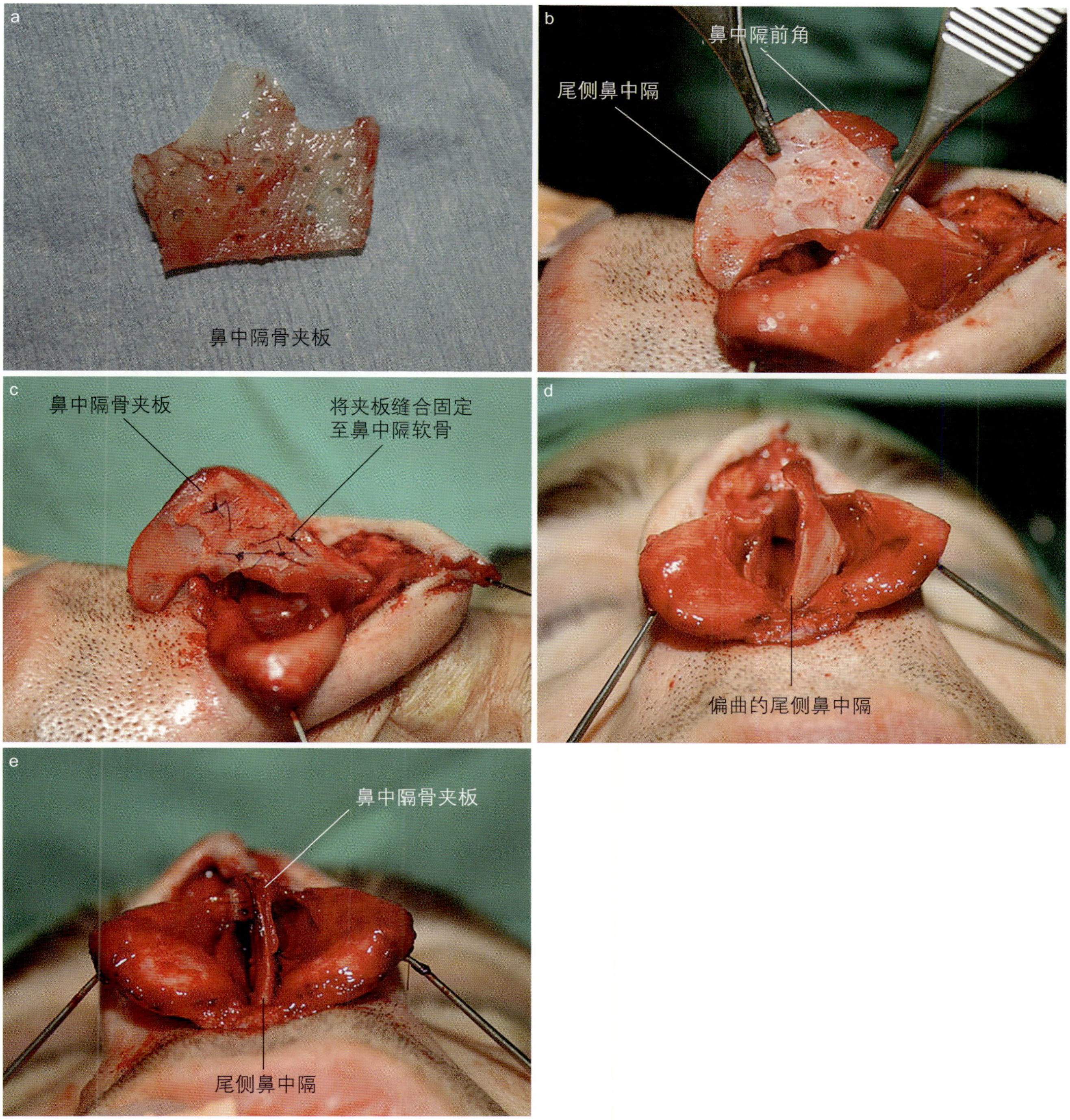

图 8.10　（a）鼻中隔骨夹板。钻孔用于缝合。（b）骨夹板横跨鼻中隔软骨的尾侧和背侧。（c）缝合固定骨夹板用于加固鼻中隔。（d, e）用鼻中隔骨夹板纠正鼻中隔尾侧偏曲并加固

参考文献

1. Pensler J, MacCarthy JG. The calvarial donor site: an anatomic study in cadavers. Plast Reconstr Surg. 1985; 75:648.
2. Frodel JL Jr, Marentette LJ, Quatela VC, et al. Calvarial bone graft harvest: techniques, considerations, and morbidity. Arch Otolaryngol Head Neck Surg. 1993; 119:117.
3. Kellman RM, Marentette LJ. Atlas of Craniomaxillofacial Fixation. New York: Raven Press; 1995.

皮肤移植物及复合移植物　第 9 章

Brian S. Jewett, Shan R. Baker

表皮是皮肤最浅表的层次，由角质上皮、复层上皮及鳞状上皮组成。表皮的主要细胞种类为角质细胞，占全部细胞的 80%。表皮可分为基底细胞层、棘细胞层、颗粒细胞层和角质层。人类皮肤的总厚度为 0.075 ~ 0.15 mm。表皮在人出生时很薄，在成年期早期逐渐变厚，然后到五六十岁时再次变薄。

表皮与真皮通过基底膜相连，基底膜从表皮延伸到真皮内的毛囊皮脂腺单位和汗腺管。每个毛囊皮脂腺单位包括若干皮脂腺、一根毛干、带有立毛肌的毛囊和一个感觉末梢器官。皮肤深二度创面的上皮化始于伤口边缘和围绕毛囊、皮脂腺及汗腺管的基底膜区域[1]。

真皮层包含由胶原、弹性组织及基质形成的纤维结缔组织基质。表皮附件、血管、神经和细胞广泛分布在真皮层内。真皮层内最常见的细胞是成纤维细胞，在伤口愈合的过程中起合成作用，产生胶原、弹力蛋白和基质。在伤口成熟的过程中则起到收缩细胞的作用。

真皮可以分为两层，一层为较薄的真皮乳头，另一层是较厚的网状真皮。真皮的厚度根据其所在位置而差异较大。眼睑皮肤的真皮层最薄，厚度小于 1 mm，太阳穴处的真皮层厚 1.5 mm，头皮处厚 2.5 mm，而背部真皮层厚度大于 4 mm。真皮层也是在人出生时最薄，逐渐变厚直到五六十岁，随后又逐渐变薄。平均来讲，男性的真皮层比女性要厚[1]。

皮肤内的血流是从真皮乳头、毛乳头及附件结构流向代谢更为活跃的表皮层。在网状真支内，两个血管丛通过交通丰富的血管相连。较深的血管丛位于真皮与脂肪层相接的地方，而较浅的血管丛则为浅层真皮乳头内的丰富毛细血管回路系统提供血运。这个系统通过扩散作用为表皮层提供营养[2]。

皮肤移植

皮片在获取时可以有若干种类型，包括全厚皮片、刃厚皮片和复合皮片。除了皮片类型，皮片的存活还受到以下几个因素的影响：受区的血供，受区表面的微循环，供区组织的血运，皮片与受区之间的血运联系，以及有没有某些系统性疾病。

皮片与受区之间的血运联系很重要，因此术后使用打包包扎可以有效防止液体聚集在皮片下。打包包扎还可以防止剪切力破坏皮片与创面之间的纤维连接。系统性疾病，比如类风湿关节炎、红斑狼疮、血液病、糖尿病、营养缺乏以及低氧血症，都可能影响皮片的存活[3]。使用烟草制品也对皮片的存活不利。

不适于皮片存活的受区包括接受放射治疗后的组织，过度纤维化的组织，暴露的骨、软骨或肌腱，以及出血伤口。在面积小于 1 cm^2 的无血管缺损区，移植皮片还有可能依靠伤口边缘的营养支持存活；但是，在面积更大的无血管缺损区上移植皮片，则不可能存活。

对于较深的伤口，可以等到肉芽组织长满创面床后再进行皮片移植（2 ~ 3 周后）。注意移植前要清除肉芽组织表面的表皮组织，同时要在肉芽组织上划网格状线以松解肌原纤维。肉芽组织通常是带有细菌的。如果细菌的数量多于每克组织 10^5 个，则很有可能导致移植物死亡[4]。所以一旦决定推迟皮片移植等待肉芽组织生成，就需要在移植前 3 天开始使用抗葡萄球菌的抗生素，连续使用 10 天。必要时可以取伤口分泌物做培养，指导抗生素选择和使用。

刃厚皮片

刃厚皮片包括表皮层和厚度不定的真皮层。与全厚皮片相比，刃厚皮片的下表面有更多的裸露血管，使它可以从创面床吸取更多的养分。另外，这种皮片包含需要血运重建的组织较少[3]。因此，这种皮片经常用在担心血运重建的较大创面。然而，刃厚皮片的美观度较差。因为它与自然皮肤的颜色、质地差别较大且容易收缩，因此不能用于鼻部再造。

全厚皮片

全厚皮片包含表皮层和真皮层全层。它可以有效地对抗收缩，其质地和色素沉积都与正常皮肤相近，不过需要一个血运良好、没有污染的创面才能较好地存活。全厚皮片最初依赖受区组织液中扩散的营养物质来存活，这个过程叫做血浆浸吸。最初的 24 ~ 48 h 内发生血管吻合；48 ~ 72 h 后，受区的毛细血管开始长入皮片，提供新的血液循环。3 ~ 5 天内，新的血液供应系统就建立了。因此全厚皮片最初颜色发白，3 ~ 7 天后开始变粉，预示着新血管的形成。4 ~ 6 周后，粉色开始退去，但皮片仍会比周围皮肤显得更光亮些，尤其是在肤色较暗的患者中。

与刃厚皮片相比，全厚皮片的优点是其颜色和质地与正常皮肤更相近，形态差异较小，另外不需要特殊的工具，而且供区伤口护理较容易。缺点在于较大的全厚皮片存活率较低，愈合时间比较长[3]。

最适合使用全厚皮片进行修复的鼻部缺损是面积小于一个鼻部美学单位的缺损。理想状况下，缺损应该比较浅表，皮肤缺失但下面的肌层保留（图 9.1）。浅表创面血运要比那些缺损穿透肌层达到软骨或骨的伤口好。理想的缺损应该是离开鼻孔缘至少 5 mm，而且位于鼻部皮肤较薄的区域，比如鼻侧壁头侧段、鼻背以及鼻尖下小叶。这些区域的浅

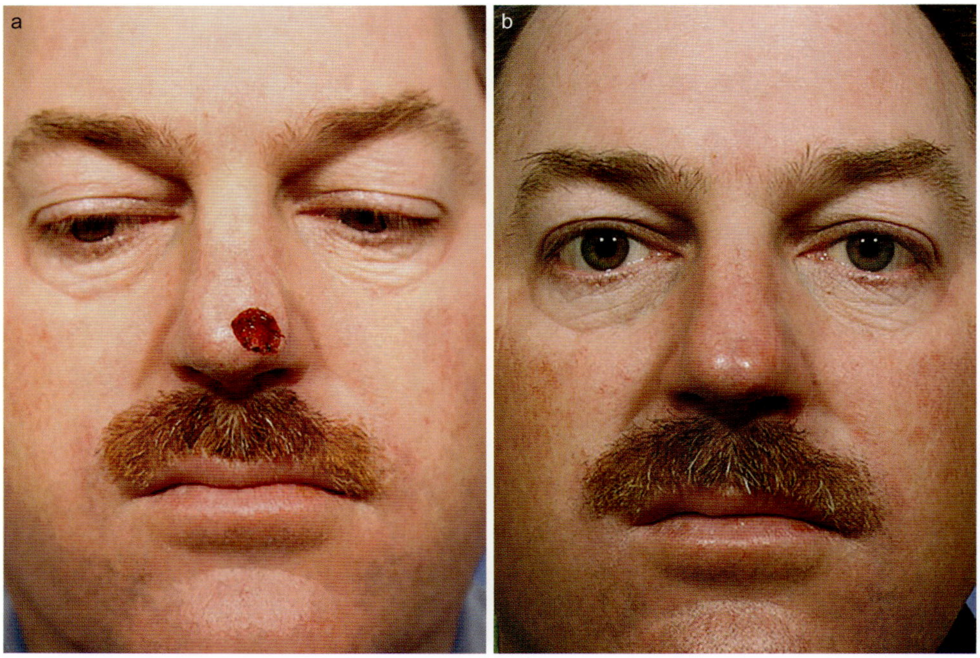

图 9.1 （a ~ d）最适合使用全厚皮片进行修复的是面积小于一个鼻部美学单位的缺损。术前及使用锁骨上区皮片修复缺损后 6 个月外观。移植后 2 个月对皮片进行磨皮

图 9.1 （续）

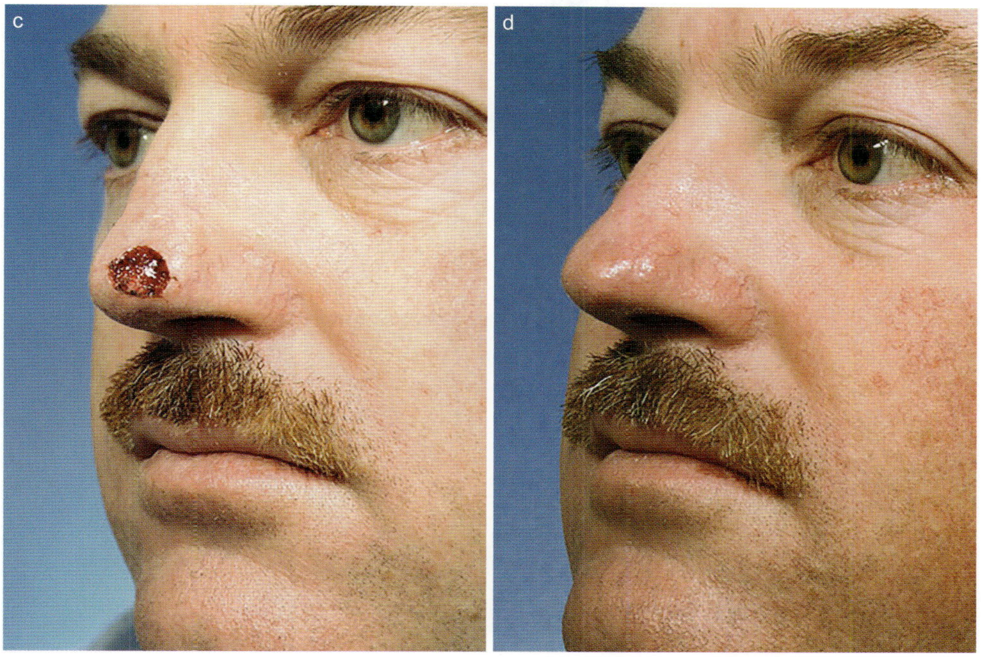

表伤口通常使用一个全厚皮片就能完全填补，不会留下凹陷的轮廓畸形。

鼻部皮肤较厚的区域包括鼻尖、鼻翼、鼻侧壁尾段以及鼻背。尽管鼻缝点处的皮肤较薄，但随着靠近鼻根，会逐渐变厚。若使用全厚皮片修复鼻部皮肤较厚区域的缺损，在愈合后可能会出现形态凹陷，并且皮片与周围鼻部皮肤之间的纹理差异也会很大（图 9.2）。这是因为与皮片相比，这些区域的

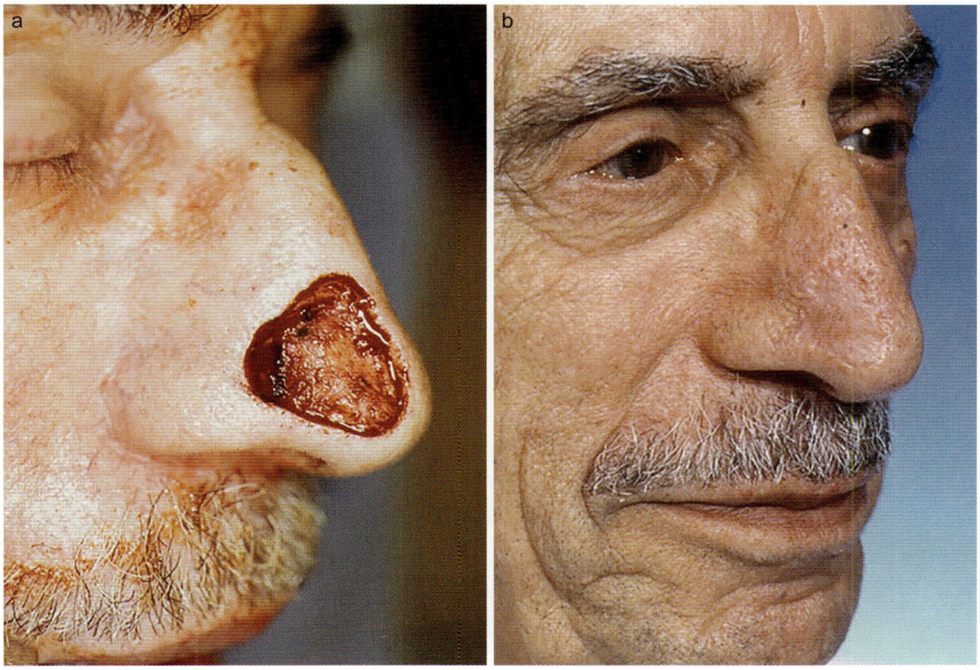

图 9.2 （a）鼻尖皮肤缺损。患者要求尽可能简单手术修复。（b）从耳前区获取全厚皮片修复缺损后 4 个月。可以看到皮片与周围鼻部皮肤之间纹理差异很大

鼻部皮肤有更多的毛囊皮脂腺。但是，如果患者本身的毛囊皮脂腺不是很多，那么也可以使用全厚皮片修复鼻背尾段、鼻侧壁，甚至鼻翼的浅表皮肤缺损，得到的美学效果也是可以接受的（图 9.3 和图 9.4），尤其是在愈合后对皮片进行磨皮之后。在使用全厚皮片修复浅表鼻翼缺损时，不能选择那些缺损超出鼻翼下缘的患者。因为在这些病例中，皮片收缩很有可能导致鼻孔缘切迹或变形（图 9.5）。

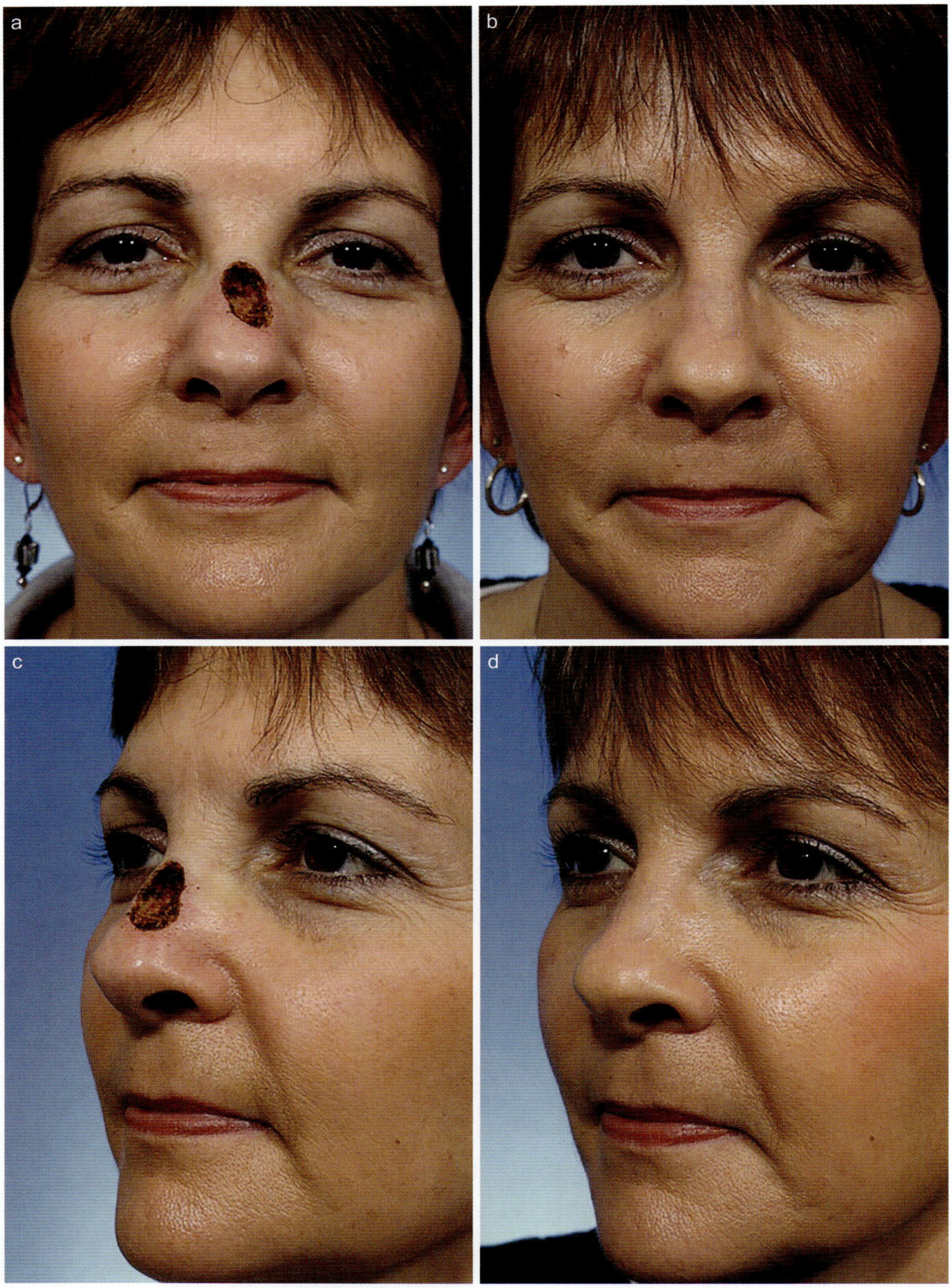

图 9.3 （a～d）使用锁骨上区皮片修复鼻背尾段皮肤缺损。移植后 2 个月对皮片进行磨皮。术前和术后 9 个月外观

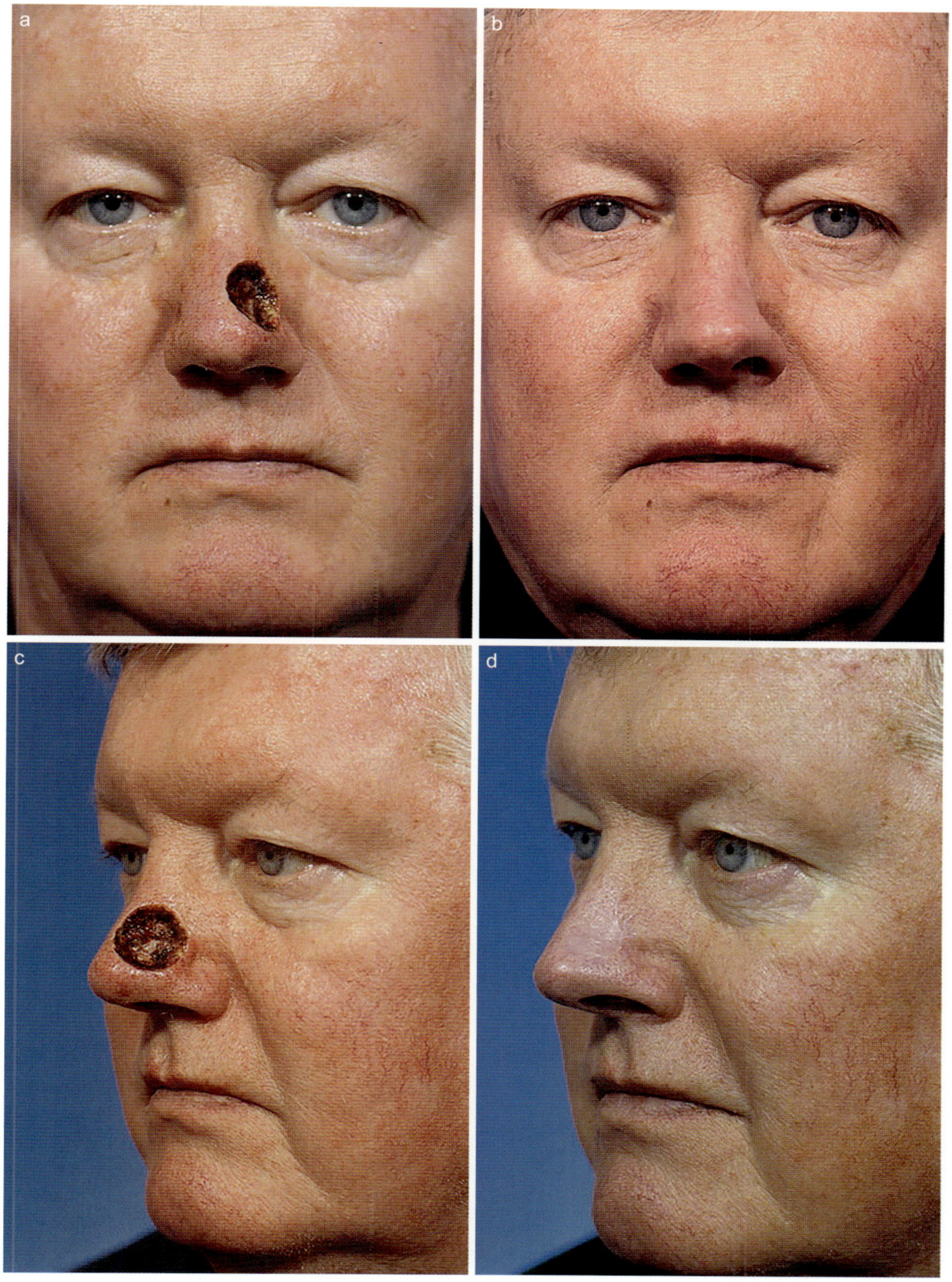

图 9.4 （a ~ d）使用锁骨上区皮片修复鼻侧壁尾段的皮肤缺损。移植后 2 个月对皮片进行磨皮。术前和术后 6 个月外观（选自 Jewett[27]，第 15 章图 9）

鼻部皮肤的厚度因人而异，因此在术前，患者鼻部皮肤的整体厚度是一个重要的考量指标。对相似的鼻部缺损，同一个皮片有可能在一个患者身上厚度合适，在另一个患者身上就差别很大。有些人覆盖整个鼻部的皮肤都比较薄，比如皮肤白皙的女性（图 9.6）。对于这类患者，就可以使用全厚皮片修复鼻部任何区域的浅表皮肤缺损，而不会造成皮片与周围鼻部皮肤之间形态及纹理较明显的差异

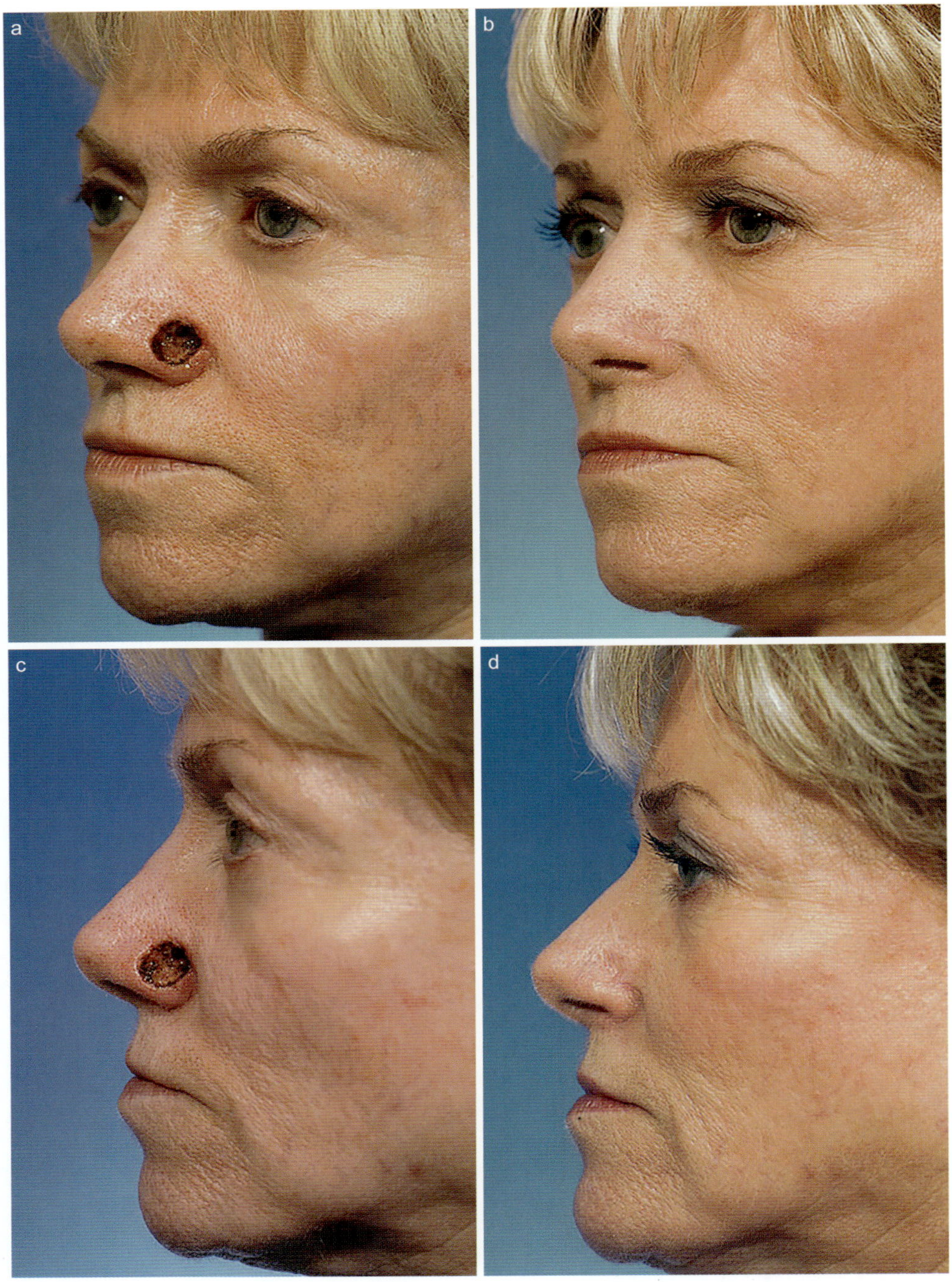

图 9.5 （a～d）使用锁骨上区皮片修复浅表的鼻翼缺损。移植后 4 个月对皮片进行磨皮。术前和术后 8 个月照片可见鼻翼未发生后缩，这是因为缺损比较浅表且没有累及鼻孔缘（选自 Jewett[27]，第 15 章图 8）

（图 9.7）。唯一例外的是鼻孔缘区域，皮片的瘢痕收缩可能会导致鼻孔缘变形。

对大部分人来说，全厚皮片的供区根据鼻部缺损的大小和位置可以有多处，比如上睑、前额、鼻唇沟，以及耳前、耳后和锁骨上区域（图 9.8）。在选择供区时，首先要衡量受区周围皮肤的厚度，然后据此来匹配供区。鼻尖的缺损可以使用较厚的前额皮肤来修复。获取时，对于前发际线稳定的患者，可使用隐形瘢痕切口。鼻唇沟皮肤同样有较好的皮脂腺分泌，其厚度和纹理与鼻尖皮肤相

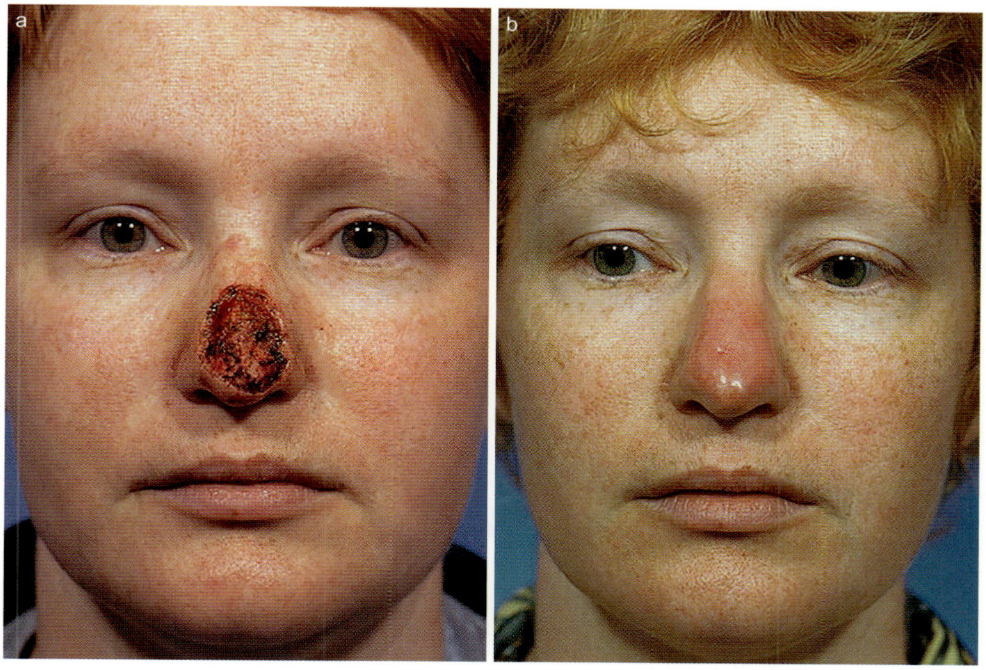

图 9.6　（a）3 cm × 2.5 cm 鼻尖和鼻背皮肤缺损，使用取自锁骨上窝全厚皮片进行修复。（b）术后 1 年外观。对于鼻部皮肤整体较薄的患者，可以使用全厚皮片修复鼻部任何区域的浅表皮肤缺损，这类患者通常为皮肤白皙的女性。皮片进行了磨皮（选自 Baker[28]，第 18 章图 33）

似。鼻部头侧段 2/3 部分的皮肤缺损需要薄一些的皮片，通常从耳前或耳后区域获取（图 9.9）。耳后区域的皮肤最适合修复男性患者面积有限的鼻部皮肤缺损，因为该区域没有毛发，而且与鼻尖下叶及鼻侧壁头段的皮肤厚度相仿（图 9.10）。另外，由于男性比女性的头发短，耳后区域受日照较多，因此颜色更深，与鼻部皮肤颜色更贴近。在获取耳后区皮片时，我们更倾向于从耳轮后缘垂直面后方的上颈部获取（图 9.11）。尽管该区域的瘢痕会比从耳后沟区获取留下的瘢痕更明显，但该处的皮肤更厚，而且接受的日照也更多。在修补鼻部尾段缺损时，从该区域获取的皮片其皮肤颜色和纹理都与周围鼻部皮肤更相符。耳前皮肤通常作为女性患者的供区，因为女性该区域缺少毛发，而且比起经常被头发盖住的耳后区域接受的日照更多。

锁骨上区的皮肤是极好的皮片来源，也是我们最推荐的可用于修复绝大部分鼻部缺损的全厚皮片的供区，尤其是需要的皮片面积较大时（图 9.12）。锁骨上皮肤的厚度与鼻中段和尾段的皮肤相近，而且接受了充足的日晒，因此在磨皮之后，其皮肤颜色与鼻部皮肤之间差异很小。

在个别情况下，即使知道皮片会造成形态凹陷或者皮肤纹理及颜色的明显不协调，也要使用皮片来修复鼻部浅表皮肤缺损。比如那些年迈虚弱且有危及生命疾病的患者。还有其他一些情况，患者表示他们并不在乎他们鼻部外观，而是要求最简单的修复方式（图 9.2）。

对于恶性肿瘤且肿瘤呈侵袭生长趋势的患者，以及那些肿瘤持续存在或反复复发的患者，也可以在他们复发风险最高的时期暂时使用皮片覆盖缺损 2～3 年。

总而言之，鼻部、前额或者颊部皮瓣是修复大部分鼻部皮肤缺损的最佳方式。但是，鼻尖下小叶更适合使用全厚皮片进行修补。只要缺损没有累及

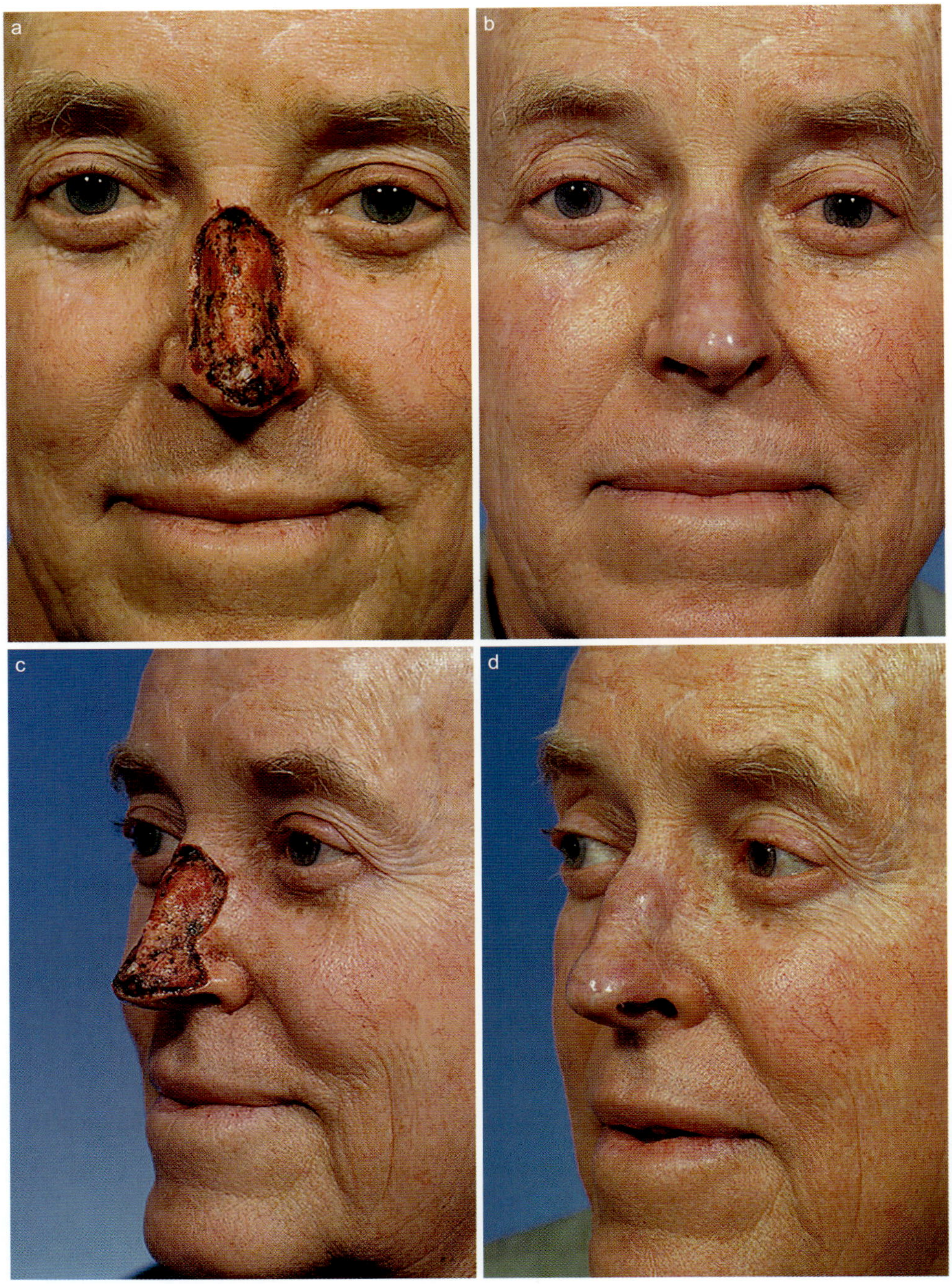

图 9.7 （a～d）使用锁骨上区皮片修复较大鼻部浅表皮肤缺损。移植后 6 个月对皮片进行磨皮。图示为术前和术后 1 年外观（选自 Jewett[27]，第 15 章图 13）

鼻孔缘，而且没有鼻翼软骨中间脚缺失，鼻尖下小叶皮肤缺损就最适合使用从耳前或耳后区获取的全厚皮片来修复。这些区域皮肤厚度及颜色与鼻尖下小叶皮肤几乎完全一致。皮片移植 6 周后，就可以对受区进行轻度磨皮，使皮片更好地与鼻部皮肤融为一体（图 9.13）。

技术

所有进行皮肤移植的患者术前都需要静脉应用抗生素。抗生素通常为 1 g 头孢唑林，如患者对青霉素过敏，则为 600 mg 克林霉素。术后第一周口服抗生素。手术在静脉镇静和局部麻醉（含

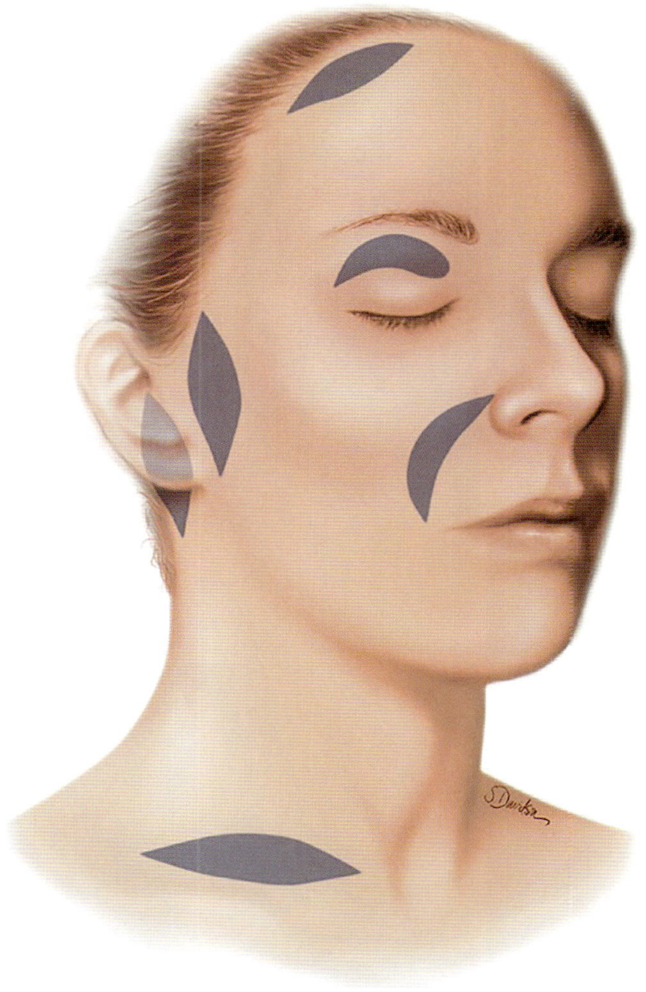

图 9.8　用于鼻部再造的全厚皮片常见供区

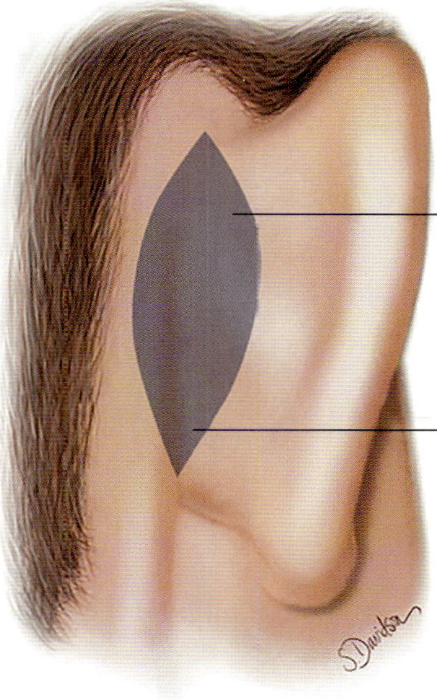

图 9.9　耳郭后方皮肤是修复鼻部头侧段皮肤缺损全厚皮片的理想来源。该区域下方皮肤接受的日照较多，可以提供与鼻部皮肤颜色更相近的皮片

1 : 100 000 肾上腺素的 1% 利多卡因）下进行。使用碘伏溶液对伤口和供区进行消毒。对莫氏手术切除后产生的 45° 缺损斜面边缘予以保留，以作为皮片和原本皮肤之间的过渡。这个斜角使伤口底部到周围皮肤表面之间呈一个斜面，缓解了可能产生的凹陷形态。如果皮片厚度比受区深度要小，可额外增加缺损边缘的角度。其他情况下，则可能需要在准备的过程中使用手术刀重新制作伤口边缘。

使用马克笔勾画出伤口的边缘，将一个非黏性的敷料垫按压在标记上，制作出受区的模板。如果缺损是圆形的，则需要对形状进行调整，通过切除部分皮肤使缺损有角。这样使缺损及覆盖的皮片具有边角，减少了发生地窖门畸形（trap-door deformity）的可能性（图 9.14）。对模板进行裁剪，用于设计皮片的大小和形状。因为大部分全厚皮片在从供区切取下来后都会收缩 10% ~ 15%[5]，所以皮片在设计时要比缺损稍微大一些。切开供区皮肤时，手术刀倾斜 45°，以匹配莫氏手术后缺损倾角。切取皮片，使用虹膜剪刀去除所有皮下组织。完成这一步时，最好是将皮片的表皮面向下置于示指上，刮除多余的脂肪直到看见有光泽的表皮。如果皮片的厚度比受区的深度要大，则可以使用虹膜剪去除真皮层深面，修薄皮片（图 9.15）。

如果选择锁骨上区皮肤作为皮片的来源，则在供区进行设计时，要将皮片长轴平行置于锁骨的上方。这样供区就始终处于文胸带的内侧，以及开领衬衫会暴露出的 V 形下颈部皮肤的外侧。这样设计供区就可以使术后瘢痕被大多数衣服挡住（图

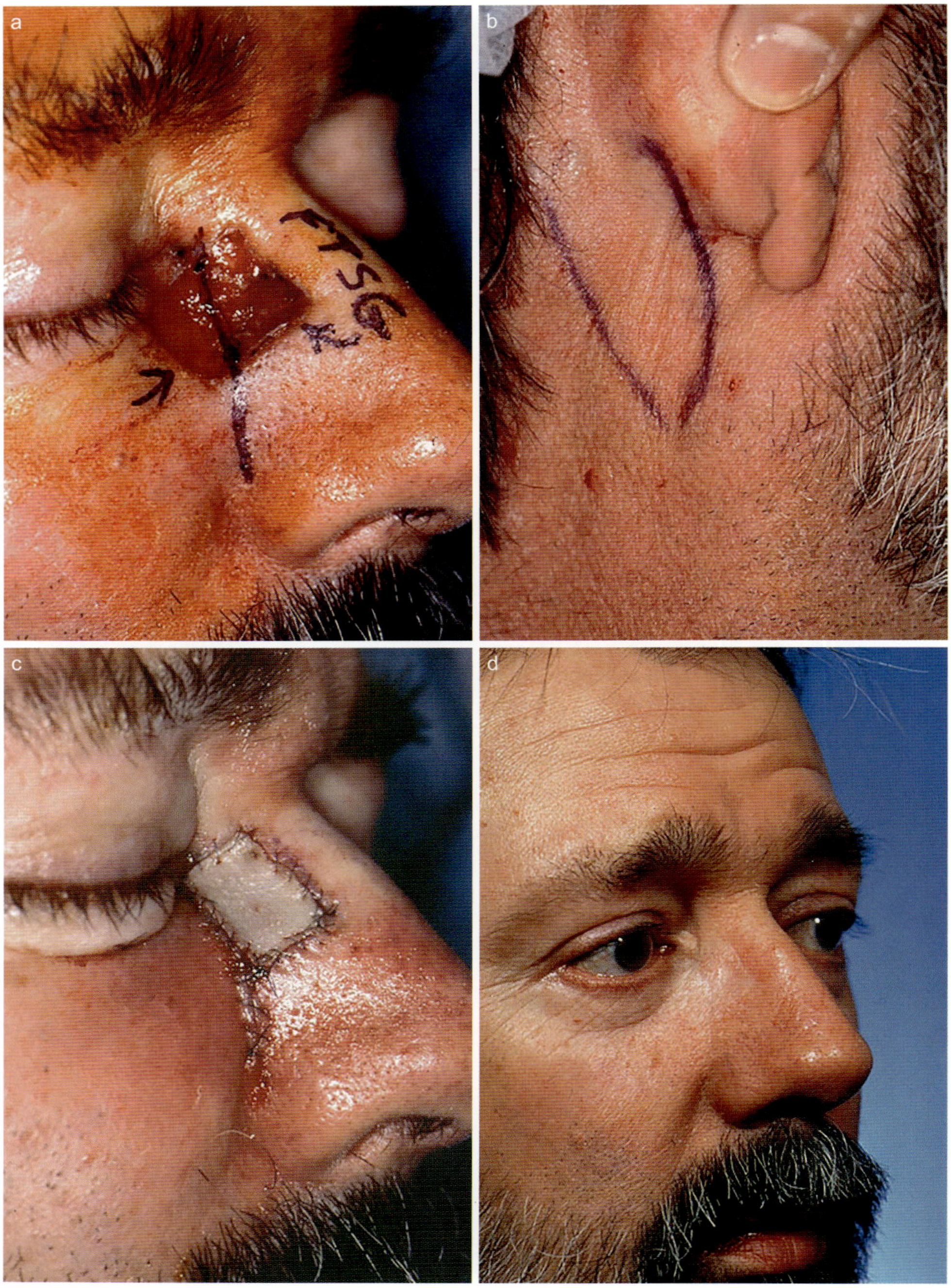

图 9.10 （a）鼻侧壁头侧段以及面颊内侧的皮肤缺损。首先将颊部皮肤推进至鼻颊窝处。（b）从耳后区下部获取全厚皮片。（c）皮片就位。（d）术后 3 年外观。移植后 6 周对皮片进行了磨皮

9.16）。与其他供区皮肤相似，对锁骨上区皮肤进行修剪，使用锋利的虹膜剪从皮片深面切除部分真皮，使其厚度与鼻部头段较薄的皮肤相匹配。供区伤口通过将两侧皮缘拉近对合，再使用 4.0 PDO 线缝合表皮深层。伤口表面使用组织胶（氰基丙烯酸盐黏合剂）封闭。患者术后即可淋浴冲洗手术区域，但还是要指导他们保持覆盖皮片的打包包扎干燥。

获取皮片后，将皮片转移至受区，并且通过调整皮片方向，使皮片与伤口之间的接触面积最大。切除多余的皮片部分，使用 5.0 含铬缝线单纯间断缝合固定皮片。每根缝线的一端要留长，以便与对面缝线打结，将支持物固定在皮片上。支持物由非

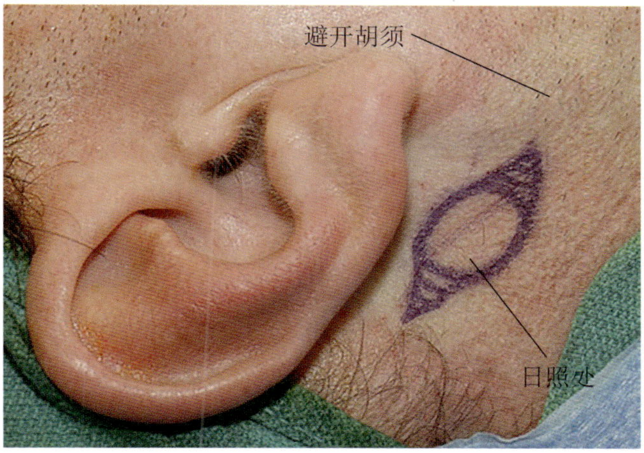

图 9.11　我们更倾向于从耳轮后缘垂直面后方上颈部获取耳后区皮片。因为该区域皮肤更厚，而且接受的日照也比耳后沟处更多

黏性的包扎敷料（Telfa）或浸润凡士林抗生素软膏的纱布构成。当使用非黏性敷料时，在每层敷料之间涂抹凡士林抗生素软膏，这样可以在缝合固定时帮助稳定支持物。支持敷料用两侧的缝线打结固定 5 天（图 9.17）。拆除敷料时，使用棉签在皮片上滚动，通过毛细作用吸走皮片下积聚的液体。不要在皮片上擦，以免损伤皮片的血运。指导患者如何保持皮片干燥，并在 1 周后复诊评估皮片的生长情况。如果皮片存活且附着良好，患者可以淋浴该区域。

大部分用于修复鼻部缺损的皮片都可以存活。

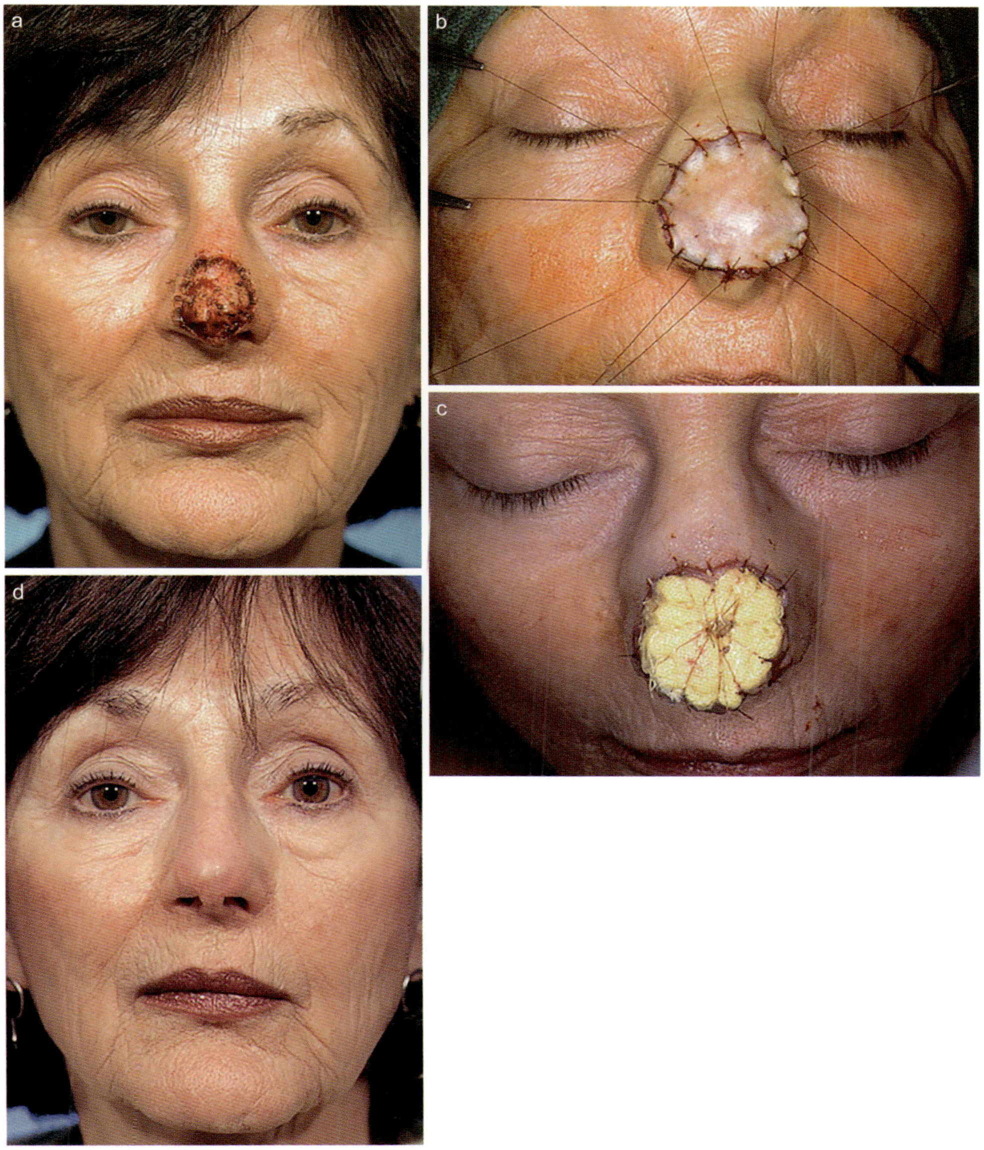

图 9.12　（a）2.5 cm × 2.5 cm 鼻尖浅表皮肤缺损。（b）从锁骨上窝获取全厚皮片修复缺损。（c）使用打包包扎固定皮片 5 天。（d）术后 9 个月外观。移植物经过磨皮。缺损浅表，而且该处鼻部皮肤较薄，使用皮片移植有极大的可能性获得可接受的美观效果（选自 Baker[28]，第 18 章图 34）

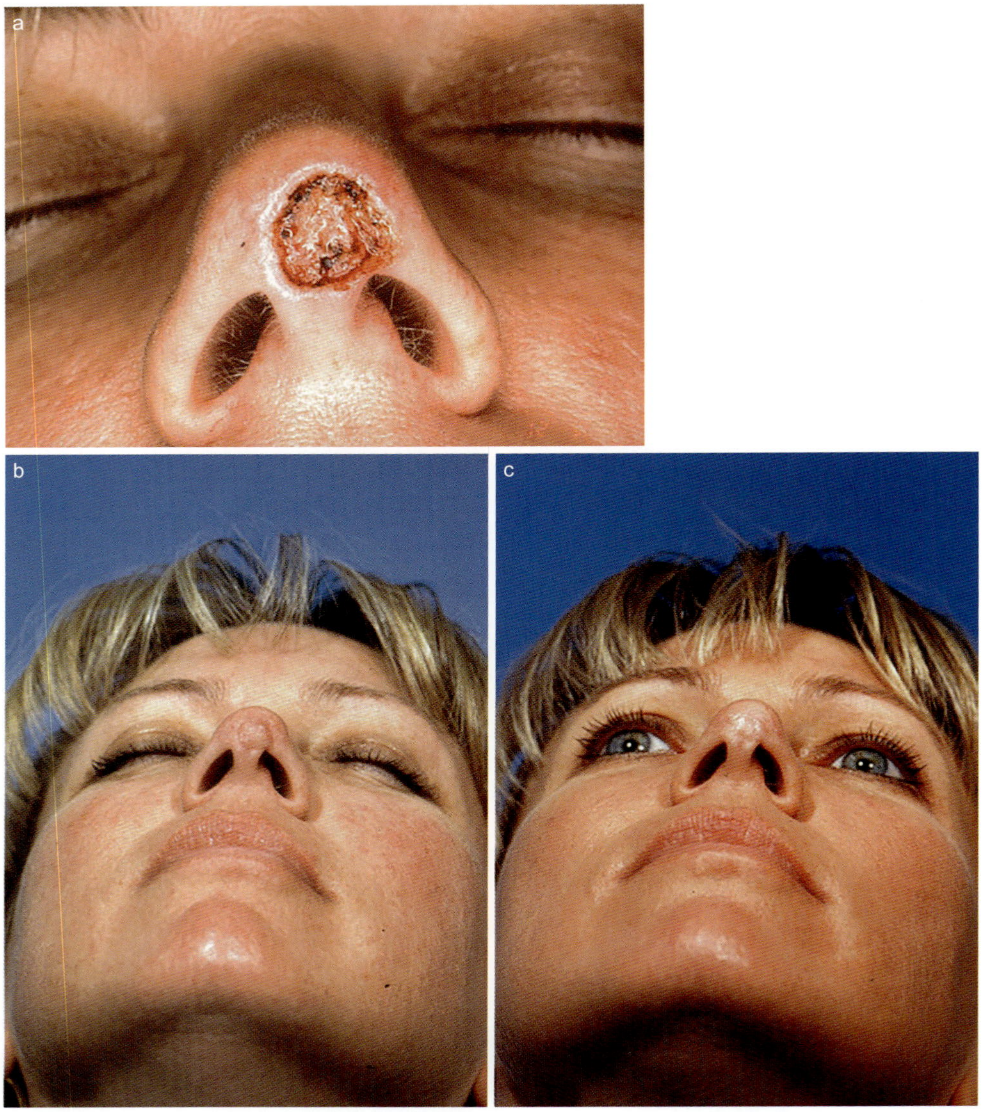

图 9.13 （a）鼻尖下小叶的浅表皮肤缺损。（b）皮片移植 4 个月后，行磨皮之前。（c）磨皮后 16 个月外观

术后第 5 天移除支持敷料时，皮片通常是充血的且边缘有一层硬痂。而且由于敷料压迫的原因，皮片会比周围鼻部皮肤凹陷一些，这种凹陷在 24 ~ 48 h 内就会缓解。术后 2 周时，皮片颜色较苍白，周围的硬边有所延伸（图 9.18）。2 个月时，皮片边缘愈合但仍然充血，皮片的颜色比周围鼻部皮肤要浅。如果患者有发生术后炎性色素沉着过多的倾向，那么皮片最终的颜色会是棕色，比相邻鼻部皮肤要深一些（图 9.19）。在这个阶段可以对皮片进行打磨，目的是使皮片和鼻部皮肤之间的颜色更贴近，同时磨平凸起或凹陷的皮片边缘。

有些皮片在转移后的前几天可能会发绀，之后进入充血期，充血在数周到数月后消退。偶尔，发绀皮片不能存活，皮片坏死后会化脓，并在 2 周内从受区分离。更多的情况下，皮片深层存活了，但浅层形成痂并连附在创面基底。这种情况发生时，

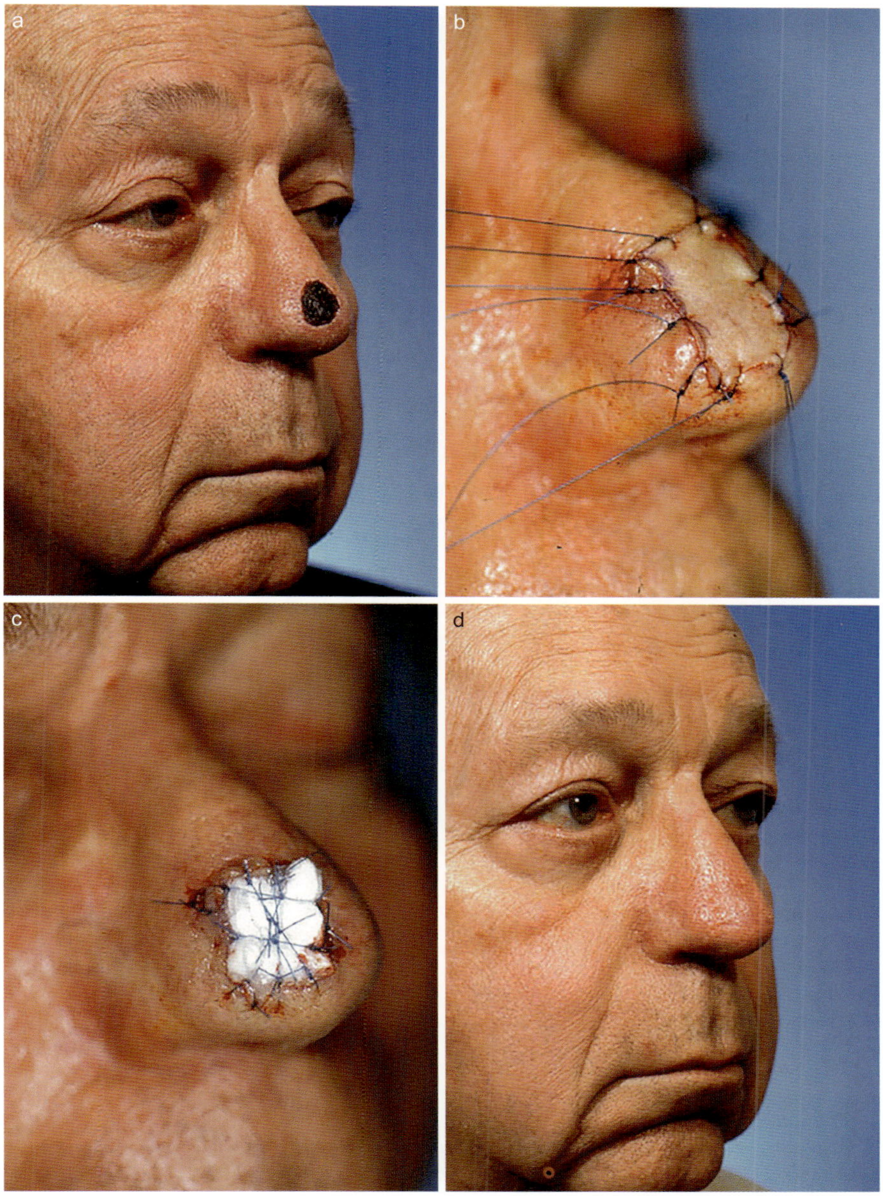

图 9.14 （a）鼻尖浅表皮肤缺损。（b）将圆形缺损转化为长方形，然后使用耳前区全厚皮片覆盖缺损。（c）使用非黏性材料制成的打包包扎压紧皮片。（d）术后 6 个月外观。在此之前分两次对皮片和周围皮肤进行了磨皮

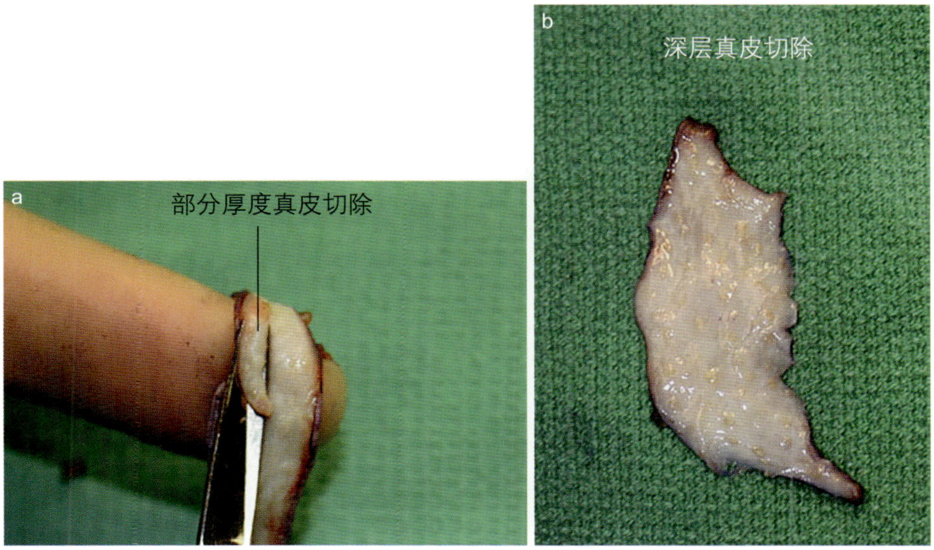

图 9.15 （a）对较厚的皮片进行修薄，使用虹膜剪切除部分深层真皮，使皮片厚度与受区深度一致。（b）切除部分真皮层后，皮片裸露的真皮表面

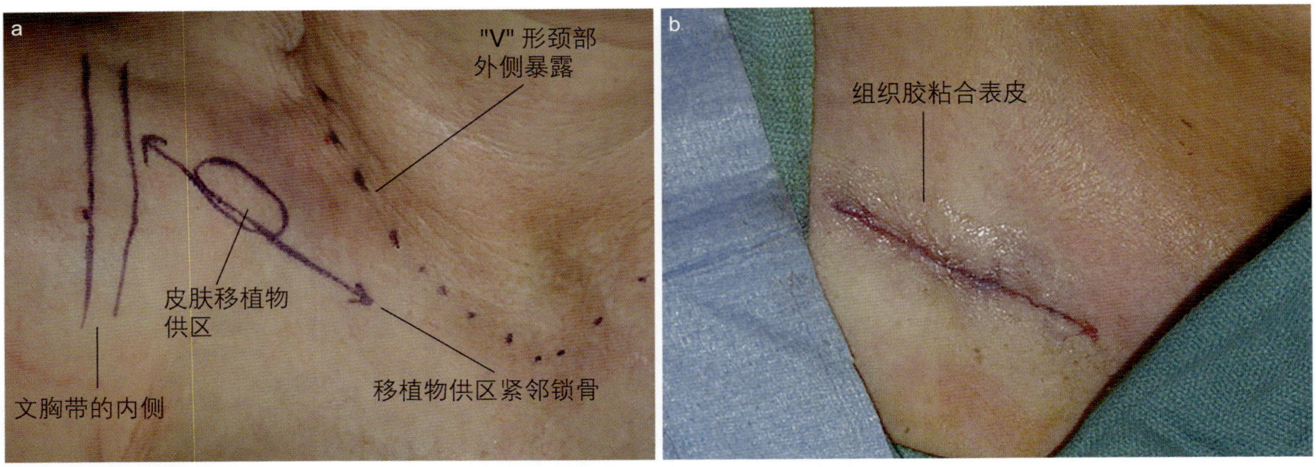

图 9.16 （a）锁骨上皮片的供区位于紧邻锁骨的上方，文胸带的内侧，开领衬衫会暴露出的 V 形下颈部皮肤的外侧。（b）关闭供区伤口，对合并深层缝合真皮层，用组织胶黏合表皮层

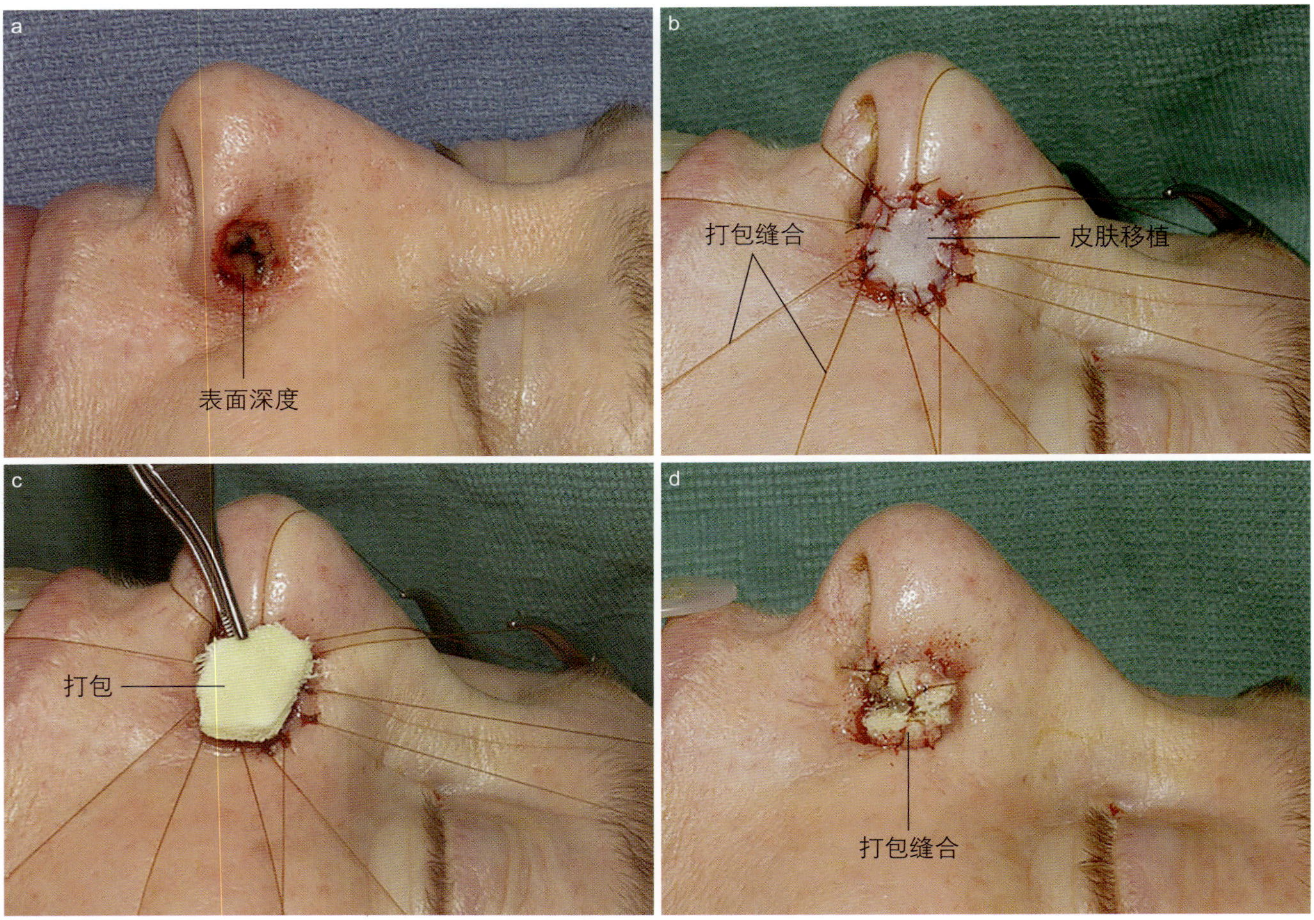

图 9.17 （a）鼻翼的浅表皮肤缺损。缺损没有累及鼻孔缘。（b）使用 5.0 含铬缝线打包缝合固定皮片。（c）支持物由浸润凡士林抗生素软膏的湿纱布构成。（d）使用缝线固定支持物

将皮片作为生物敷料留在原位，等待二期愈合。表皮再生会从伤口的边缘及皮片存活的表皮深层开始。通常会有足够的表皮组织存活，使皮片完全愈合后不会留下凹陷的瘢痕，但也因此使色素沉着以及皮片与鼻部皮肤之间的纹理差异更加明显。

当使用皮片修复累及颊部内侧的鼻侧壁缺损时，缺损的面颊部分使用由剩余的颊部内侧皮肤构成的皮肤推进皮瓣修复。将该皮瓣推进至鼻颊相连处，然后使用深层缝合将皮瓣内缘固定在鼻侧壁骨膜上。最后使用全厚皮片修复鼻侧壁。

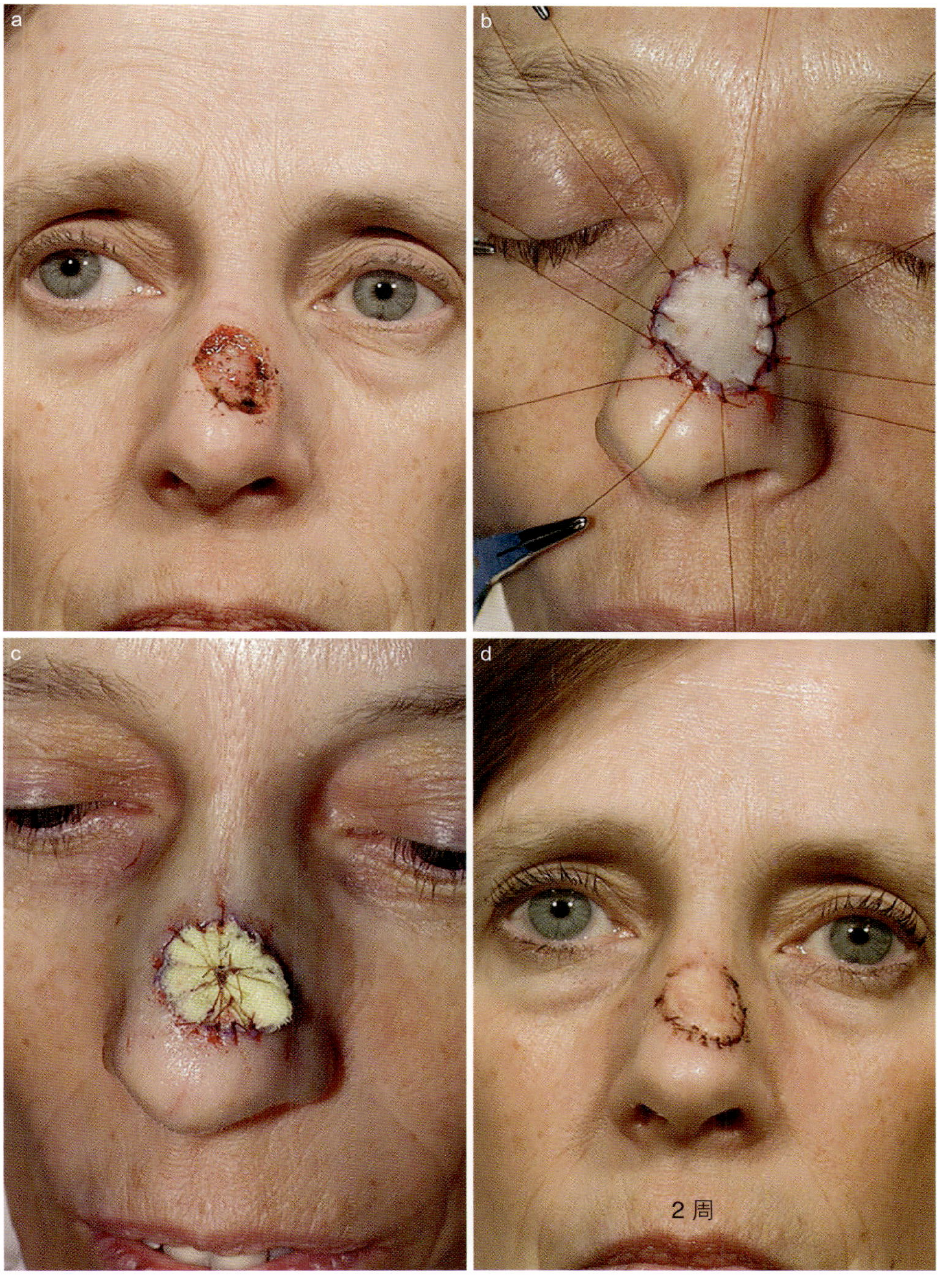

图 9.18　（a）鼻背尾段的皮肤缺损。（b）使用打包缝合固定锁骨上区皮片。（c）使用打包缝合固定支持物。（d,e）皮片移植 2 周和 2 个月后。（f,g）初次移植后 4 个月、磨皮术后 2 个月外观

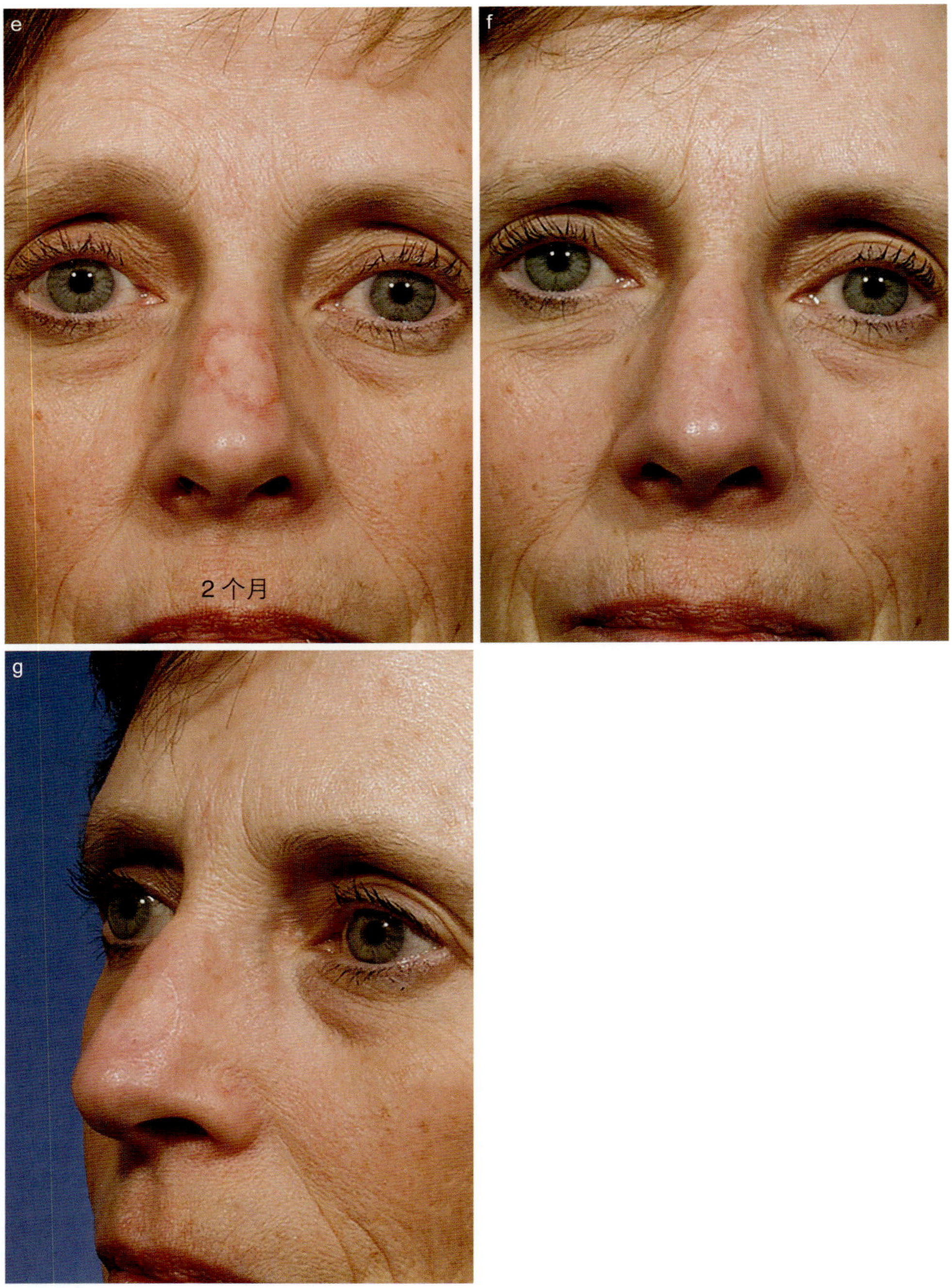

图 9.18 （续）

这种颊部推进皮瓣可以将瘢痕置于颊部美学单位和鼻部美学单位相接壤的区域。如果颊部缺损的面积较大，可以先将颊部推进皮瓣产生的皮肤凸起畸形切除，再使用全厚皮片修补鼻侧壁缺损（图 9.20）。

皮片移植后 6 ~ 8 周可以行附加手术来改善再造部位的美学外观。地窖门畸形通常会随着时间推移而消失，尤其是在往皮片下注射皮质类固醇后。皮片很少需要手术来修整形态，但偶尔也会在皮片边缘行 Z 成形术，以改善皮片与鼻部皮肤之间衔接的外观。我们建议对所有用于修复鼻部皮肤缺损的全厚皮片进行磨皮。除了皮片，对皮片周围美学单

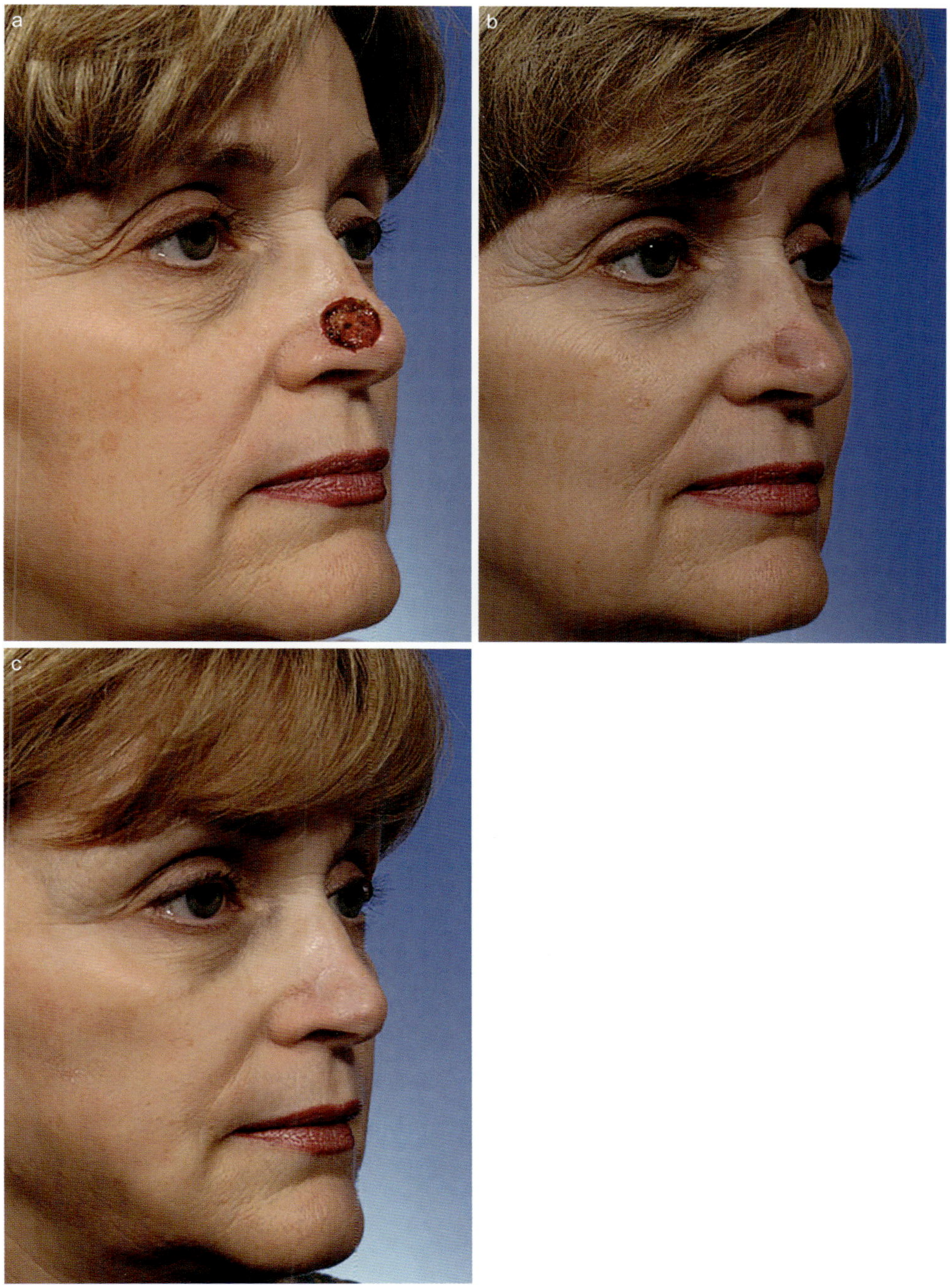

图 9.19　（a）使用锁骨上区皮片修复鼻尖的皮肤缺损。（b）术后 2 个月，移植物出现术后炎性色素沉着过多。（c）移植术后 4 个月、对皮片进行磨皮后 2 个月外观。注意色素沉着情况得到了改善

位内的鼻部皮肤也要进行磨皮（图 9.21）。磨皮一般在皮片成功移植 6 周后进行，在门诊局部麻醉下即可完成。皮瓣在经过磨皮后，偶尔会有色素减退的情况，但是皮片在经过磨皮后通常颜色和纹理都会与周围皮肤更相近。如果第一次处理未能得到一个很理想的效果，偶尔可以对皮片进行二次磨皮。

复合软骨皮肤移植物

复合移植物包含两层或两层以上的组织，并且通常不能成功再造高代谢需求的区域[6]。在转移后最初 24 h 内，复合移植物通过血浆浸吸获取营养，之后开始出现血管吻合。一般在转移后第 3 天，移

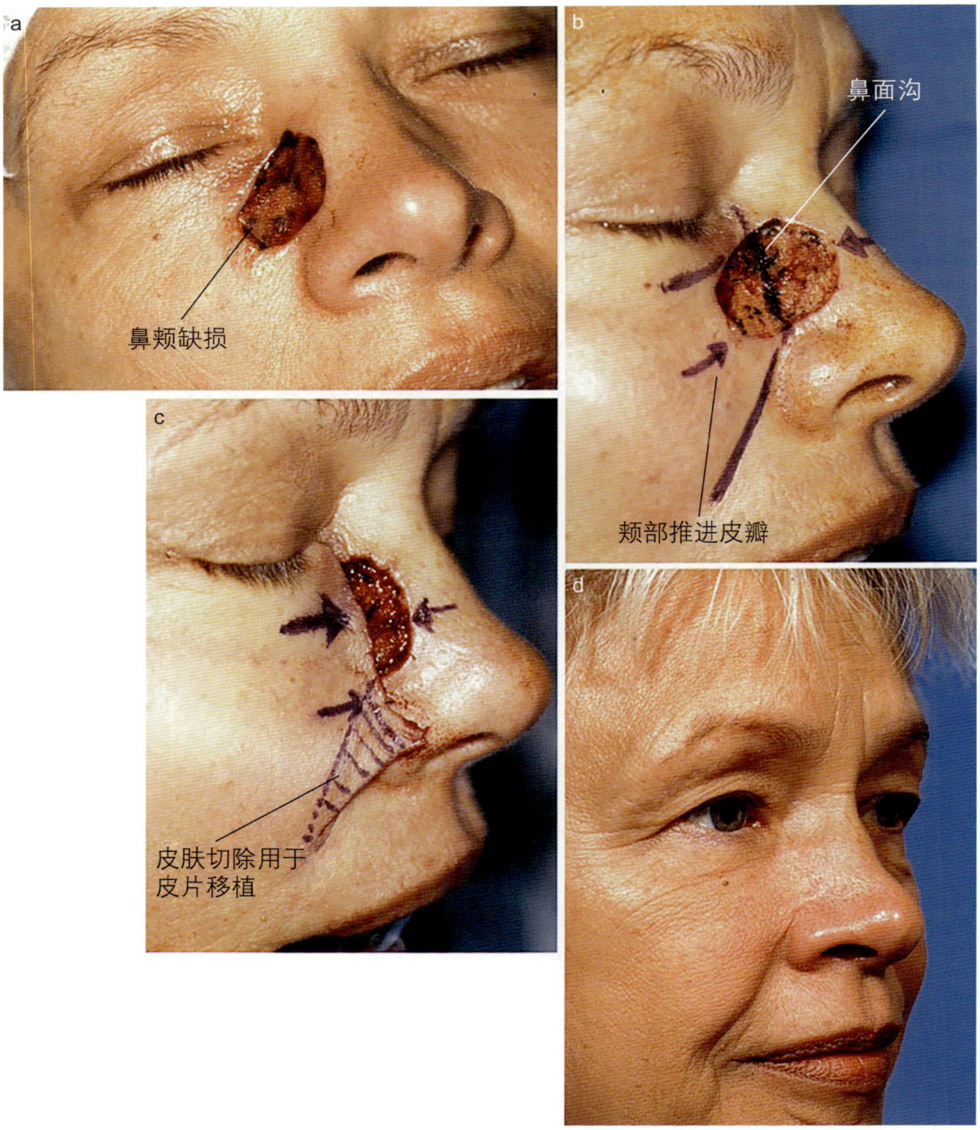

图 9.20 （a）鼻侧壁浅表皮肤缺损，累及颊部内侧。（b）设计颊部推进皮瓣修复缺损的面颊部分。穿过缺损竖线提示了鼻面沟的位置。（c）将颊部皮肤推进并固定于鼻面沟的位置。竖线标记出的是鼻唇沟处皮肤凸起畸形，将其切除，并使用全厚皮片修补鼻部缺损。（d）术后 3 年外观。移植后 2 个月对皮片进行磨皮

植物边缘开始有毛细血管长入[7-8]。

复合移植物是由 Konig[9] 最先提出的，他使用复合耳软骨移植物修复鼻翼缺损，并且记录移植物的存活率为 53%。从那之后，复合移植物开始应用于鼻小柱缺损[10-11]和鼻内层缺损[12]修复。在 20 世纪的前半段，Limberg[13] 主张使用耳甲腔和耳甲艇来源复合移植物修复鼻部，而 Gillies[14] 则将复合移植物转移到前额皮瓣深面进行鼻再造。Symonds 和 Crikelair[15] 也使用复合耳软骨移植物进行鼻再造，他们报道移植物存活率为 89%。

耳郭是非常好的鼻再造复合移植物的来源，因为它可以提供一个包含皮肤和软骨的且有天然形态的移植物。耳郭的特定部分可以大致替代一些鼻部结构的精细形态，包括鼻小柱、软三角及鼻孔缘，这些区域通常使用复合移植物进行修复。在鼻小柱区域，皮肤与其下的软骨以及鼻翼和软三角的

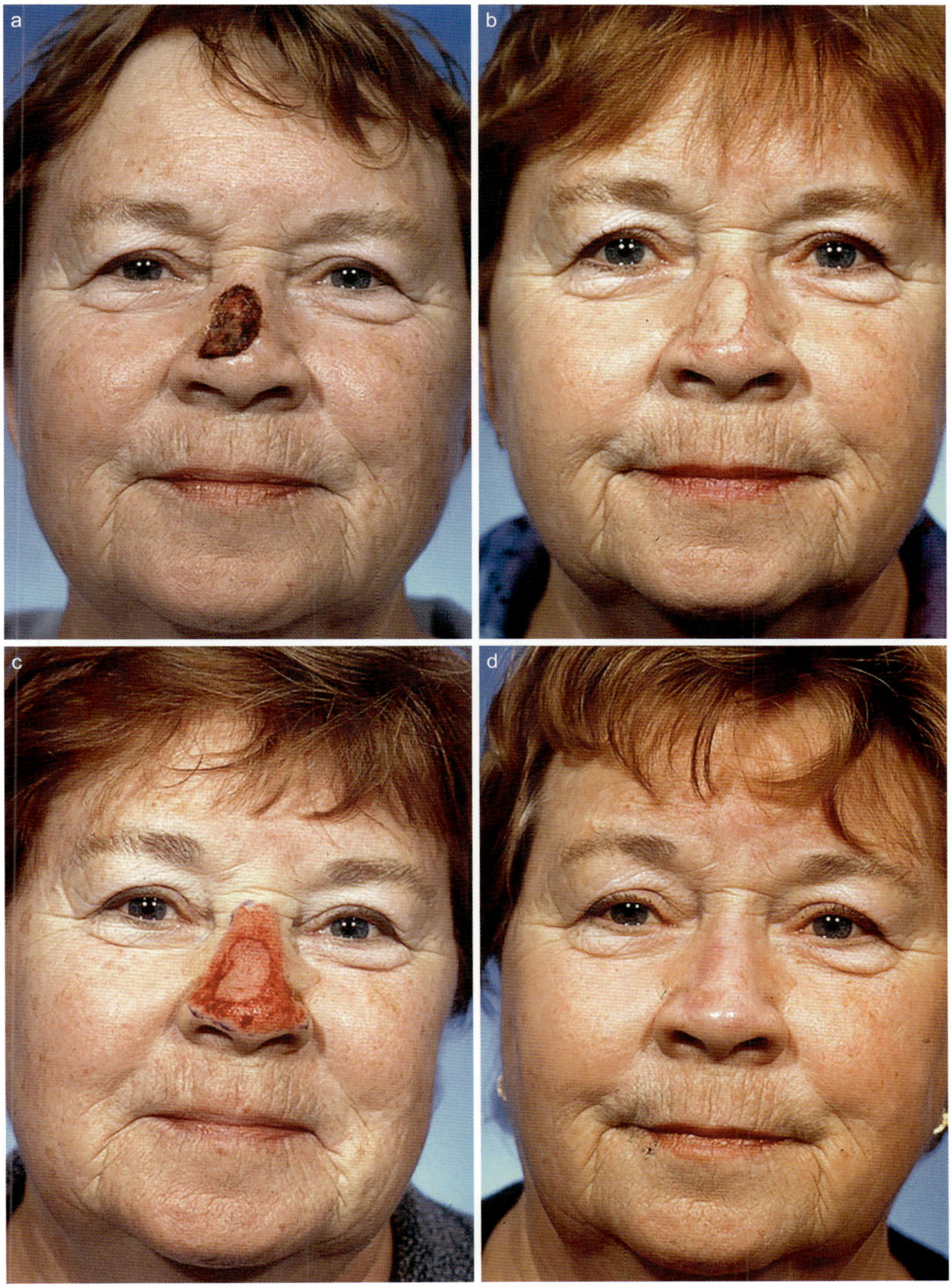

图 9.21　(a) 鼻背和鼻尖浅表的皮肤缺损。(b) 全厚皮片移植后 6 周。注意皮片与鼻部皮肤之间有颜色差异。(c) 对皮片及相邻鼻部皮肤进行磨皮后。(d) 磨支术后 1 年外观。注意皮片和鼻部皮肤之间的颜色匹配得到了改善

纤维脂肪组织紧密相连。同样地，覆盖耳郭外侧的皮肤也与其下的软骨紧密相连。常见的耳郭软骨供区有耳轮脚、耳轮环、对耳轮、耳屏、对耳屏以及耳三角窝（图 9.22）。耳轮脚的形态很贴近小的鼻翼缘缺损，并且其所提供的移植物可以选择性地带有部分耳前区皮肤。这种复合移植物设计可用于修复那种需要皮肤面积较大但软骨支架较少的鼻部缺损。

通常建议要限制复合移植物的尺寸，不超过 1 cm[16]。较大的移植物如果转移到血运丰富的受区

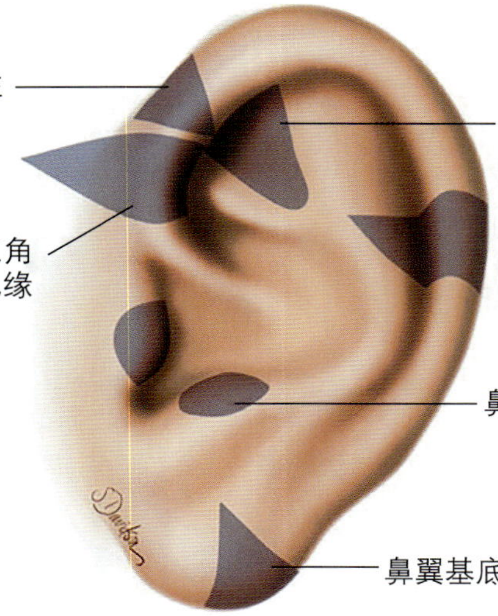

图 9.22 常见用于鼻再造的复合移植物供区

也是可以成功的，但是要对移植物进行设计，使其每个部分距离伤口边缘不超过 1 cm[17, 19]。Skouge[4] 主张在使用复合移植物时，应用舌槽接合（tongue-and-groove）的技术。这种技术包括将皮片的边缘插入受区边缘的两层组织之间。这种皮片连附的方式可以使皮片与受区之间的接触面积增加 50%[20]。除此之外，在受区制作一个铰链皮瓣（hinge flap）也可以增加复合移植物连附的表面积[21]。

在动物实验中，围术期使用皮质类固醇可有助于复合移植物存活。术前、术后都接受甲泼尼龙治疗的兔子，其移植物存活率比未接受激素治疗或仅接受术后激素治疗的兔子要高。而较晚期才进行激素注射试图抢救已经出现问题的移植物并不成功[22-23]。给复合移植物降温也可以提高存活率。因为降温可以减少皮片生物活动的需求，提高移植物在放射治疗后的区域、萎缩性的区域或瘢痕区域的存活。Conley 和 Van Fraenkel[24] 提出，持续使用冰块或冰敷 14 天，可以将皮肤温度从 38 ℉降低到 17 ℉。在他们的研究中，复合移植物的大小从 1 cm × 1 cm 到 2 cm × 2 cm 不等，12 个转移至鼻部的复合移植物经过冰敷，有 10 个都得以完全存活，而且其中 5 个移植物的受区是有瘢痕组织或放疗后纤维化的[24]。

使用复合耳郭软骨移植物修复最理想的缺损是软三角或鼻小柱较小（1 cm 或更小）的全层全损。这些区域的皮肤非常薄，缺少皮下脂肪，而且与鼻小柱处的鼻翼软骨以及软三角处的纤维连接组织紧密相连。使用皮瓣修复软三角或鼻小柱的话总会转移皮下脂肪，并且厚度也比正常的皮肤要厚。相反，从耳轮脚获取复合耳郭软骨移植物可以提供皮肤很薄且下层与精巧的软骨紧密相连的移植物（图 9.22）。软骨提供结构支撑，而且皮肤也与相邻鼻小柱和软三角皮肤非常相似（图 9.23）。

技术

选择患者是复合移植物使用的一个重点。复合移植物只能用于修复较小的鼻翼边缘或鼻小柱缺损（小于 2 cm），而且患者年龄要小于 65 岁，不吸烟，没有患可能损害移植物血管形成的系统性疾病。与使用其他皮片类似，患者先接受抗生素治疗，然后进行伤口准备和麻醉。另外，要在手术前一天为患者注射 60 mg 泼尼松。术后激素逐渐减量，每天减少 10 mg，到术后第 7 天减少到 5 mg。

如果将移植物转移的时间推迟到鼻部缺损二期愈合后，则可以提高移植物存活率。首先对鼻部缺损进行准备，清除上皮组织及上皮下的瘢痕组织，然后制作模板，模板的整体尺寸要比缺损大 2 mm。获取比缺损略大的移植物，以适应之后不可避免的移植物收缩（图 9.24）。如果可能的话，在缺损的边缘做一个带有皮肤和软组织的铰链皮瓣，以增加缺损与移植物的接触面积（图 9.25）。从耳郭获取

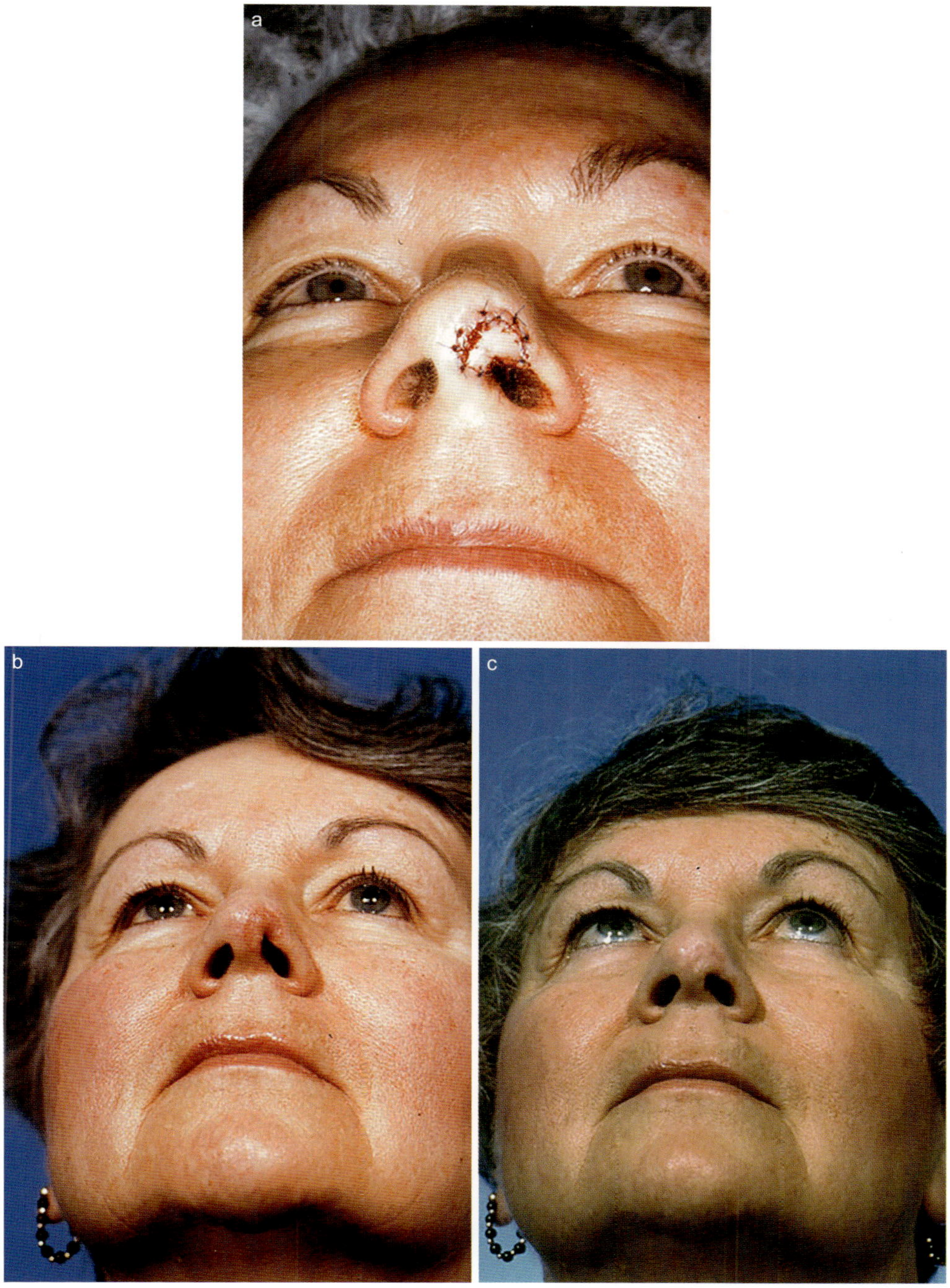

图 9.23 （a）从耳轮脚获取的复合耳郭软骨移植物，用于修复软三角的全层缺损。（b～e）术前和术后 1 年外观。复合移植物经过了磨皮

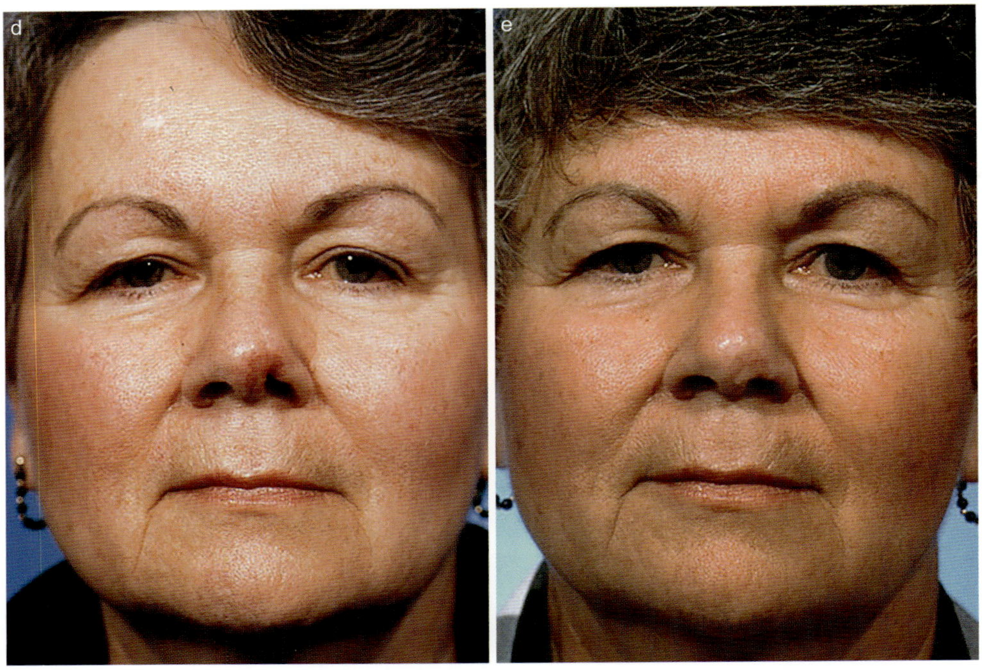

图 9.23 （续）

一个包含皮肤和软骨的复合移植物，该移植物的形态和厚度都要与鼻部缺损处非常匹配。将移植物置于冷的生理盐水中并关闭供区伤口，使用 5.0 PDO 线拉近并缝合耳郭软骨，然后用 5.0 聚丙烯线垂直褥式缝合关皮。将移植物转移到受区，用 5.0 聚丙烯线单纯皮肤缝合固定移植物，尽量不要操弄移植物。不需要缝合真皮下层和表皮下层。缝合时要精准对齐皮缘，尽可能减少缝合针数。如果移植物很小，则不需要缝软骨。固定移植物时减少缝合针数有助于毛细血管在更早期更丰富地长入移植物。

皮片移植后，有时会需要使用牙科棉卷作为鼻内打包包扎，限制皮瓣移动并防止液体积聚在移植物和受区之间。术后前 3 天使用冰的生理盐水冰敷移植物。成功存活的移植物在术后第 1 周的颜色变化如下：最初转移后较苍白，6 h 后呈现粉色，24 h 后出现发绀，然后在 3 ~ 7 天内逐渐恢复成粉色。术后 6 ~ 8 周可行磨皮术。该手术的并发症包括部分或完全性移植物坏死、移植物挛缩、色素变化以及轮廓畸形。

其他复合移植物

还有其他一些可用于鼻再造的复合移植物。比如从耳垂或健侧鼻翼基底获取的包含皮肤和皮下脂肪的复合移植物，可用于修复鼻翼底或鼻孔缘的缺损[9]。Stucker 和 Shaw 则报道了软骨膜皮肤移植物的使用，该移植物包括表皮、真皮、少量皮下组织以及软骨膜[25]。该移植物从耳甲腔获取，然后从耳后沟处移植一个带蒂岛状皮瓣来修复供区伤口。这些作者报道的美学效果都非常好，没有出现移植物挛缩的情况[26]。偶尔在修复鼻部和上唇的复杂缺损时，可以合并使用复合移植物及局部皮瓣（图 9.26）。一般来说，唇部缺损在第一期使用从颊部或剩余唇部获取的局部皮瓣修复。这样可以为第二期再造插入复合移植物修复鼻翼或鼻小柱底缺损提供一个稳定的基础。

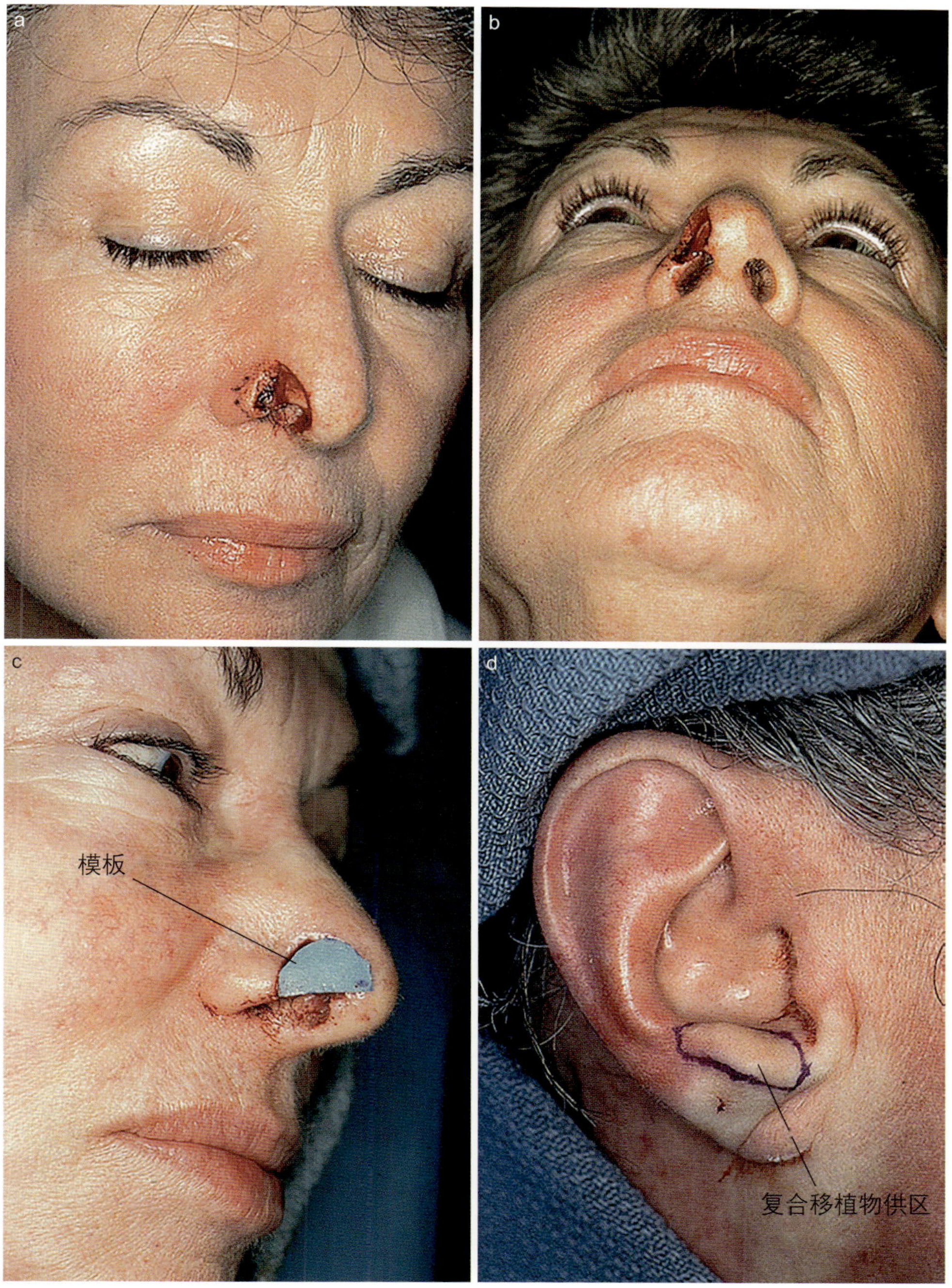

图 9.24　(a, b) 鼻孔缘处的全层缺损，在使用复合移植物修复前先进行二期愈合。(c, d) 使用比缺损大 0.2 cm 的模板设计右对耳屏处的复合移植物。(e) 在缺损边缘做软组织铰链皮瓣，以增加皮瓣和受区的接触面积。(f) 使用少量皮肤缝合将复合移植物固定在受区。(g, h) 术后 6 个月外观

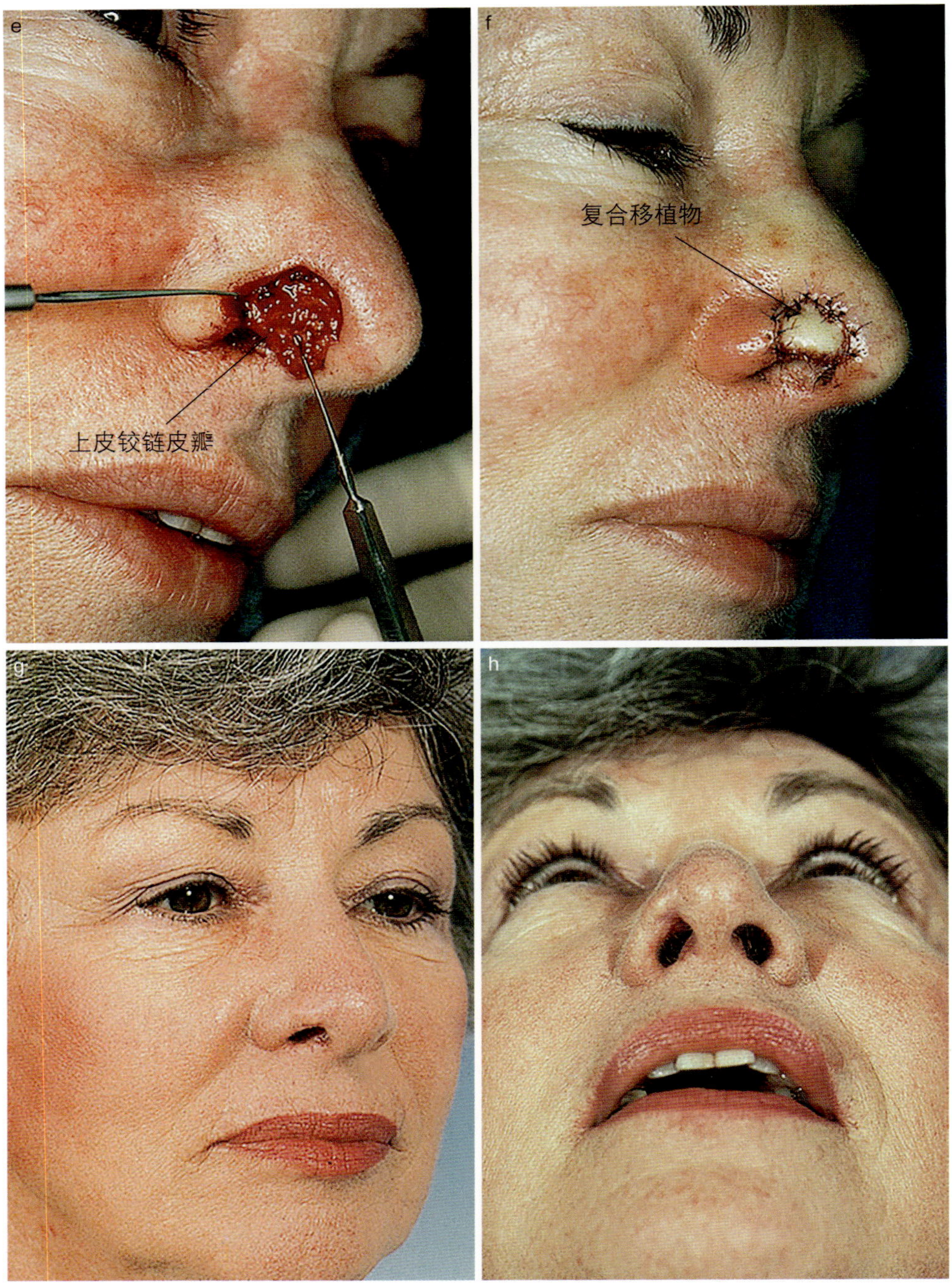

图 9.24 （续）

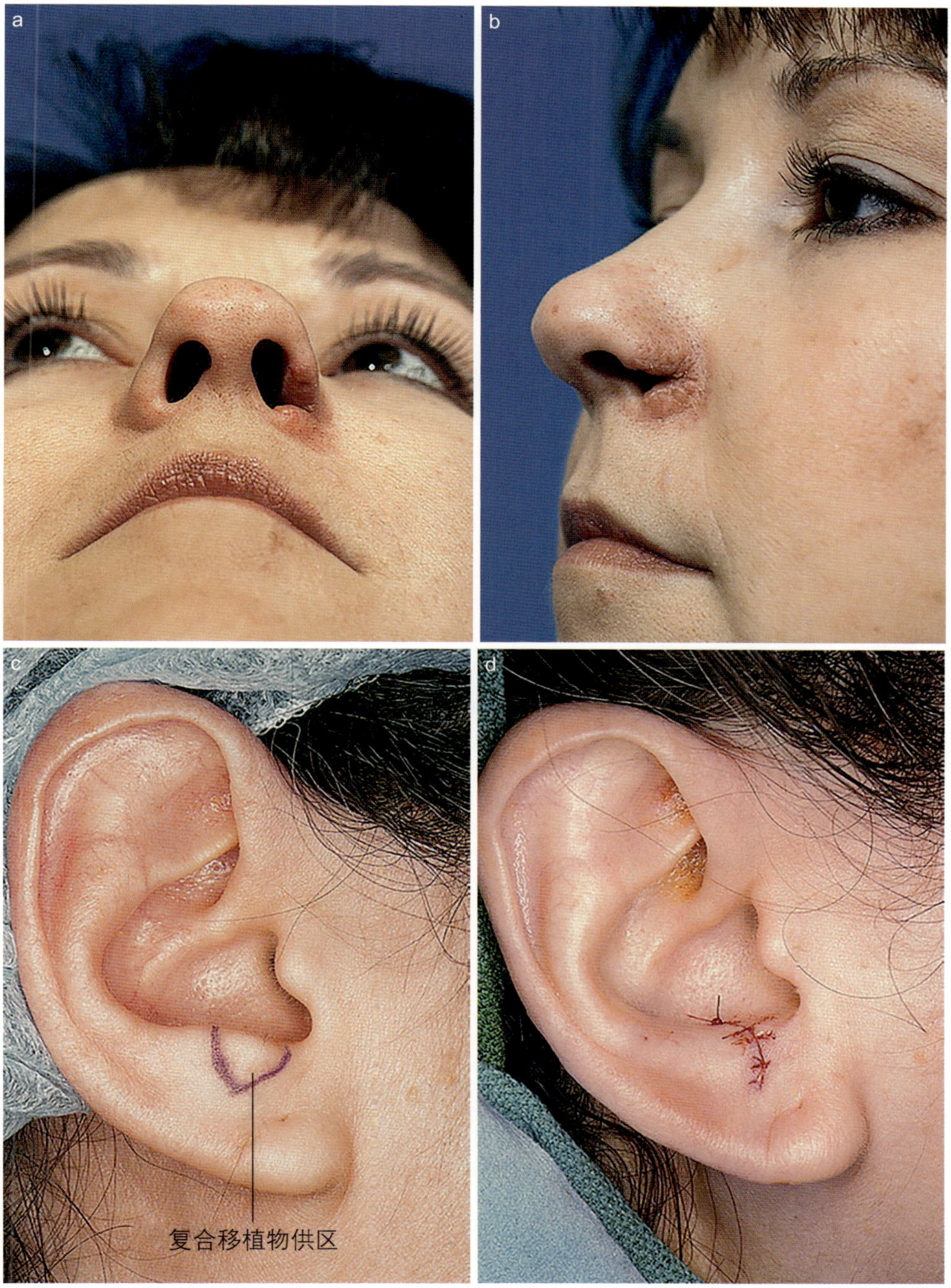

图 9.25　(a, b) 鼻翼底的全层缺损。(c, d) 从对耳屏获取复合移植物。(e) 做上皮铰链皮瓣以增加皮瓣和受区的接触面积。(f, g) 使用少量皮肤缝合将复合移植物固定。(h, i) 术后 3 个月外观 (选自 Jewett[27]，第 15 章图 27)

图 9.25 （续）

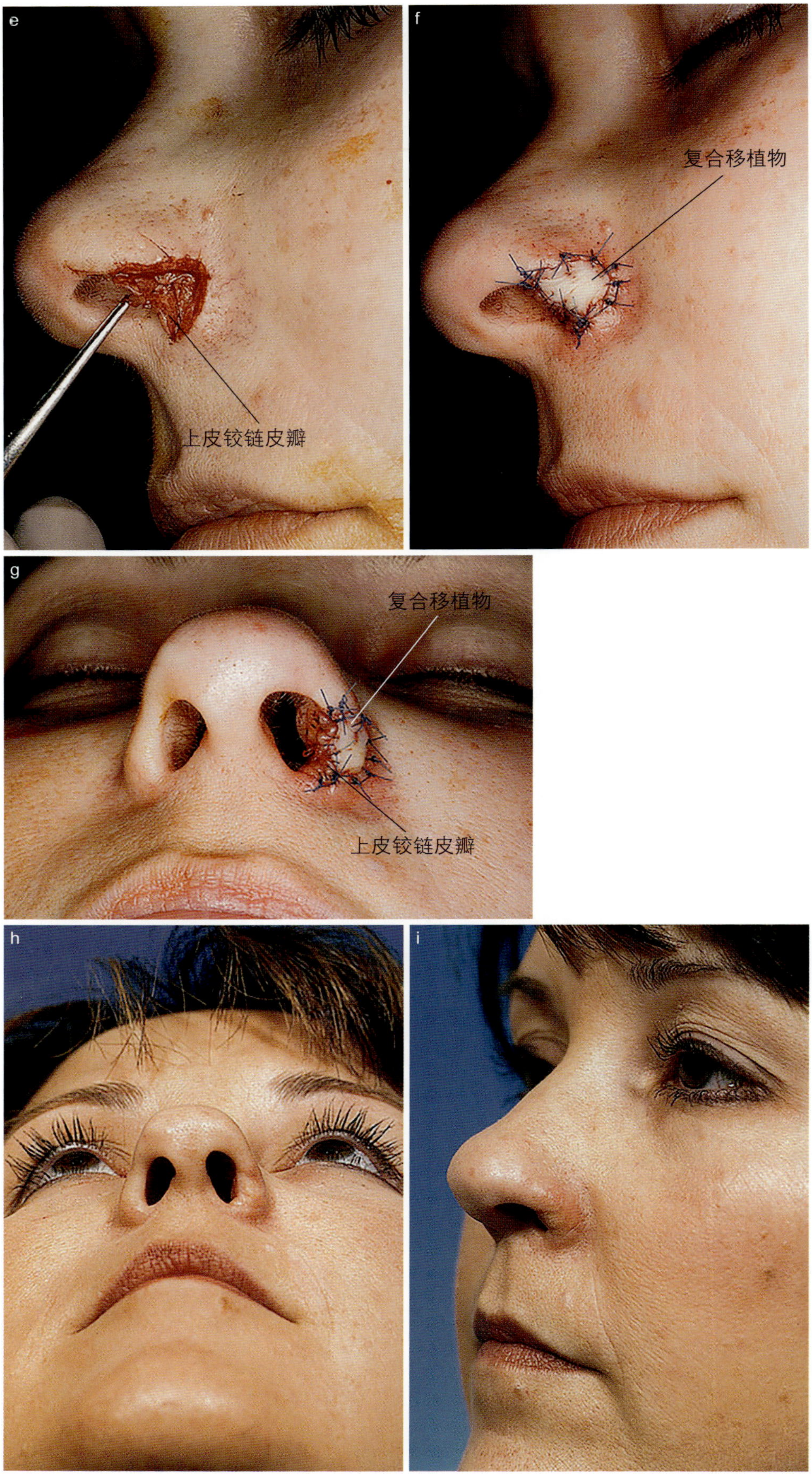

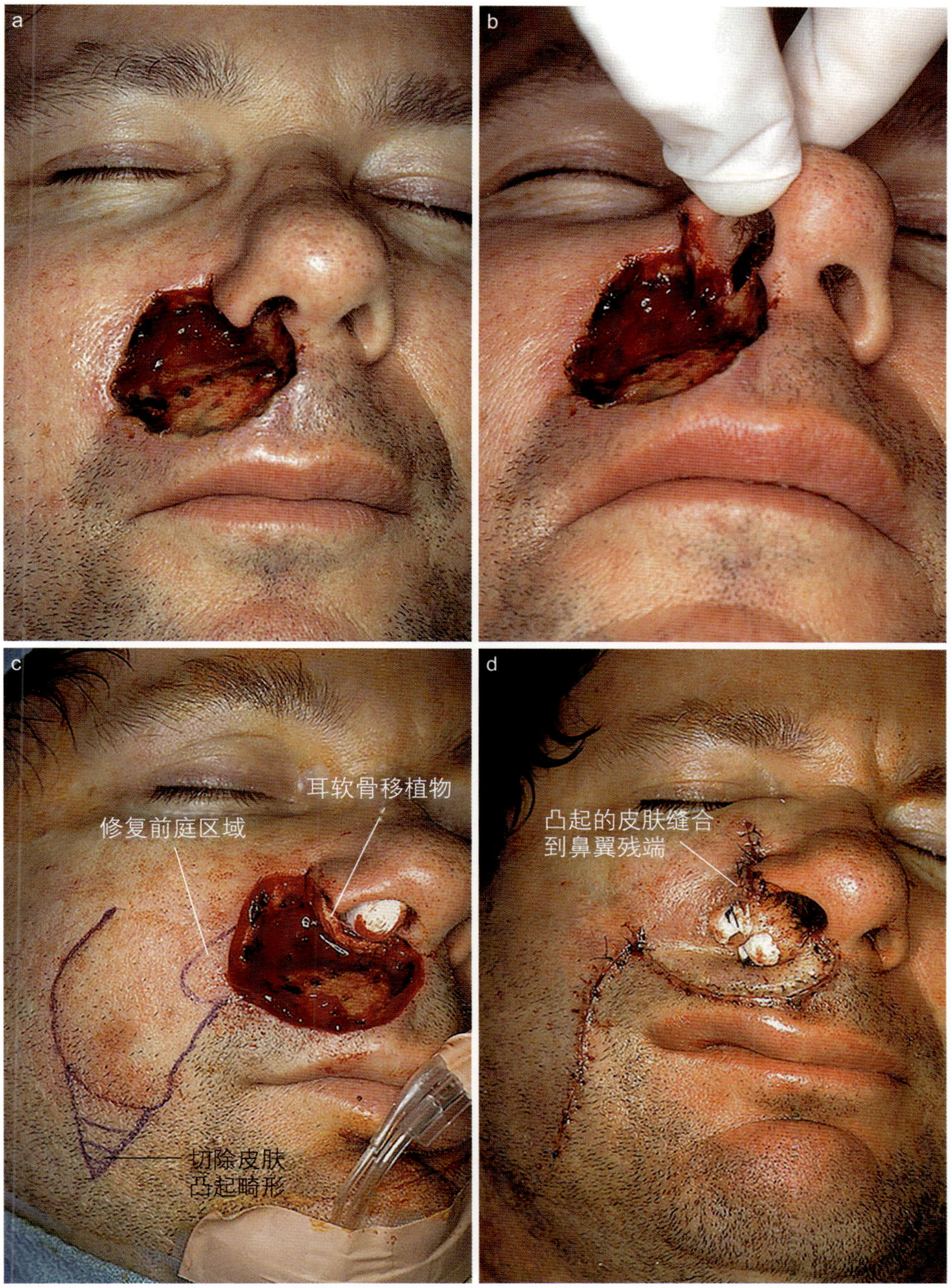

图 9.26 （a, b）4 cm × 3 cm 皮肤及软组织缺损，累及上唇、鼻翼底、鼻槛及鼻前庭基底。（c）设计一个上端相连的鼻唇沟转位皮瓣，修复唇部和鼻前庭基底的缺损。耳软骨移植物横跨在剩余鼻翼与鼻前庭之间的缺损上。在皮瓣内上缘画一个较短的抛物线，标记出用于修复鼻前庭基底内层的皮瓣部分。水平线标记的是在关闭皮瓣供区伤口时预计会出现的皮肤凸起畸形。（d）转移皮瓣。使用打包包扎将皮瓣压在鼻前庭基底上。缝合皮瓣与剩余鼻翼，保留皮肤凸起畸形完整。（e）第一期再造 5 个月后，因皮肤凸起畸形的存在使翼面沟及鼻唇沟上部消失了，故在 4 个月后的第二期再造中（未图示），将皮肤凸起畸形从鼻翼上分离，清除多余的脂肪和皮肤。（f, g）第三期再造后 1 天。在这个阶段，使用从对耳屏获取的复合耳软骨移植物再造鼻翼底。将移植物插入再造后的唇部和剩余鼻翼之间。对转位皮瓣另行形态修整，以恢复鼻唇沟及上唇更自然的形态。可以在皮瓣的轮廓线上看到缝线。将一些持续存在的小皮肤凸起畸形从皮瓣供区的最下端切除。（h, i）第三期再造手术后 9 年。可以在患者左侧鼻翼底行Ⅱ型鼻翼底缩减术，以使双侧鼻基底看起来更对称（选自 Baker[28]，第 12 章图 14、17）

图 9.26 （续）

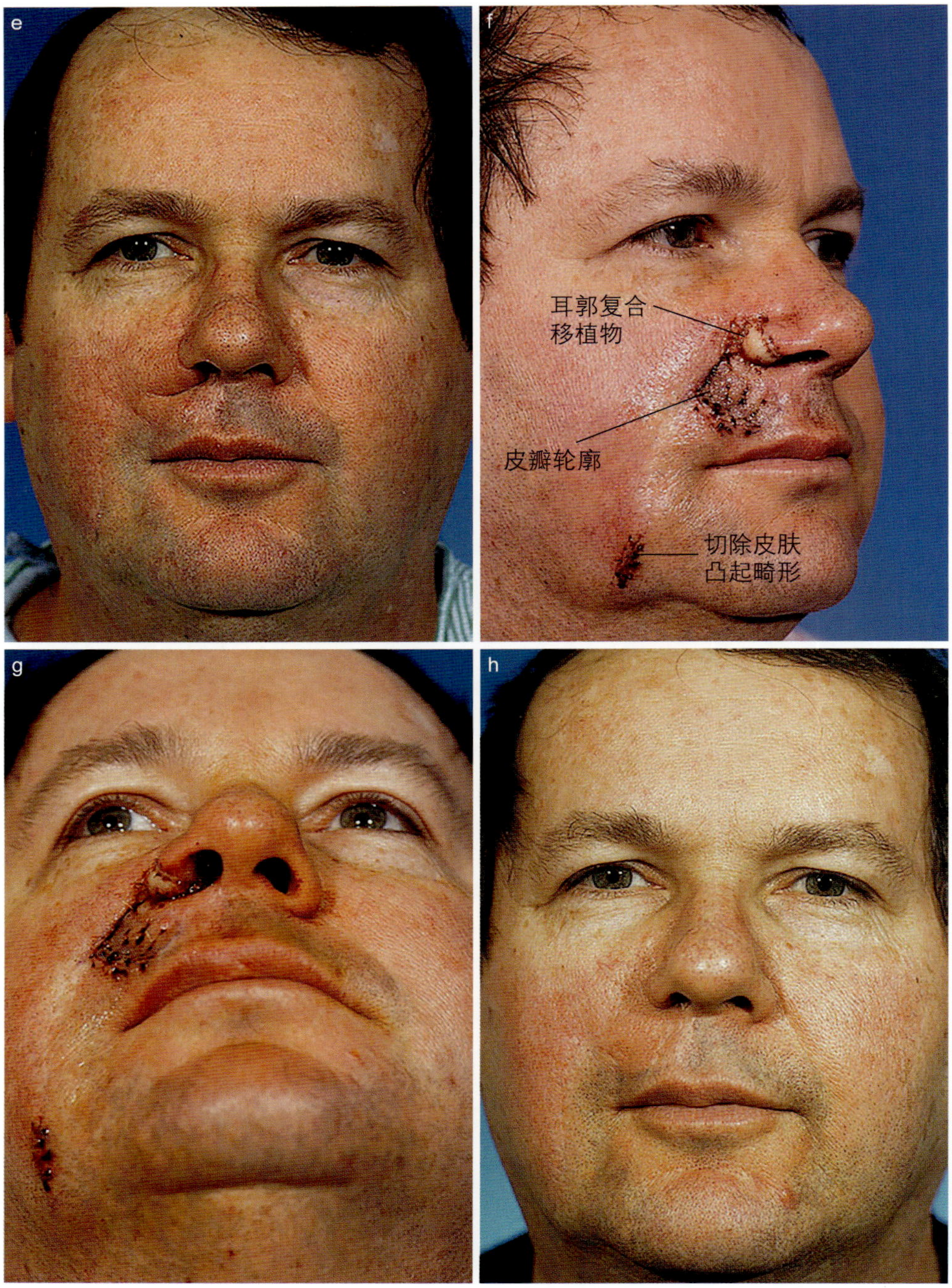

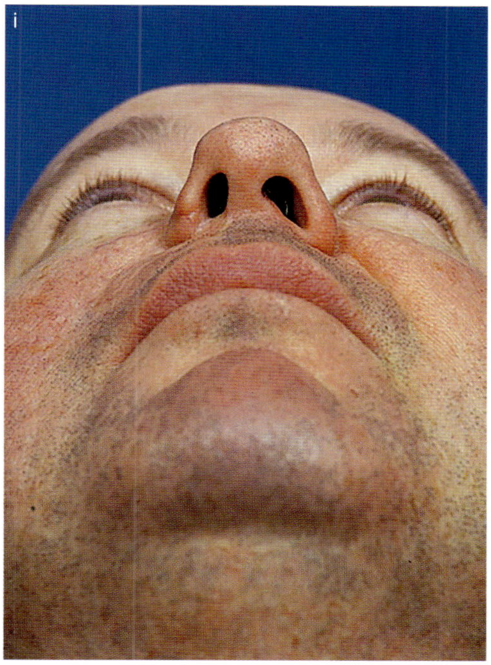

图 9.26 （续）

参考文献

1. Johnson TM, Nelson BR. Anatomy of skin. In: Baker SR, Swanson NA, eds. Local Flaps in Facial Reconstruction. St. Louis: Mosby; 1995:3.
2. Goding GS, Hom DB. Skin flap physiology. In: Baker SR, Swanson NA, eds. Local Flaps in Facial Reconstruction. St. Louis: Mosby; 1995:15.
3. Glogau RG, Haas AF. Skin grafts. In: Baker SR, Swanson NA, eds. Local Flaps in Facial Reconstruction. St. Louis: Mosby; 1995: 247.
4. Skouge JW. Skin grafting. New York: Churchill Livingstone; 1991.
5. Hill TG. Reconstruction of nasal defects using full-thickness grafts: a personal reappraisal. J Dermatol Surg Oncol. 1983;12:995.
6. Konior RJ. Free composite grafts. Otolaryngol Clin North Am. 1994; 27:81.
7. Clairmont AA, Conley JJ. The uses and limitations of auricular composite grafts. J Otolaryngol. 1978; 7:249.
8. McLaughlin CR. Composite ear grafts and their blood supply. Br J Plast Surg. 1954; 7:274.
9. Konig F. auUber nasenplastik. Beitr Klin Chir. 1914; 94:515.
10. Converse JM. Reconstruction of nasolabial area by composite graft from the concha. Plast Reconstr Surg. 1950; 5:247.
11. Meade RJ. Composite ear grafts for construction of columella. Plast Reconstr Surg. 1959; 23:134.
12. Dingman RO, Walter C. Use of composite grafts in correction of the short nose. Plast Reconstr Surg. 1969; 43:117.
13. Limberg A. Rhinoplasty using free transplant from concha. Sovet Khir. 1935; 9:70.
14. Gillies HD. A new free graft applied to the reconstruction of the nostril. Br J Surg. 1943; 30:305.
15. Symonds FC, Crikelair GF. Auricular composite grafts in nasal reconstruction. Plast Reconstr Surg. 1956; 37:433.
16. Ballantyne Dl, Converse JM. Vascularization of composite auricular grafts transplanted to the chorio-allantois of the chick embryo. Plast Reconstr Surg. 1968; 42:51.
17. Ruch M. Utilization of composite free grafts. J Int Coll Surg. 1958; 30:274.
18. Becker OJ. Extended application of free composite grafts. Trans Am Acad Ophthalmol Otolaryngol. 1960; 64:649.
19. Avelar JM, Psillakis JM, Viterbo F. Use of large composite grafts in the reconstruction of deformities of the nose and ear. Br J Plast Surg. 1984; 37:55.
20. Davenport G, Bernard FD. Improving the take of composite grafts. Plast Reconstr Surg. 1959; 24:175.
21. Converse JM. Reconstructive Plastic Surgery, vol. 2. Philadelphia: W.B. Saunders, 1964.
22. Aden KK, Biel MA. The evaluation of pharmacologic agents on composite survival. Arch Otolaryngol Head Neck Surg. 1992; 118:175.
23. Hartman DF, Good RL. Pharmacologic enhancement of composite graft survival. Arch Otolaryngol Head Neck Surg. 1987; 113:720.
24. Conley JJ, Van Fraenkel P. The principle of cooling applied to the composite graft in the nose. Plast Reconstr Surg. 1956; 17:444.
25. Stucker FJ, Shaw GY. The perichondrial cutaneous graft. Arch Otolaryngol Head Neck Surg. 1992; 118:287.
26. Portuese W. Perichondrial cutaneous graft: an alternative in composite skin grafting. Arch Otolaryngol Head Neck Surg. 1989; 115:705.
27. Jewett BS. Skin and composite grafts. In: Baker SR, ed. Local Flaps in Facial Reconstruction. 2nd ed. Philadelphia: Elsevier; 2007.
28. Baker SR. Reconstruction of the nose. In: Baker SR, ed. Local Flaps in Facial Reconstruction. 2nd ed. Elsevier: Philadelphia; 2007.

鼻部皮瓣

第 10 章

Shan R. Baker

一期关闭皮肤伤口适用于较小的鼻部皮肤缺损，特别是对于鼻部皮肤比较松弛的老年患者。1 cm 或小于 1 cm 的位于鼻背或鼻侧壁的皮肤缺损最容易修复。将缺损周围皮肤进行游离，然后将伤口两侧边缘的皮肤拉近对合即可。关闭伤口后在边缘形成的皮肤凸起畸形需要被切除，尽管有些圆锥形皮肤凸起无须处理也可在 4～6 周后消失。

鼻侧壁和鼻背的皮肤松弛度越大，一期关闭伤口就越容易。鼻侧壁的皮肤缺损要纵向关闭，这样有利于将相邻颊部皮肤推进至缺损处（图 10.1）。通常需要将缺损上方和下方的皮肤凸起畸形切除，除非缺损是长轴为纵向的椭圆形。需要牢记，使用推进相邻颊部皮肤修复鼻侧壁皮肤缺损时经常会伴随着翼面沟和鼻翼沟外侧的形态扭曲。因此，位于侧壁尾部的浅表缺损最好使用鼻部皮肤转位皮瓣或全厚皮片进行修复。对于那些鼻部皮肤丰富或皮肤弹性过度的患者，可以一期关闭位于鼻侧壁上段的较大缺损。但是，对于那些皮肤弹性较大的患者，使用这种方式进行修复会造成更宽的术后瘢痕（图 10.2）。

位于鼻背处最大径线小于 1 cm 的较小缺损通常可以一期愈合。缺损越靠近头侧，伤口闭合越容易。根据缺损形状和皮肤松弛度的不同，缺损可以沿竖直方向或水平方向关闭（图 10.3）。建议在关闭伤口前，先将缺损相邻的皮肤广泛游离，然后沿不同的方向尝试对合伤口边缘，以确定最佳的伤口闭合方向。伤口一期愈合后，再完全切除皮肤凸起畸形（图 10.4）。

鼻尖处皮肤缺损如果等于或小于 0.5 cm，可以尝试一期关闭伤口，但有可能导致鼻孔缘扭曲。通常沿缺损纵轴关闭伤口，然后切除在鼻背和鼻尖下小叶中线上的皮肤凸起畸形。可行一期伤口关闭的理想鼻尖缺损是患者鼻部皮肤较薄，鼻尖正中处缺损最大径线不超过 0.5 cm（图 10.5）。偶尔大于这个尺寸的鼻尖皮肤缺损也可以尝试一期关闭伤口，前提是缺损位于正中线上，且为长轴纵向的椭圆形（图 10.6）。

在修复鼻背皮肤缺损时，如果患者的鼻背轮廓过于突出需要降低，可以同时行鼻缩小术，这样有利于修复手术的进行。有些情况下，鼻缩小术可以使原本无法一期关闭的皮肤缺损得以一期关闭（图 10.7），这样患者就不用再接受全厚皮片或前额旁正中皮瓣移植了。通过行鼻缩小术，使鼻背轮廓线更理想，而且鼻背骨缩小术可以获得更多的富余皮肤，使伤口闭合张力更小。更多情况下，选择纵向对合伤口的原因是大部分推进的皮肤是从鼻侧壁来的，而不是鼻背部。鼻背骨缩小术可以直接通过皮肤缺损处来进行。同样的，如果缺损足够大，在需要改善鼻部气道时还可以同时行鼻中隔成形术。截骨术可以通过鼻内进行，也可以经皮进行。在皮肤缺损修复后，像所有标准鼻成形术一样，要对鼻部进行包扎并使用模板固定。在那些使用局部皮瓣修复鼻背皮肤缺损的病例中，作者成功地通过鼻背皮肤缺损同时完成了鼻缩小术和鼻中隔成形术。

当无法一期关闭伤口时，对于那些最大径线小于 2.5 cm 的鼻中央区缺损，可以从鼻部获取皮

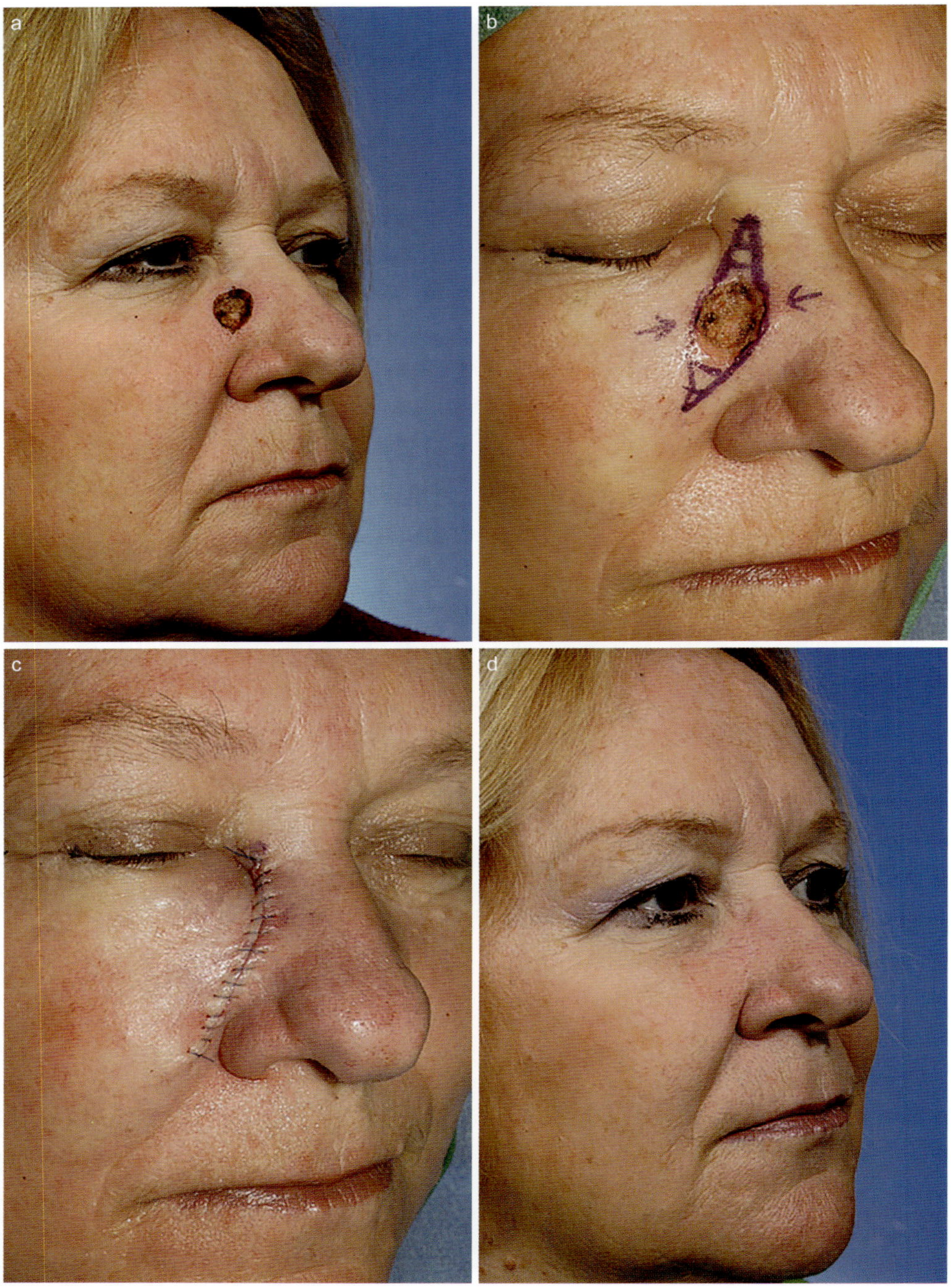

图 10.1 （a）直接关闭 1.5 cm 鼻侧壁皮肤缺损。（b）标记出预计要切除的皮肤凸起畸形。（c）缝合伤口。（d）术后 4 个月外观。不需要行修复手术

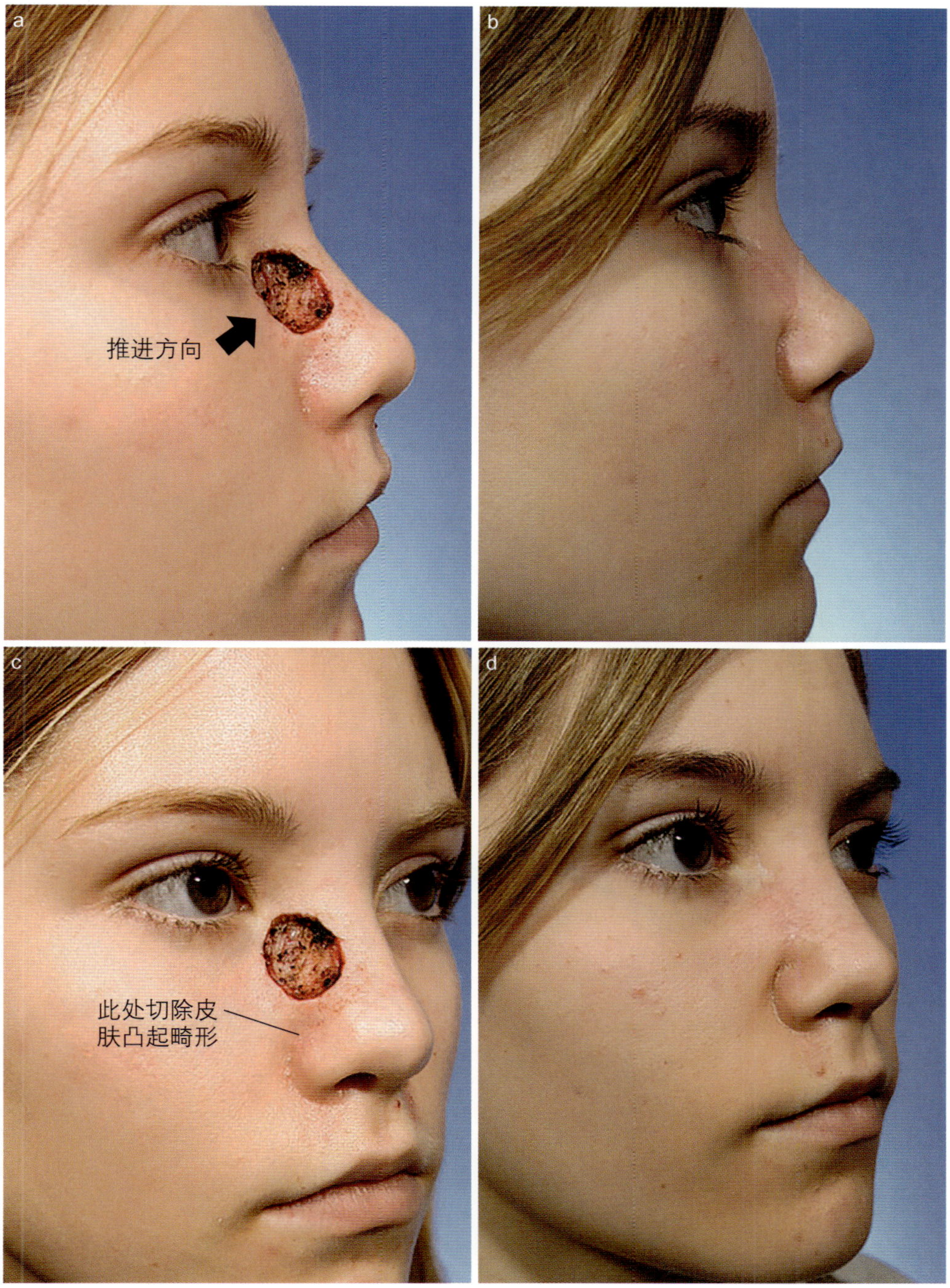

图 10.2　3 cm×2 cm 鼻侧壁皮肤缺损。患者的皮肤弹性很好，直接关闭伤口。从翼面沟内切除皮肤凸起畸形，以防鼻颊窝消失，同时可以最大程度地掩饰瘢痕。(a～d)术前和术后 1 年外观。瘢痕较宽，但没有肥大畸形

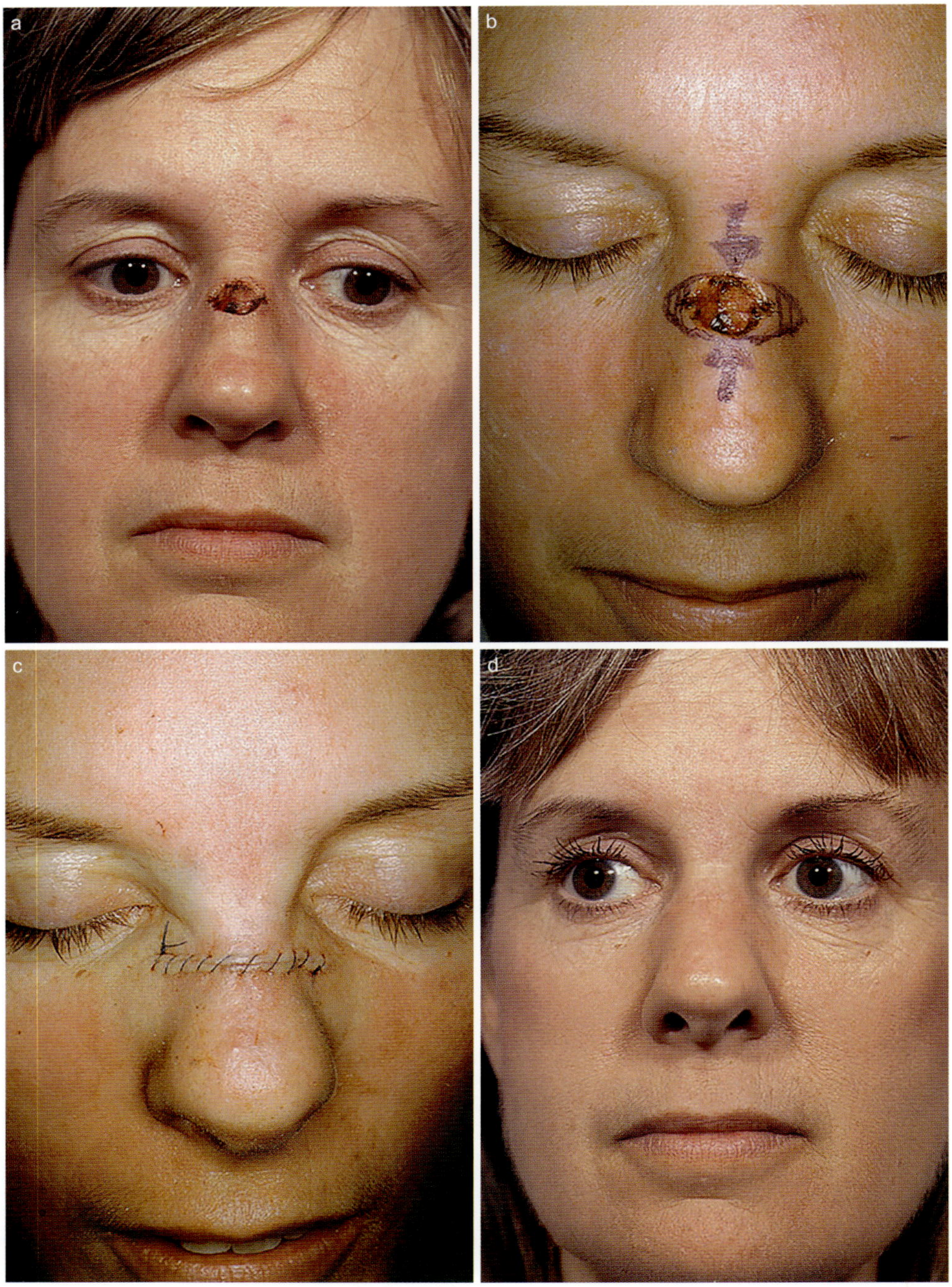

图 10.3 （a）1 cm × 1 cm 鼻背头段皮肤缺损。（b, c）沿缺损的水平轴直接关闭伤口。切除两侧产生的皮肤凸起畸形。（d）术后 6 个月外观（选自 Baker[15]，第 18 章图 17）

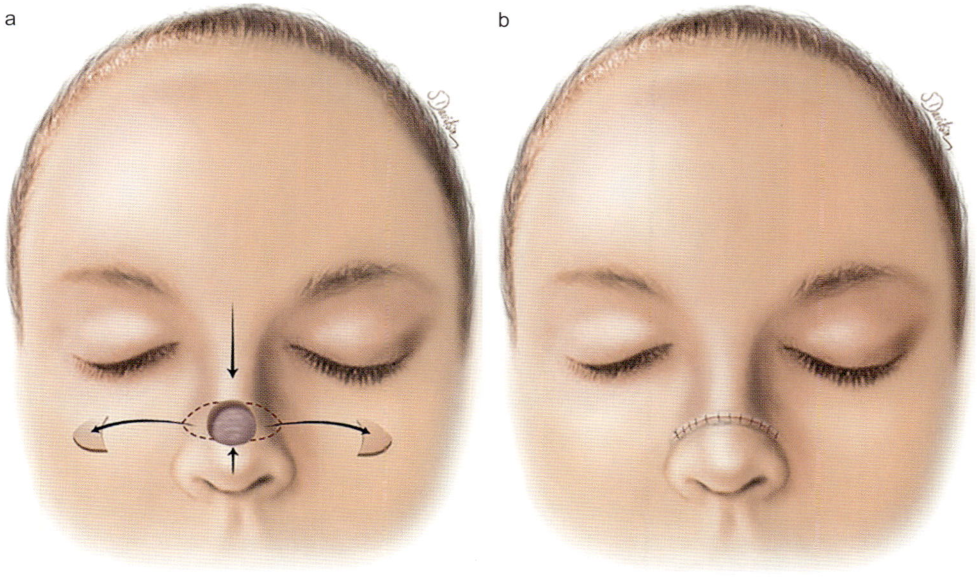

图 10.4 （a）如果患者的鼻部皮肤足够松弛、富余，并且鼻软骨的自身支撑力足够抵抗鼻尖的移位，则可以直接关闭鼻背部的皮肤缺损。推进伤口边缘时会产生皮肤凸起畸形。（b）切除两侧鼻翼沟内的皮肤凸起畸形，形成一个横向鼻部瘢痕

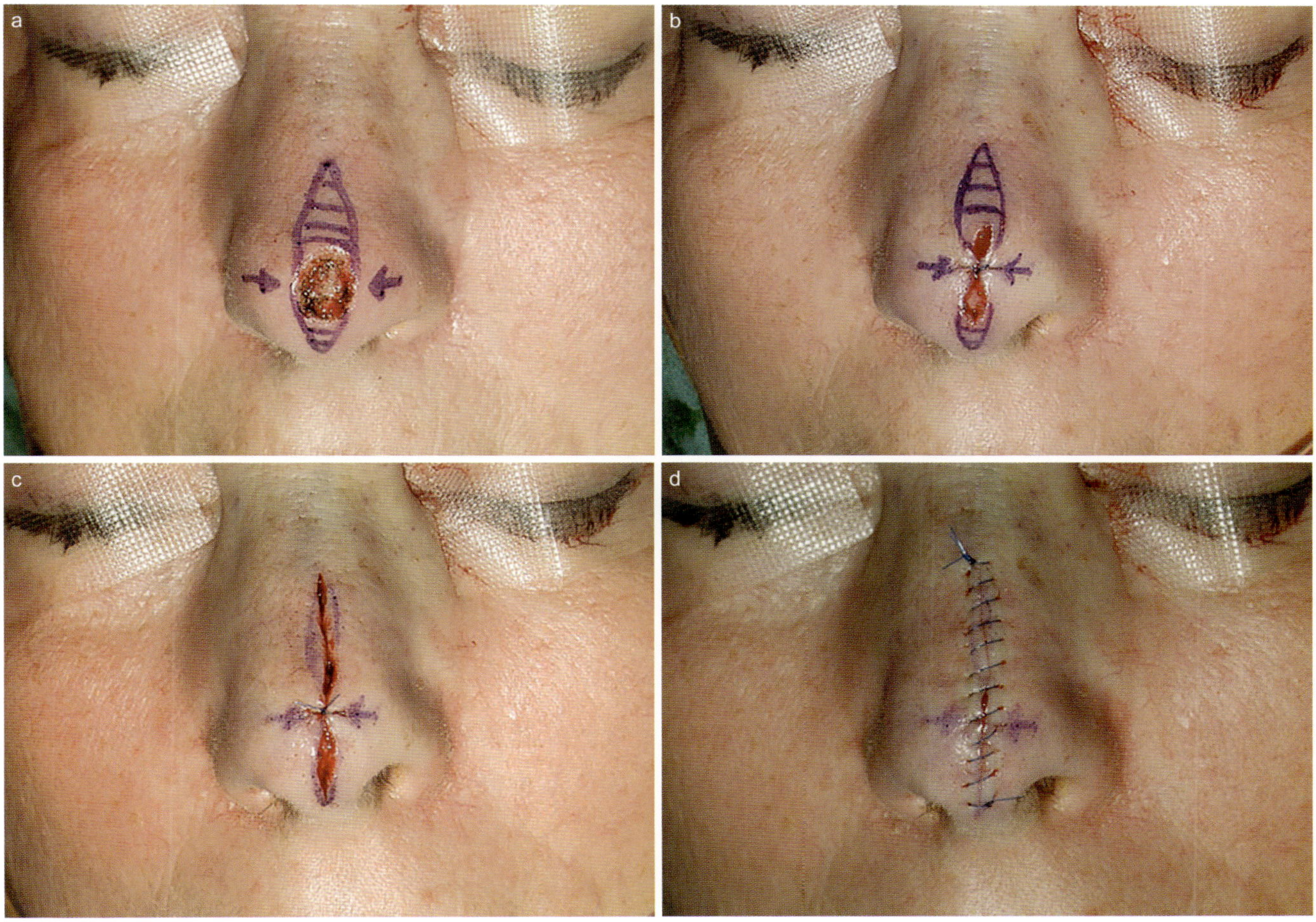

图 10.5 （a）0.75 cm × 0.5 cm 鼻尖中央皮肤缺损。直接关闭伤口。标记出预计的皮肤凸起畸形。（b ~ d）纵向缝合伤口并切除皮肤凸起畸形。（e ~ h）术前和术后 3 个月外观。伤口瘢痕经过磨皮处理

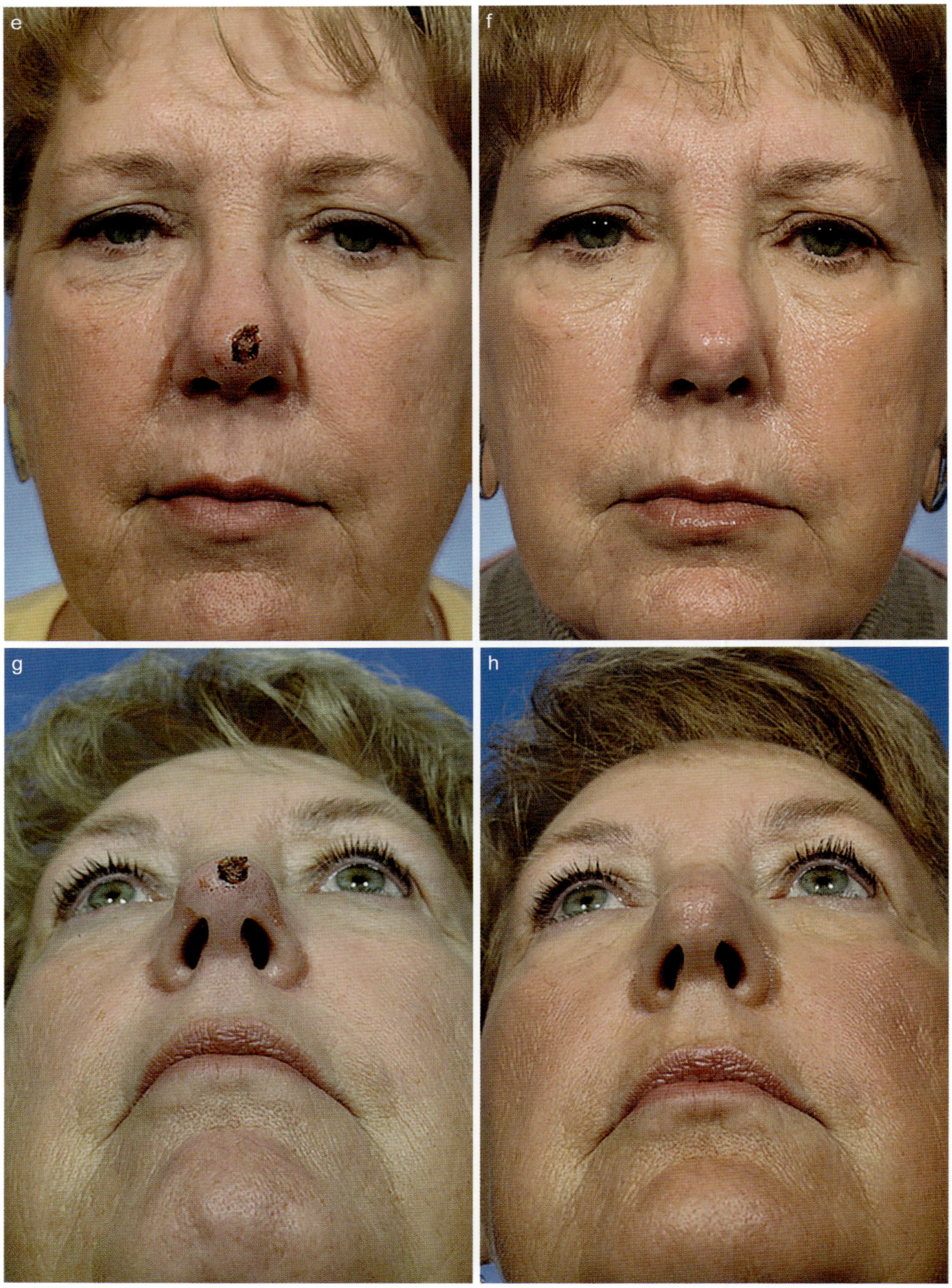

图 10.5 （续）

瓣作为修复的替代选择。鼻部皮瓣对鼻部较大的患者来说非常有用，也很适合老年患者，因为他们的鼻部皮肤松弛、活动性好。如果设计得当，从鼻部皮肤获取的皮瓣其颜色、纹理、厚度都与缺损处皮肤相似。虽然鼻部皮瓣的面积不足以修复整个鼻部美学单位，而且移植皮瓣产生的瘢痕往往也不在美学单位的交界处，但鼻部修复后的最终形态从美学上来讲比瘢痕的数量和位置更重要。局部皮瓣可以采取枢轴皮瓣、推进皮瓣或带皮下组织蒂岛状 V-Y 推进皮瓣的形式。一般来讲，枢

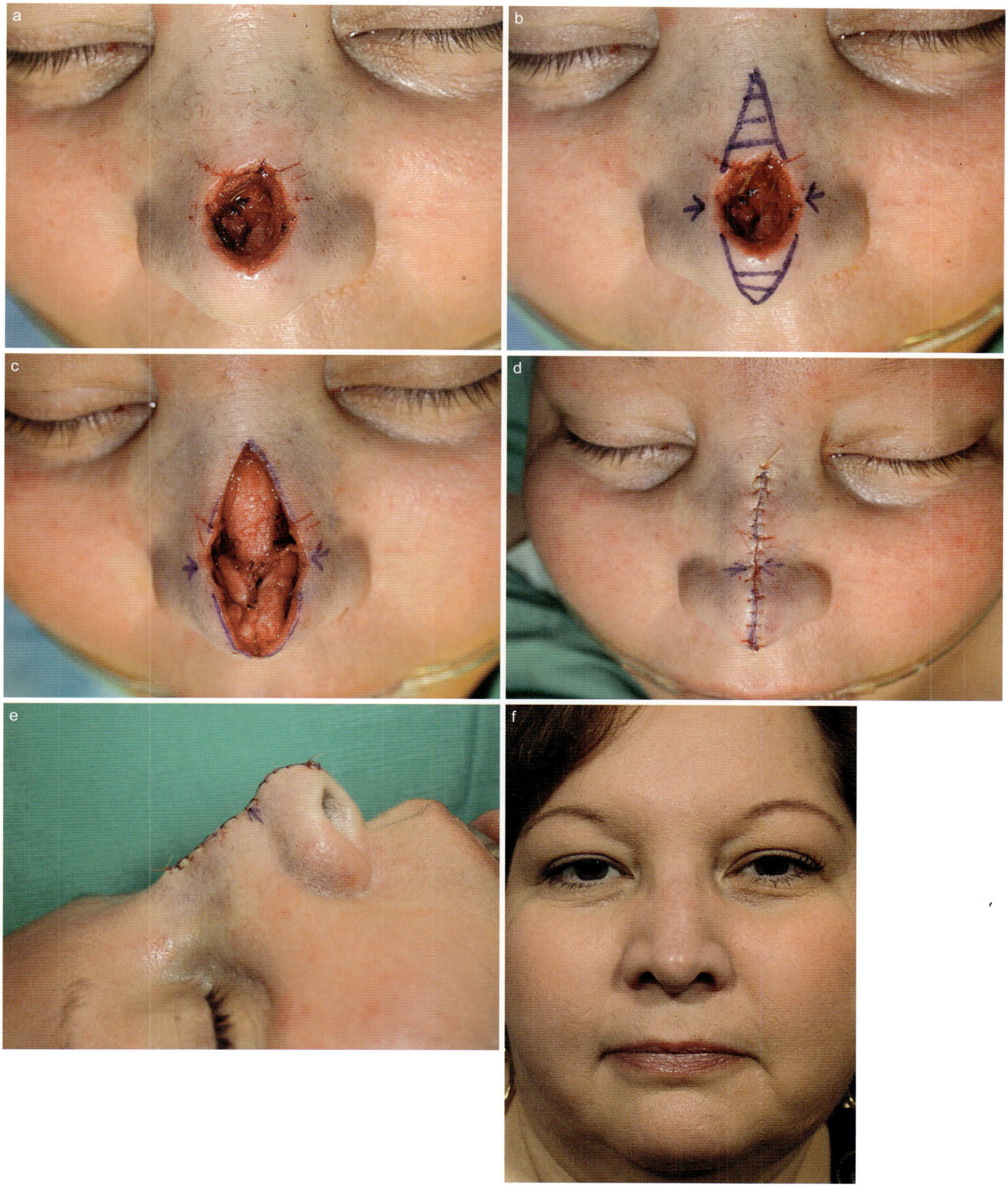

图 10.6 （a）1 cm × 1.5 cm 纵向椭圆形的鼻尖皮肤缺损。（b）直接关闭伤口。标记出预计的皮肤凸起畸形。（c）在鼻中线切除皮肤凸起畸形。（d, e）缝合伤口。（f）术后 6 个月外观。不需要行修复术

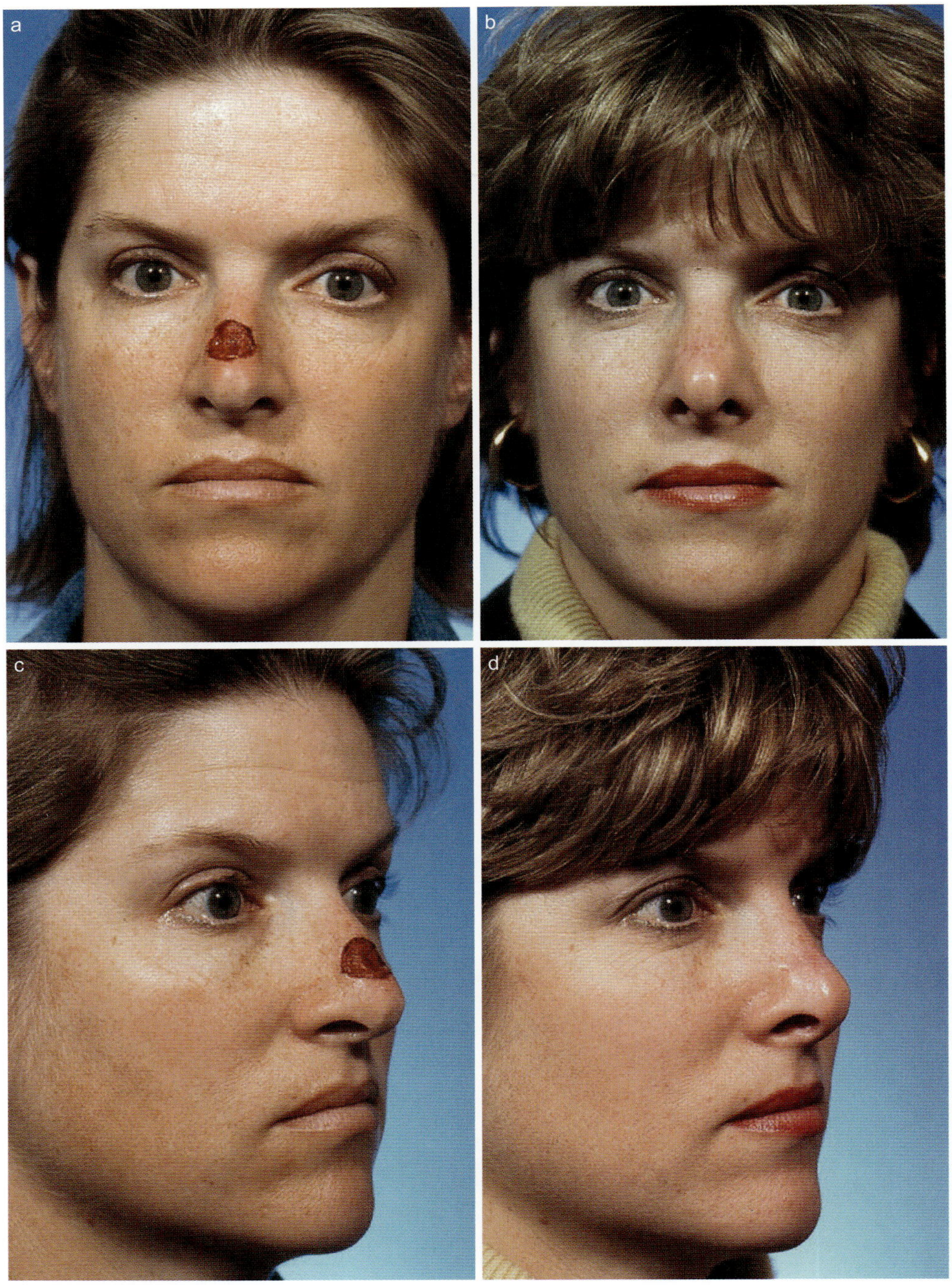

图 10.7 （a~f）鼻背皮肤缺损。降低鼻背凸度并完全游离鼻部皮肤后，推进皮缘以直接缝合伤口。在鼻翼沟内切除皮肤凸起畸形。术前和术后 1.5 年外观。坚硬的下外侧软骨防止了鼻尖向头侧过度偏转

轴皮瓣如单叶转位皮瓣和旋转皮瓣，主要限于修复鼻穹窿上部和中央区缺损。这些位置的鼻部皮肤一般比较薄，活动性好，而且较为丰富。带皮下组织蒂岛状 V-Y 推进皮瓣仅限于修复鼻翼沟前部或鼻侧壁的较小缺损。对于鼻尾部区域，双叶皮瓣是最为灵活有用的鼻部皮瓣。

技术

使用含肾上腺素的局部麻醉剂切取鼻部皮瓣。设计皮瓣时要尽可能减小皮瓣与缺损周围皮肤之间的厚度差异。有时这就需要将一个浅表的缺损转化为深达肌层和筋膜层的缺损。使用手术刀修剪

图 10.7 （续）

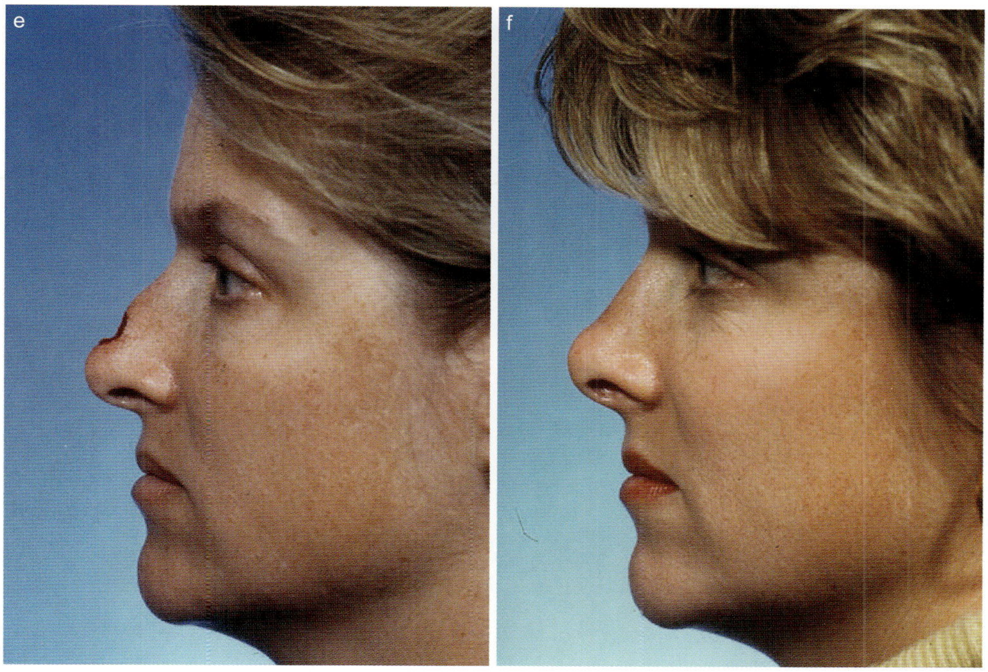

皮肤缺损边缘，然后自骨膜或软骨膜层切取全层皮瓣。将包含皮肤、皮下组织和肌层的皮瓣自骨膜、软骨膜和上覆鼻部肌肉之间的疏松蜂窝组织内掀起。不要从皮下组织平面掀起皮瓣，因为这样皮肤有坏死的风险，而且从这个平面切取皮肤可获得的活动性很有限。将皮瓣和鼻部缺损周围的皮肤从与切取皮瓣相同的平面进行广泛游离。对于较大的缺损，有必要将全部鼻部皮肤都进行完全的游离和活动。广泛游离可以减少地窖门畸形的发生和伤口闭合张力。通常，要暴露位于鼻翼沟最外侧附近的内眦动脉鼻翼支，并将其切断，以充分游离鼻侧壁皮肤。

皮瓣供区通常使用 5.0 PDO 线缝合真皮深层对合伤口。然后将皮瓣转移至受区并缝合就位。使用 5.0 聚丙烯线垂直褥式缝合关闭皮肤切口。使用加压包扎压迫皮瓣过夜。5～7 天后可拆除皮肤缝线。

虽然鼻部水肿通常需要 3～4 个月才能完全消退，瘢痕需要 12 个月才能成熟，但是在皮瓣转移后 6～8 周即可对鼻部瘢痕进行磨皮。磨皮术在门诊局部麻醉下，使用金刚石磨头和一个 1500～33 000 rpm 转速的 Bell 手持引擎即可完成。对供区瘢痕和皮瓣所在的整个美学单位都要进行磨皮。紧邻再造区域的皮肤也要进行轻微磨皮，使皮肤的改变有一个过渡。对于较小的区域，可以使用一块 5 cm × 5 cm 大小粗糙等级清水墙的砂纸包裹在医生手指上来进行点磨皮（图 10.8）。使用过氧化氢溶液控制出血，然后使用凡士林软膏涂抹伤口。每日对伤口进行清洁，用软膏保持伤口湿润，并覆盖非黏性（Telfa）敷料 5～7 天。

从术后第一天开始，指导患者每天使用温水浸湿毛巾，湿敷在磨皮区域若干次。每次湿敷 20 min，然后涂抹凡士林软膏，间断涂抹以防止干燥。睡前在伤口处涂抹一层较厚的凡士林软膏并用非黏性敷料覆盖。每天湿敷磨皮区域 4～6 次，持续 1 周左右，直到磨皮区域重新上皮化。在确保术区皮肤已经完全新生后，可以在术后 10 天内化妆以遮盖磨皮后发粉的肤色。完全上皮再生后 1～2 周，在新生区域每天涂抹 1% 氢化可的松软膏 1～2 次以减少红斑形成，持续 4～8 周。指导患者对手术区域妥善防晒直到所有红斑都消退，每天使用防晒霜。

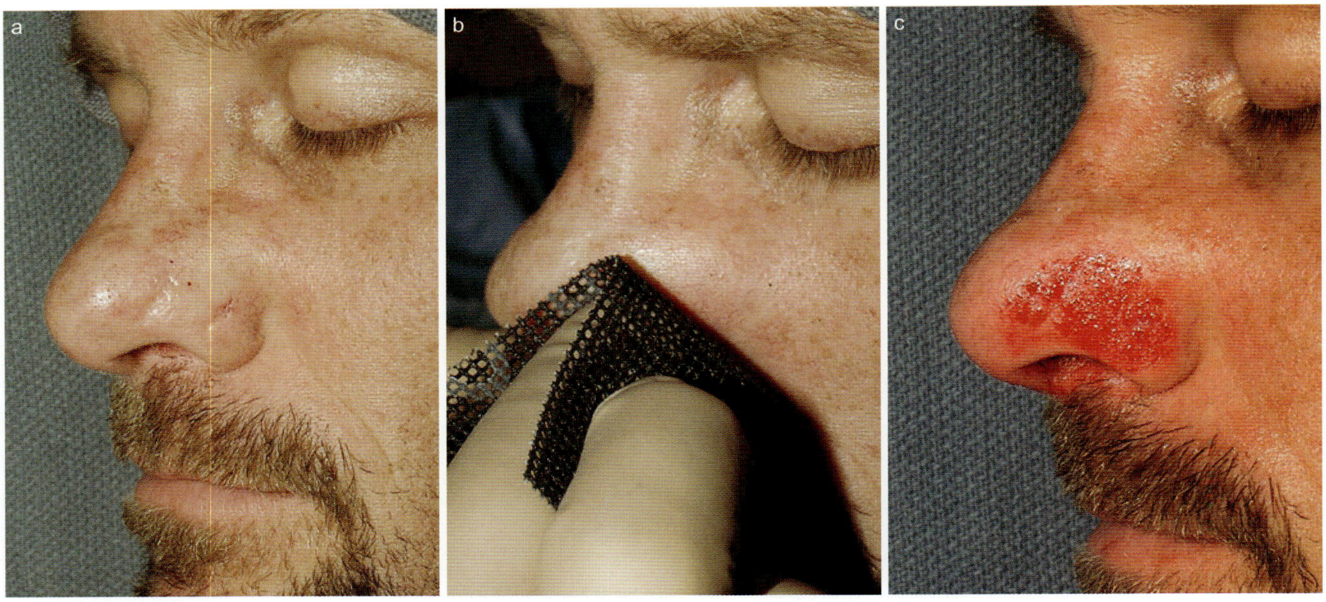

图 10.8 （a）使用局部皮瓣修复鼻部缺损 3 个月后，可以观察到轻微的地窖门畸形。（b, c）使用粗糙等级清水墙的砂纸对皮瓣和周围鼻部皮肤进行磨皮

单叶转位皮瓣

转位皮瓣是一种线性轴的枢轴皮瓣。皮瓣的基部位于邻近缺损处，皮瓣供区伤口通常由推进周围鼻部皮肤来关闭。最大伤口闭合张力位于供区伤口闭合线上。单蒂转位皮瓣的应用仅限于那些位于鼻部薄皮肤区域 ≤1 cm 的缺损。位于厚皮肤区域的皮瓣效果就会差一些，除非缺损 ≤0.5 cm。鼻尾部较厚的皮肤很坚硬且弹性差，从这些区域获取转位皮瓣会产生很大的皮肤凸起畸形和过大的伤口闭合张力。转位皮瓣最适合修复那些位于鼻背部头段鼻缝点处的皮肤缺损。在这些区域，活动度很大的鼻部皮肤使皮瓣转位更容易，而且可以使转移皮瓣产生的大部分皮肤凸起畸形消失。剩余突出的锥形组织也可以在不影响皮瓣血运的情况下被安全地切除，使整个再造手术在一期内完成。另外，确保转位皮瓣局限于薄皮肤区域还可以保证皮瓣和受区皮肤的组织厚度相似，减少再造后的形态异常。相反，如果转位皮瓣是从薄皮肤区域转移至厚皮肤区域，会不可避免地产生组织厚度不匹配，在修复区域造成永久性的不自然形态。在使用转位皮瓣时，通常倾向于使用两个相对的皮瓣修复鼻背部皮肤缺损，而不是单一一个皮瓣（图 10.9）。这样做的优点是从两侧的鼻侧壁都获取了鼻部皮肤，使后续的组织移动是对称的。设计时要注意使一侧的皮瓣基部在上方，另一侧的基部在下方（图 10.10）。

与鼻背部不同，修复鼻侧壁的缺损通常只需要使用单一皮瓣（图 10.11）。位于鼻侧壁尾部的缺损是使用转位皮瓣修复的理想对象（图 10.12）。因为从鼻侧壁头段获取转位皮瓣的话，其皮肤活动性较小。根据缺损所在的位置不同，转位皮瓣的蒂部可以设计在上方、外侧或内侧（图 10.13）。

虽然转位皮瓣通常用于修复鼻背部和鼻侧壁较小的皮肤缺损，但这类皮瓣有时也可用于修复鼻尖处的较小缺损。使用该皮瓣最理想的情况是，较小的缺损位于鼻尖中央，并且患者有一个相对较大的

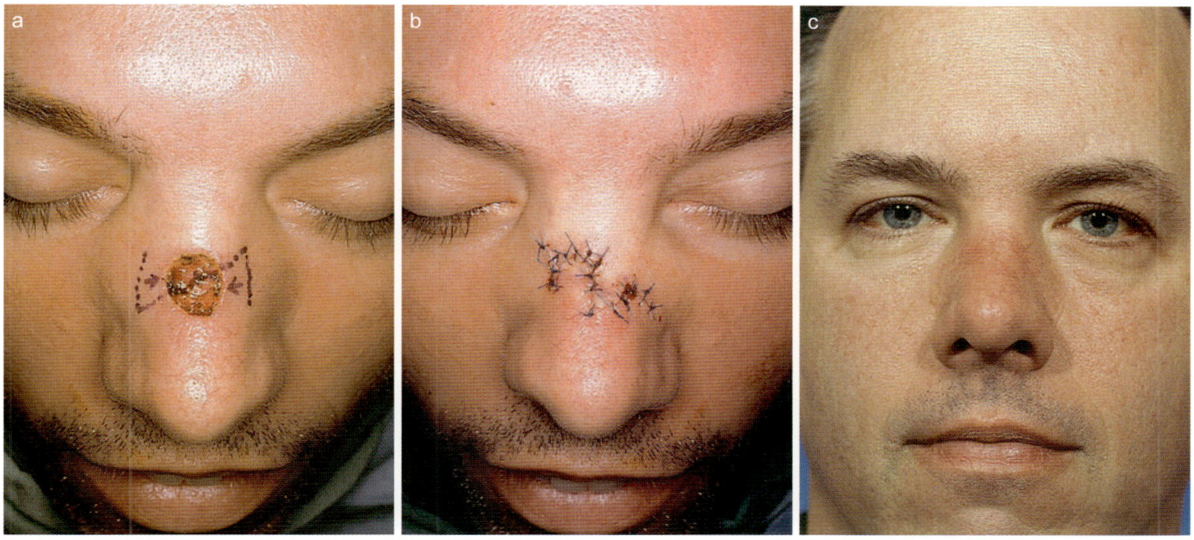

图 10.9 （a）1 cm × 1 cm 鼻背浅表皮肤缺损。设计双侧转位皮瓣用于修复缺损。（b）转位皮瓣。（c）术后 2 个月照片。不需要行修复手术（选自 Baker[15]，第 18 章图 19）

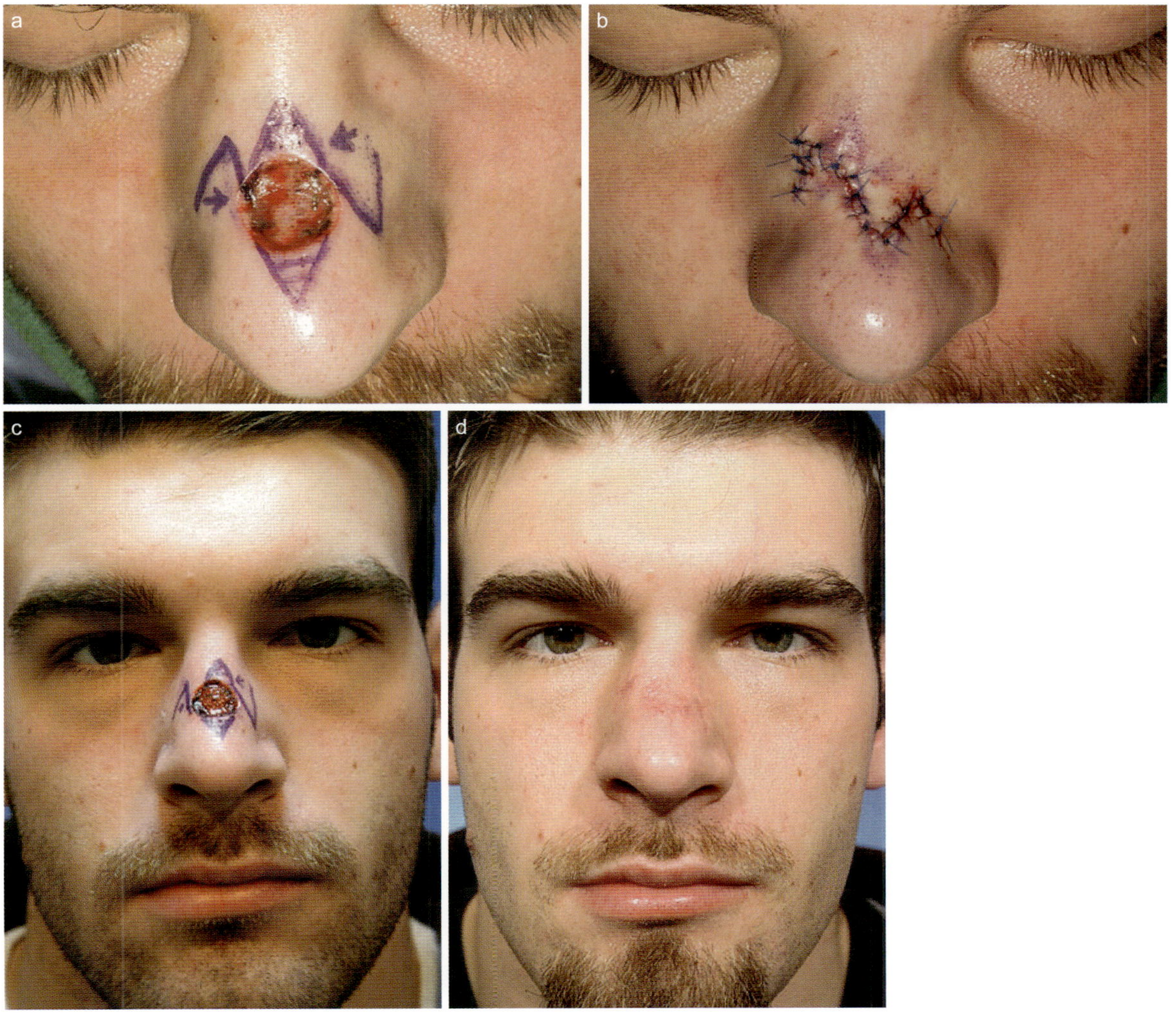

图 10.10 （a）1.8 cm × 1 cm 鼻背尾段皮肤缺损。设计双侧转位皮瓣用于修复缺损。标记出预计要切除的皮肤凸起畸形。（b）转位皮瓣。（c, d）术前和术后 1 周外观

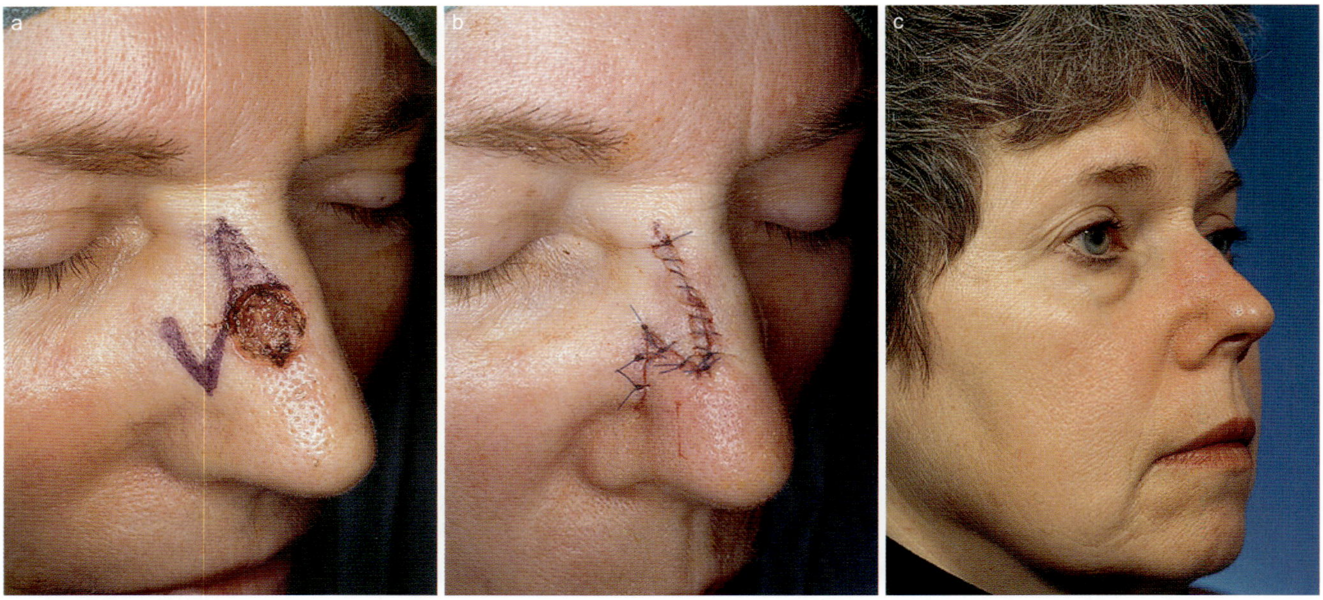

图 10.11 （a）1.8 cm × 1.2 cm 鼻侧壁头段皮肤缺损。设计用于修复的转位皮瓣。标记出预计要切除的皮肤凸起畸形。（b）转位皮瓣。（c）术后 4 个月外观。不需要行修复手术（选自 Baker [15]，第 18 章图 18）

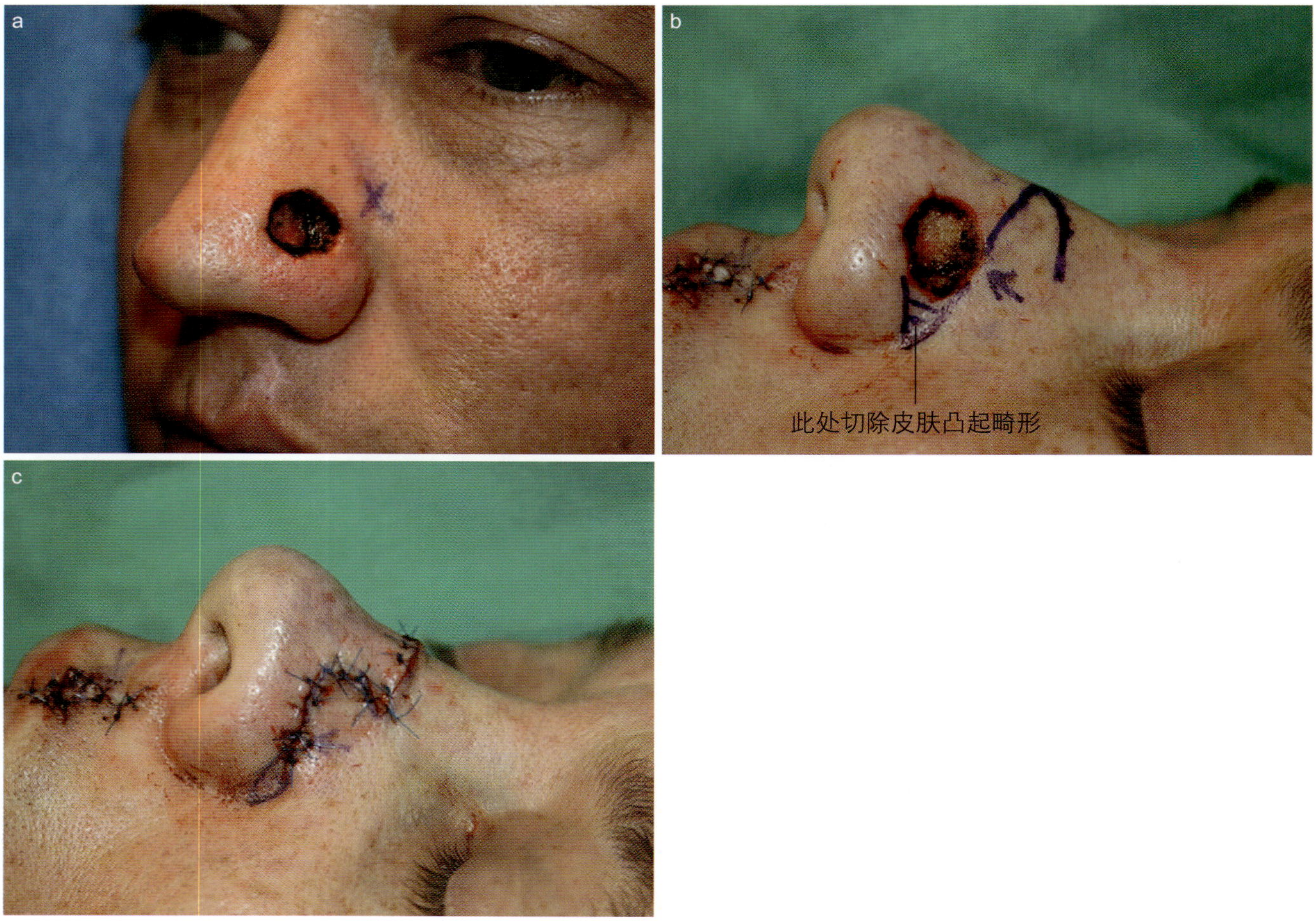

图 10.12 （a）1 cm × 1 cm 鼻侧壁尾部皮肤缺损。（b）设计基部在外侧的转位皮瓣用于修复缺损。标记出预计要切除的皮肤凸起畸形。（c）转位皮瓣

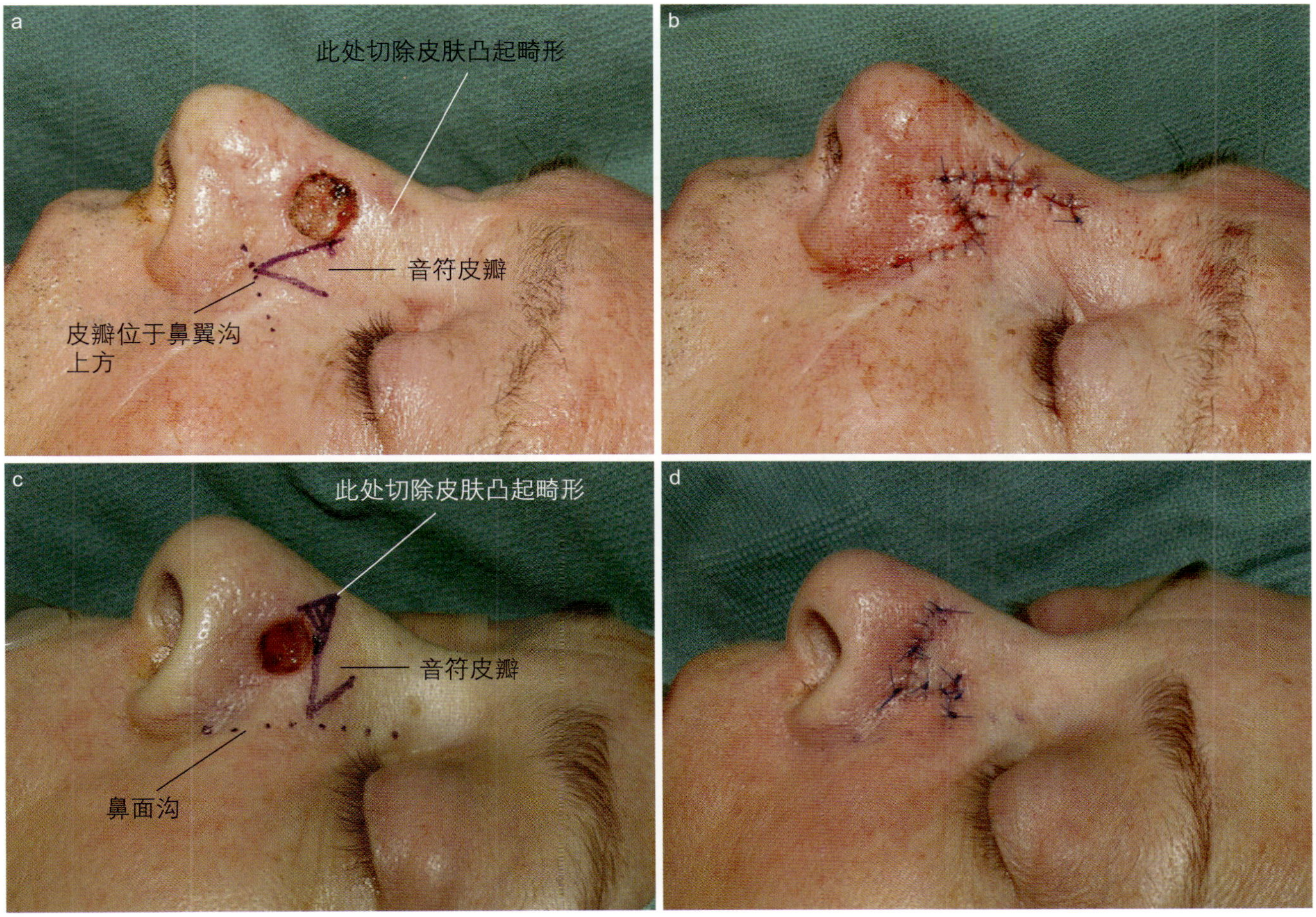

图 10.13 （a）1 cm × 1 cm 鼻侧壁尾段皮肤缺损。设计基部在上方的转位音符皮瓣用于修复缺损。皮瓣顶端保持在鼻翼沟以上。音符皮瓣是一种转位皮瓣，形似音乐里的八分音符。这种皮瓣最适合修复 1 cm 或更小的圆形皮肤缺损。（b）转位皮瓣。（c，d）使用基部在内侧的音符皮瓣修复 1 cm 圆形皮肤缺损

鼻尖（图 10.14）。邻近鼻孔边缘的缺损使用转位皮瓣进行修复容易造成鼻孔缘的后缩，除非缺损非常小，而且患者的鼻翼软骨很坚硬，可以抵抗伤口收缩（图 10.15）。

转位皮瓣的边缘通常要设计成直线有棱角的而不是弧线形的，使皮瓣有“角”。为了利于这种设计，有时需要将皮肤缺损的形状从常见的圆形调整为有边角的。有棱角的边界在愈合时可以延缓同轴瘢痕的形成，并减少弧线形伤口常见的地窖门畸形。广泛游离伤口周围的鼻部皮肤同样有助于防止这些问题。

旋转皮瓣

旋转皮瓣是一种有曲线形状的枢轴皮瓣。它们在鼻部皮肤缺损修复中也有一定的使用。这种皮瓣可用于除了鼻翼以外的鼻部所有位置，但缺损大小必须 ≤ 1 cm。旋转皮瓣最适合修复三角形缺损，因为随着皮瓣旋转时自然产生的皮肤凸起畸形部分正好可用于填补三角形的区域，减少了对皮瓣的切除。旋转皮瓣要设计在紧邻缺损的位置，使皮瓣前进边缘正好为缺损的一条边。设计皮瓣，使其曲线边缘长度是缺损宽度的 4 倍。有了这个 4∶1 的比

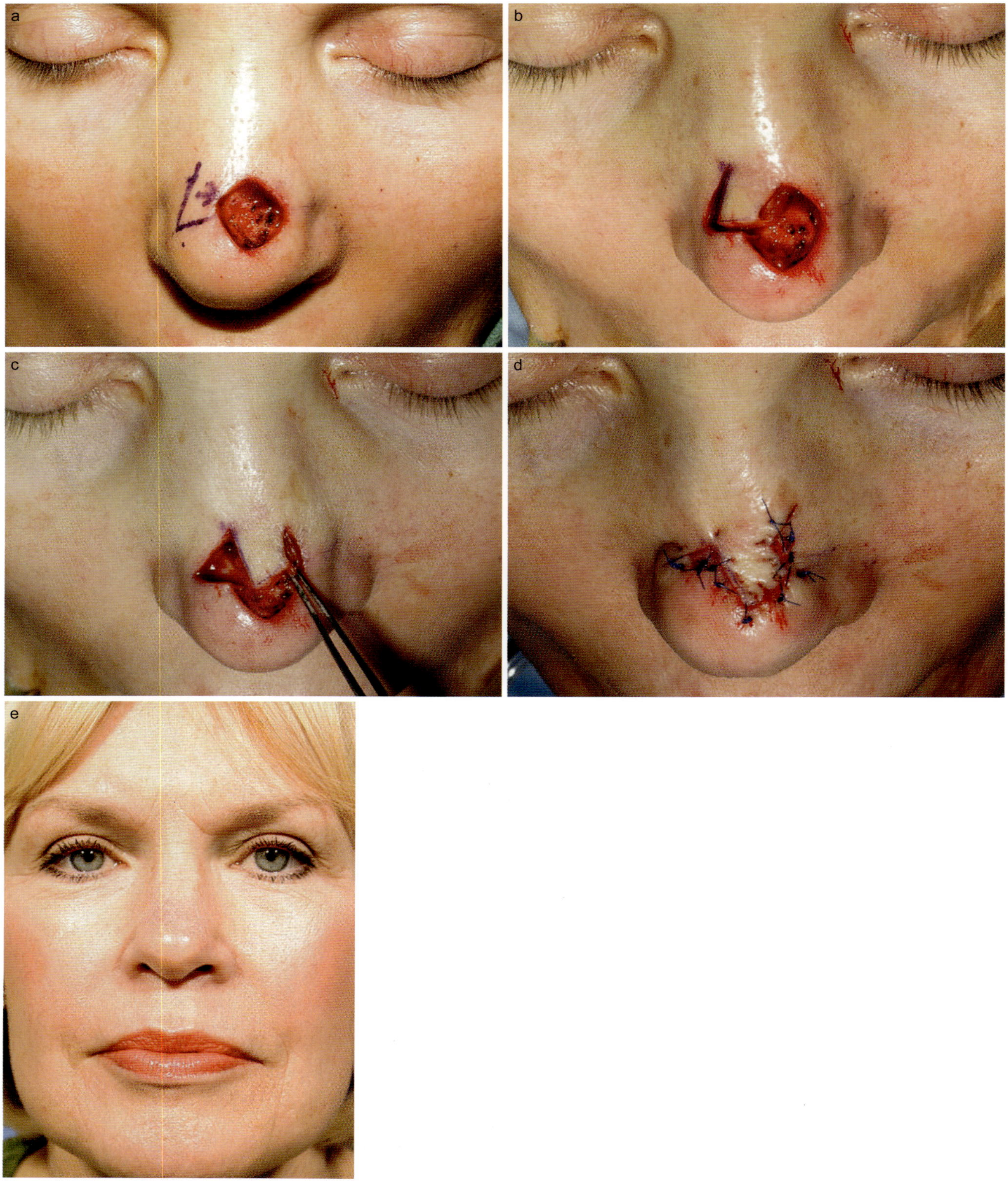

图 10.14 （a）1 cm × 1 cm 鼻尖皮肤缺损。设计用于修复的转位皮瓣。（b ~ d）转位皮瓣。（e）术后 6 个月外观。术后 2 个月对瘢痕进行磨皮

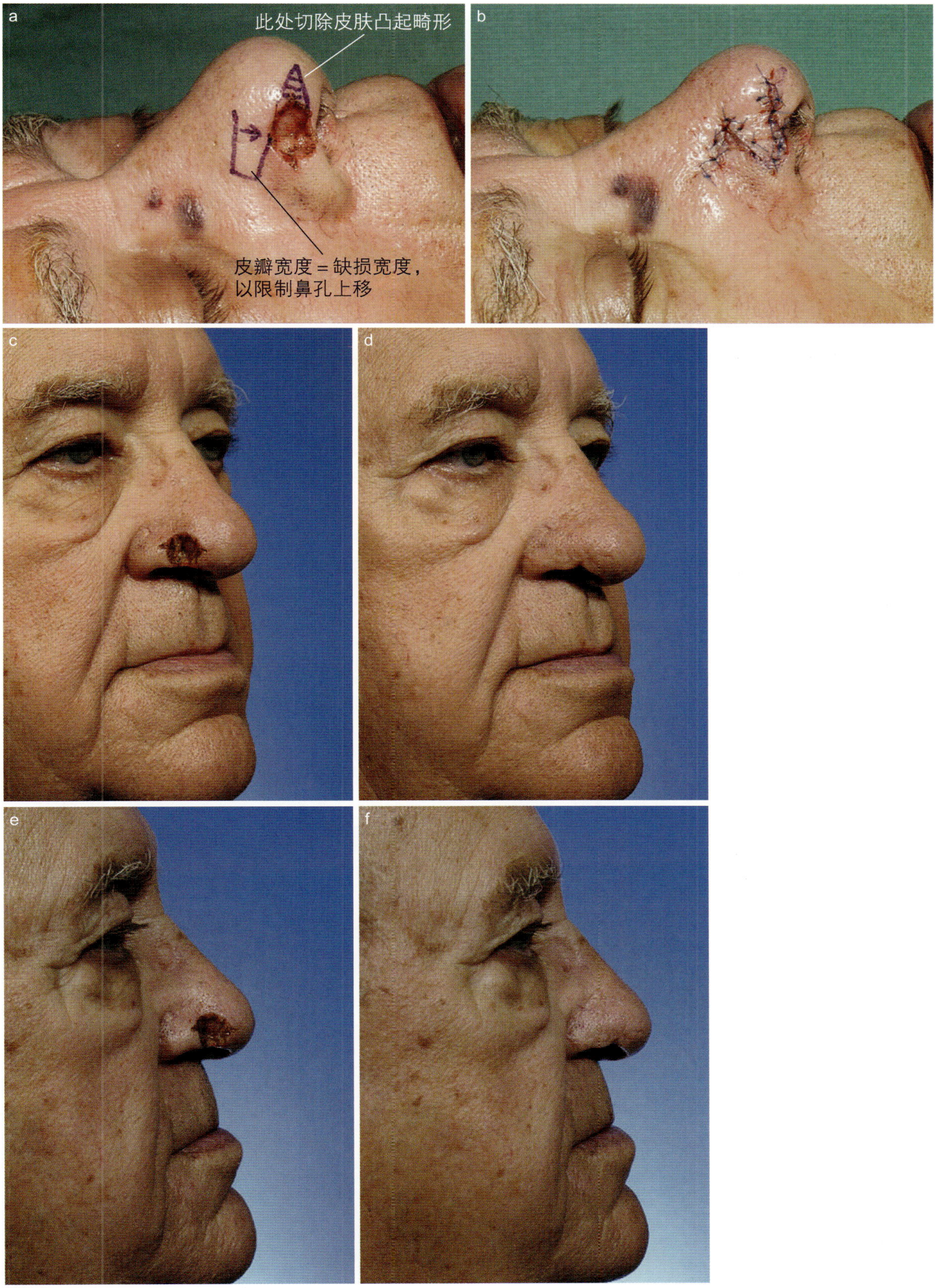

图 10.15　（a）1 cm × 0.5 cm 鼻尖外侧皮肤缺损。设计用于修复的转位皮瓣。皮瓣宽度与缺损宽度相同，以限制鼻孔上移。（b）转位皮瓣。（c ~ f）术前和术后 2 个月外观。不需要行修复手术

例，通常就不需要再切除一个 Burow 三角，而且伤口闭合张力也会降低到最小。在皮瓣旋转点处行 Z- 成形术有利于皮瓣转移，同时也可以避免切除 Burow 三角。为了使伤口两侧边缘长度相同，通常需要切除一个 Burow 三角（图 10.16）。

带皮下组织蒂的 V-Y 岛状推进皮瓣

位于鼻翼沟前部、鼻翼与鼻尖之间区域的较小皮肤缺损，可以有效地使用 V-Y 推进皮瓣进行修复。皮瓣采取皮肤岛的形式进行移植，带有一个包含鼻肌和皮下脂肪的皮下组织蒂。这种皮瓣最早由 Herbert 和 DeGeus[1-2] 提出，之后 Staahl[3] 也描述过这种皮瓣的使用。Millman 和 Klingensmith[4] 改良了皮瓣的设计，使皮瓣仅包括一个皮下组织蒂而不带有轴向血管。根据患者鼻子尺寸的不同，皮瓣可以用来修复位于鼻尖和鼻翼交接区的包括软三角处最大 1.5 cm 的皮肤缺损（图 10.17）。

这种岛状皮瓣是三角形的，三角形的底边是缺损的头侧边界。设计时，皮瓣的顶点要位于外侧。皮瓣的下缘位于鼻翼沟上或下方，与鼻翼沟平行。皮瓣的上缘向外侧延伸，从缺损到鼻侧壁的一部分皮肤，然后逐渐变细与翼面沟的下缘融合。皮瓣自鼻翼软骨外侧脚的软骨膜平面切取。广泛游离相邻的皮肤，包括覆盖鼻尖、鼻背和鼻侧壁的皮肤，并向下剥离鼻翼处的皮肤直到鼻孔缘水平（图 10.18）。切取皮瓣时从缺损的头端开始，使用精细剪刀剥离皮肤岛，将皮瓣的远段内侧 1/3 从其下附着的组织上分离。然后，自皮下组织平面切割皮瓣的近段（外侧）1/3，将其从周围附着的组织上分离。

皮瓣中段 1/3 的肌肉和皮下脂肪作为皮瓣的蒂部要予以保留，不被破坏。这个组织连附的区域正好位于鼻翼沟的中央，可以给皮瓣提供足够的活动度使其最远能够推进到鼻孔边缘。钝性分离皮瓣蒂部，使其从下外侧软骨上充分地游离，这样皮瓣就获得了足够的推进度以修复伤口。皮瓣的血供来源于内眦动脉的鼻翼支。在分离过程中可以看到该动

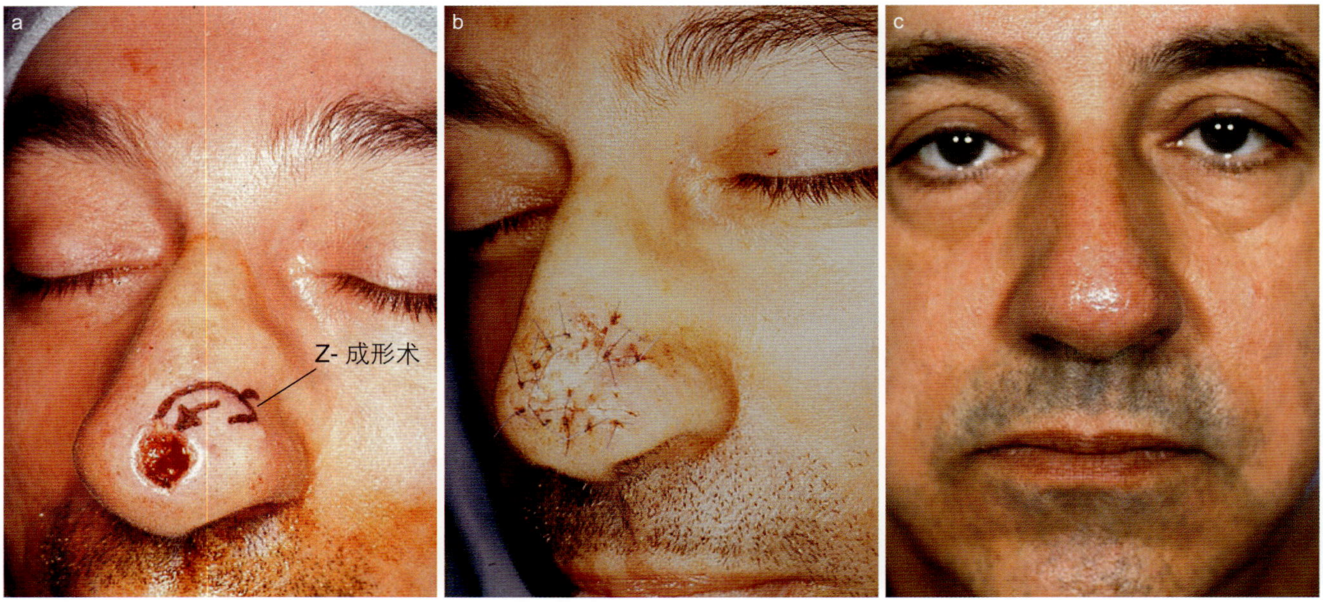

图 10.16 （a）设计旋转皮瓣用于修复 1 cm 浅表皮肤缺损。（b）将皮瓣转至受区。在旋转点处行 Z- 成形术，这样就不需要切除 Burow 三角来使伤口两边等长。（c）术后 4 个月外观

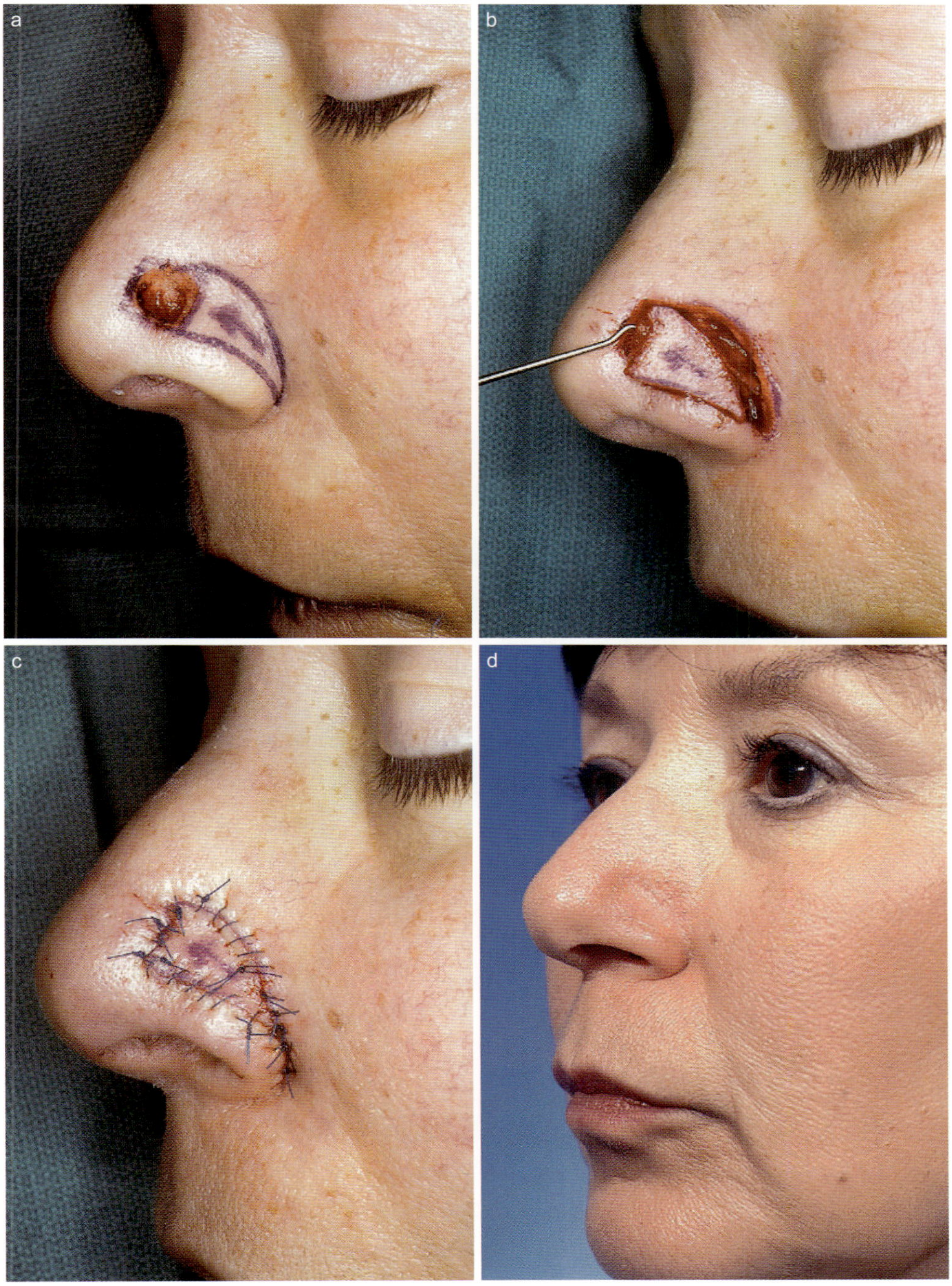

图 10.17 （a）1.0 cm 鼻尖外侧皮肤缺损。设计用于修复的带皮下组织蒂岛状 V-Y 推进皮瓣。（b）皮瓣基于中心的肌蒂进行移动。将蒂部从鼻部软骨上充分游离，使皮瓣获得刚好可用于修复伤口的推进活动度。（c）皮瓣就位。供区伤口呈 Y 字形关闭。（d）术后 2 个月外观（选自 Baker[15]，第 18 章图 20）

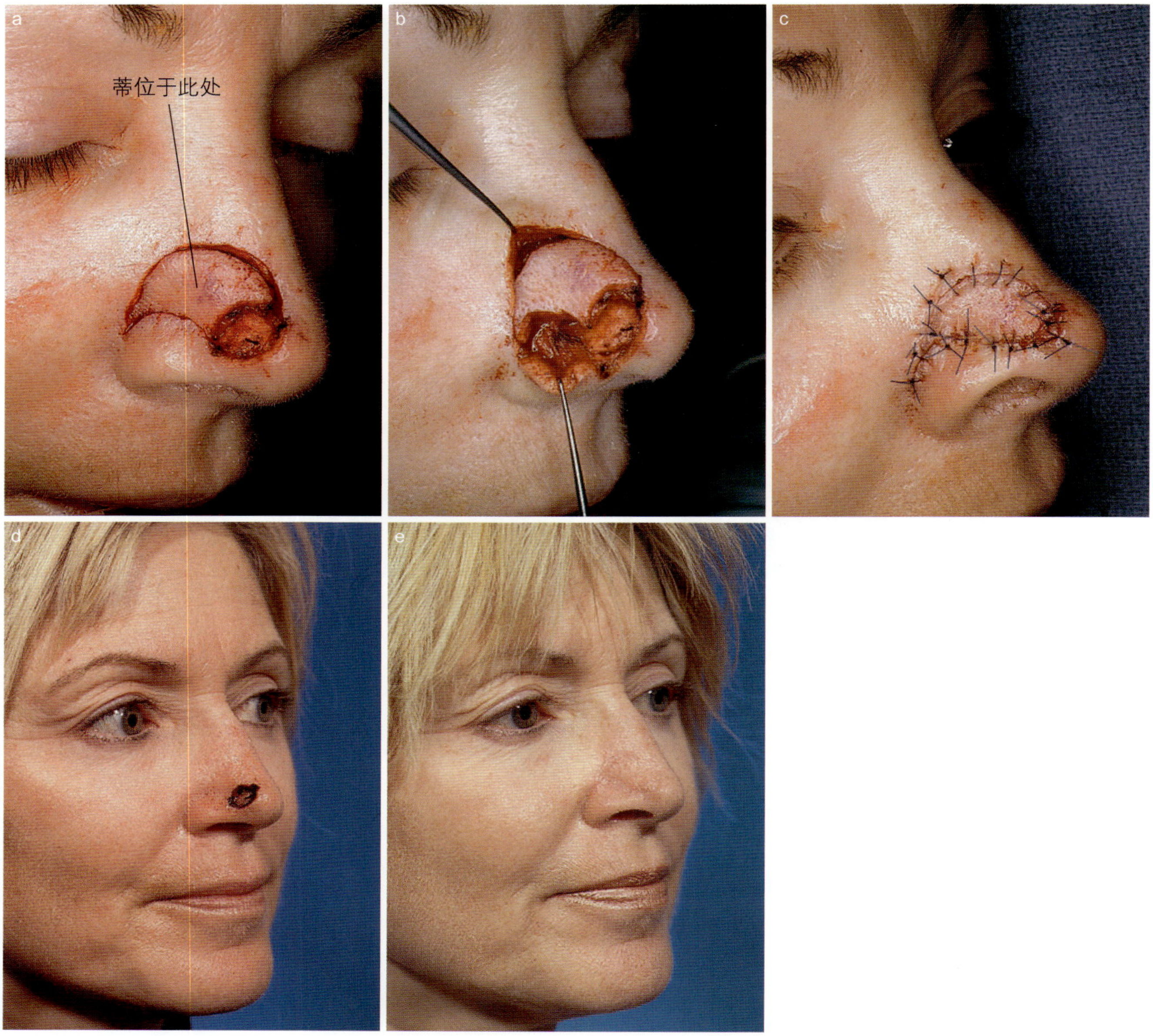

图 10.18 （a）1 cm × 1 cm 鼻尖外侧皮肤缺损。切取一个 V-Y 带皮下组织蒂岛状推进皮瓣。（b）广泛游离皮瓣周围皮肤。（c）皮瓣就位。（d, e）术前和术后 4 个月外观。不需要行修复手术（选自 Baker[15]，第 18 章图 21）

脉分支，它从鼻翼沟最外侧的深层组织中穿出。因为该动脉可以给皮瓣提供更多的轴向血供，所以要尽可能地保留该动脉。移植时，首先将皮瓣固定在受区，然后关闭供区伤口，形成一个 Y 形的瘢痕。伤口关闭方法与之前所述的鼻部皮瓣相似。

因为组成皮瓣的组织紧邻缺损，并且其颜色和纹理与缺损区域非常相似，所以基本看不出明显的厚度差异（图 10.19）。如果皮瓣设计得足够宽，则鼻翼也几乎不会出现扭曲。这种皮瓣优点还包括不会产生皮肤凸起畸形，并且瘢痕的位置与鼻翼沟平行。它最大的缺点在于会使鼻孔缘抬高。抬高的程度与缺损大小直接相关，缺损越大，抬高程度越高。另外，缺损距离鼻孔缘越近，鼻孔缘被抬高的可能性就越大。为了减小这种趋势，可以将一小块

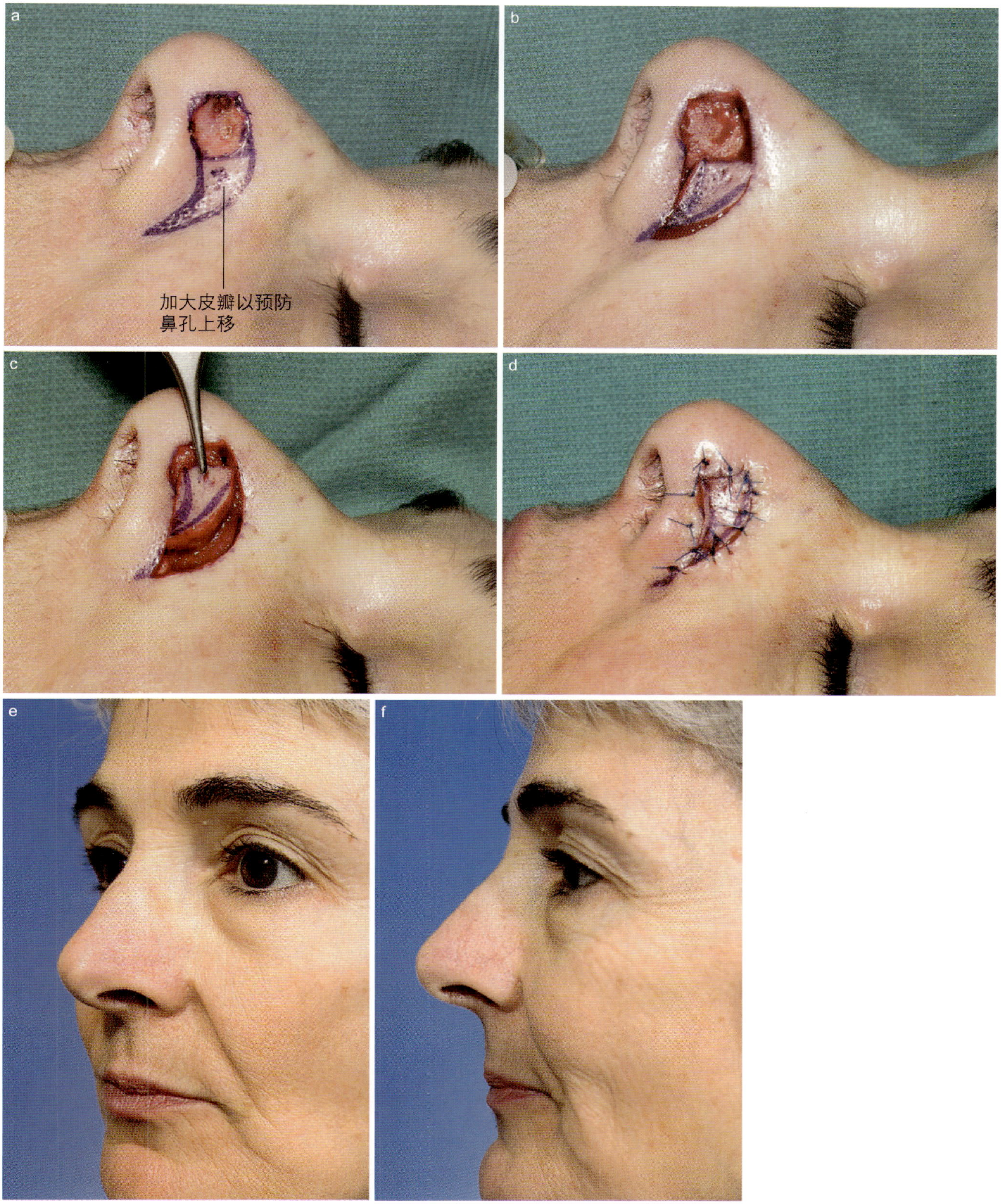

图 10.19　（a）1 cm × 0.75 cm 鼻翼沟皮肤缺损。设计一个比缺损略宽的 V-Y 带皮下组织蒂岛状推进皮瓣，以防止鼻孔上移。（b）将缺损转化成矩形，并切取岛状皮瓣。（e, f）术后 6 个月外观。术后 2 个月对瘢痕进行磨皮

耳软骨鼻翼缘移植物放置在鼻孔边缘靠近缺损的位置。这样做也许不能完全防止鼻孔缘抬高，但可以改善畸形的程度。另外，也可以将皮瓣的宽度设计得比缺损更宽，这样当皮瓣推进至受区时，多余的组织有利于将鼻孔缘往下推，减小了伤口愈合过程中鼻孔缘抬高的程度（图 10.20）。

这种 V-Y 带蒂岛状推进皮瓣只适用于较小的缺损，直径 ≤ 1 cm 且局限于鼻翼沟和鼻尖外侧的缺损。皮瓣不能超过中线或到鼻尖上方区域。使用这种皮瓣修复这些区域的缺损时通常会造成鼻孔缘的扭曲，即使在瘢痕成熟的过程中大部分畸形会得到缓解。

V-Y 带皮下组织蒂岛状推进皮瓣也可用于修复鼻侧壁或鼻背头段的较小皮肤缺损。通常要在缺损两侧切取两个皮瓣，然后向中间推进、彼此对合以修复缺损（图 10.21）。设计皮瓣时，要让每个皮瓣的表面积大概是缺损面积的一半。皮瓣自筋膜下组织层进行切取，几乎不需要游离皮瓣。皮瓣的运动完全依靠皮瓣下肌肉和筋膜的活动度。将皮瓣周围的鼻部皮肤在筋膜下组织层广泛游离。然后将两个皮瓣向中间推进，并将相贴的边缘缝合。皮瓣周围的供区伤口在对合后会形成两条伤口缝合线，像一个 Y 字形。用这种方式修复鼻部缺损的最大缺点是，术后早期会产生明显的地窖门畸形。这种畸形可能需要几个月才能消失。

鼻背皮瓣

鼻背皮瓣使用的是眉间多余的皮肤，采取枢轴皮瓣的形式，用于修复鼻尖、鼻背和鼻侧壁的皮肤缺损。Elliott[5] 具体描述了用于修复鼻部缺损的 Banner 皮瓣和双叶皮瓣，并将这两种皮瓣设计成需要组织连附的插入皮瓣。Rieger[6] 则描述了目前常用鼻背皮瓣的基本设计方法，即使用整个鼻背部皮肤进行再造。Rigg[7] 则介绍了进一步行皮瓣精修的方法，同时提出要限制再造皮瓣所使用的鼻部皮肤面积。他主张应向内眦水平做向后的切口切取皮瓣。Marchac 和 Toth[8] 则通过将内眦动脉的一个分支包含在皮瓣蒂内，设计出了带有轴向血运的皮瓣。这样有利于将眉间的切口向下延伸至内眦水平。切口越向后，越有利于皮瓣转移，因为这样可以减小伤口闭合张力，并减少鼻孔缘的形态扭曲。

鼻背皮瓣让整形外科医生可以使用匹配度高的相邻组织来修复较大的鼻尾部和中部皮肤缺损，可修复的缺损直径最大可以达 2.5 cm。更大的缺损若使用这种皮瓣，则无法提供足够的鼻部皮肤来修复。鼻背皮瓣尤其适合修复老年患者鼻尖中央区的缺损。根据需要，皮瓣的大小既要使组织获得最大的活动度，又要尽量减小供区伤口闭合张力。鼻尖和鼻翼游离缘变形可以通过补偿性增加皮瓣面积，使其包含大部分剩余鼻部皮肤来预防。另外，需要评估患者鼻部皮肤松弛度，在鼻翼和鼻尖游离缘处预留一定二次移动度。眉间和鼻背区皮肤活动度最好使用捏肤测试（pinch test）来评估：手术医生使用示指和大拇指捏起皮肤，判断皮肤富余的程度[9]。为了手术成功，最好能在患者鼻梁和眉间区捏起 1 ~ 2 cm 的皮肤，才能证明患者的皮肤活动度是足够的。若缺损区域面积增加，相应的皮肤活动度也应增大。

通常情况下，将鼻背皮瓣设计成蒂部在外侧的枢轴皮瓣（图 10.22），蒂部中央在内眦区域。沿缺损外侧画一条曲线，从缺损处延伸至面颊和鼻部的交界处，然后从该交界处向上画，经过内眦内侧 0.5 cm 处，并延长至眉间上方的褶皱内。由于皮瓣最初是以旋转的形式进行转移的，皮瓣有效长度会随着皮瓣绕轴心（内眦）旋转而逐渐缩短，故最初的皮瓣长度及弧形位移的设计就必须足够，以补偿这种缩短。额外的皮瓣长度可以通过延长眉间切口来获得。眉间切口延伸得越高，皮瓣的长度就越大，同时关闭供区缺损也就越容易。从鼻额角开始计算，切取的眉间区域是鼻部缺损竖直高度的 1.5 ~ 2 倍。从眉间区顶点向下至两侧内眦所做的切

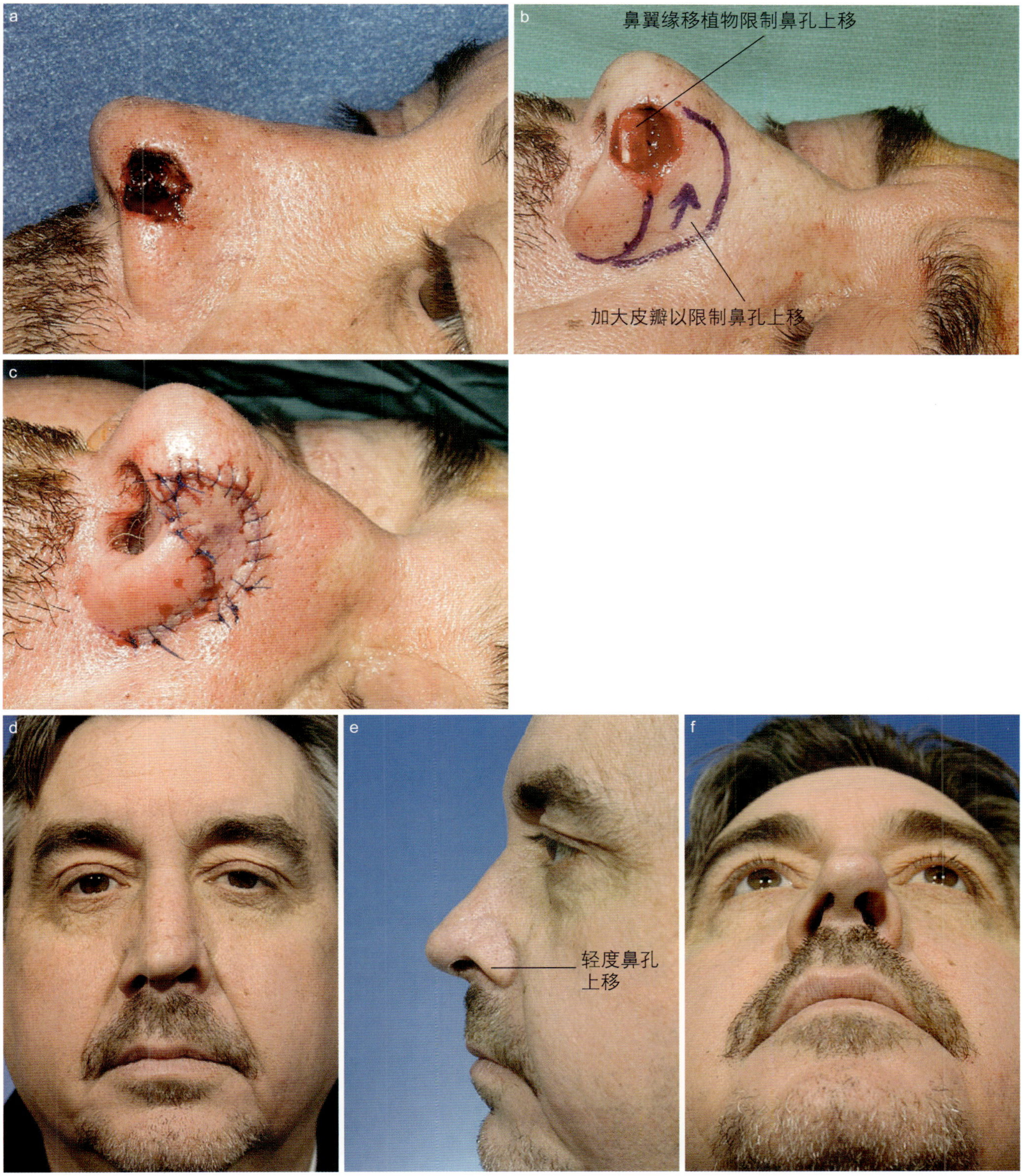

图 10.20　（a）1 cm × 1 cm 鼻尖外侧皮肤缺损，累及鼻孔缘。（b）放置一个耳软骨鼻翼缘移植物，以限制伤口收缩过程中鼻孔上移。V-Y 带皮下组织蒂岛状推进皮瓣比缺损略宽，以限制鼻孔上移。（c）皮瓣就位。（d ~ f）术后 6 个月外观。可见鼻孔缘轻度上移

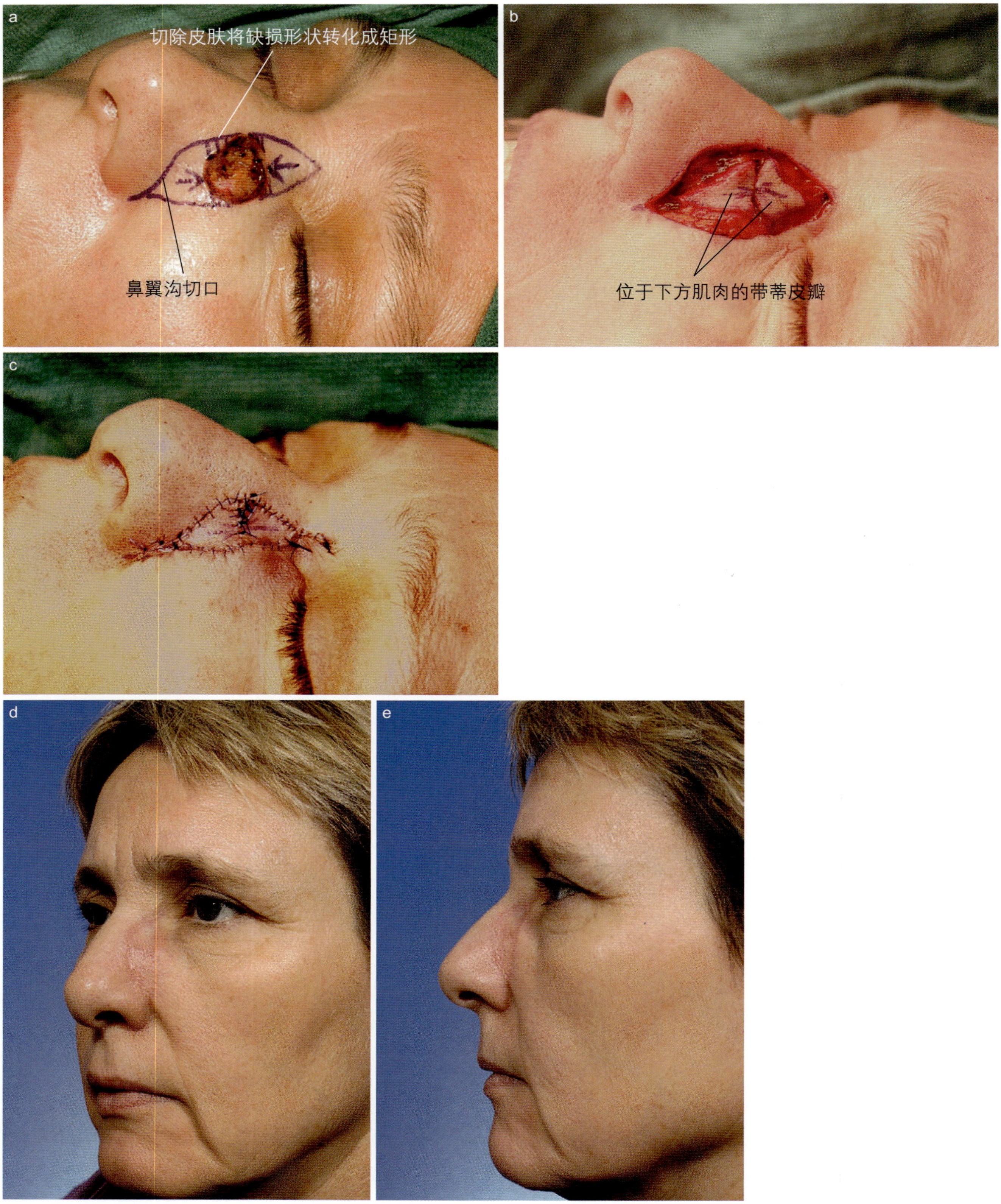

图 10.21 （a）1.8 cm×1.5 cm 鼻侧壁皮肤缺损。设计一组相对 V-Y 带皮下组织蒂岛状推进皮瓣用于修复缺损。将缺损的形状转化成矩形以便皮瓣推进。（b）在关闭供区伤口前先将皮瓣向彼此推进。（c）修复伤口。（d, e）术后 2 个月外观。不需要行修复手术

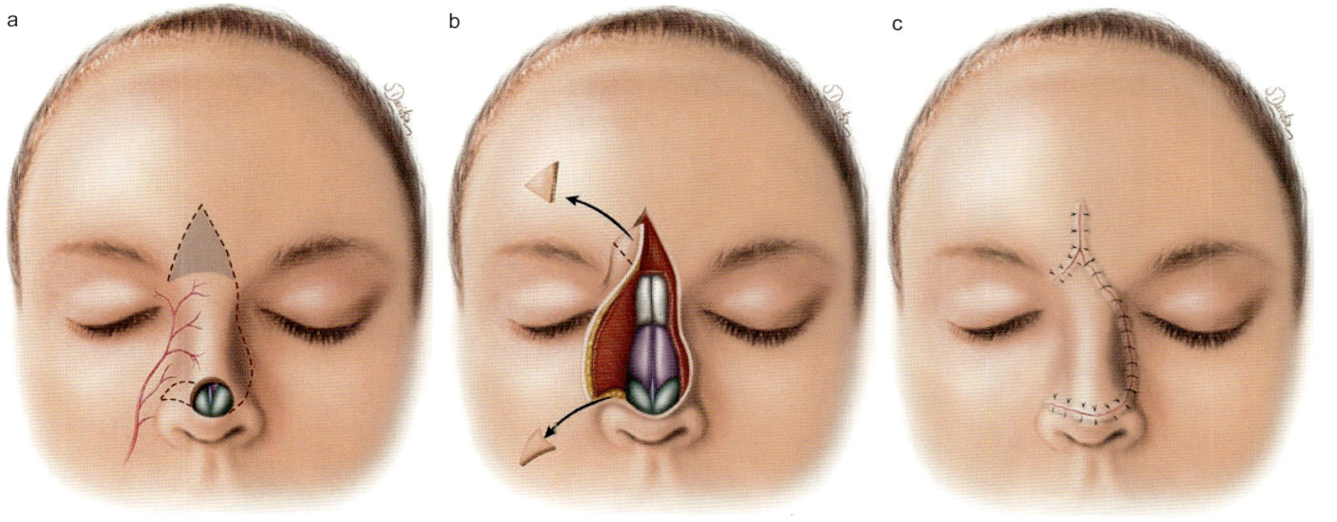

图 10.22 （a）鼻背皮瓣是一种基于内眦动脉分支的枢轴皮瓣。眉间区域（阴影区）自皮下组织层分离。（b）皮瓣的鼻部部分自肌层下分离。在鼻翼沟内或平行鼻翼沟的位置切除皮肤凸起畸形。（c）关闭眉间供区伤口，形成一个倒 Y 字形

口之间的夹角应为 30° ~ 45° 。回切应正好位于两侧内眦肌腱水平的上方，以保护从内眦动脉分出的正好位于肌腱下方的皮瓣轴向血供。在设计皮瓣时，可以切除皮肤凸起畸形而使缺损变成三角形，这样切口就可以位于鼻翼沟内或在上方平行于鼻翼沟了。注意皮瓣不能超过鼻翼沟，否则鼻翼与鼻侧壁之间的凹陷形态就有可能消失。

在鼻部注射含肾上腺素的局部麻醉剂后，采用与其他鼻部皮肤瓣类似的方式掀起皮瓣。皮瓣的眉间部分自皮下组织层掀起，剩余的皮瓣部分自鼻部肌层下分离（图 10.23）。广泛游离皮瓣周围的鼻部皮肤。这可能需要一定程度地分离颊部内侧皮肤，切断颊部与鼻侧壁交界区域内皮肤与骨膜之间的纤维连附。为了获得足够的组织移动度，要充分游离鼻部肌层下的皮瓣蒂部。游离完成后，先做一针临时缝合将皮瓣固定，便于医生检查皮瓣和缺损处皮肤的厚度差异，以及可能造成的鼻孔缘变形。可以对皮瓣远段的下表面进行修剪，使皮瓣和受区皮肤厚度最大程度地匹配。缝合皮瓣时，只需要做 3 ~ 4 针的深层缝合。皮肤切口使用 5.0 聚丙烯线做垂直褥式皮内缝合，并外翻伤口边缘。

眉间供区的缺口可以使用 V-Y 推进、Z- 成形术或更普遍的直接缝合来关闭。当一期直接缝合伤口时，随着皮瓣转移的三角形眉间皮肤经过修剪，使其恰好贴合周围组织，这样就可以只留下一条眉间伤口缝合线。对落在内眦区域的部分皮瓣进行修薄非常重要，可以有效改善内眦较薄皮肤和来源于眉间较厚皮瓣之间的厚度差异（图 10.24）。

鼻背皮瓣的一个常见问题是鼻孔缘和鼻尖向头侧移位。对于鼻尖下垂且缺损位于鼻尖中央的老年患者，轻度的鼻尖上旋或许有益。但对于年轻患者来说，鼻尖向头侧旋转可能会造成令人无法接受的结果。对于那些鼻部和眉间皮肤松弛度不足的患者，使用鼻背皮瓣修复鼻外侧缺损可能会造成永久性的轻度至重度鼻孔上翻。而且即使尽量修薄落在内眦区域的皮瓣厚度，皮瓣与内眦天然皮肤之间明显的厚度差异也始终是个问题。正因为鼻背皮瓣存在这些严重问题，作者并不经常使用这种皮瓣。

但是，作者偶尔会使用鼻背皮瓣的改良设计方案来修复鼻背头段中线上的皮肤缺损（图 10.25）。

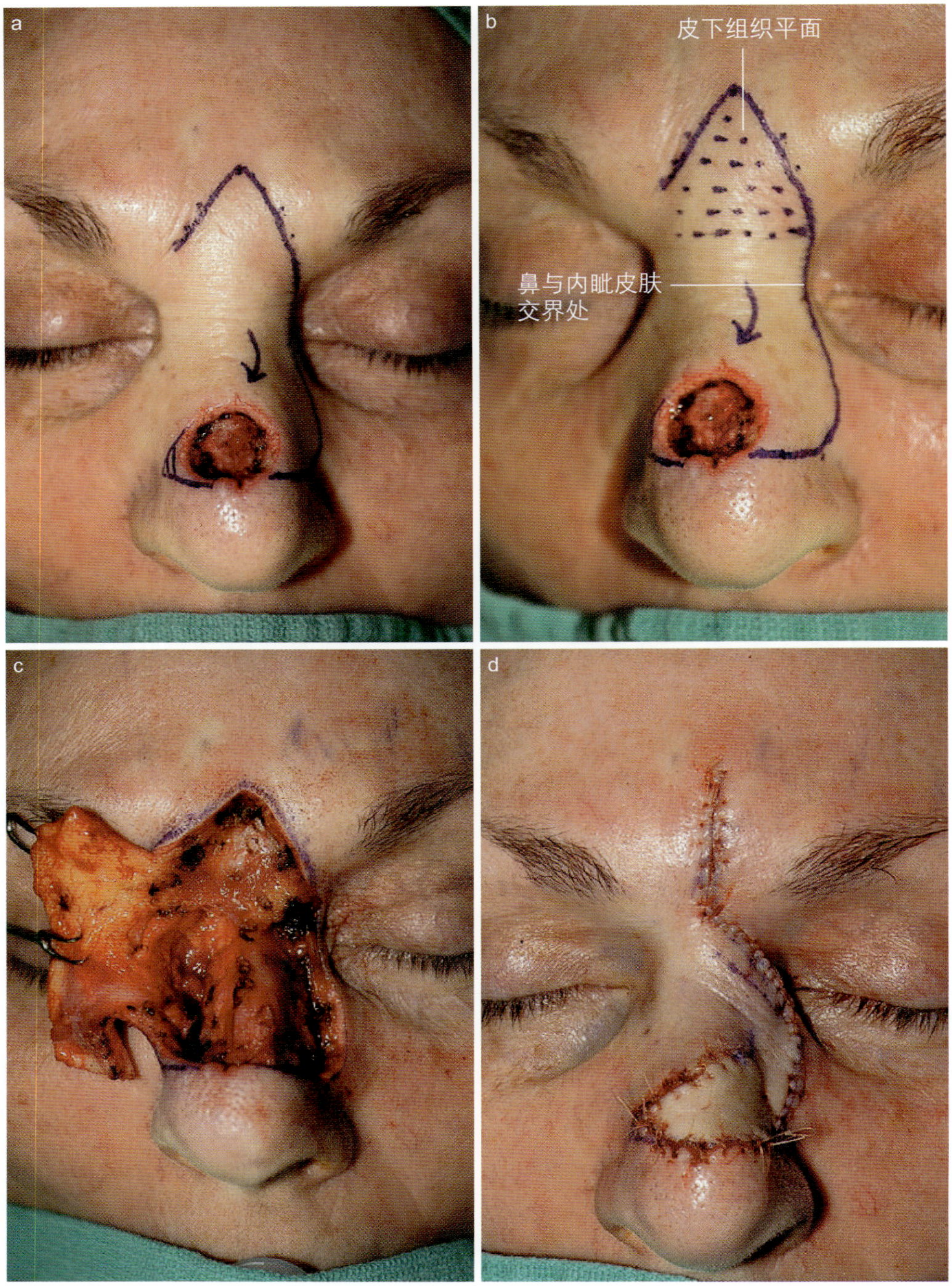

图 10.23 （ a ）1.8 cm × 1.5 cm 鼻背尾段皮肤缺损。设计用于修复的鼻背皮瓣。（ b ）标点区域所示为分离皮下组织时要延伸的范围。（ c ）其余皮瓣自筋膜下组织层分离。（ d ）直接关闭眉间供区伤口。对与内眦皮肤相邻的眉间皮瓣皮肤进行修薄，去掉皮下组织和部分真皮层，以使皮肤厚度尽可能相近。（ e ~ j ）术前和术后 7 个月外观。皮瓣经过了磨皮处理

图 10.23 （续）

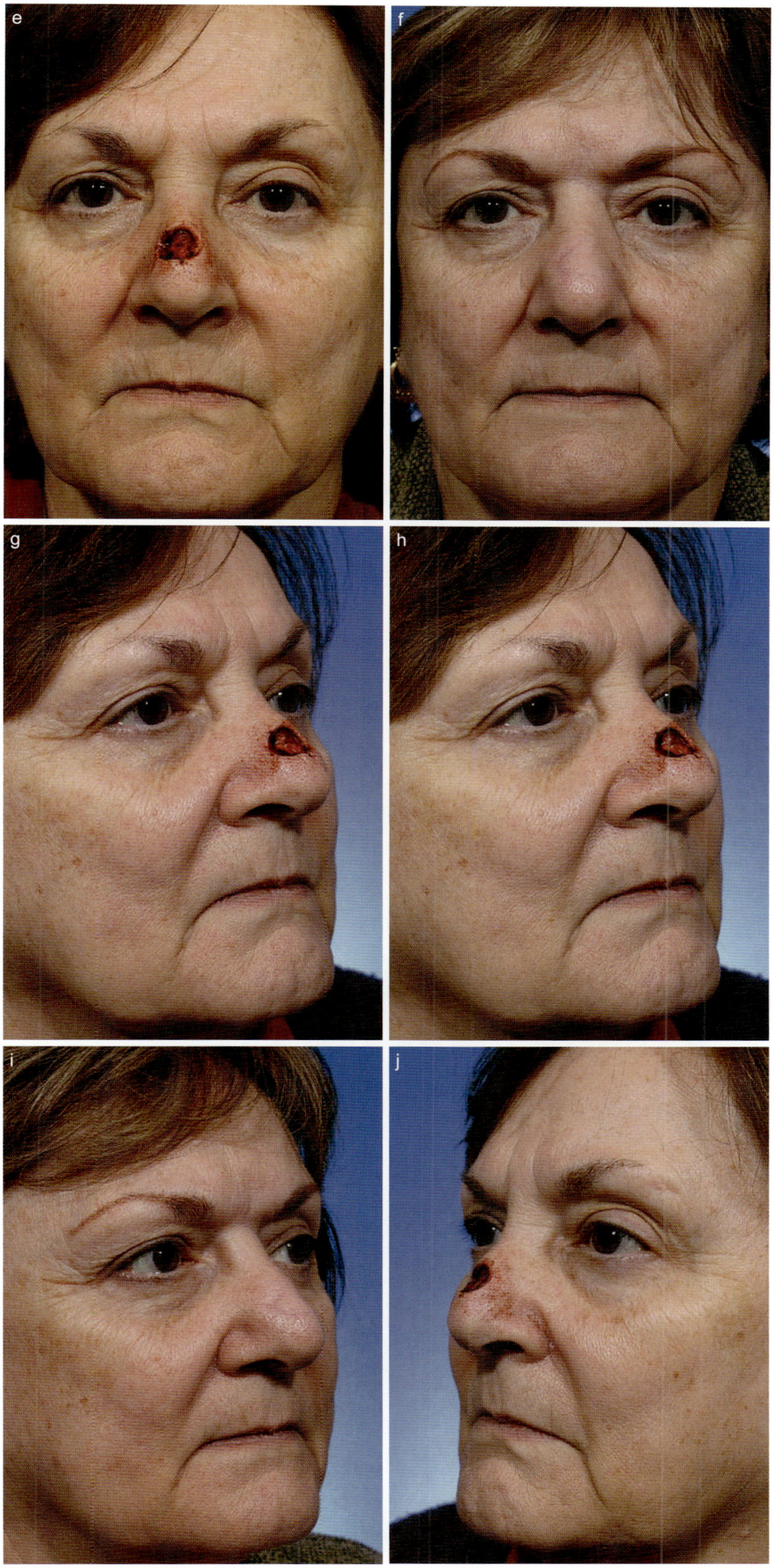

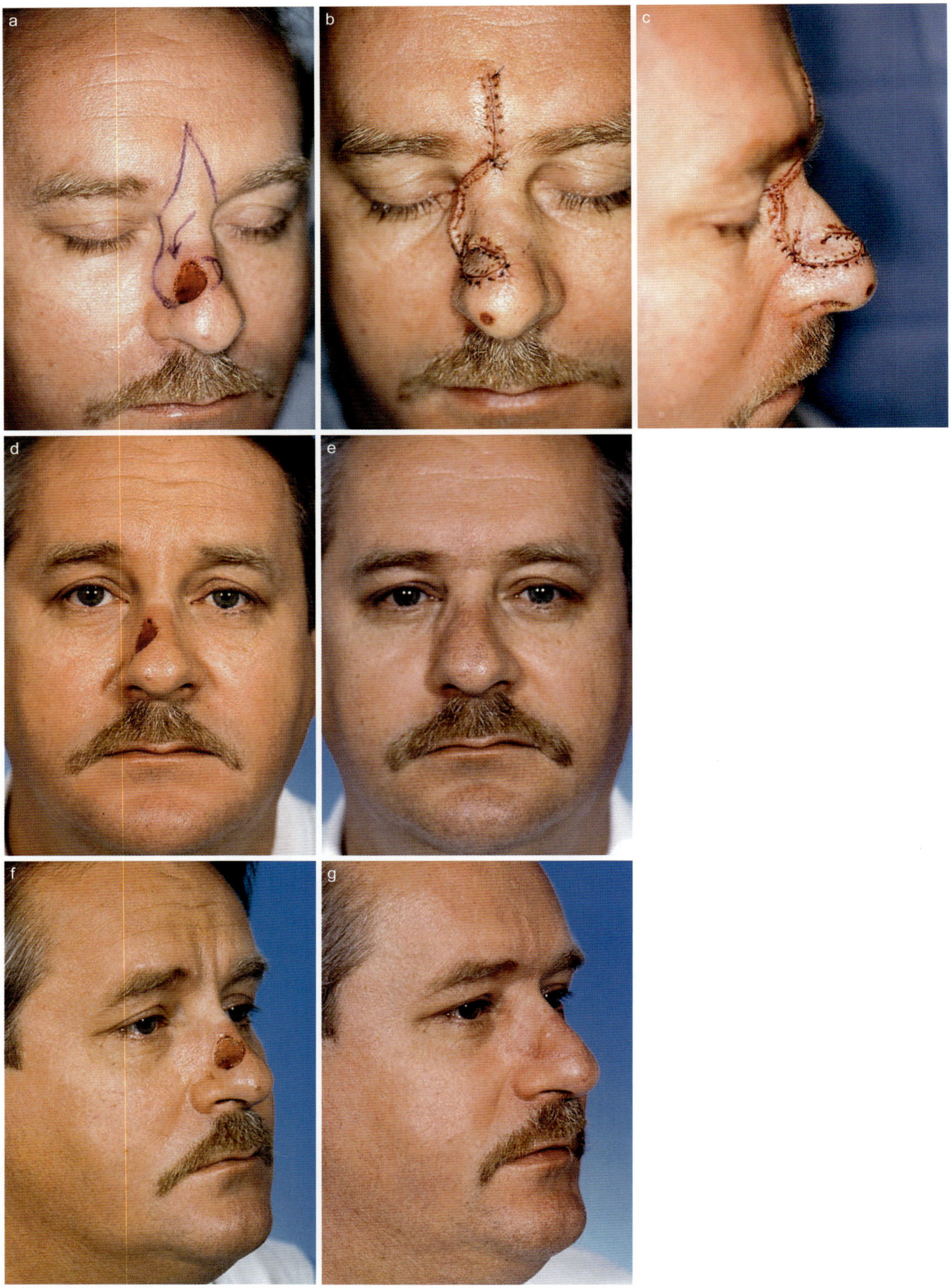

图 10.24 （a）2.0 cm 鼻侧壁皮肤缺损。设计用于修复的鼻背皮瓣。在鼻部左侧标记出皮肤凸起畸形。（b, c）转移皮瓣。将皮瓣远段转向内，以减少皮瓣整体的枢轴移动，从而不需要切除皮肤凸起畸形。将内眦区域的皮瓣修薄至真皮层。（d ~ g）术前和术后 6 个月外观

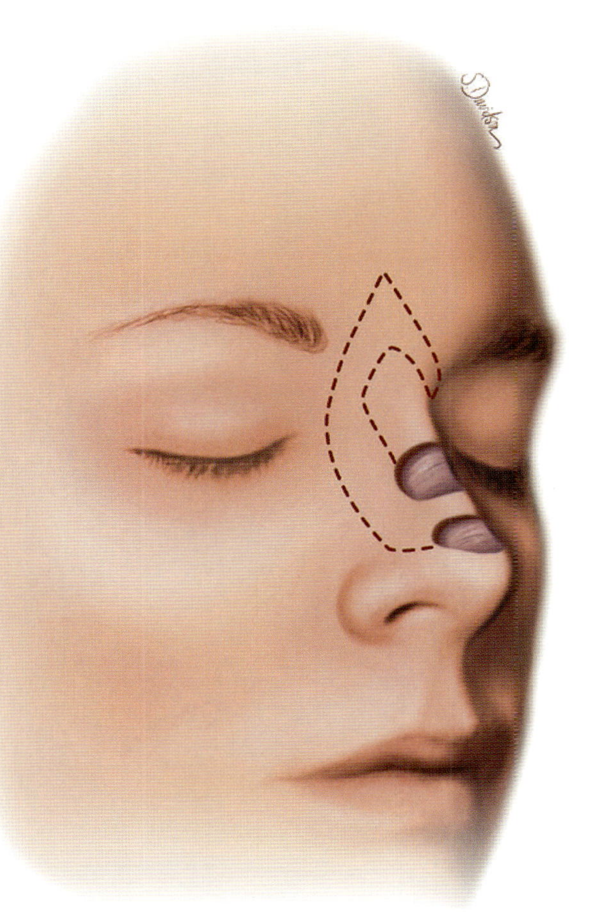

图 10.25 鼻背和半侧鼻部皮瓣。半侧鼻部皮瓣用于修复更靠近头端的缺损。它的边界保持在内眦薄皮肤区域前方

这种改良设计是使皮瓣外缘保持在内眦薄皮肤区域前方，以避免皮肤厚度的差异。我们称这种设计为鼻背半侧皮瓣。这种设计减少了组织的弧形位移。改良后的皮瓣仅可用于修复鼻梁处小于 2 cm 的皮肤缺损，并且缺损要在鼻尖定义点上方至少 1 cm 处（图 10.26）[9]。如果缺损局限在鼻背头段 1/3 区域内，那么用于再造的鼻背半侧皮瓣则不需要延伸至眉间区。外侧切口沿着鼻侧壁和鼻背交界切开，这样所使用的皮肤仅来源于鼻梁。与鼻背皮瓣不同，鼻背半侧皮瓣的血运更随机。但即使这样，如果需要增加皮瓣的枢轴运动时，也可以将皮瓣回切到内眦肌腱的下方。使用鼻背半侧皮瓣修复鼻背头段鼻缝点区域皮肤缺损的最大缺点是皮肤厚度的不一致（图 10.27）。

正如本章前面所述，鼻缩小术有时有利于鼻部皮肤缺损的再造，因为它可以造成相对更多的剩余皮肤。图 10.28 所示患者鼻背上段有一处 3 cm × 2 cm 的皮肤缺损，上中鼻穹窿突度较大且过度前突[10]，因此需要行鼻梁缩减术。在切取鼻背半侧皮瓣的同时为患者行美学鼻整形术。通过减小鼻骨和软骨骨架的体积，获得了更多的富余皮肤，使伤口可以通过向内推进两侧鼻部皮肤而部分关闭。而这又使得修复剩余缺损所需的鼻背半侧皮瓣面积得以减少。在中线上紧邻转移皮瓣尾缘下方处，切除向内推进两侧鼻侧壁皮肤而产生的皮肤凸起畸形。

双叶皮瓣

使用改良设计的双叶皮瓣是所有鼻部皮瓣中最常用的。再造鼻尾段 1/3 的某些缺损时，这种皮瓣是不二的选择。双叶皮瓣是一种双重转位皮瓣。最初的皮瓣或皮瓣第一叶用于修复鼻部缺损，第二叶用于修复第一叶切取后的供区缺损。

第二叶供区的缺损则直接关闭。双叶皮瓣最初的设计是由 Esser[11] 提出的，他使用这种皮瓣来修复鼻尖的缺损。在他的设计中，皮瓣每个叶都需要弧形旋转 90° 进行转移，导致皮瓣的整体转位达到 180° 以上。用于修复鼻尖缺损的双叶皮瓣，其第一叶是从鼻侧壁获取的，第二叶则是从眉间切取。两个皮瓣轴向之间的巨大夹角会造成很大的皮肤凸起畸形，而且两叶都有可能产生地窖门畸形。这些常见后遗症阻碍了其使用。McGregor 和 Soutar[12] 调整了原本的设计，他们观察到，缺损与皮瓣第一叶之间以及两叶之间的弧形组织转移，其角度可以从原本的 90° 进行大幅度改变。在 1989 年，Zitelli[13] 发表了他使用双叶皮瓣进行鼻部再造的经验。他强调两叶之间的组织旋转角度要控制在 45° 以内，这样皮瓣整体枢轴运动就不会超过 90° ~ 110°。这种改良极大地限制了皮肤凸起畸形，减少了术后地

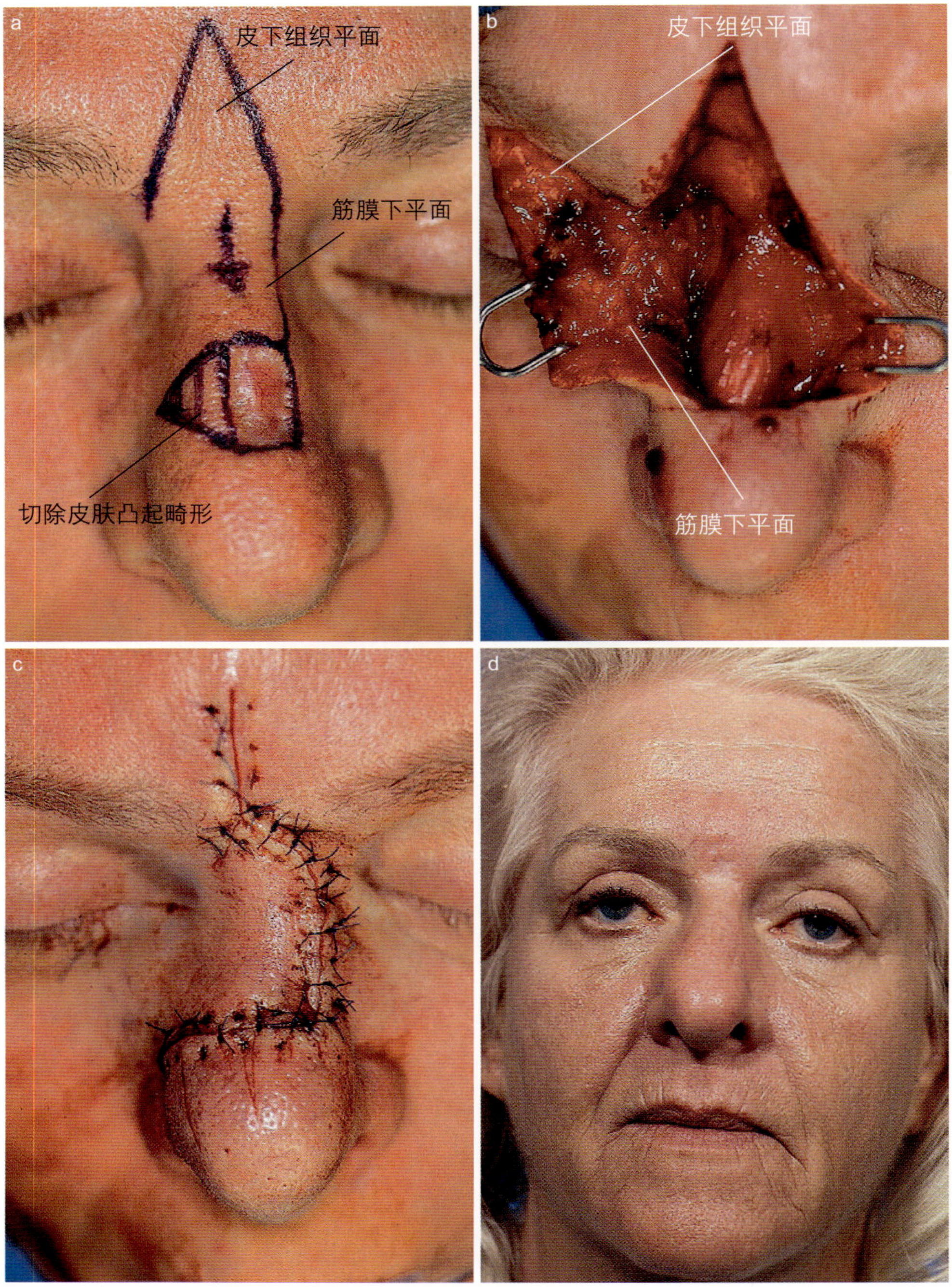

图 10.26 （a）标记待切除的 2 cm×1 cm 鼻背尾段凹陷性瘢痕。设计鼻背半侧皮瓣。（b）根据需要广泛游离鼻部皮肤。（c）修复伤口。（d）术后 6 个月外观。不需要行修复手术（选自 Baker[15]，第 18 章图 22）

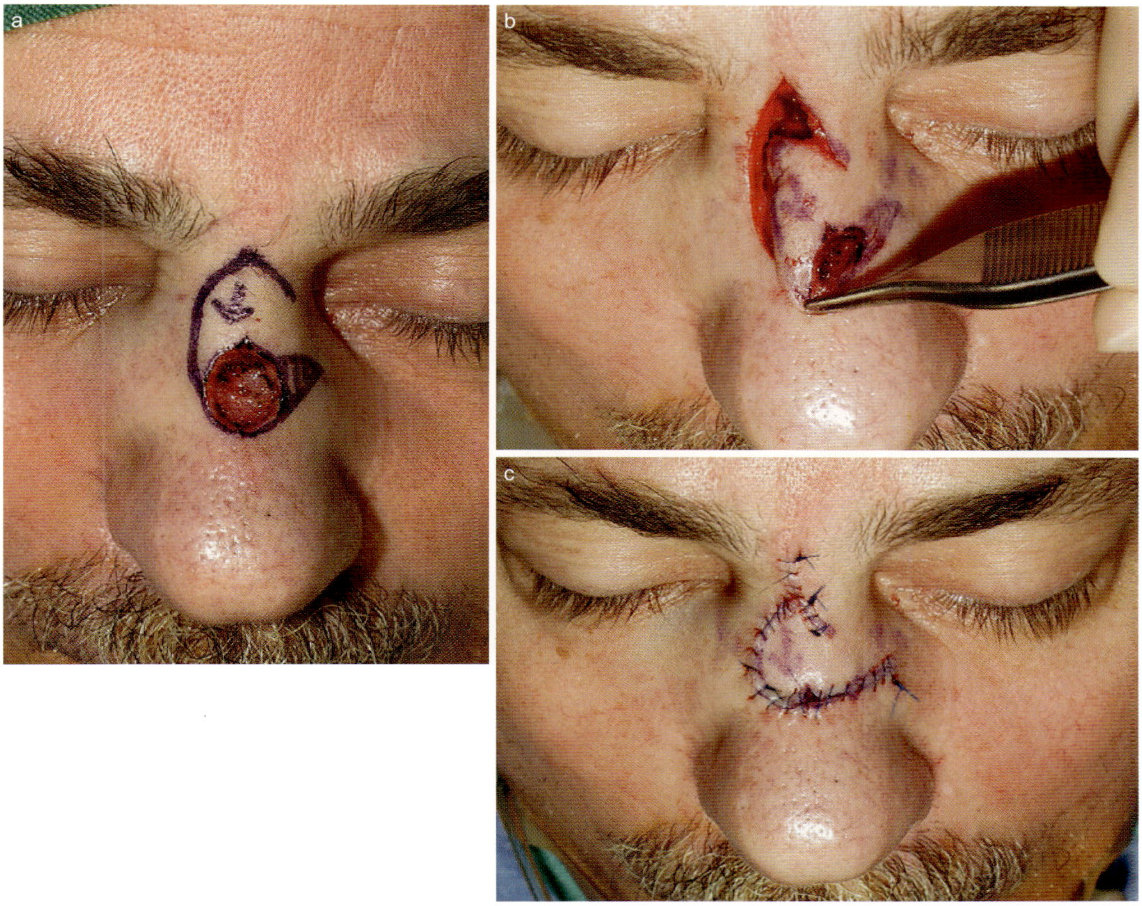

图 10.27 （a）1 cm × 1 cm 鼻缝点皮肤缺损。设计用于修复缺损的限于鼻部的鼻背半侧皮瓣。（b, c）切取皮瓣并推进。（d ~ f）术前和术后 2 个月外观

图 10.27 （续）

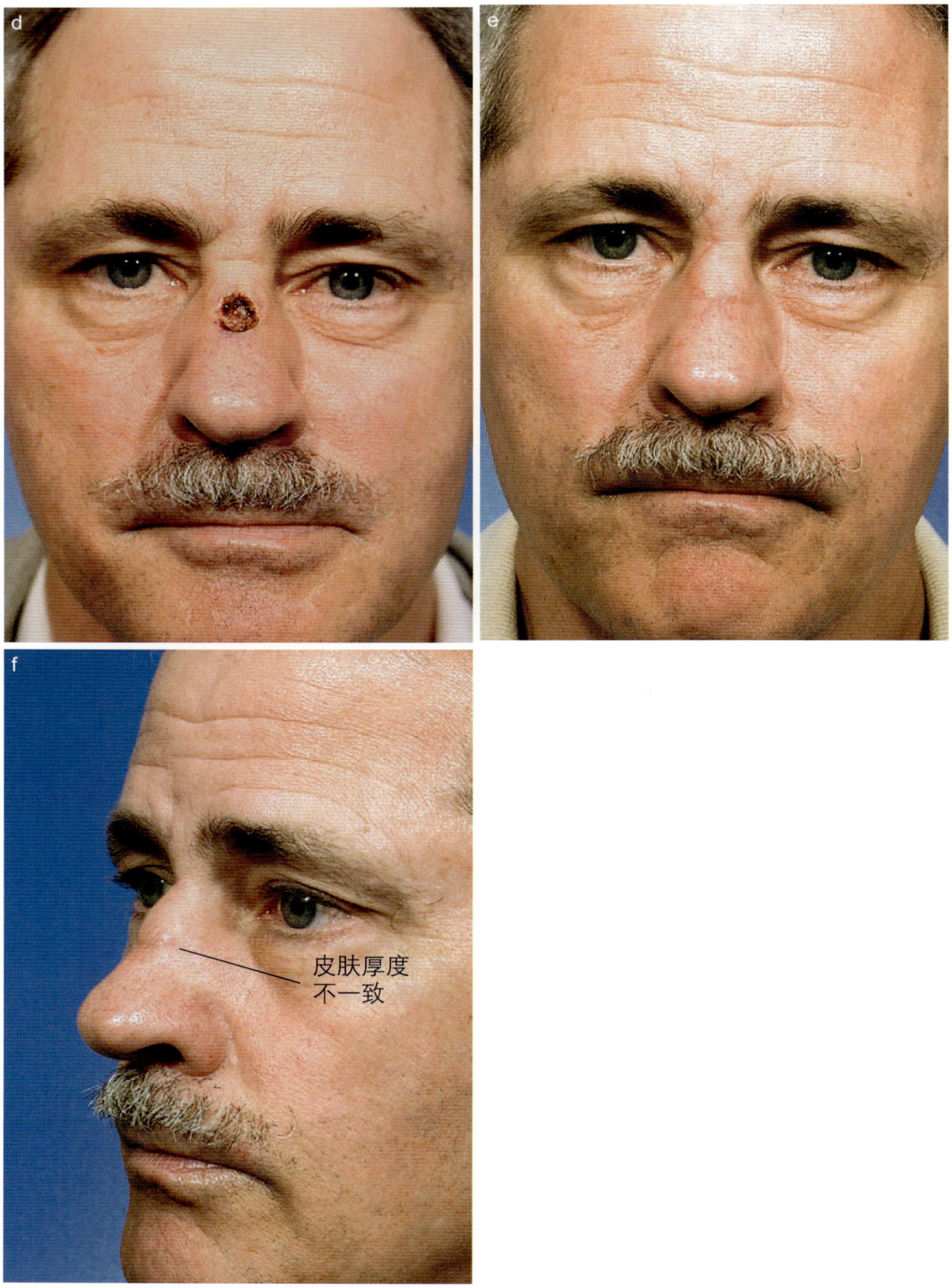

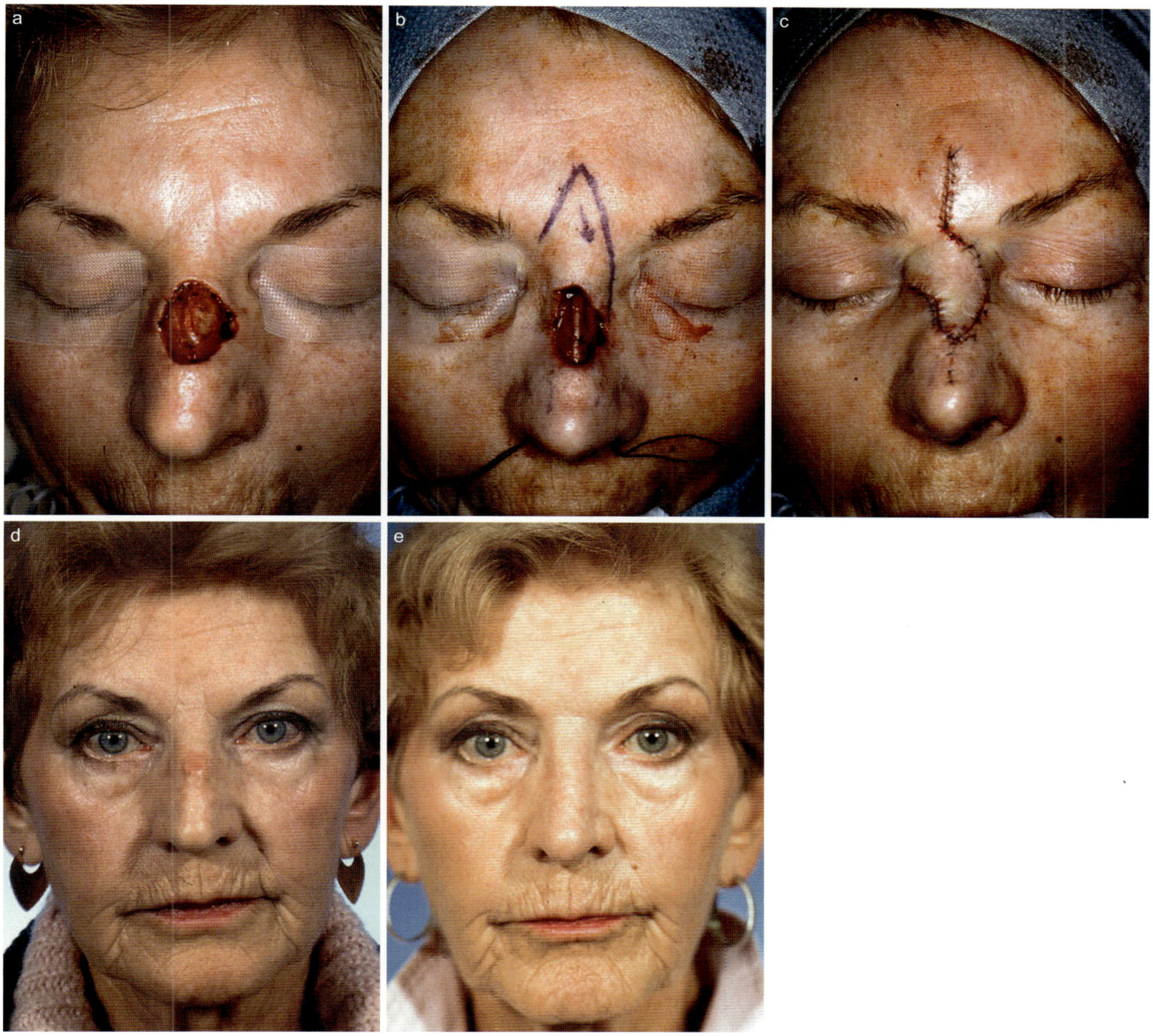

图 10.28 （a）3 cm × 2 cm 鼻背皮肤缺损。（b）对过突的鼻梁进行缩减，从而为再造提供了相对更富余的皮肤。向内推进鼻部皮肤，部分关闭缺损，然后设计用于修复剩余缺损部分的鼻背半侧皮瓣。（c）皮瓣就位。在中线上紧邻转移皮瓣尾缘下方处，切除向内推进两侧鼻侧壁皮肤而产生的皮肤凸起畸形。（d ~ g）切除皮肤肿瘤之前的鼻背皮肤缺损和术后 10 个月外观（Courtesy of Arch Otolaryngol Head Neck Surg 1995; 121:634）

图 10.28 （续）

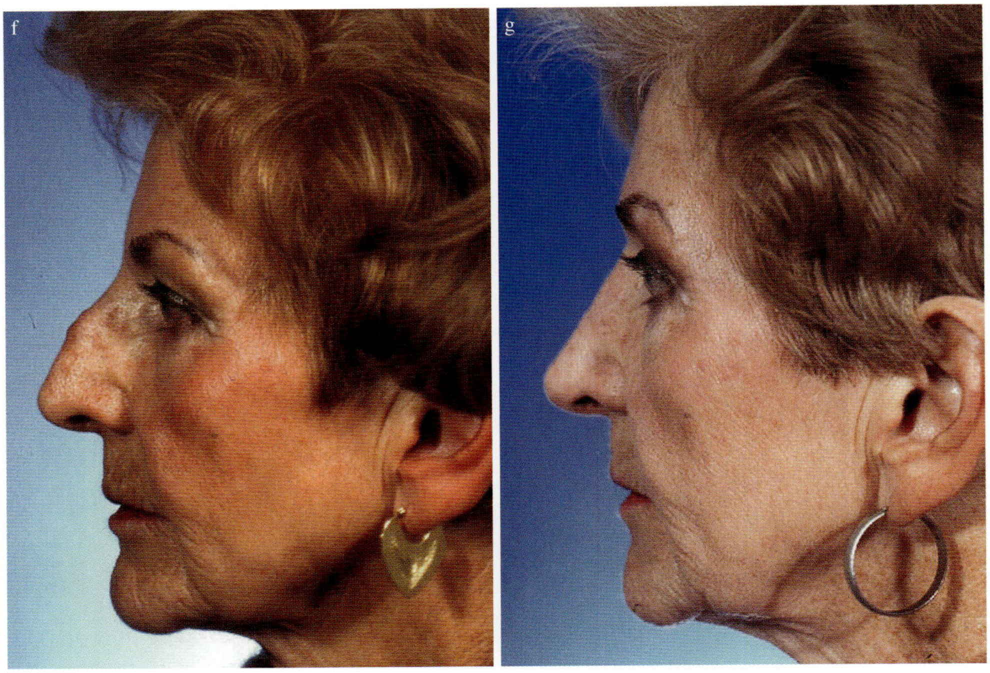

窘门畸形。Burget 和 Menick[14] 也肯定了使用 Zitelli 改良设计后的效果。从此，双叶皮瓣拓展了转位皮瓣在鼻部缺损修复中的应用。由于过大的伤口闭合张力而无法使用单次转位皮瓣修复的皮肤缺损，通常都可以使用双叶皮瓣修复，因为伤口闭合张力被更大范围的鼻部组织分担了。

使用双叶皮瓣要进行精确的几何设计（图 10.29）。首先测量缺损的半径。在鼻翼沟上标注一点，该点到缺损外缘的距离等于一个半径。这个点的定位不仅用于设计皮瓣的两叶，同时也代表了两叶的旋转点。以标记点为中心画两条弧线。第一条弧线穿过缺损的中心，另一条与距离旋转点最远的缺损边界处相切。不能使用卡尺或直尺来画弧线，因为这些工具只能用于计算直线距离，而鼻尖和鼻背区域的形态是凸面的，所以要使用更灵活的测量仪器。将一根系有缝线的针在旋转点处穿透鼻部全层，并在另一侧鼻前庭内用缝线打结。

将缝线从旋转点拉至缺损处，然后在缺损中心用夹子夹住缝线。使用带线的夹子以旋转点为中心画出第一个弧形，并用笔进行标记（图 10.30）。然后沿着缝线将夹子往前移动到缺损最边缘，做与缺损边缘相切、与第一个弧平行的第二个弧。皮瓣两叶的蒂部都位于第一个弧上。第一叶的高度延伸至第二个弧，这样它的长度就等于两弧之间的距离。第一叶宽度与缺损宽度相等。第二叶宽度与第一叶相同或比第一叶稍小。第二叶高度是第一叶的 1.5 ~ 2 倍。第一叶形状与缺损形状相同，第二叶则是三角形。经过两叶的中央轴线之间的夹角大约为 45°，第一叶的轴线与缺损的中轴线夹角也为 45°。这样安排两叶的方向不可避免地会使第二叶的轴线沿着鼻侧壁的中线或位于鼻侧壁与鼻背的交界线上。旋转第一叶最终会产生的皮肤凸起畸形使用 Burow 三角表示，其顶点位于外侧，一条边平行于鼻翼沟或位于鼻翼沟内。三角形的底边即为缺损的外缘，三角形的高与缺损半径相等。

在局部麻醉下掀起皮瓣。与其他鼻部皮瓣相似，在鼻部肌层和其下的骨膜软骨膜之间分离皮瓣。完全游离皮瓣和鼻部剩余的全部皮肤，有时需要将相邻的颊部皮肤也分离一小段距离。广泛游离缺损周围的全部鼻部皮肤对于减小伤口闭合张力很

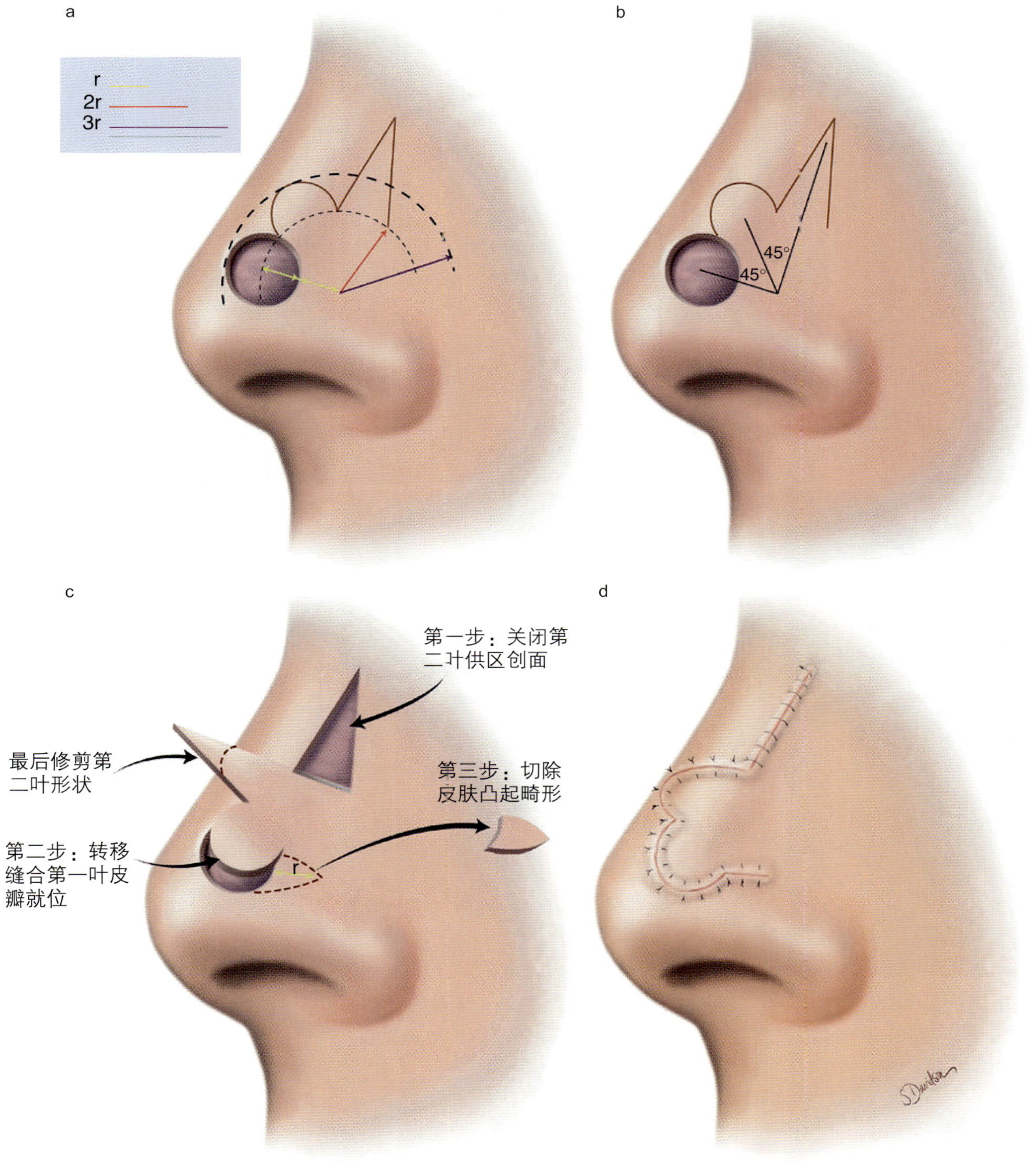

图 10.29 （a）从缺损外缘到双叶皮瓣两叶旋转点之间的距离与缺损半径“r”相同。以旋转点为圆心做两条弧线。第一条弧线穿过缺损的中心，另一条与缺损外缘相切。两叶的基部都起自第一条弧线。第一叶的高度延伸至第二条弧线。第一叶宽度与缺损相同。（b）缺损与皮瓣两叶轴线之间的夹角大约为 45°。（c）首先关闭第二叶供区创面。转移第一叶并切除皮肤凸起畸形。然后转移第二叶并对其进行修剪。（d）使用垂直褥式缝合修复皮肤切口

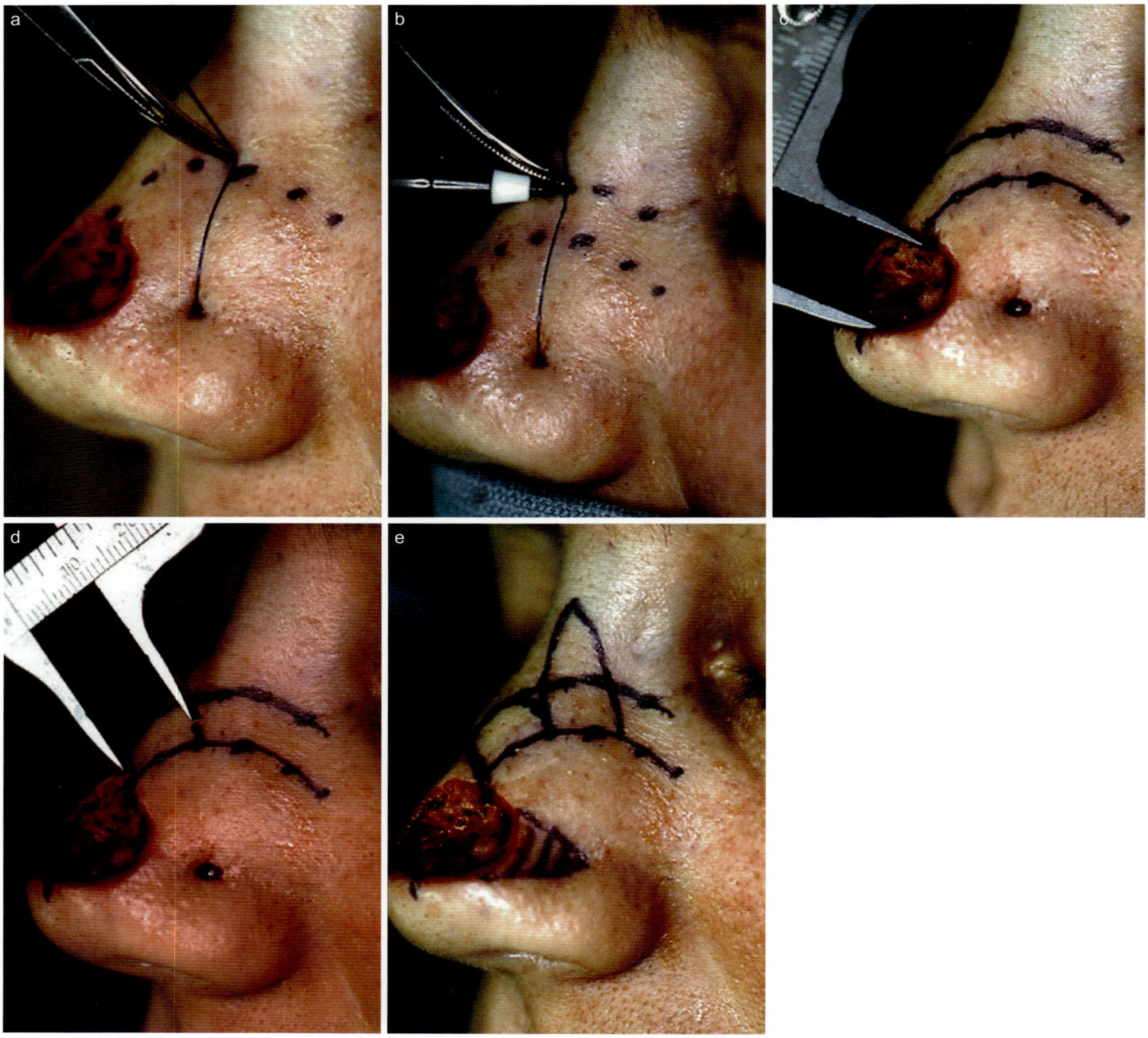

图 10.30 （a, b）用一根缝线围绕旋转点旋转，画出用于设计双叶皮瓣的两道弧线。（c, d）缺损宽度与皮瓣第一叶宽度相同。（e）皮瓣两叶基部都起自第一条弧线位置。第一叶高达第二条弧线。标记出鼻翼沟内的皮肤凸起畸形

有必要，有利于皮瓣转移，并且可以最大程度地减少地窖门畸形的发生。皮瓣切取完成后，首先通过直接缝合肌层关闭第二叶供区的伤口。然后将第一叶转移至鼻部缺损处，并使用几针真皮深层缝合进行固定。接下来，沿着鼻翼沟头段平行的方向切除皮肤凸起畸形。在进行这一步操作时，较容易发生切除的组织不够的情况，这会导致切取皮瓣一侧鼻孔缘向下移位。如果在关闭伤口前发现鼻孔缘的位置比对侧低，则需要在切除皮肤凸起区域进一步切除多余皮肤，有时甚至需要切除部分第一叶的下缘。切除皮肤凸起后转移第二叶，注意要对其过高的部分进行修剪，使其紧密贴合第一叶供区的缺损而不会有冗余的部分。如果第一叶厚度比缺损深度厚，可以对第一叶的深面进行修剪。为了使其厚度

与受区深度匹配，必要时可以修剪至真皮下层。通常来讲，第二叶的厚度比第一叶供区缺损深度要薄，因为第二叶来源于鼻侧壁的较薄皮肤。这会导致皮肤厚度不一致，并可能造成鼻梁处的凹陷形态。为了防止这种情况发生，可以把从第一叶深面修剪下来的肌层和皮下组织作为游离组织片，将该组织片缝合至第二叶深面。从第一叶上切除的组织也可以保留连附在第一叶蒂部，然后以一个独立枢轴皮瓣的形式转移到第二叶的深方。或者也可以自皮下组织层掀起第一叶，将深层皮下组织和肌层保留在原位。如果鼻部缺损的深度较深，不能对第一叶深层组织进行修剪时，可以从鼻侧壁与面颊交界区域获取肌肉和脂肪组织，作为游离组织片来增加第二叶的软组织量。

使用 5.0 聚丙烯线垂直褥式缝合关闭皮肤切口。术区加压包扎过夜。对大部分患者建议在皮瓣转移后 6 周行磨皮术。磨皮术在门诊局部麻醉下即可完成。对整个皮瓣包括周围鼻部皮肤都要进行磨皮。

尽可能要将双叶皮瓣基部置于外侧。基部在内侧的皮瓣耐受力较强，尽管它的血供可能没有基部在外侧的皮瓣那么丰富。双叶皮瓣最适合修复最大径小于 1.5 cm、位于鼻尖中央或外侧且没有累及鼻翼的鼻部缺损（图 10.31）。如果患者鼻部较大，则可以使用双叶皮瓣修复最大不超过 2 cm 的缺损（图 10.32）。这些缺损必须距离鼻孔缘至少 0.5 cm。

双叶皮瓣使用的皮肤主要来自鼻背中部和鼻侧壁，这些区域的皮肤松弛度较大，可以直接缝合修复第二叶供区缺损。位于鼻部头段缺损不适合使用双叶皮瓣来修复，因为这时皮瓣需要从内眦区获取皮肤，而这些皮肤通常较薄且移动性差。双叶皮瓣最适合在鼻侧壁周围皮肤较薄且松弛度较大的患者中使用（图 10.33）。手术医生可以通过使用示指和拇指捏起鼻外侧皮肤来评估松弛度。如果患者皮肤较厚，皮脂腺较多，则发生皮瓣坏死、地窖门畸形以及凹陷性瘢痕的风险变大。

双叶皮瓣最适合修复位于鼻尖或鼻背尾段正中的较小缺损。但是，它们同样也可用于修复鼻尖外侧的皮肤缺损（图 10.34）。在这种情况下，手术医生必须完全切除转移皮瓣时产生的皮肤凸起畸形，以预防再造侧鼻孔缘下移。这时将皮瓣第一叶面积设计成比缺损稍小会比较有利（图 10.35）。较小的皮瓣可以有效防止鼻孔缘下移。类似的，当使用基部在外侧的双叶皮瓣修复鼻尖最尾段的缺损时，皮肤凸起畸形会在邻近鼻孔缘处产生，可能无法完全将其切除以防鼻孔缘向尾段移位。因此，在修复这类缺损时，我们通常会设计一个基部在内侧的双叶皮瓣（图 10.36）。然而，这种设计最大的缺点在于，切除的皮肤凸起畸形横跨鼻尖中央区的凸面结构，造成的瘢痕会比切除靠外侧的凸起更明显。

无论是基部在内侧还是外侧的双叶鼻部皮瓣，都可用于修复位于鼻侧壁尾段 ≤ 1.5 cm 的皮肤缺损（图 10.37）。然而当鼻部缺损超出鼻侧壁尾段累及鼻翼时，就不适合使用双叶皮瓣进行修复了，因为这种技术会使鼻翼沟消失。使用基部在外侧的双叶鼻部皮瓣修复鼻侧壁尾段缺损，会在鼻翼沟附近产生皮肤凸起畸形。即使对凸起进行切除，皮瓣转移通常仍会造成部分鼻翼沟消失，而这也是使用双叶皮瓣修复鼻部这些区域缺损时最大的缺点（图 10.38）。缺损位置越靠近尾段，鼻翼沟消失就会越严重。为了避免在使用双叶鼻部皮瓣修复鼻侧壁尾部缺损时鼻翼沟形态发生扭曲，可以将皮瓣设计成基部在内侧的形式。与使用该皮瓣修复鼻尖尾段缺损类似，要切除鼻尖处形成的皮肤凸起畸形（图 10.39）。缺点是会产生一个横跨鼻尖小叶的瘢痕。无论是基部在内侧还是外侧，使用双叶皮瓣修复鼻侧壁尾段缺损的另一个缺点是，皮瓣必须凭经验进行徒手设计（图 10.40），因为所有用于描述鼻尖缺损的几何参数都不适用于这种情况。

并发症

使用鼻部皮瓣修复鼻部皮肤缺损最常见的并发

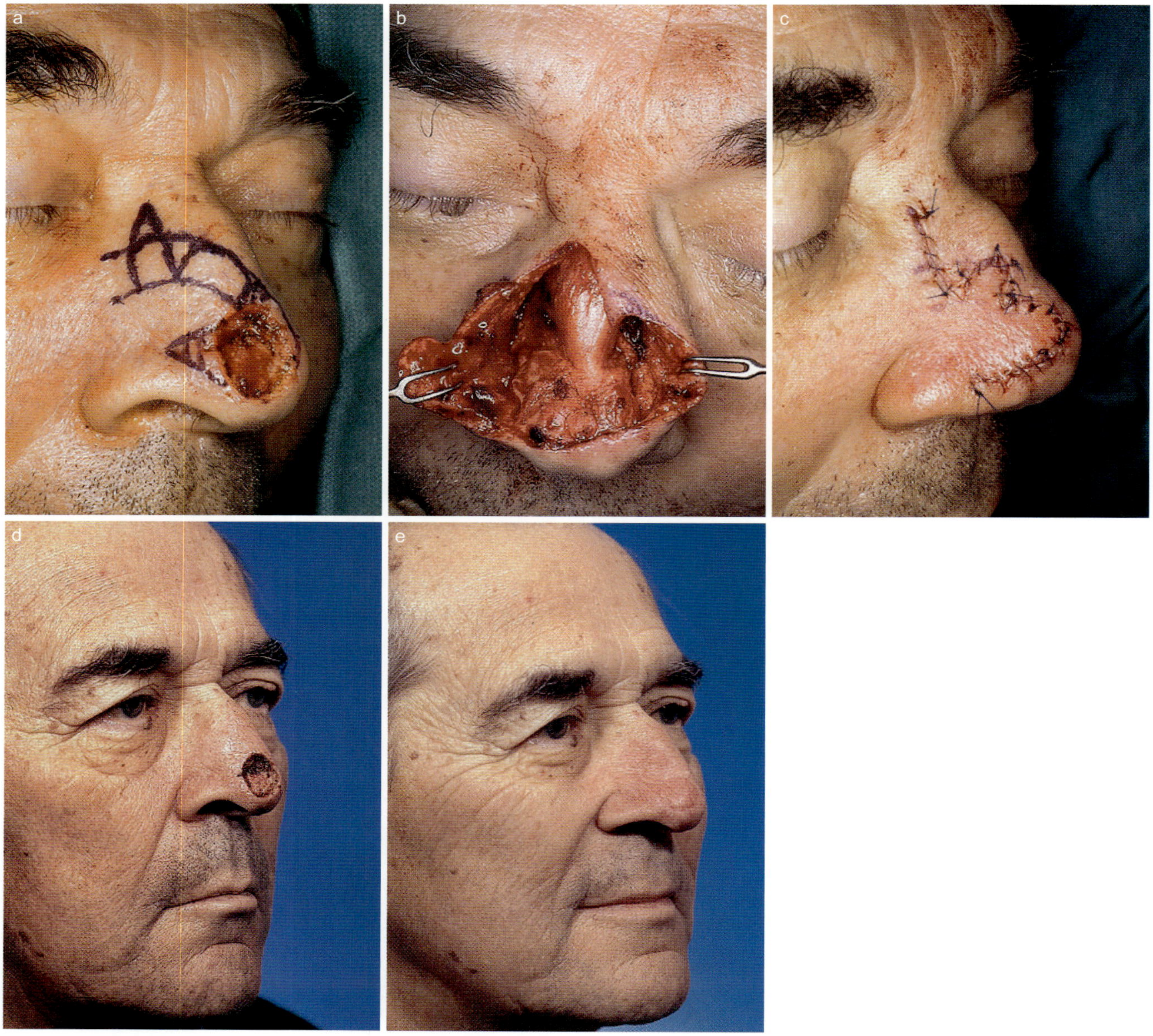

图 10.31 （a）2 cm × 1 cm 鼻尖皮肤缺损。设计用于修复的双叶皮瓣。（b）根据需要广泛游离鼻部皮肤。（c）皮瓣就位。（d, e）术前和术后 4 个月外观。不需要行修复手术（选自 Baker[15]，第 18 章图 23）

症是鼻部天然形态的扭曲。这种扭曲通常是鼻形态异常，或鼻孔、鼻尖游离缘移位。鼻部游离缘二次移位通常发生在皮肤缺损较大或缺损位于距鼻孔缘 0.5 cm 的范围内。如果患者的下外侧软骨较坚固，则可以抵抗这种鼻孔移位，并在之后的时间里慢慢纠正已经发生的位移。而较薄弱的下外侧软骨和上外侧软骨则无法防止永久性移位或鼻部游离缘形态扭曲的发生。如果患者支撑鼻部的软骨较薄弱，还可能因上外侧软骨或下外侧软骨向内移位而出现永久性的内鼻阀或外鼻阀受损。在使用前额或颊部皮瓣再造鼻部皮肤缺损而鼻软骨完整的病例中，作者也曾偶尔观察到这种现象。这种现象发生的可能原因是伤口收缩，导致鼻软骨支架的部分塌陷。而其结果完全取决于哪种力作用更强，是鼻软骨的天然

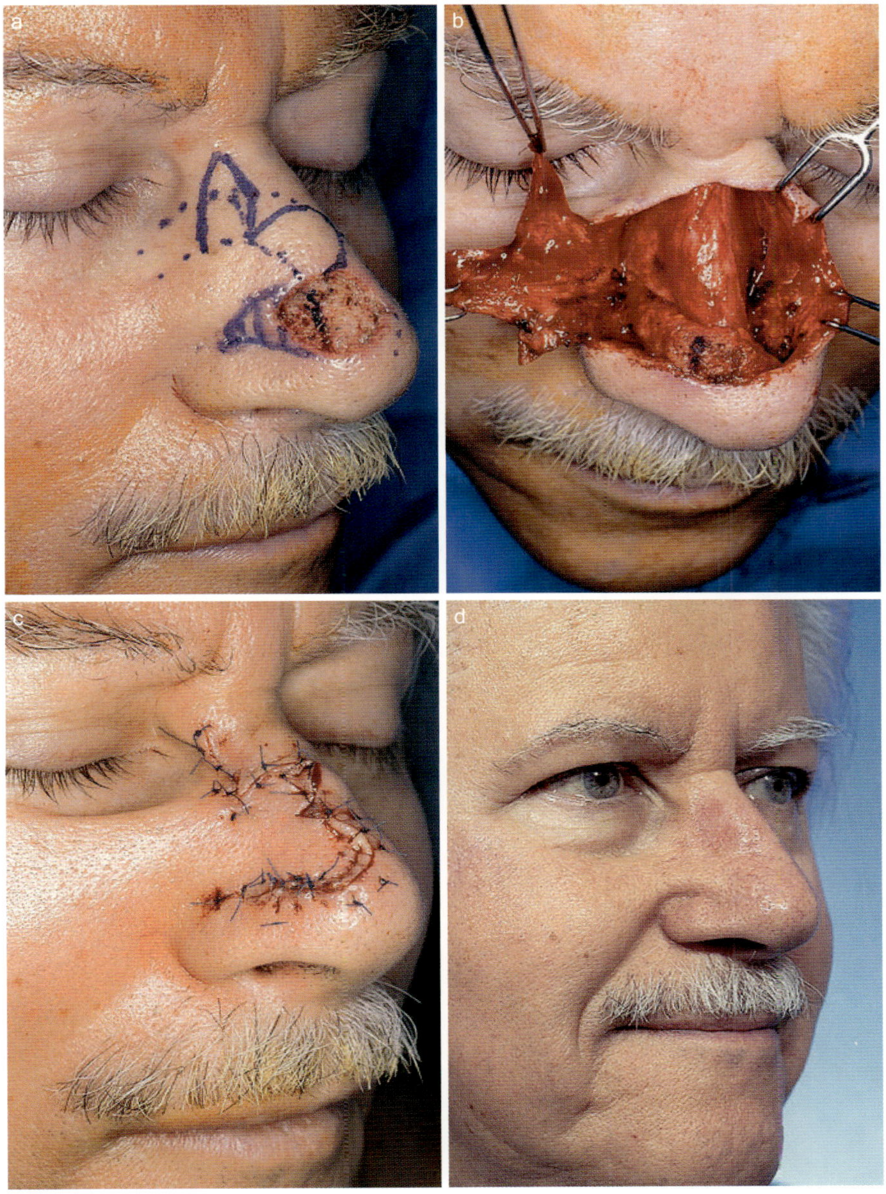

图 10.32 （a）2 cm × 2 cm 鼻尖皮肤缺损。设计用于修复的双叶鼻皮瓣。（b, c）切取皮瓣并转移至受区。切除鼻翼沟内的皮肤凸起畸形。（d）术后 6 个月外观。不需要行修复手术（选自 Baker[15]，第 10 章图 11）

硬度和支撑力，还是伤口闭合张力及后续的伤口收缩力。幸运的是，内鼻阀或外鼻阀受损概率很低，但是一旦发生就是很严重的问题。修复方法需要使用软骨移植物，以撑开物、鼻翼板条、鼻翼软骨外侧脚支架或鼻孔缘移植物的形式，为鼻阀增加更大的支撑力。

鼻部形态扭曲和鼻部游离缘移位是使用鼻部皮瓣最常见的问题。任何手术都有可能发生的伤口感染、血肿及明显的瘢痕增生，有时也会在使用鼻部皮瓣时出现。若瘢痕明显，则需要行瘢痕修复术或磨皮术来改善外观（图 10.41）。

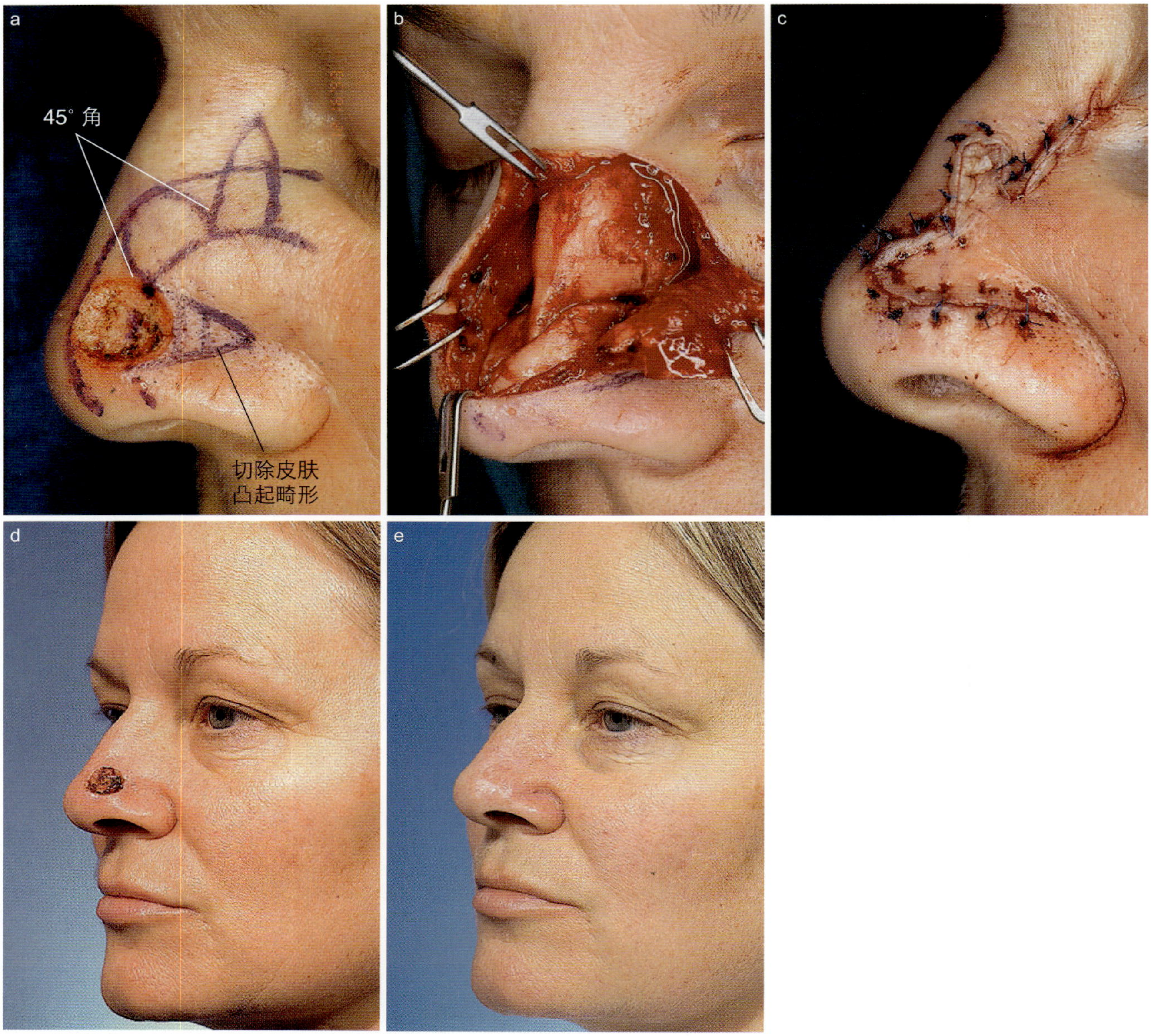

图 10.33 （a）1.5 cm × 1.5 cm 鼻尖皮肤缺损。设计用于修复的双叶皮瓣。（b, c）切取皮瓣并转移至受区。（d, e）术前和术后 4 个月外观。不需要行修复手术（选自 Baker[15]，第 10 章图 14、15）

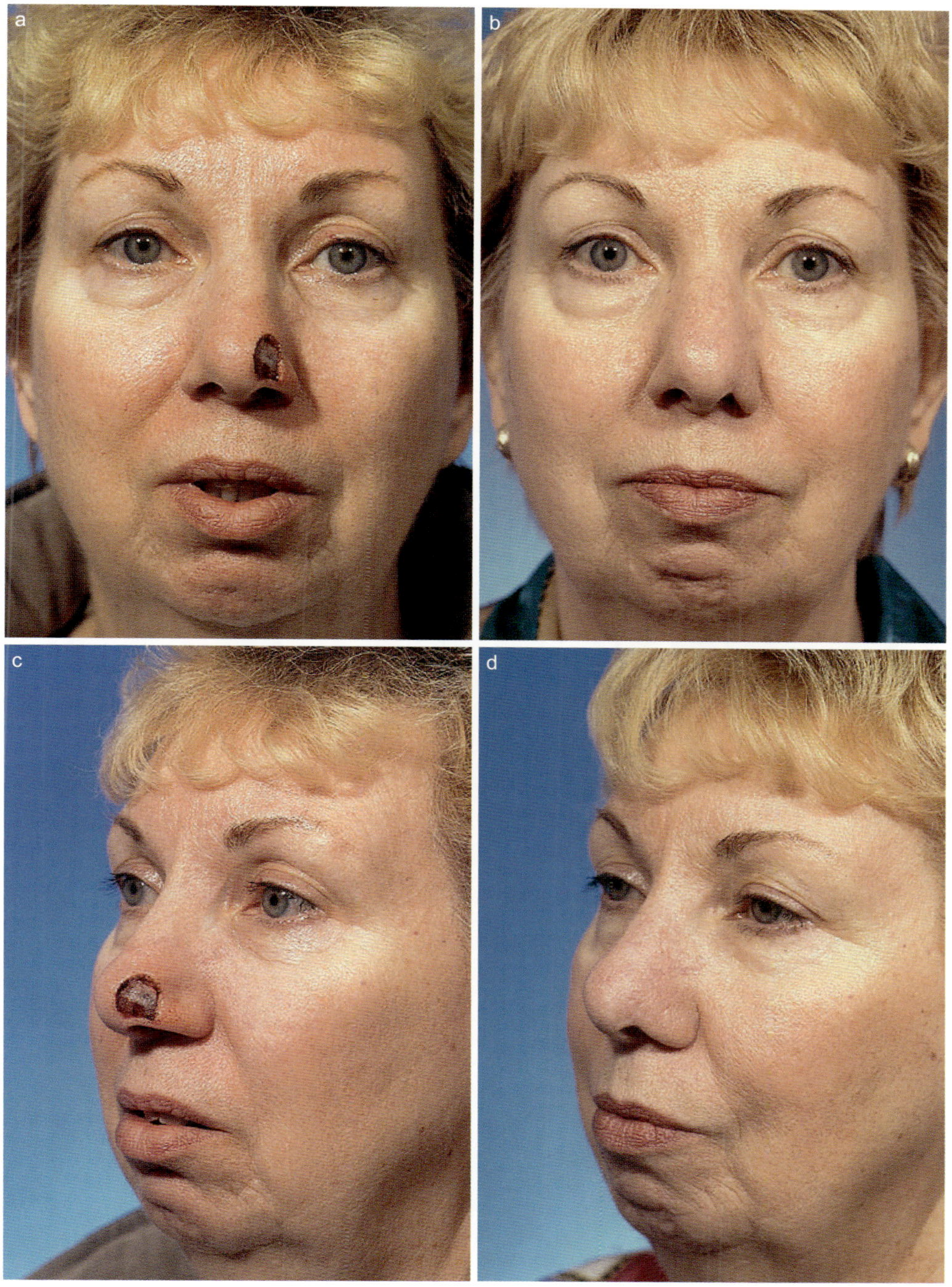

图 10.34　（a～d）使用基部在外侧的双叶皮瓣修复鼻尖外侧皮肤缺损患者，术前和术后 6 个月外观。术后 2 个月行鼻部瘢痕磨皮。鼻孔缘可见轻度下移（选自 Baker [15]，第 18 章图 24）

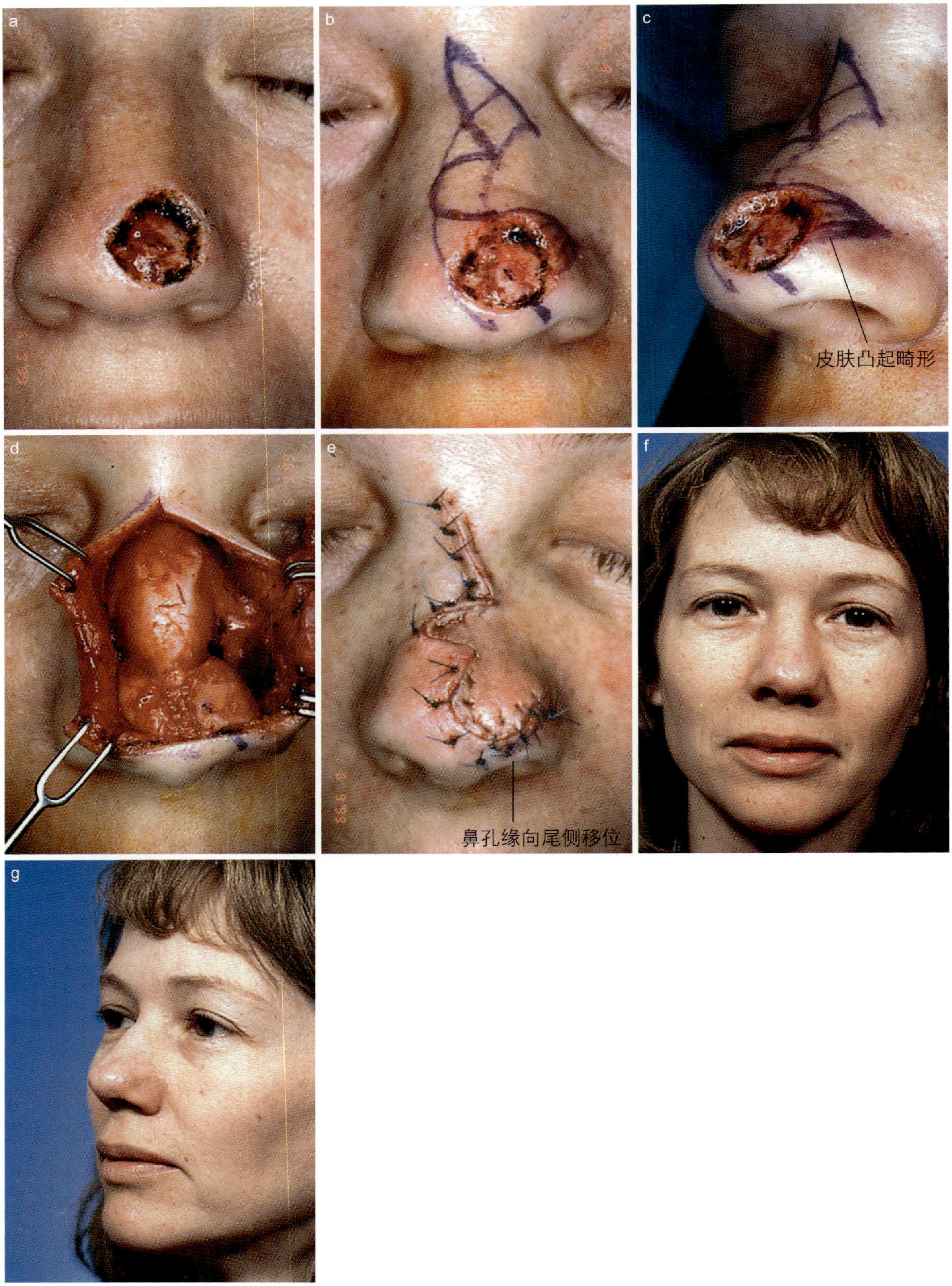

图 10.35 （a）鼻尖尾部 1.8 cm 皮肤缺损。（b, c）设计双叶鼻部皮瓣。标记出预计要切除的皮肤凸起畸形。（d）广泛游离皮瓣和鼻部皮肤。（e）设计皮瓣第一叶，其大小与缺损相同。因为缺损离鼻孔缘较近，导致皮瓣挤压再造侧鼻孔缘而向下移位。这个问题可以通过将皮瓣第一叶设计得比缺损略小来预防。（f～g）术后 1 年外观。再造术后 2 个月行皮瓣磨皮

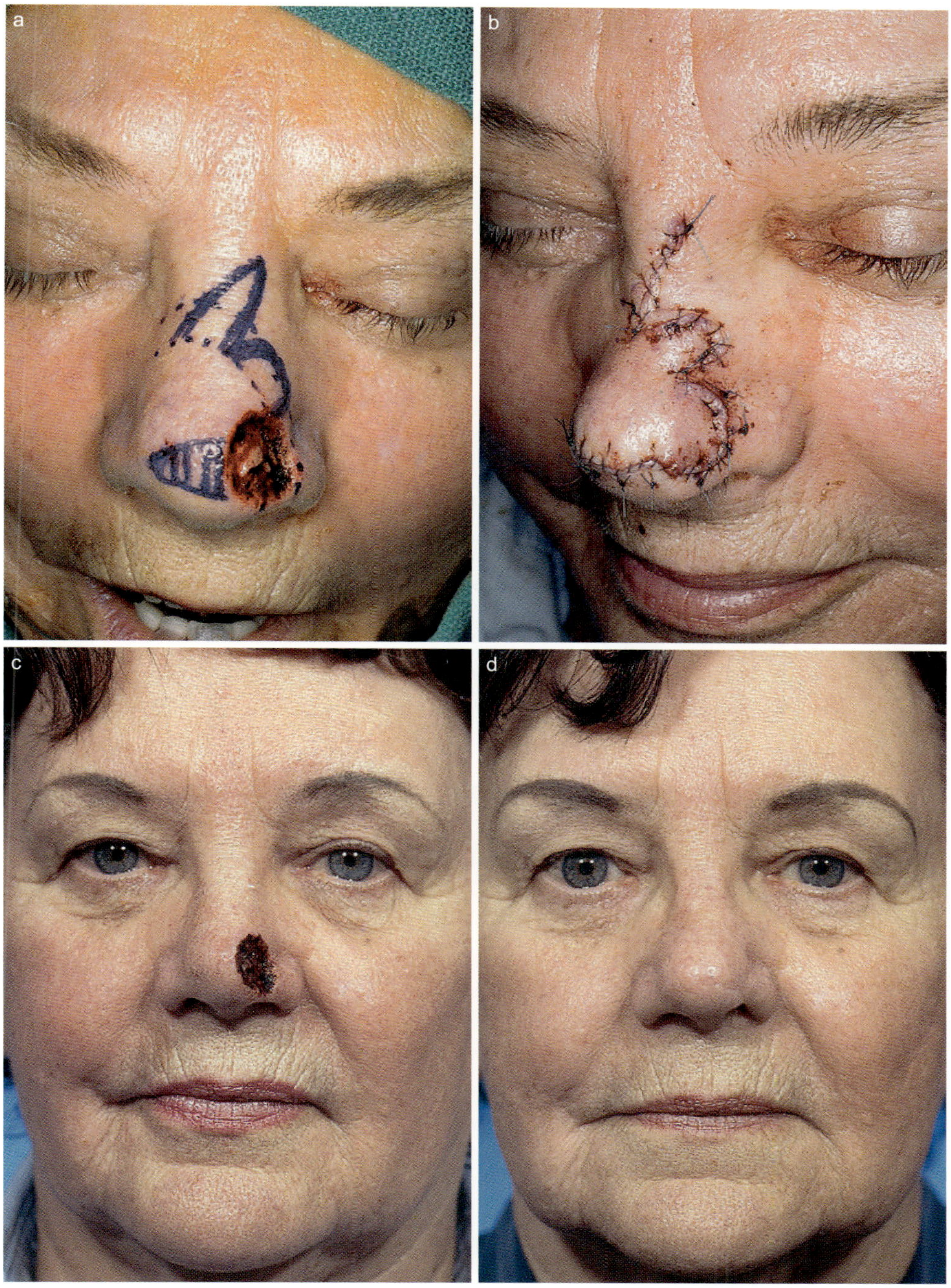

图 10.36　（a）1.5 cm × 1.8 cm 鼻尖外侧皮肤缺损。设计基部在内侧的双叶皮瓣进行修复。（b）转移皮瓣，切除横跨鼻尖的皮肤凸起畸形。（c ~ f）术前和术后 6 个月外观。不需要行修复手术（选自 Baker[15]，第 10 章图 19、20）

图 10.36 （续）

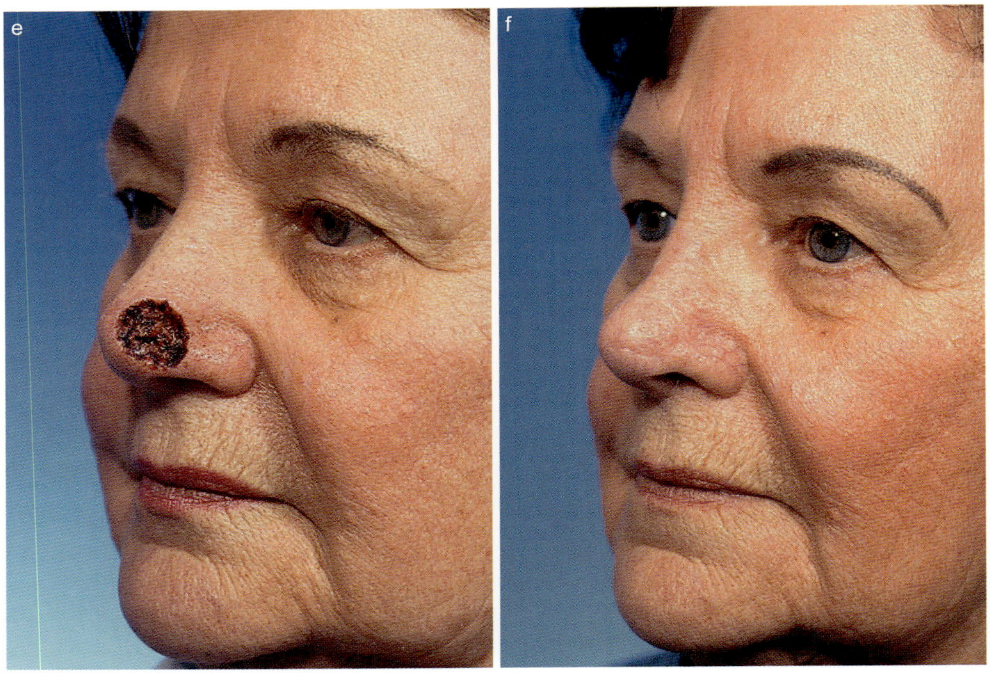

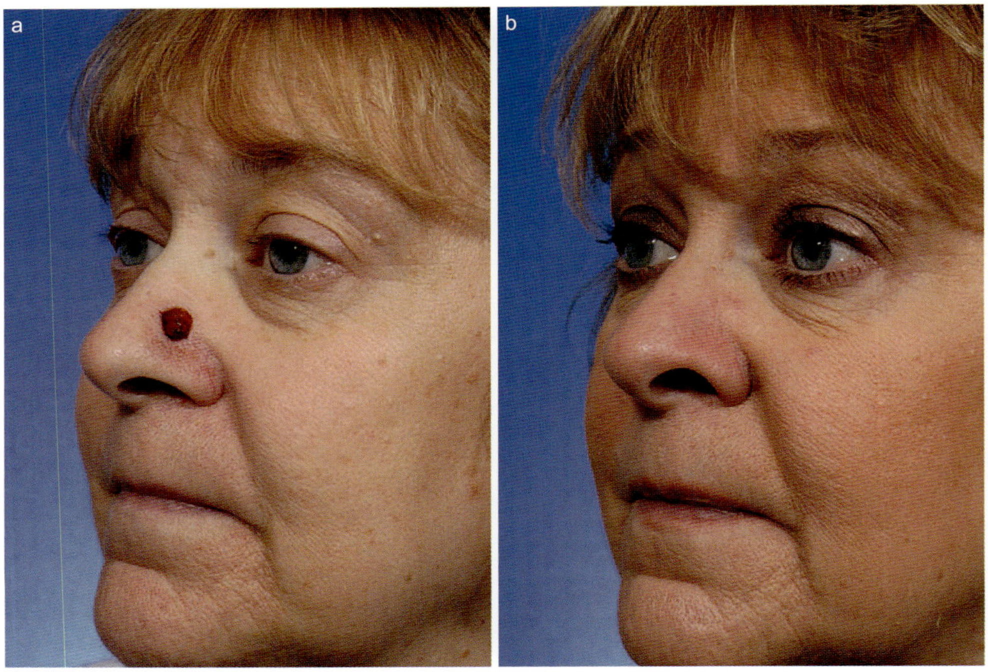

图 10.37 （a）0.8 × 0.8 cm 鼻侧壁尾部皮肤缺损，使用基部在外侧的双叶皮瓣进行修复。（b）术后 4 个月外观。不需要行修复手术

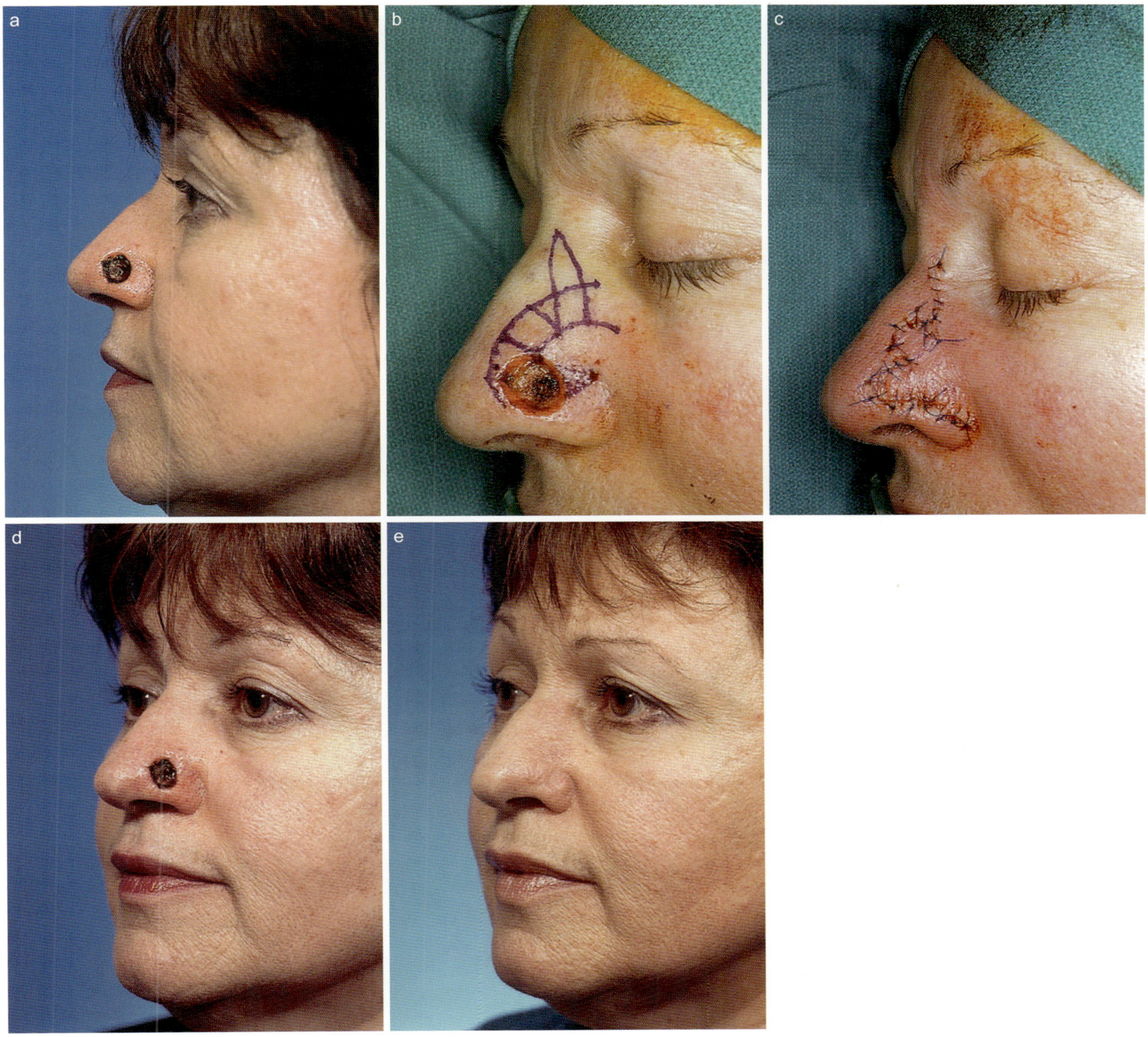

图 10.38　（a）1 cm × 1 cm 鼻侧壁尾部皮肤缺损，累及鼻尖外侧和鼻翼。（b）设计基部在外侧的双叶鼻部皮瓣。标记出鼻翼沟内待切除的皮肤凸起畸形。（c）转移皮瓣，切除皮肤凸起畸形。（d, e）术前及术后 6 个月外观。术后 2 个月对瘢痕进行磨皮。不需要行修复手术。注意鼻翼沟消失了（选自 Baker[15]，第 18 章图 25）

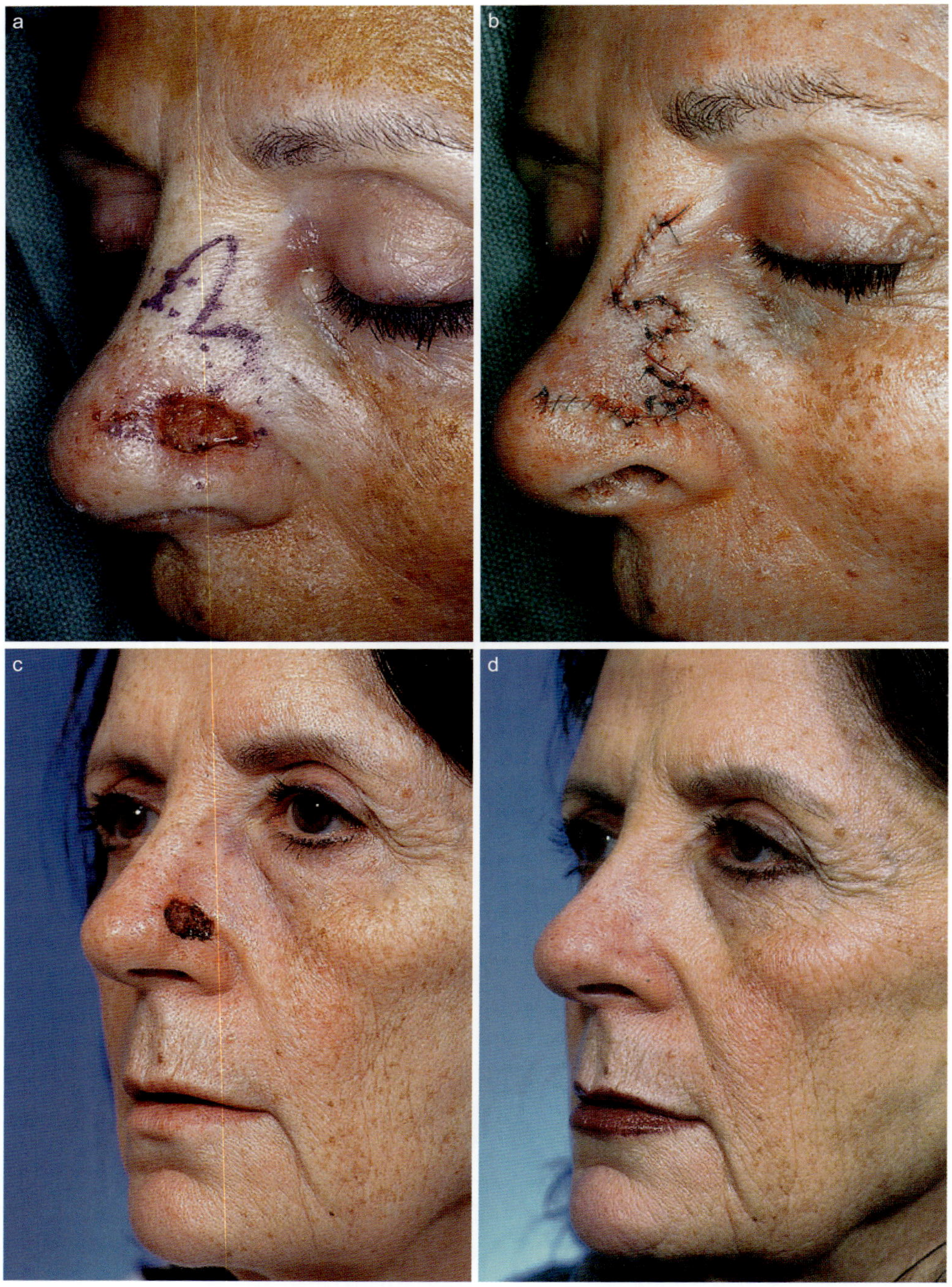

图 10.39 （a）1.2 cm × 0.8 cm 鼻侧壁尾部皮肤缺损。设计基部在内侧的双叶皮瓣。（b）转移皮瓣，从鼻尖皮肤上切除皮肤凸起畸形。（c, d）术前和术后 6 个月外观。术后 2 个月对瘢痕进行磨皮（选自 Baker[15]，第 10 章图 18）

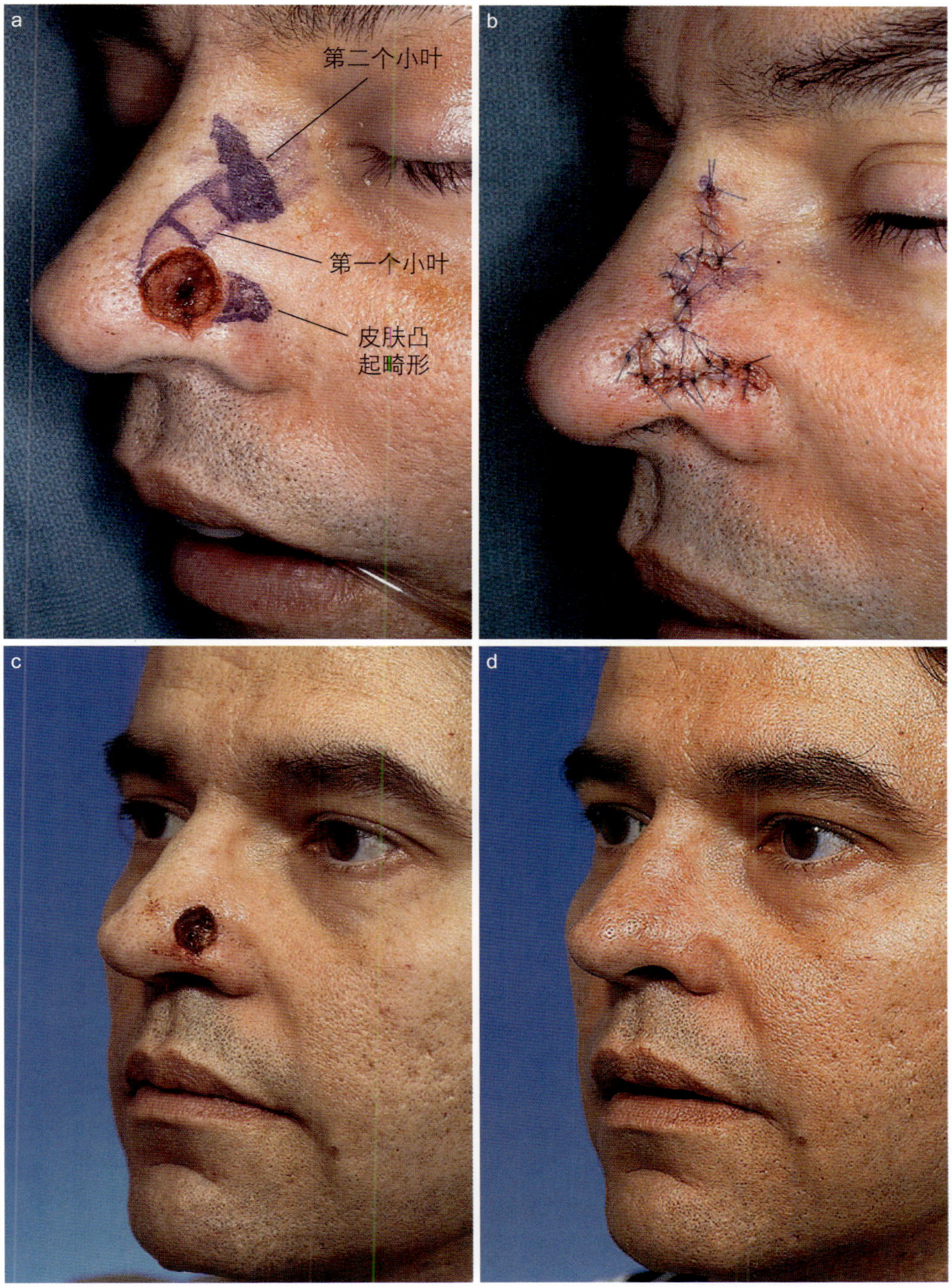

图 10.40 （a）1.5 cm × 1.2 cm 鼻侧壁尾部皮肤缺损，累及鼻尖外侧。设计用于修复缺损的双叶鼻部皮瓣。标记出鼻翼沟内待切除的皮肤凸起畸形。（b）转移皮瓣，切除皮肤凸起畸形。注意鼻孔缘位置有轻微升高。（c ~ f）术后 6 个月外观。不需要行修复手术（选自 Baker[15]，第 10 章图 16、17）

图 10.40 （续）

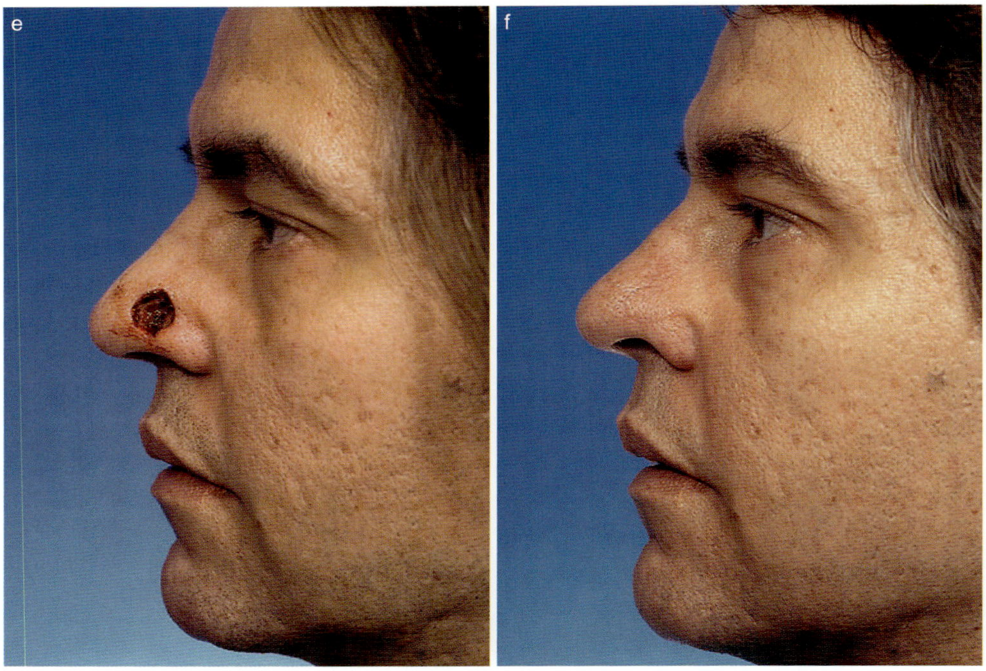

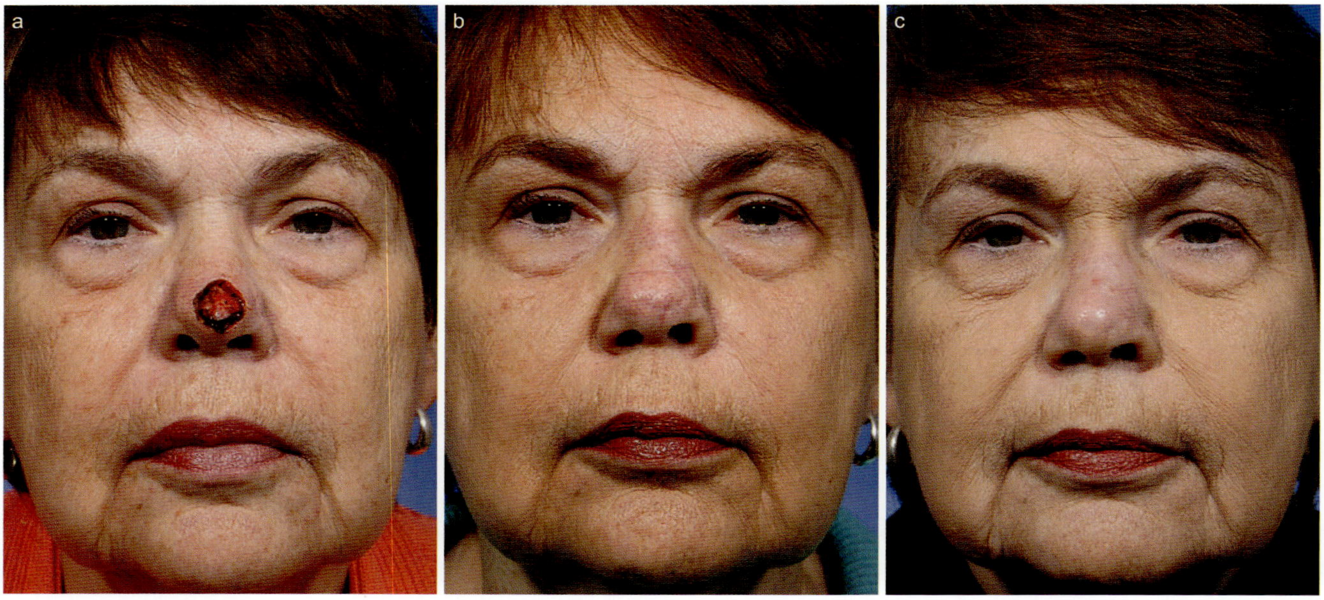

图 10.41 （a）1.5 cm×1.5 cm 鼻尖皮肤缺损。（b）使用基部在外侧的双叶鼻部皮瓣修复缺损后 7 个月。注意可以看到明显的瘢痕。（c）对鼻部瘢痕进行磨皮后 2 个月

参考文献

1. Herbert DC, DeGeus J. Nasolabial subcutaneous pedicle flaps. Br J Plast Surg. 1975; 28:90.
2. Herbert DC. A subcutaneous pedicled cheek flap for reconstruction of alar defects. Br J Plast Surg. 1978; 31:79.
3. Staahl TE. Nasalis myocutaneous flap for nasal reconstruction. Arch Otolaryngol Head Neck Surg. 1986; 112:302.
4. Millman B, Klingensmith M. The island rotation flap: a better alternative for nasal tip repair. Plast Reconstr Surg. 1996; 98:1293.
5. Elliott RA Jr. Rotation flaps of the nose. Plast Reconstr Surg. 1969; 44:147.
6. Rieger RA. A local flap for repair of the nasal tip. Plast Reconstr Surg. 1967; 40:147.
7. Rigg BM. The dorsal nasal flap. Plast Reconstr Surg. 1973; 52:361.
8. Marchac D, Toth B. The axial frontonasal flap revisited. Plast Reconstr Surg. 1985; 76:686.
9. Rohrich RJ, Muzaffar AR, Adams WP Jr, et al. The aesthetic unit dorsal nasal flap: rationale for avoiding a glabellar incision. Plast Reconstr Surg. 1999; 104:1289.
10. Johnson TM, Swanson NA, Baker SR, et al. The rieger flap for nasal reconstruction. Arch Otolaryngol Head Neck Surg. 1995; 121: 634.
11. Esser JFS. Gestielte lokale nasenplastik mit zweizipfligem lappen deckung des sekundaren detektes vom ersten zipfel durch den zweiten. Dtsch Z Chir. 1918; 143:385.
12. McGregor JC, Soutar DS. A critical assessment of the bilobed flap. Br J Plast Surg. 1981; 34:197.
13. Zitelli JA. The bilobed flap for nasal reconstruction. Arch Dermatol. 1989; 125:957.
14. Burget GC, Menick FJ. Repair of small surface defects. In: Burget GC, Menick FJ, eds Aesthetic Reconstruction of the Nose. St. Louis: Mosby-Year Book; 1994:117.
15. Baker SR. Reconstruction of the Nose. In: Baker SR, ed. Local Flaps in Facial Reconstruction. St. Louis: Elsevier; 2007.

鼻内皮瓣

第 11 章

Shan R. Baker

在第 4 章中，我们已经讨论了为鼻部全层缺损提供衬里皮瓣的概念及原理，以及各种皮瓣的血管解剖学。本章将从技术层面展示如何制作及转移衬里皮瓣。

皮肤移植物

刃厚皮片通常不能作为鼻衬里组织，因为在痊愈过程中，皮片易出现明显的挛缩。相似的，全厚皮片也不能作为鼻尖部穹窿区域内部衬里组织。皮片在伤口愈合时会不可避免地产生挛缩，该情况可能导致穹顶狭窄并影响气道。即使是穹窿内部任何一处轻微的收缩都会导致显著的主观鼻塞感受。然而，较薄的全厚皮片可能有助于修复前庭区域外侧的小面积内层缺损。全厚皮片亦可用于再造鼻中隔黏膜、软三角、鼻侧壁及鼻前庭底部的小面积衬里缺损。为此，较佳的全厚皮片来源为耳后皮肤。次优选择为紧邻耳轮或耳屏底部前方无毛发生长的耳前皮肤。

使用含肾上腺素的局部麻醉剂浸润供区后获取皮肤移植物。使用锡箔、硅胶片、非黏性敷料（Telfa）或泡沫橡胶薄片制成衬里缺损的模板。缺损外围使用无菌记号笔或龙胆紫进行标记。将弹性取模板压在缺损上，转印出一个稍微大号的缺损印记，剪下模板后将印记转移到供区。需要同时考虑全厚皮片的自然收缩力以及受区的弹性。鼻内受区通常为凹面，因此需要将皮片修剪为合适大小，以适应比相似平面有更大面积的凹面。此外，绝大多数全厚皮片在愈合过程中会出现轻微挛缩。有鉴于此，切取皮片时要沿着模板标记的外缘进行，以稍微增加皮片的面积。

获取的全厚皮片含有极少量附着的皮下脂肪，在供区缝合时要将其置于生理盐水浸透的无菌纱布中。然后使用有齿剪刀清除皮片底面全部皮下脂肪。清理脂肪时，可将皮片置于示指之上，表皮朝下，此法可顺利完成清除。当观察到真皮均匀且出现光泽时，脱脂过程便已完成。若皮片厚度不够理想，可通过类似技术进行去薄。随后，将移植物真皮面朝下置于受区。皮片应以提供最大表面附着的方式进行放置，避免出现任何皮片隆起或褶皱。皮片外围使用 4.0 含铬缝线间断缝合。缝线位于从皮片至相邻黏膜或皮肤边界。可使用绷线缝合将移植物牢牢固定在受体组织床上。该方法对于凹陷受区再造格外有效，可以使支片附着于基底软组织。使用内部包扎亦有助于避免出现死腔或积液。缝合及敷料也可以减轻机械剪切力的不利影响。将牙科棉卷经鼻中隔或经皮缝合固定于鼻前庭也有助于将皮片轻轻挤压在组织床上。牙科棉卷于术后 24～48 h 移除。

双蒂前庭皮肤推进皮瓣

垂直距离（尾部至头部）在 1 cm 以内的全层鼻翼缺损或单侧鼻尖缺损可使用鼻前庭处剩余的较薄内层皮肤作为内层组织。对于垂直距离达到 1.5 cm 的缺损，若下鼻腔内剩余的皮肤尺寸足够，亦可使用此法制作内层皮瓣。在制作双蒂皮瓣前，应测量剩余前庭皮肤垂直高度，以确保皮瓣具有足够宽度以覆盖衬里缺损。在上外侧软骨尾侧部和外侧脚做一个加长的软骨间切口。切口自鼻中隔前角处延长至前庭底部最外侧。随后，从外侧脚上掀起剩余的前庭皮肤，并以双蒂推进皮瓣的形式向尾部转移[1]（图 11.1）。使用水分离技术，以含肾上腺素的利多卡因浸润真皮下层，切取皮瓣。使用尖头虹膜剪将前庭皮肤从其上的附着物上剥除。因为该皮肤同鼻穹窿顶部的鼻翼软骨贴合更加紧密，因此剥离应从

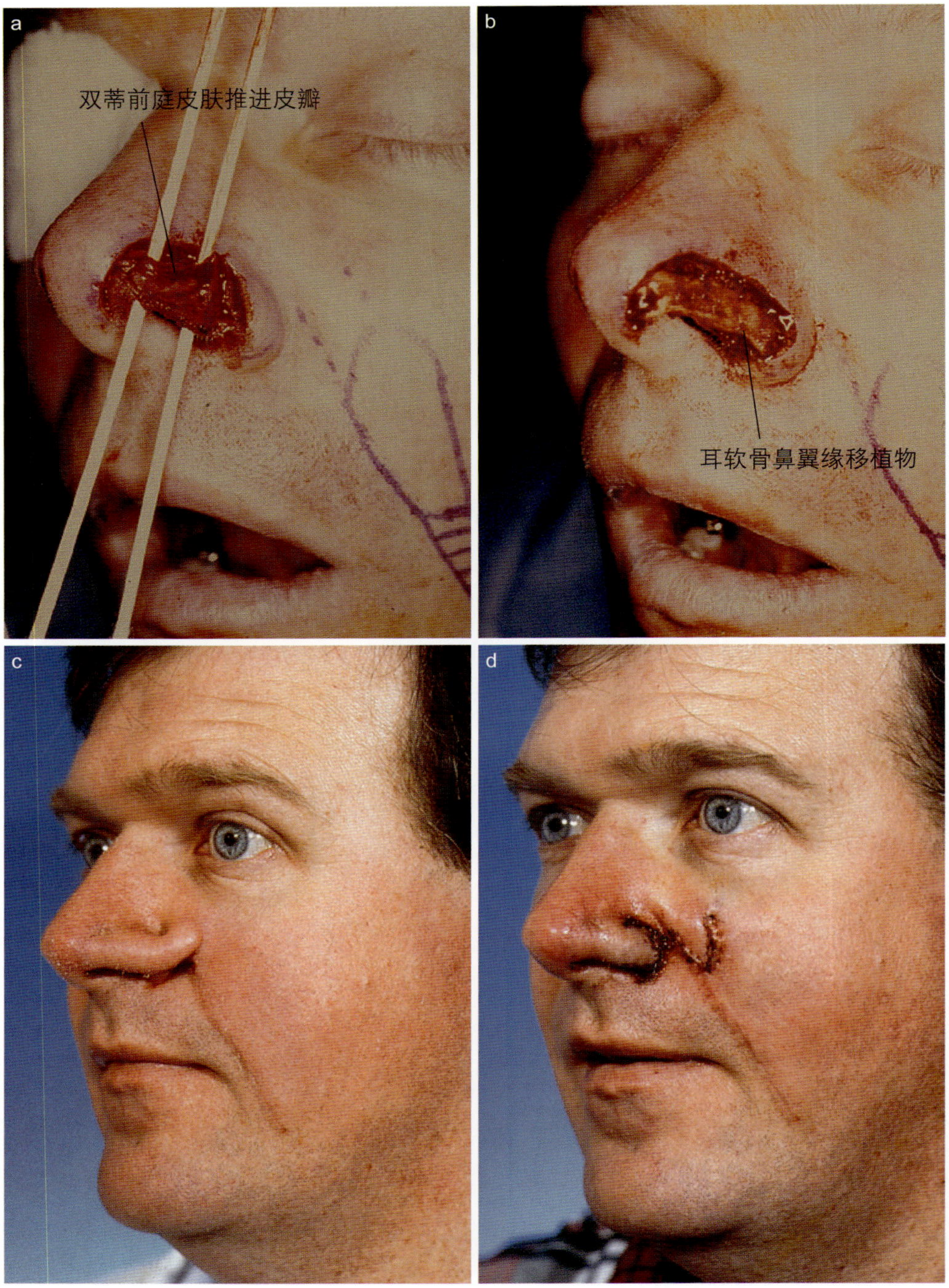

图 11.1 （a）置于游离的双蒂前庭皮肤推进皮瓣底部的棉签。设计带皮肤蒂的插入颊部皮瓣作为覆盖皮瓣。阴影区域代表颊部供区闭合产生的皮肤凸起畸形。切除皮肤凸起畸形并用作全厚皮片以修复鼻腔内双蒂推进皮瓣供区（选自 Baker[8]）。（b）耳软骨移植物作为鼻孔支架。将双蒂皮瓣缝合至软骨移植物底部。（c）转移插入颊部皮瓣再造缺损区域后 3 周。（d）行皮瓣断蒂及嵌入后即刻。（e～h）鼻翼到鼻尖之间区域鼻孔缘全层皮肤缺损。术前及第二期再造术后 6 个月照片。鼻孔缘得到了鼻翼缘移植物的很好支撑（选自 Fader[1]）

图 11.1 （续）

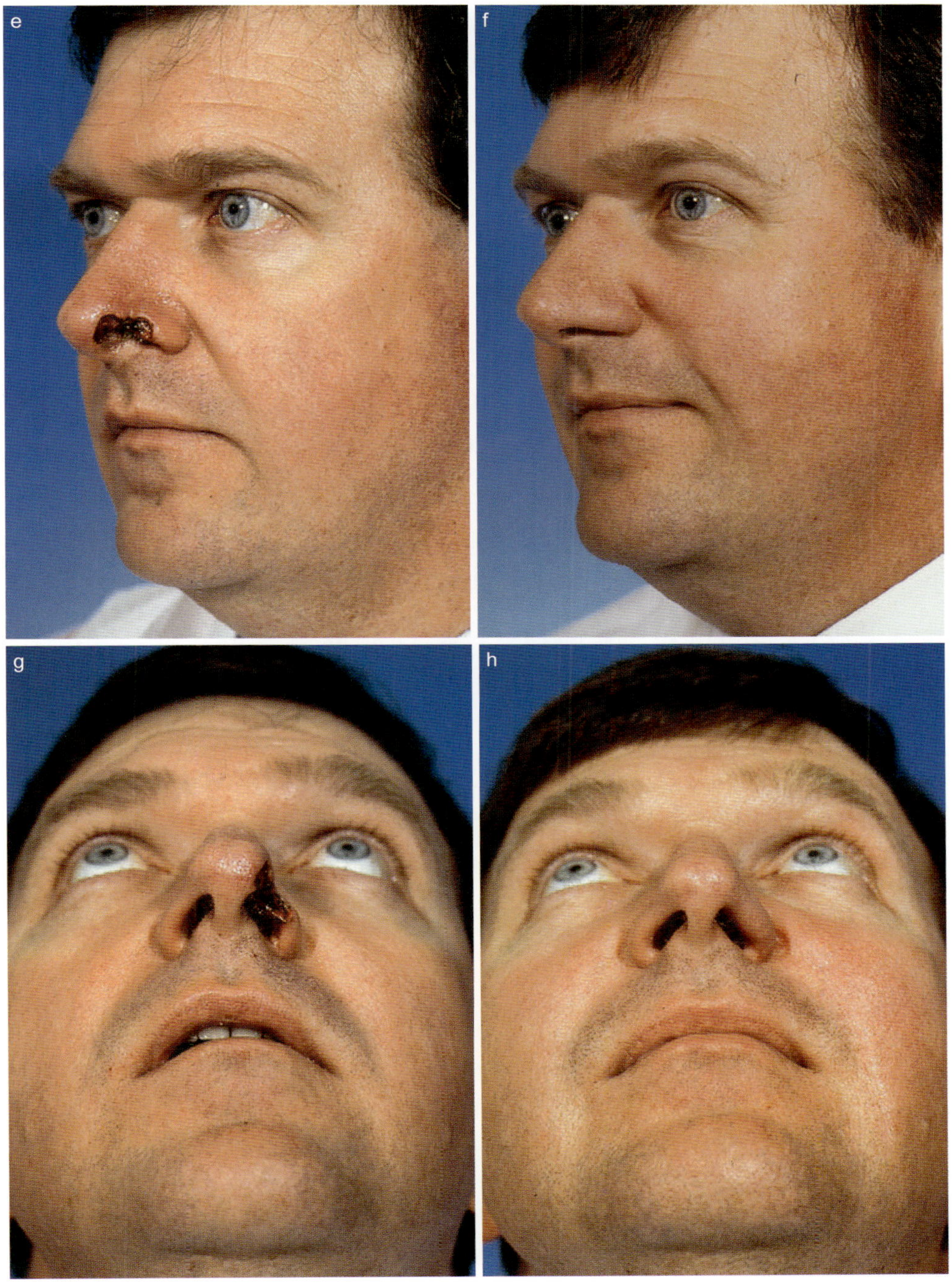

外侧向中部逐步进行，向上剥离直至软骨切口。将皮瓣沿整个切口游离，形成一个双蒂皮肤桥。在内侧蒂及外侧蒂底部切开，进一步游离皮瓣。继续游离皮瓣直到皮瓣尾部可以无张力地到达内层缺损尾缘下方 1 ~ 2 mm 处。为完成该步骤，偶尔需从鼻中隔前角向内下延长软骨间切口至膜性鼻中隔。

双蒂前庭皮肤推进皮瓣仅由皮肤构成。覆盖其上的鼻翼软骨及鼻翼纤维脂肪组织应保留完好。随着皮瓣向尾部推进，内侧及外侧蒂的尾部区域附近出现赘余，即为所有推进皮瓣皆会出现的皮肤凸起畸形。赘余组织不应进行修剪，因为它会在伤口愈合的过程中消失。在出现沿鼻孔缘延伸的全层皮肤缺损的情况下，皮瓣放置应确保其尾缘延伸至支架下缘下方 1 ~ 1.5 mm 处，用于对鼻孔缘进行加固。当内层缺损未延伸至鼻孔缘时，皮瓣的尾缘应与内层缺损的下缘缝合。

皮瓣的结构支撑由鼻中隔或耳软骨移植物提供。用 5.0 PDO 线将皮瓣悬挂于覆盖其上的软骨移植物下。缝线通过软骨移植物的外表面，穿过软骨及皮瓣，穿回皮瓣及其覆盖软骨。通常，亦需要 3 ~ 4 根打结较松的缝线支撑皮瓣，并将其完全悬挂在支架上。缝合的针数要尽量少，以尽量减小皮瓣出现血管损伤的风险。皮瓣供区使用较薄的全厚皮片进行修复。若使用了颊部皮瓣插入作为外覆盖，那么在颊部供区一期闭合时，于颊部内侧下方区域形成的皮肤凸起畸形则可作为皮片的来源。

同侧鼻中隔黏软骨膜铰链瓣

双蒂前庭皮肤推进皮瓣无法修复单侧鼻尖或鼻翼垂直高度超过 1.5 cm 的全层皮肤缺损。因为在缺损边缘和软骨间切口之间的皮肤面积非常有限。在此种情况下，以软骨性鼻中隔尾缘作为转轴的同侧鼻中隔黏软骨膜瓣可提供足够的黏膜作为鼻翼及鼻穹窿整个内部区域的衬里组织。皮瓣蒂部应位于鼻中隔尾部的整个垂直高度，而不是与鼻棘相邻的 1.5 cm 宽的窄蒂部。正如 Burget 及 Menick[2] 所主张的，这样做可以支撑皮瓣并使蒂部保持稳定，从而避免出现扭曲而影响皮瓣血液供应的情况。然而，用此种方式构筑皮瓣的蒂部需要皮瓣跨越从鼻中隔尾部至衬里缺损外侧之间的距离，即意味着在皮瓣从鼻中隔处离断之前，该皮瓣将部分或完全阻塞鼻道。

通常，鼻中隔黏软骨膜铰链瓣在设计时应越大越好。因此，皮瓣由黏软骨膜及骨性鼻中隔处的黏软骨膜共同构成。4.0 ~ 4.5 cm 长、2.5 ~ 3.0 cm 宽的较大皮瓣可以为整个下鼻穹窿及部分中鼻穹窿尾部区域提供足够的黏软骨膜作为衬里组织。使用含肾上腺素的利多卡因沿整个鼻中隔的双侧软骨膜下平面浸润麻醉。使用长柄手术刀在衬里缺损侧穿过黏软骨膜做两个从前至后的水平切口（图 11.2）。背部切口在鼻中隔前角后部 0.75 cm 处开始，沿中鼻穹窿顶部下方 0.5 ~ 1.0 cm 做直线延伸。该切口在鼻中隔的骨软骨交界处后部延伸 1 ~ 2 cm。随着背部切口向后方延伸，黏膜开始增厚，这是因为勃起充血的黏膜同鼻甲黏膜相似。有学者趋向于不将切口延伸至该区域深部，因为这会导致后续皮瓣从鼻中隔处取出更加困难。下部切口自鼻前棘后部 1.0 cm 处开始，通常沿鼻棘和鼻腔底部的交界处延伸。若不需过宽，切口可沿软骨性鼻中隔和鼻棘的交界处延伸。该切口应与背侧切口向后部延伸同等长度。后部垂直切口应位于背部及鼻中隔后部切口的尽头。该操作可使用直角手术刀进行。这里我们使用 66 号 Beaver 眼科刀片进行操作（图 11.3）。使用带有 0° 或 30° 镜头的刚性光纤鼻内镜辅助进行切开。该垂直切口可待皮瓣从鼻中隔软骨或骨上分离后进行。当鼻中隔明显偏向鼻部缺损处，影响到后鼻中隔充分显露时，此种方法尤其有效。随后，去除导致鼻中隔偏斜的骨和软骨组织，以便用于在肉眼直视下

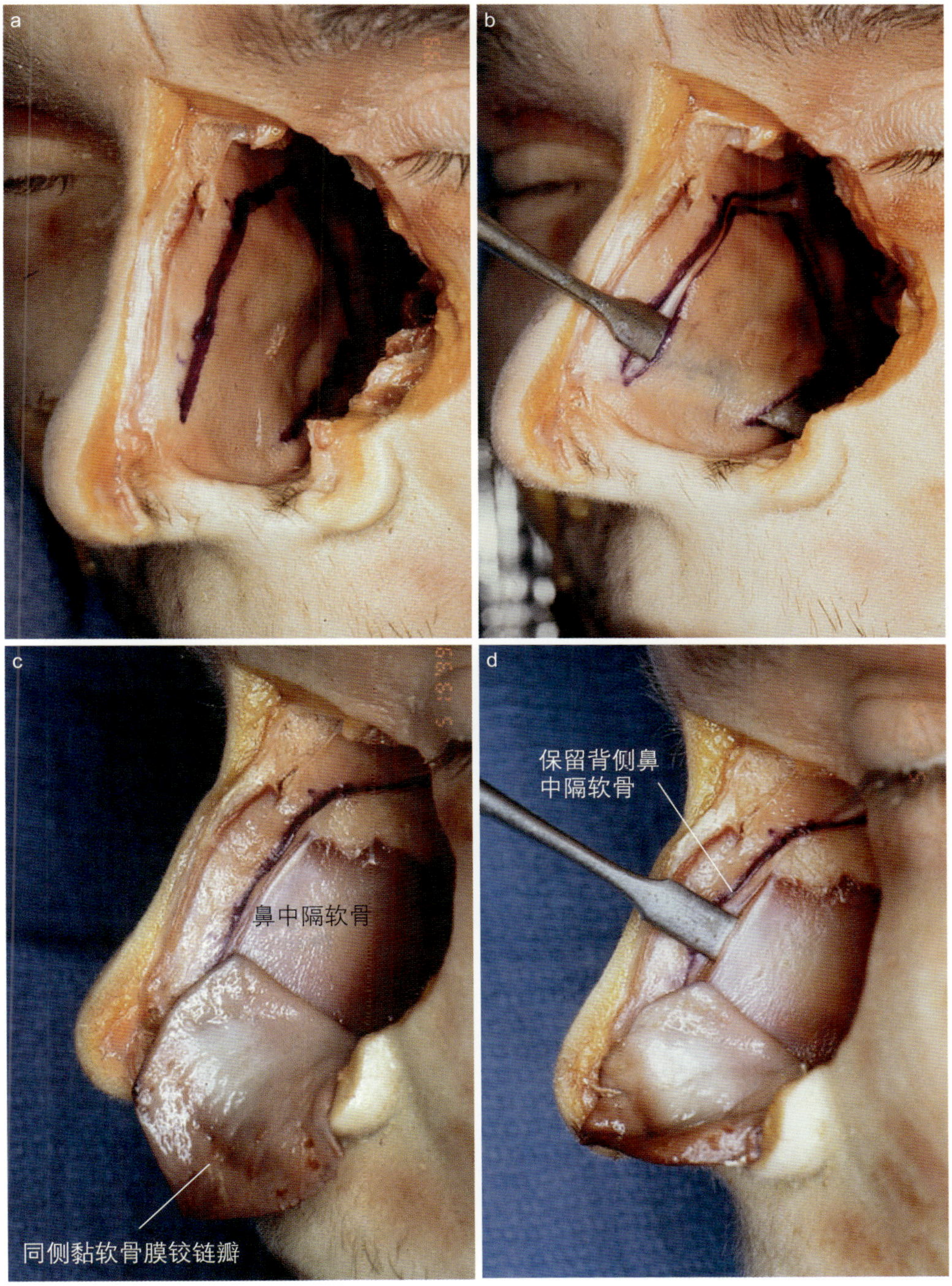

图 11.2 （a）同侧黏软骨膜铰链瓣大概形状。背侧切口与上外侧软骨在鼻中隔附着线平行，位于其下 1 cm 处。下切口沿鼻棘与软骨性鼻中隔交汇处延伸。（b）在软骨膜下平面将皮瓣由前至后掀起。（c）将基于鼻中隔尾侧部的黏软骨膜向外侧翻开形成铰链瓣。（d）暴露鼻中隔纹骨并游离于对侧黏软骨膜。鼻中隔软骨呈 1.0 ~ 1.5 cm L 形条带状，将其背侧和尾侧保留以支撑中部及下部鼻穹窿。（e）切取鼻中隔软骨作为移植物。对侧黏软骨膜保留完好。暴露的骨性鼻中隔可移除或留置原位。（f）为对侧黏纹骨膜铰链瓣做标记切口。对侧黏软骨膜大部分包含于皮瓣中。做两道垂直切口以及一个下部水平向切口以获取皮瓣。（g）皮瓣切开，外侧观。（h）皮瓣缝合就位。对侧皮瓣尾缘与同侧皮瓣的黏膜下表面缝合，从外部封闭鼻道。（i）同侧皮瓣向外侧翻开为下鼻穹窿提供内层组织。将皮瓣悬挂缝合于其上的软骨支架下（尚未就位）可恢复鼻前庭的拱形结构

图 11.2 （续）

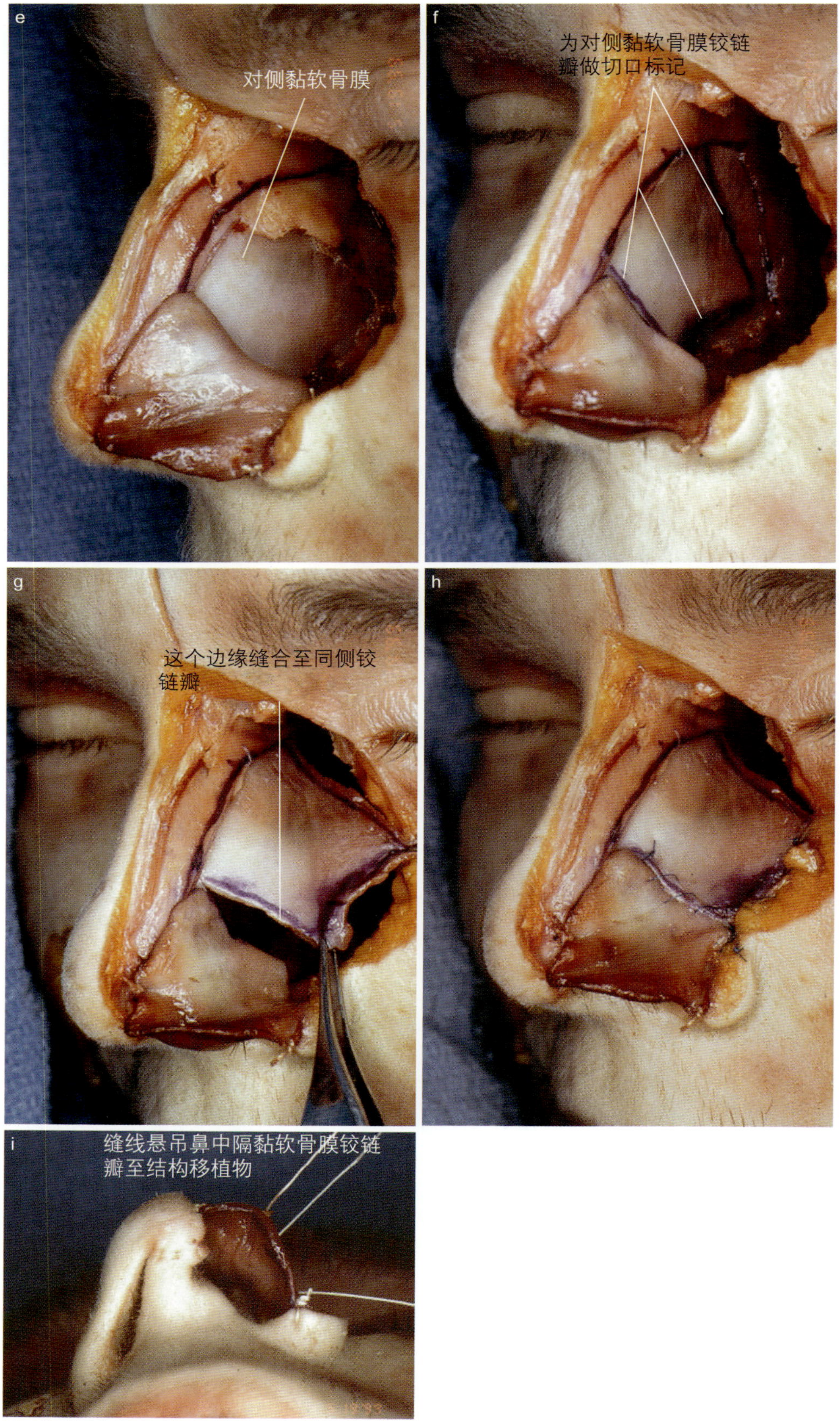
e
对侧黏软骨膜
f
为对侧黏软骨膜铰链瓣做切口标记
g
这个边缘缝合至同侧铰链瓣
h
i
缝线悬吊鼻中隔黏软骨膜铰链瓣至结构移植物

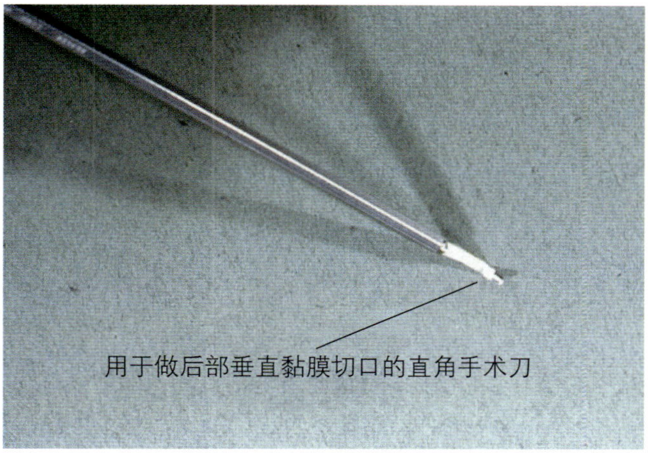

图 11.3　用于做后部垂直黏膜切口的直角手术刀

做取出皮瓣的垂直切口。

将鼻中隔黏软骨膜瓣自黏膜下平面切开，方向为从上至下、从前至后向鼻腔底部行进。使用平刃成角的 Woodson 剥离子剥离皮瓣后缘的顽固附着物（图 11.4）。当鼻中隔显著偏向于鼻部缺损处时，切开皮瓣可能较为困难。在此种情况下，手术医生可在对侧使用半贯穿式穿针法切口，提起一个较短的黏软骨膜瓣。在保留尾部鼻中隔软骨宽度大于 1 cm 的情况下，通过将已切开的鼻中隔软骨向内翻开，可轻松地在缺损侧做一贯穿软骨及黏软骨膜瓣切口；或者可不切开鼻中隔软骨，通过做对侧半贯穿式切口切开整个缺损处的鼻中隔黏软骨膜。从鼻中隔尾侧缘处开始掀起皮瓣，此处需注意不要穿透皮瓣尾部。

当黏软骨膜瓣从鼻中隔游离后，将皮瓣小心地从鼻道中取出，暴露鼻中隔软骨及骨组织。使用了同侧鼻中隔黏软骨膜铰链瓣的案例，都需要使用软骨移植物作为支架。通常将暴露的鼻中隔软骨或骨取出作为移植物使用。对于鼻翼全层缺损的患者，优先使用耳郭软骨作为支架。在此情况下，鼻中隔软骨及骨组织可保留在原位（图 11.5）。暴露的软骨及骨组织在二期愈合时最终被一层较薄上皮覆盖（图 11.6）。当需要较大或多个移植物为中、下鼻穹窿提供支架时，应连续获取鼻中隔软骨及部分骨性鼻中隔。使用软骨手术刀穿过鼻中隔软骨尾部做外部垂直切口，保留 1.0 ~ 1.5 cm 软骨以作鼻尾部支撑。通过此切口，从暴露的鼻中隔软骨和骨组织处将对侧黏软骨膜及黏膜骨膜提起。软骨性鼻中隔的下边界则从鼻棘处游离。穿过软骨上缘做一道切口，该切口与之前为制作铰链瓣所做的背侧黏膜切口平行。切口上方保留软骨 1.0 ~ 1.5 cm 以维持背侧鼻中隔支架，为鼻梁提供支撑（图 11.2d）。使用成角的鼻甲切除剪穿过骨性鼻中隔背侧做水平切口。若骨性鼻中隔过厚，无法做切口，亦可使用骨剪或小型咬骨钳。可使用 4 mm 宽的骨凿穿过骨性鼻中隔的下边界，将部分犁骨一起切取。使用 2 mm 宽骨凿穿过骨板做一个垂直切口，将骨性鼻中隔处背侧及下部的切口后端

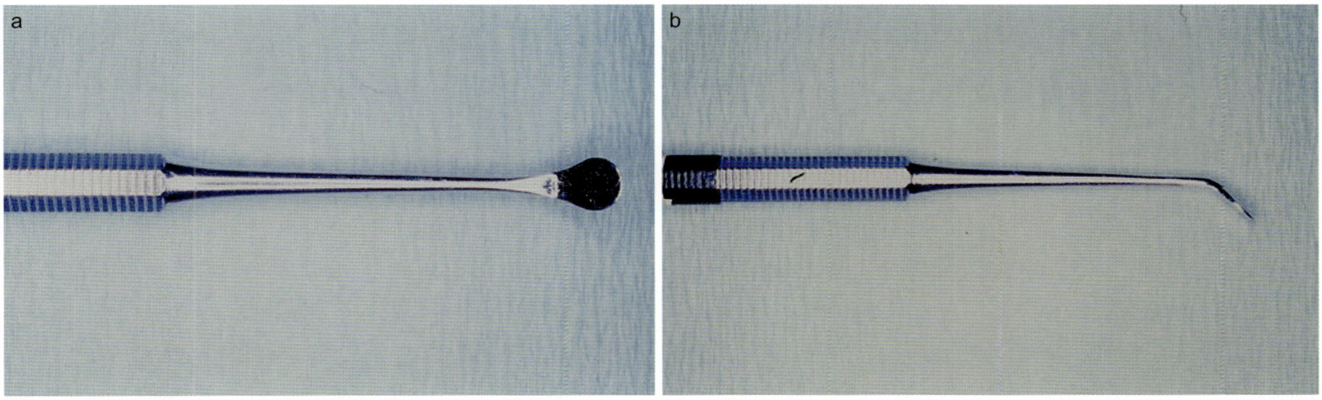

图 11.4　（a, b）用于剥离黏软骨膜瓣后部附着物的 Woodson 剥离子

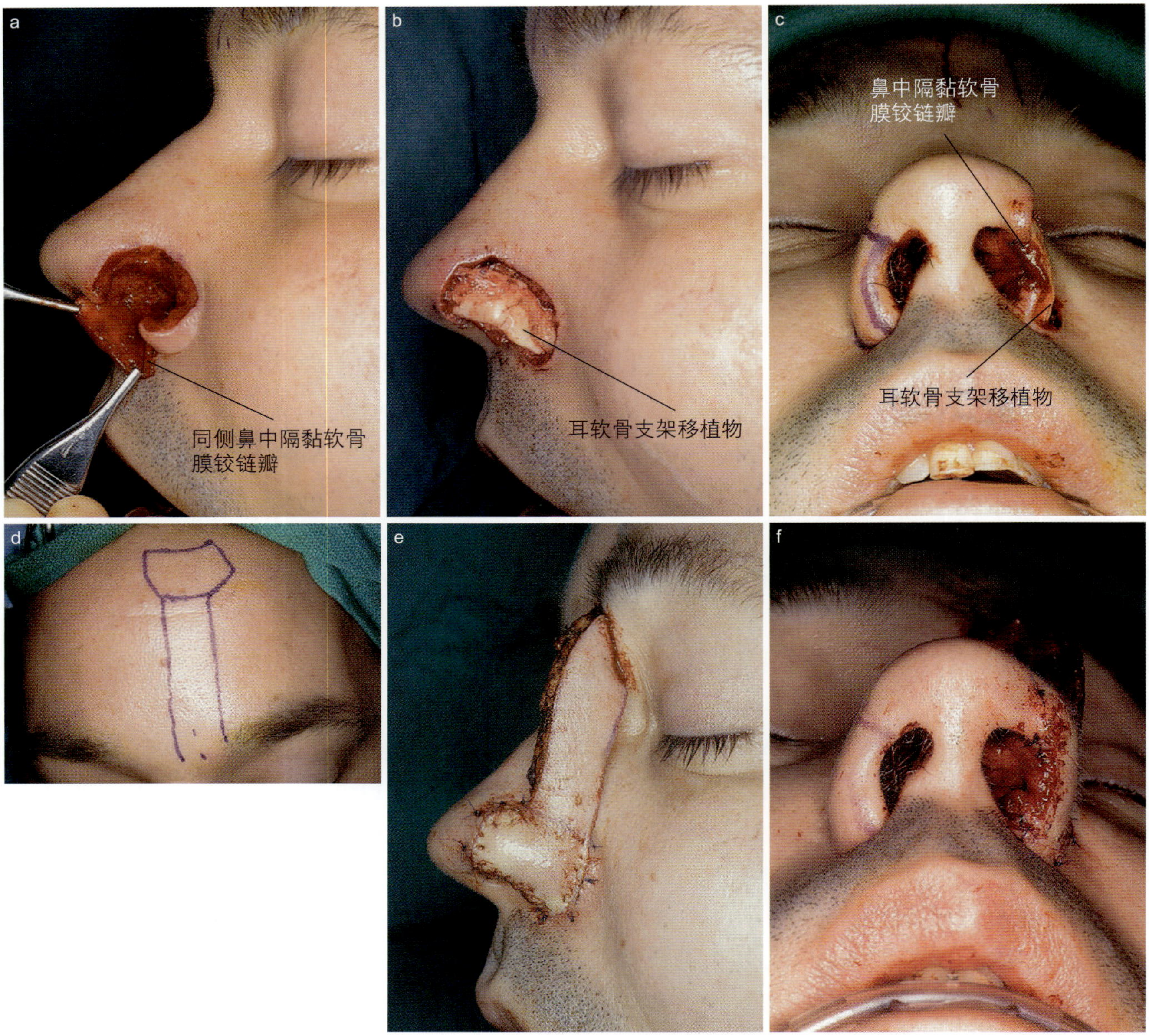

图 11.5 （a）同侧鼻中隔黏软骨膜铰链瓣向下翻开为全层皮肤缺损提供衬里组织。暴露的鼻中隔软骨保留在原位。（b）从对侧外耳腔切取耳软骨移植物为鼻翼提供支架。（c）将鼻中隔铰链衬里瓣悬挂于覆盖其上的支架移植物下方。（d 和 e）设计插入前额旁正中皮瓣并转移至患处作为外覆皮瓣。（f）在再造鼻孔缘处将前额及鼻中隔铰链衬里瓣的尾缘缝合到一起。（g～l）术前及术后 1 年外观。已进行修复手术（选自 Baker[9]）

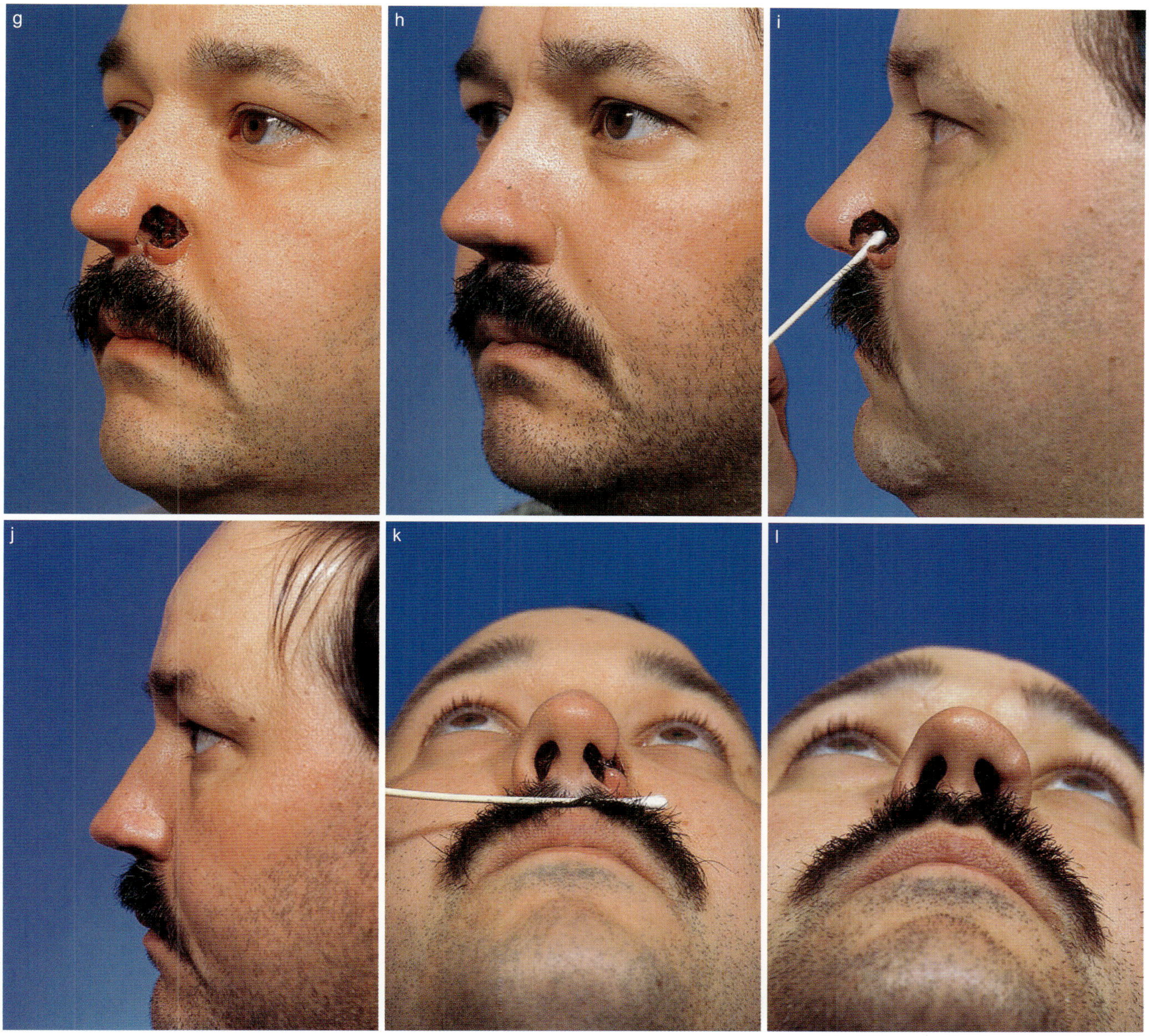

图 11.5 （续）

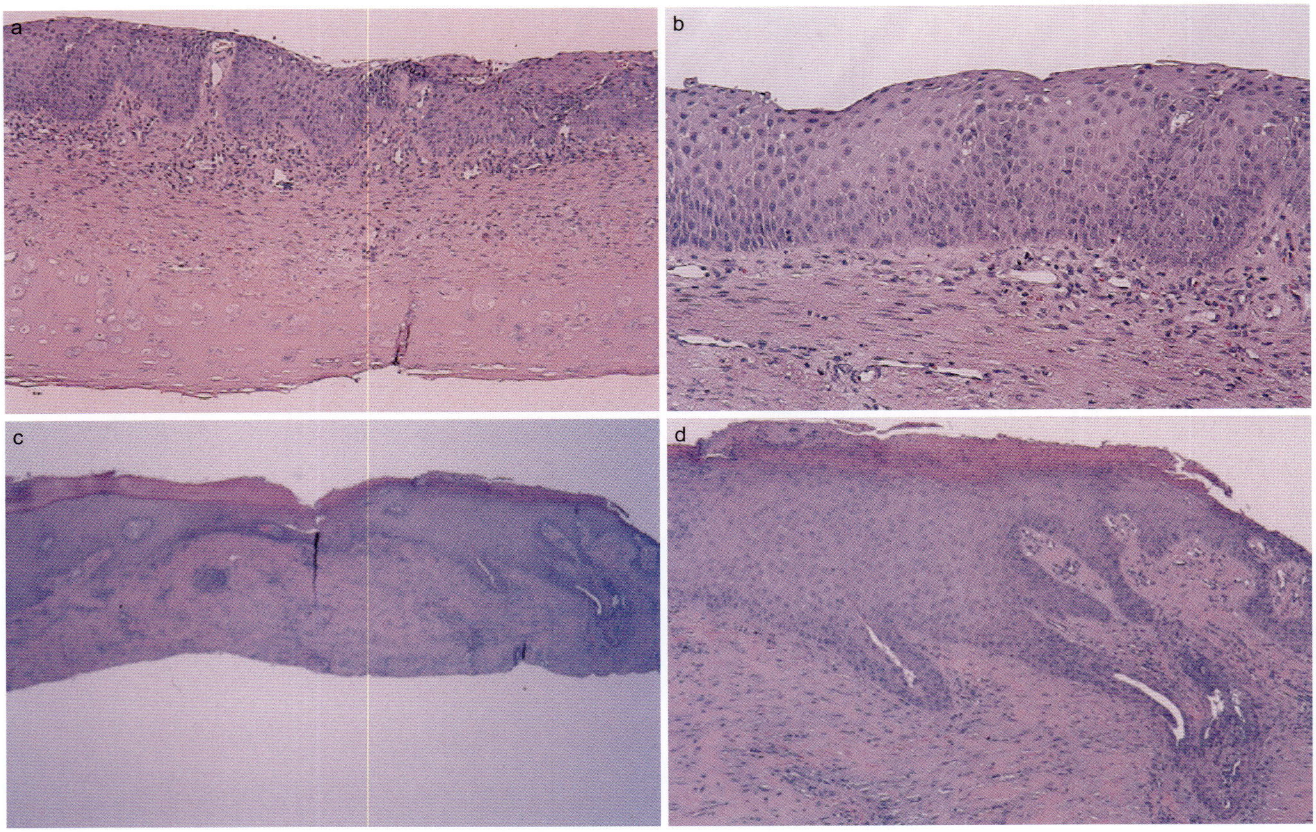

图 11.6 （a 和 b）获取黏软骨膜瓣，保留鼻中隔软骨后，对二期愈合后的鼻中隔组织进行活检。（a）软骨基质中可见存活的软骨细胞。（b）鼻中隔软骨表面被复层上皮覆盖，没有腺体组织。（c 和 d）转移鼻中隔黏软骨膜瓣至鼻翼外侧作为衬里组织后 4 个月组织活检。黏膜已出现鳞状上皮化生，出现角化过度及角化不全。可以观察到残存的腺体组织

连接在一起。在骨性鼻中隔上钻若干小孔，直至整个标本可以轻轻地摇下来。

若不需要很大的移植物，暴露的鼻中隔软骨可在骨 - 软骨交界处进行分离，并取出作为移植物。被剥去黏膜骨膜的骨组织可小块取出或可保留在原处待二期愈合。若取出鼻中隔软骨，则完好的对侧黏软骨膜不作任何处理。黏软骨膜创面会在二期愈合时被薄层表皮覆盖（图 11.6）。

对鼻中隔黏软骨膜切口边缘使用加长的隔热电凝器完全灼烧。进行此操作的理想设备为用于进行扁桃体切除术的 Bovie 吸引器（图 11.7）。该设备杆身可伸缩，可以调整成理想的形态而使可视性和可及性最大化。它可以在烧灼的同时抽吸血液，无须在吸引和烧灼之间切换。在黏膜切口处实现完全止血是十分重要的，因为皮瓣横穿鼻道，无法进行鼻腔填塞术。也可以向鼻道内注入凝血凝胶，或将可吸收凝血敷料置于蝶腭动脉中隔分支区域。

将黏软骨膜瓣转向外侧作为铰链瓣，黏膜表面朝向鼻道。大多数缺损需要同侧鼻中隔黏软骨膜铰链瓣从鼻孔缘处伸出。在此情况下，切取的同侧黏软骨膜瓣尺寸一定要足够大，以便皮瓣可以延伸至鼻孔缘下 2 mm 处。皮瓣延长部分作为组织袖口，可在包裹住支架移植物尾缘时与外覆皮瓣进行缝合（图 11.8）。同侧铰链瓣远端通常与鼻孔缘残存部分缝合。然而，这时的皮瓣方向往往并非是最理想的。皮瓣固定时要为最需要衬里组织的区域提

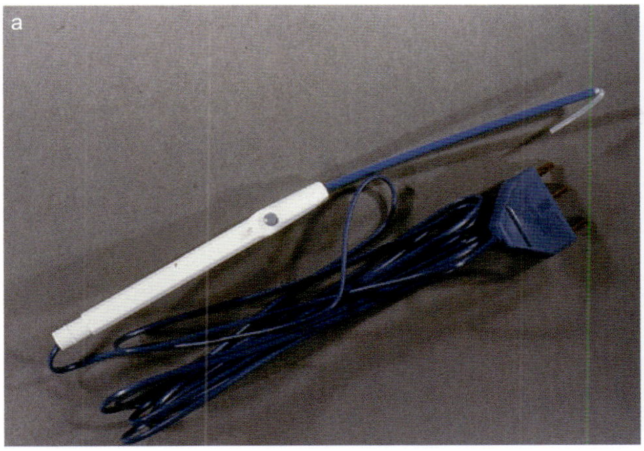

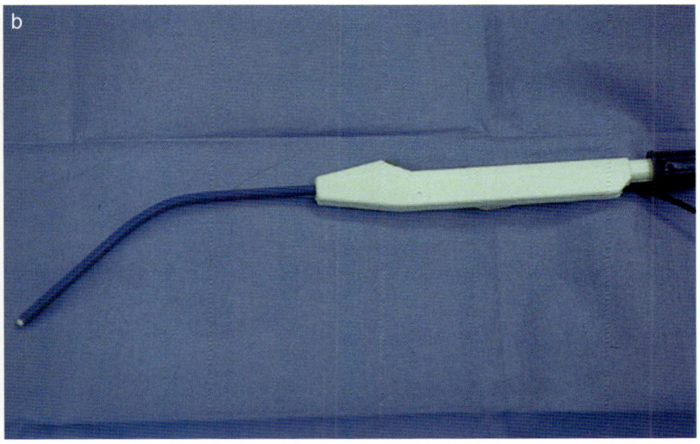

图 11.7　（a 和 b）Bovie 吸引器是绝缘的，用于鼻中隔切口边缘烧灼止血。可伸缩杆身，使可视性和可及性最大化

供尽量大的黏膜表面。例如，皮瓣远端可能宽度不足以为鼻孔缘的整个弧形提供衬里组织。在此种情况下，应调整皮瓣角度，使上缘或下缘的一部分补充皮瓣远边，为缺失的鼻孔尾缘提供必要的衬里组织。当皮瓣置于衬里缺损远端边缘处后，再用 5.0 或 6.0 PDO 线间断或连续缝合，将皮瓣近端边界同衬里缺损边缘缝合。根据缺损的形状，通常可将皮瓣部分边界相互缝合到一起，在再造鼻前庭内形成一个盲管（图 11.9）。

鼻中隔黏软骨膜铰链瓣较薄且易变，因此必须使用鼻中隔或耳郭软骨移植物作为支架进行支撑。支架移植物需精心制作以复制缺失鼻部区域的形态。与双蒂前庭皮肤推进皮瓣相似，使用 5.0 PDO 线经过移植物的外表面，正反穿过软骨及皮瓣，将同侧黏软骨膜铰链瓣悬挂于覆盖其上的软骨移植物下（图 11.10）。仅做必要的缝合以恢复下鼻穹窿的理想内部形态。为保护软骨移植物，应为其提供完整的衬里覆盖，避免其暴露于鼻道。该操作可以避免鼻部分泌物污染移植物，并为移植物下表面提供血管重建来源。将铰链瓣黏膜下表面与衬里缺损的头侧边缘之间进行几针缝合，可以将移植物从鼻道隔绝，此操作仅需 2 或 3 针缝合即可。此缝合应与皮瓣的血管蒂平行，并于紧邻衬里缺损头部边缘的皮瓣黏膜下表面处打结（图 11.11）。由于这些缝合分布于皮瓣蒂部近端，若不谨慎选择缝针位置，可能会导致皮瓣远端坏死。应避免使用与血管蒂方向垂直的褥式缝合。

为鼻外侧衬里提供黏膜组织的同侧鼻中隔黏软骨膜铰链瓣应穿过鼻中隔到达鼻外侧。缝合就位时应形成一封闭盲管阻塞隔断鼻道（图 11.12）。通常，衬里皮瓣悬吊于软骨支架移植物之下，软骨移植物再由插入皮瓣进行覆盖。为了恢复再造侧鼻道，衬里皮瓣应从鼻中隔分开，并插入外侧鼻道。当衬里皮瓣完全存活后，可以在皮瓣转移后 3 周行皮瓣嵌入。该操作与外覆皮瓣嵌入同时进行。进行皮瓣嵌入时，需使用局部麻醉剂。使用手术刀将黏软骨膜瓣蒂部从鼻中隔处分离。皮瓣多余部分应全部修剪掉，以修复鼻气道的正常横截面结构。由于皮瓣远端通常与鼻道外侧愈合，因此不需进行缝合。若鼻中隔铰链瓣并未完全存活，应待所有开放式创口及暴露的软骨移植物完成二期愈合后，再将皮瓣从鼻中隔处分离。

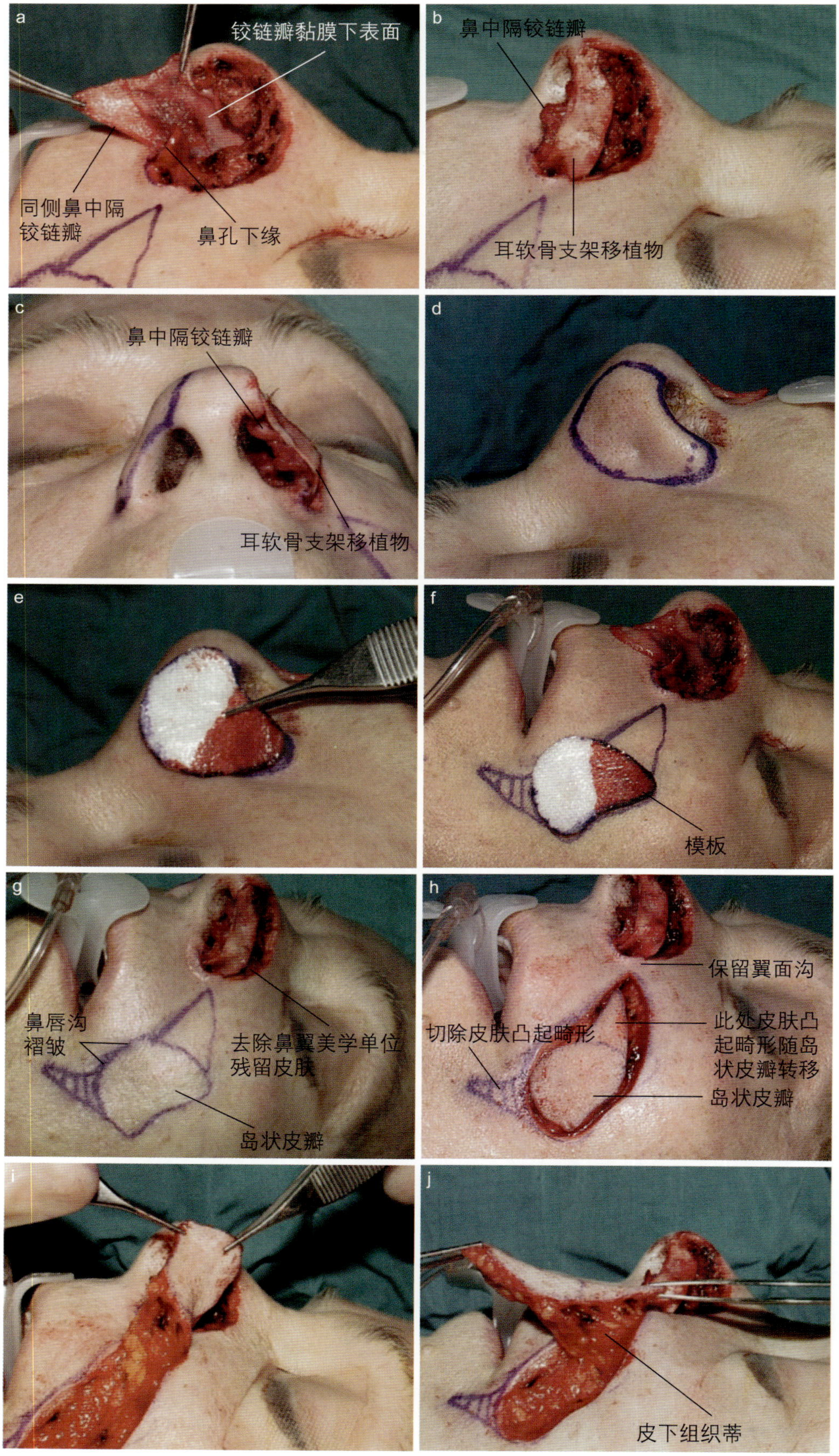

图 11.8 （a）同侧鼻中隔黏软骨膜铰链瓣向下翻开为鼻翼及侧壁尾部全层缺损提供衬里组织。（b）鼻中隔铰链瓣延伸至预计鼻孔缘下方 2 mm 处。该组织的外翻边同外覆盖皮瓣缝合，将支架移植物的尾缘包裹起来。（c）鼻中隔铰链衬里瓣悬挂于覆盖其上的软骨支架下。（d）在对侧正常区域勾画出缺损轮廓以制作外覆皮瓣的模板。（e～h）用于设计带皮下组织蒂的岛状插入颊部皮瓣模板。将原位皮瓣内缘设计在鼻唇沟褶皱处。皮瓣转移至鼻部时应进行顺时针旋转。原位皮瓣外侧缘作为再造鼻孔的下边界。原位皮瓣上缘作为再造鼻翼的外侧缘。（i～l）将带皮下组织蒂皮瓣横跨翼面沟转移至鼻部。（m 和 n）一期再造后 1 周。（o～v）术前及三期再造完成后 6 个月外观。在外层皮瓣断蒂嵌入后 4 个月行修复手术

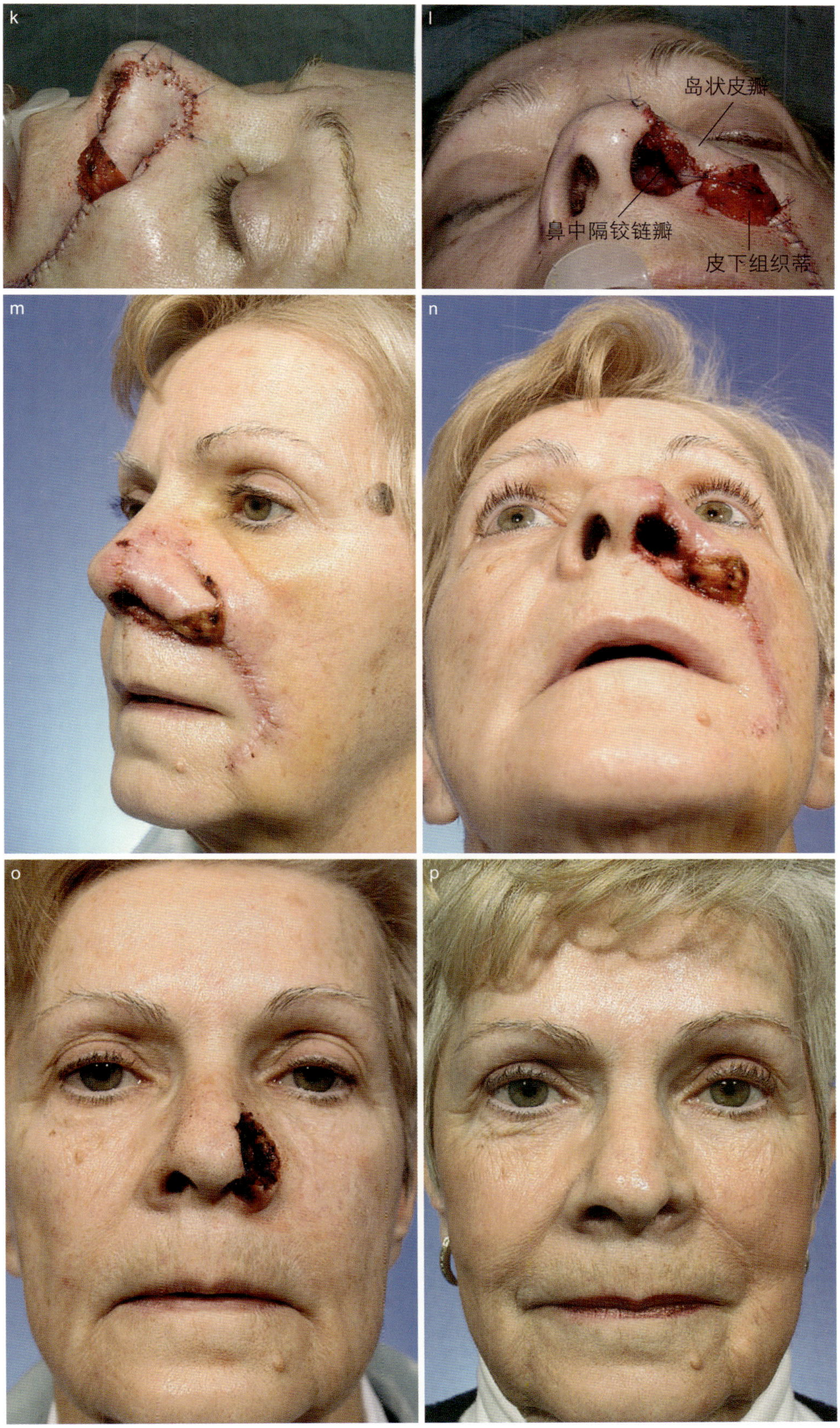

图 11.8（续）

图 11.8 （续）

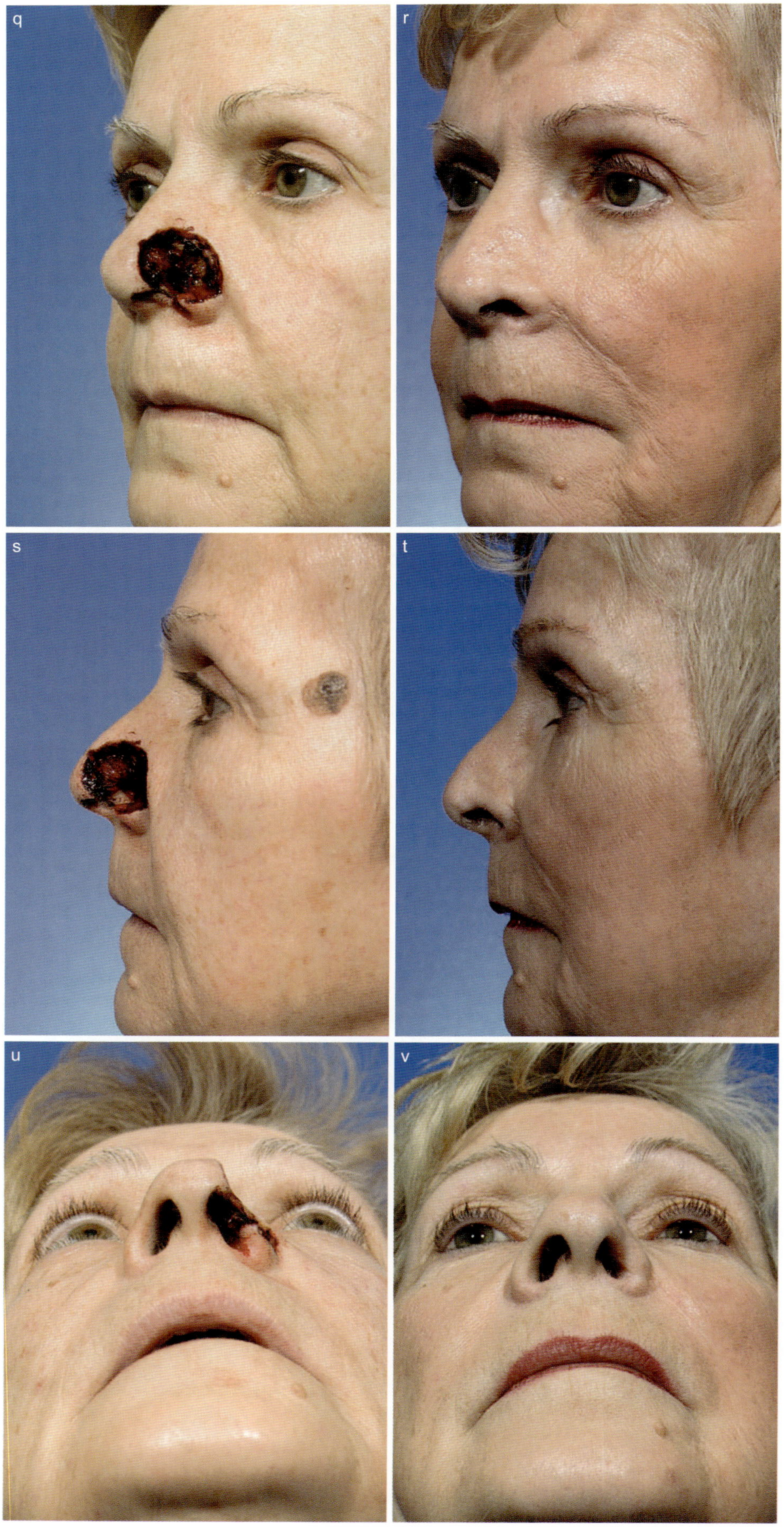

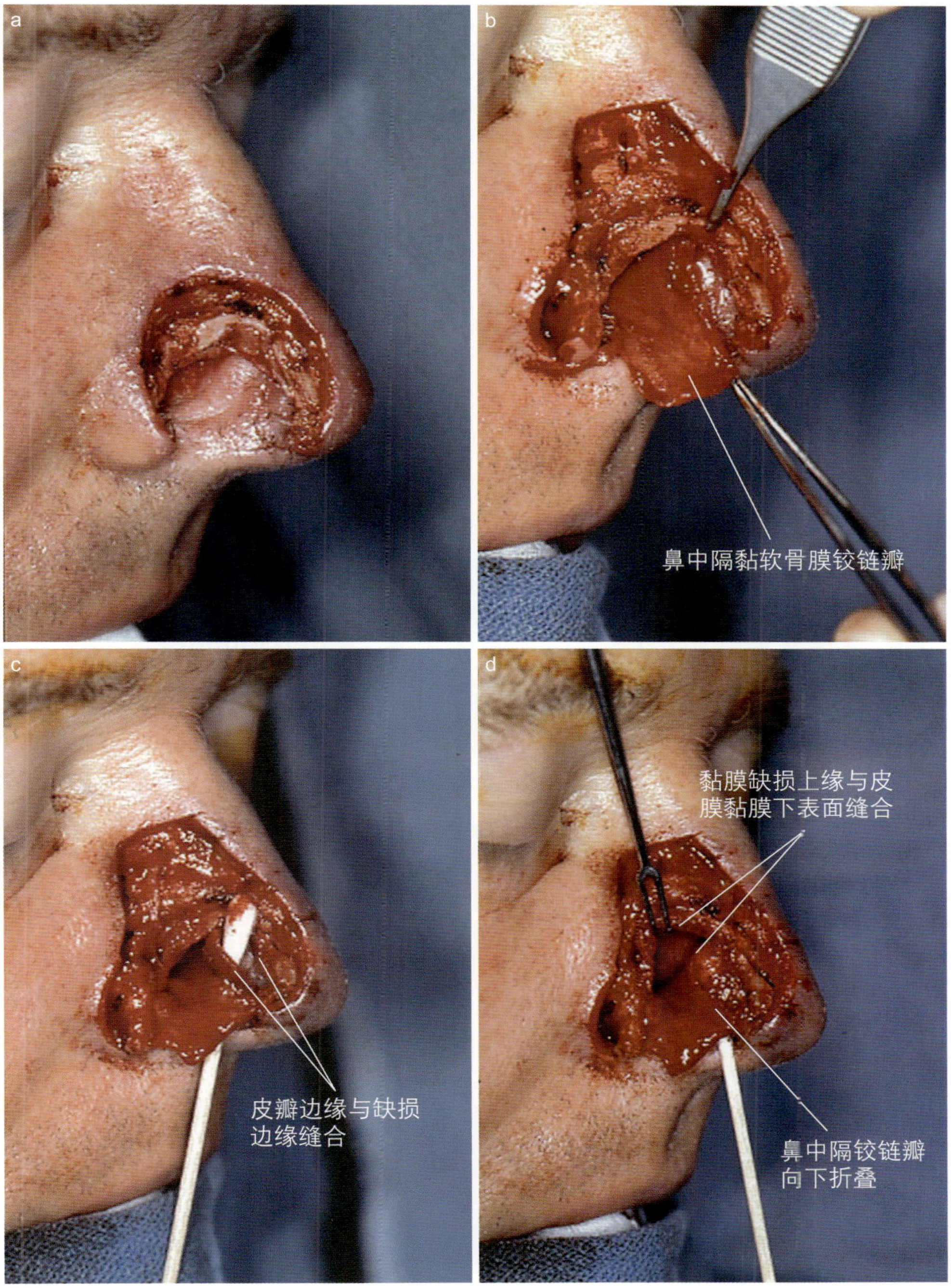

图 11.9 （a）鼻尖和鼻翼之间的全层缺损。（b）同侧鼻中隔黏软骨膜铰链瓣翻出鼻道外。（c）将皮瓣远端同内层缺损的尾缘缝合。棉签从皮瓣上缘和黏膜缺损之间伸出。将皮瓣边缘相互缝合形成盲管。（d）衬里为黏膜的盲管形成。衬里缺损的头端（拉钩处）与衬里皮瓣暴露黏膜下表面缝合。（e）鼻中隔软骨移植物替代缺失的上外侧软骨。耳郭软骨移植物替代缺失的外侧脚并同时作为鼻翼支架移植物。移植物部分重叠，以模仿上外侧软骨和鼻翼软骨交界处卷轴区。（f, g）插入前额旁正中皮瓣为再造部位提供外层覆盖。（h）将外层皮瓣尾缘与衬里皮瓣尾缘进行缝合。鼻翼支架移植物将再造鼻孔恢复为正常形态。（i～p）术前及三期再造术后 1 年外观。嵌入前额皮瓣及衬里皮瓣后 3 个月行修复手术

图 11.9（续）

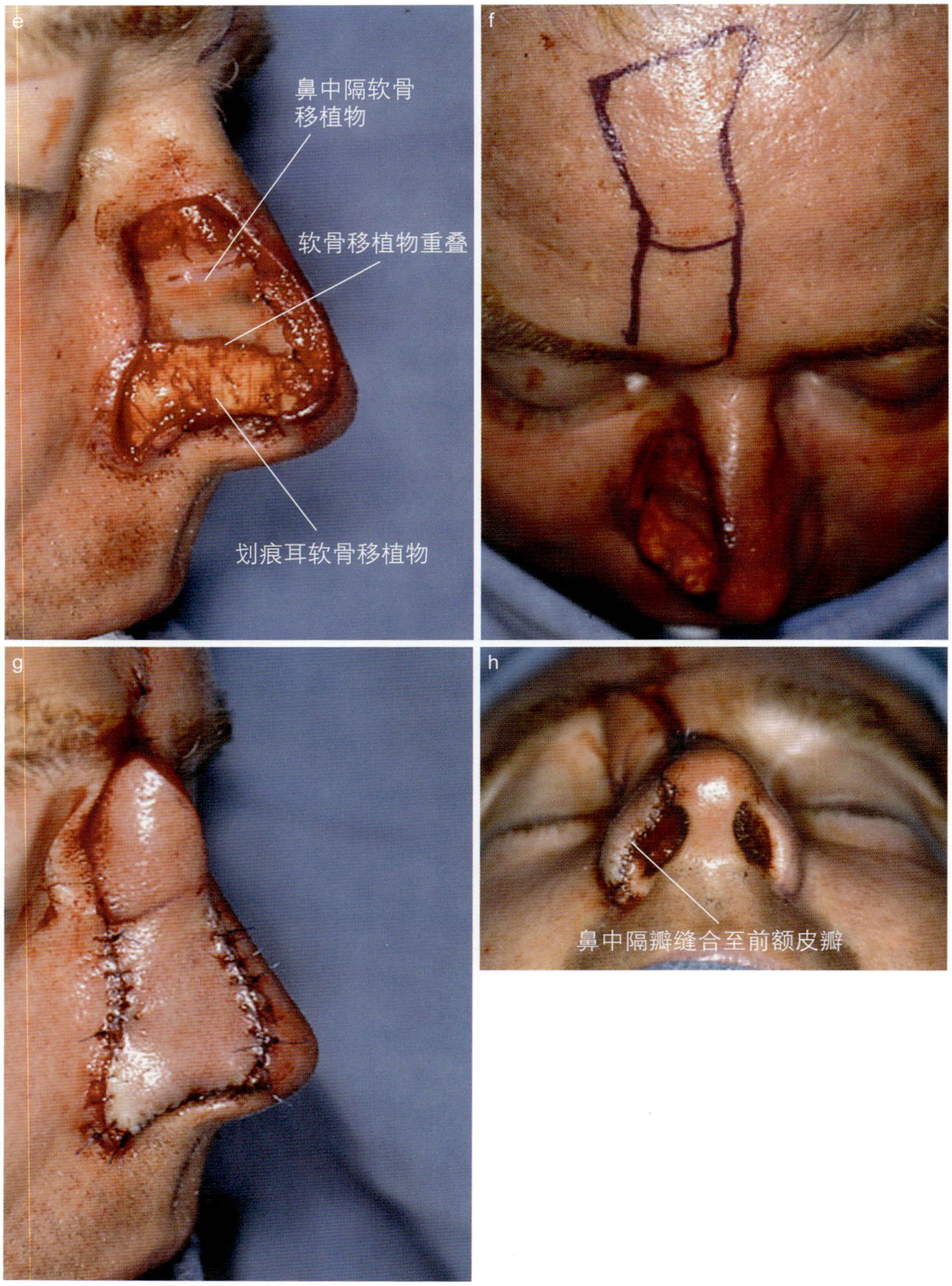

图 11.9 （续）

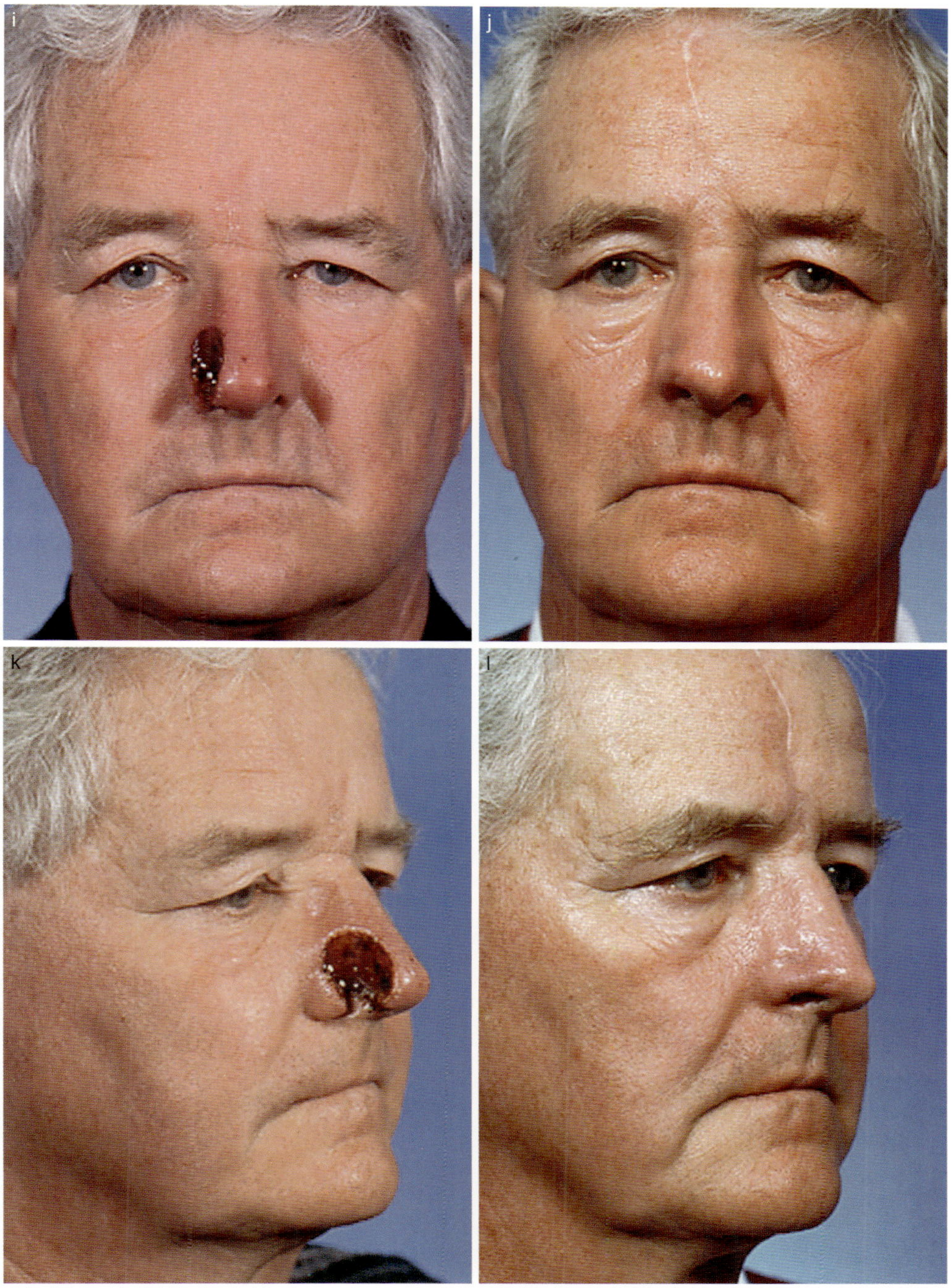

图 11.9 （续）

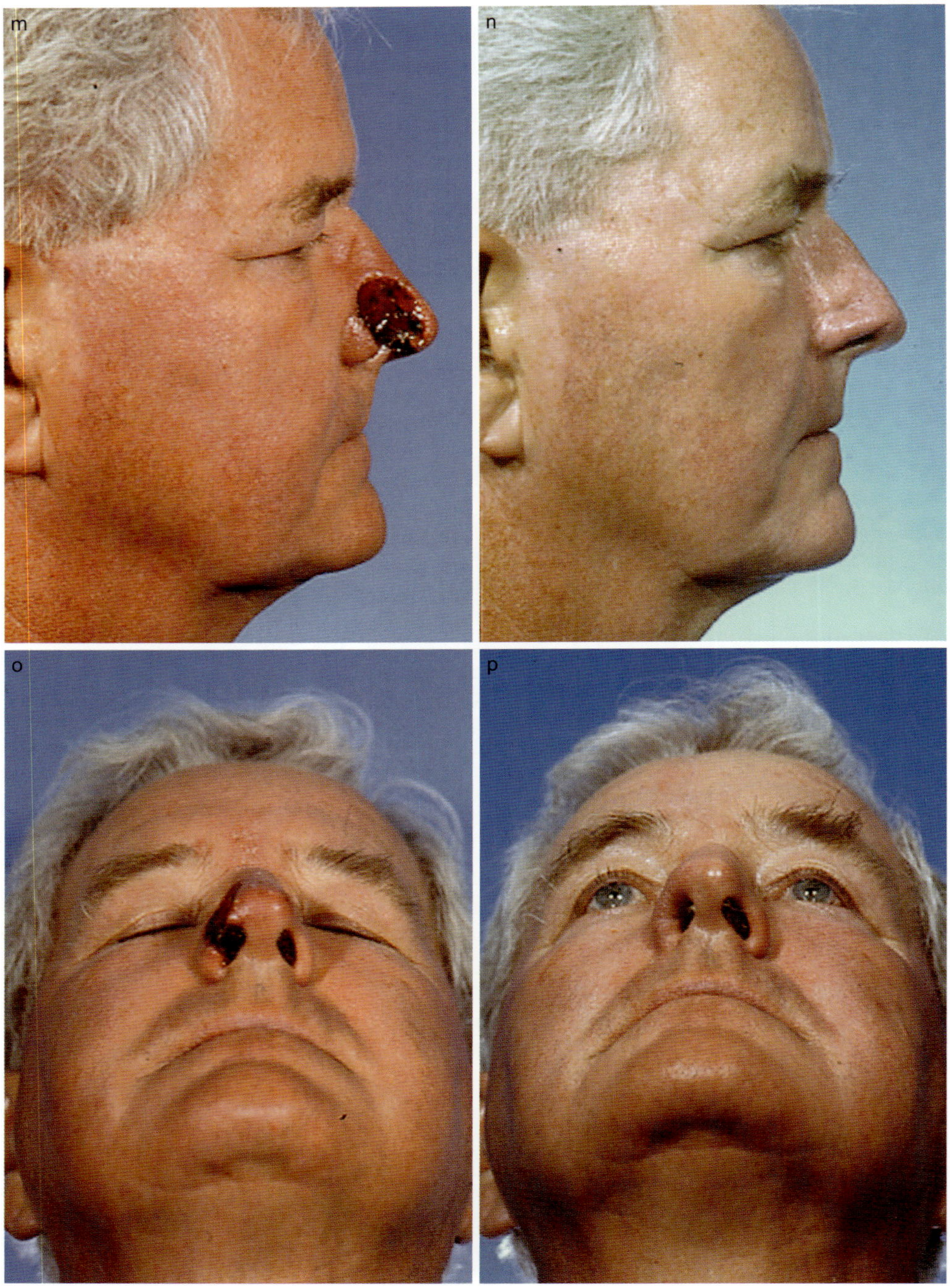

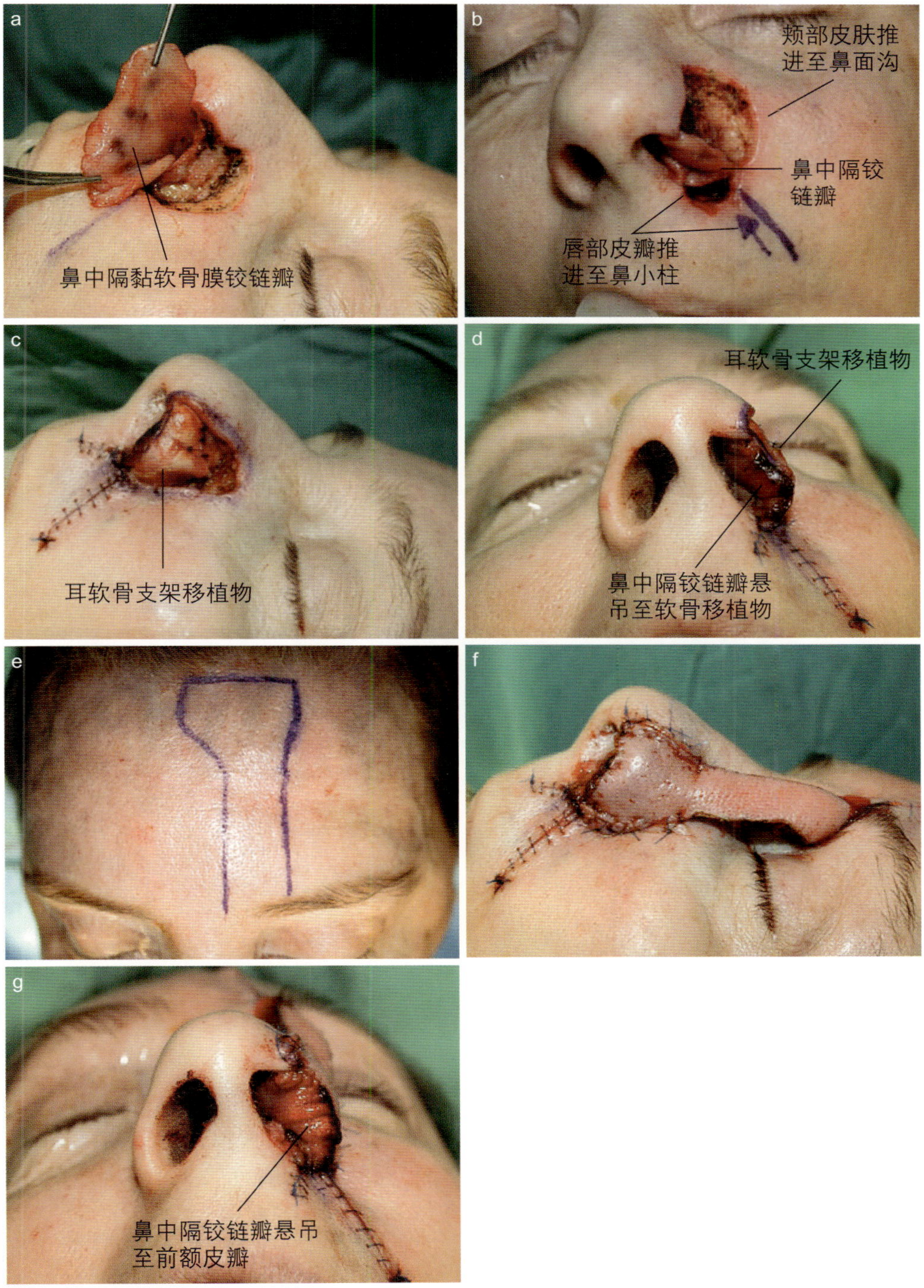

图 11.10 （a）左侧鼻翼及鼻侧壁尾部的全层缺损。同侧鼻中隔黏软骨膜铰链瓣向下翻开用于修复衬里缺损。（b）制作唇颊推进皮瓣用于修复缺损的唇部及颊部。（c）唇部及颊部推进皮瓣就位。耳软骨支架移植物提供结构支撑。（d）鼻中隔铰链衬里瓣悬挂于支架移植物下。（e～g）插入前额旁正中皮瓣作为外覆皮瓣。在再造鼻孔缘处将前额皮瓣及鼻中隔铰链衬里瓣尾缘缝合。（h～o）术前及三期再造术后 11 个月外观。衬里皮瓣及前额皮瓣嵌入后 4 个月行修复手术

图 11.10（续）

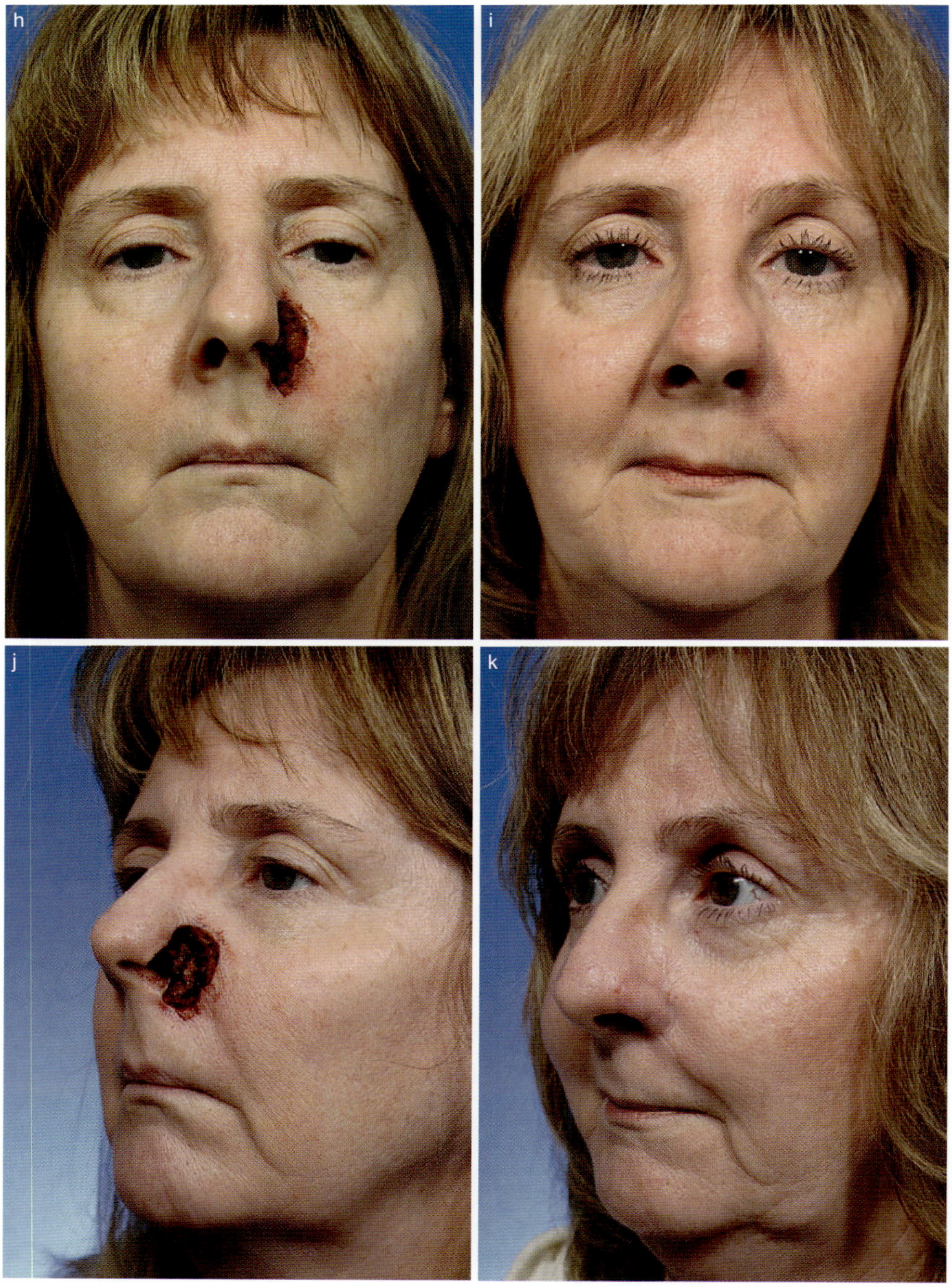

图 11.10 （续）

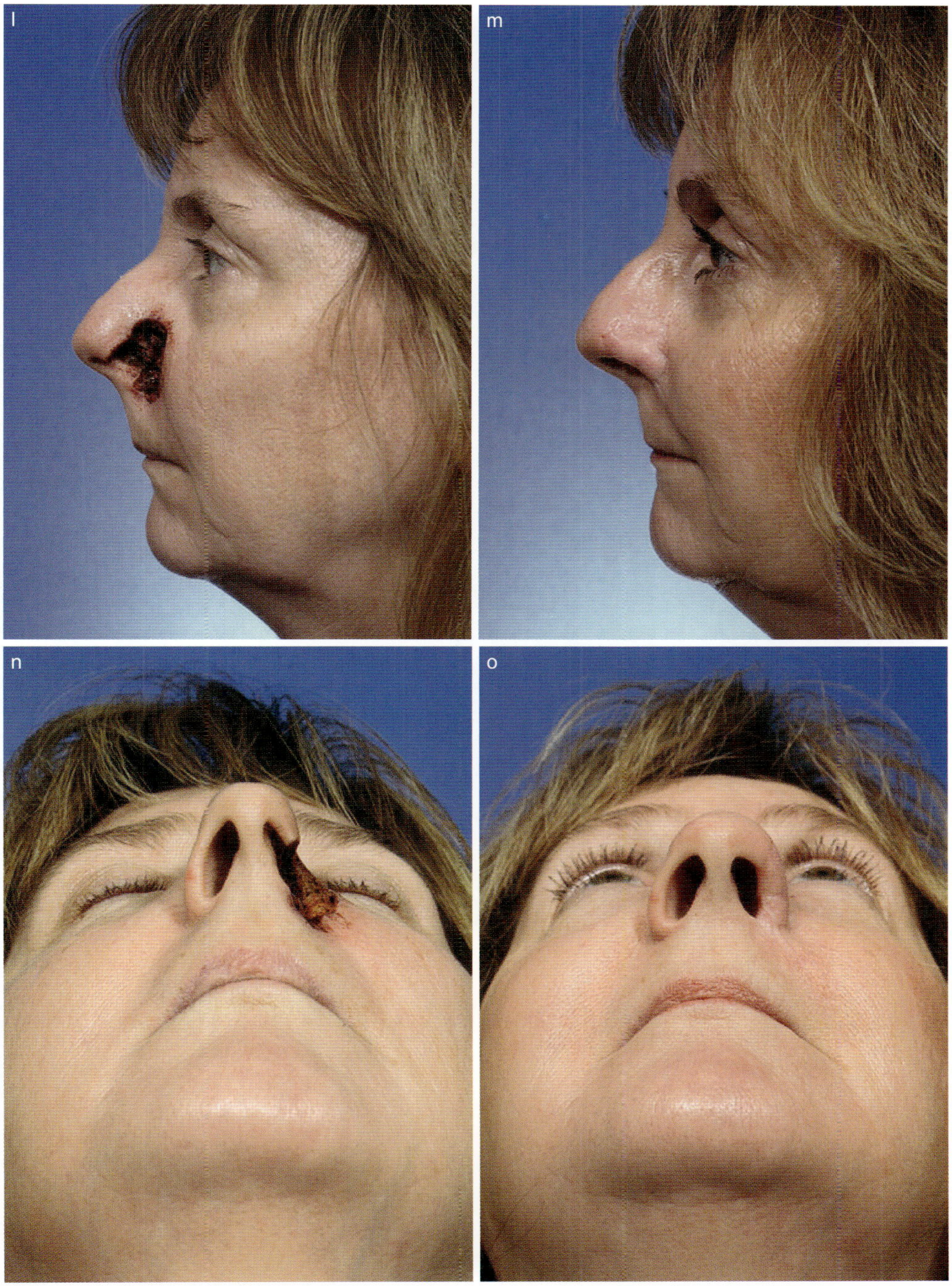

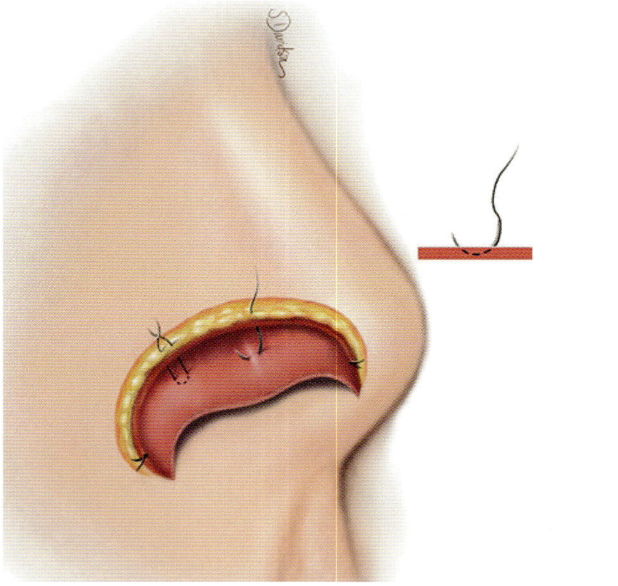

图 11.11 在铰链瓣黏膜下表面与衬里缺损的头部边缘处进行缝合，从外部封闭鼻道。缝合经黏膜下层，与皮瓣的血管蒂方向平行以确保皮瓣血供最大化

基底在对侧尾部的鼻中隔黏软骨膜铰链瓣

有时，手术医生可能会面临患者鼻翼或半侧鼻尖全层缺损并累及上唇，同时上唇动脉鼻中隔分支缺失的情况。在此类情况下，作者已经成功使用同侧鼻中隔黏软骨膜铰链瓣为无吸烟习惯的患者修复鼻尾部的衬里。可推测，对侧膜性鼻中隔充足的侧支循环也足以支持皮瓣存活。但当上唇动脉同侧鼻中隔分支被切除时，使用基底在对侧的鼻中隔尾端鼻中隔黏软骨膜铰链瓣可能更为慎重（图 11.13）。该设计避免使用基底在对侧鼻背的黏软骨膜衬里瓣。因此，对于靠近鼻部头侧的区域，必须使用基底在鼻背的对侧皮瓣来修复时，则不能使用基底在尾部的皮瓣。皮瓣应具备足够的长度，以跨越从对

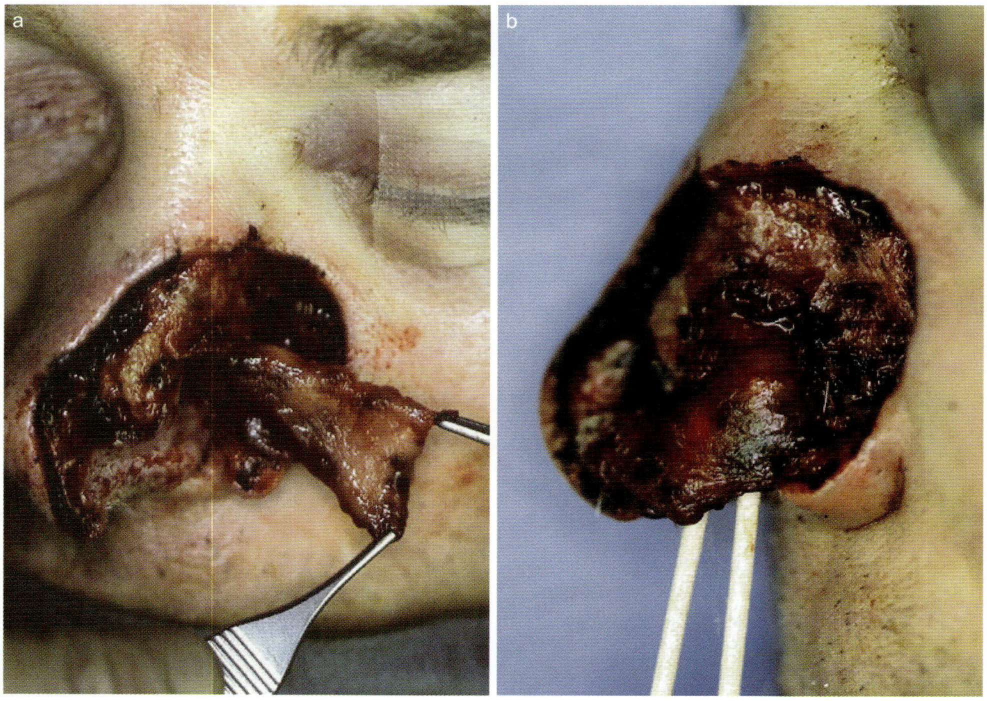

图 11.12 （a）同侧鼻中隔黏软骨膜铰链瓣翻向下方，为鼻翼及鼻侧壁尾部全层缺损提供衬里组织。（b）鼻中隔铰链瓣翻向外侧修复衬里黏膜缺损，同时在再造鼻前庭内形成一盲管。（c）鼻中隔软骨移植物替代缺失的上外侧软骨。耳软骨移植物替代缺失的鼻翼软骨外侧脚，同时作为支架移植物。移植物相互重叠，以模拟上外侧软骨及鼻翼软骨交界处卷轴区。（d 和 e）一期再造术后 1 周外观。（f～k）术前及三期再造术后 1.5 年外观。衬里皮瓣及前额皮瓣嵌入后 3 个月，进行修复手术以重塑鼻翼沟并去除外覆皮瓣上的毛发（选自 Baker[10]）

图 11.12 （续）

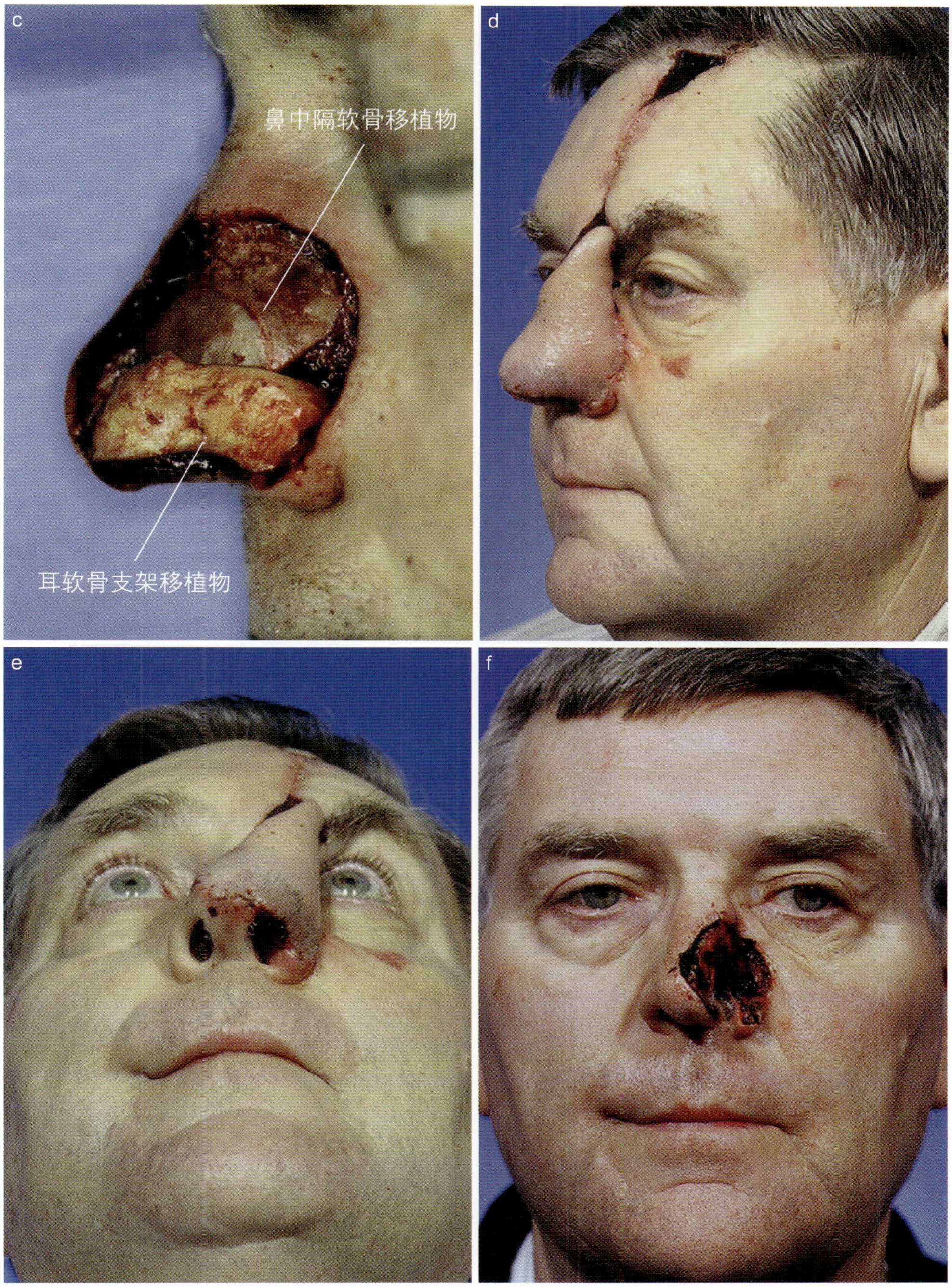

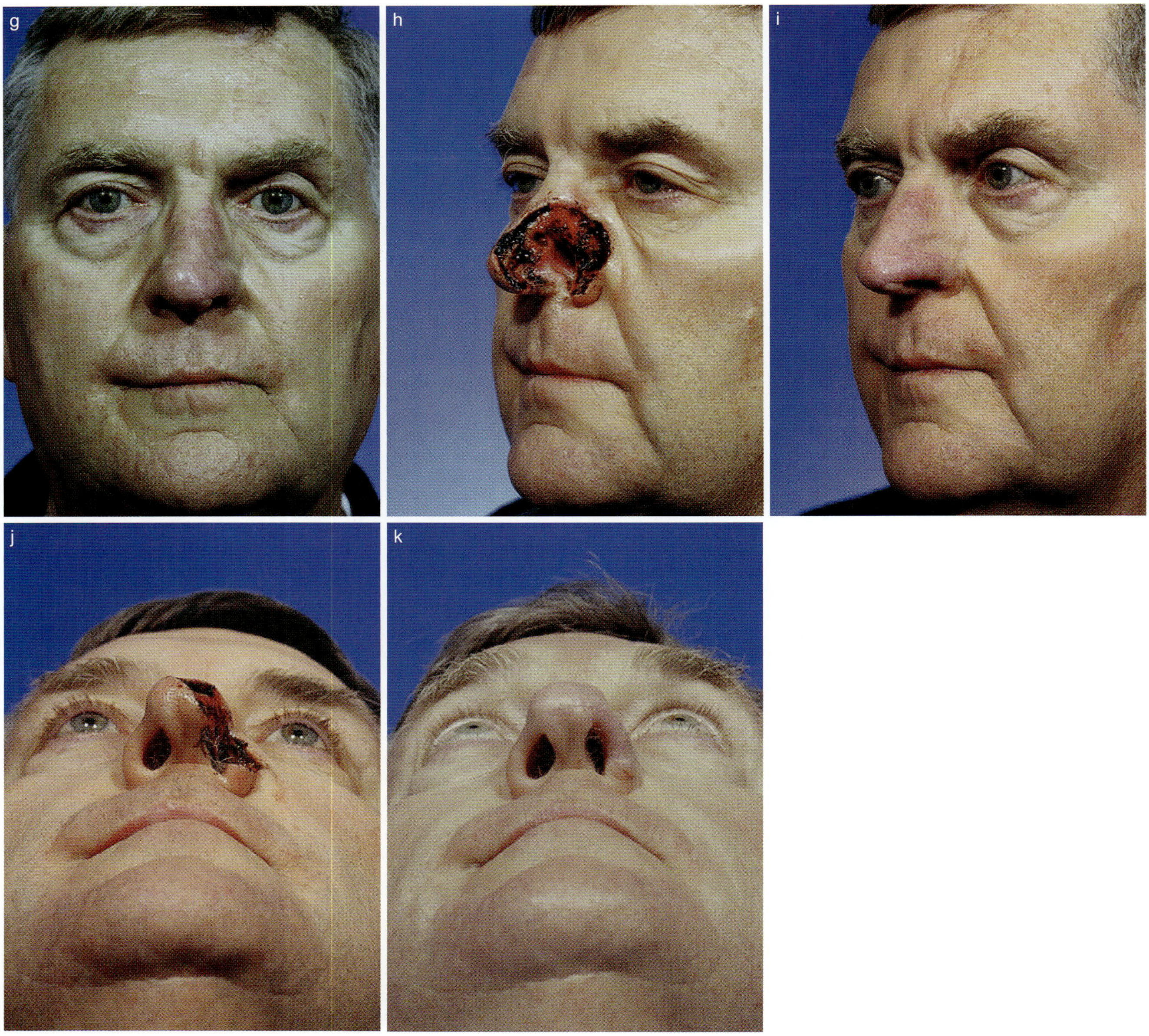

图 11.12 （续）

侧鼻中隔尾端延伸至衬里缺损最末端的区域，同时还要为再造鼻衬里缺损提供足够的表面积。该皮瓣的分离方式与同侧皮瓣相似。可取出暴露的鼻中隔软骨作为移植物或保留在原处。若保留在原处，鼻中隔尾端后侧的一条软骨应被取出，为皮瓣穿过鼻中隔到达对侧提供通路。在皮瓣对侧的鼻中隔黏软骨膜处做一贯穿的垂直切口，为皮瓣通过提供空间。随后，皮瓣应于底部折叠，穿过垂直鼻中隔窗转移至缺损处。皮瓣蒂部应进行扭转，确保其黏软骨膜创面朝向外侧。皮瓣边缘与衬里缺损边缘缝合。在软骨及皮瓣处使用褥式缝合，将皮瓣悬吊于软骨支架之下。皮瓣的黏膜下表面应使用粗脚线与衬里缺损的后部及头部边界缝合，以确保皮瓣完全覆盖支架移植物，并将移植物封闭于鼻道外。转移后 3 周从鼻中隔上分离皮瓣蒂。

基底在双侧尾部的鼻中隔黏软骨膜铰链瓣

基底在鼻中隔尾端的鼻中隔黏软骨膜铰链瓣也可以从双侧获取（图 11.14）。同时使用双侧皮瓣避免了使用基底在鼻背的鼻中隔黏软骨膜铰链瓣修复位于头侧部的衬里缺损的情况。若出现整个鼻尖全层缺损，但鼻小柱完好的情况，则提示需使用双侧皮瓣。在这种情况下，各皮瓣均为同侧半侧鼻尖以及邻近鼻翼部分提供了衬里组织。双侧皮瓣与单侧皮瓣使用相同的方法进行设计、分离及切取。因为暴露的鼻中隔软骨被取出，所以待二期愈合时软骨重新形成上皮结构是不可能的。因此要保留被完整黏软骨膜包裹的 1.5 cm 宽的鼻中隔背侧和尾侧软骨支架，为鼻梁提供较好的支撑。对供区残留鼻中隔上的黏膜切口边缘进行小心灼烧，防止术后出血。各皮瓣应转向外侧及前侧作铰链状，黏软骨膜创面朝外。将各皮瓣缝合至相应的衬里缺损处，并悬挂于作为鼻尖、鼻翼缺失部分形态结构支架的软骨移植物下。

对侧鼻背鼻中隔黏软骨膜铰链瓣

从鼻部缺损对侧获取的、基底在鼻背的黏软骨膜铰链瓣可转向外侧，用于修复鼻中穹窿顶部及外侧壁[3]（图 11.15）。除非要保留足够的黏膜组织来覆盖鼻中隔尾部及背部软骨，皮瓣可以包含覆盖软骨性鼻中隔的所有黏膜。与切取基于鼻中隔尾部

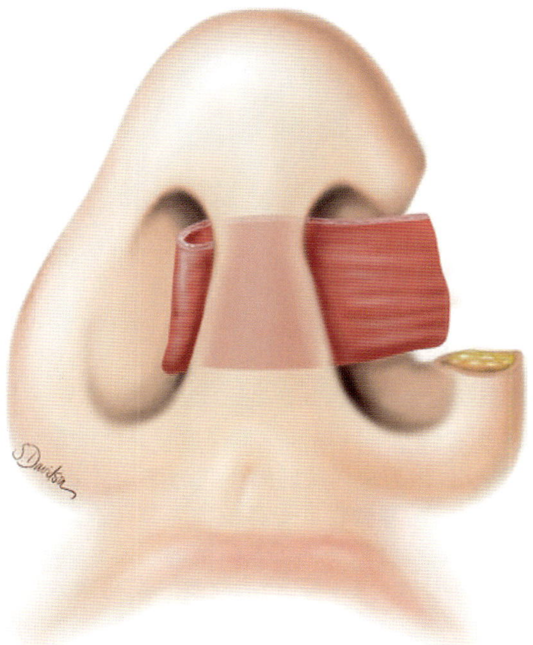

图 11.13　基底在对侧尾部的鼻中隔黏软骨膜铰链瓣，穿过鼻窗到达衬里缺损处。在上唇动脉同侧鼻中隔分支缺失时可使用该皮瓣

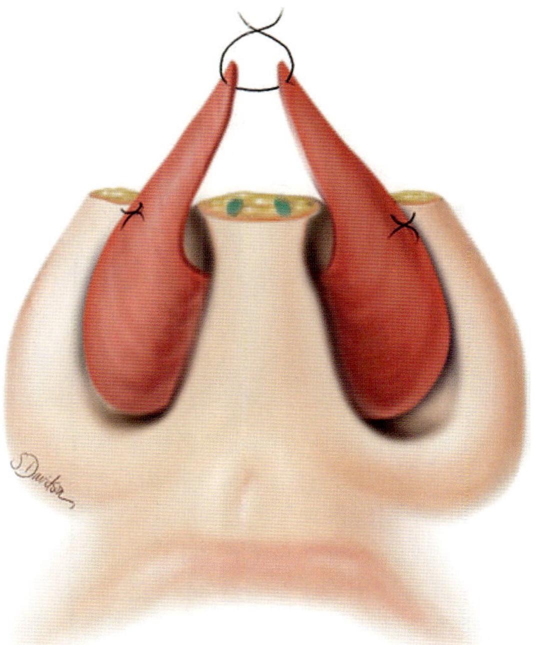

图 11.14　基底在尾部的双侧鼻中隔黏软骨膜铰链瓣。皮瓣用于为双侧鼻尖全层缺损但鼻小柱完好的患者提供衬里皮瓣

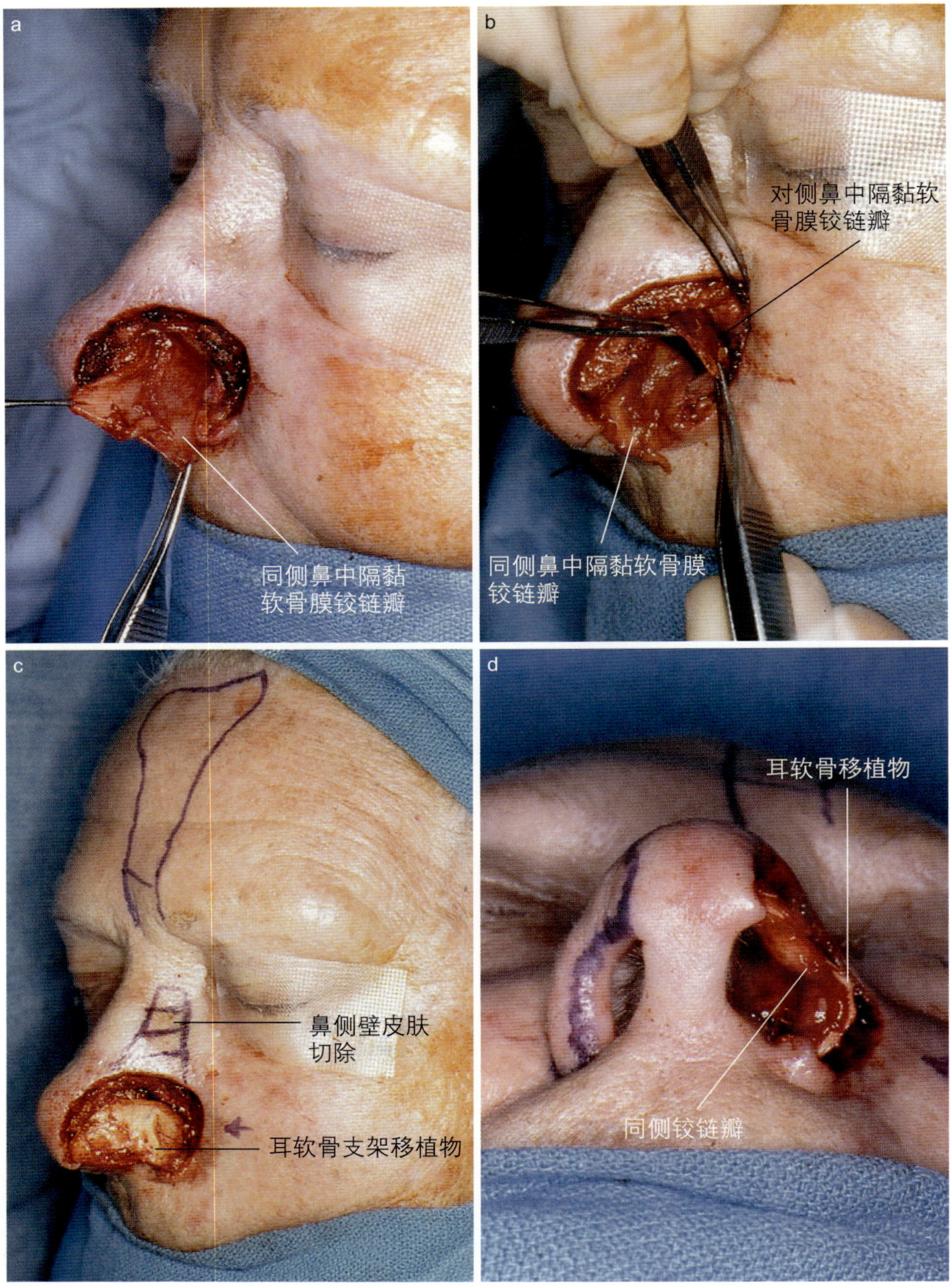

图 11.15 （a）将镊子所夹的同侧鼻中隔黏软骨膜铰链瓣翻向下侧，为鼻翼全层缺损的尾部区域及鼻侧壁尾部缺损提供衬里组织。（b）靠下的钳子所夹持为对侧背部鼻中隔黏软骨膜铰链瓣，将为缺损区域的头侧部提供衬里组织。（c）设计前额旁正中皮瓣作为外覆皮瓣。阴影区域表示计划切除的侧壁皮肤。（d）耳软骨支架移植物为鼻孔提供形态支撑。（e）前额皮瓣转移至鼻部。（f）一期手术后 3 周外观。同侧鼻中隔黏软骨膜铰链瓣充血，表面出现硬壳。随时间推移，衬里皮瓣尾部区域出现上皮化生时，充血和硬壳现象逐渐消退（参见图 11.6）。（g～l）术前及三期再造术后 5 个月外观。前额皮瓣及同侧衬里皮瓣嵌入后 2 个月行修复手术（选自 Baker[3]）

图 11.15（续）

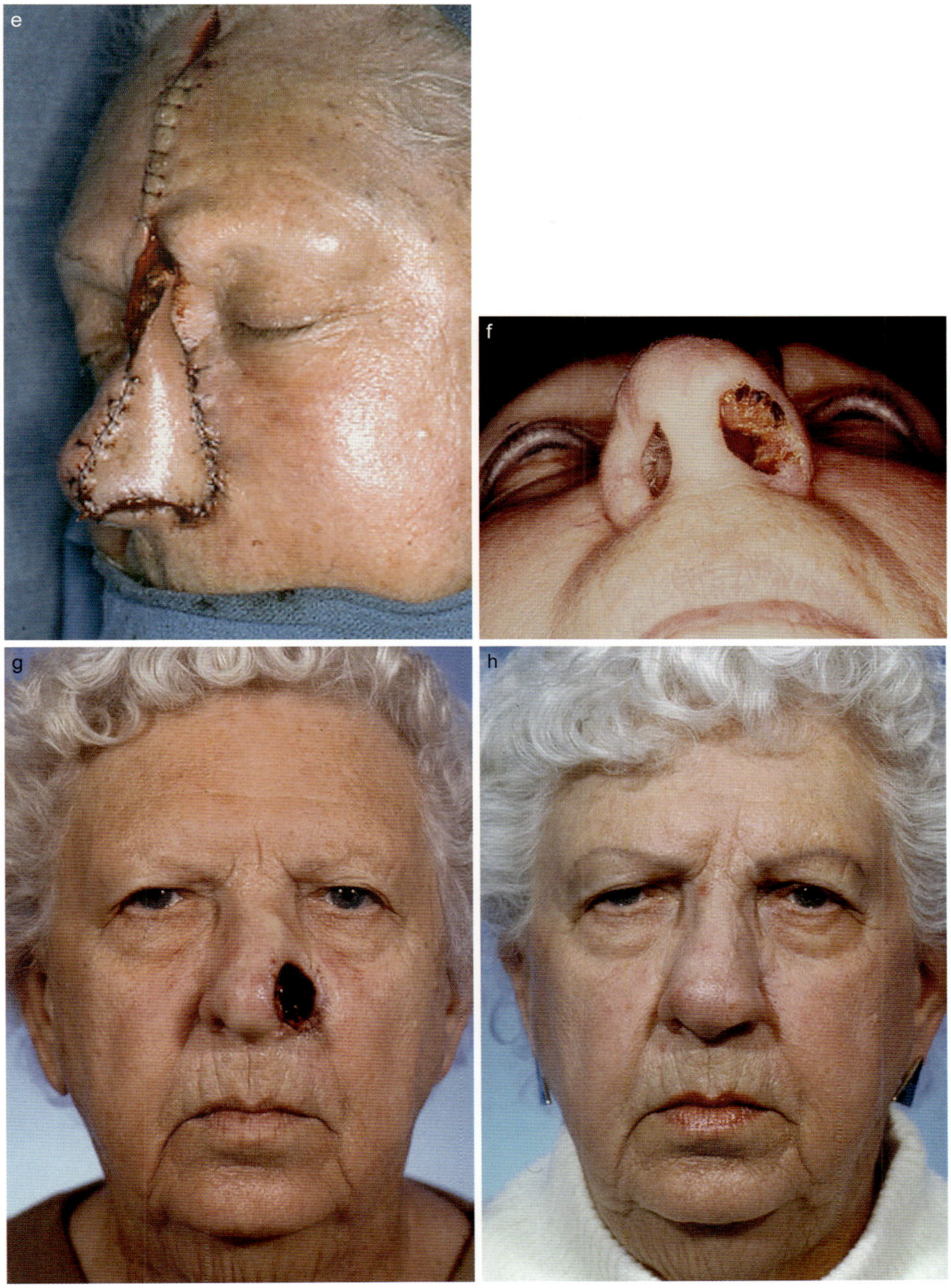

的黏软骨膜铰链瓣相似，将局部麻醉剂注入软骨膜下，使用水分离技术取出皮瓣。使用直角手术刀在前部和后部做垂直切口。切口应从鼻底部延伸至鼻中隔背部边界 1 cm 以内。切口之间应保留皮瓣所需宽度的距离。使用游离剥离子分离黏软骨膜，形成上端附着于背部、下端附着于鼻底的双蒂皮瓣。一旦黏软骨膜从鼻中隔软骨完全分离，则使用长柄手术刀将其从鼻底切断。通常取出暴露的鼻中隔软骨作为移植物，注意为鼻梁保留足够的背部支撑。然而，若对侧有黏软骨膜覆盖，裸露的鼻中隔软骨

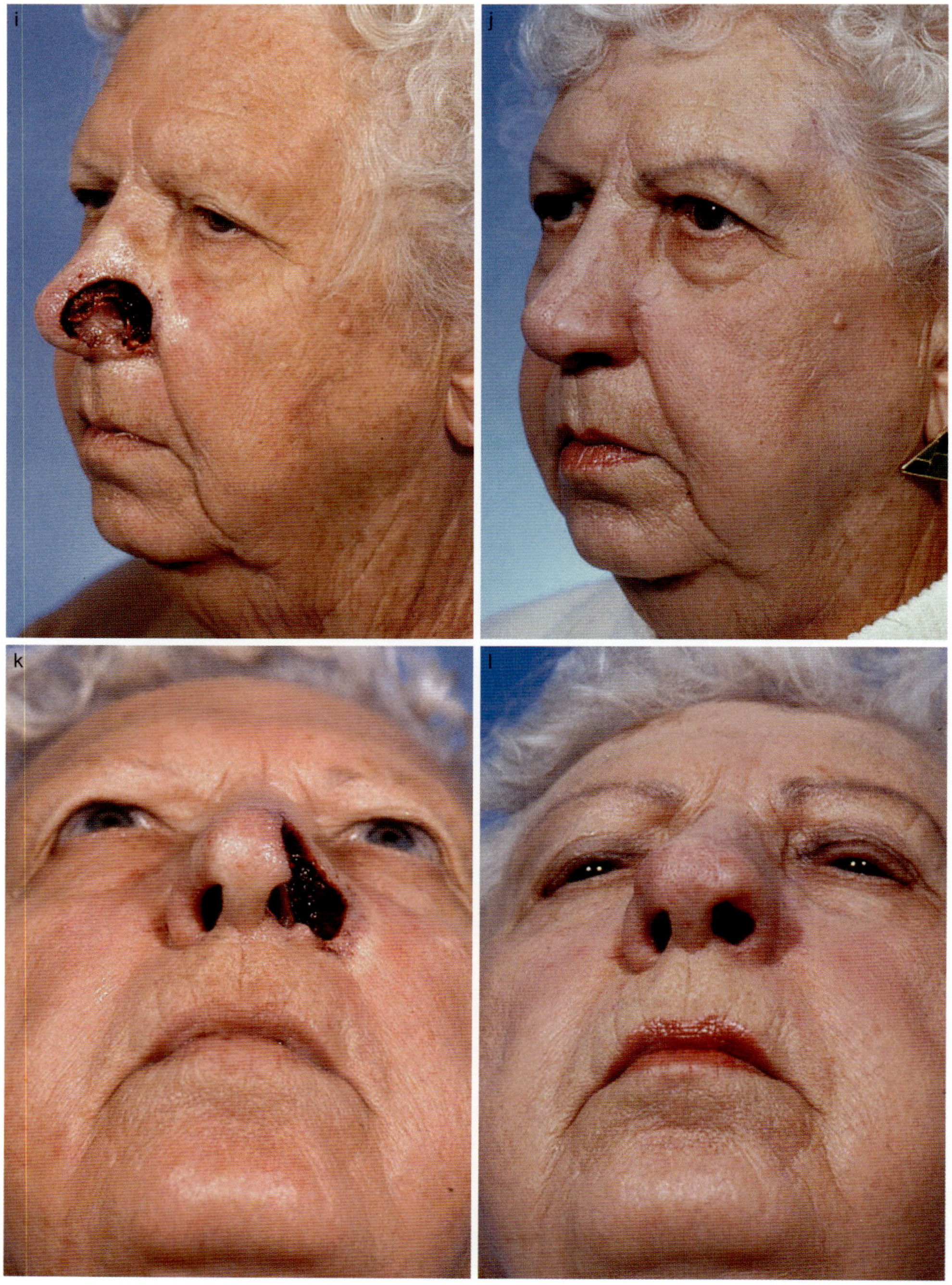

图 11.15 （续）

则可以保留。若不作处理，应在鼻中隔软骨及对侧黏软骨膜处做一直线形窗孔，该窗孔位于鼻中隔背部边界下方并与之平行，为皮瓣提供通路。皮瓣翻向外侧越过中线，朝向衬里缺损的方向，同时保持附着在对侧鼻背部。该操作将黏软骨膜下表面远离鼻道，朝向外侧。供区的黏膜边界烧灼止血，并将皮瓣与衬里缺损的边缘进行缝合。该皮瓣通常与对侧黏软骨膜瓣一起连附在鼻中隔尾部（图 11.16）。将基底在背侧的皮瓣穿过较大的鼻中隔穿孔，该穿孔是使用双侧皮瓣时一定会形成的。将皮瓣的尾侧边界缝合至同侧铰链瓣的下表面（黏膜下层）（图 11.2h）。该操作将鼻部缺损外侧部分封闭于鼻道外，为软骨支架提供持续覆盖。使用褥式缝合将皮瓣悬吊于支架之下，使黏软骨膜与作为支架的软骨移植物整个下表面紧密贴合。

通常，基底在对侧鼻背的鼻中隔黏软骨膜铰链瓣在中部鼻穹窿顶部区域的悬挂应足够高，以确保内鼻阀不会过于拥挤。如果衬里缺损仅限于鼻侧壁头段，未延伸至中部鼻穹窿顶，那么皮瓣在必要时可以跨过内鼻阀。在此种特殊情况下，在进行皮瓣转移后 3 周，应将皮瓣蒂部从对侧鼻中隔背部分离。使用长柄手术刀切断皮瓣蒂，并在局部浸润麻醉下切除多余的蒂部黏膜。

用于鼻尖及鼻小柱的鼻中隔复合软骨黏膜枢轴瓣

在鼻中部出现较大的全层缺损，累及鼻小柱或鼻背及部分鼻侧壁时，应使用鼻中隔复合软骨黏膜枢轴瓣。对于下鼻穹窿缺损，仅在出现鼻尖及紧邻鼻小柱的全层缺损时才使用复合瓣。若仅鼻尖部出现全层缺损而鼻小柱完好，基于尾部鼻中隔的双侧鼻中隔黏软骨膜瓣便足以为鼻尖及任何鼻翼缺失部分提供衬里组织。相似的，较大的（＞75%）、孤立的鼻小柱全层缺失应优先使用插入颊部皮瓣或前额旁正中皮瓣进行再造，并且不需要使用衬里皮瓣。

当鼻小柱和鼻尖都出现缺损时，鼻中隔复合软骨黏膜枢轴瓣既可以为鼻小柱支架提供必需的软骨组织，同时也为膜性鼻中隔及鼻穹窿的缺损修复提供了衬里组织（图 11.17）。皮瓣宽度应越大越好，同时要注意为软骨性鼻背提供足够的支撑。皮瓣应延展至整个软骨性鼻中隔的长度，通常包含骨性鼻中隔的一些部分。皮瓣一般为 3 cm 宽、5 cm 长。使用骨膜剥离子沿鼻棘旁的鼻前底制作双侧黏软骨膜瓣。此处切开应在紧邻鼻棘缺损前下缘处进行。切割应向上延伸至鼻嵴外侧区域直至鼻中隔软骨处。

使用 4 mm 宽的骨凿切除皮瓣旋转点处鼻嵴前部 2 cm 长的部分，同时保留鼻中隔棘的前部。使用 11 号手术刀在软骨性鼻中隔处做一全层切口，该切口应位于鼻中隔上外侧软骨上附着处下方 1 cm 处，并与之平行。切口从筛骨垂直板向前方延伸，穿过鼻中隔尾部暴露的边缘。使用相同的手术刀沿软骨性鼻中隔及鼻嵴交界面做一相似的全层切口，从犁骨向前延伸并与先前切除的鼻嵴平行。切口在鼻前棘后方应保留 1.5 cm 以确保充足的血管蒂。此血管蒂属于与鼻底前部相接、由上唇动脉中隔分支滋养的双侧黏软骨膜瓣 [2]。然后做一后部垂直切口，连接先前做的两个水平切口。若皮瓣仅延伸至骨软骨交界处，应使用直角手术刀制作切口。然而，皮瓣通常要包含骨性鼻中隔才能拥有足够的长度。在此情况下，水平切口应向后全层延伸，穿过骨性鼻中隔，使用用于鼻甲切除或骨切除的剪刀获取延伸软骨及骨移植物。穿过连接两水平切口后部的骨骼做一全层垂直切口。使用弧形骨凿轻轻在鼻中隔的两侧骨及黏膜组织内沿切口垂直线做若干小孔。使用直角手术刀或直角剪连接穿孔。应注意确保骨性鼻中隔上方的水平切口在进行垂直穿孔前已经完成，这样骨凿的力度就不会传递至筛状板。

一旦鼻中隔切口制作完成，复合瓣应基于其底部向前部、尾部方向旋转 90°，直至皮瓣下边界就位，并支撑在剩余背部鼻中隔软骨的尾端（图 11.18）[4]。有时需移除鼻中隔角后部及下部的小部分软骨，使软骨瓣能够在完好地在黏软骨膜瓣上进行旋转。在黏膜下使用 4.0 单丝缝线行 8 字永久缝合，将旋转的软骨瓣固定于背部鼻中隔软骨。软骨瓣就位后，应从复合瓣的骨和软骨远端将双侧鼻中

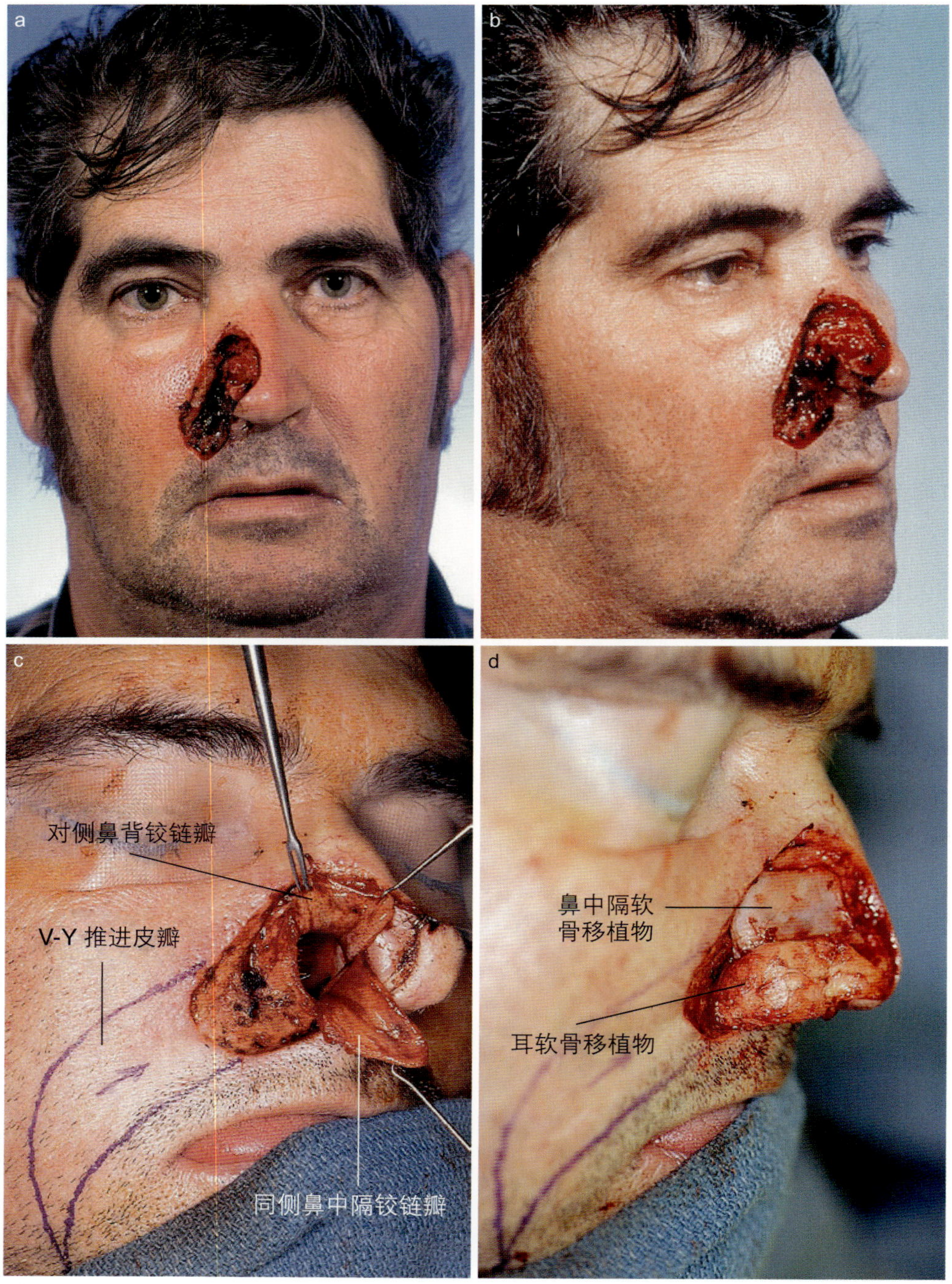

图 11.16 （a 和 b）半侧鼻尖、鼻翼、鼻侧壁尾部全层缺损。缺损延伸至颊中部。（c）将同侧鼻中隔黏软骨膜铰链瓣翻向下方。将对侧背部鼻中隔黏软骨膜铰链瓣翻向上方。两个皮瓣为鼻黏膜缺损提供衬里组织。设计一个 V-Y 带皮下组织蒂岛状颊部推进皮瓣，用于修复缺损的颊部区域。（d）鼻中隔软骨移植物替代缺失的上外侧软骨。耳软骨移植物替代缺失的鼻翼软骨外侧脚，同时作为鼻翼支架移植物。移植物相互重叠，以模拟上外侧软骨同鼻翼软骨交界的卷轴区。（e）将岛状颊部皮瓣推进至预计的翼面沟处。标记鼻侧壁美学单位的残余皮肤并切除。（f）插入前额旁正中皮瓣转移至鼻部作为外覆皮瓣。（g 和 h）三期再造术后 9 个月外观。行修复手术以重塑鼻翼沟

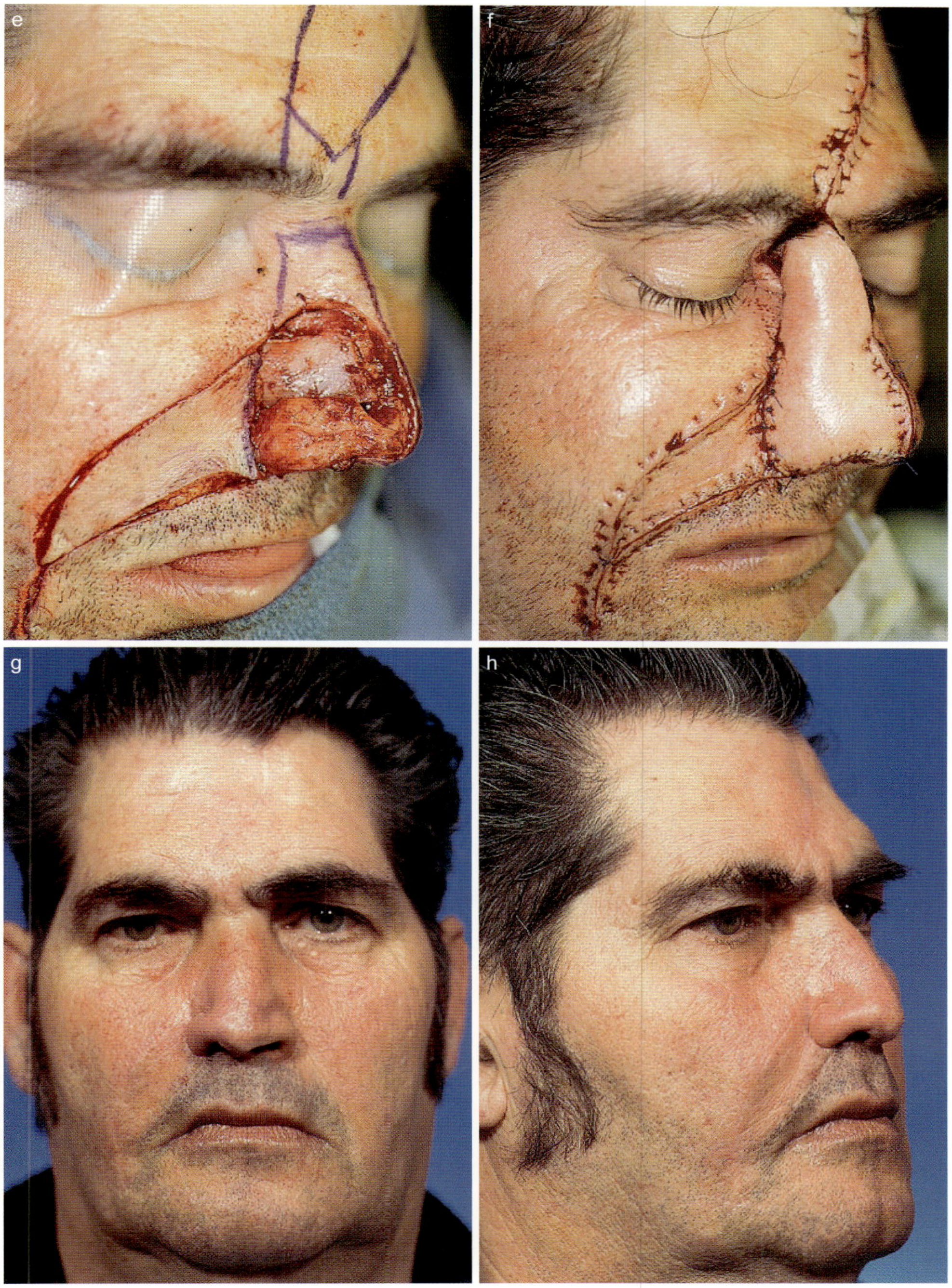

图 11.16 （续）

图 11.17 （a和b）在剖面标本中做出的鼻小柱及鼻尖全层缺损。在缺损尾部下侧区域鼻棘旁制作双侧鼻中隔黏软骨膜瓣。在中隔角后部及下部（使用咬骨钳）取出软骨以便于皮瓣的转移。保留鼻棘前部。（c和d）复合瓣向前部及尾部旋转，顶住背侧鼻中隔。（e和f）枢轴瓣的鼻中隔软骨为鼻小柱提供结构支撑。将双侧黏软骨膜瓣从远端切断并翻向外侧，为鼻尖提供衬里组织。（g和h）修剪枢轴瓣尾部及背部多余的软骨，以实现鼻部的理想形态

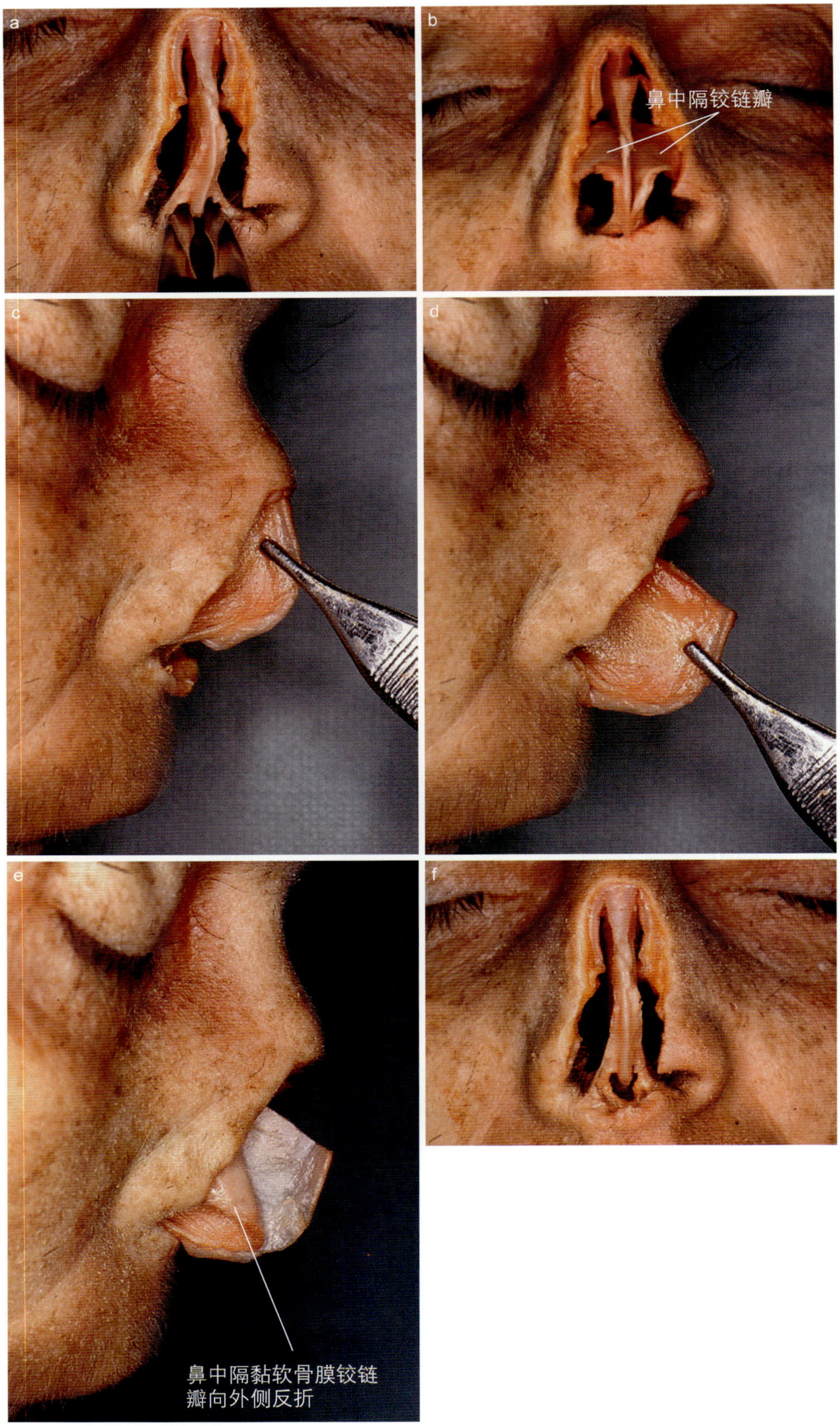

图 11.17 （续）

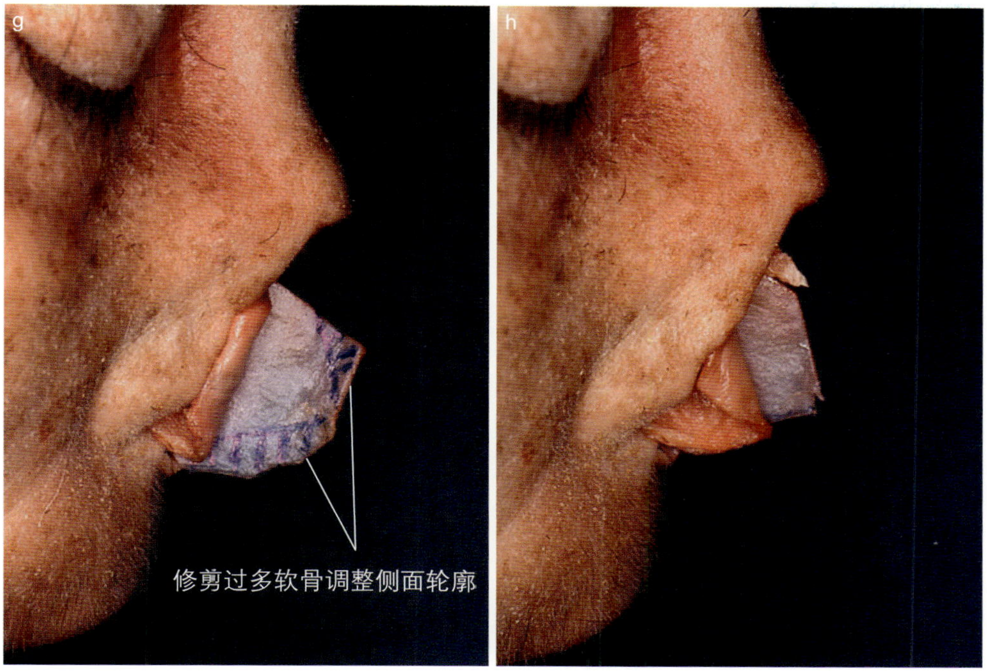

隔黏软骨膜铰链瓣切下。将皮瓣翻向外侧，为鼻穹窿提供衬里组织。裸露的软骨和超过预计鼻背中线的骨组织应进行切除，用作支架移植物。黏软骨膜瓣的头部及外侧边界应缝合至衬里缺损的边缘。使用鼻中隔及耳郭软骨制作软骨支架移植物，以替代缺失的鼻穹窿复合体及外侧脚。复合瓣中剩余的软骨作为内侧脚，帮助构建鼻小柱并为其提供支撑。该软骨同时也是鼻穹窿支架移植物的地基。将这些移植物直接缝合至复合瓣的软骨上，然后进行刮刻使其弯曲，以重现鼻穹窿隆的形貌。将黏膜骨膜瓣从复合软骨黏膜瓣上翻开，使用若干穿过支架软骨和衬里皮瓣的缝线，将皮瓣贴近上方的支架移植物。若复合瓣尾侧的部分软骨导致再造鼻小柱出现形态臃肿，则可能需要修剪该部位。

用于再造鼻背的鼻中隔复合软骨黏膜枢轴瓣

偶尔患者会出现鼻尖完好但鼻背部有全层缺损，并伴有背部软骨及鼻骨缺失的情况。在此种情况下，可使用残存的鼻中隔作为复合软骨黏膜枢轴瓣，为中、下鼻穹窿顶部提供黏膜衬里组织和结构支撑。通常，在鼻中隔前角和上外侧软骨均缺失的情况下，可使用复合瓣修复整个鼻背部缺损的衬里。该皮瓣的获取方式与用于再造鼻尖及鼻小柱全层缺损的枢轴瓣相似。不过与修复鼻尖和鼻小柱的皮瓣要旋转 90° 相比，该皮瓣仅旋转 45°，因此该操作不需要取出鼻嵴前部。沿鼻嵴在鼻内穿过背部缺损及鼻中隔做出一水平全层切口。该切口的前部位于鼻前棘后 1.5 cm 处。切口长度根据缺损的情况而定，但通常向后延伸 2 ~ 3 cm 并穿过骨性鼻中隔。该操作通常是为了确保皮瓣拥有足够的长度，以便其旋转就位时可同前额骨或遗存的鼻骨啮合。在水平鼻中隔切口后端做一垂直切口，向上延伸同因缺损暴露的骨性鼻中隔或软骨鼻中隔头部边界交汇。将皮瓣通过鼻道转移，并以蒂部为轴旋转 45°。这个时候就可能需要取下鼻中隔角后部及下部的黏膜下软骨，以便转移皮瓣。而且，进行该操

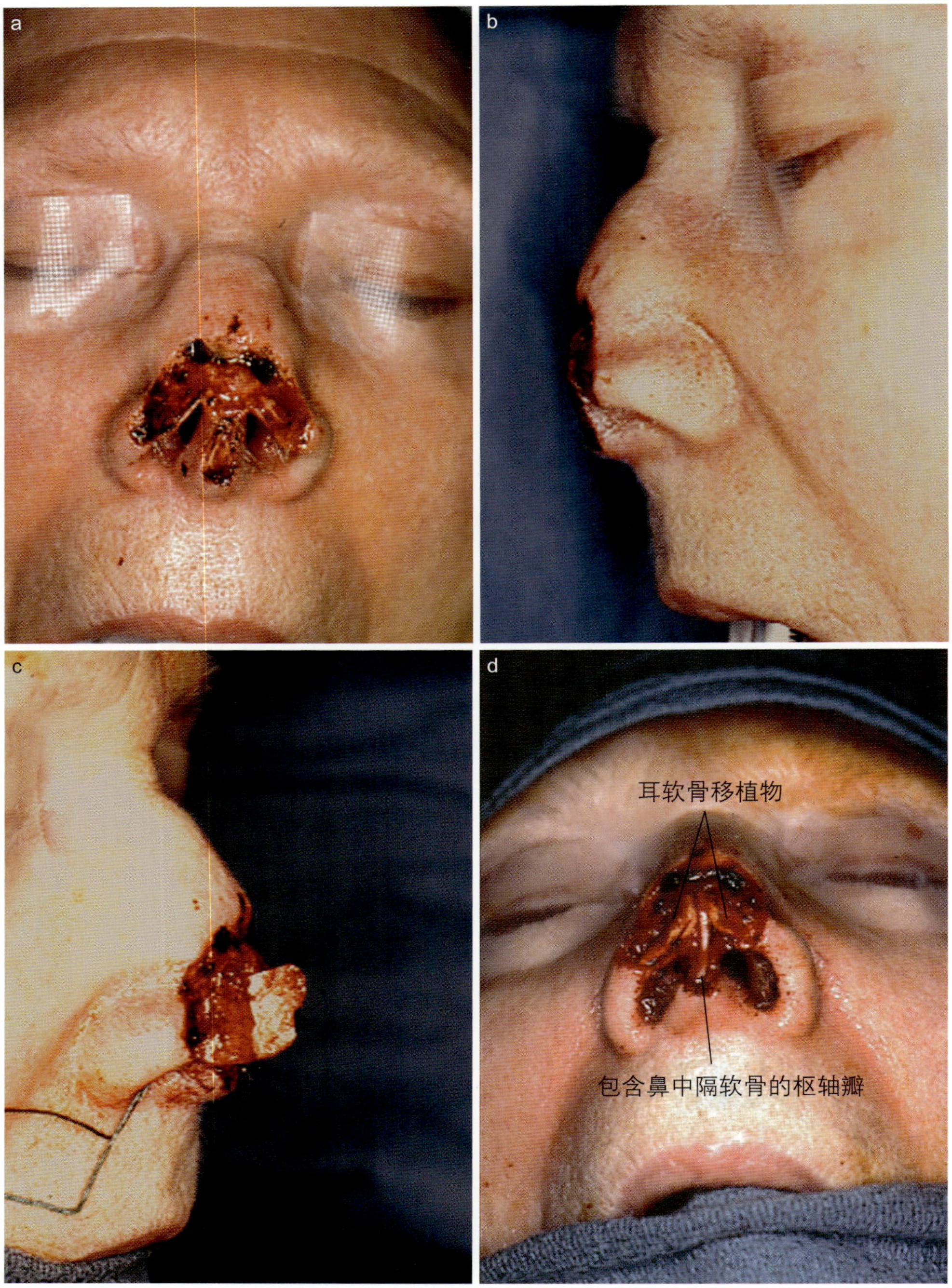

图 11.18 （a 和 b）鼻尖及鼻小柱全层缺损。鼻翼软骨的内侧脚和中间脚缺失。（c）鼻中隔复合软骨黏膜枢轴瓣转向外侧以提供结构支撑及衬里组织。从鼻中隔骨上翻开双侧鼻中隔黏膜骨膜铰链瓣，缝合至衬里缺损边界处。（d）已修剪鼻中隔骨。复合瓣的软骨替代内侧脚。耳软骨替代部分外侧脚及中间脚。衬里皮瓣缝合至上方的支架。使用插入前额旁正中皮瓣覆盖支架。（e～j）进行莫氏手术导致鼻尖及鼻小柱缺损术前和术后 1 年外观。同术前状态相比，再造鼻尖的立体感及形态更加美观（选自 Baker[4]）

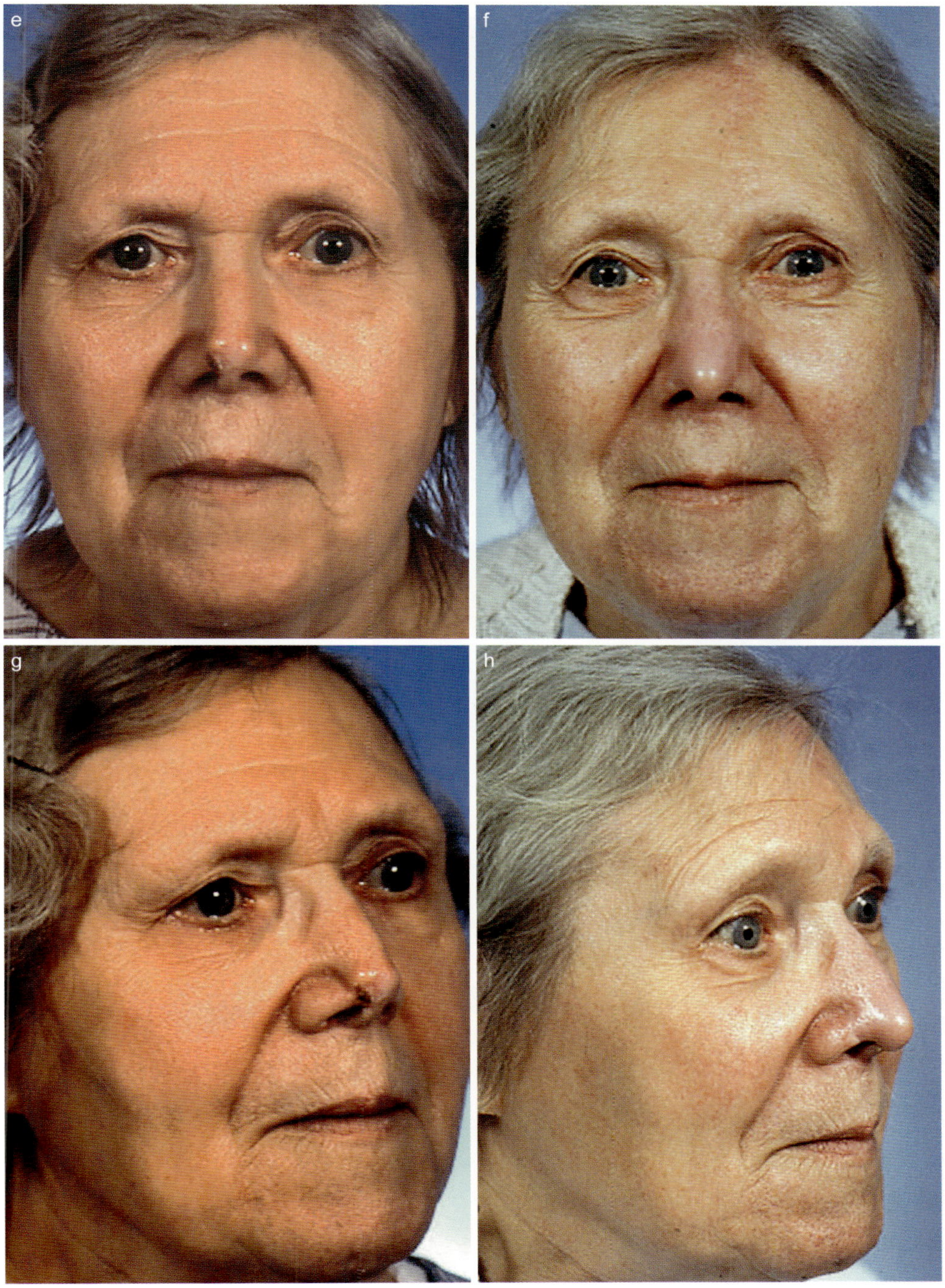

图 11.18 （续）

图 11.18 （续）

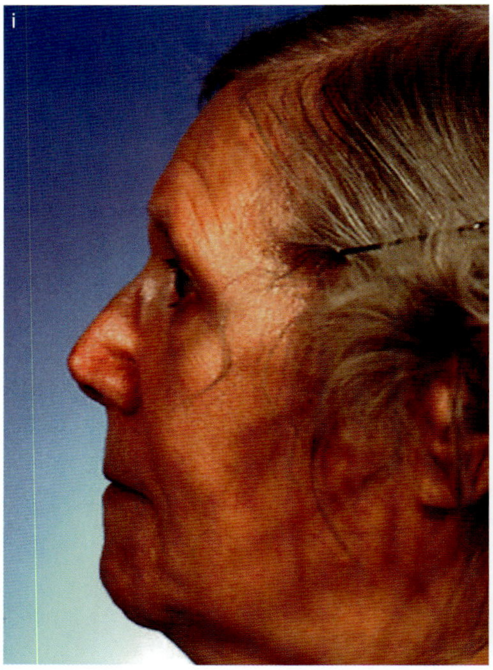

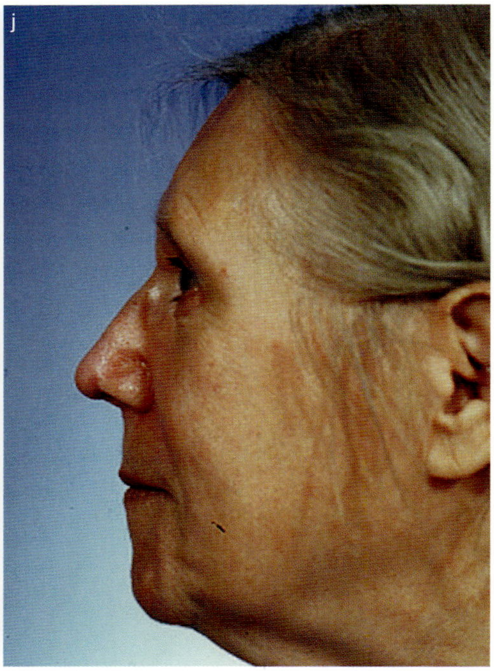

作也可以保证相邻黏软骨膜不被破坏；该组织即为皮瓣蒂部。

若整个骨性鼻背缺失，则皮瓣的后下角悬挂在鼻背或额骨。采用 8 字永久缝线穿过支持物及皮瓣上的孔洞，将皮瓣固定于支持物上。随着复合瓣旋转至鼻道外，鼻中隔角前部或后部的鼻中隔软骨可能会自尾部受到挤压，导致鼻尖下叶或鼻小柱和唇交界处发生形态扭曲。若该现象发生，应在受影响区域沿皮瓣尾缘修剪掉小部分软骨。

用于再造鼻尖及鼻小柱全层缺损或鼻背缺损的鼻中隔复合软骨黏膜瓣在使用时不应拖延。同修复鼻尖及鼻小柱缺损相比，再造中下鼻穹窿的过程通常需要较大的复合瓣。因此，若需较大黏软骨膜瓣作为鼻背及鼻侧壁衬里瓣时，应谨慎推迟复合枢轴瓣的使用。对于在患处进行过放射治疗及有吸烟习惯的患者而言，此操作十分重要。在这些情况下，枢轴瓣会在鼻道内保持伸出的状态 4～6 周（第一期手术）。第二期手术包括从伸出鼻道外的软骨及骨上翻出双侧黏软骨膜及黏膜骨膜瓣。露出的皮瓣铰连于复合瓣的下部，并向外翻转，缝合于内层缺损的边缘。悬挂于支架移植物的皮瓣由骨和软骨组织构成，缝合时应贯穿移植物及下层皮瓣。

用于再造鼻尖、鼻小柱及鼻背的鼻中隔复合软骨黏膜枢轴瓣

若有足够的鼻中隔残留，完全或近全鼻再造术或可使用鼻中隔作为衬里皮瓣。该操作需要将整个残存的鼻中隔同复合瓣结合。这些案例通常合并软骨鼻中隔尾部切除及上唇动脉鼻中隔分支缺失。在此种情况下，皮瓣应基于前鼻基底的黏骨膜，并需推迟皮瓣的使用。为鼻部制作该衬里皮瓣的过程共分三期。

第一期包括制作前文所描述的沿鼻底的下部水平切口，以及穿过黏膜及鼻中隔任一边但不穿过骨及软骨组织的垂直切口。3 周之后，在之前所作的覆盖黏膜上的切口后方做出穿过鼻中隔骨及软骨组

织的切口，此为第二期。复合瓣通过鼻道转移，并旋转 90°，为构建鼻尾部提供最大量的黏膜。若鼻背头段缺失，枢轴瓣将失去固定的支点。在此情况下，使用鼻腔填塞法来固定皮瓣。填塞物应保留 5 天。或者可使用面部骨折时使用的钛板来固定皮瓣。在额骨鼻突上使用螺丝钉固定住钛板。将钛板修剪至适宜的长度，使用 1 或 2 个螺丝钉穿过与皮瓣一同转移的骨组织，将软骨黏膜枢轴瓣的另一端固定。该皮瓣应保持从鼻道伸出状态 4 ~ 6 周，随后进行鼻衬里皮瓣的再造手术。第三期手术则基于转移的复合瓣下段制作双侧黏软骨膜瓣。将皮瓣翻向外侧，为鼻尾顶部及侧壁提供衬里组织。若皮瓣没有足够的组织来再造鼻道头部区的衬里，则使用局部返折瓣或前额旁正中皮瓣作为衬里皮瓣。前额旁正中皮瓣所覆盖的骨及软骨支架支持着翻开的黏软骨膜瓣。

鼻甲黏膜骨膜瓣

手术医生也可以使用中、下鼻甲为鼻部大小有限的黏膜缺损提供衬里组织。此类鼻甲血管网络充足，来源于蝶颚动脉的外侧降支。为下鼻甲提供主要血供的即为此动脉，血液自其下边界 1.0 ~ 1.5 cm 处进入并流经此处，形成一个血管吻合网。该动脉亦同鼻甲前部血供存在血管吻合。鼻甲前部血供来自于内眦动脉，足以保证整个鼻甲都以此为血管蒂[5-6]。Murakami 等[7] 使用下鼻甲瓣为鼻翼、鼻尖及中鼻穹窿全层缺损提供内层组织。他们亦进行了尸体解剖并发现皮瓣的平均表面积为 4.97 cm^2。下鼻甲瓣的平均长度为 2.8 cm，平均宽度为 1.7 cm。因此，该皮瓣仅能用于位于外侧、大小有限的衬里缺损。

使用相似技术获取中、下鼻甲瓣（图 11.19）。使用含 1∶100 000 浓度肾上腺素的局部麻醉剂，根据使用的鼻甲种类沿鼻甲、鼻底、中下鼻气道进行浸润麻醉。使用钝剥离子将鼻甲向中部延伸或使用手术刀柄将鼻甲下的鼻气道打开。使用 Cottle 剥离子或 2 mm 骨凿置于鼻甲下鼻气道内，并向上推，在鼻侧壁的骨性附着物上打孔。从鼻甲前端后方 1 cm 处开始沿鼻甲进行多处打孔。切割器应保持在鼻侧壁的垂直面内，以保证在不穿透鼻窦的情况下获取最多的组织。若鼻背缺损能够使手术医生直观地看到鼻甲区域，则该结构或可以从上方通过更简单的方式使用骨凿或成角鼻甲切除剪获取。使用 Takahaski 钳将所获取的前部带蒂鼻甲的后段向鼻部缺损处旋转。将下层鼻甲骨上的黏膜骨膜切下并打开。使用加长的绝缘电烧灼器小心烧灼供区的整个黏膜边缘。该步骤可在鼻窦内镜下进行。谨慎起见，亦可轻轻填塞鼻部 2 或 3 天。将皮瓣转移至受区并缝合就位。若衬里缺损位于鼻尖，皮瓣蒂部则需跨越鼻道，并阻塞部分气道。此类情况下，应在 3 周后使用局部麻醉，将蒂部从皮瓣上分离。

若需行完全或近全鼻再造，可联合使用中、下鼻甲，以及鼻中隔复合软骨黏膜枢轴瓣辅助修复鼻部衬里。若手术医生决定延迟枢轴瓣的使用，双侧鼻甲瓣也需推迟使用。推迟的同时，要做出切口取下鼻甲处的骨性附着，将鼻甲保留原位，以前方的黏膜附着为蒂。2 ~ 3 周后，将皮瓣转移至受区，并移除鼻甲骨。应当在皮瓣转移后进行骨组织取出，因为黏膜的收缩会减小皮瓣的表面积。下鼻甲瓣通常足以为鼻翼及鼻尖外侧提供衬里组织。但皮瓣的长度通常无法为鼻尖近中部区域提供足够的衬里组织。而中鼻甲具有足够的黏膜组织再造中鼻穹窿顶部或鼻侧壁头段的小型（1.5 cm × 2.0 cm）衬里缺损。

术后鼻部护理

患者感到需要擤鼻子时可能会打喷嚏，但应告知患者进行鼻衬里皮瓣移植后 1 周内尽量不要擤

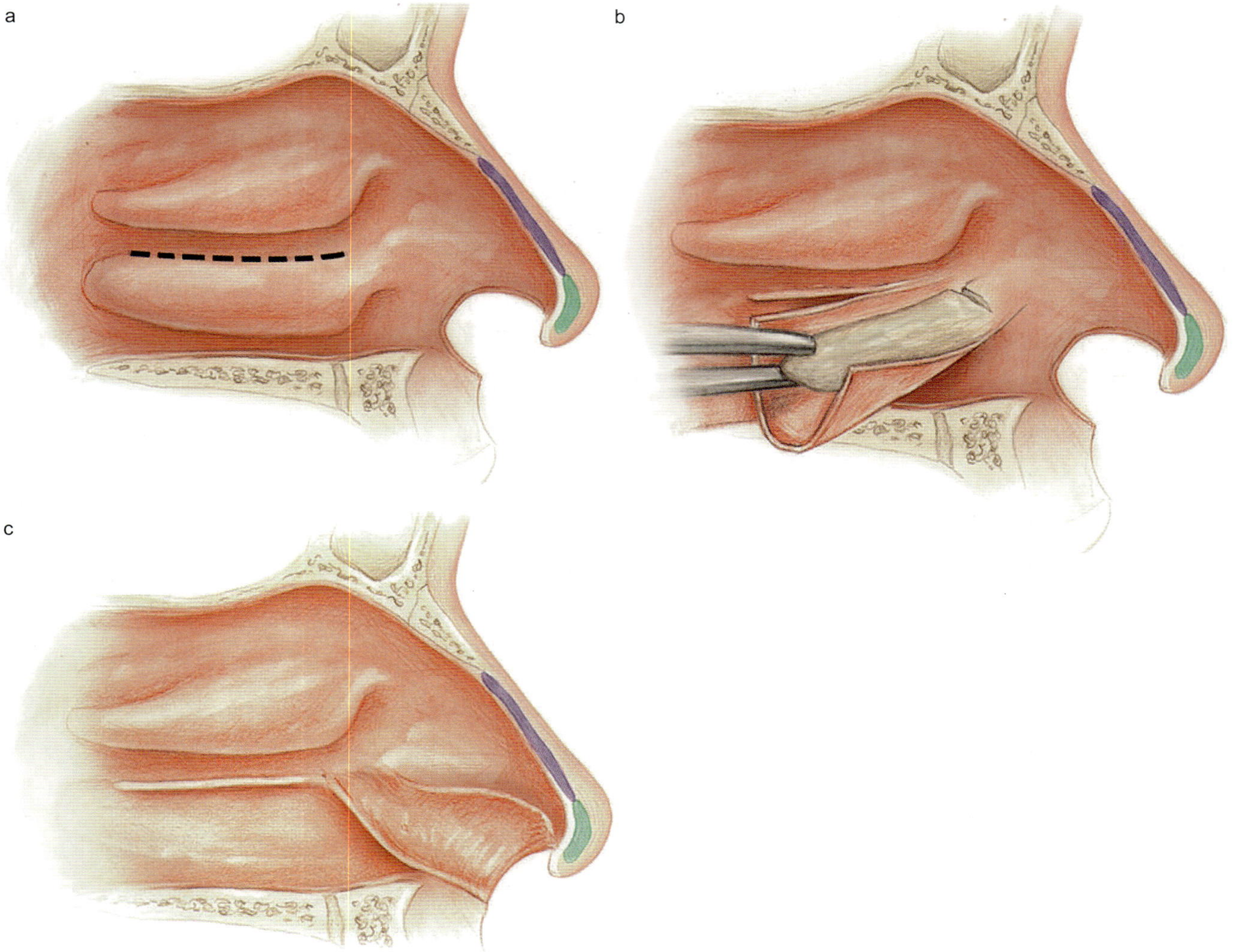

图 11.19 （a）从鼻侧壁（虚线）的骨性附着处取下下鼻甲。（b）从下层鼻甲骨处切开黏软骨膜并打开，取出骨组织。（c）前部带蒂的下鼻甲黏膜骨膜瓣通常足以为整个鼻翼提供衬里组织

鼻子。同理，应建议患者在接受任何涉及鼻道的手术，包括皮瓣离断在内后 1 周，也应避免进行剧烈体力活动。应告知患者在所有鼻再造手术完成至少 1 个月后才能游泳。

所有鼻中隔及鼻甲黏膜骨膜及黏软骨膜瓣都会留下鼻内创面。所有用于修复鼻部衬里缺损的鼻中隔复合软骨黏膜枢轴瓣以及许多鼻中隔黏软骨膜铰链瓣都会导致鼻中隔穿孔。出现的创面最终会愈合，但在愈合完全结束前，均会出现结痂。除接受鼻道放疗的患者外，作者至今尚未发现在进行本书中介绍的鼻内皮瓣操作后出现萎缩性鼻炎或臭鼻症的案例。对于进行鼻中隔穿孔的患者，结痂也并非长期后遗症。这可能是源于各种鼻内皮瓣造成的穿孔非常大，因此受到鼻气道气流干燥影响的鼻中隔表面较少。可在愈合期保持鼻部卫生以尽量减少结痂和不适影响。手术医生应当在术后最初几周内定期为患者清除鼻部结痂以减轻鼻塞症状。此外，应建议患者在切断鼻内皮瓣后的第 1 周内，白天至少每小时使用 1 次盐水鼻喷雾或滴剂。此后，应每日使用 5 次盐水喷雾直至完全愈合。盐水可以湿润鼻

腔，尤其在冬季环境干燥时更为必要。盐水亦可帮助冲洗鼻腔内的结痂及细菌，因此有助于维护鼻内的天然黏膜纤毛机制。患者可在大多数药品零售店柜台买到此类盐水鼻喷雾。部分喷雾含有防腐剂，可能会导致轻微刺痛。绝大多数患者能够快速适应此类药剂，并且会发现盐水对缓和鼻部症状有显著作用。若修复过程仅使用了单侧黏软骨膜瓣，相应的鼻孔可能需要在断蒂及皮瓣嵌入后 1 周内用涂抹凡士林软膏的棉花或牙科棉卷填塞。填塞物应每日更换 3 次，并为鼻道进行加湿，促进裸露的骨及软骨组织的再上皮化。患者出现持续性鼻部痂块的情况较少见，此情况应建议患者每日使用含甘油的盐水喷剂 4 次，同时每日使用盐水对鼻部进行 1 或 2 次灌洗。

鼻中隔黏软骨膜瓣断蒂后的最初几周内，患者应使用盐水冲洗皮瓣处的鼻道，每日 3 次（表 11.1）。除推荐的鼻部喷雾外，亦可辅以此法。球状清洗器通常用于清洁婴儿的鼻腔，可作为该溶液的容器。亦可使用牙科清洗器代替球状清洗器。每日清洁鼻腔 2～3 次需要 235～475 ml 溶液。在冲洗时，弯腰立于水池旁可将流入喉部的溶液量控制到最小。加以适宜强度的压力可以使鼻后部的痂块脱落，促进其从口部或鼻部排出。鼻部冲洗通常不会引起显著不适。每日应准备新鲜的冲洗液，使用 1/4 茶匙的清洁盐溶解于 235 ml 温自来水中。亦可加入少量（1/8 茶匙）碳酸氢钠减轻盐水产生的烧灼感。

术后偶尔可使用鼻部类固醇喷雾以治疗鼻再造产生的一般性水肿。局部使用极少量类固醇喷雾带来的系统性副作用极少。偶尔出现的唯一副作用为鼻部干燥、结痂及鼻出血。然而，若以上问题持续存在，患者应停止使用鼻部类固醇喷雾。患有全年过敏、鼻息肉或鼻腔炎症的患者可长期使用鼻腔类固醇喷雾。应尽量每 3～4 个月停用 1 个月鼻部类固醇喷雾，使干燥或结痂现象消退。停用的时间间隔应选择过敏症状最为轻微的一月。在该时期内可使用抗组胺药。由于鼻部类固醇喷雾并非立刻起效，应于患者过敏季节前 1～2 周开始给药。规律使用以确保足够有效的组织浓度。部分患者可降低起始给药浓度，同时能够有效控制症状。使用鼻部类固醇喷雾的方法十分重要。喷剂应远离鼻中隔，朝向鼻侧壁。若喷剂主要用于鼻中隔，则可能会导致干燥及结痂的出现。

在使用黏软骨膜瓣作衬里瓣的鼻再造术后 3～5 天内，偶尔可使用羟甲唑啉、去氧肾上腺素等减轻鼻部充血的喷雾。此类非处方药具有血管收缩的特性，具有缓解黏膜充血、打开对侧鼻道的功能。也可以在局部使用此类喷剂以控制鼻腔内创面的术后出血。由于会很快出现反弹性充血和依赖性，故此类喷剂的使用一定要有所限制。术后的最初 3～5 天，应告知患者每日仅在睡前使用 1 次。

表 11.1 高渗盐水溶液进行鼻部冲洗的操作指南

准备溶液
1. 仔细清洗1夸脱玻璃瓶，倒入瓶装水，无须将水煮沸。
2. 加入2～3茶匙清洁盐。请勿使用食盐，因为其含有添加剂，可能刺激鼻部衬里皮瓣。
3. 加入约1茶匙小苏打（纯碳酸氢盐）。
4. 将溶液于室温保存，每次使用前摇匀或搅匀。
5. 每周重新制作溶液。
使用方法
1. 将部分溶液倒入清洁碗内。将溶液升温至体温可提高使用舒适度。
2. 从碗中取出溶液装入注射器或球状清洗器。为避免污染，请勿将球部或注射器放入装有溶液的容器内。
3. 站立于水池或淋浴旁，将溶液喷入每侧鼻孔数次。
4. 每日冲洗鼻道2～3次，术后第1周每日最多进行8次。

参考文献

1. Fader DF, Baker SR, Johnson TM. The staged cheek-to-nose interpolated flap for reconstruction of the nasal alar rim/lobule. J Am Acad Dermatol. 1997; 37:614.
2. Burget GC, Menick FJ. The marriage of beauty and blood supply. Plast Reconstr Surg. 1989; 84:189.
3. Baker SR. Nasal lining flaps in contemporary reconstructive rhinoplasty. Facial Plast Surg. 1998; 14:1.
4. Baker SR. Reconstruction of facial defects. In: Krause CJ, ed. Otolaryngology Head and Neck Surgery. 3rd ed. Philadelphia: Mosby; 1998:527.
5. Burnham HH. An anatomical investigation of blood vessels of the lateral nasal wall and their relationship to turbinates and sinuses. J Laryngol Otol. 1935; 50:569.
6. Padgham N, Vaughan-Jones R. Cadaver studies of the anatomy of arterial supply to the inferior turbinates. Trans Soc Med. 1991; 84:728.
7. Murakami CS, Kriet D, Ierokomos AP. Nasal reconstruction using the inferior turbinate mucosal flap. Arch Facial Plast Surg. 1999; 1:97.
8. Baker SR, Swanson NA, eds. Local Flaps in Facial Reconstruction. St. Louis, MO: Mosby-Yearbook; 1995:339, Chapter 17 (editors' comments).
9. Baker SR. Reconstruction of the nose. In: Baker SR, ed. Local Flaps in Facial Reconstruction. 2nd ed. St. Louis: Elsevier; 2007. Chapter 18, Fig. 39.
10. Baker SR. Essentials of nasal reconstruction. In: Wackym PA, Snow JB, eds. Ballenger's Otorhinolaryngology-Head and Neck Surgery. 17th ed. London: BC Decker; 2009. Chapter 54, Fig. 13.

颊部皮下组织蒂铰链皮瓣　第 12 章

Shan R.Baker

鼻面沟是鼻侧壁美学区域与面颊内侧的重要解剖界线。鼻面沟下方与翼面沟相连续，翼面沟是鼻翼、面颊与上唇之间的界线。跨越这些界线的鼻翼或鼻侧壁皮肤缺损最好分别用不同的皮瓣修复。在大多数情况下，颊部和唇部缺损用各自所在面部美学区域内的推进皮瓣修复。鼻部缺损用单独的皮瓣或移植物修复，最终使瘢痕留在鼻面沟和(或)翼面沟中。

累及鼻翼和鼻侧壁的鼻侧方缺损可用多种手术方式进行修复。如果鼻翼缺损延伸到颊部，颊部的缺损部分通常采用颊部推进皮瓣进行修复，而鼻翼部分的缺损通常采用插入颊部皮瓣进行修复。插入颊部皮瓣需要在内侧面颊部深层组织缺失未影响皮瓣上方血供的前提下使用。同样，累及内侧面颊部的大面积鼻侧壁缺损也推荐用颊部推进皮瓣修复颊部缺损部分，并用前额旁正中皮瓣覆盖鼻侧壁缺损。鼻侧方缺损不采用颊部转移皮瓣进行修复，因为这样的皮瓣会去除上方鼻唇沟的皮肤和软组织，这会使鼻唇沟变平，从而导致正面观上双侧颊部明显的不对称。此外，人们曾经将颊部转移皮瓣跨越翼面沟和(或)鼻面沟用于修复鼻部缺损，这会不可避免地破坏颊部、唇部和鼻部之间美学连接的凹形轮廓。其结果是常常需要进行额外的形态修整手术，且很难达到双侧完全对称。

尽管颊部和额部插入皮瓣是鼻侧方大面积皮肤缺损优选的修复皮瓣，但在某些情况下，患者仍希望采取一期、简单的手术方式，虽然其最终美学效果可能不如优选手术方式。在这种情况下，如果存在颊部缺损，这部分缺损很容易用推进皮瓣进行修复，而鼻部缺损修复则要困难得多。如果鼻部缺损较为表浅，可使用全厚皮片修复，而美学效果很可能会受影响。但单独使用全厚皮片修复较深的鼻侧方缺损，会导致明显轮廓变形。对于较深的鼻翼缺损，皮片不能提供结构支撑，会导致外鼻阀的凹陷，阻塞气道。

对于鼻侧方深层缺损面积较小，不希望使用颊部和额部插入皮瓣的患者，还有另一种方式。可用面颊皮下组织蒂铰链皮瓣填充鼻部缺损的深层，再用全厚皮片覆盖表面创面[1]。此皮瓣还能为鼻翼支架移植物提供营养。这种手术方式通常只用于修复紧邻或累及鼻面沟或翼面沟的非全层鼻翼或鼻侧壁缺损。该手术方式的优势是通过一期手术进行修复，而不影响鼻唇沟。该方式不需要使用颊部或额部插入皮瓣，能够重建自然的鼻部轮廓，其美学效果常可与使用颊部或额部插入皮瓣相当。如果鼻部缺陷累及颊部，颊部缺损可用颊部推进皮瓣进行修复，将颊部皮肤推进到颊 - 鼻连接处。将瘢痕置于颊部和鼻部的美学交界处，同时重建颊部和鼻部之间的沟状结构。因此，可将涉及 2～3 个美学区域的相对复杂的面中部缺损，分解为较小的部分，每个部分用一期手术修复。

颊部皮下组织铰链皮瓣以翼面沟和(或)鼻面沟深方软组织为蒂，通常与全厚皮片一起应用来修复鼻部缺损。铰链皮瓣提供软组织填充缺损深层，而皮片则为缺损提供外覆盖。可用于修复小到中等(1～2 cm)的累及鼻翼和(或)尾侧鼻侧壁的鼻侧方缺损。该方法最适合用于修复衬里完整的、邻近或延伸到颊部的鼻翼基底或尾侧鼻侧壁深层软组织缺损（图 12.1）。如果缺损累及鼻翼，可在铰链皮瓣深方放置耳软骨移植物作为鼻翼基底结构支撑（图 12.2）。

虽然颊部皮下组织铰链皮瓣联合全厚皮片移植在修复鼻侧方皮肤及软组织缺损时很有效，但其应用也受到一定的限制，因为其并不总是能达到最好的美学效果。此修复方法的适应证如下：

1. 鼻翼处 ≤ 1.5 cm 的衬里完整的深层侧方软组织缺损。
2. 暴露支架结构且软骨膜或骨膜缺失的鼻侧壁深层软组织缺损。
3. 翼面沟或鼻面沟深层软组织缺损伴有限的鼻翼

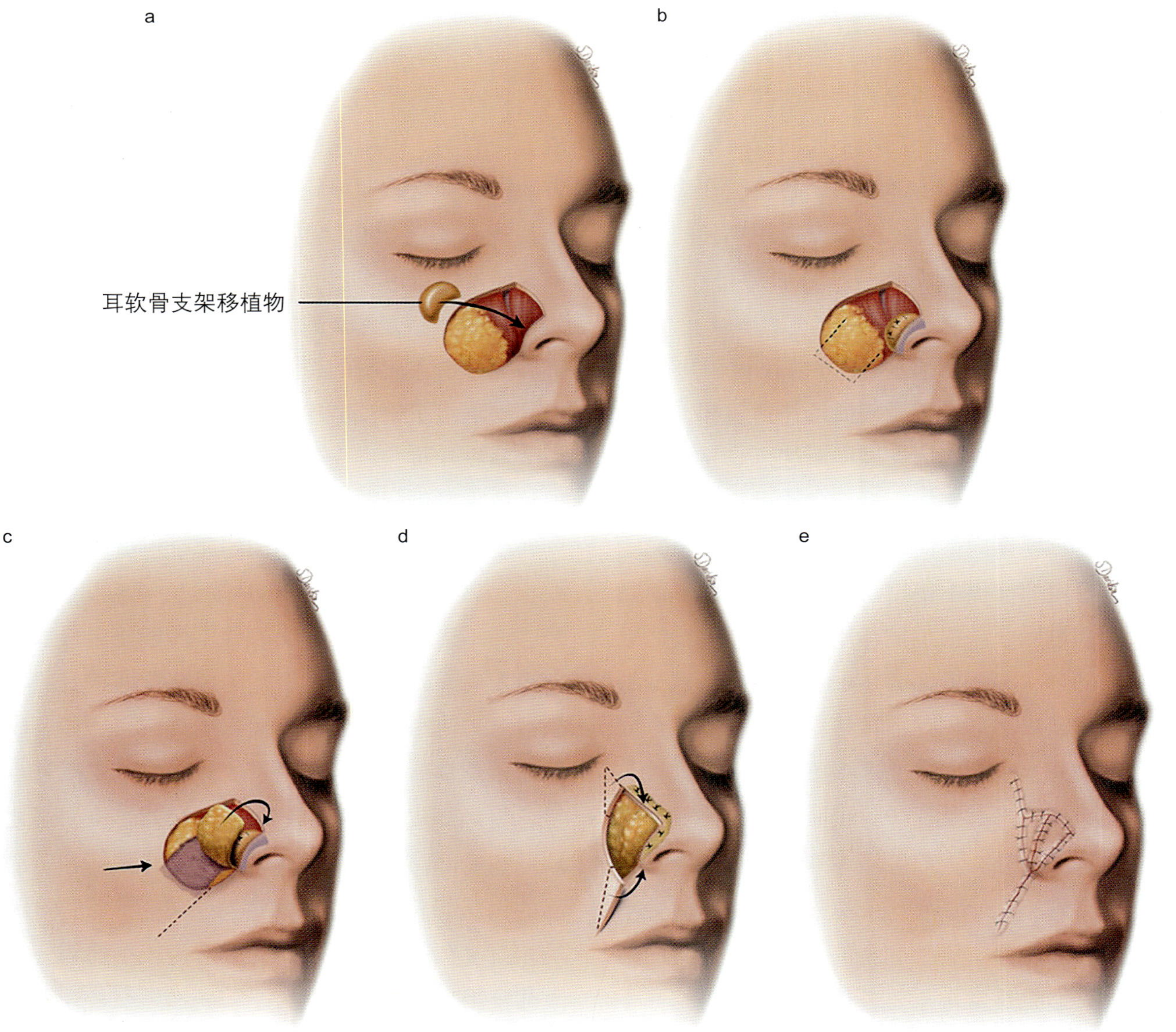

图 12.1 （a）鼻翼侧方及鼻侧壁皮肤软组织缺损，延伸至内侧颊部。耳软骨支架移植物沿鼻孔缘放置。（b）虚线表示获取颊部皮下组织铰链皮瓣的切口。皮瓣的蒂部位于翼面沟和鼻面沟深方。褥式缝合将耳软骨移植物与前庭皮肤。软骨移植物起支撑作用，避免鼻孔缘向头侧移位。（c）折叶瓣向内侧翻折，覆盖软骨移植物，填充软组织空隙。鼻唇沟处的虚线表示颊部推进皮瓣向内侧移动需要做的切口，推进至鼻面沟水平。（d）铰链皮瓣边缘在缺损周围皮肤缘深方折叠。颊部推进皮瓣修复面颊内侧缺损。皮瓣在鼻 - 颊连接处缝合固定。切除鼻唇沟和鼻面沟处多余的皮肤。（e）多余的皮肤可作为全厚皮片覆盖暴露的铰链皮瓣

或鼻侧壁皮肤缺损（图 12.3）。此类缺损主要是软组织体积缺损问题，即只需要小面积的皮肤覆盖，但却需要较多的软组织填充以重建自然的外观。

4. 不愿意进行多期手术或不能接受颊部或额部插入皮瓣供区瘢痕的患者。

鼻翼侧方缺损

制备一个鼻翼缺损形状模板，以翼面沟作为模板的外侧缘。如果鼻翼缺损呈圆形，应将其修剪成具有直角的形状以避免地窖门畸形。将模板置于颊部缺损处暴露的皮下组织表面。应注意模板的摆放方向，使代表鼻翼基底的部分位于面颊和鼻部的交界处。模板能够帮助术者估计需要填充软组织的表面积。模板在各个方向上应超过缺损 2 ~ 3 mm，确保皮瓣面积足够使皮瓣边缘可折入缺损周围皮肤深面。皮瓣面积过大再进行修剪要优于拉伸皮瓣使其达到缺损边缘。如果鼻部缺损未延伸到翼面沟，应将留有的鼻侧方和相邻的面颊内侧皮肤在皮下层充分剥离，使模板能够置于皮下以设计铰链皮瓣（图 12.4）。在这个病例中，可在鼻翼沟做一个小切口，

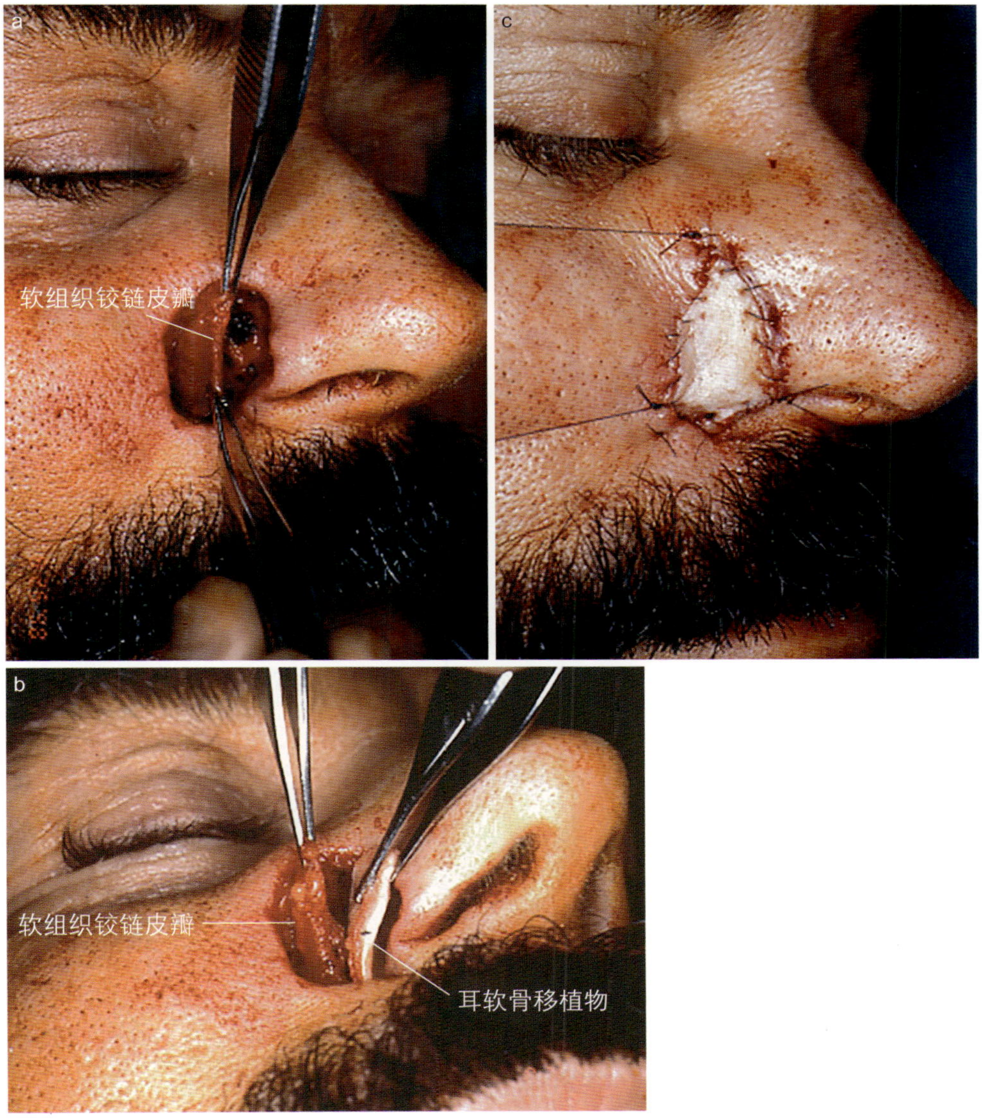

图 12.2 （a）鼻翼侧方、尾侧鼻侧壁及内侧颊部皮肤和软组织缺损。剥离颊部皮下组织铰链皮瓣并用镊子夹着。（b）耳软骨移植物置入鼻翼基底，并用铰链皮瓣覆盖。（c）全厚皮片覆盖铰链皮瓣。（d ~ i）术前及术后 4 个月。再造术后 6 周进行了皮片磨皮

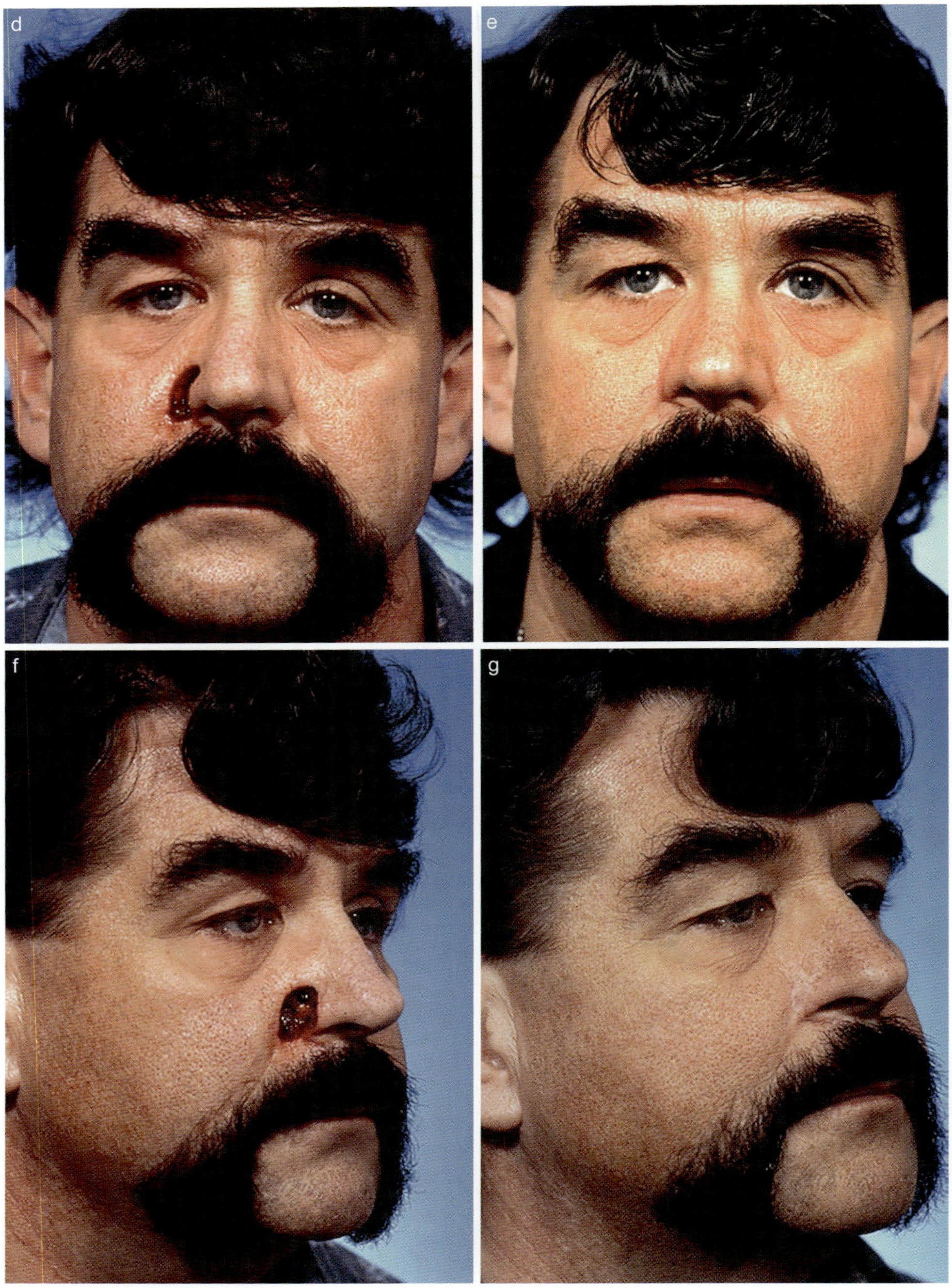

图 12.2 （续）

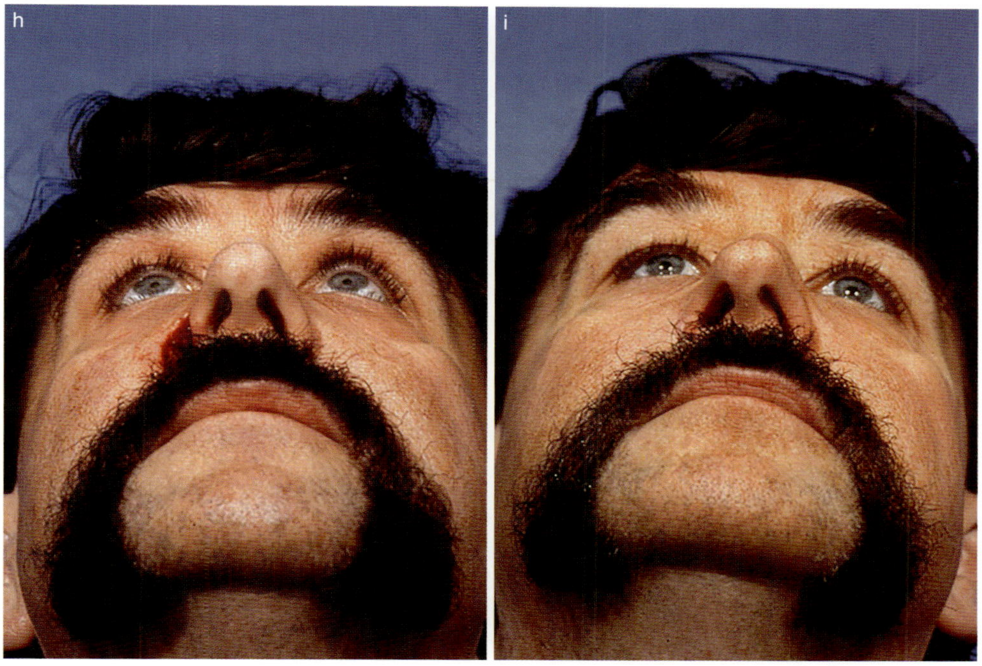

图 12.2 （续）

以便于暴露术野。在皮下组织层与深层组织充分剥离颊部皮肤，以便于术者从颊部朝向鼻子的方向分离切取铰链皮瓣。铰链皮瓣蒂部的宽度应等于鼻翼缺损的垂直高度。

切开并将软组织皮瓣从外向内提起。此皮瓣主要包含脂肪组织，有时会带有一些肌肉组织，这取决于鼻翼缺损处需要填充的软组织量。如果在翼面沟区域存在软组织缺损，则需要更多的软组织填充量。皮片和软骨移植物的厚度也要考虑在修复的总厚度中。通常，用于修复鼻翼的铰链皮瓣厚度为 3～4 mm。铰链皮瓣用刀片或剪刀剥开，其蒂部位于翼面沟。蒂部应保持足够的厚度以保证血供。蒂部的厚度通常为 4～6 mm，取决于总体组织的量和血供情况。由厚组织瓣修整到适合程度优于一开始组织瓣就取得过薄。

鼻翼缺损处边缘清创并修剪成直角。其周围的鼻部皮肤在筋膜下层充分剥离。修剪耳软骨鼻翼移植物，放置于鼻孔缘尾侧边（图 12.5）。软骨移植物应超过鼻翼基底，至皮肤缺损最前缘前方 0.5 cm。5.0 PDO 线垂直褥式缝合固定支架移植物和其深层前庭皮肤。

充分止血后，沿折叶方向将铰链皮瓣翻起转移至鼻部缺损处，像翻书页一样。如果缺损未累及翼面沟，则铰链皮瓣在颊部皮肤深层翻转，转移至鼻部缺损处。铰链皮瓣置于软骨移植物表面，其边缘在缺损周围鼻部皮肤深层折叠（图 12.5）。折叠的边缘部分用 5.0 PDO 线垂直褥式缝合固定，缝线从鼻部皮肤穿入，经过铰链皮瓣边缘再返回，经鼻部皮肤穿出。在缺损边缘的鼻部皮肤表面轻轻打结。这种固定方式不需要再在铰链皮瓣和鼻翼深层组织间进行褥式缝合。褥式缝合可能会影响铰链皮瓣的血运及其表面皮片成功再血管化。这种固定方式也便于缺损边缘皮片缝合。将全厚皮片修剪至真皮层，置于铰链皮瓣表面覆盖缺损。皮片用 5.0 快速可吸收平滑肠线连续缝合于缺损边缘皮肤。将一块抗生素软膏纱布置于皮片表面，用 5.0 聚丙烯线加压包扎缝合。纱布 3～5 天拆除。

如果鼻翼缺损累及翼面沟，在铰链皮瓣解剖翻转至缺损处后，颊部皮肤向内侧推进至翼面沟水平。推进的颊部皮肤用 4.0 PDO 线缝合至梨状孔骨

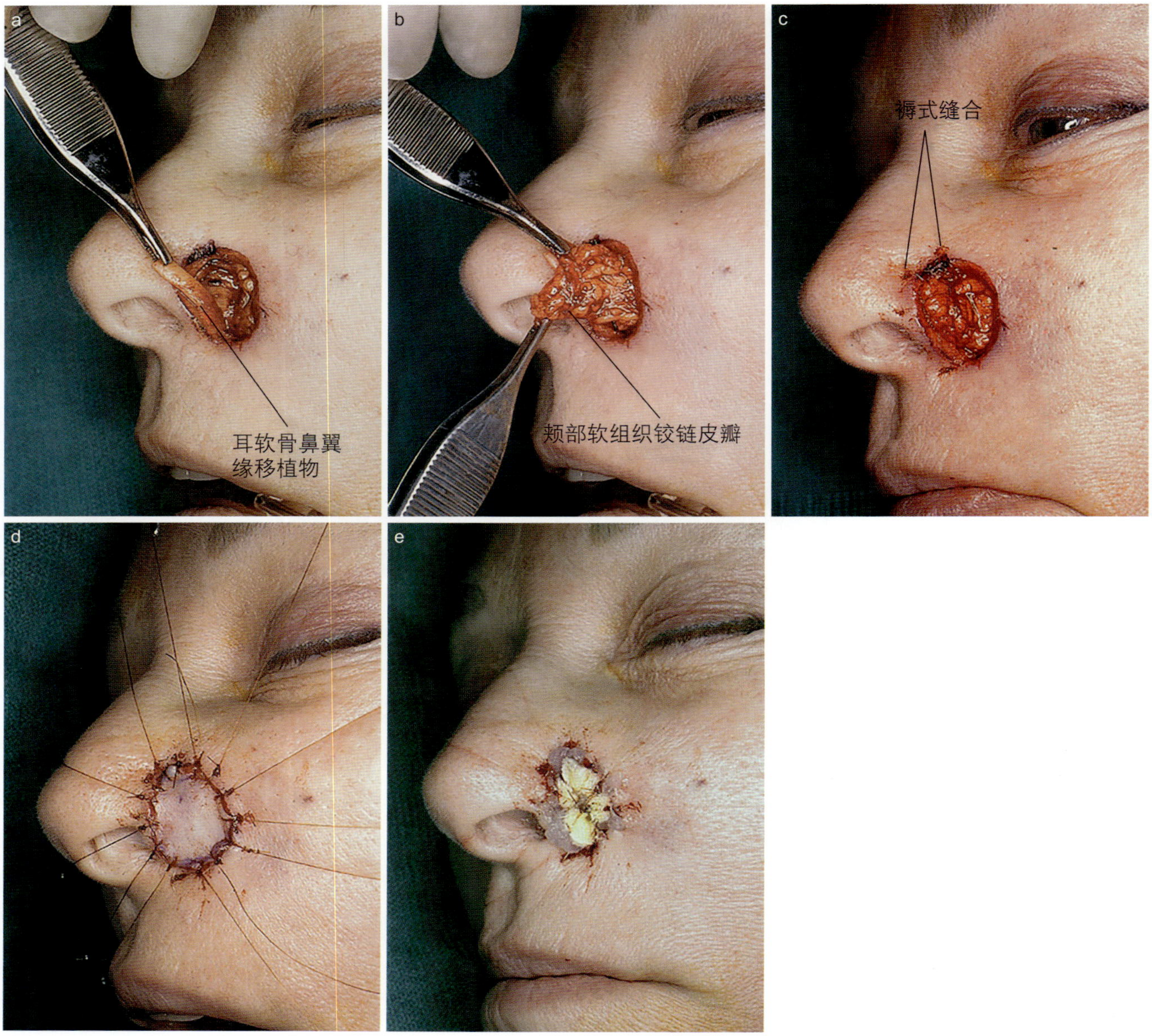

图 12.3 （a）1.5 cm × 1.5 cm 鼻翼皮肤缺损，缺损延伸至翼面沟。用镊子夹着耳软骨移植物沿缺损尾侧缘放置。（b）从内侧颊部获取的皮下组织铰链皮瓣向内侧翻折，覆盖于软骨移植物表面。（c）铰链皮瓣边缘在缺损周围皮肤缘深方折叠，并用褥式缝合固定。铰链皮瓣覆盖软骨移植物。铰链皮瓣填充缺损深部。（d）全厚皮片覆盖铰链皮瓣作为外覆盖。（e）加压包扎保护皮片。术后 5 天拆除敷料。（f ~ k）术前及术后 1 年。再造术后 2 个月进行了皮片磨皮（选自 Baker Philadelphia Pa[2]）

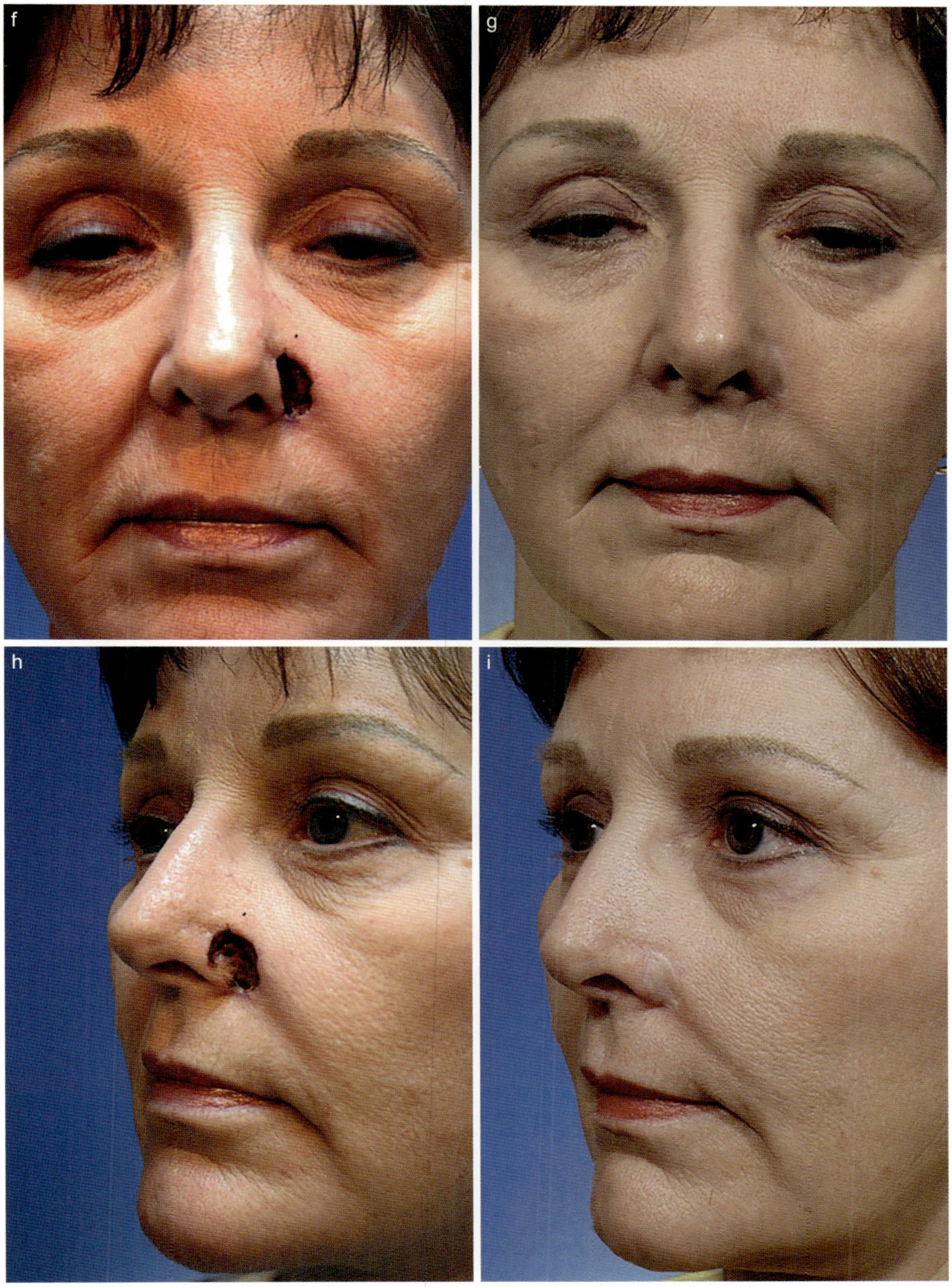

图 12.3 （续）

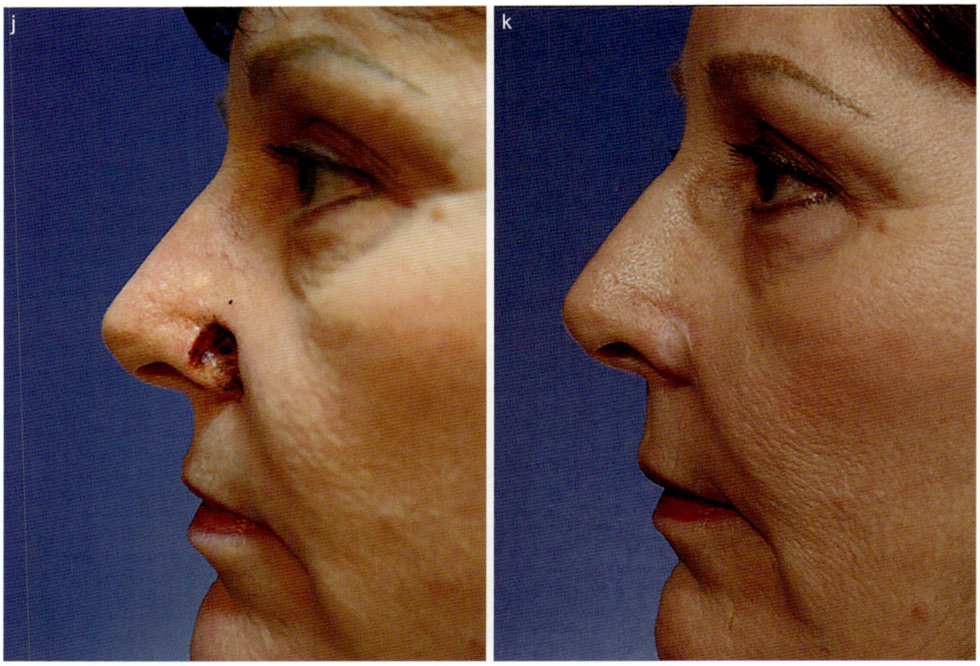

图 12.3 （续）

膜。缝线不能穿过铰链皮瓣的蒂部。这种缝合方式避免了伤口愈合过程中颊部皮肤向外侧移位。较大的面颊内侧缺损需要使用颊部推进皮瓣，该皮瓣在鼻唇沟做切口，并在整个颊部皮肤深层剥离数厘米。在此类病例中，需要推进较多的颊部皮肤，在其与鼻基底连接处以及鼻面沟处会产出多余的、需要去除的皮肤。在鼻唇沟和颊 - 鼻连接处将多余皮肤切除（图 12.1）。如果切除皮肤量充足，其可用于制作全厚皮片，覆盖鼻翼缺损。锁骨上窝也是全厚皮片的较好来源。此处皮肤的颜色和厚度与鼻侧壁皮肤相似，但与鼻翼皮肤有一定的差距。皮片与其相连的鼻部皮肤在修复 6 ~ 8 周后进行磨皮术。这可在门诊进行，有助于使皮片和鼻部皮肤的颜色及纹理更为相近（图 12.6）。

鼻侧壁缺损

颊部皮下组织铰链皮瓣常用于修复面积较小但较深的鼻翼侧方皮肤缺损（伴或不伴翼面沟皮肤缺损）。此皮瓣同样可以用于填充尾侧鼻侧壁和鼻面沟的软组织缺损。修复此处的手术方式与修复鼻翼缺损的手术方式相似。不过鼻侧壁皮下脂肪和肌肉组织通常较少，故此处填充软组织缺损所用的铰链皮瓣较薄。尾侧鼻侧壁的皮下脂肪和肌肉组织较多，较深的鼻部缺损也常见于此。相应的，修复此处的铰链皮瓣的软组织量也要进行相应的调整。骨膜或软骨膜缺失的鼻侧壁侧方缺损，需要用一层薄的颊部皮下组织铰链皮瓣覆盖暴露的骨或软骨，再进行全厚皮片移植。

颊部皮下组织铰链皮瓣最常用于修复鼻侧壁缺损的情况是缺损延伸超过鼻面沟至内侧面颊部，伴有鼻侧方较多的皮下组织缺失。在颊部缺损处，获取脂肪组织铰链皮瓣，将其翻折置于鼻面沟深方。此皮瓣在填充颊 - 鼻连接处软组织空隙的同时也替代了鼻侧壁的皮下组织。全厚皮片覆盖鼻部缺损，颊部推进皮瓣覆盖颊部缺损。颊部推进皮瓣应带有足够的皮下组织量，以填充铰链皮瓣的供区。带有皮下脂肪的颊部推进皮瓣也有助于协助铰链皮瓣共同填充鼻面沟的大量软组织缺失。颊部推进皮瓣的前缘止于鼻面沟。用 4.0 PDO 线固定推进皮瓣前缘

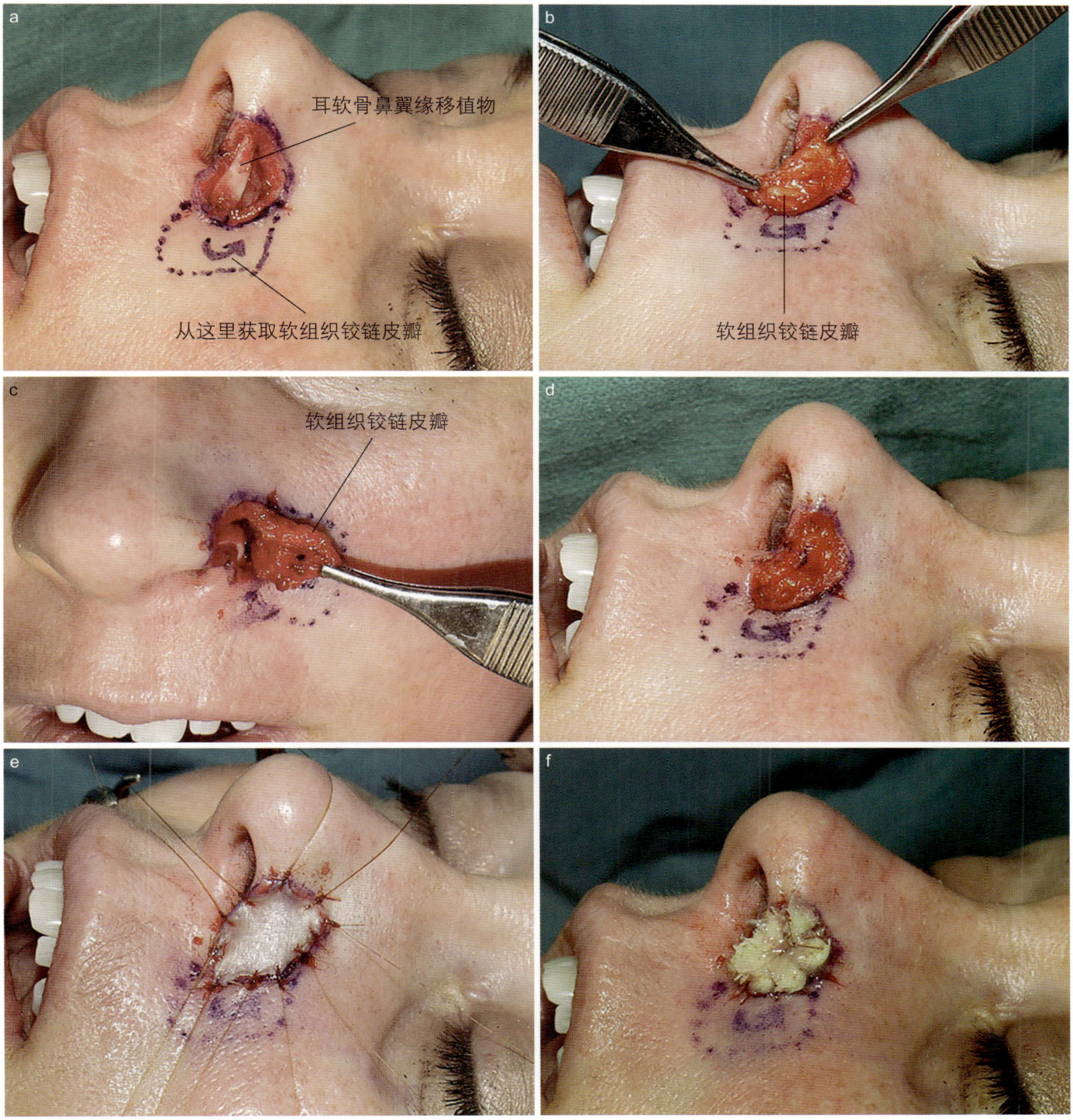

图 12.4 （a）1.5 cm × 1.5 cm 较深鼻翼皮肤缺损，缺损延伸至翼面沟。置入耳软骨鼻孔缘移植物。模板用于设计颊部皮下组织铰链皮瓣（虚线标记）。（b, c）镊子夹着的颊部皮下组织铰链皮瓣从颊部皮肤深层穿过，转移至鼻翼缺损处。（d）铰链皮瓣边缘在缺损周围皮肤缘深方折叠，并用褥式缝合固定。铰链皮瓣覆盖软骨移植物。（e）全厚皮片覆盖铰链皮瓣作为外覆盖。（f）加压包扎保护皮片。术后 5 天拆除敷料。（g ~ n）术前及术后 7 个月。再造术后 2 个月进行了皮片磨皮

图 12.4 （续）

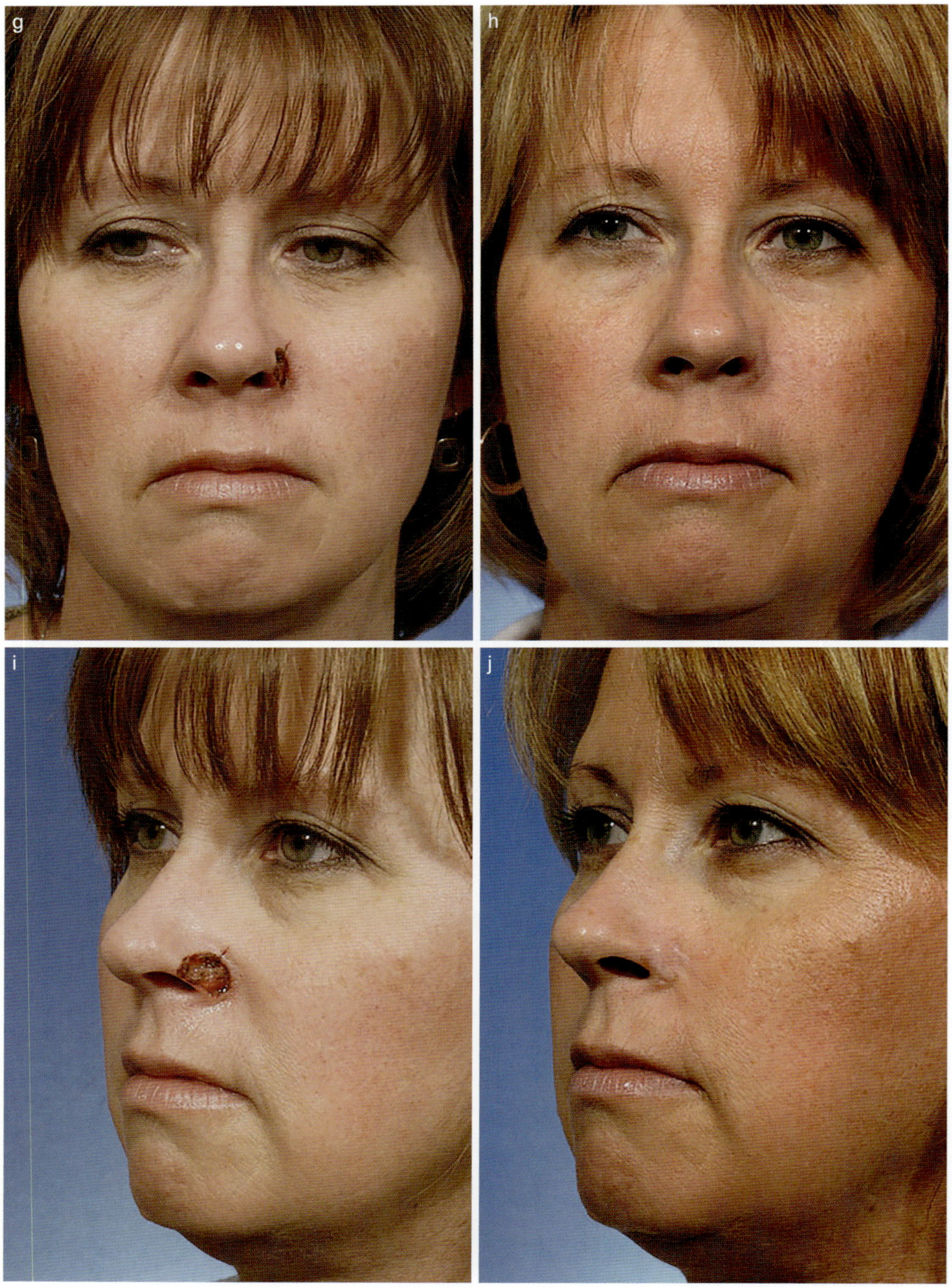

图 12.4 （续）

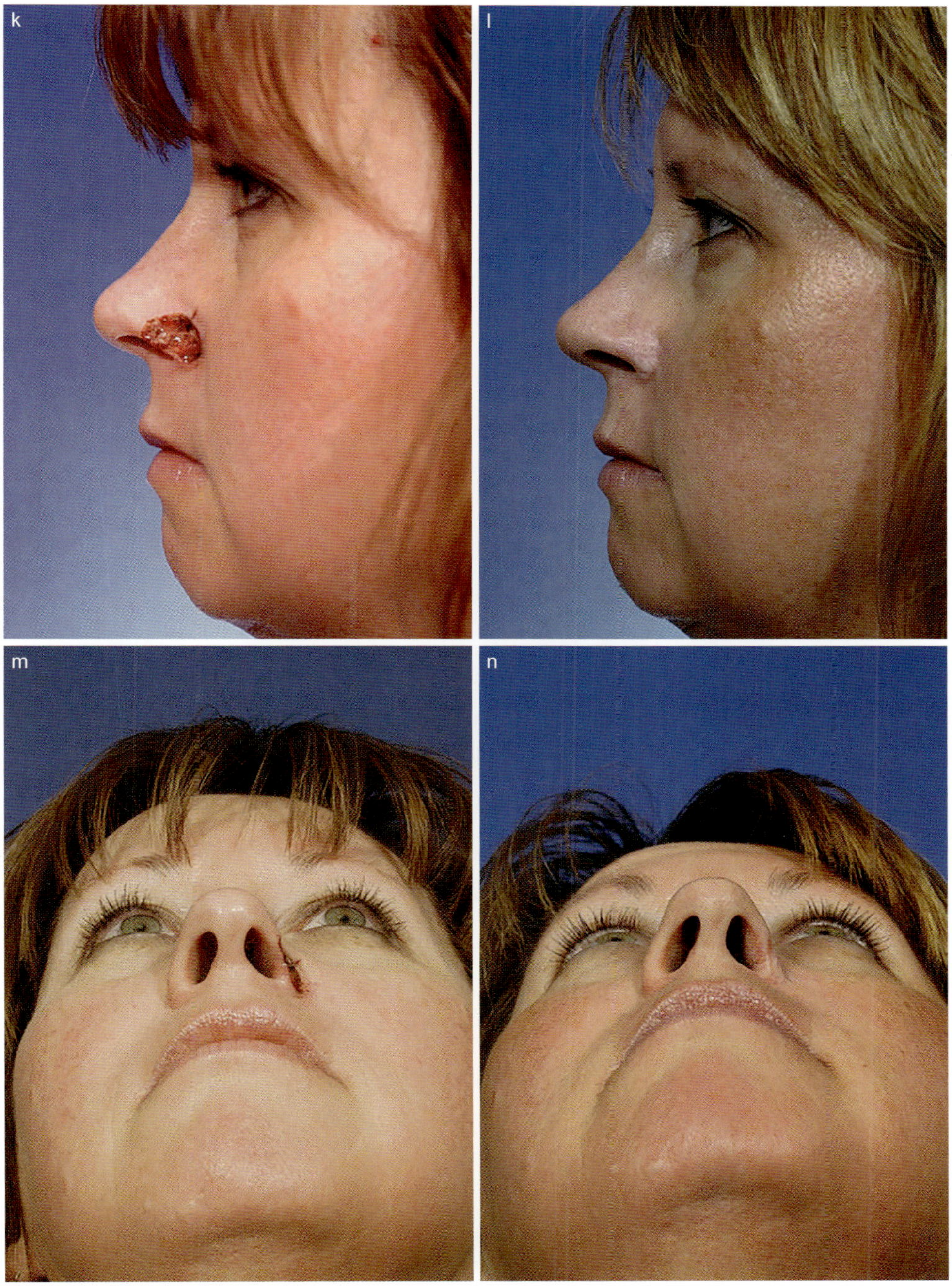

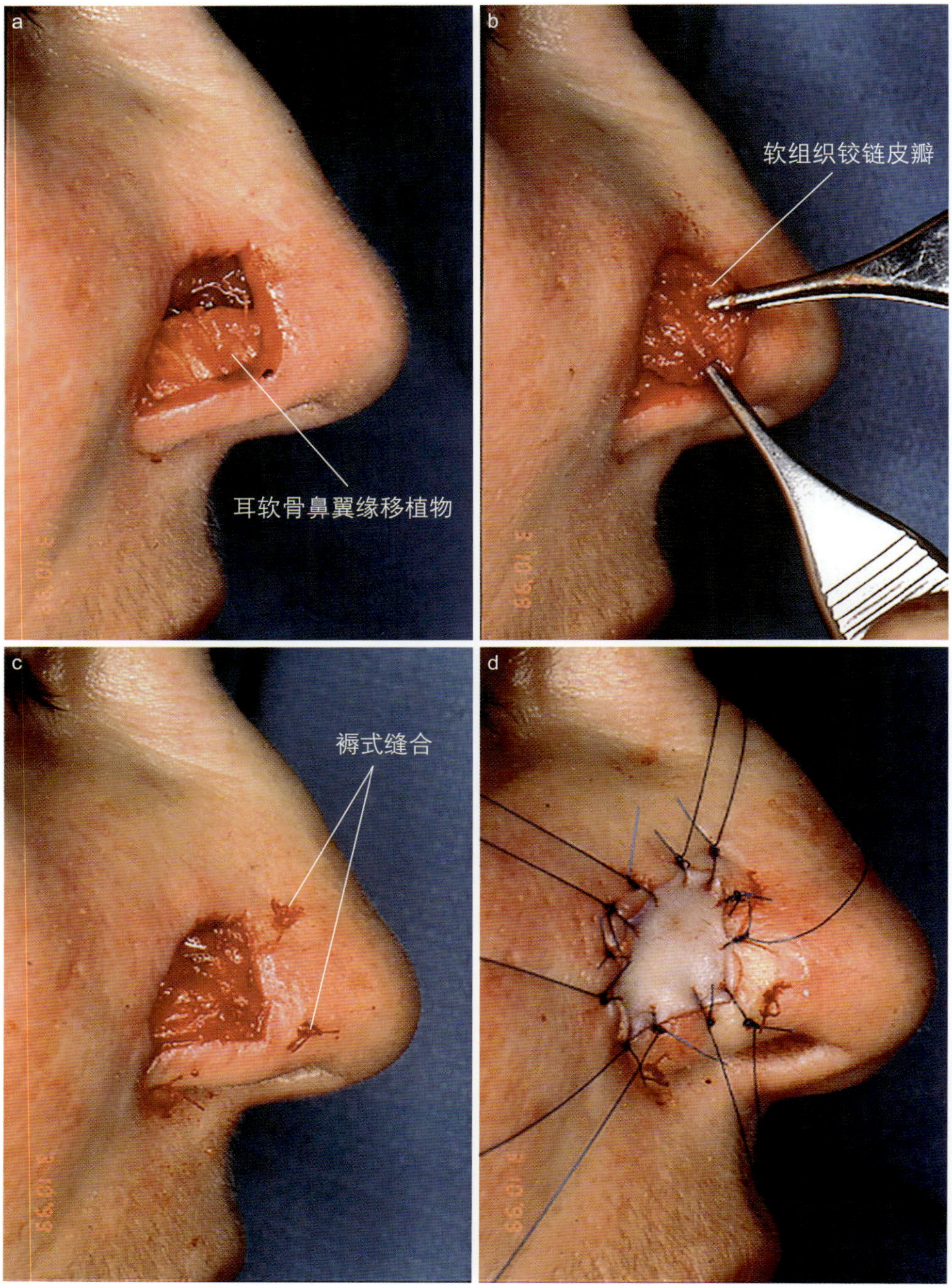

图 12.5 （a）鼻翼缺损修剪成带直角的形状。置入耳软骨支架移植物。（b）镊子夹着颊部皮下组织铰链皮瓣从颊部皮肤深层穿过，转移至鼻翼缺损处。（c）铰链皮瓣覆盖软骨移植物，在缺损周围皮肤缘深方折叠。两针褥式缝合穿透皮肤固定皮瓣。（d）全厚皮片覆盖暴露的铰链皮瓣。（e~h）术前及术后 3 个月。再造术后 6 周进行了皮片磨皮

深层和鼻面沟的骨膜。这可以避免伤口愈合过程中皮瓣向外侧移位。应注意避免这些缝线穿过铰链皮瓣。颊部皮瓣推进会产生两块多余的皮肤：上方的位于鼻 - 颊连接处，下方的位于翼面沟。这些多余的皮肤可作为全厚皮片修复鼻侧壁的缺损。颊部推进皮瓣用标准双侧缝合关闭伤口。

鼻翼及鼻侧壁缺损

有时术者会遇到同时累及鼻翼和尾侧鼻侧壁的鼻侧方缺损（伴或不伴延伸至内侧面颊）（图 12.1）。缺损垂直高度不超过 3 ~ 4 mm 的鼻侧方缺损可用

图 12.5 （续）

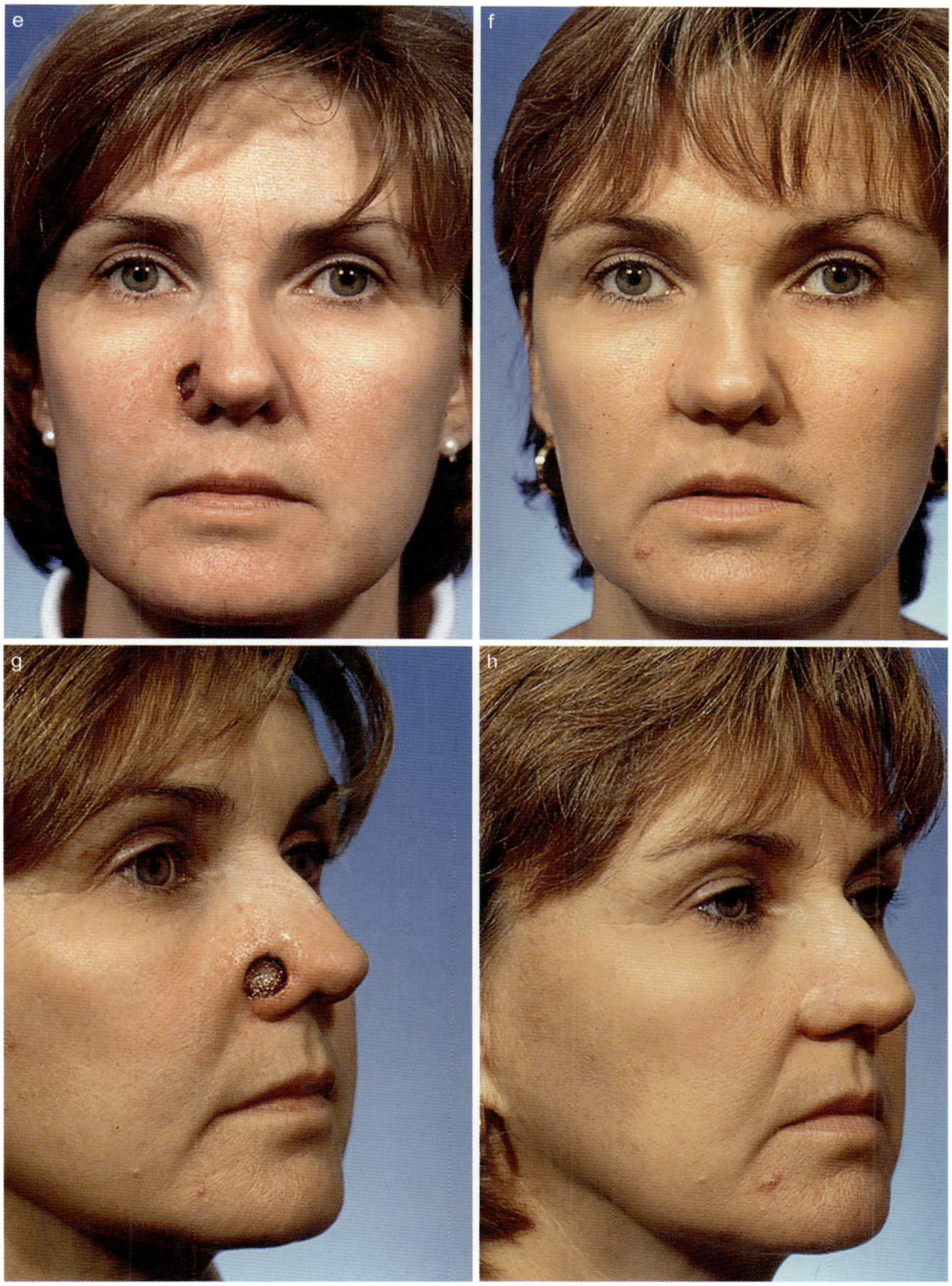

颊部皮下组织铰链皮瓣填充软组织，再用全厚皮片覆盖整个鼻部缺损区域。如果缺损累及鼻孔缘（5 mm 以内），需要用鼻翼软骨支架移植物支撑鼻翼，防止伤口愈合过程中鼻孔缘向头侧移位。

并发症

颊部皮下组织铰链皮瓣的并发症并不常见。皮片部分或全部坏死可在二期手术修复。皮片与鼻部皮肤的颜色和纹理可能存在不协调，尤其是当皮片取自内侧面颊以外的区域，或当患者鼻部皮肤较厚

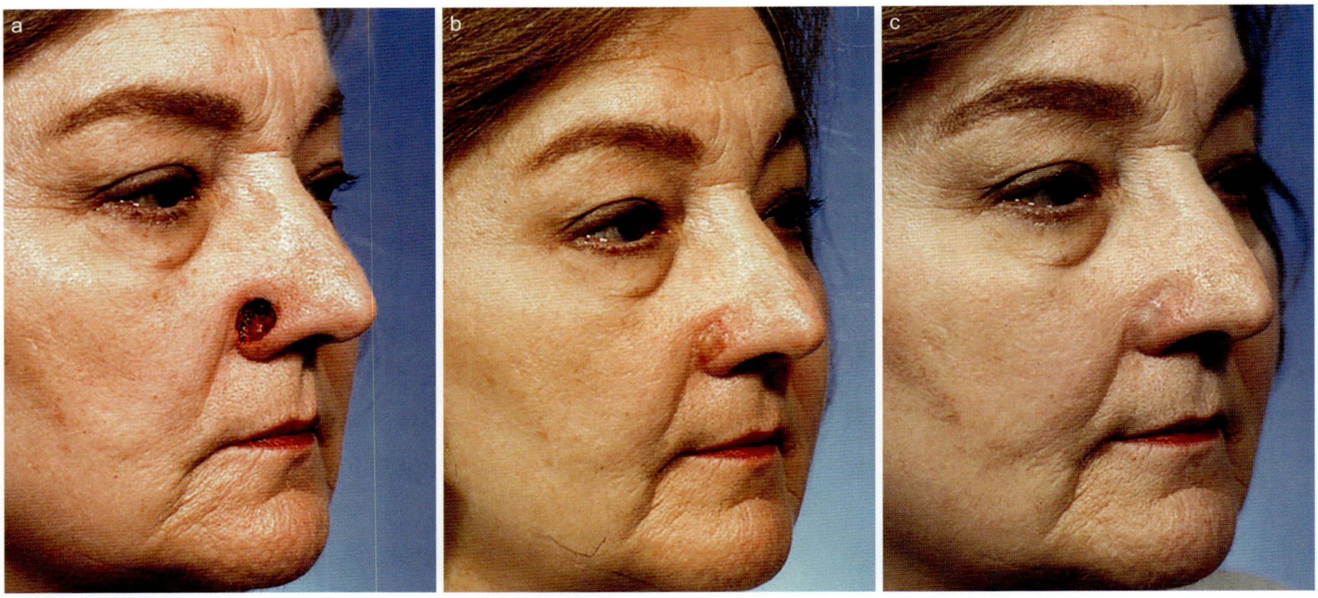

图 12.6　(a)鼻翼皮肤及软组织缺损。(b)耳软骨支架移植物 + 颊部皮下组织铰链皮瓣 + 全厚皮片移植修复术后 6 周。(c)皮片及周围皮肤磨皮术后 8 个月。6 周时所见的炎症后色素沉着已消失

或伴有皮脂腺增生时。术后对皮片和周围皮肤进行磨皮能够有效改善这种不协调。

该术式最常见的并发症是翼面沟轻度畸形，这是由于铰链皮瓣在翼面沟深方转移，铰链皮瓣蒂部会导致翼面沟处轻度的隆起。偶尔需要二次手术去除翼面沟深方的软组织。这个小手术能够使翼面沟恢复自然深度和形态。

参考文献

1. Johnson TM, Baker SR, Brown MD, et al. Utility of the subcutaneous hinge flap in nasal reconstruction. Dermatol Surg. 1994; 30:459.
2. Baker SR. Reconstruction of the nose. In: Baker SR, ed. Local Flaps in Facial Reconstruction. Philadelphia Pa. Elsevier; 2007, Chapter 18, Fig. 37.

插入鼻唇沟皮瓣：再造鼻翼及鼻小柱亚单位

第 13 章

Shan R. Baker

Burget[1] 曾提出 7 项面部美学再造原则，这些原则也适用于鼻再造。不论缺损在面部还是鼻部，最终目标都是恢复正常形态。缺失区域的每一个层次使用相似的组织替代，以恢复正常的三维形态。使用模板设计移植物和皮瓣。尽可能将伤口分布在面部美学单位或区域交界处，使瘢痕不明显。对于整体为凸面的美学单位（鼻尖和鼻翼），在条件允许时可以再造其弧形表面。在鼻再造中，软骨移植物起到塑形、防止组织塌陷、抵抗伤口收缩的作用。再造术后要行一系列形态修整手术以改善组织形态，包括雕刻皮下组织。所有这些原则都是很重要的，尤其对于手术修复鼻翼缺损。

鼻翼的再造

大部分皮肤恶性病变发生在鼻部下 1/3。通常在行莫氏手术切除肿瘤后需要做鼻翼重建。鼻尖、鼻背或鼻侧壁的小面积皮肤缺损有时能通过二期愈合痊愈。虽然这样可能会留下一个较明显的瘢痕，但通常不会造成功能障碍。相反，鼻翼缺损如果留待二期愈合，即便缺损很小（1 cm），也有可能造成鼻孔缘切迹或外鼻阀部分塌陷，在吸气时尤为明显。因此，所有鼻翼处皮肤缺损都需要进行重建修复。

使用颊部（鼻唇沟）皮瓣是大部分鼻翼缺损修复的首选方式。通常有两种皮瓣设计：转位皮瓣和插入皮瓣。可以将颊部岛状带蒂皮瓣通过转位或插入的方式转移至鼻部。带蒂转位皮肤瓣之所以常用，是因为它们易于设计和转移。首先紧邻皮肤缺损设计一个带蒂转位皮瓣，然后将皮瓣转向缺损区域。不过这样会在蒂部形成一个皮肤凸起畸形。

插入皮瓣既可以使用皮肤蒂，也可以使用皮下组织蒂。带皮下组织蒂皮瓣则不会发生皮肤凸起畸形。与转位皮瓣不同，插入皮瓣的蒂部通常被设计在离缺损较远的地方。将皮瓣转向缺损区域时，皮瓣蒂会从蒂部与缺损之间的皮肤上面跨过或从下面穿过。这种方式需要行二次手术切断蒂部，将皮瓣嵌入缺损区。鼻再造中常用的前额旁正中支瓣通常就是插入皮瓣。皮瓣蒂部穿过眉间的皮肤，从前额延伸到鼻部。

岛状转位皮瓣是一块与周围皮肤完全分离的岛状皮肤，只靠皮下组织蒂相连。当皮瓣转移至缺损部位时，蒂部仍然位于颊部皮肤之下。与插入颊部皮瓣不同，岛状转位皮瓣不需要行皮瓣断蒂。不过这种皮瓣形式在鼻再造使用的鼻唇沟皮瓣中并不常见。

鼻唇沟转位皮瓣经常被用于再造鼻翼和鼻侧壁尾部。它的优点在于保留了皮瓣蒂部的淋巴循环，与颊部皮肤内淋巴循环相通。它同时能避免留下圆形瘢痕，不会造成地窖门畸形。为什么在鼻翼再造时要使用插入颊部皮瓣而不是转位皮瓣呢？这两种皮瓣有相同的优点：它们的皮肤颜色、纹理、皮脂腺的数量都与鼻翼天然皮肤相近；它们留下的供区瘢痕都是可以被接受的，并且位于鼻唇沟褶皱内。而不使用鼻唇沟转位皮瓣的主要原因是，它会造成翼面沟和外侧鼻翼沟变形（图 13.1）。皮瓣的一部

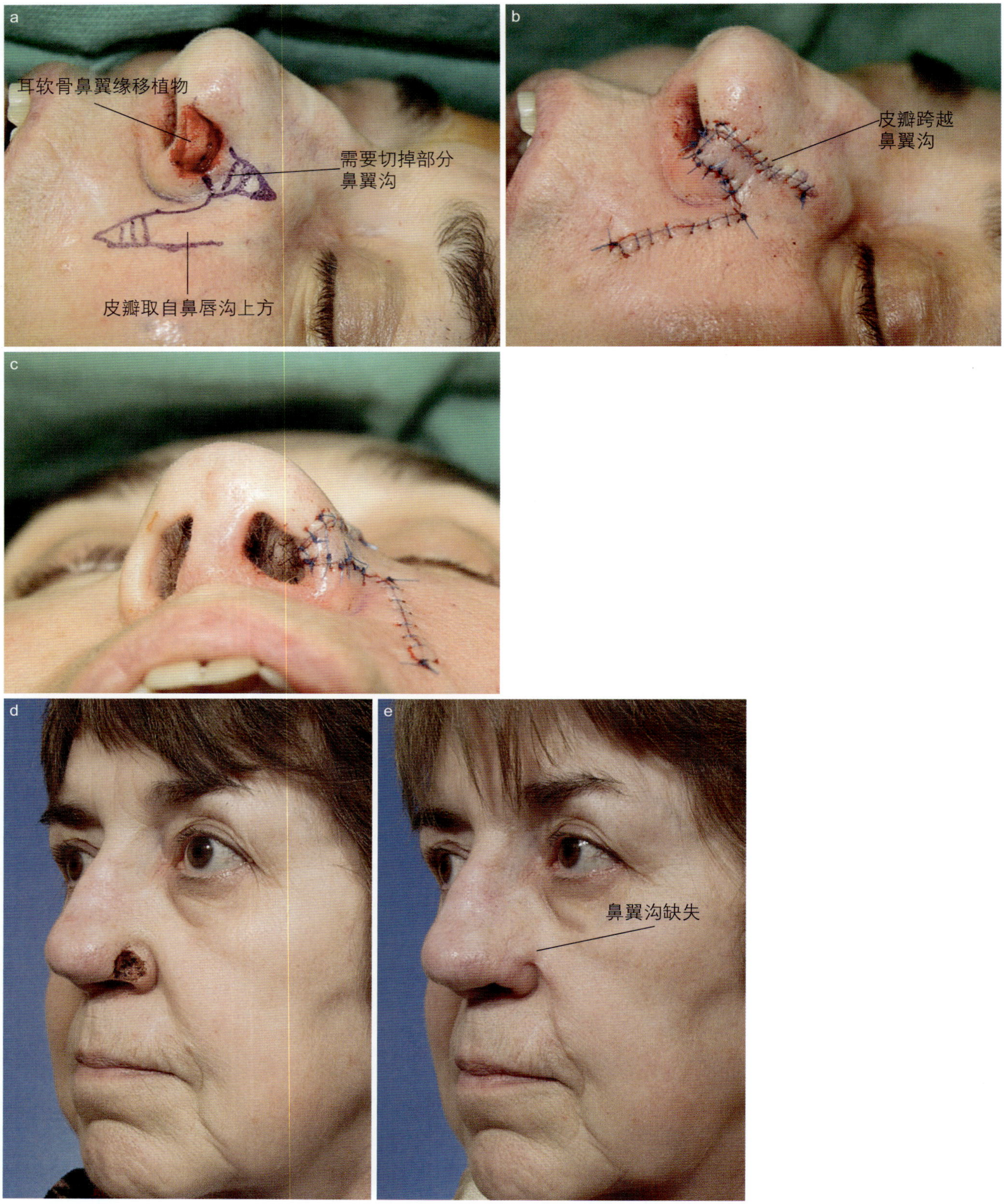

图 13.1 （a）1 cm × 0.75 cm 鼻翼皮肤缺损，使用鼻唇沟转位皮瓣进行再造。（b, c）皮瓣必须要经过鼻翼沟。（d ~ i）术前和术后 6 个月效果。可见鼻翼沟缺失及地窖门畸形

图 13.1　（续）

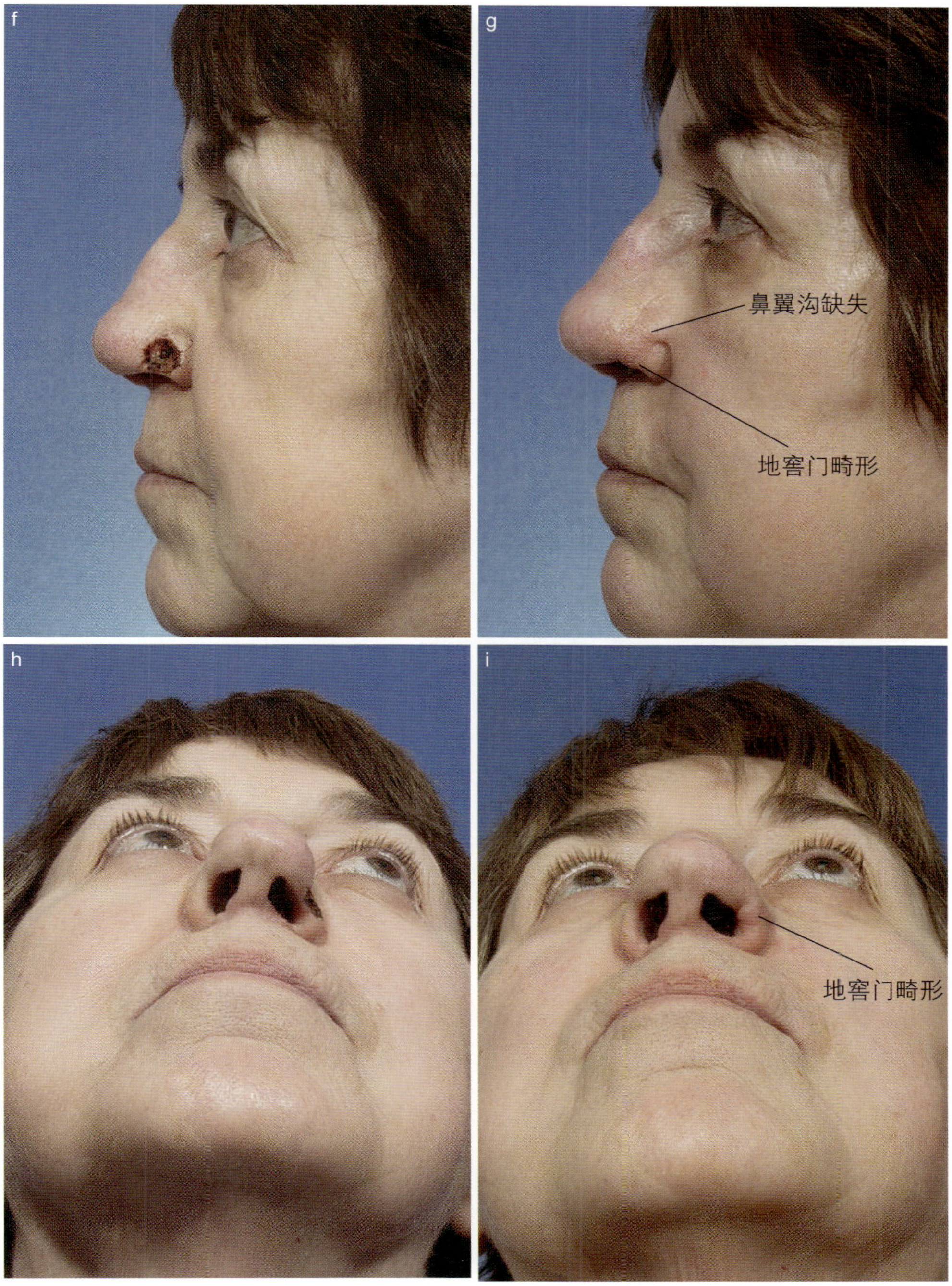

分必须要经过翼面沟的上端，而翼面沟上端恰恰在面部美学区域中，是鼻部、颊部和上唇区域的重要形态学分界。只要可能，在设计局部皮瓣时，必须要保证皮瓣不会穿过面部美学区域的分界线。尤其是在分界线具有凹陷形态的时候，比如翼面沟[2]。然而在从颊部获取转位皮瓣再造鼻侧面尾部缺损时，翼面沟却常常被破坏。皮瓣从翼面沟经过时，会消除鼻翼和面颊之间的凹槽，而当这种情况发生时，就极难将凹槽形态恢复到完全自然的外形了。因此，对于鼻翼再造，我们还是推荐使用插入式鼻唇沟皮瓣。插入皮瓣的蒂部是从翼面沟上跨过去的，而不是穿过去。蒂部可能包括皮肤和皮下脂

肪，或仅由皮下脂肪构成，转移 3 周后就可以行断蒂术而将皮瓣从颊部分离了。尽管 3 周对于忍受皮瓣造成的形态异常的患者来说很长，但有了这个间期，就可以让手术医生在皮瓣转移时对皮瓣远段的皮下脂肪进行修薄和雕刻，并在皮瓣断蒂插入的时候对皮瓣近段进行塑形。在皮瓣插入时，患者的翼面沟将保留完全自然的形态，因为未在该区域进行任何切开或分离的操作。在计划使用颊部枢轴皮瓣再造鼻翼缺损，且缺损没有向外侧累及翼面沟时，作者推荐使用插入式皮瓣设计代替[3]。

Burget 和 Menick[4] 表明插入鼻唇沟皮瓣对于鼻翼再造来说更理想。他们认为，当鼻唇沟褶皱区皮肤作为皮瓣再造整个鼻翼时，皮肤有收缩的趋势，产生的瘢痕会牵拉皮瓣的皮下脂肪，形成一个半柱面形状，近似鼻翼天然外形。但如果只是用于再造部分鼻翼，皮瓣有可能会收缩成球面，导致皮瓣突出鼻翼表面，造成形态扭曲。Burget 和 Menick 还表明，即便使用颊部插入皮瓣再造整个鼻翼美学单位，如果不使用合适的鼻翼软骨支架移植物来支撑鼻翼，皮瓣仍有可能卷成球面而不是半柱面。可能的原因是伤口收缩不受限制。插入颊部皮瓣需要从颊部切断皮瓣蒂，造成围绕整个皮瓣的环形瘢痕。而环形瘢痕在收缩时又会导致轻度的地窖门畸形。这种地窖门畸形受软骨移植物限制。移植物支持力会抵抗瘢痕收缩，随着皮瓣愈合最终形成一个半柱面形状。

鼻翼美学单位轮廓很清晰：它有一个游离的边缘，起到外鼻阀的作用。当再造鼻翼时，需要使用皮下软骨支架移植物来抵抗瘢痕收缩，保证外鼻阀稳定性，并且作为形态支撑，才能获得稳定的效果。软骨支架移植物必须在一期再造时就进行转移，并且要用血运丰富的组织覆盖移植物的表面和深方，完全包裹住移植物。鼻部正常功能需要一层很薄的衬里组织来实现，这层组织最好是带血供的黏膜[5]。鼻翼的外层覆盖通常由颊部或前额插入皮瓣提供。

技术：带皮下组织蒂颊部插入皮瓣

在第 4 章和第 11 章中，我们讨论了为再造鼻翼全层缺损提供衬里的方法。在这里我们做一个简要的总结，对使用颊部皮瓣再造鼻翼进行一个更全面的介绍。

对于局限于鼻翼的全层缺损，可使用双蒂前庭皮肤推进皮瓣再造缺损衬里（图 13.2 和图 13.3）。通过做一个从鼻背延伸至鼻前庭外侧的软骨间切口获得皮瓣。如果要获取的皮瓣面积较大，可以将切口向更头侧延伸。在皮肤和鼻翼软骨之间注射局部麻醉剂，使用水分离法将前庭皮肤从鼻翼软骨上分离，并向下移动。如果缺损累及鼻翼边缘，则将推进皮瓣的下缘与外层皮瓣的尾端缝合。推进皮瓣上缘与衬里缺损上部的软组织缝合。双蒂推进皮瓣上方的皮肤空隙使用一个全厚皮片修补[2]。同时，切除一期关闭插入颊部皮瓣供区伤口时留下的皮肤凸起畸形。因为双蒂前庭皮肤推进皮瓣可以提供的衬里黏膜量有限，因此不能用于修复垂直高度大于 1 cm 的缺损。

对于较大的鼻翼全层缺损，可使用鼻中隔黏软骨膜铰链瓣修复衬里。这种皮瓣的主要血供是从鼻棘水平进入鼻部的上唇动脉鼻中隔支。有需要时，鼻中隔一侧的大部分黏软骨膜都可以用来再造。通常的切割边界为：向上至少距离鼻背 1 cm，向下可达鼻嵴，向后最远可达骨性鼻中隔的后 1/3，向前至少距离鼻中隔尾端 1 cm。使用有加长刀柄的镰刀形小刀或手术刀做上方和下方切口，使用成角刀片做后方切口，切取皮瓣。然后使用 Woodson 剥离子将皮瓣从前往后移动。将皮瓣向外侧朝着缺损处翻开，使黏膜下层向外，黏膜表面向内。对于累及鼻孔缘的全层缺损，皮瓣的最远端就成了再造鼻翼下部的游离边缘。获取皮瓣时要注意谨慎操作。如果皮瓣远端未能存活，它所覆盖的软骨支架就会暴露并可能坏死，导致鼻孔有切迹或后缩。提起黏软骨膜瓣后，暴露的鼻中隔软骨就可以用于再造

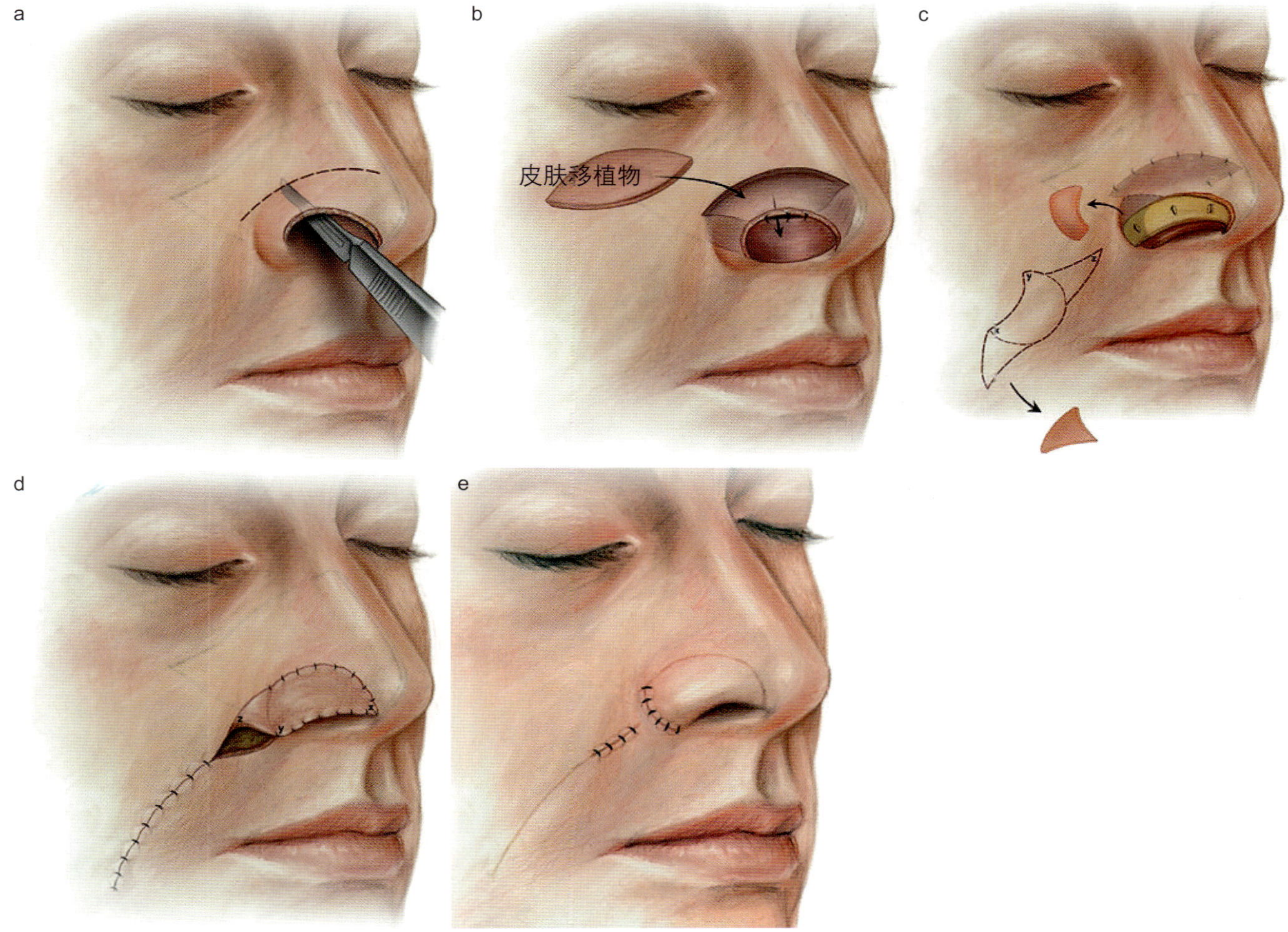

图 13.2 （a）使用双蒂前庭皮肤推进皮瓣，修复鼻翼或单侧鼻尖处垂直距离小于 1 cm 的全层缺损。在鼻翼软骨外侧脚和上外侧软骨尾端之间做延长的软骨间切口（虚线）。（b）将剩余的前庭皮肤以双蒂推进皮瓣的形式向尾端移动。皮瓣供区缺损使用一个薄层全厚皮瓣修复。（c）耳软骨鼻翼支架移植物为鼻孔缘提供支撑。使用褥式缝合将移植物与前庭皮瓣固定。切除鼻翼底剩余皮肤。设计一个插入颊部皮瓣（虚线）。（d）将带皮下组织蒂插入皮瓣翻向鼻中线，变成外覆皮瓣。设计皮瓣时要注意皮瓣方向。颊部供区伤口在切除下方皮肤凸起畸形后一期关闭。（e）二期手术包括切断皮下组织蒂，并插入皮瓣

鼻翼或缺失的鼻侧壁的支架。将黏软骨膜瓣与缺损衬里边缘缝合，如果缺损累及鼻翼缘，那么皮瓣游离的远端将最终与外层皮瓣缝合。当鼻翼内层修复完成后，将软骨移植物置于衬里皮瓣之上，作为再造鼻翼的支架。

虽然鼻中隔软骨也可以作为再造鼻翼的支架，但是从耳甲腔处获取的耳软骨，其形状与鼻翼形态最相近。获取软骨时，通常在对侧耳做一个耳后切口，将耳甲艇和耳甲腔作为一个整体切割下来，保留耳轮的前基部。先用 5-0 铬制肠线连续缝合关闭切口，然后用 4.0 铬制肠线穿过内、外侧耳部皮肤全层，做若干针水平褥式缝合。这些缝线横跨耳后切口，可以防止取走耳软骨后留下的组织空腔内形成血肿。缝线可以留待自然吸收，也可以术后 1 周于门诊拆线。

对软骨移植物进行雕刻以获得最佳形状：厚度大约 1.5 mm，适当划痕以增加突度，然后缝合固定。移植物通常为 1.5 cm 宽、3.0 cm 长，宽度足

够向头侧的鼻翼沟延伸 0.5 cm。这个宽度使手术医生可以在鼻翼沟上方留置一小截软骨，以便日后行形态修整术时重塑鼻翼沟。固定软骨移植物时，要在鼻翼底做切口，向内侧分离组织至梨状孔，创造一个软组织袋，具体方法与鼻整形手术放置鼻翼缘移植物相似。这个软组织袋稳定了软骨的外侧端，防止移植物向外滑动。为了进一步固定移植物，需要使用 5.0 PDO 线做水平褥式缝合：缝线穿过鼻前庭和软组织袋里软骨外侧，然后穿回前庭皮肤后打结。在将软骨与其下的前庭皮肤或衬里皮瓣缝合固定时，始终保持软骨为一个凸面的形状。对软骨移植物内侧端进行修剪，使其能够紧密贴合鼻软三

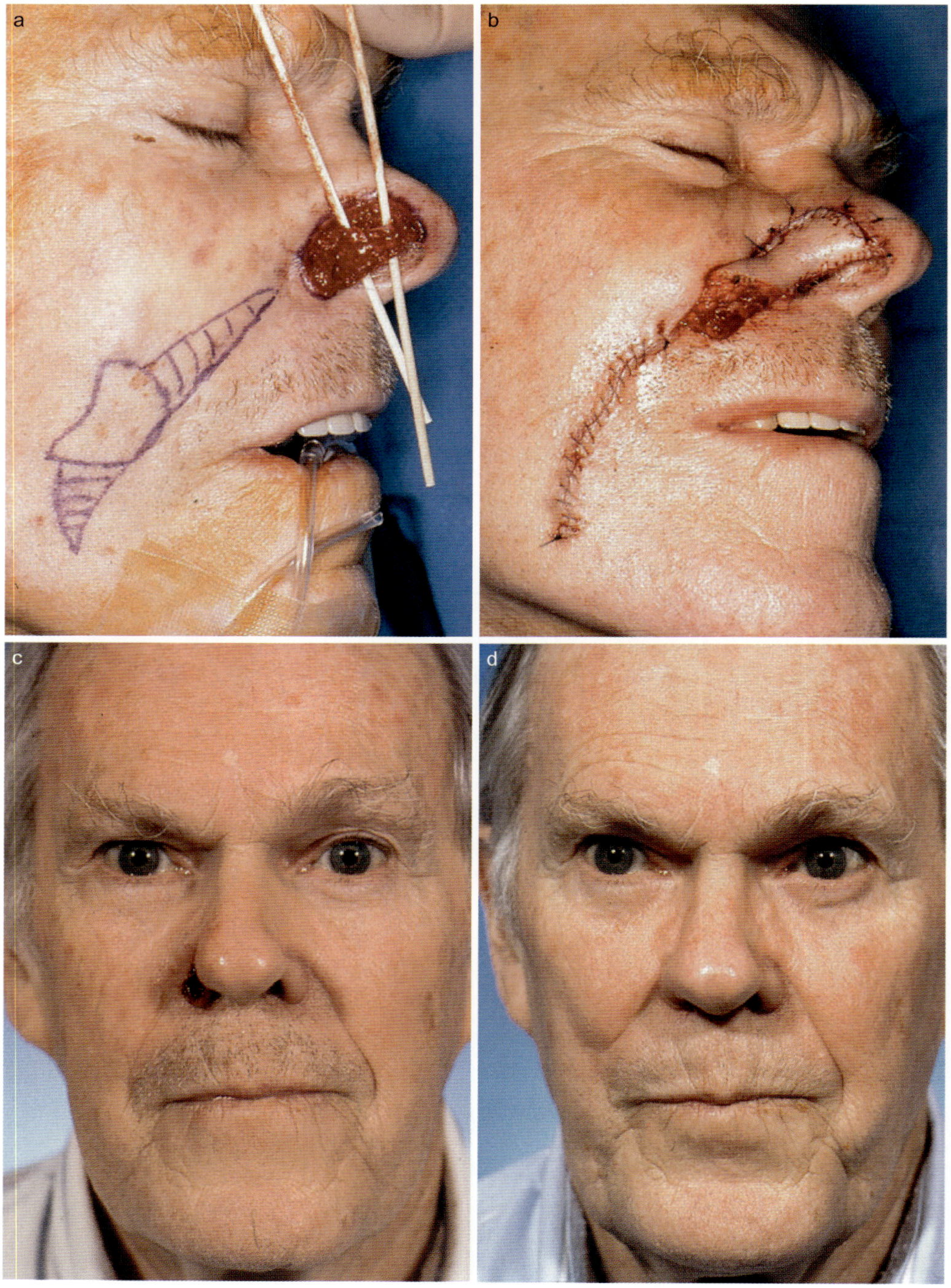

图 13.3 （a）使用双蒂前庭皮肤推进皮瓣修复鼻翼全层缺损衬里，棉签棒位于皮瓣下。设计插入带皮下组织蒂颊部皮瓣，作为缺损处外层覆盖。（b）用来覆盖耳软骨支架移植物并再造表层皮肤的颊部皮瓣。（c～h）术前和术后3个月。患者不需要接受修复手术

图 13.3 （续）

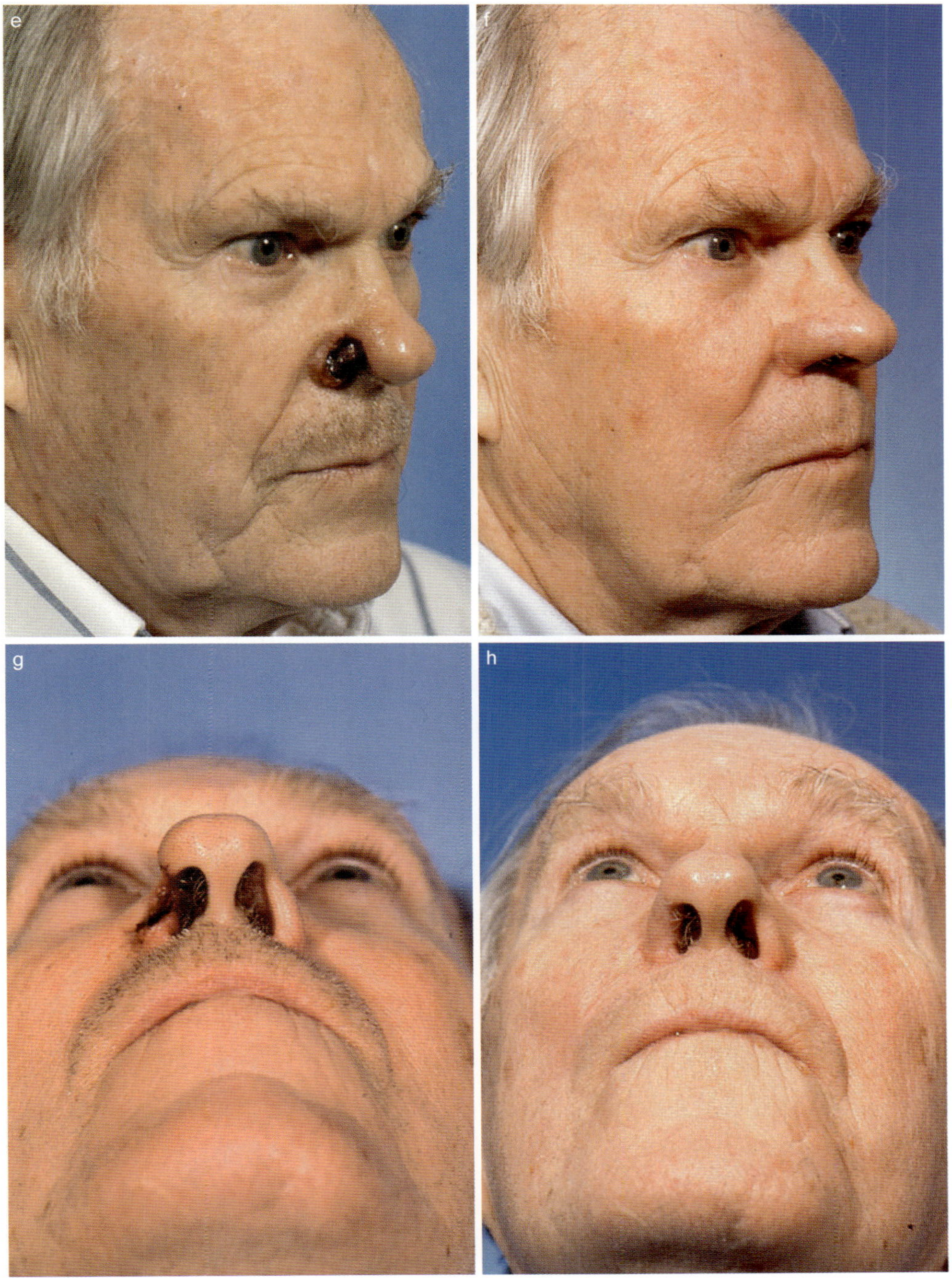

角，然后使用 5.0 PDO 线以 8 字缝合的方式，将其与鼻翼软骨外侧脚末端固定，防止软骨移植物套叠在鼻翼软骨外侧脚上。如果移植物的凸度不够，可以使用 5.0 PDO 线水平褥式以缝合增加移植物的弯曲度。缝线拉近了移植物外侧部分和内侧部分之间的距离，并在移植物腹侧面打结固定，从而增加了移植物的弯曲度。软骨移植物固定之后，就可以转移外层皮瓣来覆盖软骨移植物并再造整个鼻翼了。

颊部内侧皮肤多孔且可以分泌脂质的天然属性与鼻部下 1/3 的皮肤非常相似，因此插入颊部皮瓣通常是再造鼻翼外层的首选。按照 Herbert 的描述 [6]，颊部皮瓣基部位于上方血运非常丰富的翼面沟区域。在这个区域，内眦动脉的穿支穿过提上唇肌，同时颧大肌中部两侧的其他穿支动脉也帮助供给鼻翼旁的颊部皮肤。皮瓣既可以设计成上方带皮肤蒂的半岛状皮瓣，也可以设计成带皮下组织蒂的岛状皮瓣。在大多数情况下，作者倾向于设计成带皮下组织蒂的新月形岛状皮瓣。皮瓣的上缘要距离翼面沟至少 5 mm，以保证这个重要的美学区域不被破坏 [2]（图 13.3）。

使用可塑性材料比如铝箔或者薄层泡沫橡胶，以对侧正常鼻翼为参照，制作一个精确体现鼻翼亚单位的模板。将该模板翻转，用于设计插入颊部皮瓣。当缺损区域超过鼻翼界限时，因为伤口边缘收缩，导致切除病变后留下的开放伤口比实际切除的皮肤面积要大，因此模板要设计得比缺损区略小。出于同样的原因，当需要切除额外的皮肤以再造相邻的美学单位时，模板也要在切除额外皮肤之前进行设计。

当再造鼻翼时，整个鼻翼都可以使用颊部皮瓣进行再造，除了翼面沟前 1 mm 的鼻翼皮肤。这个很小的皮肤标志保证了鼻颊窝的完整性，而且术后瘢痕通常比皮瓣覆盖超过鼻颊窝所留下的瘢痕要小。这种术式与 Sheen JH 和 Sheen A[7] 所推荐的，在鼻整形中行Ⅱ型 Weir 切口（type Ⅱ Weir excision）以缩小鼻孔的操作很相似。保证切口在鼻颊沟外可以有效降低术后出现凹陷性瘢痕的风险，同时也避免了皮瓣插入时将皮瓣与鼻槛整合会面临的技术难题。当使用颊部皮瓣对鼻翼缺损进行修复时，我们通常会延期切除最外侧剩余的鼻翼皮肤直到皮瓣断蒂插入时，这样可以降低一期转移皮瓣后伤口张力对皮瓣的影响。

将修剪好的模板放置在鼻唇沟处，这样就可以使皮瓣的中心在外侧口角水平面稍微高一点的位置（图 13.2），同时皮瓣的内侧边界落在鼻唇沟褶皱内。这种安排保证了皮瓣是从颊部获取的，而不会累及唇部，同时供区伤口关闭时瘢痕也会落在鼻唇沟褶皱内，可以最大限度地掩盖瘢痕。如果患者静息状态下看不出鼻唇沟，我们会要求他做微笑的动作，这样鼻唇沟褶皱就会比较明显，避免患者麻醉后或该位置被注射后难以确定鼻唇沟褶皱。获取皮瓣后要将皮瓣向中线旋转 90°，如果是从左侧颊部获取的皮瓣则顺时针旋转，右侧颊部则逆时针旋转，在设计皮瓣时模板的摆放也要体现这个方向性。将皮瓣旋转转移到受区后，皮瓣内侧边界与缺损头侧边界缝合，皮瓣下边界与缺损前边界缝合，皮瓣外侧边界则成为了再造鼻翼的下边界（图 13.2）。

围绕模板画一圈标记。在画圈的上方和下方各标记出一块三角形的皮肤，整体形成一个新月形的岛状皮肤。这两块从模板延伸出来的三角形皮肤代表颊部伤口关闭后可能形成的皮肤凸起畸形。下方的三角形皮肤在转移皮瓣时就被切除，而上方的三角形皮肤和皮瓣一起转移，在行皮瓣断蒂嵌合时再被切除（图 13.4）。皮瓣上方三角要尽可能小一些，以减少发育良好的鼻唇沟上部组织的缺失。因为切除鼻唇沟上部的皮肤可能会导致面部明显的不对称。

切割皮瓣后，将皮瓣远段自皮下组织层掀起，对皮瓣远段 1/3 进行修薄，只保留 1～2 mm 皮下脂肪。向上分离皮瓣时，所分离的组织平面要逐渐加深，以形成皮瓣的皮下组织蒂部。从蒂部的边缘做垂直切割至皮肤表层，将蒂部脂肪与周围颊部脂肪分离（图 13.5）。切割的深度要达到颧大肌和上唇提肌表面。达到颧大肌后，继续向上沿着肌肉表面进行钝性分离，将皮瓣蒂从深层组织结构上游离下来，直到皮瓣可以达到受区且没有过度的张力。为了减小皮瓣转移的张力，有时可以使用 4.0 聚丙烯线在皮瓣供区皮肤切缘上端和鼻翼基底之间缝一针。这样既可以将蒂部向上拉近鼻翼，又不会对皮下组织蒂产生额外的牵引力，之后在皮瓣断蒂嵌合时即可拆掉这针线。

当鼻翼缺损累及翼面沟或者面颊内侧时，就需要使用颊部皮肤推进皮瓣来修复颊部的缺损（图

13.6）。首先分离颊部推进皮瓣，暴露下面的皮下组织。与此同时，我们通常会使用一个带皮下组织蒂的岛状转位皮瓣来修复鼻翼区的缺损。切取岛状皮瓣，将皮瓣及蒂部从颊部推进皮瓣下方转移至鼻部。岛状皮瓣蒂不需要切断，但是可能会导致术后鼻翼旁组织较厚，因此通常要在皮瓣转移 2～3 个月后对该区域行形态修整。由于皮下组织蒂体积较大，因此有时需要行不止一次形态修整术才能使术后翼面沟区域的外观比较自然（图 13.7）。

插入颊部皮瓣转移后对供区伤口进行关闭，首先将颊部伤口周围 2 cm 内的皮肤自浅表皮下组织层剥离，然后切除因关闭伤口而在下方形成的皮肤凸起畸形。根据不同的皮瓣形状，供区伤口的外侧边界可能比内侧边界长。这种情况可能需要额外

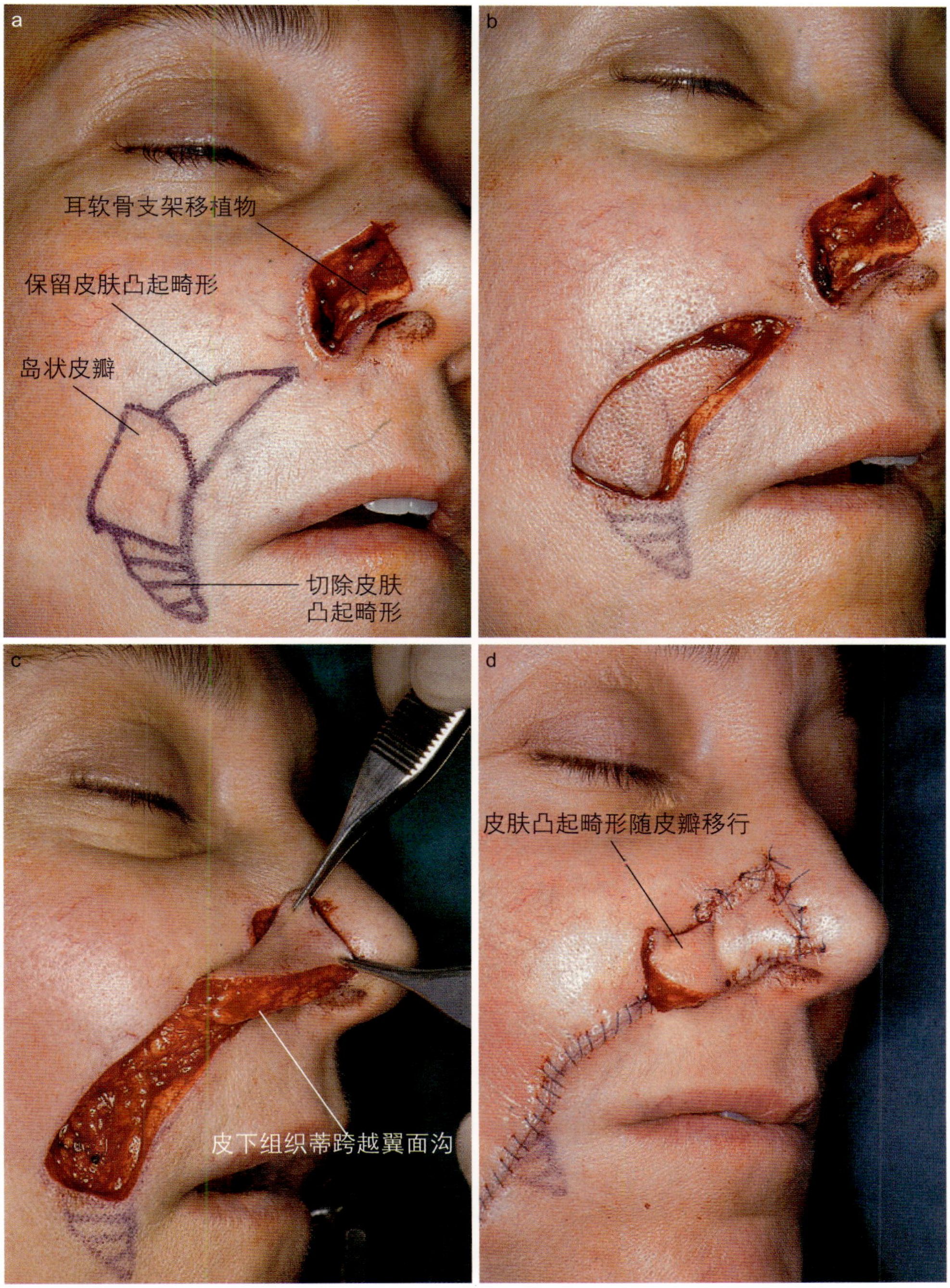

图 13.4（a）使用一个插入鼻唇沟带皮下组织蒂岛状皮瓣修复鼻翼处 1.5 cm×1.2 cm 的皮肤缺损。耳软骨支架移植物就位。（b）切取岛状皮瓣。和皮瓣一起被转移的上方皮肤凸起畸形会在皮瓣嵌入时被切除。（c）转移皮瓣，皮下组织蒂的基部紧邻翼面沟。（d）皮瓣就位。（e）皮瓣转移 1 周后。（f）皮瓣转移 3 周后，行皮瓣断蒂嵌入术。（g）切断皮下组织蒂，关闭颊部伤口。（h）对皮瓣上的皮肤凸起畸形进行修剪后嵌入皮瓣。（i～l）术前和术后 3 个月外观。患者不需要接受修复手术（选自 Baker[18]，第 18 章，图 28 和图 29）

图 13.4 （续）

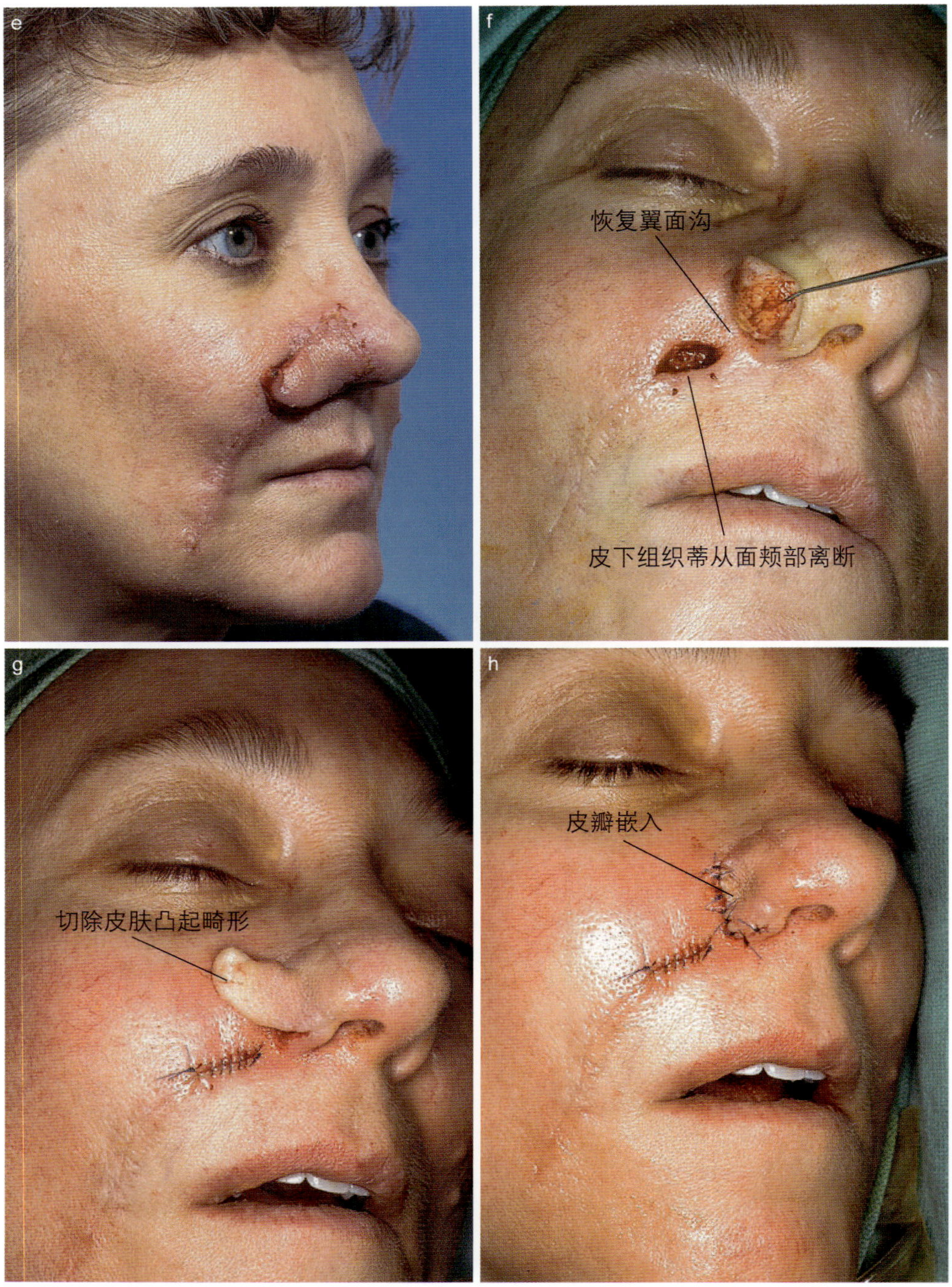

切除一个皮肤凸起畸形（等大的三角形），位置在伤口的下端，与鼻唇沟缝合线垂直。关闭伤口时，使用 5.0 线缝合表皮下，5.0 线单纯连续缝合皮肤。颊部皮瓣在转向中线后与鼻部皮肤使用 5.0 聚丙烯线进行间断垂直褥式缝合。为了使皮瓣边缘和相邻鼻部皮肤之间更贴近，可以使用 5.0 或 6.0 快速可吸收肠线缝合皮肤，而不需要缝合表皮下。皮瓣的下缘与鼻前庭皮肤或衬里皮瓣之间使用 5.0 快速可吸收肠线连续缝合（图 13.8）。如果是使用双蒂前庭皮肤推进皮瓣修复鼻衬里缺损时，可以将从颊部切除的皮肤凸起畸形去除脂肪层，只留下表皮层，然后作为全厚皮片来修复获取双蒂皮瓣时所留下的供区伤口（图 13.2）。固定皮片可使用 4.0 含铬线做几针间断缝合，不需要放置支架。伤口缝合后，

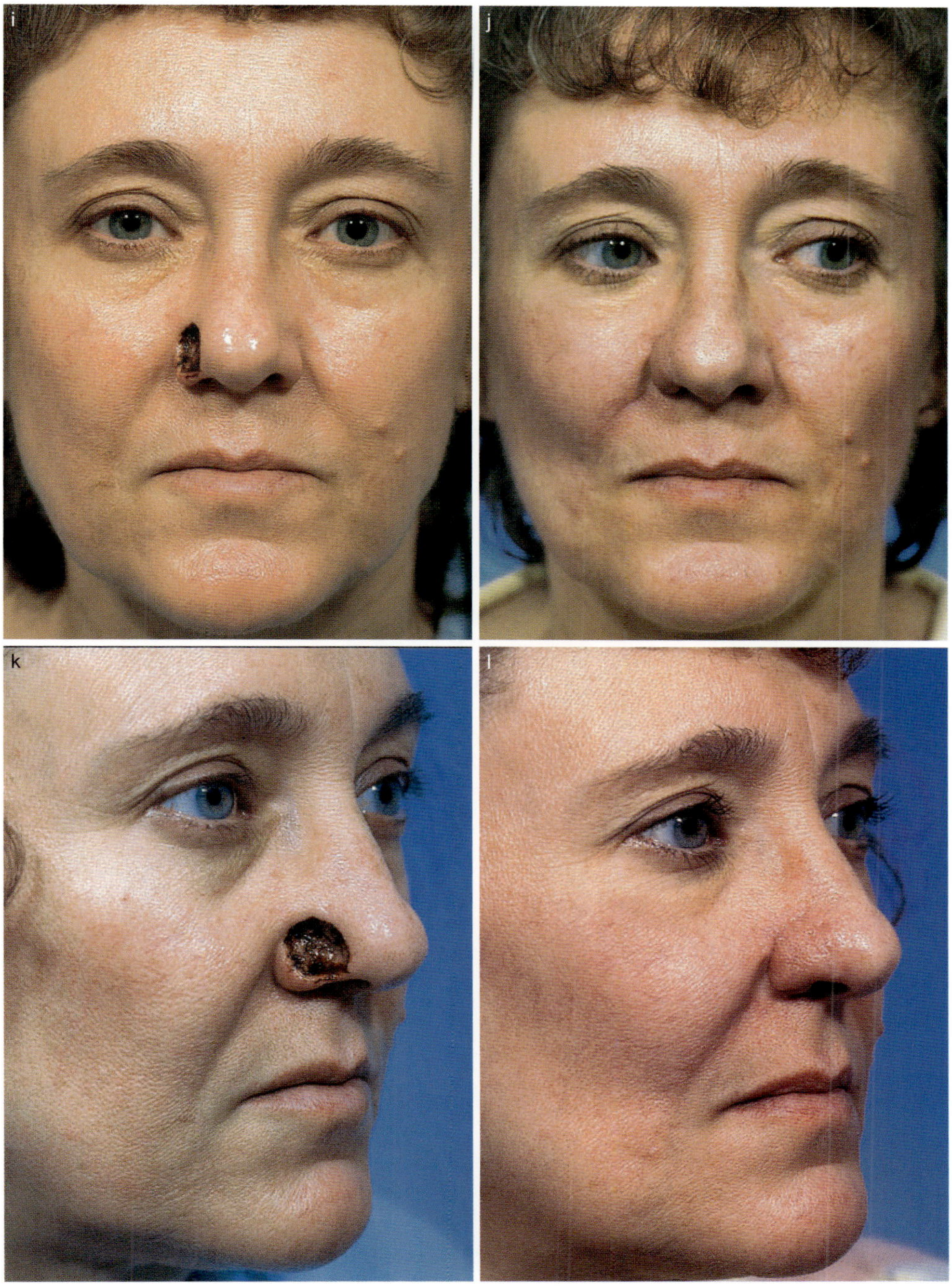

图 13.4 （续）

将一个压迫敷料放置在颊部皮瓣蒂部的下方，次日可移除敷料。

颊部皮瓣转 3 周后行皮瓣嵌入。对于带皮下组织蒂皮瓣，首先在基底部切断皮瓣蒂，然后游离伤口周围 2 cm 的颊部皮肤。对皮肤边缘进行修剪后，将两侧皮肤聚拢在一起关闭伤口。完成这步之后，通常还需要打开供区瘢痕上端以切除多余的皮下组织，并切除随着伤口两侧皮肤聚拢而形成的一个较小的皮肤凸起畸形（图 13.8）。

使用 5.0 聚乳酸线缝合表皮下，然后用 5.0 聚丙烯线连续缝合皮肤。

将皮瓣与鼻部相连的部分切断，分开皮瓣与相邻鼻部皮肤之间 0.5 cm 的距离，使皮瓣可以得到充分展平。在这一步，手术医生还可以去除一期皮瓣转移时未去除的多余皮下脂肪。如果鼻翼单位还有残留的皮肤也可以一并切除，但是一定要保留鼻翼和翼面沟相连区域的 1 mm 皮缘。仔细修剪皮瓣使其契合皮肤缺损，然后用 5.0 聚丙烯缝线间断缝合皮肤将皮瓣固定。当鼻翼基底部缺失时，修剪皮瓣使其能够替代缺失的基底部，并与鼻槛整合。当鼻槛也需要修复重建时，可以将皮瓣修剪出一个锥形的尾端，将尾端向内折并与上唇缝合，替代鼻槛。

在 75% 的病例中都必须行后续的第三期手术，即皮瓣形态修整术和鼻翼沟成形术。该手术通常在皮瓣断蒂嵌入 3 ~ 4 个月后实施。图 13.8 和图 13.9 展示了通常使用插入颊部皮瓣再造鼻翼所需的三期手术中的一些图片。其中，第三期再造手术尤其需

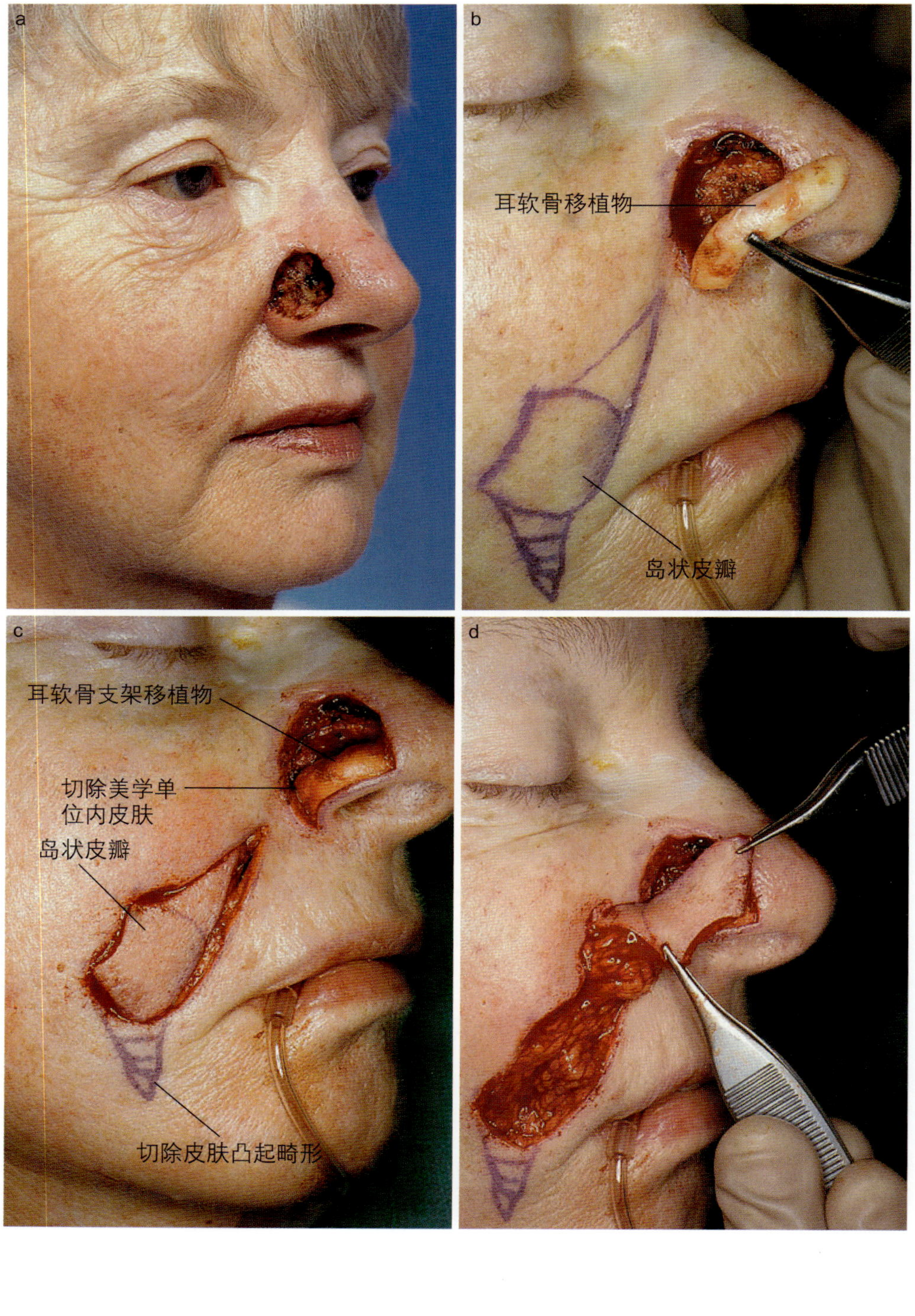

图 13.5 （a）1.5 cm × 1.5 cm 鼻翼皮肤及软组织深度缺损。（b）雕刻耳软骨移植物，用作鼻翼支架。设计插入鼻唇沟带皮下组织蒂岛状皮瓣，用于修复鼻翼缺损。（c）切割皮瓣，放置软骨移植物，切除鼻翼美学单位的残余皮肤。（d）转移带皮下组织蒂皮瓣。（e, f）皮瓣就位，关闭供区伤口。（g）术后 7 个月。行形态修整（选自 Baker[18]，第 18 章图 38）

图 13.5 （续）

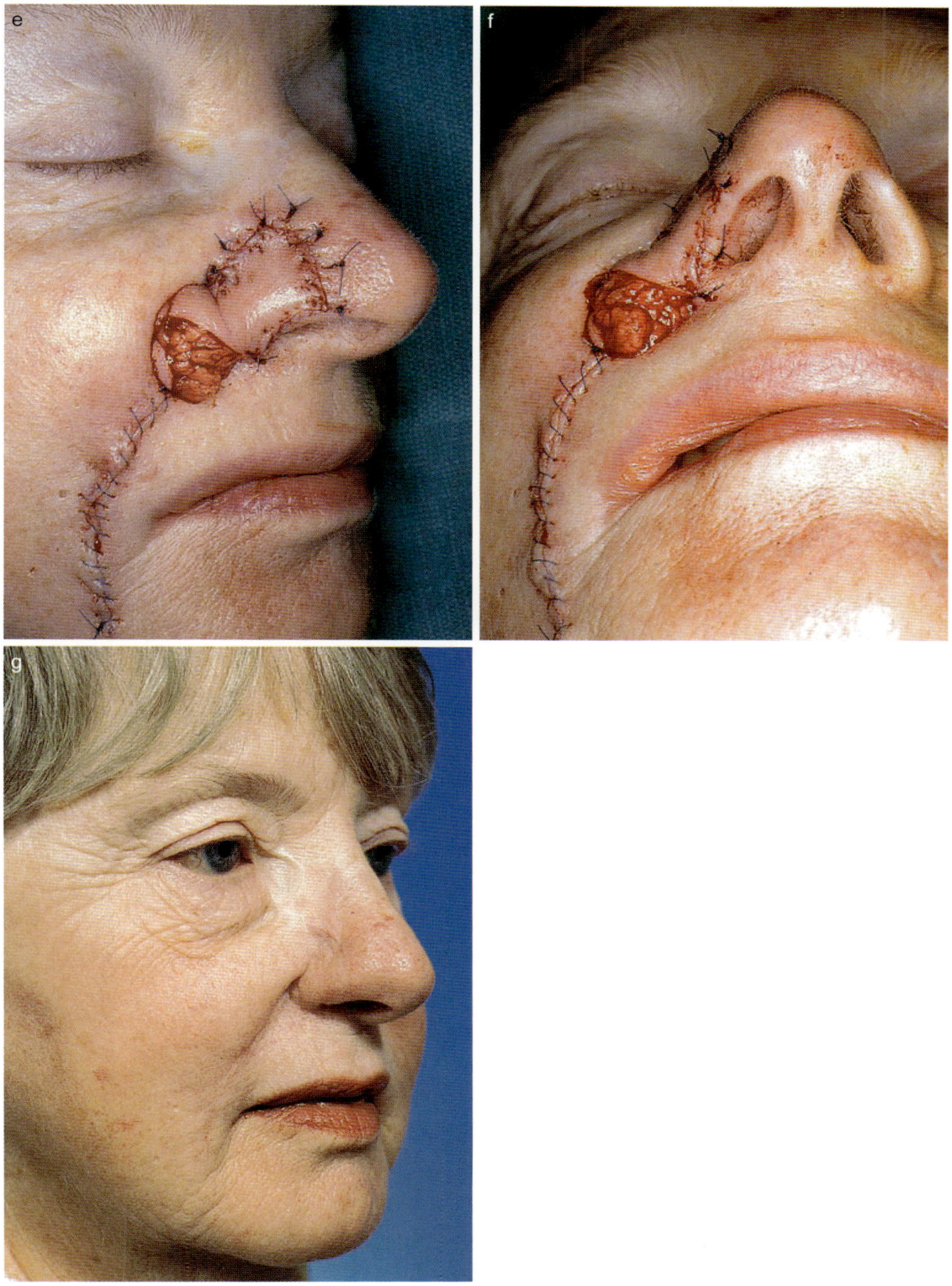

要丰富的经验和准确的判断，才能获得再造鼻翼的理想形态。首先，参照对侧鼻翼单位制作一个模板，将其镜像翻转，然后放置在再造鼻翼上，用马克笔仔细勾勒出轮廓，轮廓上界则为鼻翼沟理想位置。如果皮瓣上界超出轮廓上界小于 1 cm，则皮瓣与鼻部皮肤之间的瘢痕就是形态修整术时切口的位置。如果大部分的鼻侧壁尾部都进行了再造，那么就要在轮廓线上 3 cm 的位置做切口。行形态修整术时，首先将皮瓣广泛游离，清除绝大部分皮下脂肪。对于男性患者，要从紧贴表皮下层非常浅表的组织层面掀起皮瓣，这样可以尽可能地暴露随颊部皮瓣转移的所有毛囊。这项操作可能需要尽可能地向尾部游离皮瓣至鼻孔缘。在放大镜下，使用尖头的单极电凝刀对暴露的毛囊进行逐一灼烧。电凝装

置的能量要尽可能调低，以免损伤周围的皮肤。为了保证皮瓣在吸烟患者中也能存活，皮瓣脱毛的过程可能需要两步：皮瓣上半部分的脱毛在皮瓣形态修整和再造鼻翼沟时完成，下半部分则留到 2 ~ 3 个月后另行脱毛术。

皮瓣形态修整术和鼻翼沟再造主要是通过切除皮瓣下瘢痕组织和大部分皮下脂肪来实现的。要一直向深部切除直到暴露出软骨支架移植物。使用手术刀，在预计的鼻翼沟位置下方的软骨移植物上切割出一个凹槽（图 13.10）。凹槽通常宽 4 ~ 5 mm，长度与鼻翼沟全长相同。要注意不要将凹槽切割得太窄，因为那样在外观上会在鼻翼沟的位置形成一个深且细的褶子，而不是通常所见鼻翼沟的浅沟壑的形态。如果切割软骨的时候切去过多组织，可以

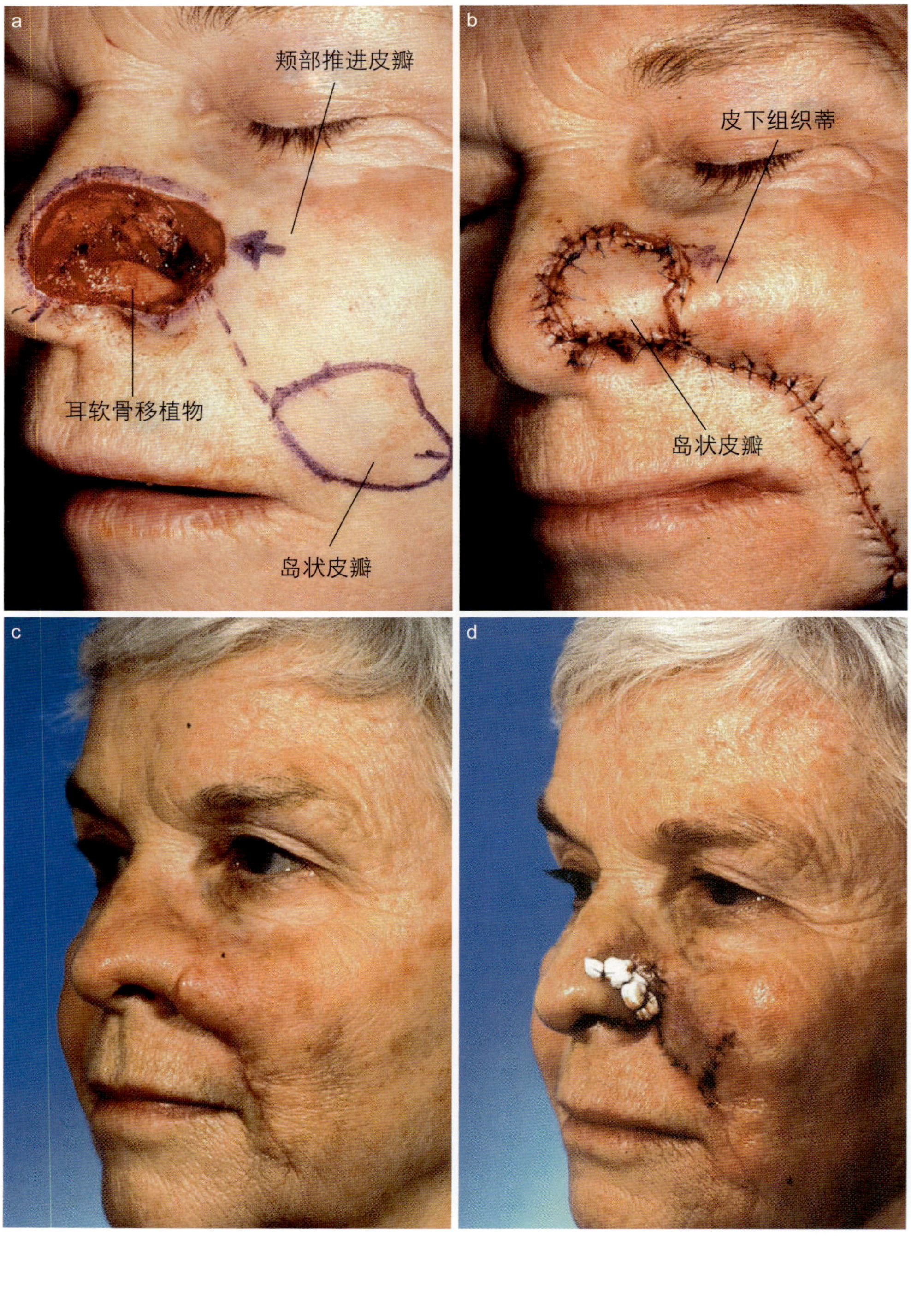

图 13.6 （a）鼻翼和鼻侧壁皮肤及软组织缺损，部分累及颊部。将耳软骨支架移植物放置在鼻孔缘。设计带皮下组织蒂岛状转位颊部皮瓣，用于再造鼻部缺损。皮瓣一角到缺损区域之间的对角线提示了从下面部切取皮瓣后的转移方向。设计颊部推进皮瓣（虚线所示），用于同时修复颊部缺损。（b）将岛状皮瓣通过其皮下组织蒂从颊部推进皮瓣下方转移至鼻部。（c）皮瓣转移 1 个月后。岛状皮瓣的蒂部导致翼面沟区域较厚。（d）行形态修整术重建颊部内侧和鼻外侧的天然形态后。（e ~ j）术前和术后 1 年。不需要额外的手术操作

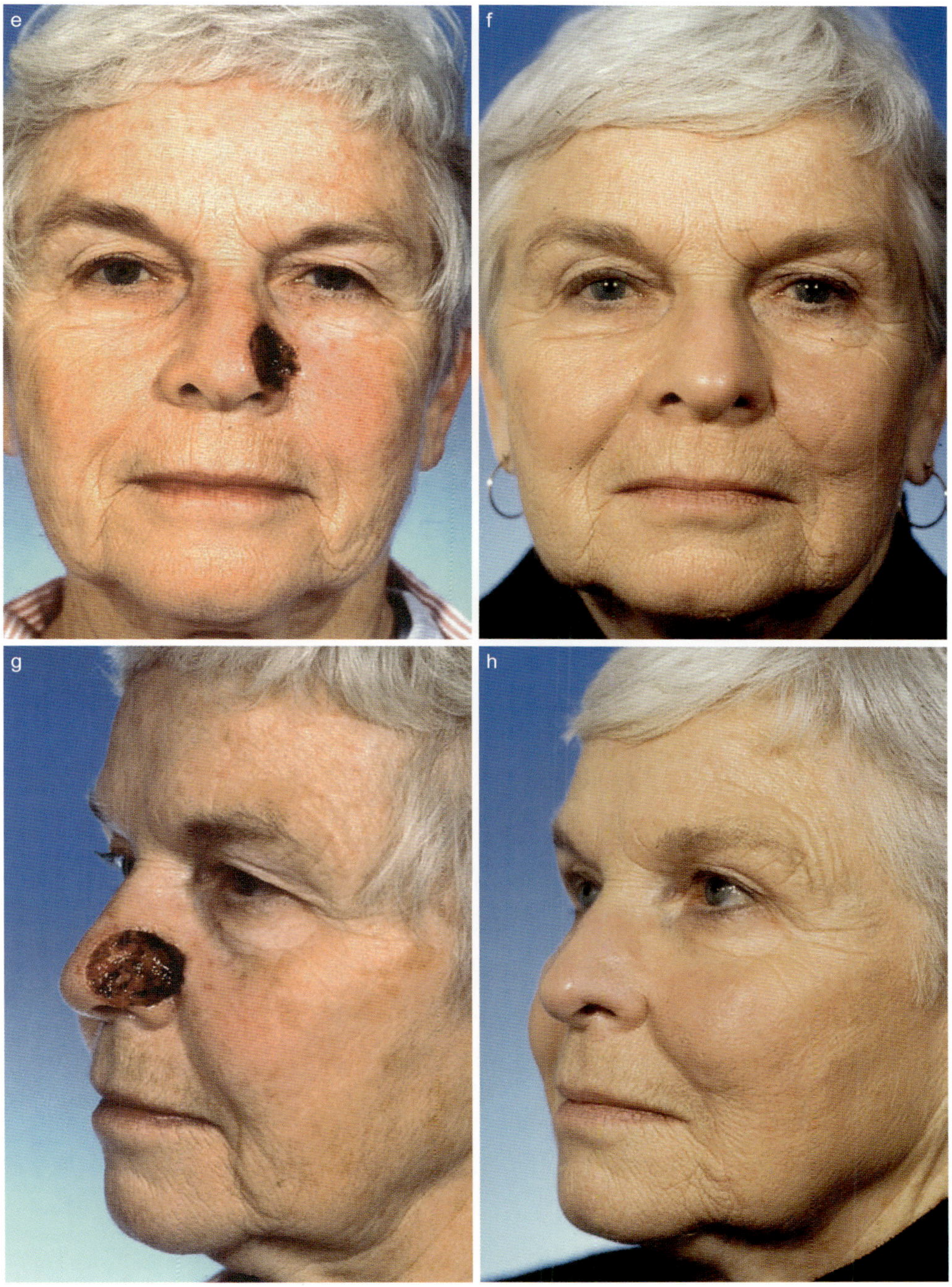

图 13.6 （续）

图 13.6 （续）

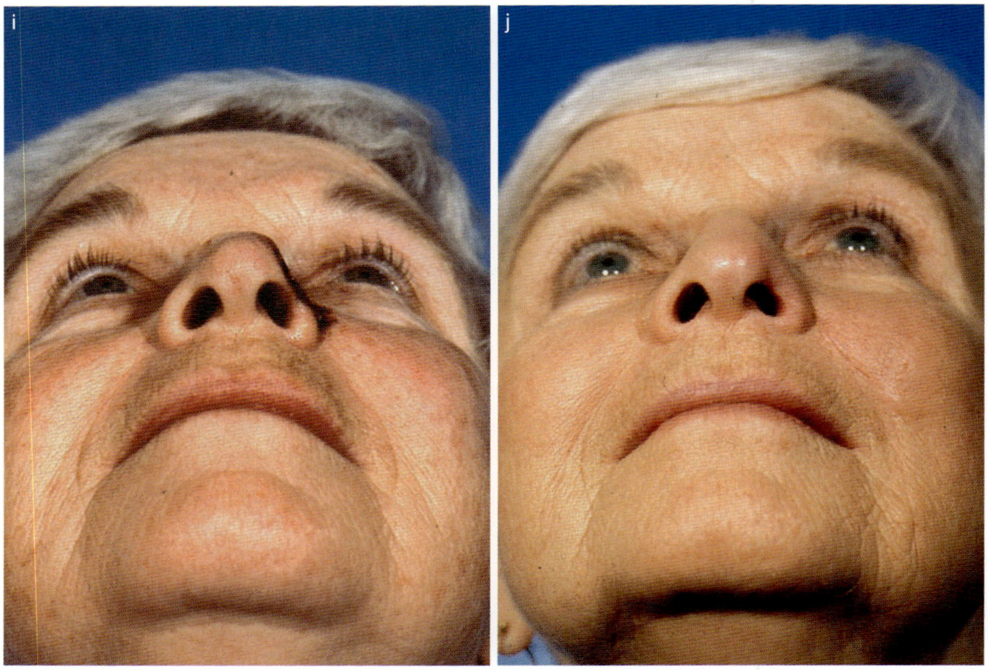

再填补上。切割完成后，将皮瓣覆盖回去并轻轻按压，以判定鼻翼沟的形态是不是合适。如果不够，继续切除皮下组织和软骨，直到再造鼻翼沟的形态与对侧完全一致。皮肤切口使用 5.0 聚丙烯线间断垂直褥式缝合关闭。将一个牙科棉卷纵向劈开作为支撑敷料，放置在再造的鼻翼沟上，使用 4.0 聚丙烯线穿过鼻部皮肤全层间断缝合，将敷料固定在鼻翼沟上。固定牙科棉卷时要注意缝线不能勒得太紧，因为皮瓣在术后会发生一定程度的水肿，所以缝线太紧容易造成皮瓣缺血坏死。使用压迫包扎可以有效地清除死腔，保持组织环境稳定，并维持再造鼻翼沟的形态。术后第五天可以拆除敷料和皮肤切口缝线。

完成第三期的软骨支架和皮下组织形态修整后，鼻翼的再造就完成了。这步操作切除了内鼻阀区域肿大的组织，有效地改善了再造鼻气道的通气功能（图 13.11）。通常，鼻翼软骨支架移植物的宽度为 1.5 cm。这个宽度可以保证在再造鼻翼沟的上方和下方都有足够的软骨组织，同时还可以支撑内鼻阀 [8-9]。围术期预防性使用抗生素通常是在第一期和第三期鼻翼再造手术时。在行颊部皮瓣断蒂嵌入术时，只需要在术前使用单一剂量的抗生素静脉给药即可。

技术：插入颊部带皮蒂皮瓣

插入颊部带皮蒂皮瓣是一种半岛状皮瓣，线性轴位于皮瓣与颊部组织之间的皮带上。这种皮瓣与带皮下组织蒂（岛状）皮瓣不同，带皮下组织蒂皮瓣不具有皮带，完全通过皮下组织与颊部相连。不管带皮蒂皮瓣是半岛状或是岛状，它的蒂部都位于供区上方。

在大多数情况下，我们都倾向于设计带皮下组织蒂颊部皮瓣，因为这样可以尽可能减少从鼻唇沟上方的区域切取皮肤，从而有利于供区伤口的关闭。而且这种皮瓣依托于蒂部进行扭转的活动度更大，皮瓣蒂部可以包裹更多的来源于内眦动脉的穿支血管，皮瓣的血供也更好。另外，带皮下组织蒂岛状皮瓣的蒂部在行皮瓣断蒂后不需要进行修剪和插入。只需要切断皮下组织蒂，并翻新蒂部周围皮

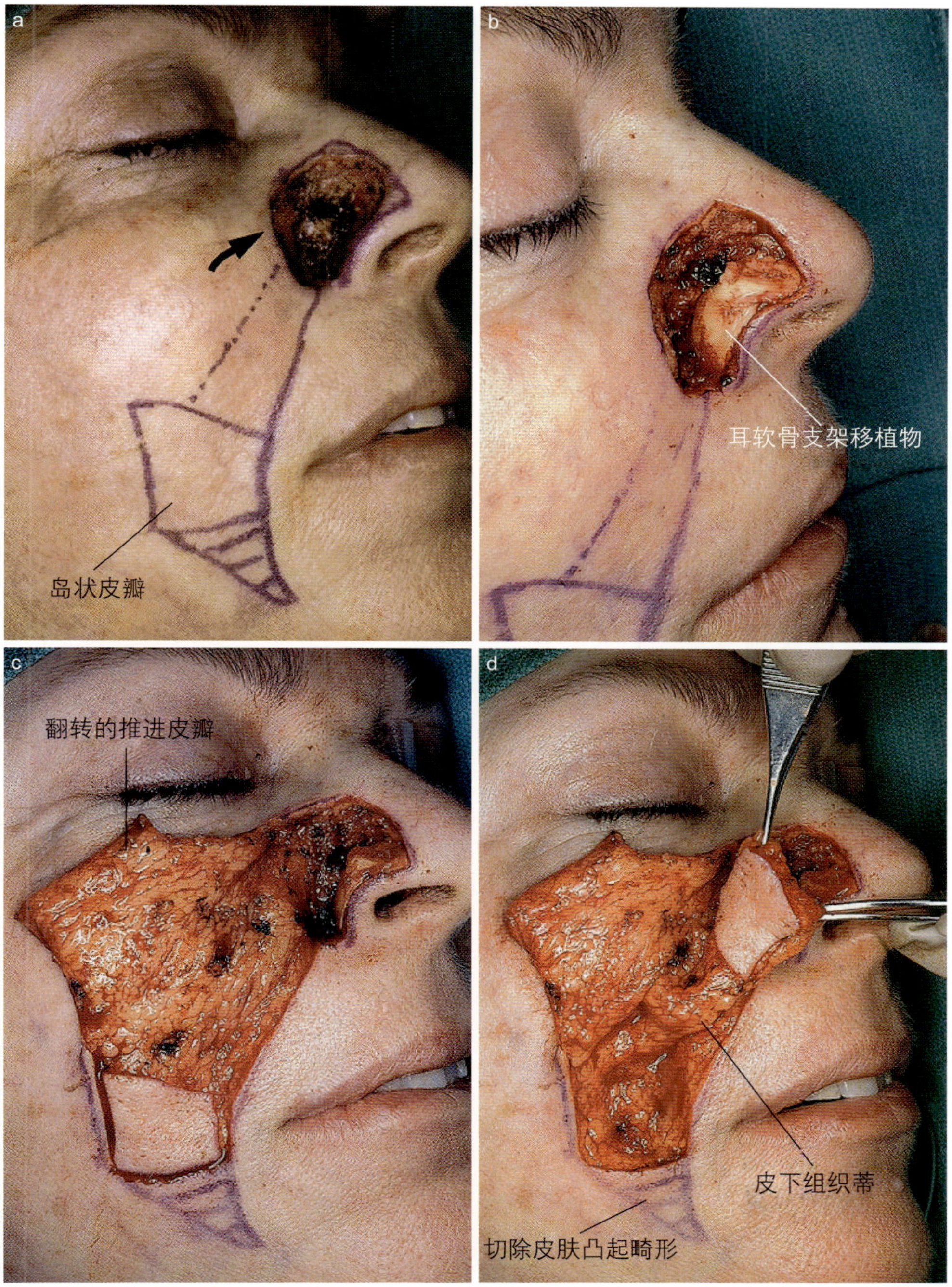

图 13.7　（a）3 cm×3 cm 鼻翼皮肤缺损，累及鼻颊窝。设计一个带皮下组织蒂岛状转位皮瓣修复鼻翼缺损。虚线所示为岛状皮瓣蒂部。实线标记为鼻唇沟。水平线所示为预计关闭供区伤口后皮肤凸起畸形所在的位置。箭头所指为颊部推进皮瓣的方向。（b）耳软骨支架移植物就位。（c）切取颊部推进皮瓣修复颊部缺损。将皮瓣向外侧掀开，暴露并分离岛状皮瓣的皮下组织蒂。（d）将岛状皮瓣转移至鼻翼。（e）颊部推进皮瓣及岛状皮瓣就位。（f）术后 1 个月视图。转位皮瓣的皮下组织蒂完全消除了翼面沟。（g）行形态修整术，重建翼面沟和鼻翼沟。（h）第一次形态修整术后 2 个月。再造区域仍有臃肿感，需要行第二次形态修整术。（i）第一次修整术后 6 个月，准备行第二次形态修整术。对患者进行标记。（j）再造了翼面沟和鼻翼沟，并修复了颊部瘢痕。（k）使用棉球压迫包扎维持再造后的翼面沟和鼻翼沟形态。（l～o）术前及术后 3 个月、术后 1 年外观。患者经历了两次形态修整术和颊部瘢痕修复（选自 Baker[18]，第 18 章图 30 和图 31）

图 13.7 （续）

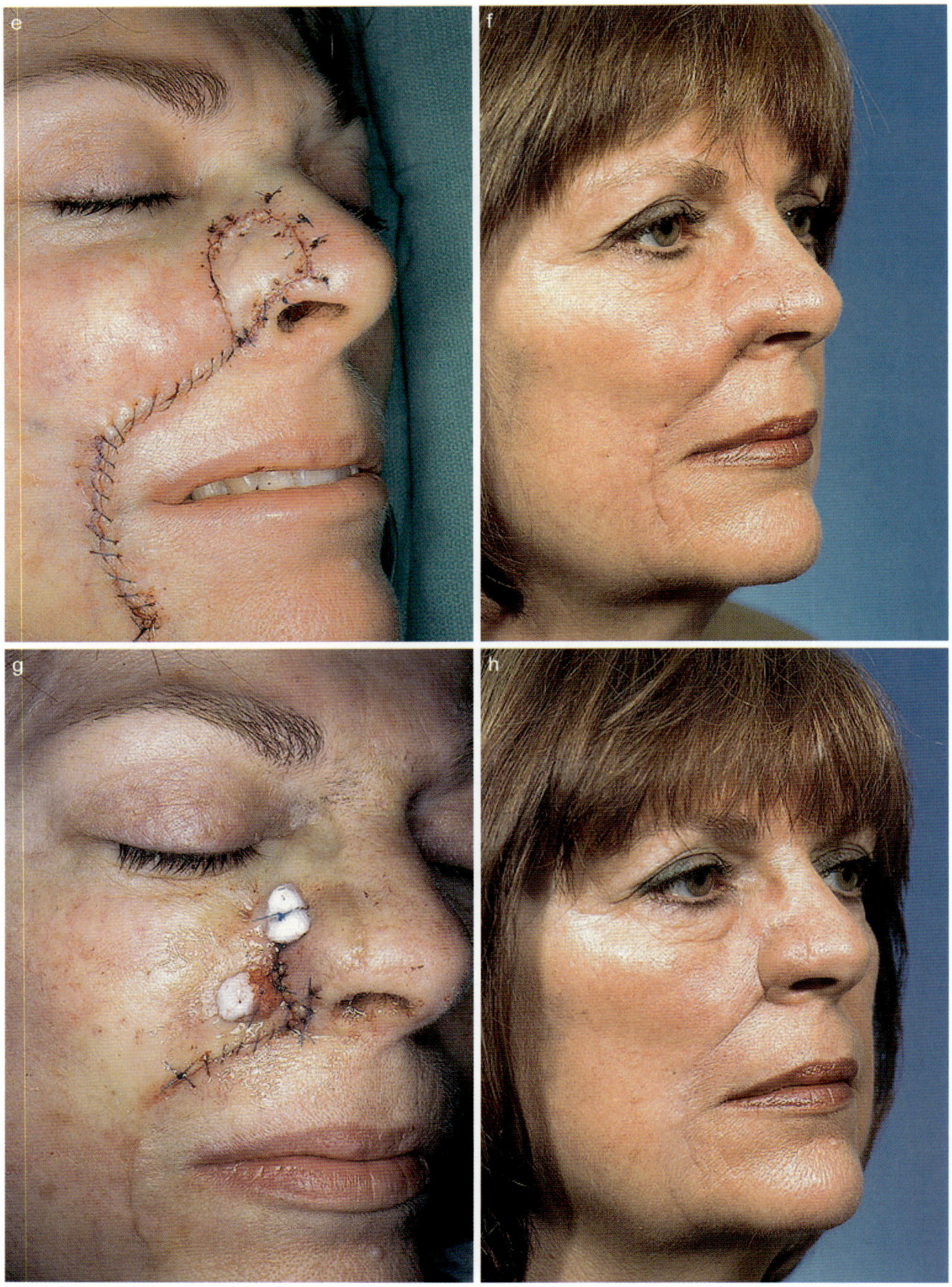

缘即可关闭伤口。然而从技术层面上来讲，获取岛状皮瓣比获取半岛状皮瓣更难，因为岛状皮瓣的切割层面更深，更容易伤及支配颧大肌和颧小肌的面神经分支。

半岛状皮瓣依靠蒂部的皮肤和皮下血管丛向皮瓣远端供血，因此皮瓣一定要切取得足够宽、足够深以保证血供。设计半岛状皮瓣时，模板的方向与设计岛状皮瓣相同（图 13.12）。皮瓣的宽度要大约与模板相同，尽管在设计很宽的皮瓣（宽度超过 1.5 cm）时，皮瓣往往达不到模板那么宽。设计好后，将半岛状皮瓣自皮下组织层掀起，保留皮瓣下方 3 mm 的脂肪。这一点与设计岛状皮瓣不同，岛状皮瓣的皮下组织蒂部可以厚达 1.5 cm，而半岛状皮瓣的切取平面更加浅表。与岛状皮瓣相似

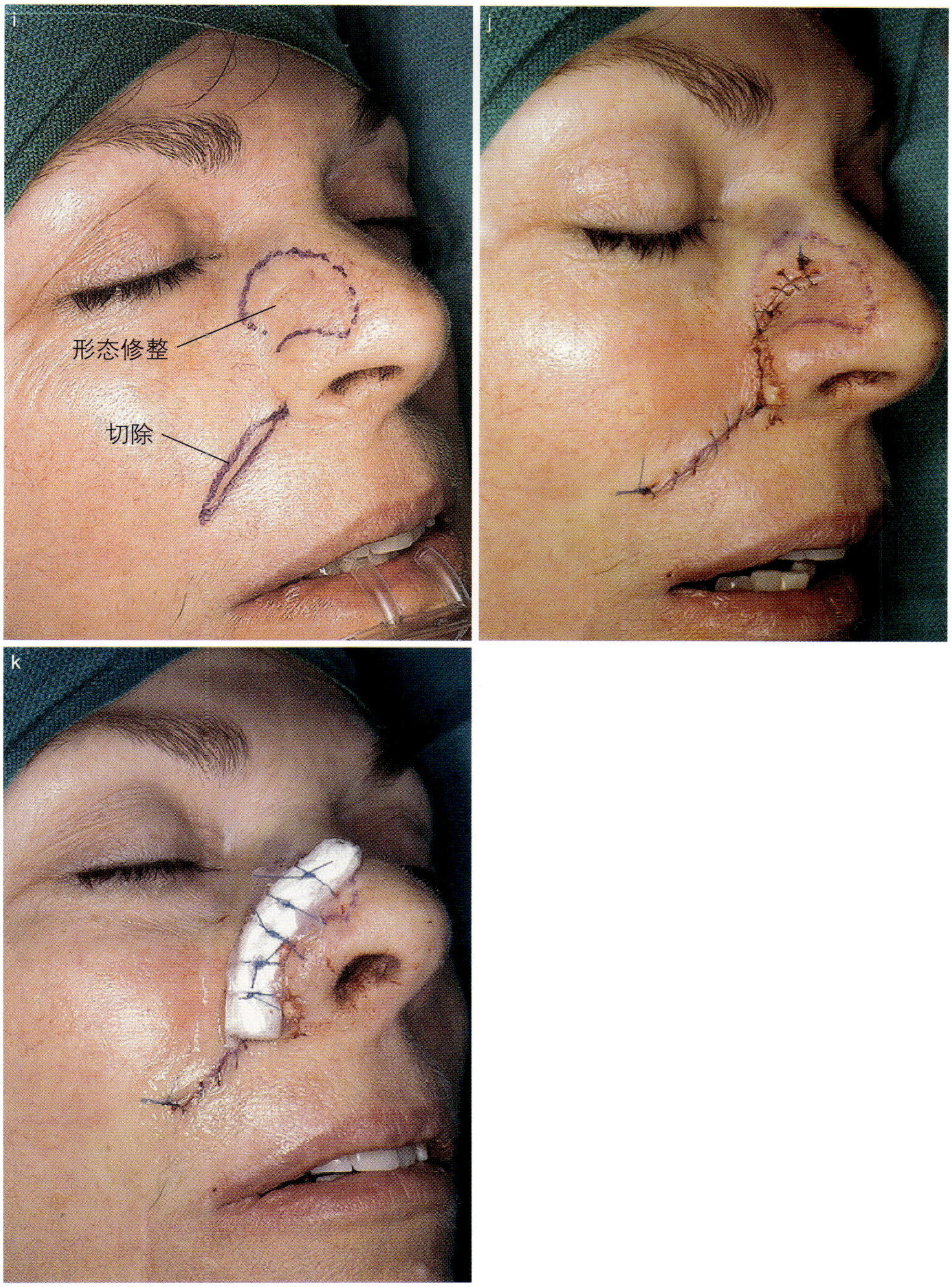

图 13.7（续）

的是，半岛状皮瓣也是向中线旋转 90° 后与鼻部皮肤缝合，具体方式与岛状皮瓣相同。要注意在转移皮瓣时不要使蒂部打结。与岛状皮瓣相似，半岛状皮瓣的远段也可以进行适当修薄，使其与受区的组织厚度相同。但是皮瓣连接颊部和鼻部的近段不能修薄，以保证足够的血运。半岛状皮瓣颊部供区伤口的关闭方式与岛状皮瓣完全相同。

与岛状皮瓣相似，半岛状皮瓣要与颊部保持相连 3 周，以形成旁系血供。在这 3 周中，半岛状皮瓣的蒂部也会发生一定程度的收缩（图 13.13）。在二期手术时行皮瓣断蒂术，打开颊部供区伤口的上端 1 ~ 2 cm，将皮瓣蒂部的近段嵌入颊部。伤口的边缘要尽量撑开，形成一个可以容纳近端蒂部的空间。将伤口周围大约 2 cm 的颊部皮肤游离，随着

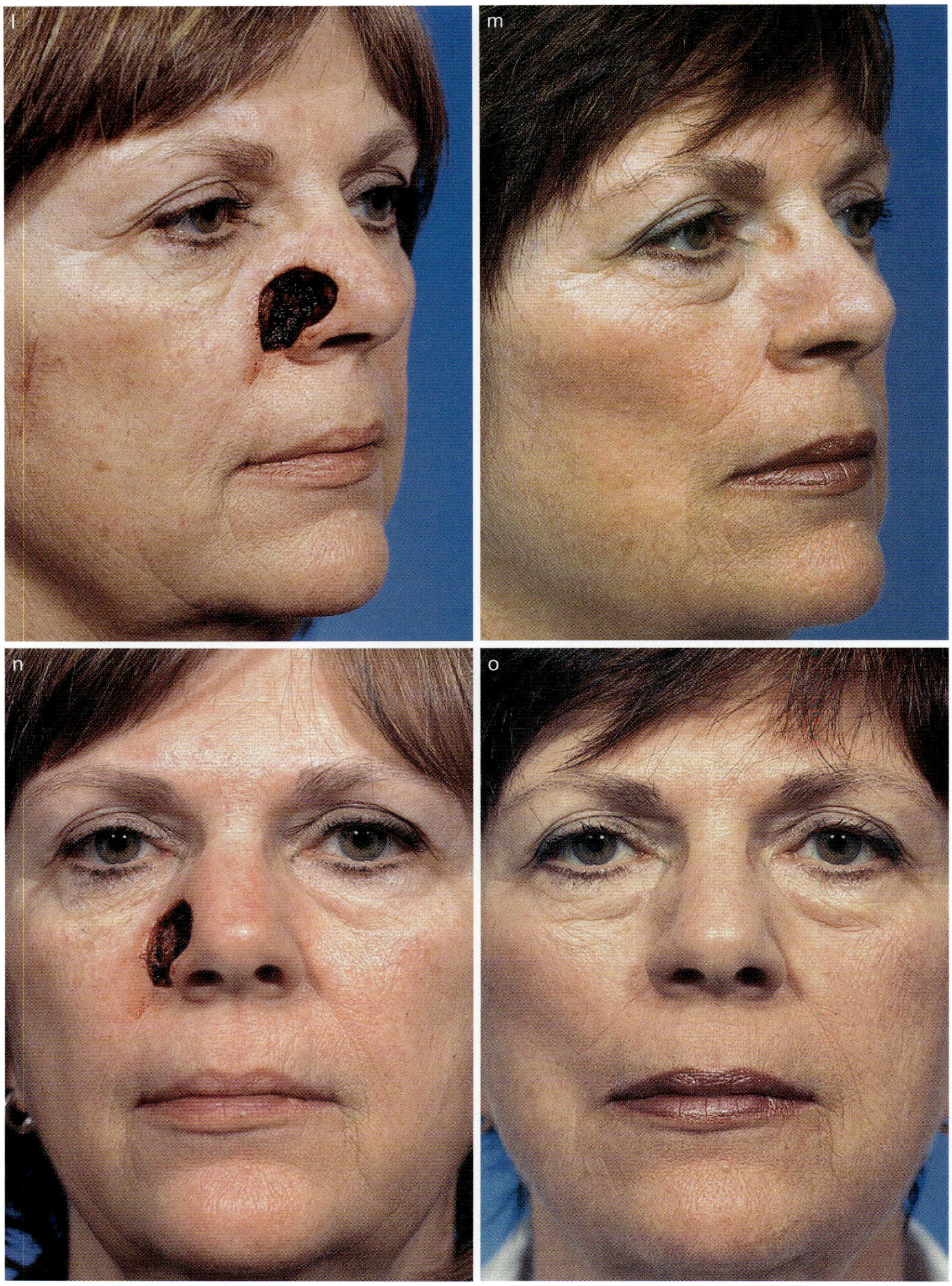

图 13.7 （续）

皮肤的收缩，伤口可以开大得更多一些。对蒂部残端进行修剪使其完美契合伤口，然后将其嵌入鼻唇沟，最终形成一个 V 形的闭合伤口（图 13.13）。将蒂部近段的大部分组织和皮肤还原回颊部有助于维持鼻唇沟上方丰满的组织形态。或者，也可以将皮瓣蒂部近段切割成椭圆形后直接关闭颊部伤口。这种方法的优点是伤口瘢痕是线性的，且位于鼻唇沟内；缺点就是会造成鼻唇沟区域软组织和皮肤的量不够。与鼻部相连的皮瓣近段在修薄后嵌入鼻部皮肤，方法与岛状皮瓣相似。注意对于吸烟的患者，不要过多修薄皮瓣的皮下脂肪。

我们通常使用插入带皮蒂鼻唇沟皮瓣来再造较小的（≤ 1.5 cm）鼻孔缘皮肤和软组织缺损。这种皮瓣尤其适用于位于鼻尖和鼻翼之间的较小的鼻孔

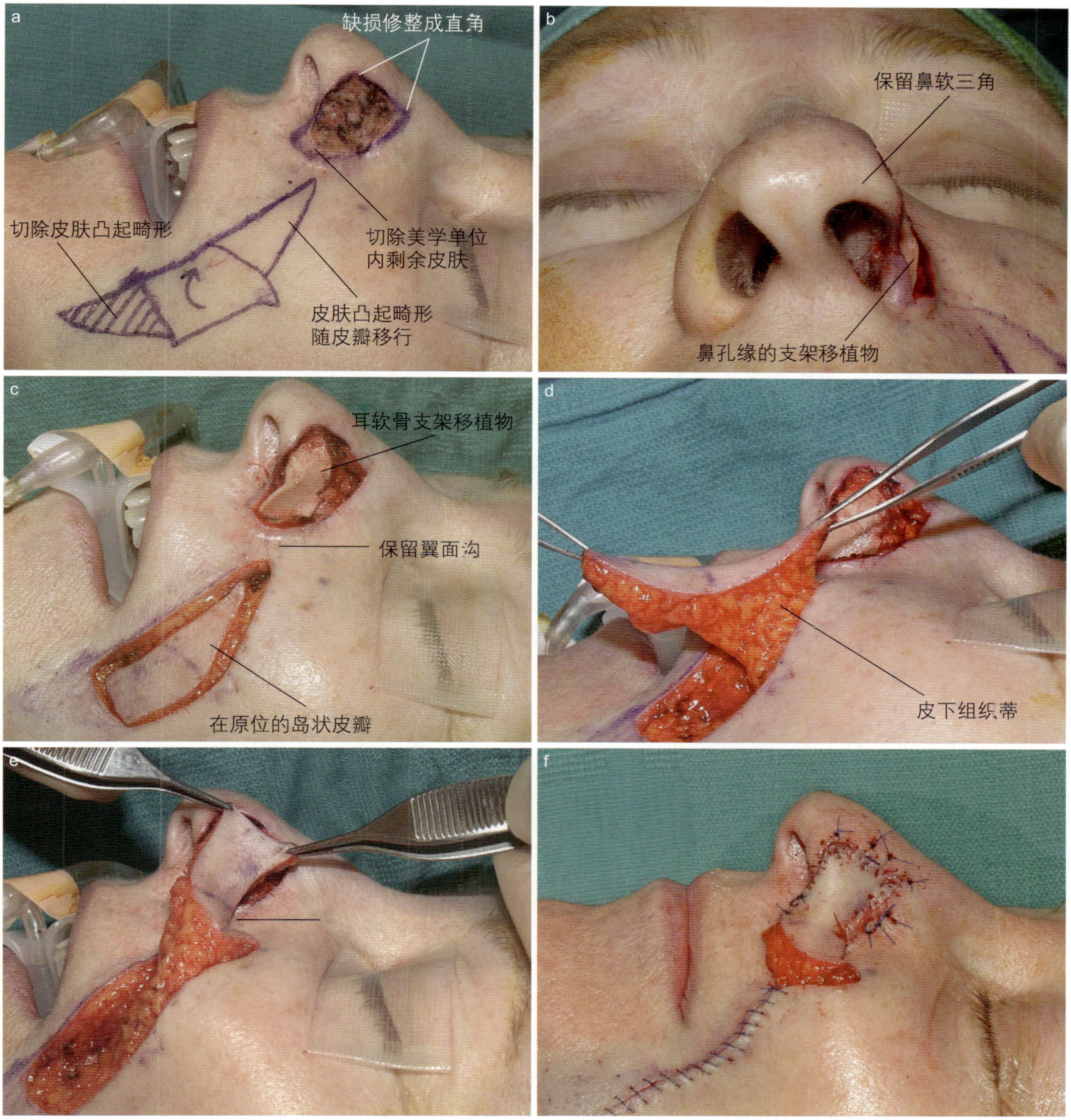

图 13.8 （a）2 cm × 1.8 cm 鼻翼及半侧鼻尖缺损。设计一个插入鼻唇沟带皮下组织蒂岛状皮瓣用于修复缺损。首先将缺损的内侧边界切割成直角。（b, c）耳软骨支架移植物就位。切取岛状皮瓣。（d）岛状皮瓣与鼻翼旁丰富的皮下组织相连。（e）皮下组织蒂跨过翼面沟。（f, g）将皮瓣转移至鼻部。蒂部横跨在翼面沟上。（h）第一期再造术后 1 周。（I, j）第一期再造术后 3 周，准备行皮瓣断蒂嵌入术。棉签通过皮下组织蒂下方。（k）蓝线所示为切断皮瓣蒂的位置。在第一期手术时随皮瓣转移的皮肤凸起畸形被切除。（l, m）行皮瓣断蒂嵌入术。（n）皮瓣嵌入后 3 个月。准备行第三期的形态修整术。（o）标记出对侧正常的鼻翼和鼻翼沟。（p, q）制作正常鼻翼的模板。（r, s）使用模板标记出再造侧鼻部预计鼻翼沟的位置。（t, u）将皮瓣自反下层掀起，清除深层皮下组织，以调整再造鼻翼形态。（v）从下方耳软骨支架移植物上，预计鼻翼沟的位置，切除一小条软骨。（w）重新覆盖好皮瓣，使用单纯皮肤缝合关闭伤口。（x, y, z）使用牙科棉卷作压迫包扎，用褥式缝合方式固定在鼻翼沟上。术后 5 天移除棉卷

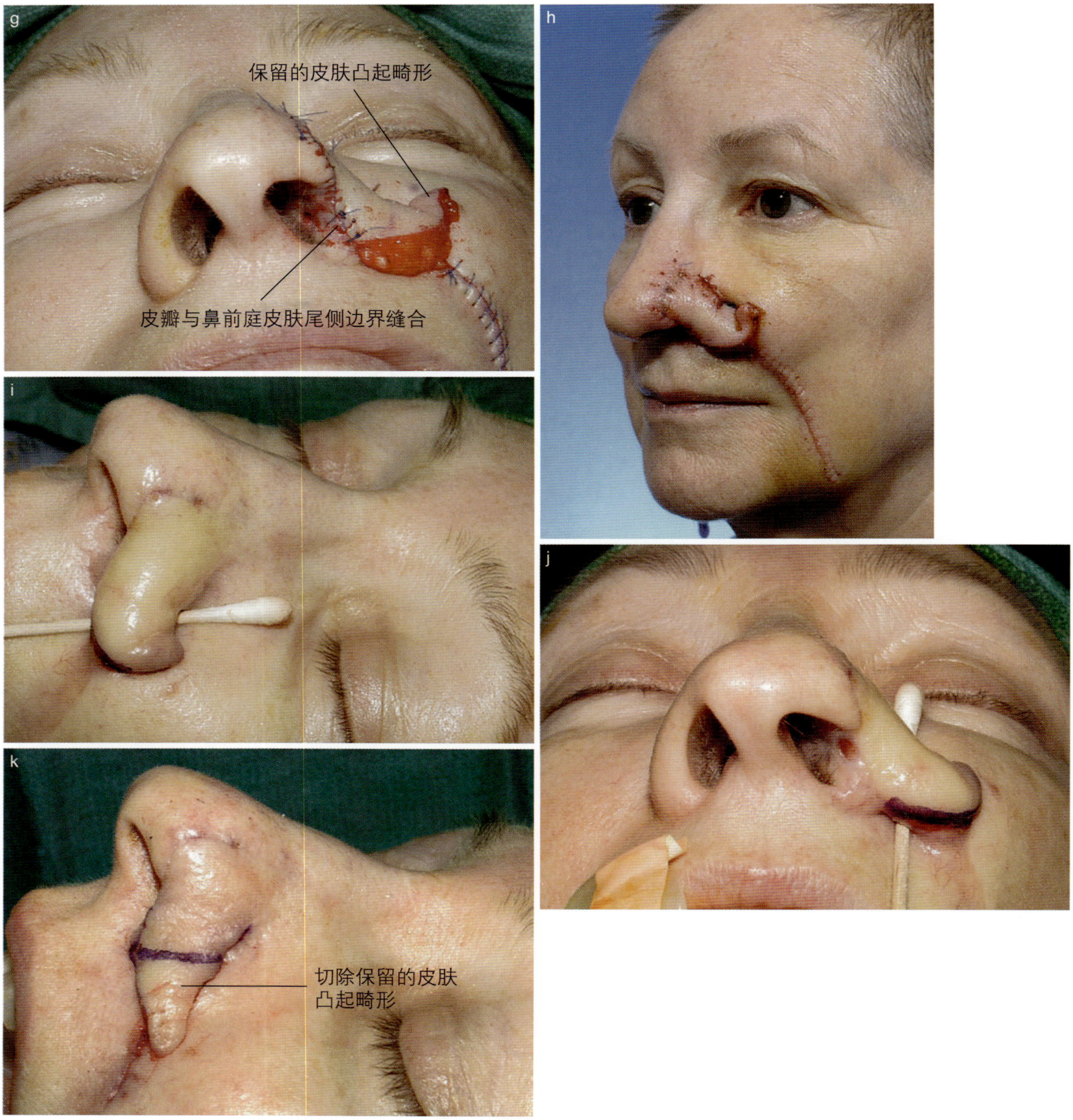

图 13.8 （续）

缘缺损（图 13.12 和图 13.13）。在这类病例中，再造手术通常分两期即可完成，这是因为缺损局限于鼻孔缘而未累及鼻翼沟。

全部手术操作完成后 6 周，可以对再造的鼻翼及周围鼻部皮肤进行磨皮。这步操作在门诊即可完成。皮瓣嵌入后 2 个月，指导患者对颊部供区的瘢痕及再造的鼻孔进行按摩，每天几次，持续 6 个月。对供区硬化的部分可以注射 0.5 ~ 1.0 ml 曲安奈德注射液，浓度为 10 mg/ml，注射层面为深部皮下组织，每 6 ~ 8 周注射一次，总共注射 2 ~ 3 次即可。

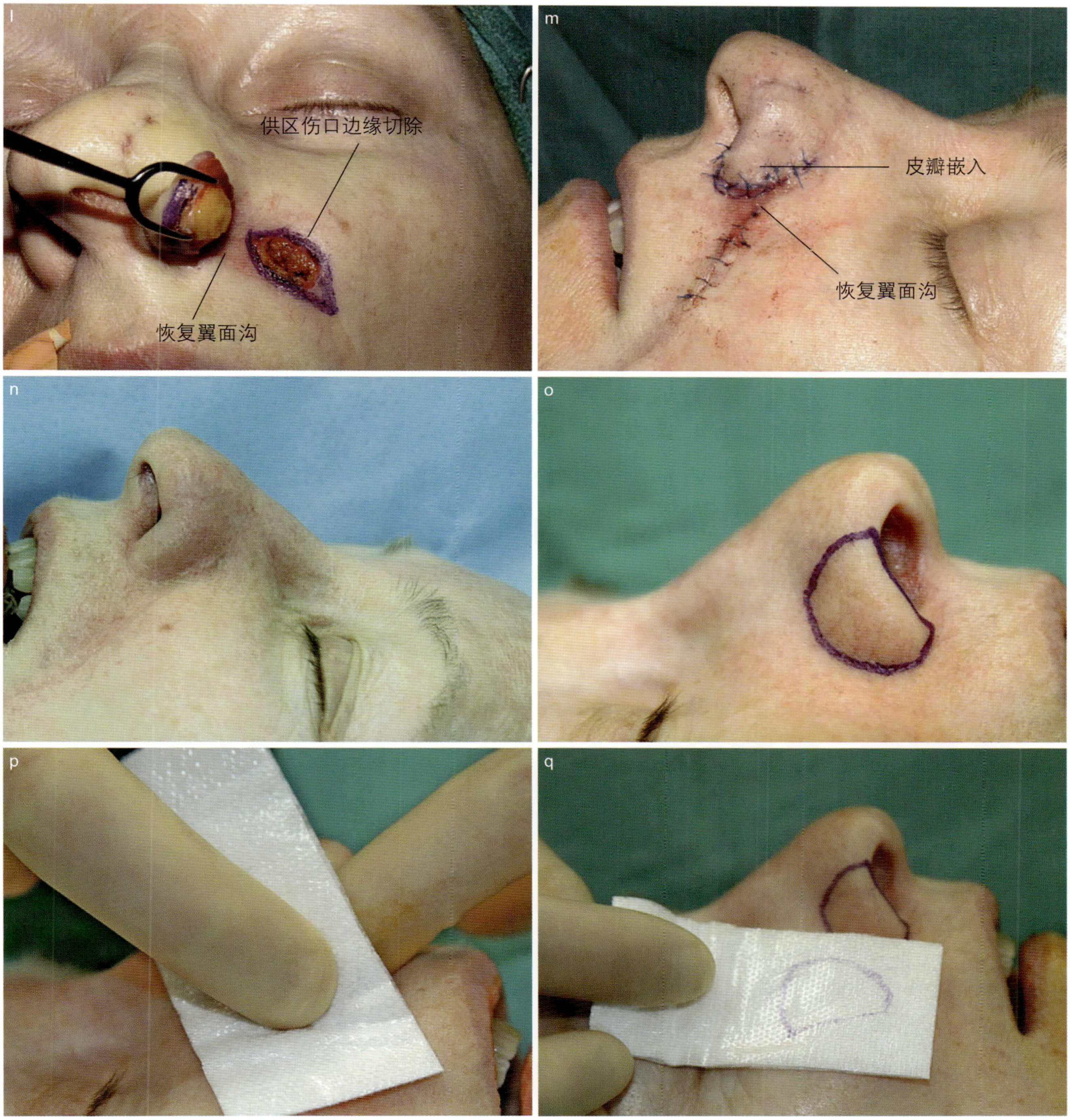

图 13.8 （续）

使用插入鼻唇沟皮瓣而不是转位皮瓣来再造鼻翼的最大优势在于，它可以保留在美学上非常重要的翼面沟（图 13.14）。而且插入皮瓣还可以最大程度地避免鼻唇沟上部变平，因为插入皮瓣的大部分组织和皮肤都是从鼻唇沟中下部获取的。比起传统的转位皮瓣，插入皮瓣的另一个优势体现在当皮瓣远端发生坏死时。当这种情况发生时，只要皮瓣的组织足够，都可以将插入皮瓣从缺损处分离，清除失活的组织，然后重新与鼻部缝合。

插入鼻唇沟皮瓣的缺点是它通常需要二期甚

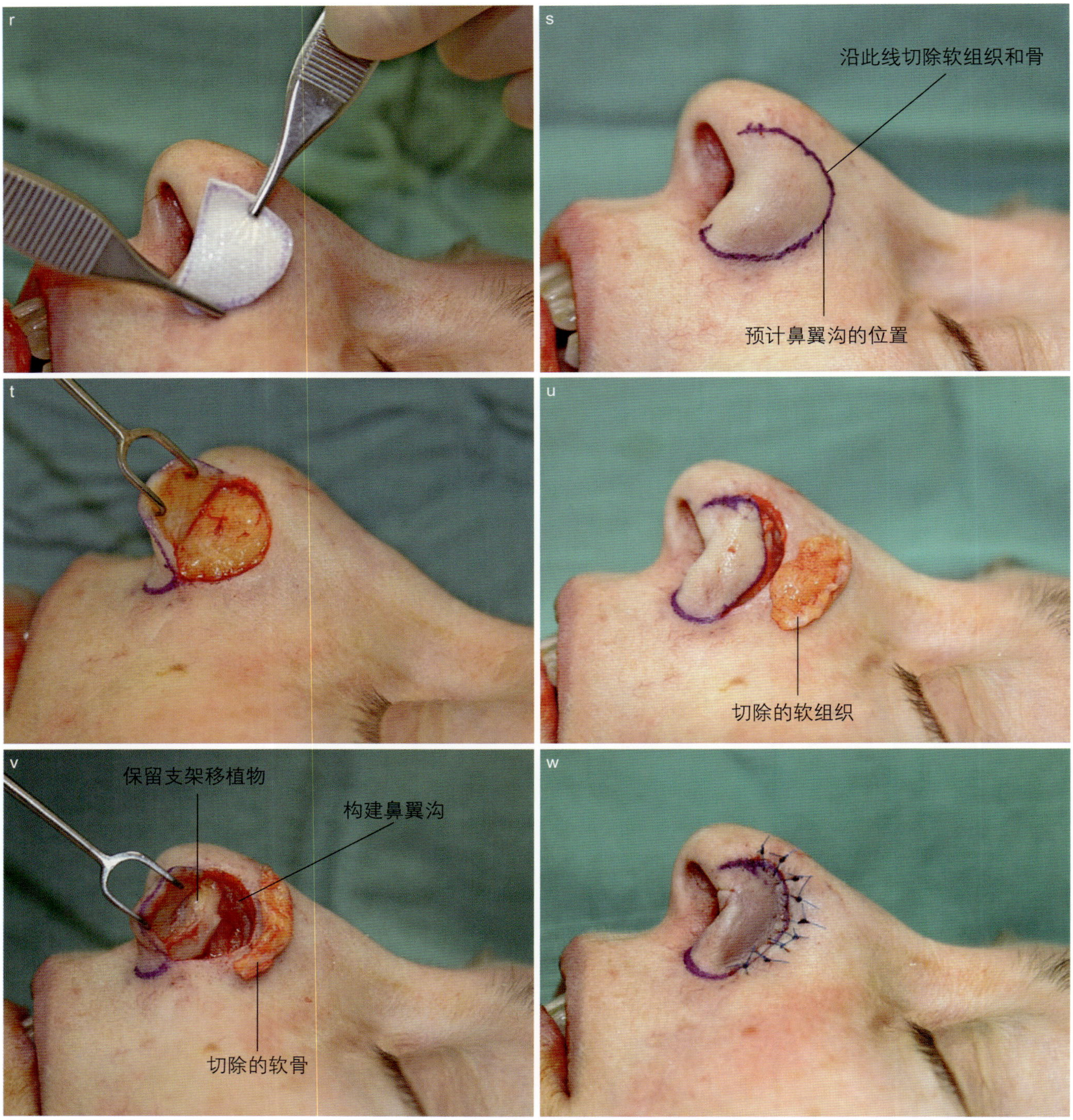

图 13.8 （续）

至三期手术。不过，当使用标准的转位颊部皮瓣再造鼻翼时，通常都需要行修整手术来恢复因皮瓣而变形的翼面沟上部和鼻翼沟外侧。即使为了避免扭曲翼面沟而特意将皮瓣蒂部设计在翼面沟上方，也仍然需要行形态修整术（图 13.1）。对于男性来说，所有的颊部皮瓣都有一个共同的缺点，就是会将生发的皮肤转移至鼻部。尤其是插入皮瓣，因为它主要是从生发的鼻唇沟下部获取的。因此，对于男性通常都需要行手术清除毛囊，这个手术可以与鼻翼沟成形术同时完成（图 13.15）。

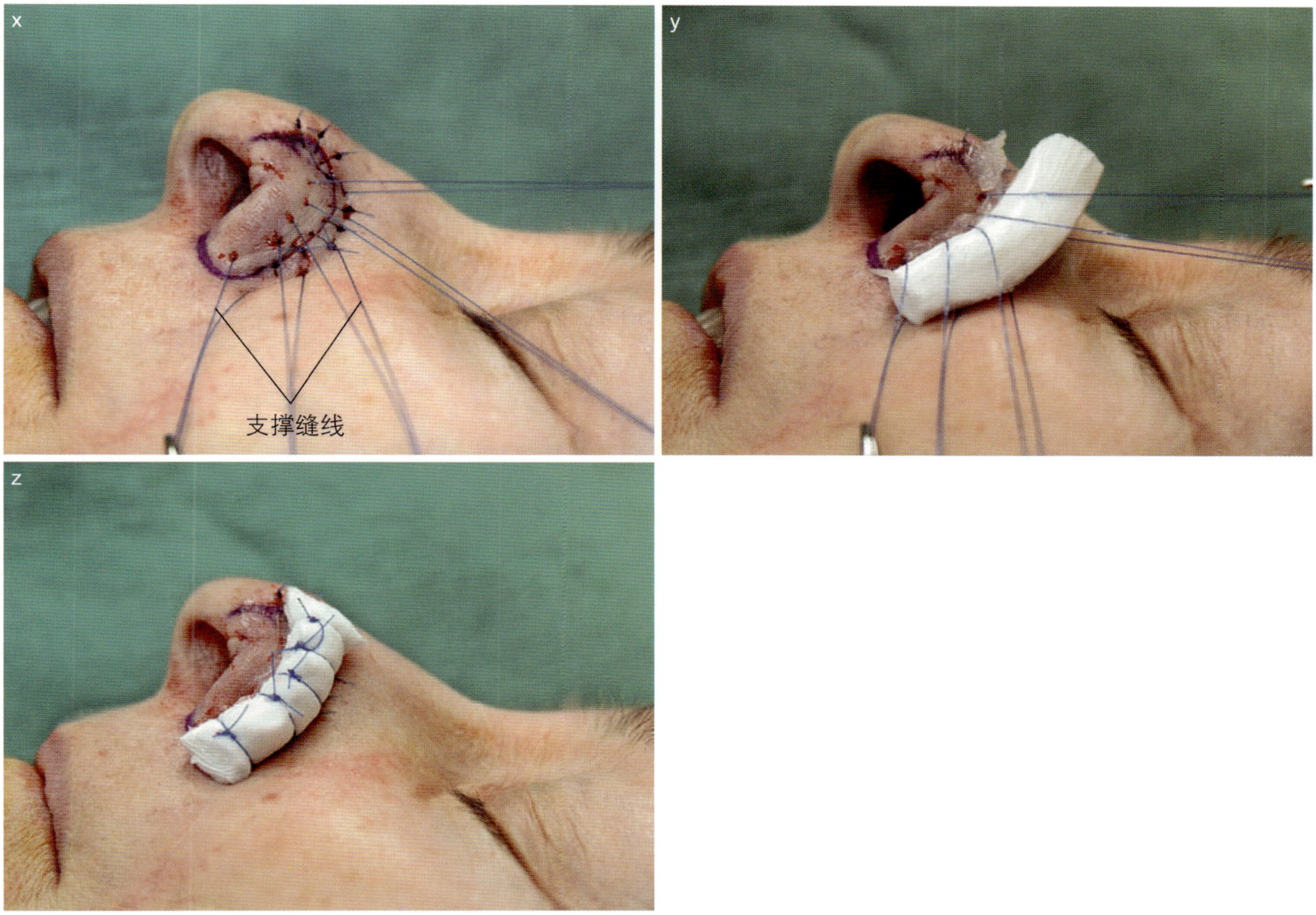

图 13.8 （续）

颊部皮瓣与前额皮瓣对比

在分析鼻翼缺损病例时，手术医生经常要面临的问题就是应该选择前额还是颊部作为外覆皮瓣的供区。这个决定会受到很多因素的影响。首先就是患者颊部内侧皮肤的松弛度以及鼻唇沟区域的大小。在一些观察力比较强的人看来，使用颊部皮瓣一定会造成两侧鼻唇沟的不对称，这种不对称通常体现在鼻唇沟下方变平坦。这种不对称可以通过切除健侧鼻唇沟的部分皮肤和脂肪来调整，不过对于大部分患者来说，他们并不能发现或并不在意这种不对称。使用前额旁正中皮瓣的适应证则是颊部皮肤松弛度低，或者没有明显鼻唇沟的年轻患者。对于这类患者来说，颊部供区的瘢痕可能在术后 1 年都仍然很明显。相反的，妥善修复的前额供区几乎不会留下难看的瘢痕，即使伤口无法一次完全关闭。此外，前额瘢痕还有一个优势，就是它可以被特定的发型遮盖住。而且对男性患者来说，颊部皮瓣会把生发的皮肤转移至鼻部，从而需要额外的手术操作来给皮瓣脱毛，因此对于面部毛发较重的患者来说，前额也是更理想的皮瓣供区。影响外覆盖皮瓣选择最重要的因素是缺损的大小。在大多数情况下，局限于鼻翼的缺损使用插入颊部皮瓣进行再造。这是因为比起前额皮肤，颊部皮肤的组织构成与缺失的鼻翼皮肤更相近（图 13.16）。而超出鼻翼区域，累及鼻侧壁至少 1 cm 的缺损，则最好使用前额旁正中皮瓣修复。同理，当鼻翼缺损累及大部分半侧鼻尖时，前额也是更好的外覆皮瓣供区。

对外覆皮瓣供区的选择同时还受到患者社会地

位及经济情况的影响。对于那些强烈要求在第一期和第二期手术之间保持工作的患者，通常我们会使用插入颊部皮瓣。因为前额旁正中皮瓣在皮瓣转移和断蒂之间需要 3 周的时间，这期间患者通常是无法工作的。从前额延伸下来的皮瓣使患者无法戴眼镜或护目镜，同时覆盖皮瓣的绷带也会阻挡视线。与之相反，插入颊部皮瓣的包扎很简单，不会过于吸引患者工作环境内其他人的视线，而且也不影响患者戴眼镜。

另一个需要考虑的社会因素是患者是否吸烟。如果患者吸烟，颊部皮瓣比起前额旁正中皮瓣更容易发生明显的远端坏死。这是因为比起前额旁正中皮瓣较完好的轴向血供，颊部皮瓣的血供更不规则。因此，对于那些每天吸一包或以上香烟的患者，

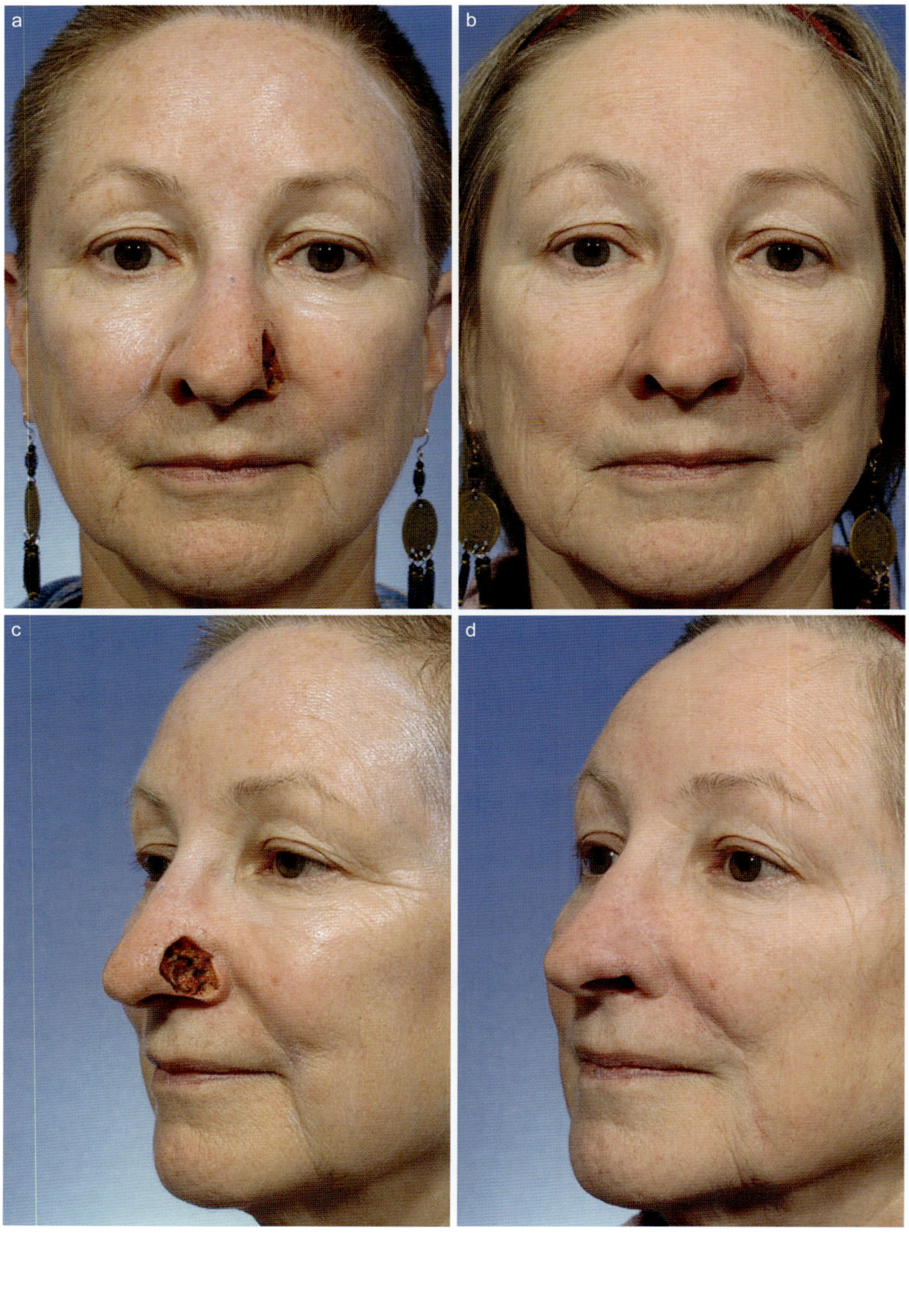

图 13.9 （a~f）图 13.8 所示患者的术前和术后 1 年外观。如图 13.8 所示，患者接受了三期再造手术

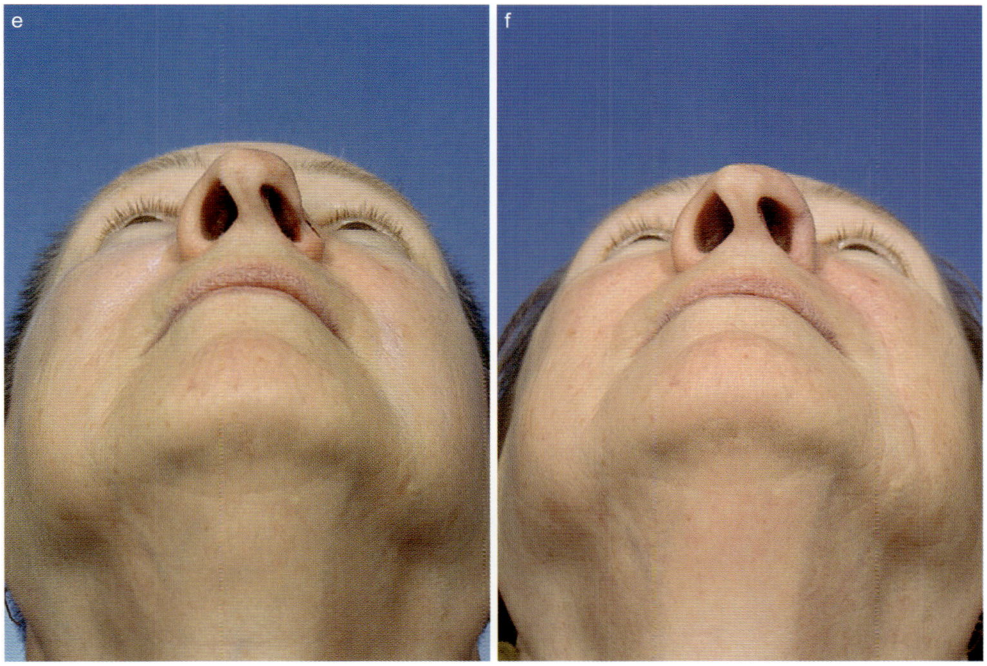

图 13.9 （续）

我们倾向于使用前额作为鼻翼再造的皮瓣供区。

并发症

所有手术都有并发症。在鼻翼再造手术中，鼻翼全层缺损患者最常面临的并发症是衬里皮瓣的部分坏死（15%）[10]。吸烟患者发生皮瓣坏死的风险更高。当发生坏死的衬里皮瓣是鼻中隔黏软骨膜铰链瓣时，切除坏死组织后通常无法通过推进铰链瓣使其覆盖住全部创面。解决这个问题的方法包括推迟从鼻中隔上切断皮瓣蒂，或者随着伤口逐渐愈合让坏死的组织从活组织上自然脱落。伤口的护理包括日常清洁和使用抗生素药膏涂抹坏死区域。同时患者也要口服抗生素。为了能最大程度地向坏死区域供血，外覆皮瓣的断蒂嵌入也要推迟到坏死区域愈合后才能进行。待坏死完全愈合后，从鼻中隔上切断衬里皮瓣。如果衬里皮瓣的部分坏死仅局限于鼻孔缘的一小部分，那么则不需要推迟外覆皮瓣的断蒂和嵌入。

当衬里皮瓣发生坏死时，它所覆盖的作为再造鼻翼支架的软骨移植物也会裸露。较小的坏死可以经过二期愈合，不会影响软骨移植物的存活。但较大面积的坏死（大于 1 cm²）最终会导致部分裸露的软骨丢失，并造成后续的鼻孔缘切迹。对这种切迹的处理要等到坏死完全愈合后。小的缺口可以通过 Z- 成形术修复，但更多的时候需要通过在鼻孔缘放置一块新的软骨移植物来修补缺口。对于切迹的修补可以在第三期形态修整术时与重建鼻翼沟同时进行：将重建鼻翼沟时切下的一小条软骨沿着切迹区域的鼻孔缘放置好，然后将其缝合固定在已成活的软骨支架上。

使用颊部皮瓣再造鼻翼的第二个常见并发症是外覆皮瓣远段的部分坏死（8%）[10]。通常情况下，只有皮瓣最远端的组织会因坏死而丢失。当发生坏死时，将皮瓣从受区掀起，切除坏死的组织，然后重新缝合皮瓣，即可成功地解决这个问题。掀起皮瓣时要小心地将皮下组织蒂游离，使其具有足够的活动度，可以保证皮瓣完全覆盖住鼻翼缺损。这步操作一般在坏死组织的边界逐渐清晰后就要立刻实施（皮瓣转移后 2～3 周）。皮瓣断蒂也要推迟到再次缝合皮瓣3周后。能够有效控制这种并发症，就能够防止坏死造成不良结果。

鼻小柱再造

鼻小柱是最难再造的鼻部美学单位，一部分是因为鼻小柱距离颊部和前额的位置都比较远，另一部分原因是鼻小柱组织本身的性质。鼻小柱是整个鼻部外层结构里最精细的，它由一层极薄的缺乏皮下脂肪的皮肤覆盖脆弱的鼻翼软骨内侧脚组成。用相似的组织重建出相似的鼻小柱形态是不可能的。因此鼻小柱再造的目标是为鼻尖提供软骨性支撑，然后使用皮瓣覆盖鼻尖时不会造成过度的臃肿和扭曲即可。因为复制鼻小柱天然精细的结构很困难，

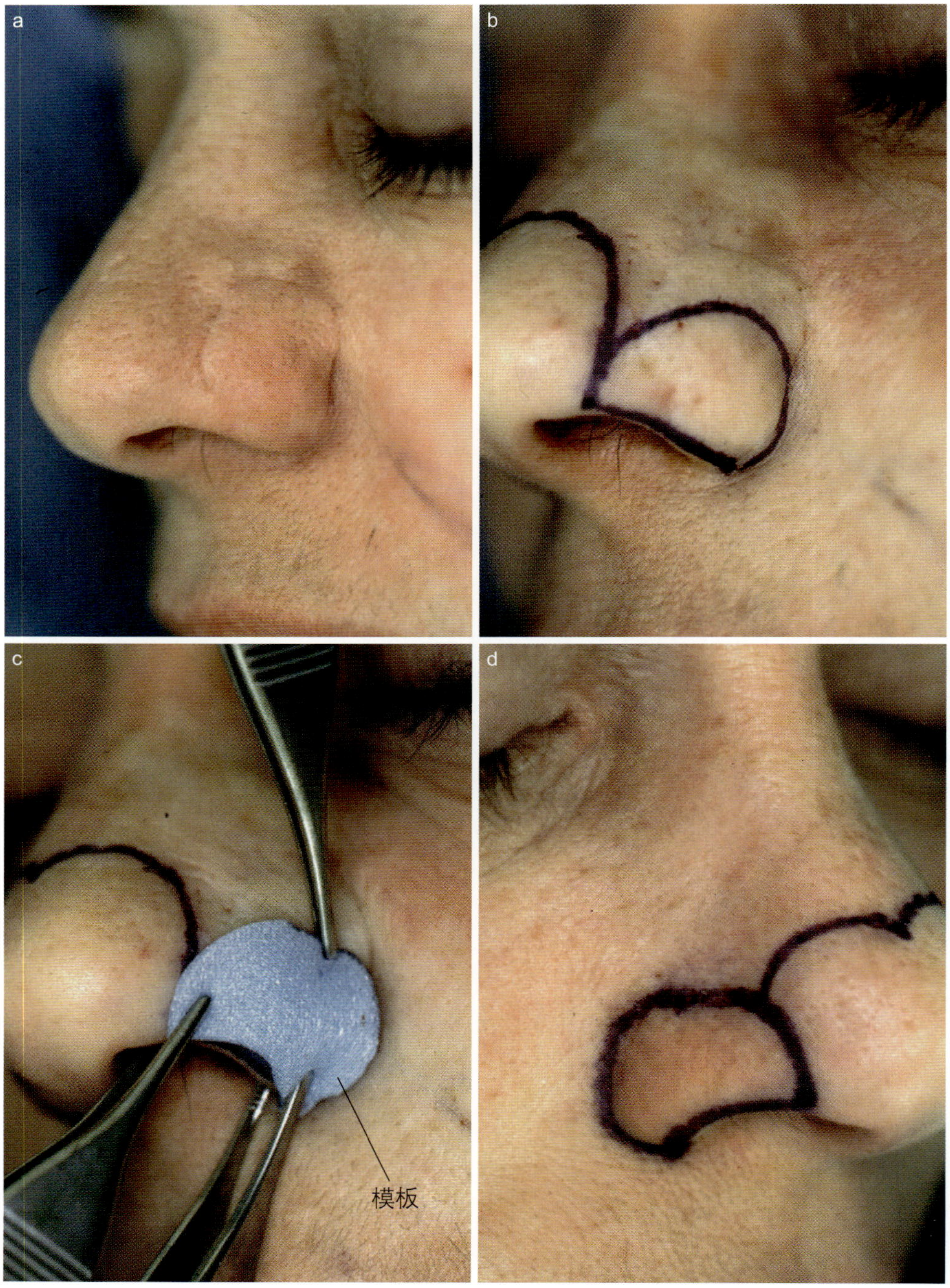

图 13.10 （a）使用插入鼻唇沟带皮下组织蒂岛状皮瓣修复鼻翼处较大的皮肤和软组织缺损。皮瓣嵌入后2个月外观。使用鼻中隔软骨作为鼻翼支架移植物。（b, c）参照对侧正常鼻翼设计模板，将模板翻转并覆盖在再造侧鼻翼上。（d）使用模板标记出预计的鼻翼沟位置。因为皮瓣的上缘超出鼻翼沟预计位置小于1 cm，因此在皮瓣和鼻部皮肤之间的瘢痕内做切口。（e）将皮瓣自表皮下层分离，皮下脂肪和瘢痕组织留在下面的软骨移植物上。（f）清除脂肪和瘢痕组织，暴露出软骨移植物。（g）从软骨上鼻翼沟预计位置的中心切除一条软骨，重建鼻翼沟。如同本病例一样，鼻翼支架移植物要足够宽，使再造鼻翼沟后上方和下方仍能保留较多软骨。（h）缝合皮肤，关闭切口。（i）4.0间断敷料缝线穿过鼻部皮肤全层，跨过再造的鼻翼沟两侧。（j）用缝线将敷料固定

图 13.10（续）

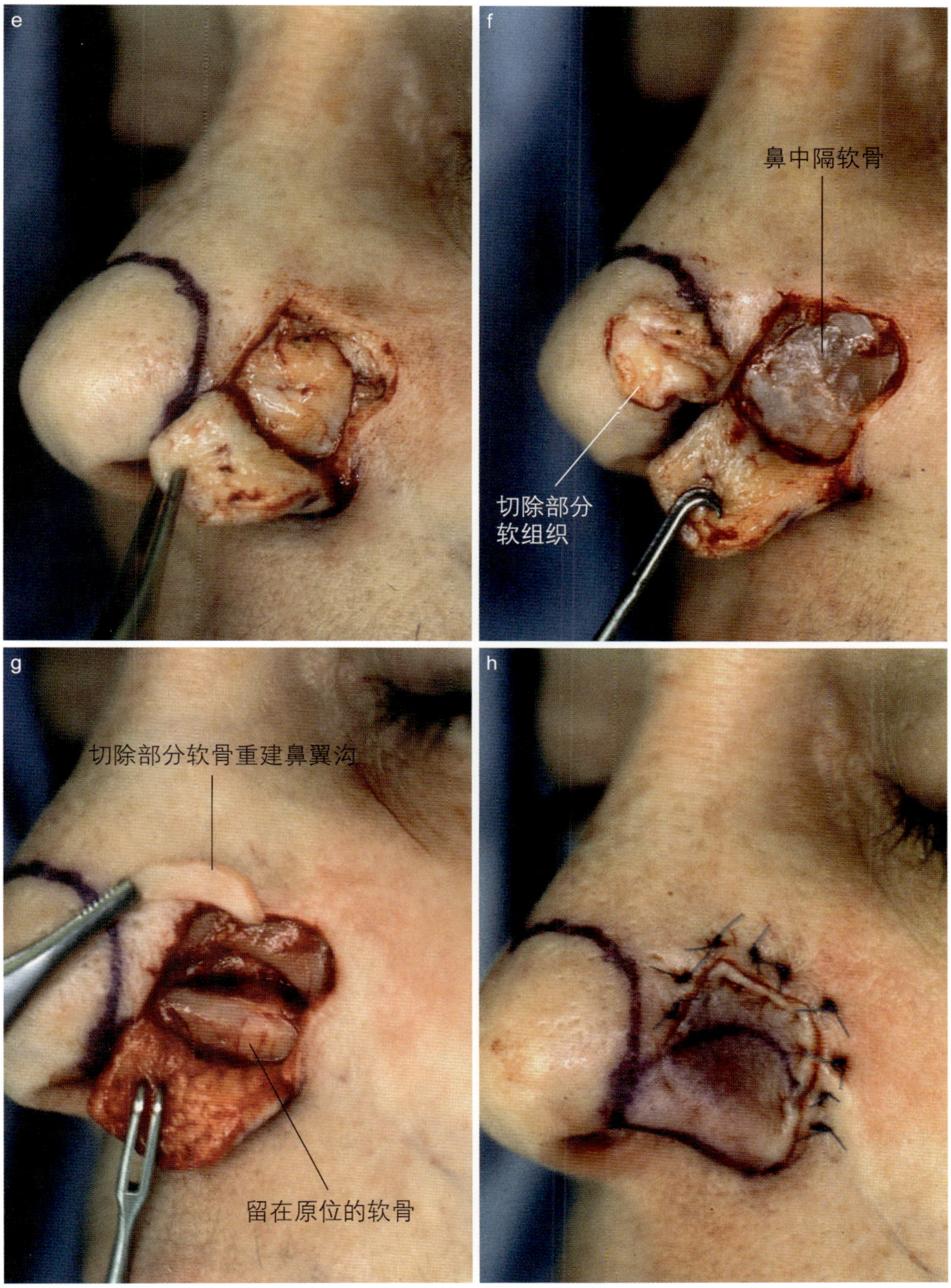

可使用一些复杂的需要多期手术才能实现的技术进行再造。另外还有很多耳、唇部复合移植物可以使用，但是这些移植物更适用于修复鼻小柱的部分缺损。而且复合移植物的效果很不稳定，容易收缩，造成鼻尖失去支撑。一些术者使用上唇内面来源的黏膜瓣和皮片一起修复鼻小柱，但是后续的瘢痕收缩会造成鼻尖高度降低。鼻前庭板来源的鼻内前庭皮瓣也可用于再造鼻小柱，但是这种方式只能提供很有限的组织，且需要辅助使用膜性鼻中隔[11]。

Puterman 等[12]使用单侧鼻中隔黏软骨膜瓣来再造鼻小柱。但是这种方法将黏膜而不是皮肤暴露在了鼻部外层，因此我们并不提倡这种方法。还有一种方法，是从鼻翼和鼻侧壁之间获取包含皮肤、

图 13.10 （续）

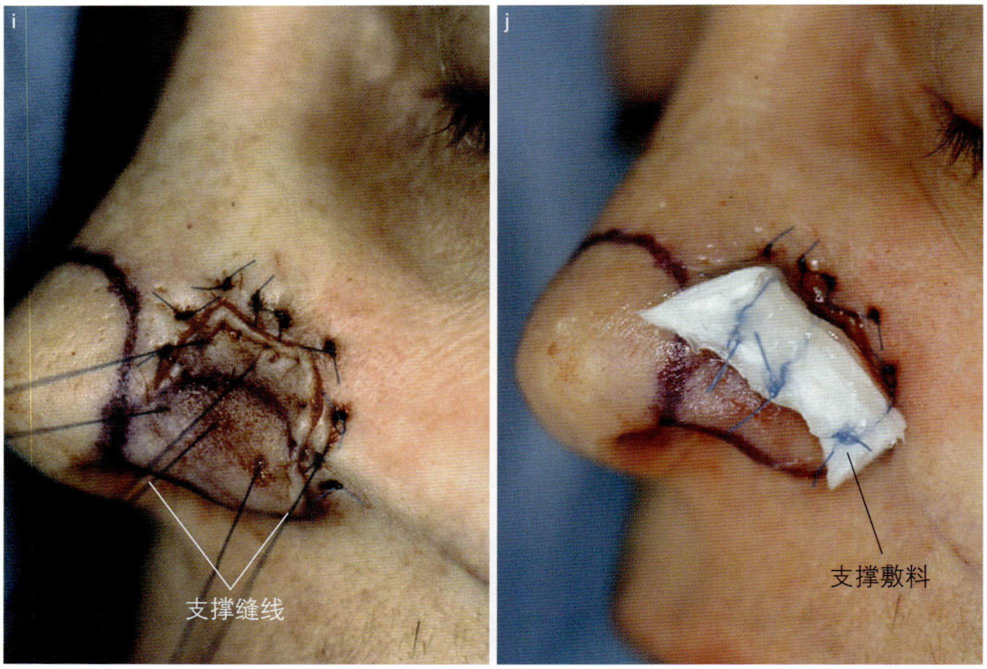

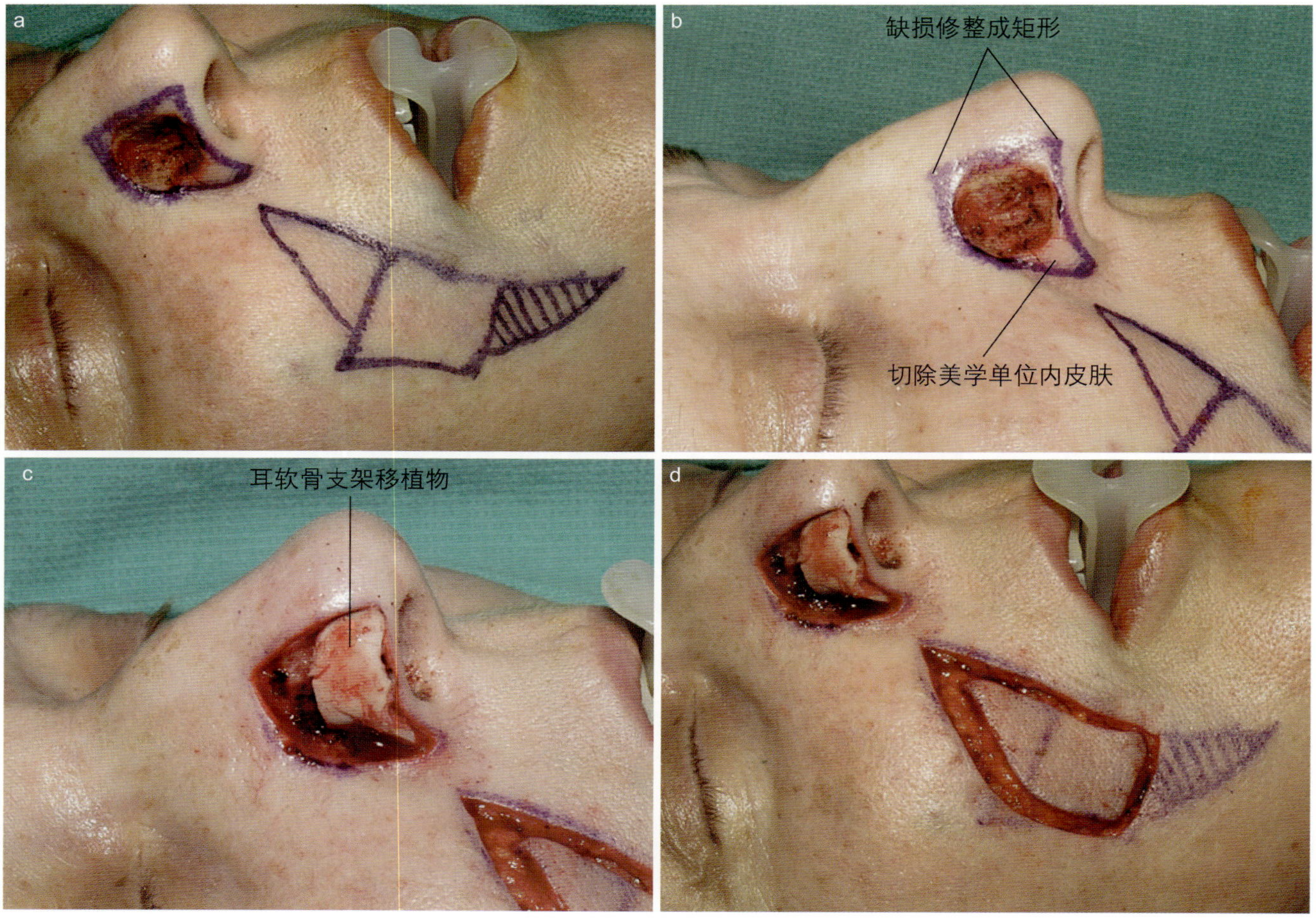

图 13.11 （a）2 cm × 1.5 cm 鼻翼和外侧鼻尖缺损。设计插入鼻唇沟带皮下组织蒂岛状皮瓣用于修复缺损。（b）对缺损边缘进行修剪使其有矩形的轮廓。（c, d）耳软骨支架移植物就位。切取岛状皮瓣。（e）皮瓣依靠丰富的皮下组织带进行移动。（f）将皮瓣转移至鼻部。（g）第一期再造后 1 周。（h, j）皮瓣嵌入后 2 个月及第三期形态修整术后 2 个月患者正面外观。（j, k）皮瓣嵌入后 2 个月及第三期形态修整术后 2 个月患者侧面外观。可以注意到形态调整后鼻翼沟恢复了

图 13.11 （续）

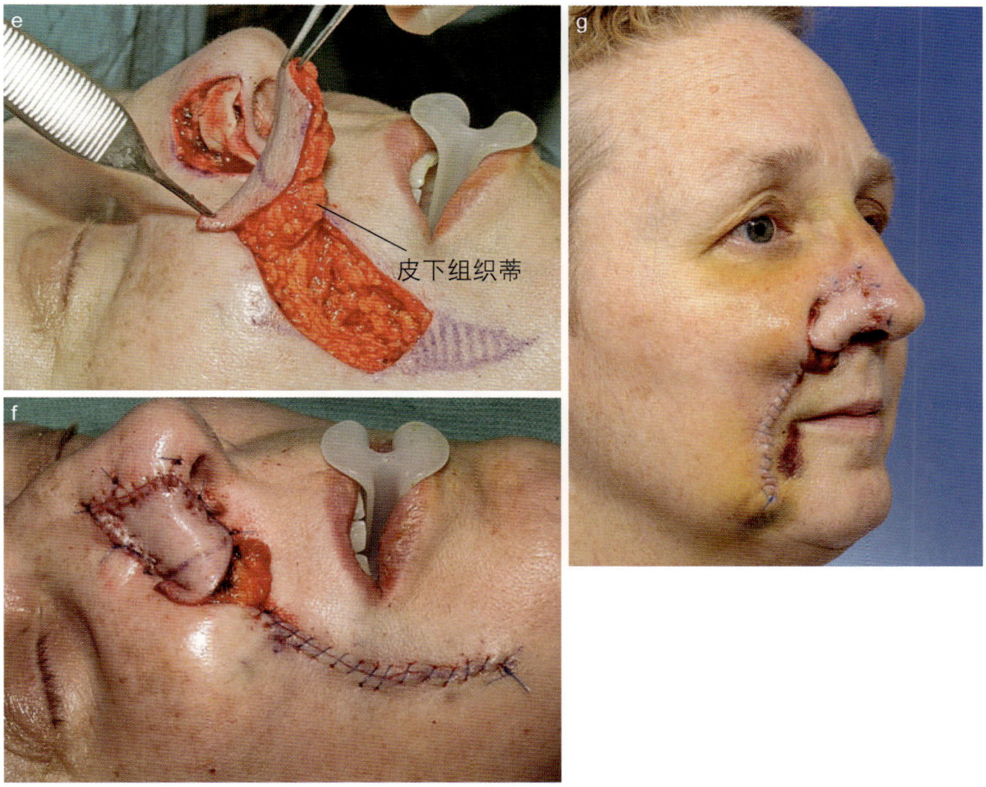

软骨和黏膜的复合瓣转移至鼻小柱 [13]。这种皮瓣基于鼻穹窿的前庭皮肤，一期即可完全转移至鼻小柱区域。

尽管有一些方式可以同时再造鼻小柱区域的皮肤和软骨，但它们不可避免地均会造成鼻翼后缩，甚至有可能造成内鼻阀处的阻塞。还有一种方式，是将鼻孔缘处获取的内侧固定的双侧鼻部皮瓣转移至鼻小柱 [14]，并可以合并转移一个软骨移植物作为结构支撑。但这种方式只适用于鼻小柱的部分缺损，而且要求鼻孔缘的组织足够厚，可以作为皮瓣的供区。

插入鼻唇沟皮瓣也可以用来修复鼻小柱。修复时，在鼻翼和鼻侧壁之间做一个开口，以便皮瓣蒂部通过 [15]。这条通路缩短了从颊部到鼻小柱的距离，但是需要在皮瓣断蒂嵌入后修复这个鼻部窦道。通过上唇皮肤深方隧道转移至鼻部的下方固定的双侧带皮下组织蒂插入皮瓣，也可以用来修复局限于鼻小柱的缺损 [16]。为皮瓣供血的是内眦动脉，即前部面动脉的分支。但是因为皮瓣蒂部的尺寸必须要足够大以保证皮瓣的血供，会造成上唇和鼻基底形态的扭曲。类似的，从上唇深方转移至鼻部的上方固定的带皮下组织蒂插入皮瓣可以用来再造鼻小柱 [17]。但是与下方固定的皮瓣相同，如果不进行二期唇部形态修整术，这种皮瓣的蒂部也会造成上唇形态的永久性扭曲。

技术：插入带皮下组织蒂颊部皮瓣

颊部皮瓣的长度要求能够从颊部直达鼻尖，而相比于颊部皮瓣的血运，这个长度往往过长了。所以颊部皮瓣远端的缺血坏死并不罕见。因此，累及部分鼻尖的鼻小柱缺损更适合使用前额旁正中皮瓣进行再造。但是，对于单一的鼻小柱缺损，或仅累及鼻尖下方小部分区域的缺损，我们更倾向于使用带皮蒂或带皮下组织蒂的插入颊部皮瓣进行转移修复。具体手术操作建议分三期进行（图 13.17）。第

图 13.11 （续）

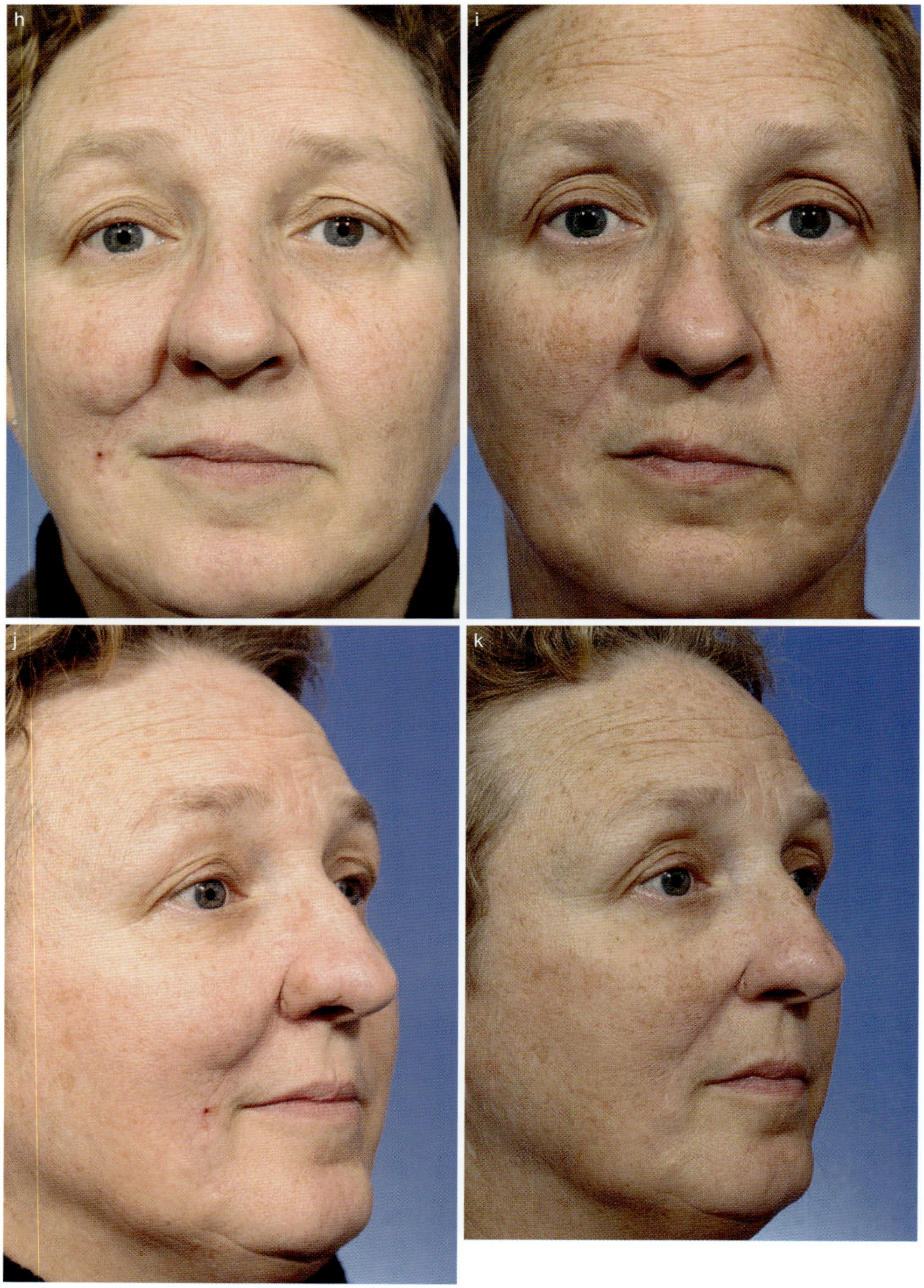

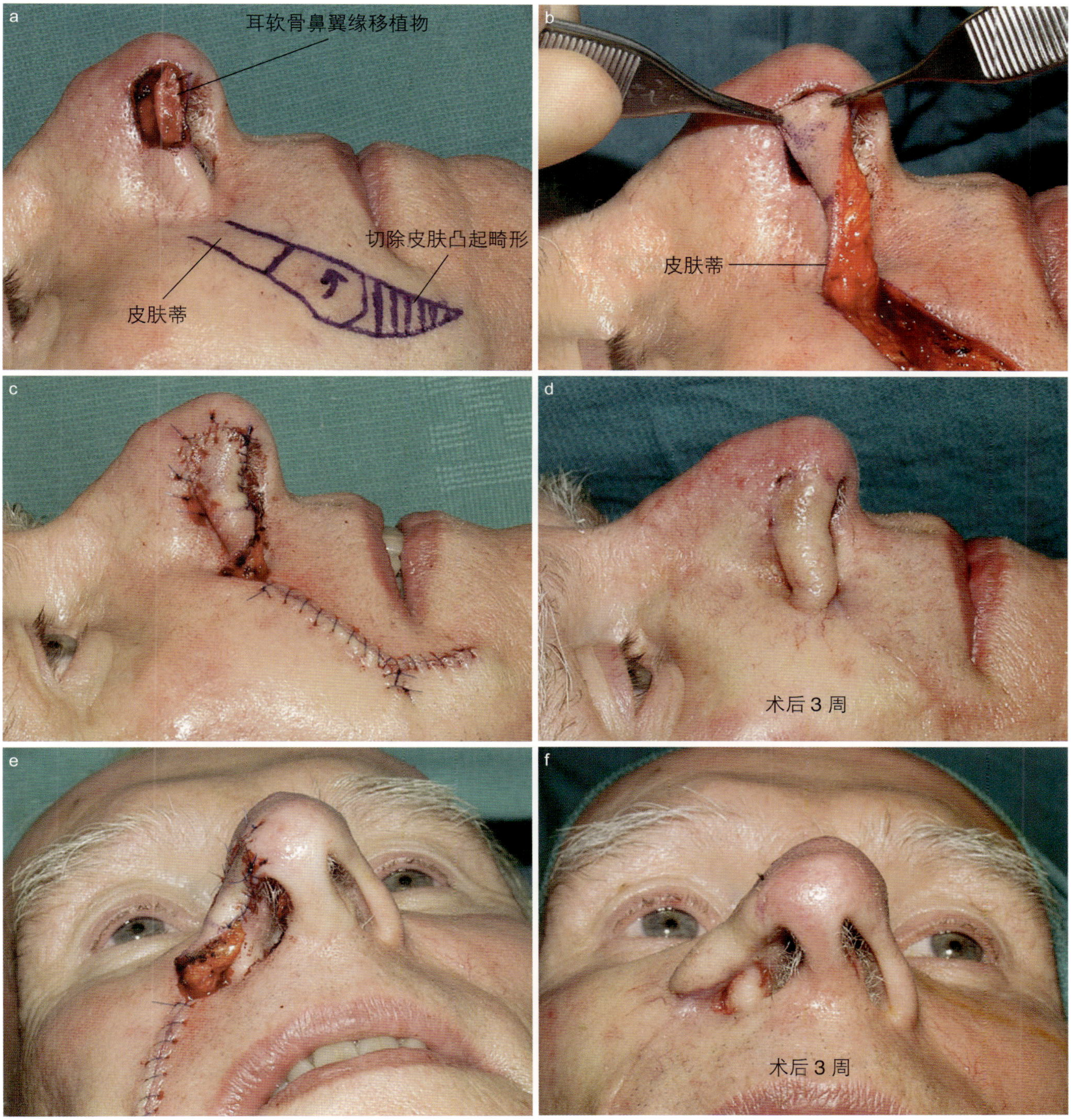

图 13.12 （a）鼻尖和鼻翼之间 1.5 cm × 1 cm 的皮肤缺损。耳软骨鼻孔缘移植物就位。设计插入鼻唇沟带皮蒂皮瓣。（b）依靠皮蒂转移皮瓣。（c～f）皮瓣转移后即刻和 3 周后行皮瓣嵌入前外观。（g～l）术前和两期再造术后 1 年外观。不需要行形态修整术

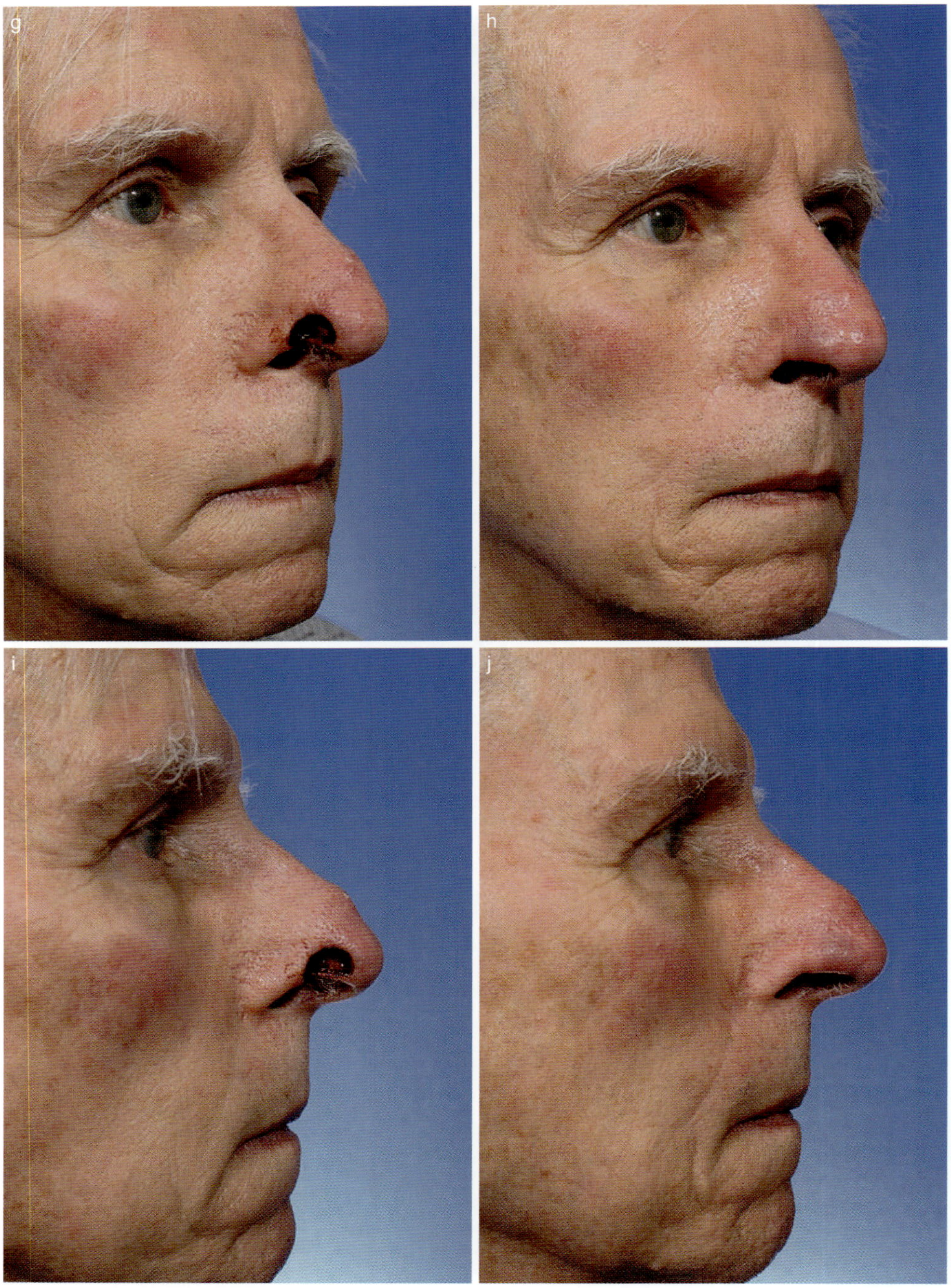

图 13.12 （续）

一期手术，使用鼻中隔软骨或耳软骨移植物替换缺失的鼻翼软骨内侧脚。软骨移植物可以是单片或双片，可以替代一侧或双侧内侧脚任意部分的缺失。并且根据软骨缺损的多少，软骨移植物的长度要能够从鼻棘达到鼻翼软骨中间脚或外侧脚。然后使用单侧插入颊部皮瓣从上唇上方转移至鼻部，覆盖住软骨移植物。切割和转移皮瓣的具体技术操作与鼻翼再造完全相同。注意皮瓣一定要足够大，能够完全覆盖住软骨移植物，并替代鼻小柱区域所有缺失的皮肤。根据鼻小柱软组织丢失的量，设计皮瓣的大小使其可以较容易地包裹住软骨移植物，并与膜性鼻中隔相接。当膜性鼻中隔缺失时，就需要更宽

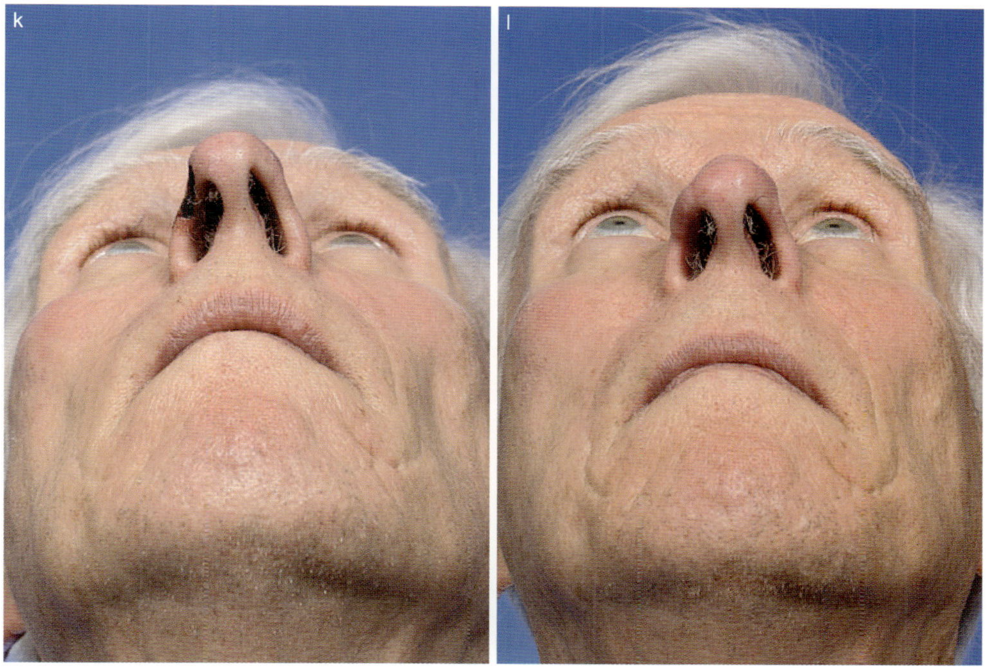

图 13.12 （续）

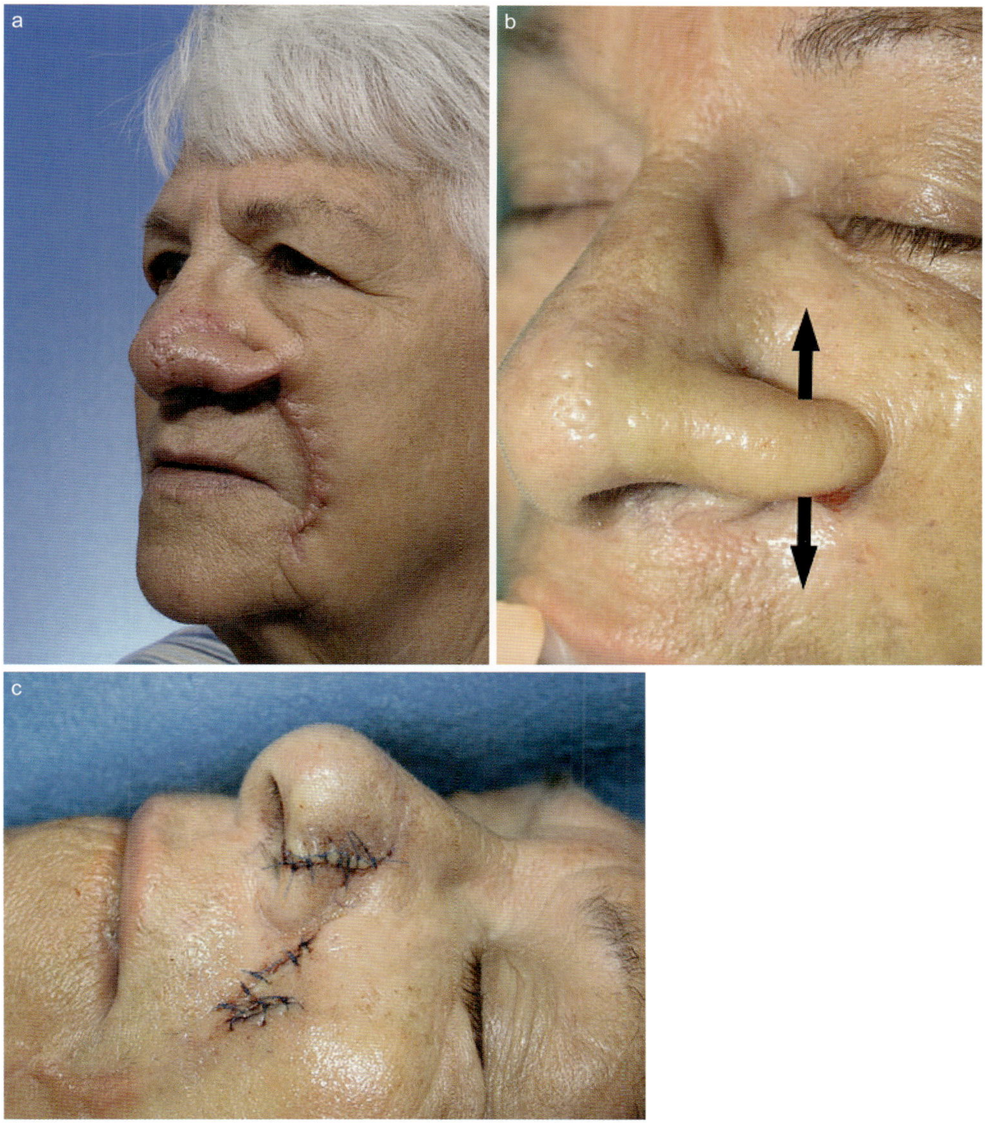

图 13.13 （a）使用插入鼻唇沟带皮蒂皮瓣修复鼻孔缘皮肤缺损后 1 周。（b）一期皮瓣转移后 3 周外观。即将行皮瓣插入。注意，跨过翼面沟的皮瓣蒂部已经发生了收缩。（c）皮瓣嵌入。蒂部断端经修剪后与伤口完美契合，嵌入鼻唇沟后形成一个 V 形的闭合伤口。（d～g）术前和两期再造术后 3 个月。不需要行形态修整术

图 13.13（续）

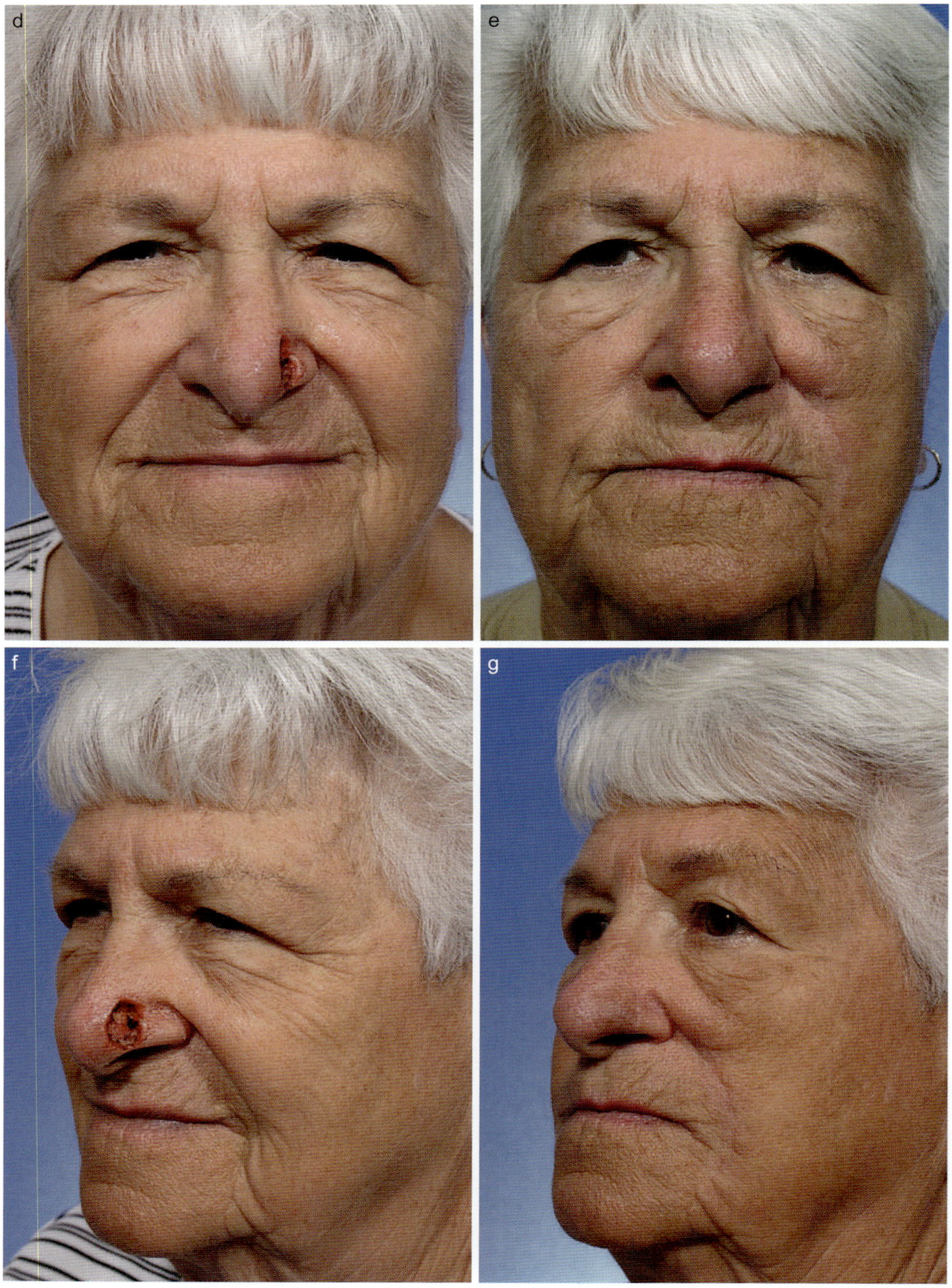

的皮瓣，在折叠后直接与两侧的鼻中隔尾端缝合，从四面完全包裹住重建的软骨支架。连接鼻尖和上唇之间的狭长皮肤是鼻小柱的外层，这部分皮肤并不是由大小相仿的颊部皮瓣经一次手术就能替代的，因为如此狭窄的皮瓣很难成活。与用皮瓣修复鼻部其他美学单位相比，用于修复鼻小柱的颊部皮瓣面积必须要比缺损区域更大，以保证皮瓣充足的血运。而这样就会将过多的组织转移至鼻基底，因此需要额外的手术步骤来修剪皮瓣。

与修复鼻翼相同，修复鼻小柱的插入颊部皮瓣也是在转移后3周嵌入。当鼻小柱缺损累及上唇时，嵌入皮瓣时会在唇 / 鼻小柱交界处形成一个连在上唇上转向下的小皮瓣。将这个小的铰链皮瓣与颊部皮瓣的下缘缝合。这个小皮瓣在再造鼻小柱和上唇

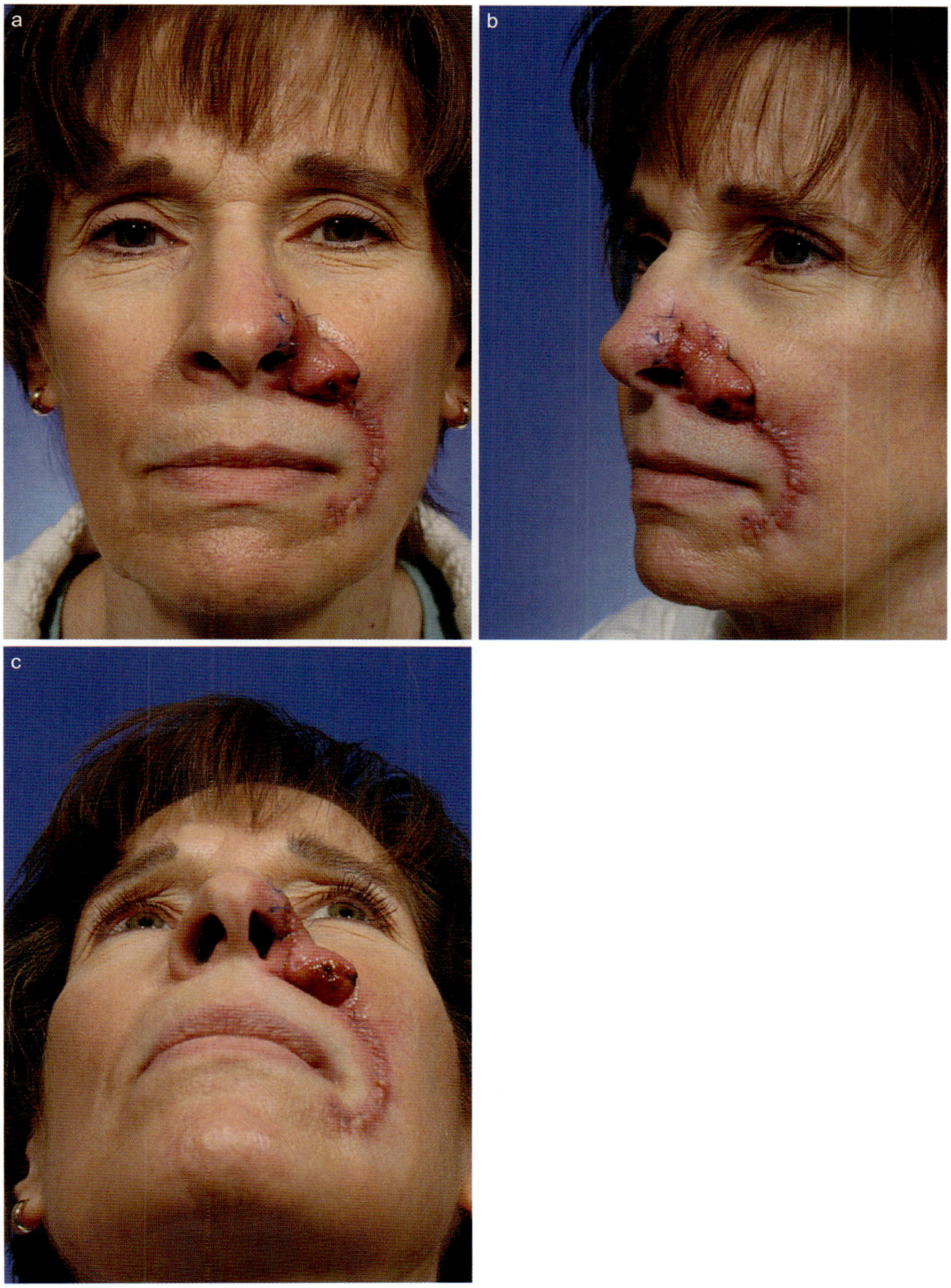

图 13.14　（a～c）插入鼻唇沟带皮下组织蒂岛状皮瓣转移至鼻部 1 周后。（d～k）术前和三期手术后 8 个月患者外观

之间起到过渡作用，并且增加了与颊部皮瓣相连的面积。当鼻小柱缺失合并鼻小柱 / 上唇中央连接处部分缺损时，可以保留更多的颊部皮瓣以辅助修复人中区域。但是，当上唇上部缺损的面积超过人中一半时，就要在再造鼻小柱之前先行修复上唇。因为修复好上唇可以为后续再造鼻小柱提供一个稳定的“地基”。

当使用插入颊部皮瓣再造鼻小柱时，在皮瓣断蒂嵌入后 2 个月行第三期手术。该期手术需要清除皮瓣下的全部皮下脂肪。如果皮瓣带有生发的皮肤，那么也要在这一期清除毛囊。另外，切除多余的皮肤，以减轻再造鼻小柱区的肿胀感，恢复鼻小柱合适的大小和形态。通常，这种形态修整是通过从皮瓣中央切除一条纵向的椭圆形皮肤来实现的。

图 13.14（续）

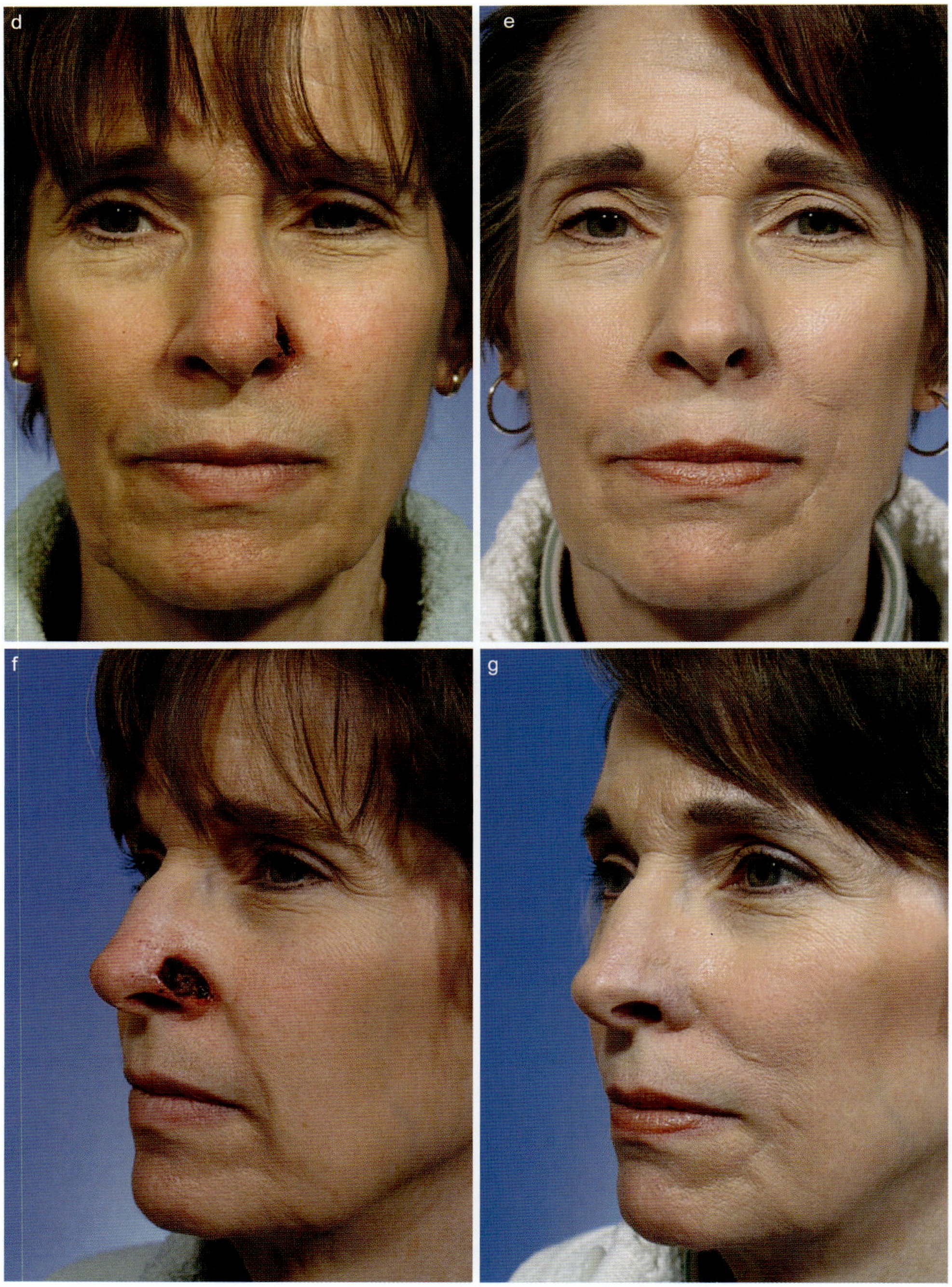

图 13.14 （续）

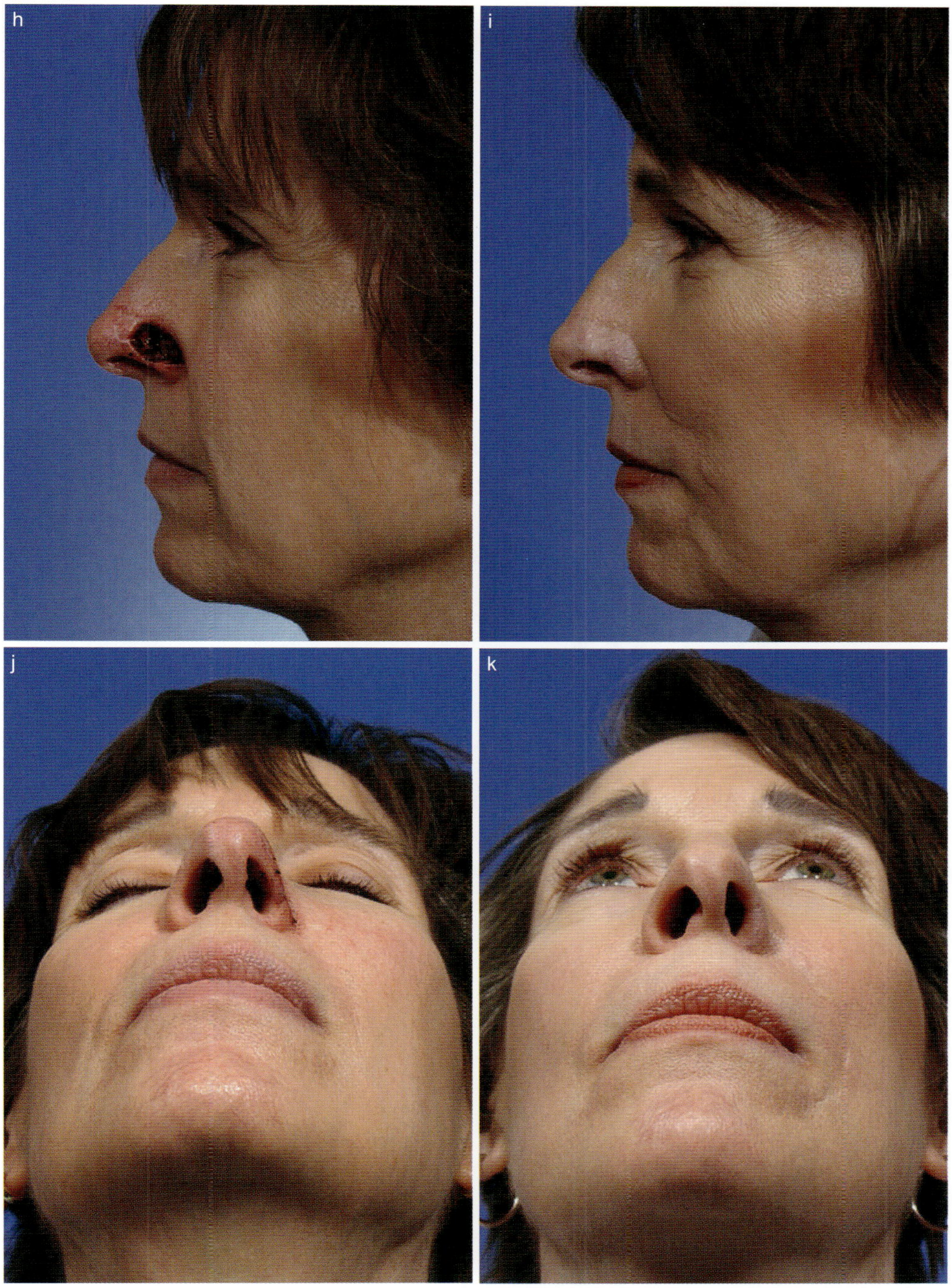

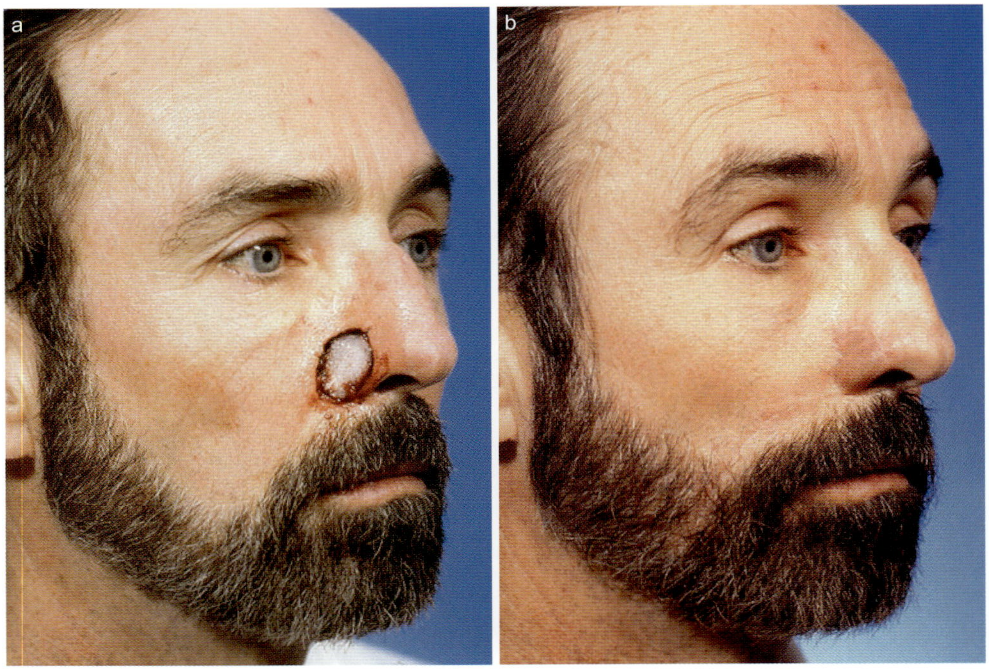

图 13.15 （a, b）经三期手术使用插入鼻唇沟带皮下组织蒂岛状皮瓣修复鼻翼。术前和术后 1 年患者外观

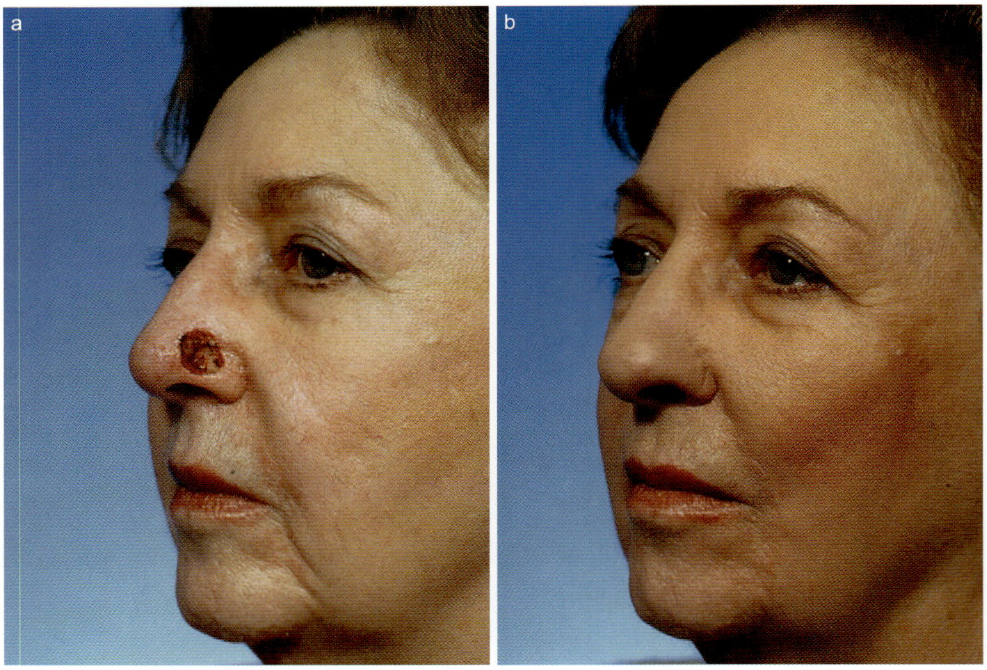

图 13.16 （a, b）经三期手术使用插入鼻唇沟带皮下组织蒂岛状皮瓣修复鼻翼。术前和术后 6 个月患者外观

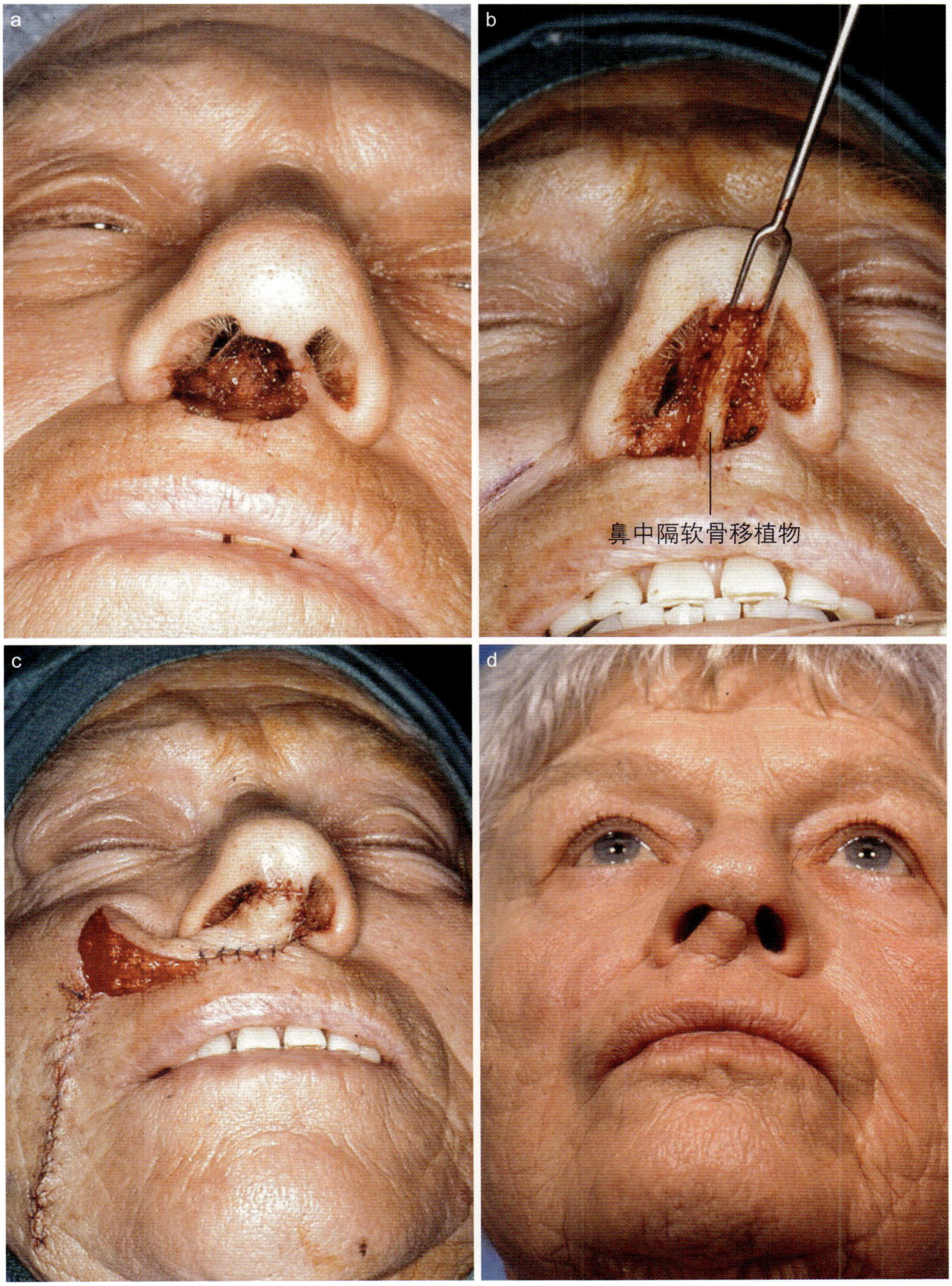

图 13.17 （a）鼻小柱、右侧鼻槛和部分上唇人中缺损。（b）鼻中隔软骨移植物固定在鼻中隔尾端。移植物替代了缺失的鼻翼软骨内侧脚，为鼻尖提供支撑。（c）插入鼻唇沟带皮下组织蒂岛状皮瓣作为外覆皮瓣。（d）第二期手术后（皮瓣嵌入）外观。皮瓣过于臃肿。（e, f）第三期形态修整术后 5 个月患者外观

图 13.17 （续）

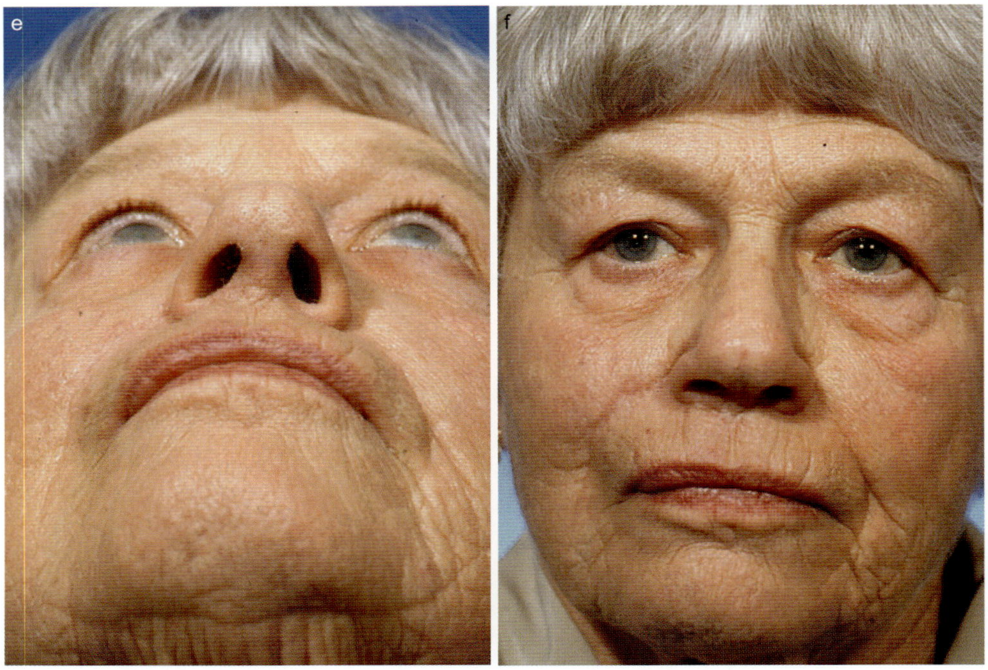

参考文献

1. Burget GC. Aesthetic restoration of the nose. Clin Plast Surg. 1985; 12:463.
2. Baker SR, Johnson TM, Nelson BR. The importance of maintaining the alar-facial sulcus in nasal reconstruction. Arch Otolaryngol Head Neck Surg. 1995; 121:617.
3. Fader DJ, Baker SR, Johnson TM. The staged cheek-to-nose interpolated flap for reconstruction of the nasal alar rim/lobule. J Am Acad Dermatol. 1997; 37:614.
4. Burget GC, Menick FJ, Burget GC, Menick FJ. The superiorly based nasolabial flap: technical details. In: Aesthetic Reconstruction of the Nose. St. Loui, MO: Mosby–Year Book; 1994:93.
5. Burget GC, Menick FJ. Nasal support and lining: the marriage of beauty and blood supply. Plast Reconstr Surg. 1989; 84:189.
6. Herbert DC. A subcutaneous pedicled cheek flap for reconstruction of alar defects. Br J Plast Surg. 1978; 31:79.
7. Sheen JH, Sheen A. Aesthetic Rhinoplasty. 2nd ed. St. Louis, MO: CV Mosby; 1987:255.
8. Robinson JK, Burget GC. Nasal valve malfunction resulting from resection of a cancer. Arch Otolaryngol Head Neck Surg. 1990; 116:1419.
9. Constantian MB. The incompetent external nasal valve: Pathophysiology and treatment in primary and secondary rhinoplasty. Plast Reconstr Surg. 1994; 93:919.
10. Driscoll BP, Baker SR. Reconstruction of nasal alar defects. Arch Facial Plast Surg. 2001; 3:91.
11. Vecchione TR. Columella reconstruction using internal nasal vestibular flaps. Br J Plast Surg. 1980; 33:399.
12. Puterman M, Pitzhaza N, Leiberman A. Reconstruction of columella and upper lip by septal flap. Laryngoscope. 1985; 95:1272.
13. Bianchi A, Galli S, Ferroni M. Personal technique for columella reconstruction. Laryngoscope. 1984; 94:1613.
14. Saad MN, Barron JN. Reconstruction of the columella with alar margin flaps. Br J Plast Surg. 1980; 33:427.
15. Georgiade NG, Mladick RA, Thorne FL. The nasolabial tunnel flap. Plast Reconstr Surg. 1969; 43:463.
16. Kaplan I. Reconstruction of the columella. Br J Plast Surg. 1972; 25:37.
17. Yanai A, Nagata S, Tanaka H. Reconstruction of the columella with bilateral nasolabial flaps. Plast Reconstr Surg. 1986; 77:129.
18. Baker SR. Local Flaps in Facial Reconstruction. 2nd ed. Philadelphia, PA: Elsevier; 2007.

插入前额旁正中皮瓣 第 14 章

Shan R. Baker

早在公元前 700 多年，印度的医学著作《妙闻集》中就提到了关于前额正中皮瓣的使用[1-3]。手术是由 Koomas 氏族的陶瓷工们完成的。之所以会出现这种手术，是因为印度对犯罪者会施行砍掉鼻尖的刑罚，小到抢劫，大到通奸[4-5]。除了印度之外，最先被记载使用前额正中皮瓣的则是意大利的 Antonio Branca。在 15 世纪，Branca 参考了《妙闻集》的阿拉伯语译本，使用前额正中皮瓣再造了鼻部[6-7]。然而从 16 世纪到 17 世纪初，前额正中皮瓣的使用进展几乎停滞了，因为那个时期整形再造手术的声誉很差[4-5, 7]。直到 1794 年，J.C. Carpue 读到了一篇《伦敦绅士公报》的社论，描述了鼻再造手术中皮瓣的使用，前额正中皮瓣才再次走进人们的视野[8-10]。起初，Carpue 是在尸体上进行前额正中皮瓣手术的。

Carpue 成功地对两例患者施行了前额正中皮瓣鼻再造手术后 20 年，他在一个专题著作里发表了他的成果，题目为“详解两例使用前额皮肤再造缺失鼻部的成功案例”。他的文章在欧洲被广泛传阅，从而带动了这种术式的流行[6, 9]。在 19 世纪 30 年代，柏林眼外科学会主席 Ernst Bausius、慕尼黑医院大外科主任 Johann Friedrich Dieffenbach，以及米兰的 Natale Petrali 同时发表了使用不同种类前额正中皮瓣再造面部和鼻部的案例。由于这几位都是欧洲大型教学医院里德高望重的外科医生，在他们的带动下，前额皮瓣的使用开始流行起来[6]。到了 19 世纪 30 年代末，J.M.Warren 在美国完成了 1 例前额皮瓣再造术，从而将前额正中皮瓣在鼻、面部再造中的应用跨过大西洋带到了美洲。

在 20 世纪初期，前额皮瓣主要用在战争、结核、梅毒以及肿瘤导致的鼻部缺失再造中。很多美国外科医生，比如 Pancoast、Mutter、Buck、Davis 以及 Fomon，都曾撰写文章讨论过关于前额皮瓣在鼻再造中的应用。但是直到 20 世纪 30 年代，Kazanjian 在整形外科杂志上发表文章，第一次讨论了关于皮瓣的设计、使用、获取及供区伤口闭合等问题。这位整形外科先驱第一次证实了前额皮瓣的主要血供是来自滑车上动脉和眶上动脉。他同时还提出从前额正中设计获取皮瓣可以保证供区伤口一期闭合。在这之前，前额供区瘢痕过大是前额皮瓣鼻再造术存在的最大问题，而 Kazanjian 提出的这个方法有效地缩小了前额供区的瘢痕，因为在此之前，供区伤口需要进行皮片移植或留待二期愈合产生肉芽组织和创面收缩，而这些会导致术后瘢痕增生严重并且形态扭曲[12]。

Kazanjian 设计的切口是从发际线一直到紧邻鼻额角上方的位置。在他那个时期，整形外科医生已经意识到，使用没有衬里组织的前额皮瓣修复鼻部全层缺损会导致皮瓣收缩和鼻道缩窄。同时，随着皮瓣深层瘢痕组织逐渐收缩，不仅鼻气道内会缩窄，鼻外部形态也会发生扭曲变形。为了解决这个问题，整形外科医生们研究了多种皮瓣设计方法以增加皮瓣的长度，使其可以返折作为衬里皮瓣，包括设计斜向皮瓣和水平方向皮瓣。Gillies[13] 曾设计过一种有上升部分和下降部分的 U 形皮瓣，他称这种皮瓣为“上 - 下”皮瓣。皮瓣上升部分和下降部分分别位于两侧眶上动脉供血区域。Converse[14]则设计了一种前额外侧皮瓣，该皮瓣有一个长长的生发头皮蒂部，因此被称为头皮皮瓣。这些设计在延长皮瓣长度使其可以向自身返折的同时，都避免了带有生发的头皮。然而可惜的是，这些改造过的前额正中皮瓣都会在前额留下很明显的扭曲瘢痕。而且医生们发现，将皮瓣向自身返折会使鼻部组织非常臃肿，甚至导致鼻部塌陷。另外，返折部分也经常发生缺血坏死。

到了20世纪60年代，Millard[11, 15]设计了一种较大的改良前额正中皮瓣，他称为“海鸥”皮瓣。该皮瓣的侧翼可以覆盖两侧鼻翼。为了获得足够的长度，该皮瓣的蒂部切口要一直延伸到眶缘。Millard同时还提出了一些修复供区伤口的方法和支持再造鼻部的技术，这些技术都有助于改善鼻再造手术预后。

LaBat[7, 16]最先设计了以单侧滑车上动脉为基部中心的前额正中皮瓣。他在切割近端蒂部时做的是弧形切口，使皮瓣基底部正好位于一侧眉弓内和内眦的上方。这种方法减少了旋转皮瓣时产生的皮肤凸起畸形，增加了皮瓣的有效长度，使得更多的组织得以用于鼻部再造。Millard则是把整个皮瓣的纵轴从前额正中移到了旁正中位置，并且证明皮瓣蒂部没有眉间皮肤并不会影响皮瓣存活[7]。Menick则对Millard的旁正中皮瓣进行了进一步改良，缩窄了皮瓣蒂部[7]。这样可以增加皮瓣组织活动度，减小皮肤凸起畸形，从而增加皮瓣的有效长度。

到了20世纪80年代，Burget和Menick[17-19]发现将旁正中皮瓣蒂部切口延长到眶缘下可以额外增加皮瓣长度。这样就避免了为使皮瓣长度足够覆盖到鼻尖，而切取生发的头皮作为皮瓣的一部分。他们同时还指出，滑车上动脉的一些末端小动脉就位于皮下额肌表面，因此将额肌从皮瓣远段剥离时不用担心会损伤到皮瓣的血运[1]。

Mangold、McCarthy和Shumrick等的研究进一步阐明了前额血管解剖结构。在1980年，Mangold等证明供给前额的血运主要来自鼻背动脉（内眦动脉的一个终末分支）、滑车上动脉、眶上动脉以及颞浅动脉。这些动脉分别供给前额的特定区域，彼此之间也有广泛的交通和吻合。通过注射研究和尸体解剖，Mangold发现前额根据其主要供血动脉的不同，可以分为两个区域（图14.1）。根据这些血运区域的不同，Mangold等证明纵向的前额正中和旁正中皮瓣的主要供血动脉是滑车上动脉，其次才是鼻背动脉和眶上动脉。McCarthy等[21-22]在之后的临床实践中也证实了Mangold的结论。他们发现在结扎了眶上动脉和滑车上动脉之后，通过面动脉进行注射仍然可以充盈前额中央区域供给纵

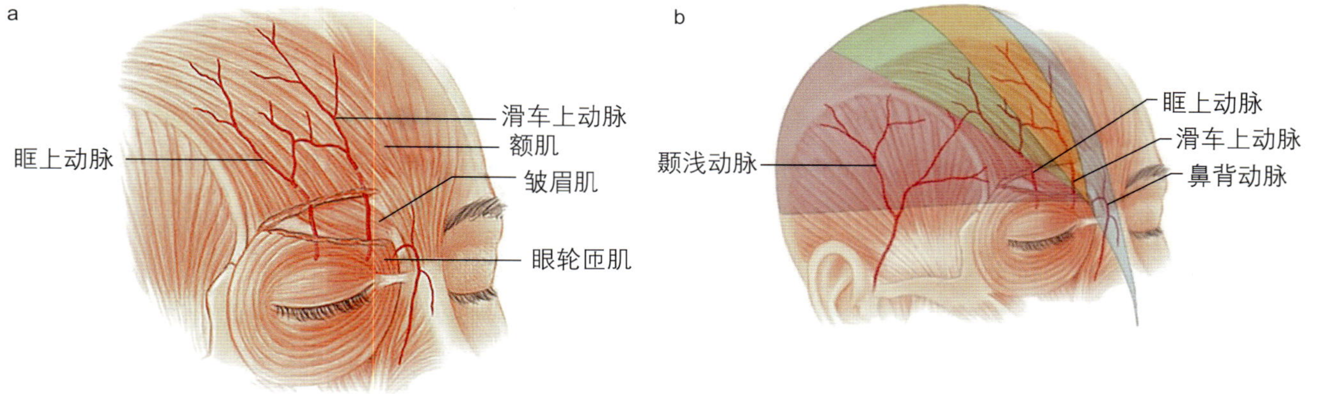

图 14.1 （a）滑车上动脉在中线外侧约2 cm处离开眼眶，然后在眼轮匝肌和皱眉肌之间走行。在眉弓水平，滑车上动脉和眶上动脉穿出眼轮匝肌及额肌，继续向上走行在浅表皮下组织层内。（b）各动脉供给前额皮肤的区域

向皮瓣血运的脉管系统[21]。这个研究说明前额旁正中皮瓣即使没有旁边的滑车上动脉供血，也可以很好地存活。

到了 1990 年，Shumrick 和 Smith[10] 对前额的解剖结构进行了更细致的研究。他们使用乳胶注射、X 线照相技术以及显微解剖技术，确定了前额中央区精确的血管解剖结构。X 线照相结果证明了一个临床上已经被广泛认可的事实：前额区域有着错综复杂的脉管系统，这些血管来自内眦动脉、滑车上动脉、眶上动脉以及颞浅动脉（图 14.2）。两侧的滑车上动脉之间通过一些水平走行的无名动脉彼此连通。此外，滑车上动脉在两侧内眦之间的区域也与内眦动脉和眶上动脉广泛交通。对前额脉管系统的显微解剖也证实了这些结果。滑车上动脉在距离中线 1.7 ~ 2.2 cm 的位置穿出内上眶缘，并沿着距中线 2 cm 左右的旁正中线继续向上垂直走行。这个位置与眉弓的内缘一致。滑车上动脉穿出眶隔，沿着眼轮匝肌下方和皱眉肌上方走行，最后离开眼眶[10]。在大约眉弓水平，滑车上动脉穿出眼轮匝肌和额肌，继续在浅层皮下组织内向上走行。组织学研究通过对前额皮肤不同水平的横截面进行比较，也证实了滑车上动脉这种从深层往浅层平面走行的方式。另外，对健康志愿者进行的多普勒检测也证实了尸体解剖研究的结果[10]。

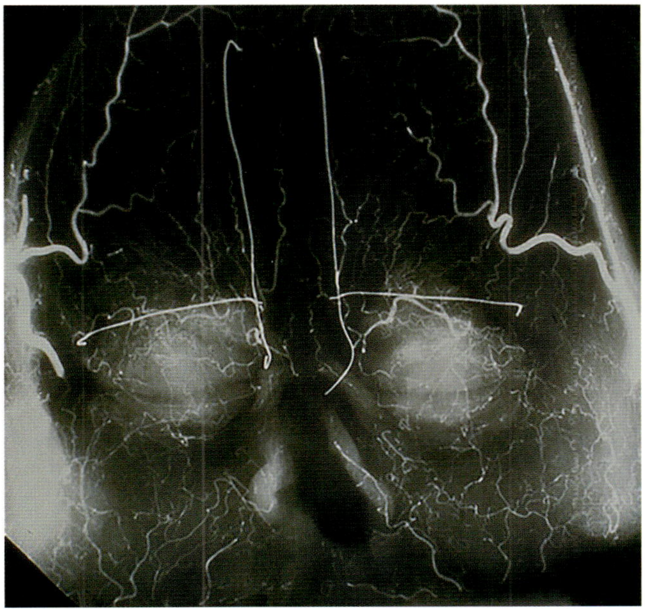

图 14.2　在注射造影剂后，X 线照相显示出的面部皮肤血管系统。水平标记线代表的是眼眶上缘。竖直线标记出了两眉内侧终点。可以看到面部有着非常错综复杂的血管网络（本图由 Kevin A. Shumrick M.D. 提供）

对前额血管解剖研究证明了滑车上动脉就是前额纵向正中和旁正中皮瓣的主要轴向血运。这些研究同时还证明，内眦之间区域内有着非常丰富的血管吻合。通过一些手术技术保留这个区域的血运，手术医生可以获取蒂部比前额正中皮瓣更窄的旁正中皮瓣。而皮瓣蒂部越窄，皮瓣可旋转和拉伸的活动度就越高，可以获得的有效长度也就越长。蒂部最窄可以到 1.2 cm，这就可以保证手术医生能够一期关闭供区伤口的下段，从而有效地减小手术可能造成的眉间区域畸形（图 14.3）[7, 23]。

前额旁正中皮瓣

前额中央皮瓣包括正中皮瓣和旁正中皮瓣。它们有多种类型，均可用于中面部缺损再造[2-3, 24]。不过目前，仅以滑车上动脉作为血供的旁正中皮瓣已经取代了前额正中皮瓣成为鼻再造的首选。因为旁正中皮瓣有着更轴向的设计，蒂部更窄，有效长度更长。同时，旁正中的设计还保证了手术可以同时或先后取用两个纵向前额皮瓣。另外，旁正中皮瓣的血供更丰富，可以保证它所覆盖的软骨和骨移植物血管再生。清除皮瓣远端皮下组织和肌肉，可以使前额旁正中皮瓣更薄，可塑性更强，从而能够修补鼻部任何缺损（图 14.4）。当鼻部缺损较深时，也可以保留皮瓣下附着的额肌，以保证有足够量组织来填补缺损[25]。不过大多数使用前额皮瓣覆盖鼻部的情况，都有必要清除皮瓣下额肌和绝大部分皮下脂肪。皮瓣有适当的厚度才能确保其所覆盖的鼻支架结构的形状轮廓能够完全展现。而且不用担心修薄皮瓣会损害皮瓣血运，因为滑车上动脉从眉

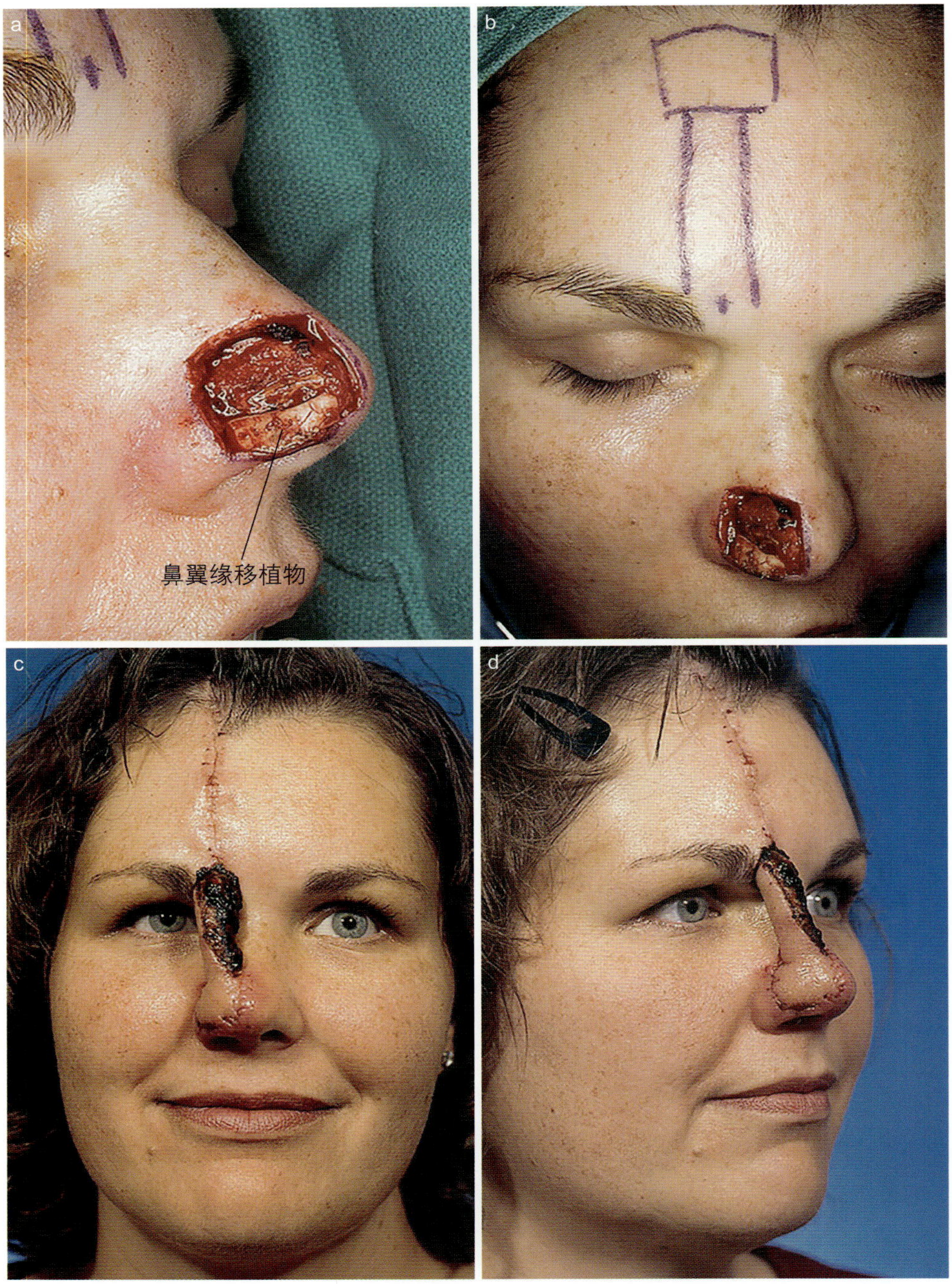

图 14.3 （a）累及半侧鼻的皮肤缺损。将耳软骨移植物置于鼻孔缘作为结构支持。（b）设计用于再造鼻部的前额旁正中皮瓣。将皮瓣蒂部中线置于滑车上动脉纵轴上，这样可以将蒂部宽度缩小到1.2 cm。（c, d）蒂部变窄为皮瓣提供了更长的有效长度，而且比宽蒂部产生的皮肤凸起畸形要小。（e～h）术前和皮瓣嵌入后 1.5 年。不需要行修复手术［选自 Baker SR 主编的第 2 版《面部再造中的局部皮瓣》(*Local Flaps in Facial Reconstruction*), Elsevier; 2007 年，第 13 章图 13.3]

弓上方 1 cm 水平就在皮下 / 表皮下层走行了（图 14.5）[10]。滑车上动脉浅表的位置使得修薄皮瓣时可以去除全部筋膜和额肌，必要时还可以清除几乎全部皮下组织。由于前额旁正中皮瓣厚度的可塑性，使得它可以精确适合鼻部受区的皮肤厚度，从而大大改善了术后鼻部美学形态（图 14.6）[25]。

使用前额旁正中皮瓣作为插入皮瓣用于再造鼻部需要行二期断蒂手术 [26]。虽然皮瓣转移后 10～14 天就可以切断蒂部，不过我们更倾向于 3 周后再离断，尤其对于那些使用烟草制品的患者。在 3 周后，皮瓣远段已经从鼻部发展出足够的旁系血运，因此可以进一步修薄、雕刻与受区相连的近段皮瓣。如果鼻部缺损较小，则可以在初期转移时一次性完全修薄覆盖缺损的那部分前额皮瓣。

图 14.3 （续）

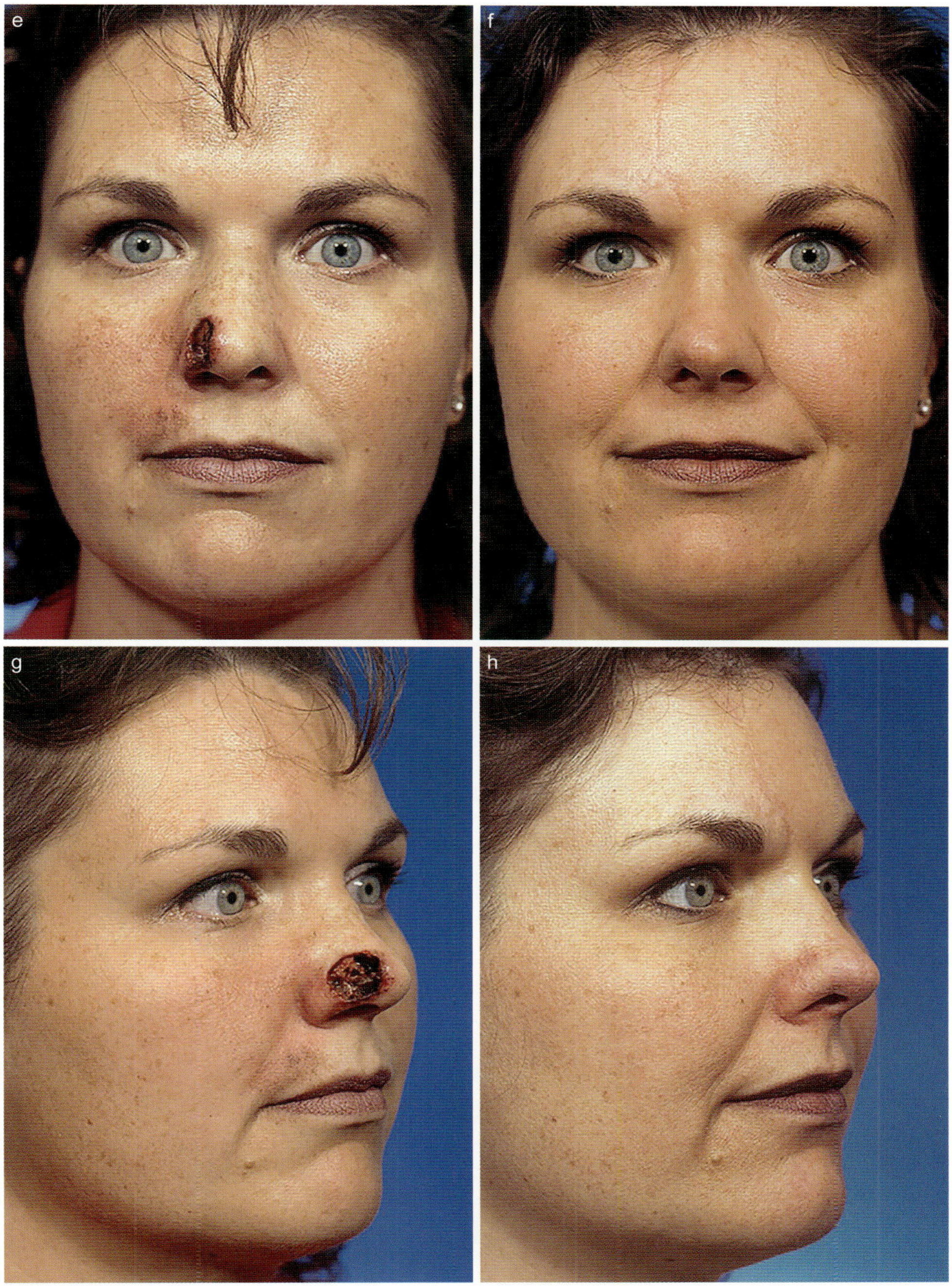

前额旁正中皮瓣有两个小缺点，一是供区瘢痕的问题，二是需要二期手术断蒂。不过前额瘢痕较少会出现很难看的情况，因为皮瓣蒂部很窄，所以可以较容易地一期关闭前额下部的伤口（图 14.7）。不过，尽管较窄的蒂部使得前额旁正中皮瓣供区伤口的下段可以一期关闭，但皮瓣的上段可能宽达数厘米，其造成的伤口可能无法一期完全关闭。通常，如果皮瓣宽度大于 4.5 cm，则供区伤口过宽而无法完全关闭（图 14.8）。在这种情况下，供区伤口的上段必须留待二期愈合。不过幸运的是，前额上部中线上或旁正中线上的瘢痕均非常不显眼，极少需要修复。瘢痕不明显的原因主要是前额皮肤活动性较差，以及前额中上段轮廓凸出。

前额皮肤与鼻部皮肤相比，相近的颜色和质

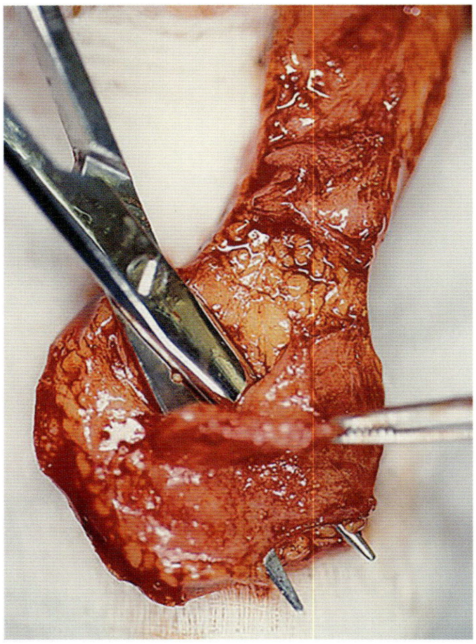

图 14.4 从前额旁正中皮瓣内表面上去除肌层和筋膜

地也使它是很好的皮肤替代。前额旁正中皮瓣可以通过设计获得足够的大小和长度，足以覆盖整个鼻部。对于那些前发际线较低或有美人尖的患者，手术医生可能无法在保证皮瓣长度达到鼻尖或鼻小柱的同时不转移生发的头皮至鼻部。当不得不将皮瓣的切取范围延伸至头皮区时，要对皮瓣远段进行足够的修薄以暴露全部毛囊。然后在皮瓣转移或皮瓣断蒂时，在放大镜下仔细灼烧掉每一个毛囊。如果患者皮瓣远段内的毛囊密度较大，可能无法在皮瓣转移和之后的皮瓣嵌入时清除掉所有毛囊。那么就要在皮瓣断蒂嵌入后 2 ~ 3 个月时，再行手术清除毛囊。清除毛囊时，将皮瓣长毛发的部分自皮下组织层掀起，头发毛囊就长在这一层。在放大镜辅助视野下，使用一个细针头灼烧器清除或灼烧暴露的毛囊（图 14.9）。需要时可重复脱毛程序。不过即使这样处理后，仍有少部分毛囊存活下来，这时候就需要单个电解。负责毛发生长的毛球部分就位于表皮下脂肪组织内。有时在手术清除毛囊后，可能有一部分毛球残留在了表皮内。这些残留的毛球有很强的生发潜能，可能在手术严重破坏毛囊后仍能造成头发生长。

有些患者在前额发际线处还有一些较明显的细

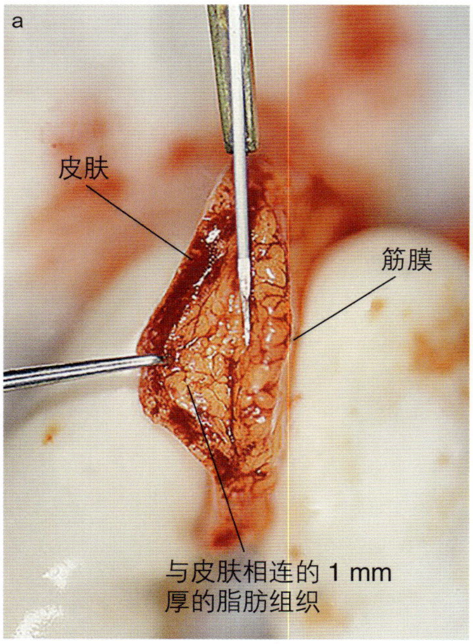

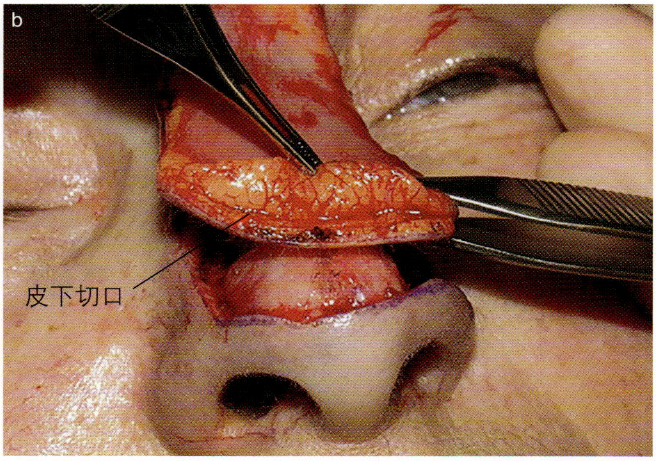

图 14.5 （a ~ c）沿皮瓣远侧缘做深达皮下层的切口，以便去除皮下脂肪。（d）将皮下脂肪层分为两部分，切除深层 1/2，留下一个较薄的外覆皮瓣。（e, f）修薄皮瓣前后对比

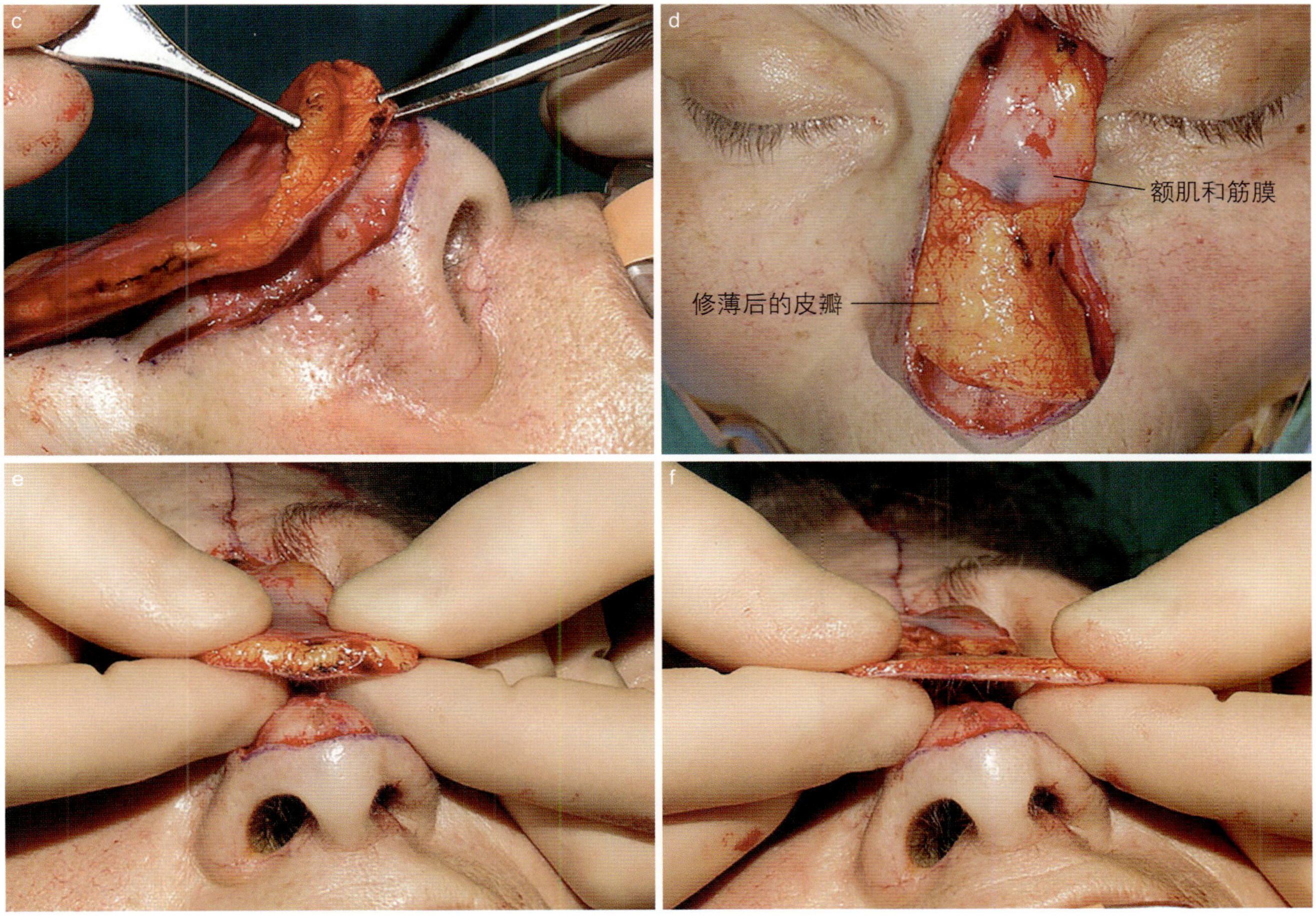

图 14.5 （续）

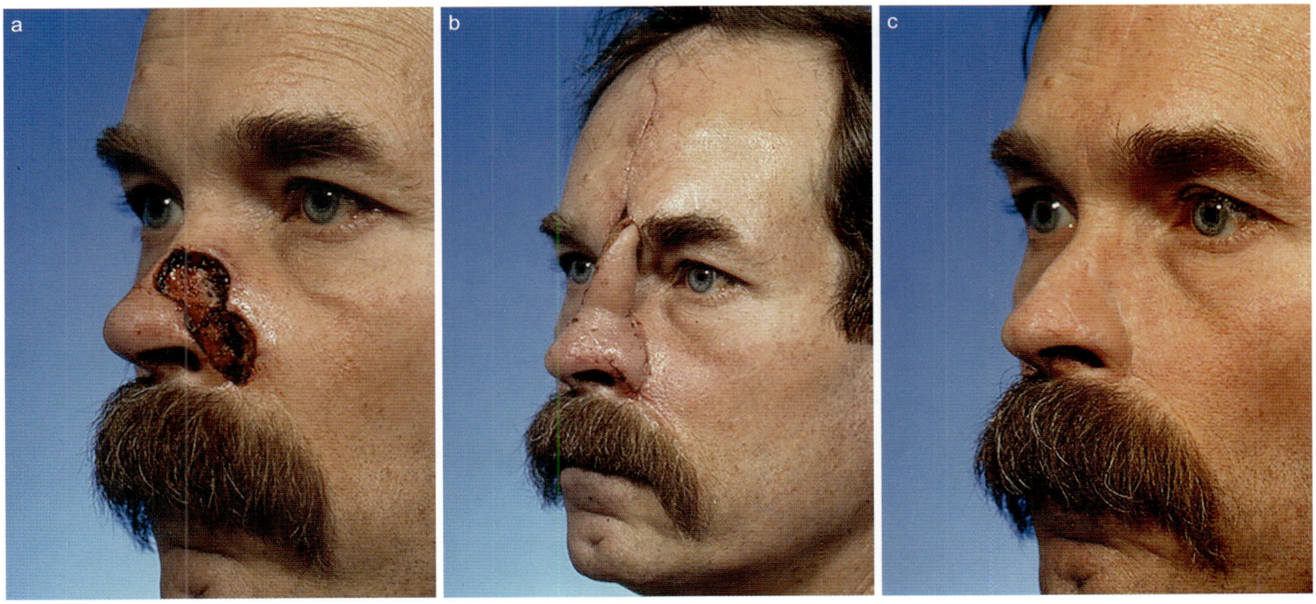

图 14.6 （a）鼻翼和鼻侧壁末端皮肤缺损。（b）转移前额旁正中皮瓣 1 周后。皮瓣经修薄至皮下脂肪层。较薄的皮瓣使其可以展现其下方作为支撑性鼻翼支架移植物的形态。（c）术后 9 个月。患者需要行第三期形态修整再造鼻翼沟

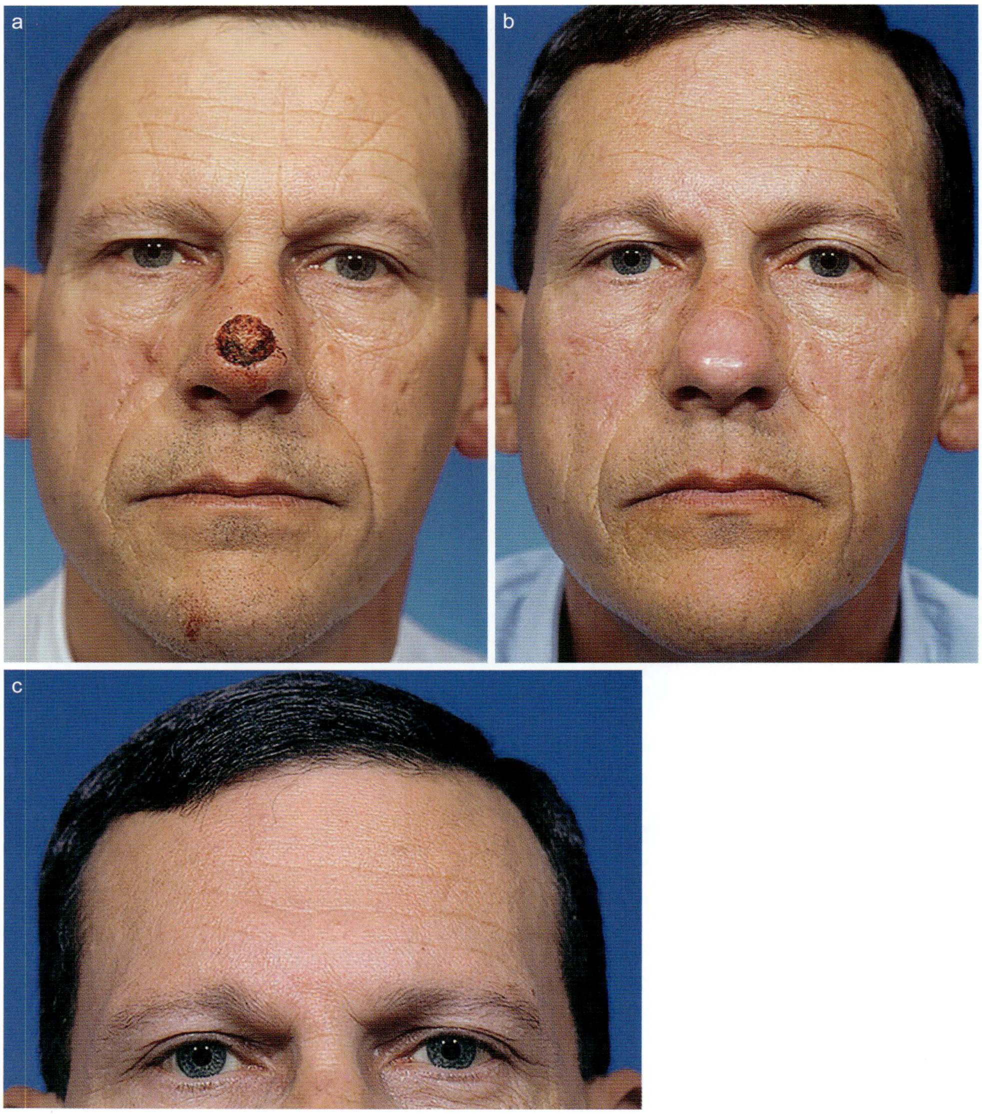

图 14.7 （a）1.5 cm × 1.8 cm 鼻尖皮肤缺损。（b）使用前额旁正中皮瓣再造缺损后 8 个月。（c）前额供区几乎看不到瘢痕。不需要行修复手术 [选自 Baker SR 主编的第 2 版《面部再造中的局部皮瓣》(*Local Flaps in Facial Reconstruction*), Elsevier; 2007 年，第 13 章图 13.4]

小汗毛，而这些更难从前额皮瓣上清除。因为这些小汗毛的毛囊用肉眼无法看见，而且其位于表皮层而不是皮下层。对于这些汗毛，可以反复尝试用电解法清除。不过最好的方法是让患者定期使用脱毛膏。激光脱毛可用于电解法清除头皮毛发的位置，但对于细小汗毛无效。

不过为了尽量减少脱毛所需的工序，在设计前额旁正中皮瓣时要尽量不将头发包含进去。避开头发的方法包括延长蒂部切口至眉弓下，直至骨性眶缘水平。在这个位置，蒂部与骨骼相连，因为软组织包裹的滑车上动脉从此处穿出眼眶。这就需要彻底离断皱眉肌，以使组织获得足够的活动度。如果这一步还不能获得足够长度的皮瓣，另一种有效办法就是将皮瓣的角度倾斜，在发际线下使皮瓣从旁正中线转向颞区 [27-28]（图 14.10）。这种改良的设计方法只适用于最大宽度小于 3 cm 的较小皮瓣。对于大于 3 cm 的皮瓣来说，从前额外侧区域获取这么大面积的皮肤，有时会造成比中央供区更为明显的瘢痕，而且还可能导致供区一侧的眉弓中间部向上方移位过多。因此，如果皮瓣的宽度大于 3 cm，在延长皮瓣长度时宁可将皮瓣延伸至生发的头皮，也不要设计一个斜行皮瓣。另外，当采用这种斜行前额皮瓣设计时，皮瓣远段就不再有轴向血运的优势了。不过，作者曾经成功地转移过基于滑车上动脉但位置在动脉轴向外侧几厘米的前额皮瓣。这跟前额皮肤丰富的血管吻合网有关系。

历史上，前额旁正中皮瓣曾被用于鼻部较大缺损的再造。当鼻部缺损非常大，无法用全厚皮片、鼻部皮瓣、复合耳软骨移植物或者插入鼻唇沟皮瓣来修复时，都可以使用前额旁正中皮瓣来覆盖缺损[4-5, 12]。总体上来说，对于在水平方向宽度大于 2 cm 的鼻部缺损，最好使用前额旁正中皮瓣进行

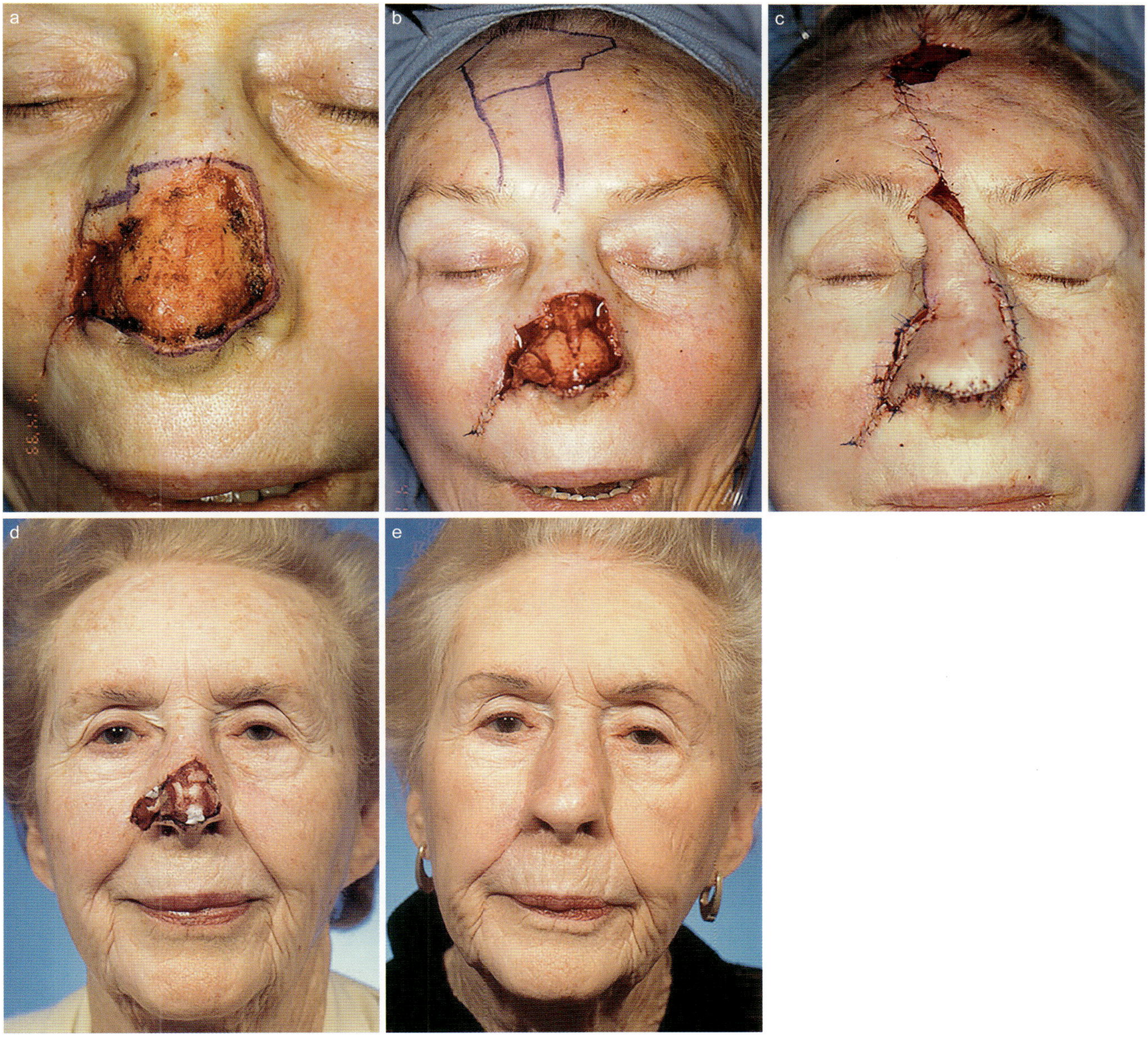

图 14.8　（a）5 cm × 4 cm 皮肤缺损，累及鼻尖、鼻背末端以及右侧鼻翼。（b）设计前额旁正中皮瓣。（c）皮瓣就位。因为皮瓣宽度大于 4.5 cm，导致供区伤口无法一期完全关闭，所以部分供区伤口上段留待二期愈合。（d ~ g）术前和术后 9 个月。行形态修整术再造鼻翼沟。不需要行手术修复前额瘢痕 [选自 Baker SR 主编的第 2 版《面部再造中的局部皮瓣》(*Local Flaps in Facial Reconstruction*), Elsevier; 2007, 第 13 章图 13.5]

图 14.8 （续）

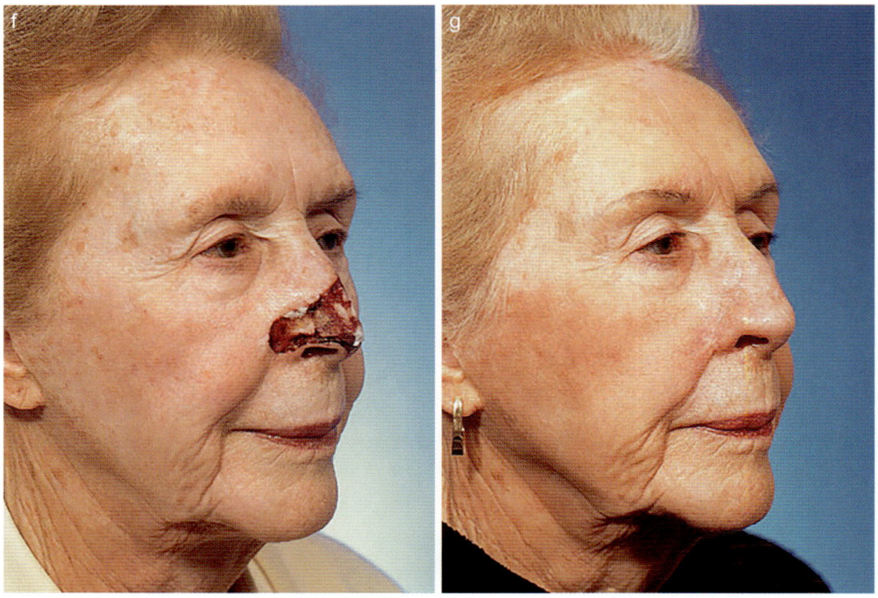

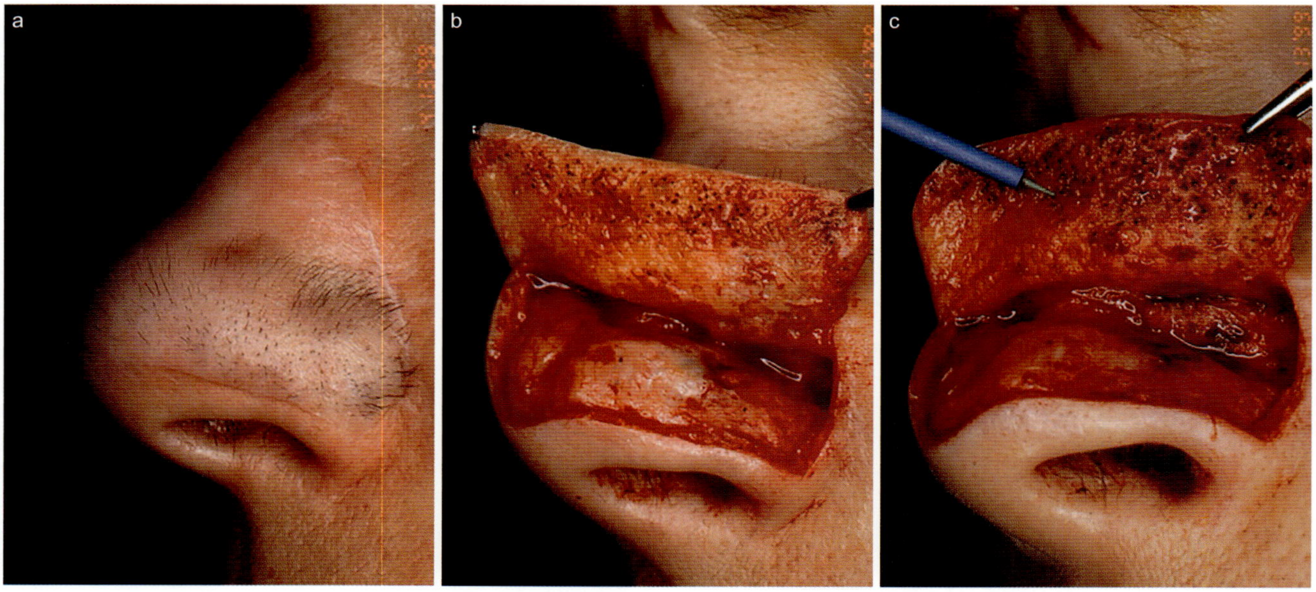

图 14.9 （a）使用前额旁正中皮瓣再造鼻翼及鼻尖缺损。皮瓣远端带有随头皮转移的毛发。（b）将皮瓣自皮下层掀起，可见其下作为鼻翼支架的耳软骨移植物，同时暴露皮瓣下表面的毛囊。（c）在放大镜下对暴露毛囊逐一灼烧清除

再造（图 14.11）[12]。此外，对于缺损暴露骨组织、骨膜或软骨膜组织缺损，或者中面部曾接受放射治疗的患者，也可使用这种皮瓣来进行修复[5, 12]。

使用前额旁正中皮瓣修复鼻部缺损需要术前精细设计和准备。术前评估包括测量缺损，计算皮瓣所需的长度和宽度。评估时要注意患者前额发际线高度和前额皮肤松弛度。在分期再造的过程中，要不断就患者的面部外形与他们进行商讨。可以给他们看一些与他们行相似手术的患者在第一期再造术后和皮瓣嵌入后的照片。另外，还要与他们讨论有关蒂部、供区和受区伤口护理的知识，以及理想形态与再造目标相关的内容。

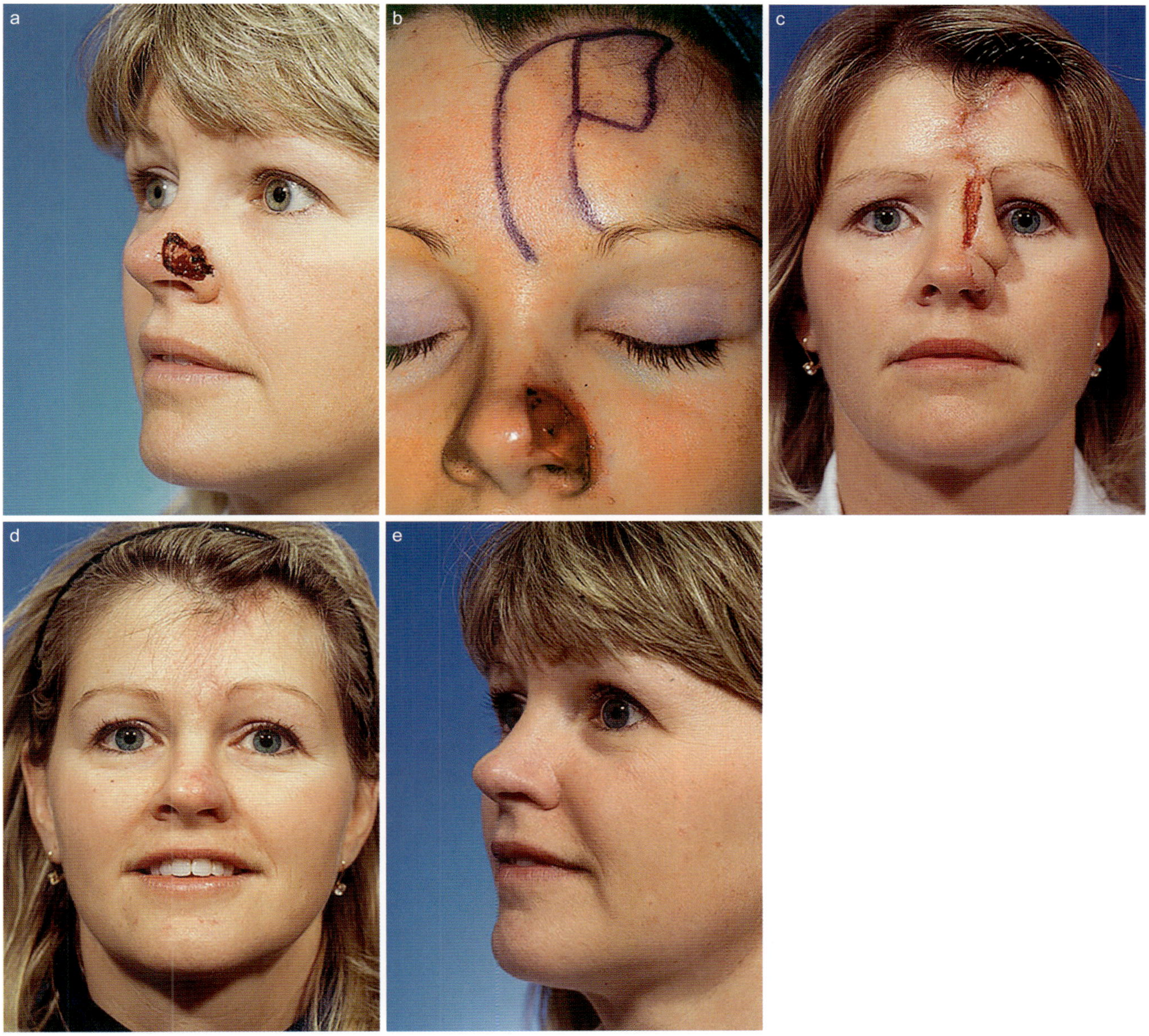

图 14.10 （a）2 cm × 1 cm 鼻尖和鼻翼皮肤缺损。（b）设计前额旁正中皮瓣。皮瓣远端转向颞侧，该区域发际线较前发际线有所后退，可以使皮瓣在获得额外长度的同时避免转移头皮毛发至鼻部。（c）皮瓣就位。（d）皮瓣嵌入后 2 个月。（e）术后 1 年半。不需要行修复手术 [选自 Baker SR 主编的第 2 版《面部再造中的局部皮瓣》(*Local Flaps in Facial Reconstruction*), Elsevier; 2007, 第 13 章图 13.6]

手术技术

获取前额旁正中皮瓣手术的麻醉通常采用 1∶1 混合的短效局部浸润麻醉（1% 利多卡因加 1∶100 000 浓度肾上腺素）、长效局部浸润麻醉（0.25% 布比卡因），以及静脉镇静。如果手术需要获取软骨或骨移植物，则需在切开皮肤前 30 min，根据手术医生的习惯为患者预防性静脉滴注一支抗葡萄球菌抗生素。患者仰卧于手术台上，呈 20° ~ 30° 头低脚高位。这个体位可以减少静脉血聚集，减少在皮瓣获取和转移过程中的术中失血。使用湿润的眼贴盖住患者的双眼。根据手术医生的习惯，使用消毒剂对患者的全脸和头皮，从头顶中央至颏下的全部区域进行消毒。消毒后，先铺无菌头单，然后按常规手术的方式铺全身的无菌单。

设计皮瓣时可以辅助使用多普勒探头来定位滑车上动脉，不过作者认为这不是必要的。使皮瓣蒂基部以缺损主要部分所在侧的滑车上动脉为轴。滑车上动脉的纵轴在正中线外侧 2 cm，恰好位于眉弓内缘。因此，只要使皮瓣基部的中央位于眉弓内缘即可。皮瓣基部通常宽 1.5 cm，不能呈喇叭口状，因为这样会限制皮瓣旋转。

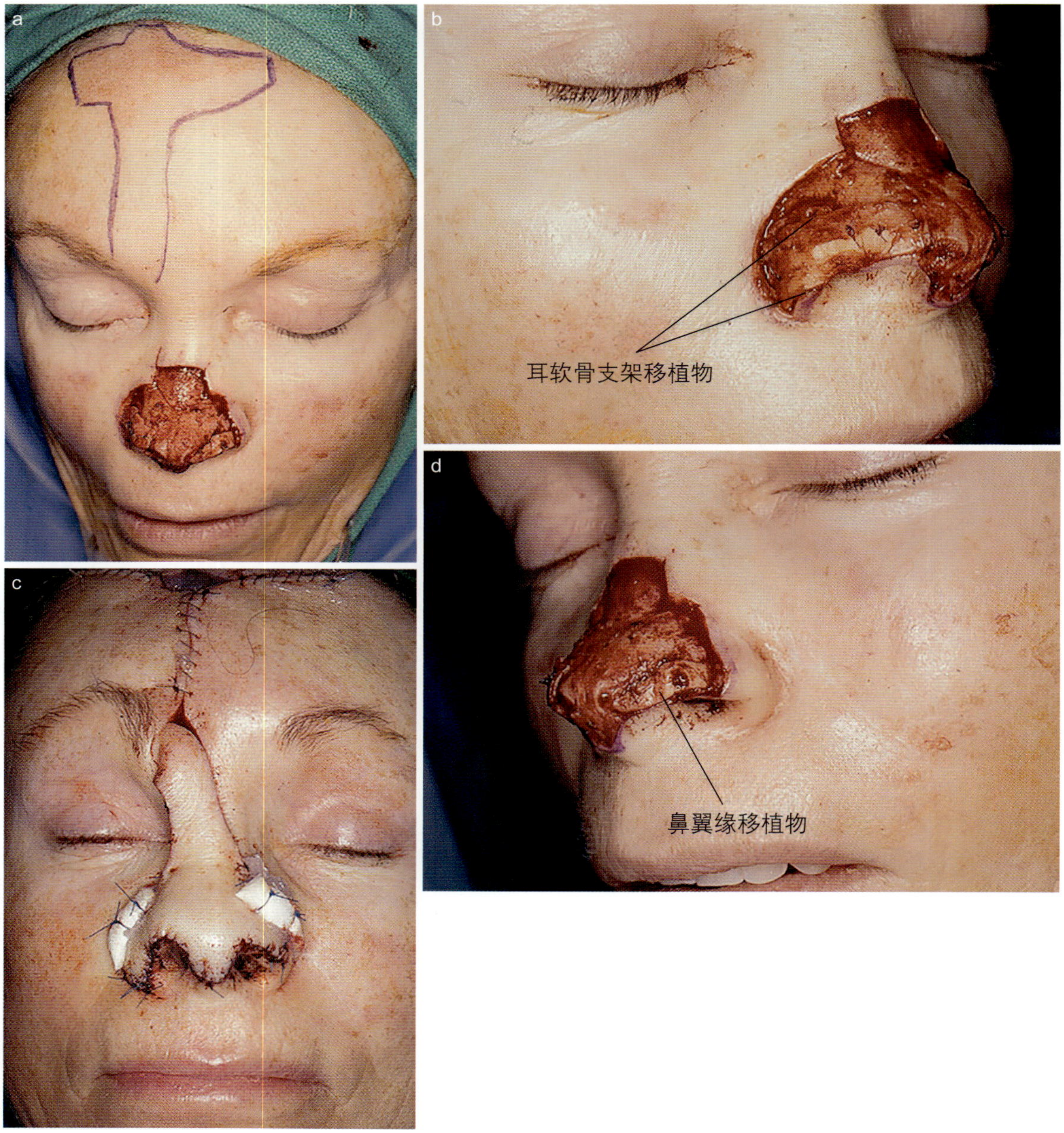

图 14.11 （a）5 cm × 2 cm 皮肤缺损，累及鼻尖、鼻背末段以及右侧鼻翼。设计前额旁正中皮瓣。因缺损的面积较大，皮瓣需要延伸至生发的头皮区。（b, c）耳软骨移植物就位，为右侧鼻翼和左侧鼻孔缘提供结构支持。（d, e）皮瓣就位。供区伤口的上段留待二期愈合。使用压迫包扎将皮瓣贴在软骨移植物上。（f ~ m）术前和术后 5 年。患者接受过形态修整术以清除毛囊并缩小鼻基底（选自 Baker SR 主编的第 2 版《面部再造中的局部皮瓣》(*Local Flaps in Facial Reconstruction*), Elsevier; 2007, 第 13 章图 13.7）

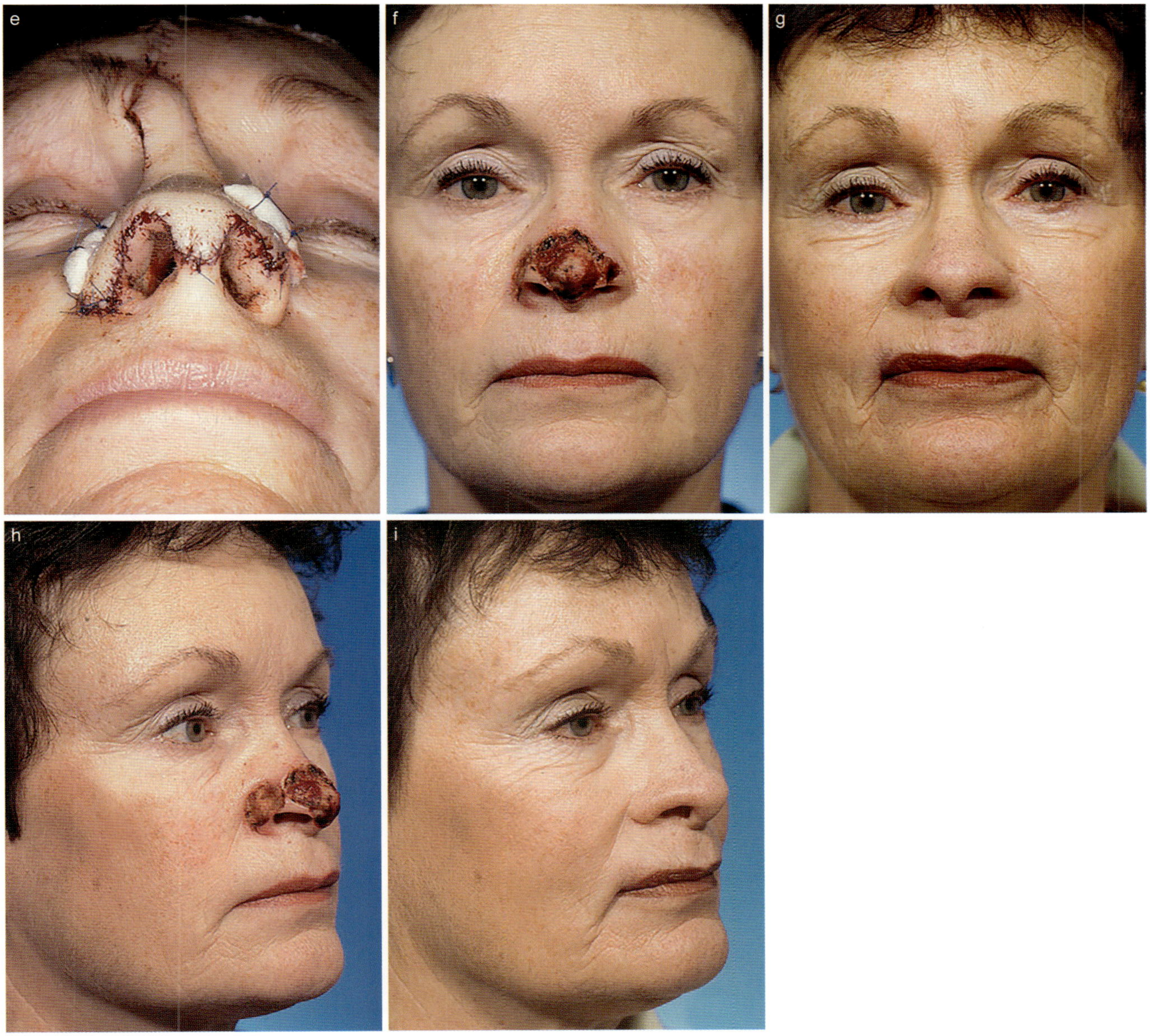

图 14.11 （续）

使用皮肤记号笔将不规则的皮肤缺损沿边角画成四方形，因为方形的皮瓣比弧形的皮瓣较少出现地窖门畸形。如果缺损累及超过 50% 的鼻尖或鼻翼美学单位的皮肤，那就要将整个美学单位的边缘勾勒出，并切除剩余皮肤（图 14.12）。

当一个单侧鼻尖皮肤缺损累及一半或不到一半面积的鼻尖时，通常仅把缺损扩大成半侧鼻尖缺损（图 14.13）。这样就会最大限度地减小再造所需的前额皮瓣面积，换言之，减小了术后前额畸形。除了对于那些鼻部皮肤有皮脂腺增生的患者，使用前额旁正中皮瓣修复半侧鼻尖缺损的效果从美学上看和修复全部鼻尖是一样好的。但是，如果患者鼻尖是较厚的皮脂腺皮肤，就需要切除鼻尖全部的皮肤，然后再用前额旁正中皮瓣进行再造。

当扩大一个鼻部缺损时，鼻缝点处薄弱的皮肤通常要予以保留，除非肿瘤切除需要。因为大多数

图 14.11 （续）

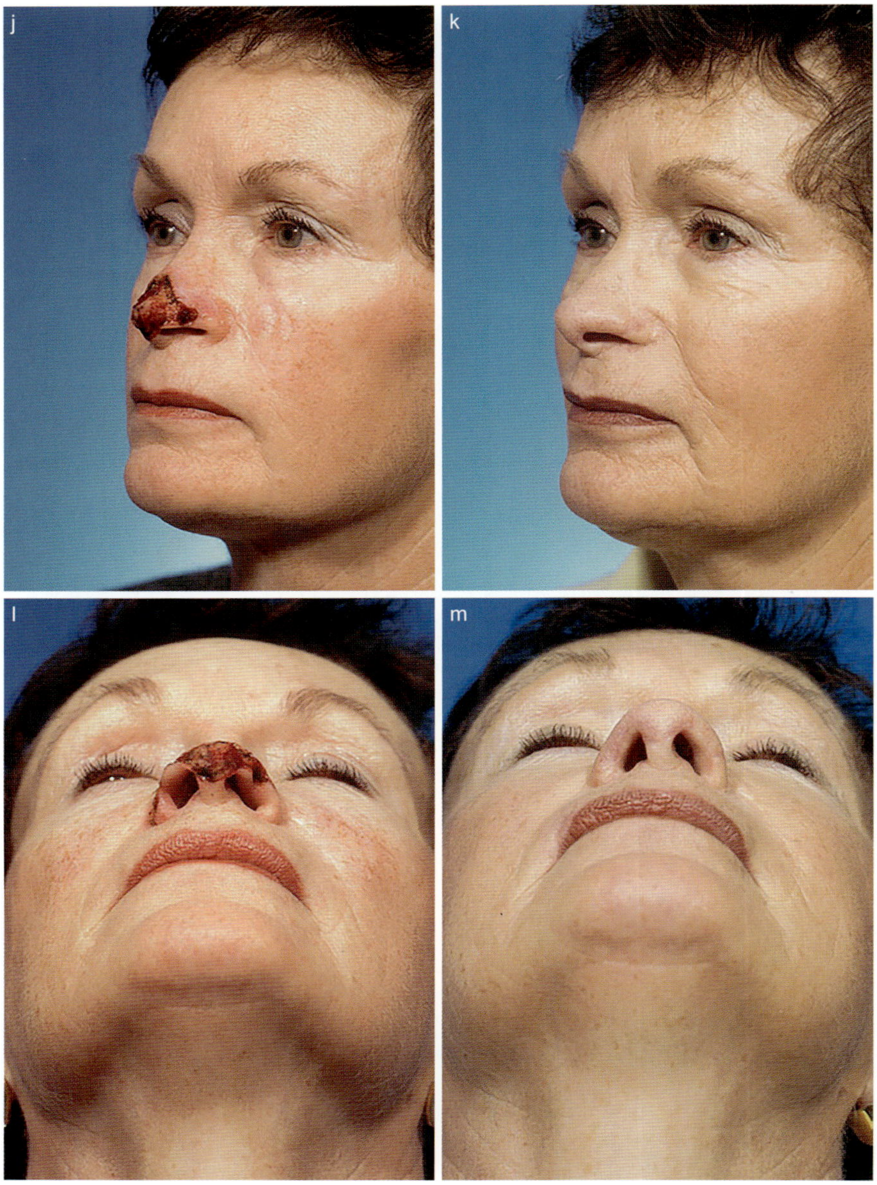

患者的前额天然皮肤的厚度是远远大于鼻缝点处皮肤的。即便去除前额皮瓣的全部皮下组织，其厚度仍可能比带有全部皮肤组织和肌层的鼻缝点皮肤要厚。因此在这个区域，保证鼻部的形态就比让皮瓣覆盖美学单位的边界更重要。比较明智的做法是，保留鼻缝点皮肤完整，仅再造鼻背尾部，而不是整个鼻背美学单位（图 14.14）。

与鼻缝点相似，软三角处的皮肤一样很精细薄弱，它仅由纤维结缔组织支持。前额皮肤无法复制这个区域内纤薄的鼻孔缘皮肤。因此，在使用前额皮瓣覆盖鼻尖缺损时，只能将缺损扩大到沿着软三角上缘的那条线，那条线代表着鼻翼下外侧软骨中间脚尾缘。当鼻部缺损超出鼻尖范围累及了鼻尖下叶或软三角时，用于覆盖这部分缺损的前额皮瓣皮肤必须经过修薄，以尽可能减小前额皮瓣皮肤与相邻鼻小柱鼻孔缘天然皮肤之间的厚度差异（图 14.15）。

使用铝箔或薄片泡沫橡胶材料，依照需要再

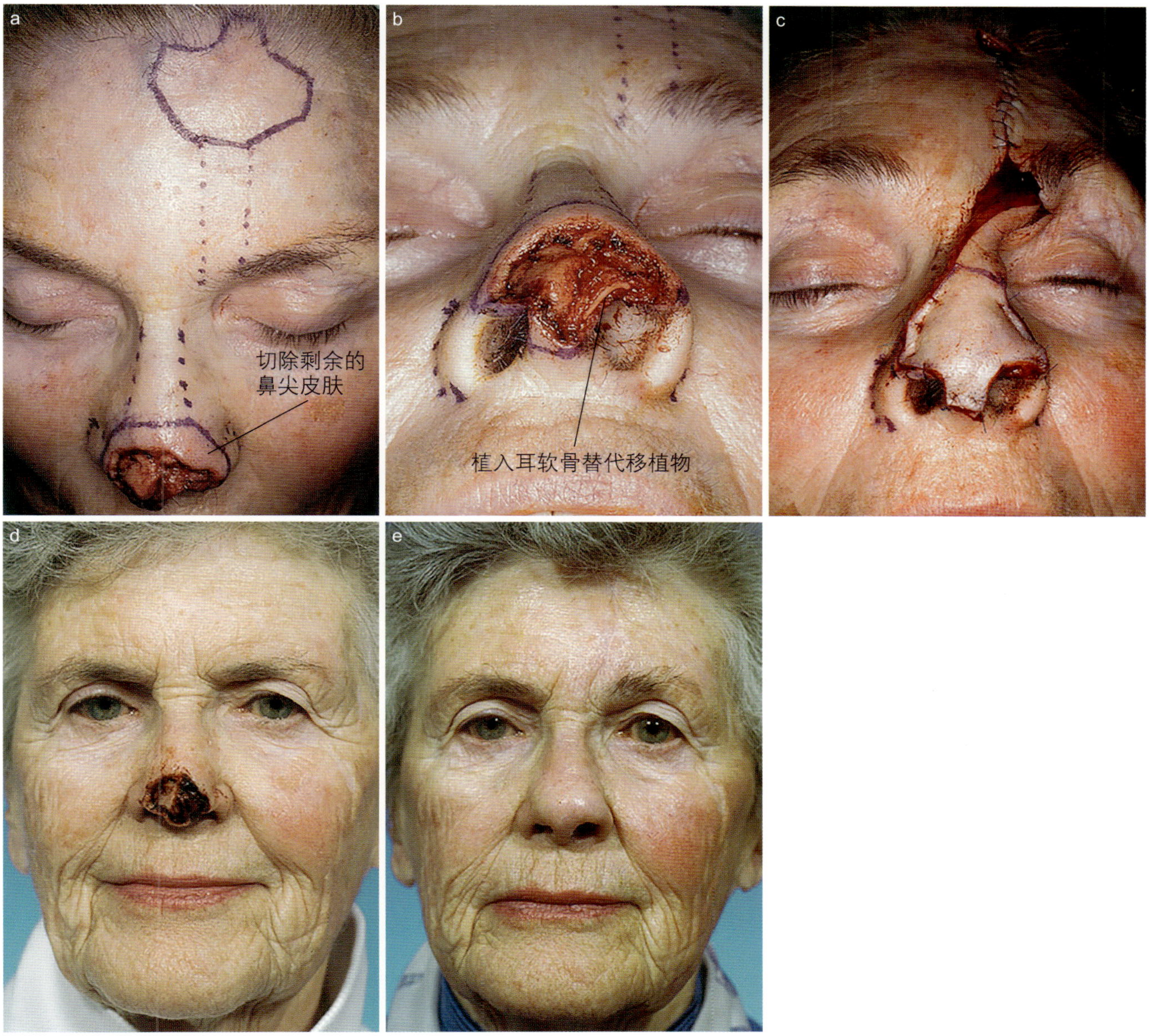

图 14.12 （a, b）2.5 cm × 2.5 cm 皮肤缺损，累及鼻尖、软三角及鼻小柱。标记出待切除的鼻尖和鼻小柱剩余皮肤。设计前额旁正中皮瓣。使用耳软骨移植物替代缺失的左侧鼻翼软骨内侧脚和中间脚。（c）皮瓣就位。（d ~ i）术前和术后 5 个月。不需要行修复手术 [选自 Baker SR 主编的第 2 版《面部再造中的局部皮瓣》(*Local Flaps in Facial Reconstruction*), Elsevier; 2007, 第 13 章图 13.8]

造的缺损区域的面积和形态，制作出三维模板。作者更倾向于使用泡沫橡胶，因为它有和皮肤相似的延展性，并且能够较好地顺应鼻部框架的凹凸形态（图 14.16 和图 14.17）。将待修复缺损的最终形状标记在鼻部皮肤上，切除多余皮肤使缺损变成规则的四方形，或切除美学单位内剩余的皮肤。注意要在扩大缺损前设计好模板，因为一旦多余的皮肤被切除，伤口就会被拉开，就会比它实际的大小显得更大。因此，如果鼻部缺损所累及的美学单位有完整的对侧单位的话，通常会使用对侧单位来设计模板，这样会使测量出来的表面积更为精确。设计好之后再用该模板来设计皮瓣（图 14.18）。如果缺损

图 14.12 （续）

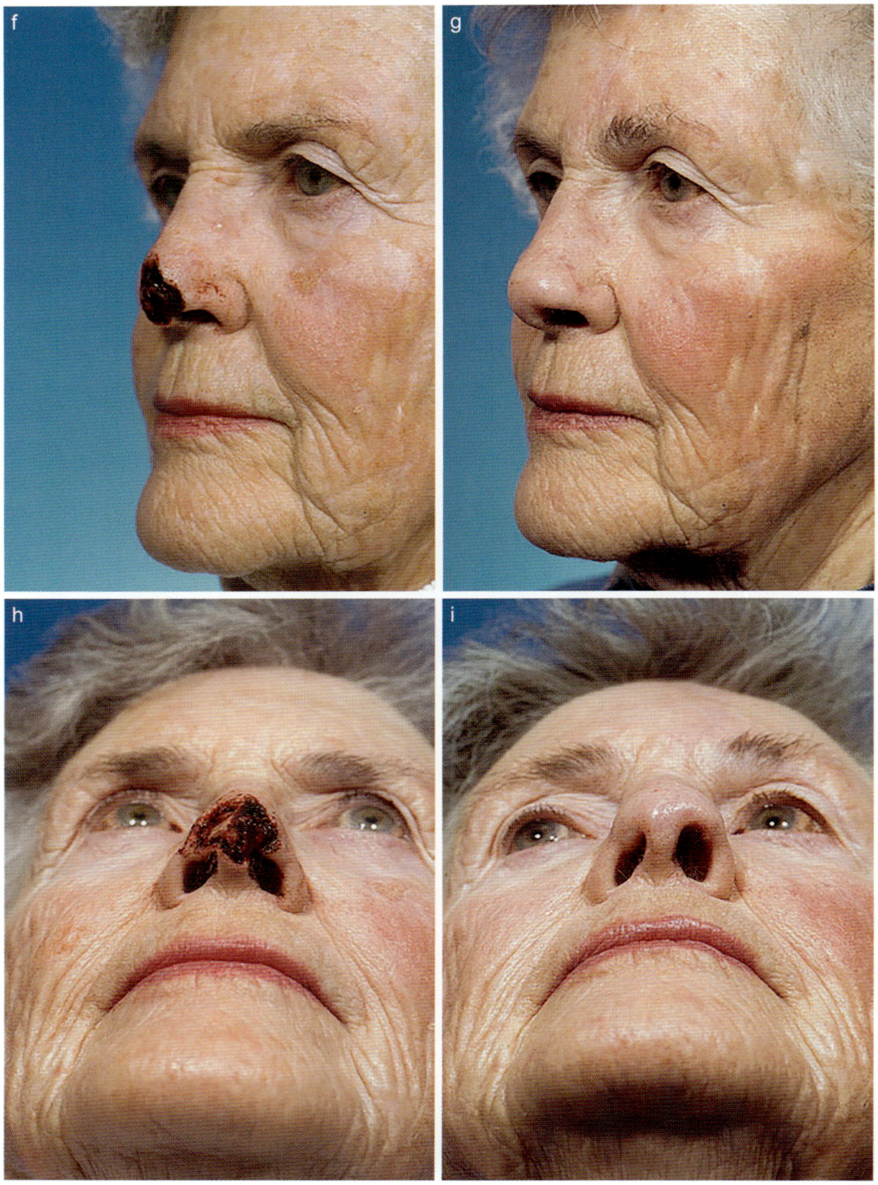

累及的美学单位是单一的没有对侧单位的话，那么模板就要按照该患者最理想的尺寸进行设计。当处理较大的缺损时，可以将橡胶泡沫模板与预计的缺损边缘缝合在一起后进行塑形，这样可使模板更为精确（图 14.19）。如果需要使用软骨移植物替代缺失的鼻部支架结构，模板设计要在软骨移植物就位后才能进行。总而言之，模板不能设计得过大，要精确剪裁。

使用剪裁好的模板设计前额皮瓣（图 14.20）。将模板的中心置于中线外侧大约 2 cm 处，模板的上缘至少要放置在前额发际线上，除非这个患者有发际线后退或前额秃发。使用缝线测量从模板最远端到眉弓内侧水平之间的距离，这个距离就是皮瓣的长度。将缝线的一端固定在眉弓，另一端在冠状面内向中线方向旋转 180°，到达鼻部受区的最远端。如果缝线没能到达受区最远端，就要将模板再往上移，或者将蒂部向下延伸到眉弓水平以下。通过用这种方式测量皮瓣的长度，就可以决定是否有

必要将部分模板放置到生发的头皮区。模板位置确定后，使用笔沿着模板边缘在前额上精确地勾画出皮瓣的轮廓（图 14.20）

如果鼻部皮肤缺损还累及大面积的颊部内侧或上唇，则需分期进行再造。第一期手术修复颊部或唇部缺损，以为后续的鼻部再造提供稳定的地基。不论什么情况，只要有鼻部全层缺损伴较大的颊部或唇部全层缺损，都需要采取这种手术计划，先修复好再造鼻所在的地基，才能开始进行鼻部再造。举个例子，当鼻翼或鼻小柱全层缺损累及相邻上唇时，就必须谨慎地推迟鼻部再造的时间，直到上唇修复完成，并且瘢痕已经收缩到最大程度。

与鼻部全层缺损不同，鼻部非全层缺损累及上唇或颊部时通常可以同时进行再造。这是因为比起

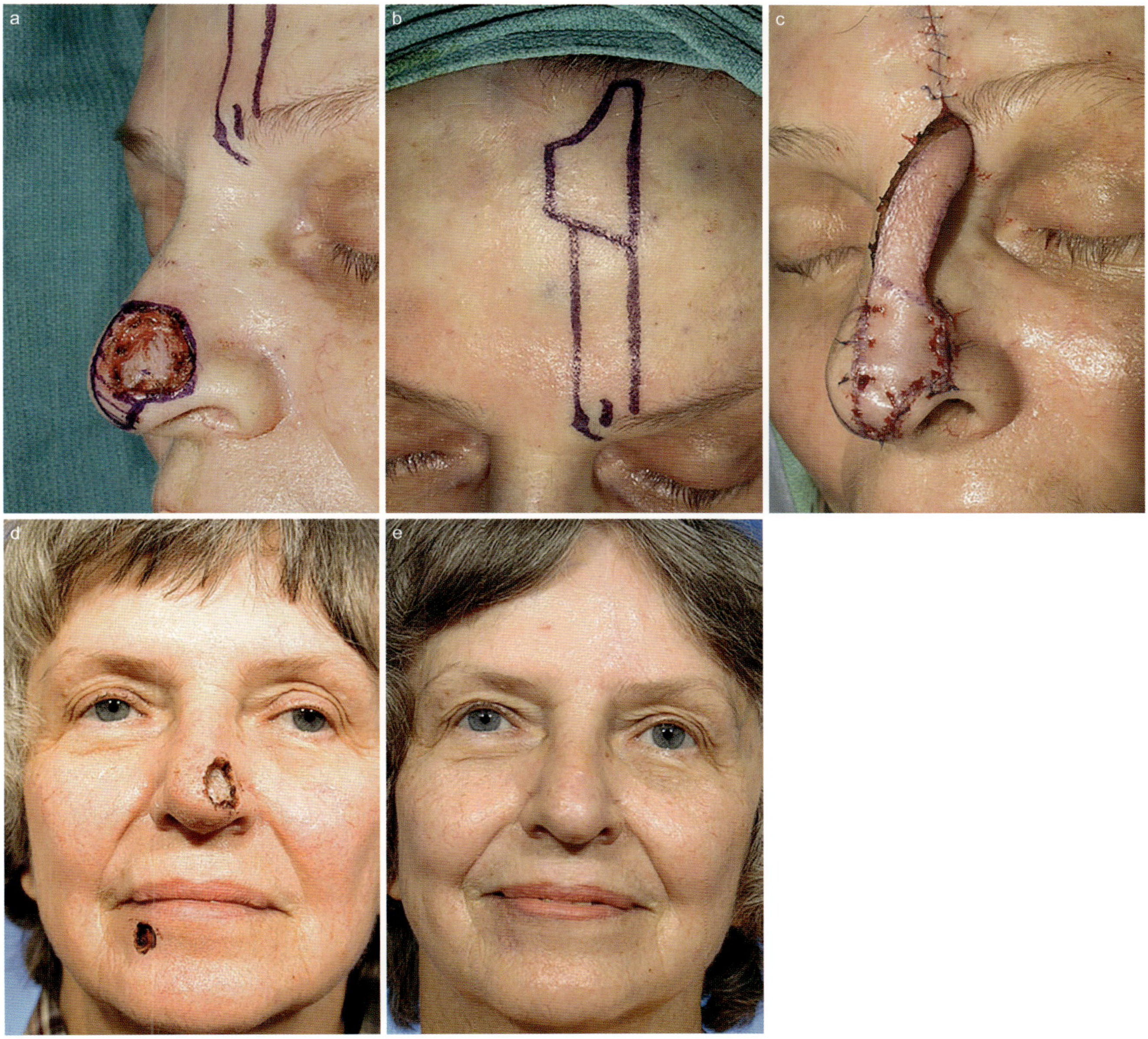

图 14.13　（a）1.75 cm × 1.75 cm 局限于半侧鼻尖的皮肤缺损。扩大缺损也不要超过半侧鼻尖。保留鼻软三角和鼻孔缘的皮肤。（b）设计前额旁正中皮瓣修复扩大后的缺损。（c）扩大缺损并转移皮瓣。（d～g）术前和皮瓣嵌入后 3 个月。不需要行形态修整术。在此之前首先修复唇部缺损

图 14.13 （续）

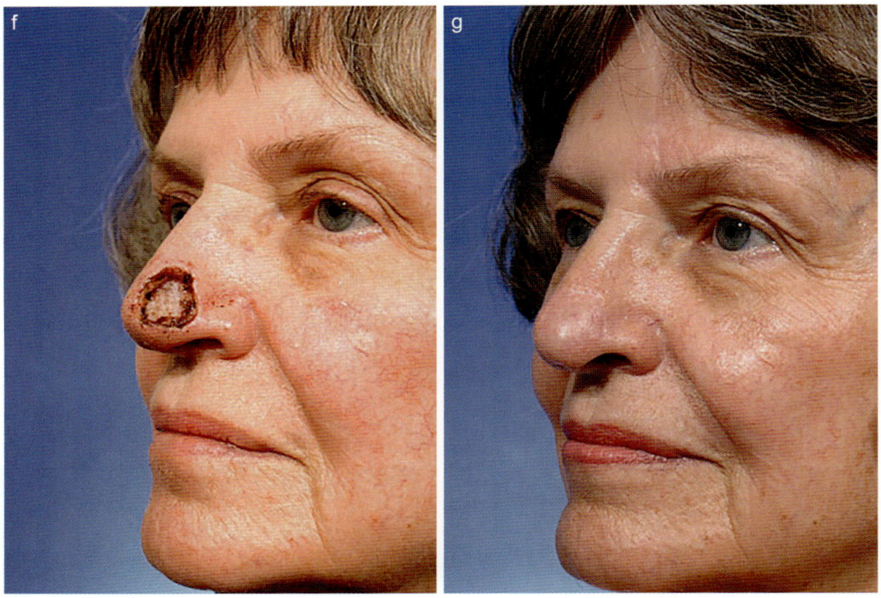

全层缺损再造后的愈合阶段，鼻部部分缺损伤口周围的瘢痕收缩力要小得多。因此，鼻部再造部分要面临的形态扭曲问题也会少得多。再造时还要遵循原则，要使用独立的覆盖皮瓣分别修复缺损内包含的每一个面部美学单位。如果鼻部缺损包括颊部、鼻部和唇部三个美学单位，那么就要使用三个独立的皮瓣分别修复。最常见的累及鼻部、唇部和颊部的皮肤软组织缺损的情况，是起源于鼻翼的皮肤恶性肿瘤侵袭了鼻面沟，之后又生长到了颊部内侧和上唇。另一个比较常见的情况是起源于鼻侧壁的恶性肿瘤，越过鼻面沟，侵袭到了颊部内侧。切除这类肿瘤后留下的皮肤缺损就需要使用两个独立的皮瓣进行再造。通常，颊部缺损使用颊部推进皮瓣再造。将皮瓣向内侧推进至鼻面沟，皮瓣前缘与上颌骨额突骨膜缝合，以防皮瓣在愈合的过程中向外侧移动。在颊部皮瓣就位后，设计前额旁正中皮瓣的模板，用于再造鼻侧壁。如果骨膜缝合无法保证将颊部推进皮瓣固定就位，可以沿着梨状孔在裸露的鼻骨上钻几个孔，这些孔可以用于固定颊部皮瓣前缘的缝线。

图 14.21 和图 14.22 展示了两个鼻侧壁皮肤缺损累及颊部的案例。图 14.21 所示患者的缺损累及颊部的范围很小，颊部皮肤可以直接推进并固定于鼻面沟，不需要在颊部皮肤上做额外的切口。推进皮瓣产生的小的皮肤凸起畸形从鼻面沟上方和翼面沟下方被切除。相反，图 14.22 所示患者的颊部缺损要大得多，需要在颊部缺损下方与鼻唇沟平行做一个颊部切口。在两个案例中，鼻侧壁的剩余皮肤都被切除，以便于再造整个美学单位。同样的，图 14.22 所示患者鼻背剩余皮肤也被切除，这样整个美学单位都可以使用前额旁正中皮瓣进行再造。

切取前额旁正中皮瓣时通常采用局部浸润麻醉和静脉镇静。使用 1% 利多卡因（含 1∶100 000 肾上腺素）混合等体积的 0.25% 布比卡因，注射在缺损区域周围和深方。从外眦水平到对侧的整个前额使用同样的 15 ml 麻醉剂进行注射。浸润麻醉眶上缘的皮肤，深至骨膜层。尤其要注意麻醉沿滑车上神经和眶上神经为轴线纵向走行的宽条带状皮肤，要将麻醉剂注射到皮下组织层，因为供应前额的神经和血管都位于这个层面。皮瓣的蒂部和鼻根部皮肤同样麻醉。另外，要为患者静脉注射多拉司琼，以防止这类手术常见的后遗症术后恶心。用手术刀将鼻部缺损的皮缘与相邻皮肤切割成垂直的角度。如果有需要，美学单位内的剩余皮肤也要切除至软骨膜或骨膜层。鼻部缺损累及鼻背和鼻侧壁美学单位，直到皮瓣断蒂嵌入之前，都不需要切除这些单元的头侧段皮肤。将鼻部缺损边缘 1 ~ 2 cm 的皮肤自肌层下游离，这样可以有效地防止地窖门畸形。

为了防止皮瓣面积过大，切取皮瓣时要沿着记号笔标线内缘进行切开。切口要穿透皮肤、皮下组织、肌层和筋膜层。自筋膜下额骨骨膜表面从上往下掀起皮瓣（图 14.20）。在这个平面内可以进行快

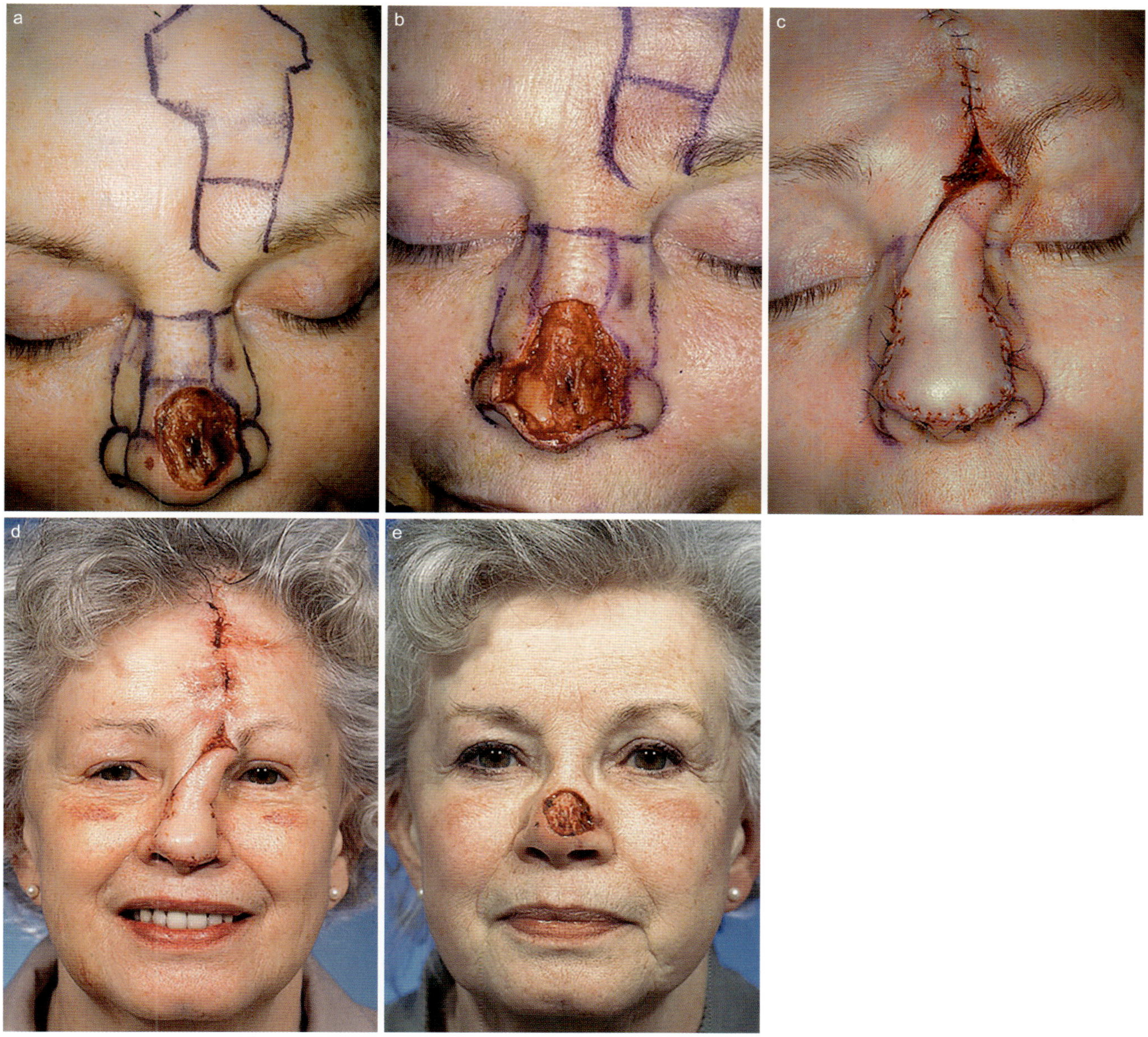

图 14.14 （a）2 cm × 2 cm 鼻尖和鼻背末端皮肤缺损。设计前额旁正中皮瓣。（b）切除鼻尖美学单位内剩余的皮肤。扩大鼻背美学单位内的缺损时绝对不能切除鼻缝点处的皮肤，除非肿瘤切除需要。因为对大部分患者来说，前额皮肤的厚度要远远大于鼻缝点处天然皮肤和肌层加在一起的厚度。（c, d）皮瓣转移后即刻和转移 1 周后。（e）术前外观。（f, g）1 年 9 个月后外观。不需要行修复手术。注意皮瓣皮肤与鼻缝点天然皮肤之间的衔接非常自然 [选自 Baker SR 主编的第 2 版《面部再造中的局部皮瓣》(*Local Flaps in Facial Reconstruction*), Elsevier; 2007, 第 13 章图 13.10]

图 14.14 （续）

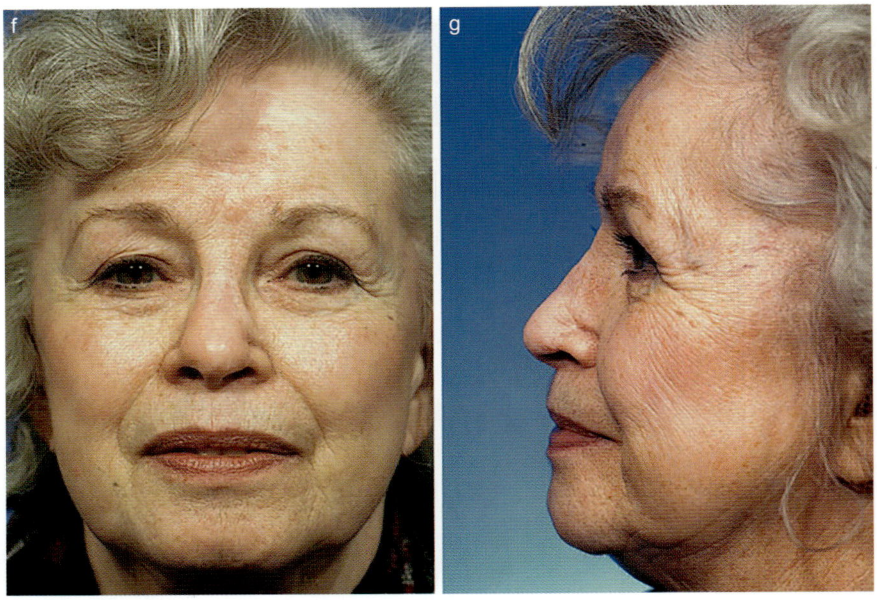

速分离皮瓣，直到看到皱眉肌，然后使用剪刀或骨膜剥离器将肌肉与其下的骨膜钝性分离。如果需要将蒂部切口延长至眉弓以下，那么仅使用手术刀切割皮肤层，然后使用止血钳钝性分离组织，将蒂部组织从骨性眶缘内侧游离下来。有时可以在额肌深面看到滑车上动脉，在这个区域它刚好从皱眉肌上或内部穿出，即将向眼轮匝肌深面走行进入眼眶。为了获得足够的皮瓣长度，有时需要切断皱眉肌以增加皮瓣的活动度。继续使用钝性和锐性分离向下掀起皮瓣，直到鼻根处或直到获得了足够的蒂部长度和皮瓣活动度，以保证伤口能够无张力关闭。对皮瓣边缘小心使用电凝进行止血。

完成皮瓣切取后，用湿纱布覆盖住前额皮瓣并向下翻转，以便接下来修复供区。通过自筋膜下层广泛游离两侧颞肌前缘之间的前额皮肤，关闭供区伤口（图 14.20）。为了便于关闭供区伤口的上段，可以在帽状腱膜上每隔 2 ~ 3 cm 做一个纵向的相互平行的切口，切口必须穿透帽状腱膜达到肌层，并且要避开眶上和滑车上神经走行的纵向通道。眶上神经的深支在向上走行到颞线内侧时可以透过帽状腱膜看到，在行帽状腱膜切开时一定要注意保护。

在修复供区伤口时，不需要为了便于伤口关闭而沿前额发际线做水平的切口，因为这样会切断眶上神经的远端分支，造成头皮前部的麻木，而且还会在前额留下一个额外的瘢痕。随着伤口边缘向内侧推进并关闭，伤口顶端的头皮上会出现一个皮肤凸起畸形。为了完整切除这个畸形，可以将切口向上延伸至头皮内，直到足够切除一块锥形组织（图 14.16）。

将前额伤口两侧的肌层和帽状腱膜作为一层对合，并使用 2.0 聚乳酸线间断缝合，待所有缝线就位后一起打结（图 14.20）。切口的皮肤层使用 5.0 聚丙烯线单纯连续缝合。不需要放置引流。前额伤口下段的一期对合通常不是问题，因为皮瓣蒂部的宽度通常小于 2 cm。但是，伤口越往上的部分越难以完全对合。伤口有无法对合保持开放的部分，则需要使用抗生素软膏填涂。作者会指导患者如何使用凡士林软膏保持伤口湿润直到伤口完全愈合。这种二期愈合通常需要 4 ~ 6 周。

在前额供区伤口修复后，将皮瓣就位于缺损处并缝合。对皮瓣的远段进行修薄，清除肌层和大部分皮下脂肪，使皮瓣的厚度与鼻部皮肤的厚度一致

（图 14.5）。必要的时候，除了紧贴表皮的部分脂肪，剩余的脂肪组织都可以被清除。如果鼻部缺损的竖直高度小于 2 cm，那么覆盖缺损的全部皮瓣都可以在最初转移时进行修薄。对于更大的缺损，覆盖缺损头段的皮瓣近侧要先保留全部肌层和皮下脂肪，在皮瓣断蒂时才能进行修薄。如有需要，可以清除皮瓣上从滑车上动脉进入额肌处上方 1 cm 开始的肌层和帽状腱膜。所有随皮瓣转移至鼻部的毛囊都需要用电凝针单个灼烧或手动清除。皮瓣远段经过适当修薄后，会有足够的柔软度和纤薄度，可以顺应并体现出其所覆盖的鼻部支架的形态。

既然最后要去除前额旁正中皮瓣上的额肌和大部分皮下脂肪，最开始为什么要随皮瓣转移额肌呢？这是因为在眉弓处，滑车上动脉在肌层和皮肤之间上行，因此在眉弓附近切取皮瓣时连带肌层一起可以保护滑车上动脉。前额旁正中皮瓣的上段则可以自深层皮下组织层进行分离，将额肌留在原位，但是自皮下组织层分离皮瓣比自肌层下会造成

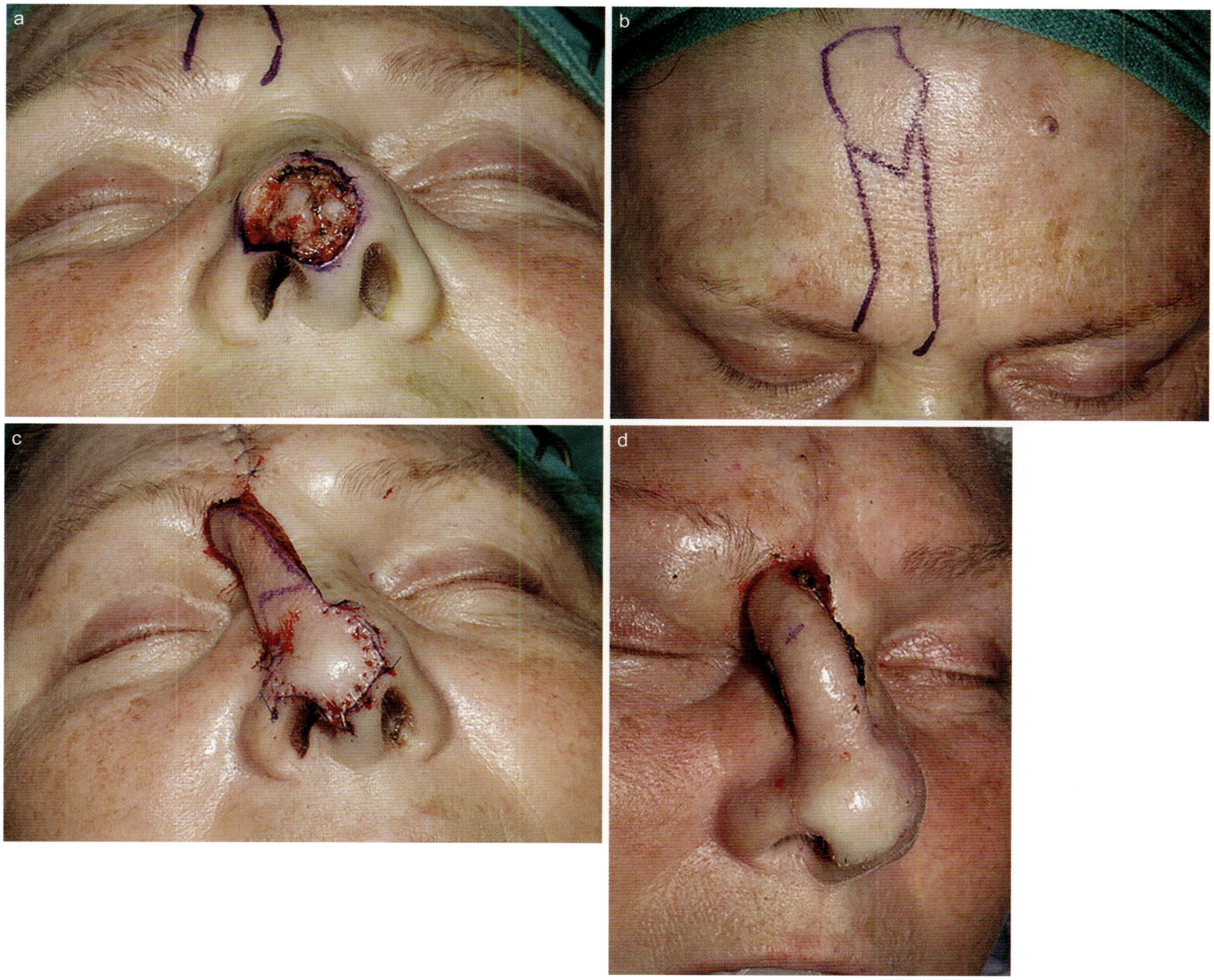

图 14.15　（a）1 cm × 1 cm 鼻尖下叶和右半软三角皮肤缺损。（b）设计前额旁正中皮瓣再造右半侧鼻尖，包括右半软三角和鼻尖下叶。保留左半侧软三角的皮肤。（c）转移皮瓣至鼻部。将皮瓣覆盖软三角和鼻尖下叶的部分尽可能修薄至只有皮肤层，以减小皮瓣与相邻鼻部天然皮肤之间的厚度差异。（d, e）3 周后，行皮瓣断蒂嵌入术。在嵌入时对皮瓣头段修薄，清除部分皮下组织。（f ~ j）术前和皮瓣嵌入后 11 个月。不需要行形态修整

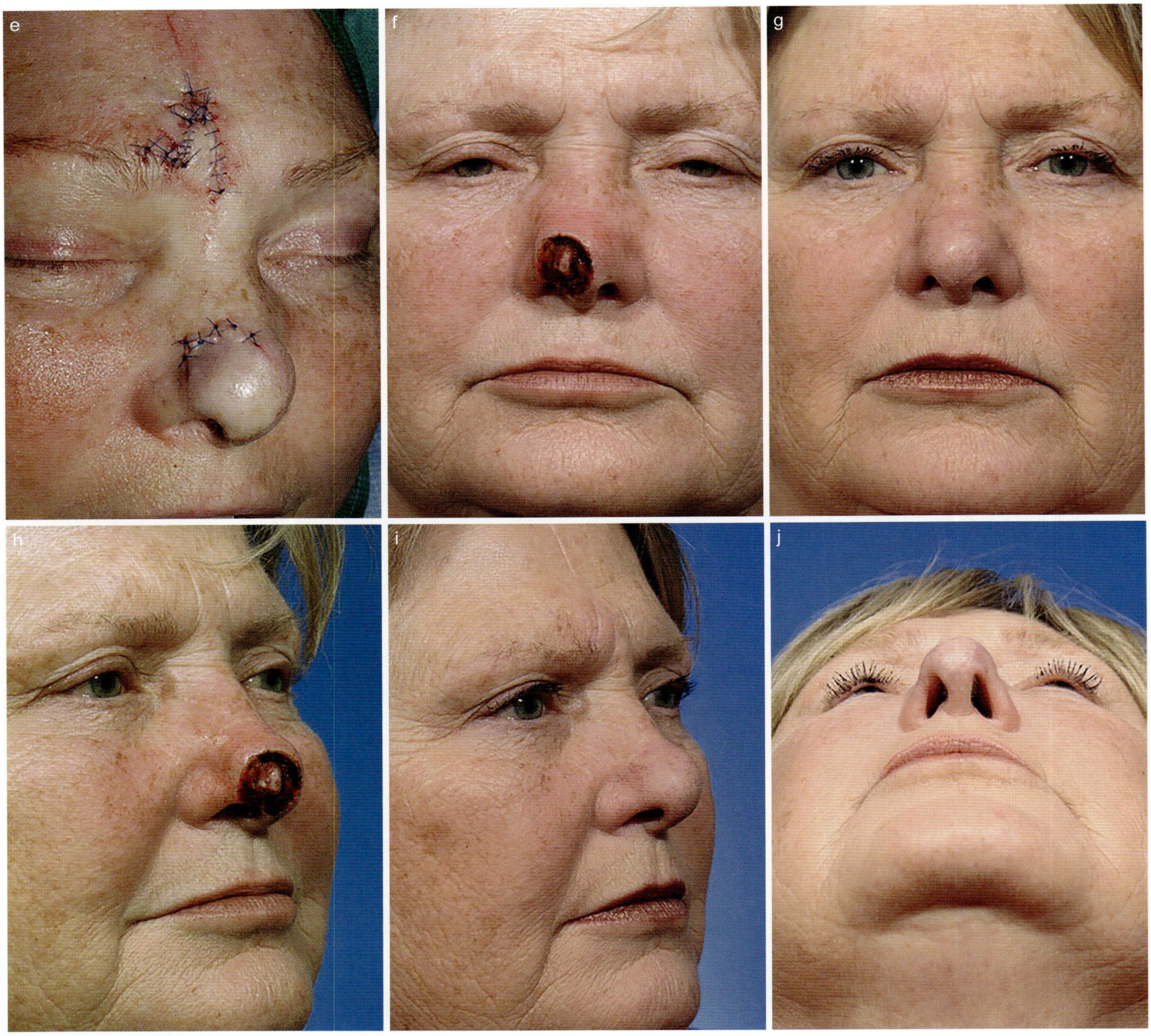

图 14.15 （续）

更多的出血，而且还可能会损伤供给皮瓣远端的轴向血运。遗憾的是，转移前额旁正中皮瓣时将额肌留在原位并不会保护滑车上神经，该神经在皮瓣断蒂时一定会被切断。随着皮瓣切除其下的肌层时也不会影响前额外侧的运动功能。另外，切除肌层还有利于在关闭供区伤口时自帽状腱膜下层分离剩余的前额皮肤。由于前额皮瓣留下的供区伤口大部分都可以一期关闭，因此留在伤口深部的全部肌肉都需要被切除，以免在对合前额剩余皮肤关闭伤口的过程中出现肌肉组织成束和冗余。综上所述，额肌会随皮瓣一起被切取。

在对皮瓣进行修薄后，将皮瓣向中线旋转并向下方翻转至鼻部缺损处。使用 5.0 聚丙烯线间断垂直褥式缝合皮肤层，将皮瓣远端固定就位。不需要缝合真皮层或皮下层。垂直褥式缝合后，使用细针带 5.0 快速可吸收肠线，在皮肤浅层内将皮瓣表皮

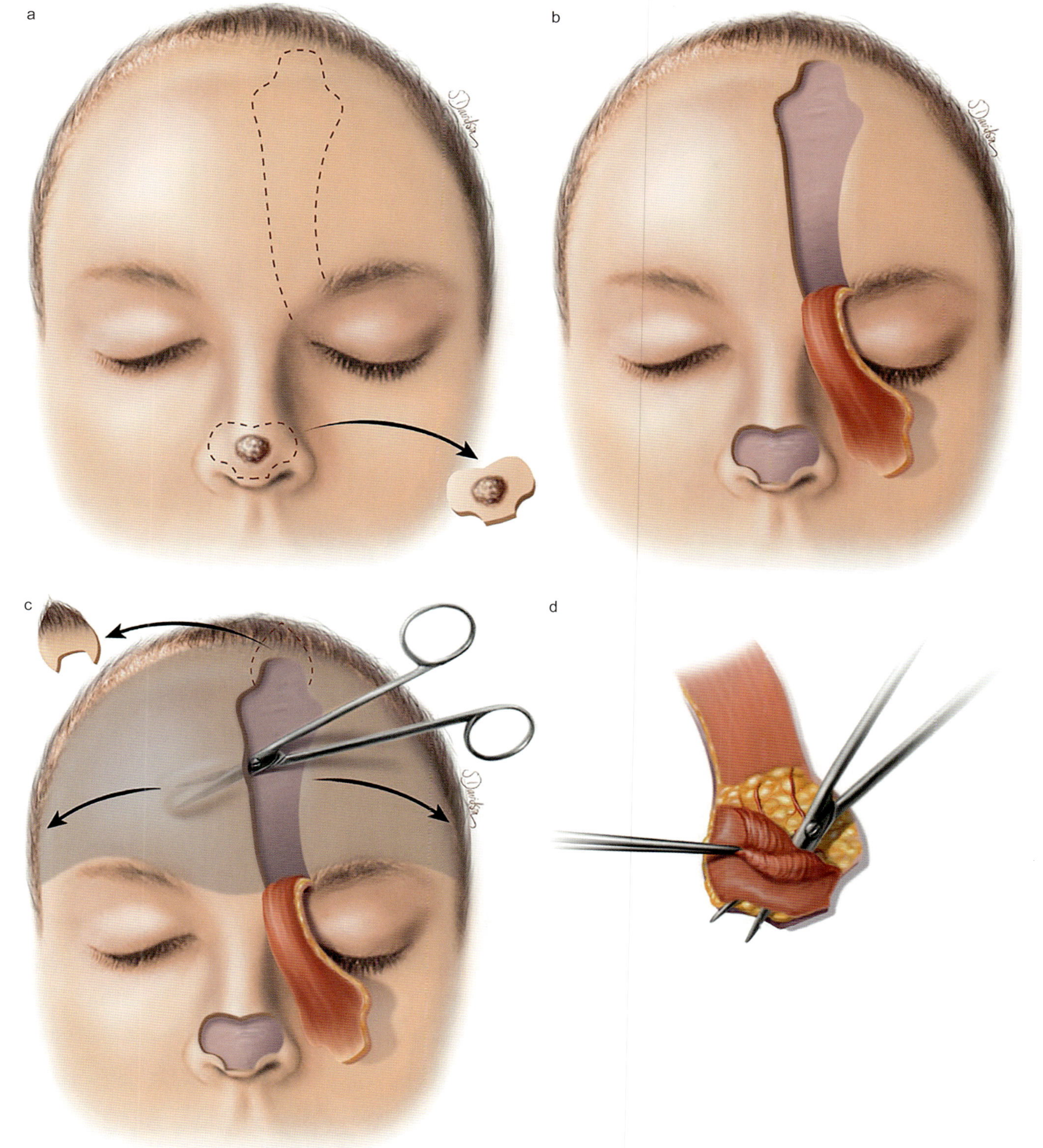

图 14.16 （a）前额旁正中皮瓣的基部有 1.5 cm 宽，其中心位于眉弓最内缘。蒂部的轴向是竖直的，位于正中线外侧 2 cm 处。（b）从骨膜上掀起皮瓣。（c）将两侧颞肌之间的皮肤自筋膜下层广泛游离，以便关闭供区伤口。纵向切除因推进前额皮肤而产生的头皮皮肤凸起畸形。（d）从皮瓣远段下完全去除帽状腱膜和额肌。（e）从反瓣远段下切除大部分皮下脂肪。（f）使用垂直褥式皮肤缝合将皮瓣固定在受区。不需要皮下缝合。前额供区伤口分两层关闭：间断缝合肌层和帽状腱膜，然后连续皮肤缝合

图 14.16 （续）

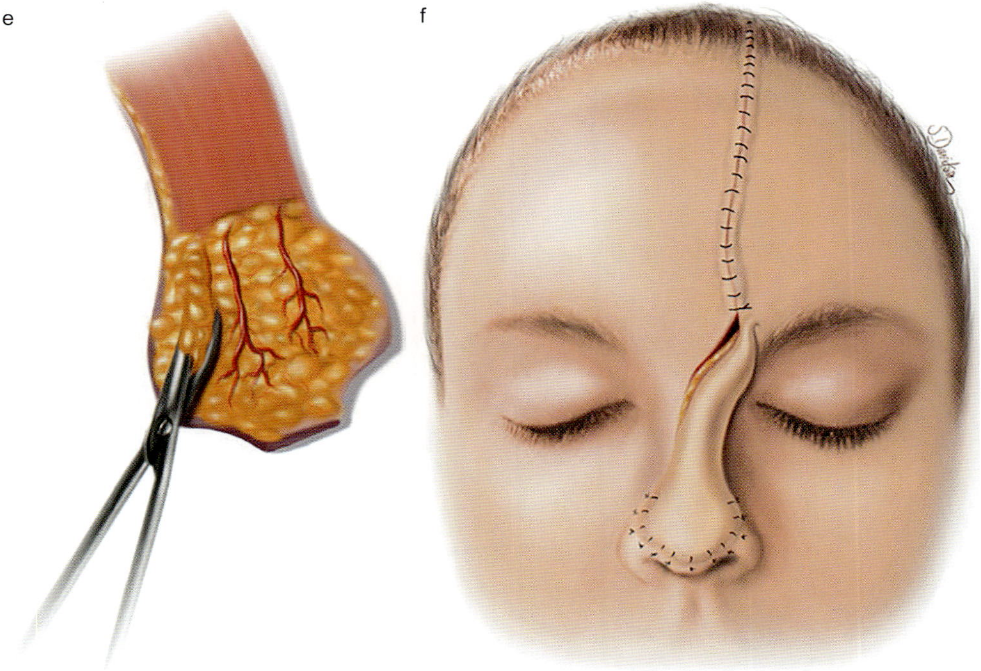

层与相邻鼻部皮肤之间精细对合。其在皮瓣断蒂之前鼻部缺损的最头端是无法与皮瓣缝合的。

完成皮瓣转移后，将 0.25% 马卡因（布比卡因）溶液注射在皮下组织层，对整个额部进行浸润麻醉。尤其要注意眶上神经和剩余滑车上神经覆盖的区域。这一步操作有助于缓解术后的疼痛和恶心至少 8 h。对皮瓣近段边缘创面全部进行灼烧，以防术后出血，这是手术后 12 h 内常见的并发症。患者在手术当天即可回家，也可以留院观察一晚并进行伤口护理。对于大部分患者，作者都要求他们回家了，只有少数患者要住院一晚以控制术后疼痛。术后疼痛在较大的供区伤口修复后很常见，造成的头痛可能持续 24 ~ 36 h，并常伴有恶心。这与那些行额部除皱术的患者术后症状很相似。术后 24 h 内的疼痛可能会使人虚弱，而且通常无法用口服止痛药控制。因此对于术后回家的患者，出院带药通常包括抗葡萄球菌口服抗生素（对于使用软骨或骨移植物的案例）、温和的镇痛药（对乙酰氨基酚和可待因）、止吐栓剂（异丙嗪或曲美苄胺），以及外用的抗生素软膏（杆菌肽）。

术后伤口护理包括使用过氧化氢溶液清洁缝线，连续 3 天每天两次使用抗生素软膏涂抹伤口，3 天后换成凡士林软膏。术后第 1 天患者就可以淋浴并使用洗发露等。淋浴后，要将软膏涂抹在伤口缝线上，以及皮瓣近段边缘裸露的创面。术后第 6 ~ 7 天拆线。拆线时要仔细检查皮瓣的活性以及是否有感染的征象。如果一切正常，皮瓣按计划愈合，那么就可以为患者安排自皮瓣最初转移起大约 3 周后的皮瓣断蒂和嵌入手术了（图 14.20）。虽然皮瓣蒂在术后 2 周就可以被安全离断，但如果等待的时间过短，可能会影响皮瓣较薄的部分在受区之间存留。术后如果有需要的话，患者可以佩戴眼镜（图 14.23），但眼镜佩戴的位置可能会是个问题，可能需要眼科医生对眼镜进行暂时性调整；或者可以将眼镜从前额上悬吊下来，这样就避免了将眼镜架在鼻子上（图 14.23）。

皮瓣断蒂手术也是在局部浸润麻醉下完成的。将含肾上腺素的 1% 利多卡因注射到皮瓣蒂基部及周围组织内。同样也要对已附着皮瓣周围进行注射麻醉。麻醉完成后进行常规的消毒铺巾。使用手术刀沿着缺损的上缘切断皮瓣蒂。如果之后会从该美学单位的上部切除额外的鼻部皮肤，那么切断皮瓣蒂的位置可以再高一些（图 14.24）。在皮瓣头段与相邻鼻部皮肤之间的陈旧瘢痕内做一个切口。切口的长度要能使皮瓣的头段完全从鼻部分离。这一步操作将充分暴露皮瓣，对之后的皮瓣修薄、修剪及嵌入都很重要。分离皮瓣头段后，游离缺损周围 1 cm 的皮肤。然后对所有附着在受区且初期转移时薄度不够的皮瓣部分进行修薄。对于那些累及鼻缝点、仅需要再造皮肤层的鼻部缺损，则需要清除皮

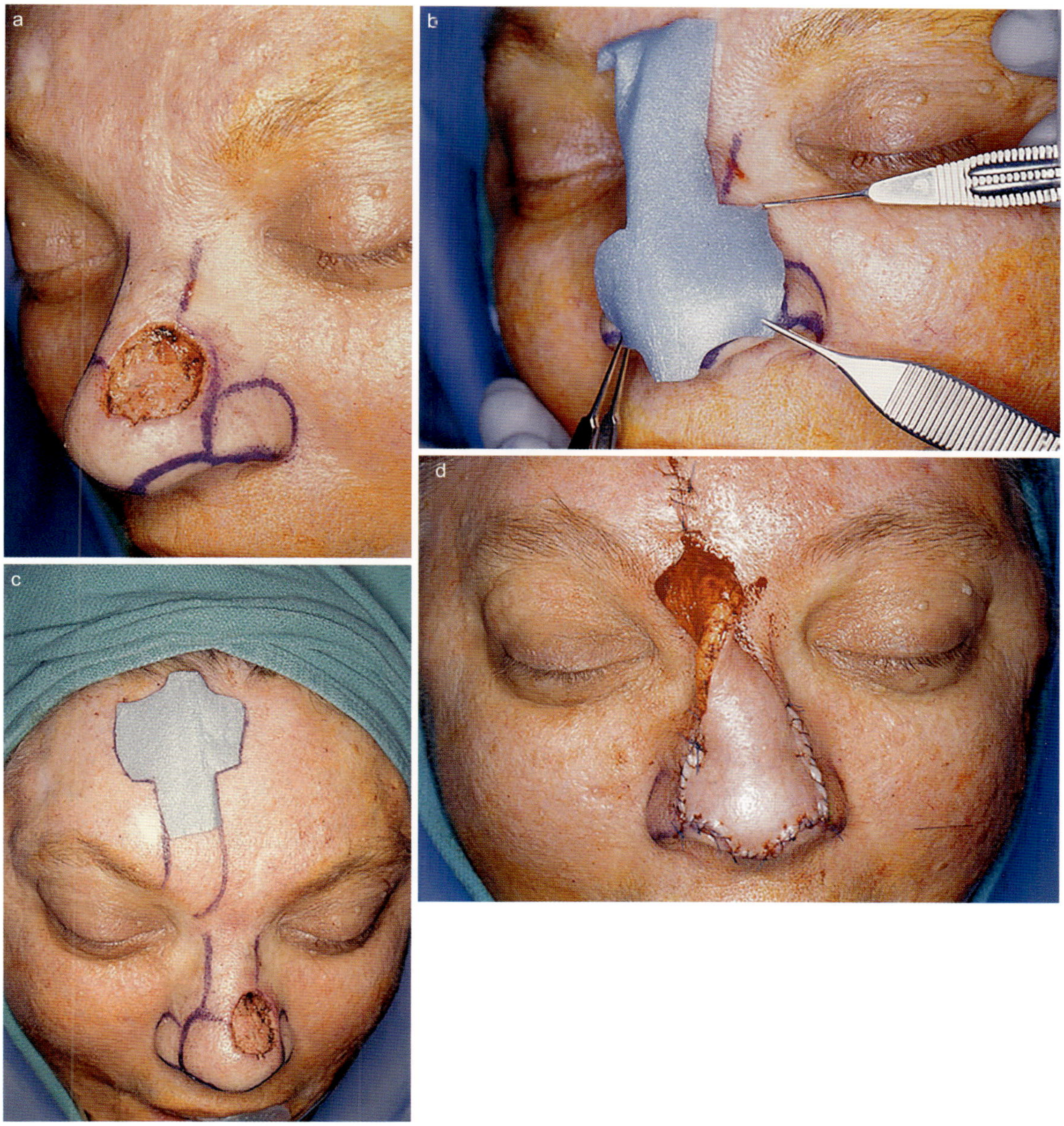

图 14.17　（a）2 cm × 2 cm 鼻尖和鼻背末端皮肤缺损。标记出鼻部美学单位。（b）使用薄层泡沫橡胶制作用于设计皮瓣的模板。（c）使用模板设计前额旁正中皮瓣。（d）切除鼻尖美学单位内剩余的皮肤并转移前额皮瓣至鼻部。（e ~ h）术前和术后 11 个月。不需要行修复手术 [选自 Baker SR 主编的第 2 版《面部再造中的局部皮瓣》(*Local Flaps in Facial Reconstruction*), Elsevier; 2007, 第 13 章图 13.12 ）

图 14.17 （续）

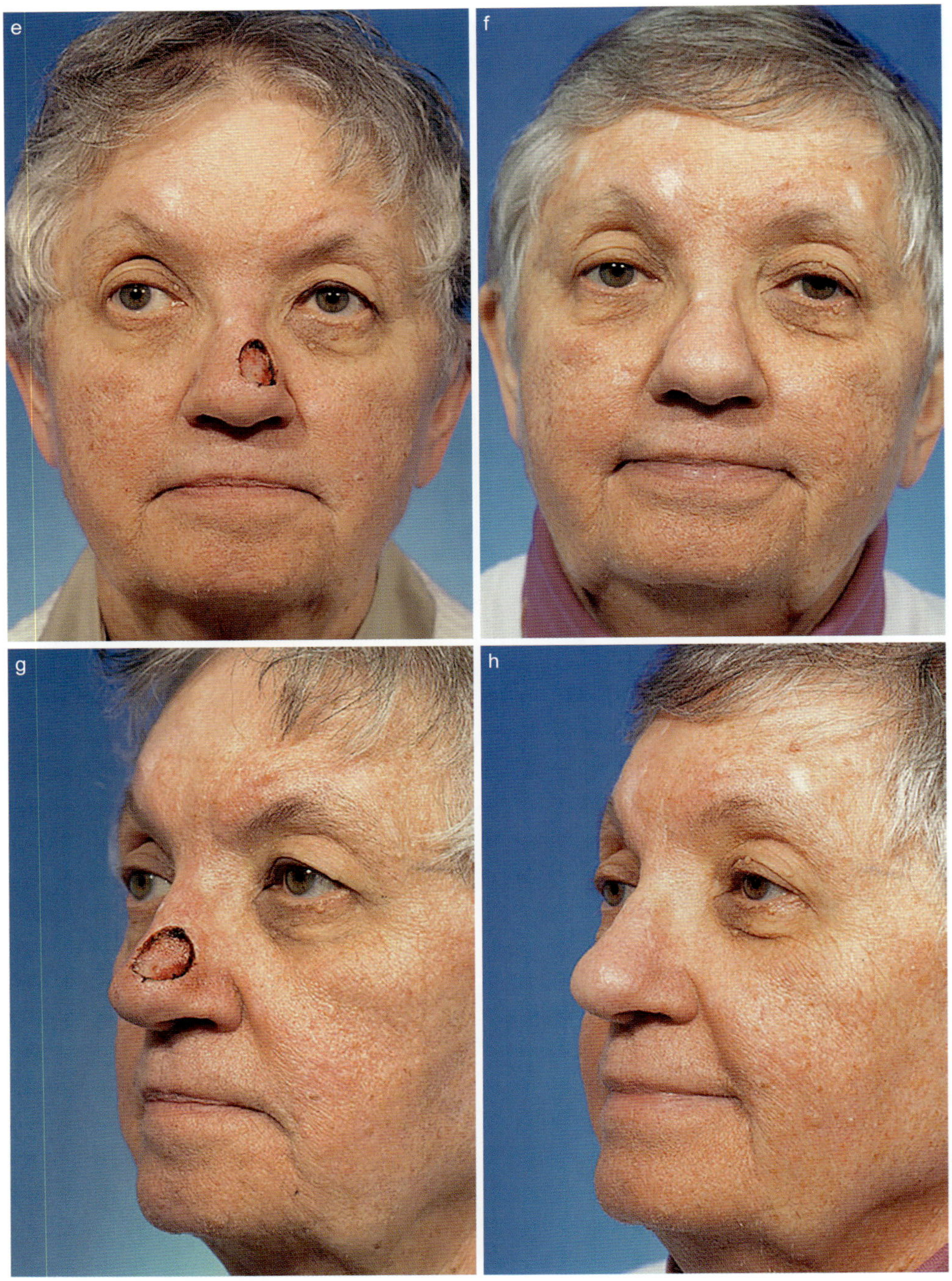

瓣的全部皮下脂肪，以使皮瓣能够更准确地替代鼻缝点的天然薄层皮肤。为了能更好地修剪皮瓣，通常需要清除皮瓣下的早期瘢痕组织。皮瓣嵌入时不需要缝合深层组织，因为没有伤口闭合张力。使用间断垂直褥式缝合和 5.0 聚丙烯线单纯缝合皮肤的方法将皮瓣嵌入缺损。最后使用填充敷料压迫一晚。

断蒂后，将皮瓣蒂基部归还至供区，以恢复两眉弓之间正常的距离。这就需要在行皮瓣嵌入的同时，对供区伤口内的早期瘢痕沉积进行清除，以保证皮瓣蒂能平整地置于两眉之间。对两眉内侧段几厘米区域内皮肤进行游离，以消除皮肤张力（图 14.25）。这样就可以保证手术医生能够合理安置两眉内侧之间，以及两眉与骨性眶缘上缘之间的解剖位置关系。通常，由于皮瓣转移时的操作，供区一侧眉弓内段的解剖位置会往下移。为了纠正这种移位，必须使眉部皮肤足够游离。为了实现这一点，可以将蒂部近端转化为一个小的三角形皮瓣，与供区一侧的眉内段整合。为了适应愈合阶段瘢痕收缩和眉弓下移，三角形皮瓣要略往上移动，直到供区一侧的眉弓比对侧眉弓高大约 2 mm。除了固定眉内侧位置的三角形皮瓣所需的组织，其上多余的蒂部组织被切除丢弃，不能被归还到额部。为了便于将三角形皮瓣向上移动，有时需要在供区侧眉内上缘三角形皮瓣底边外侧，切除一小块新月形或三角

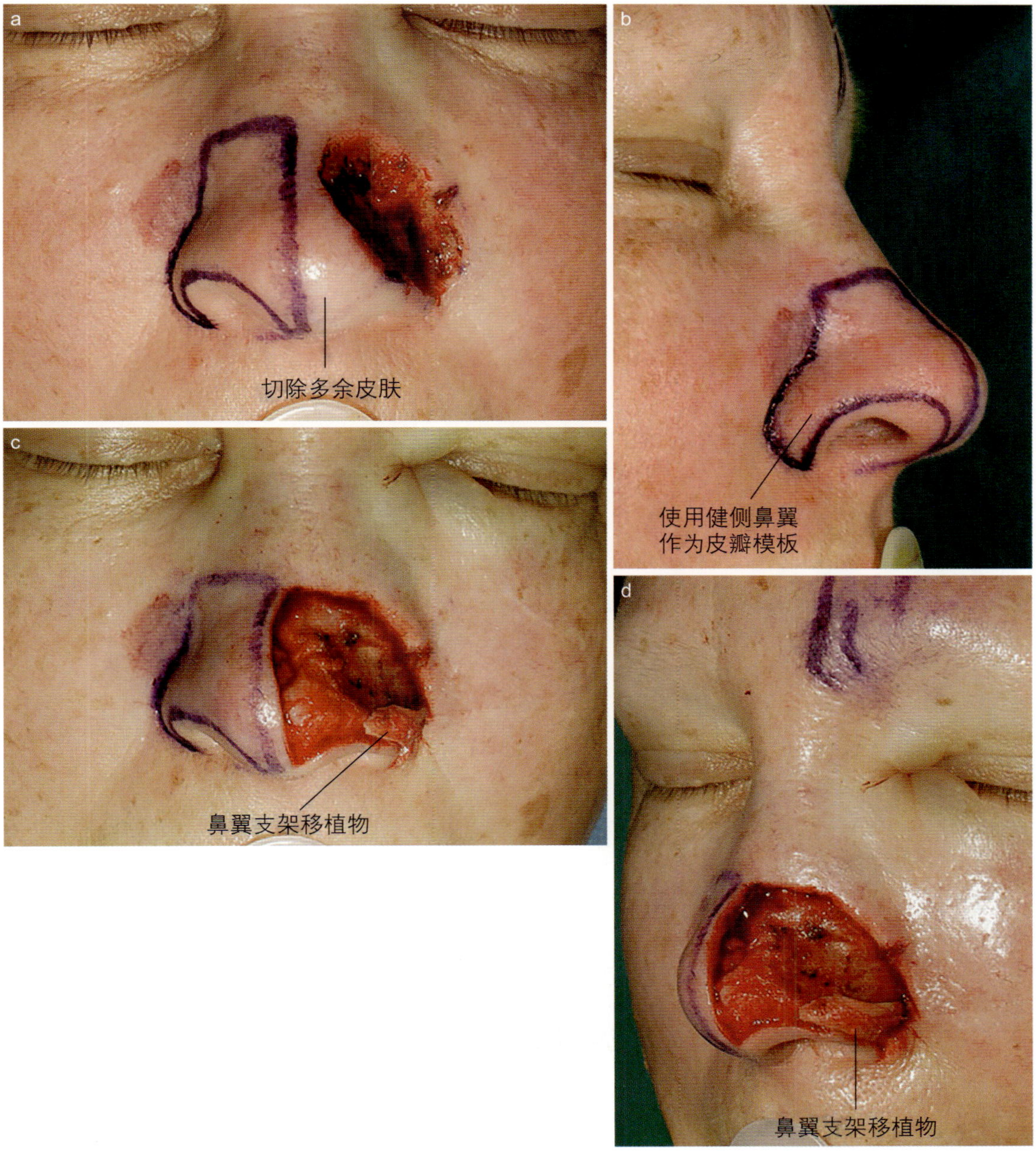

图 14.18　（a, b）2 cm × 2 cm 左半侧鼻尖和鼻翼的皮肤缺损。使用皮肤记号笔标记出完整的右半侧鼻尖和鼻翼，用其制作模板。（c, d）切除剩余的左半侧鼻尖和鼻翼皮肤。耳软骨支架移植物就位，作为鼻翼和鼻孔缘的结构支撑。（e）将对侧完整半侧鼻尖和鼻翼制作出的模板翻转，用于设计前额旁正中皮瓣。（f, g）将皮瓣转移至鼻部。（h, i）3 周后，行皮瓣断蒂嵌入术。（j ~ p）术前和术后 1 年。不需要行形态修整

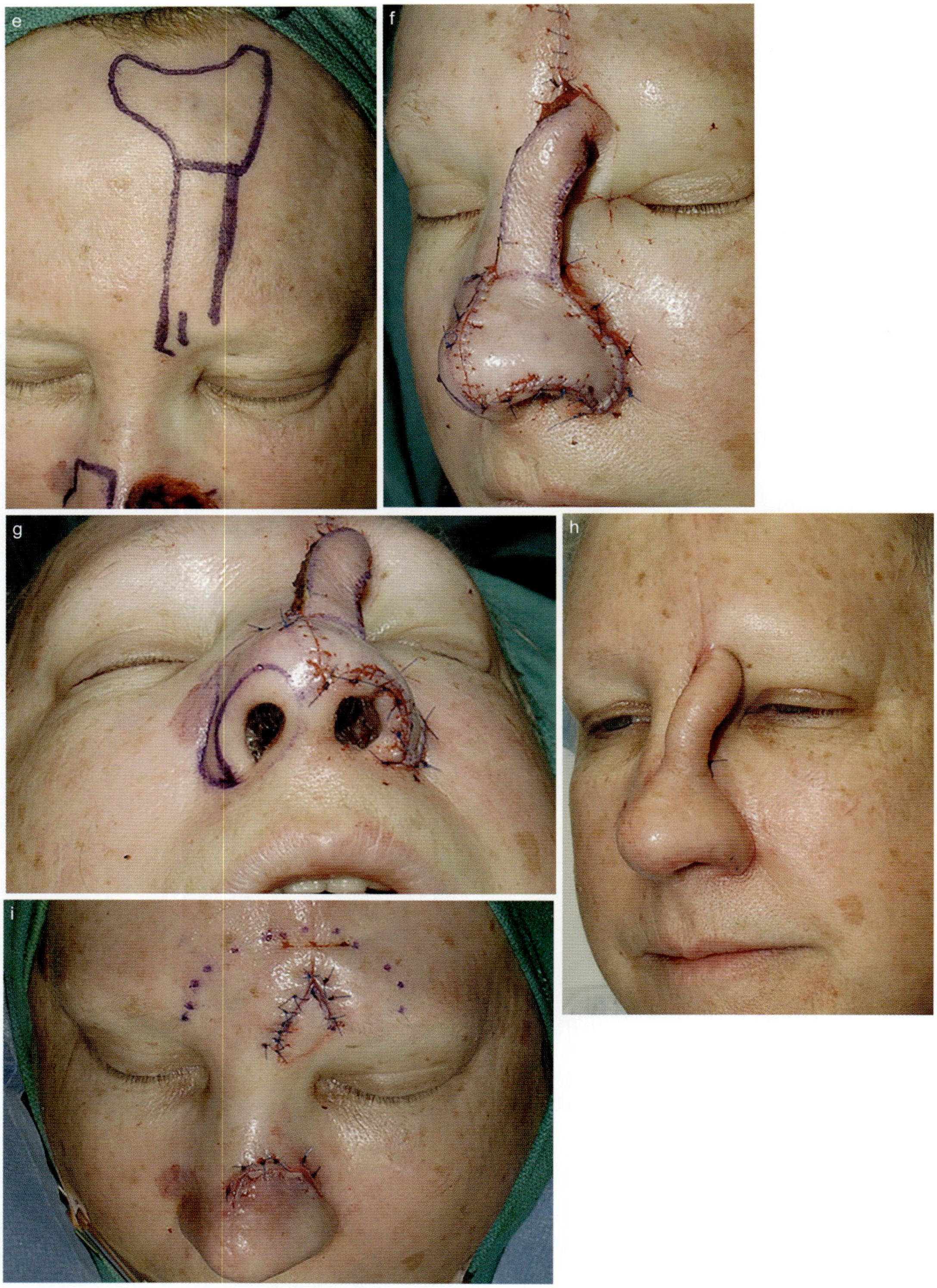

图 14.18 （续）

图 14.18 （续）

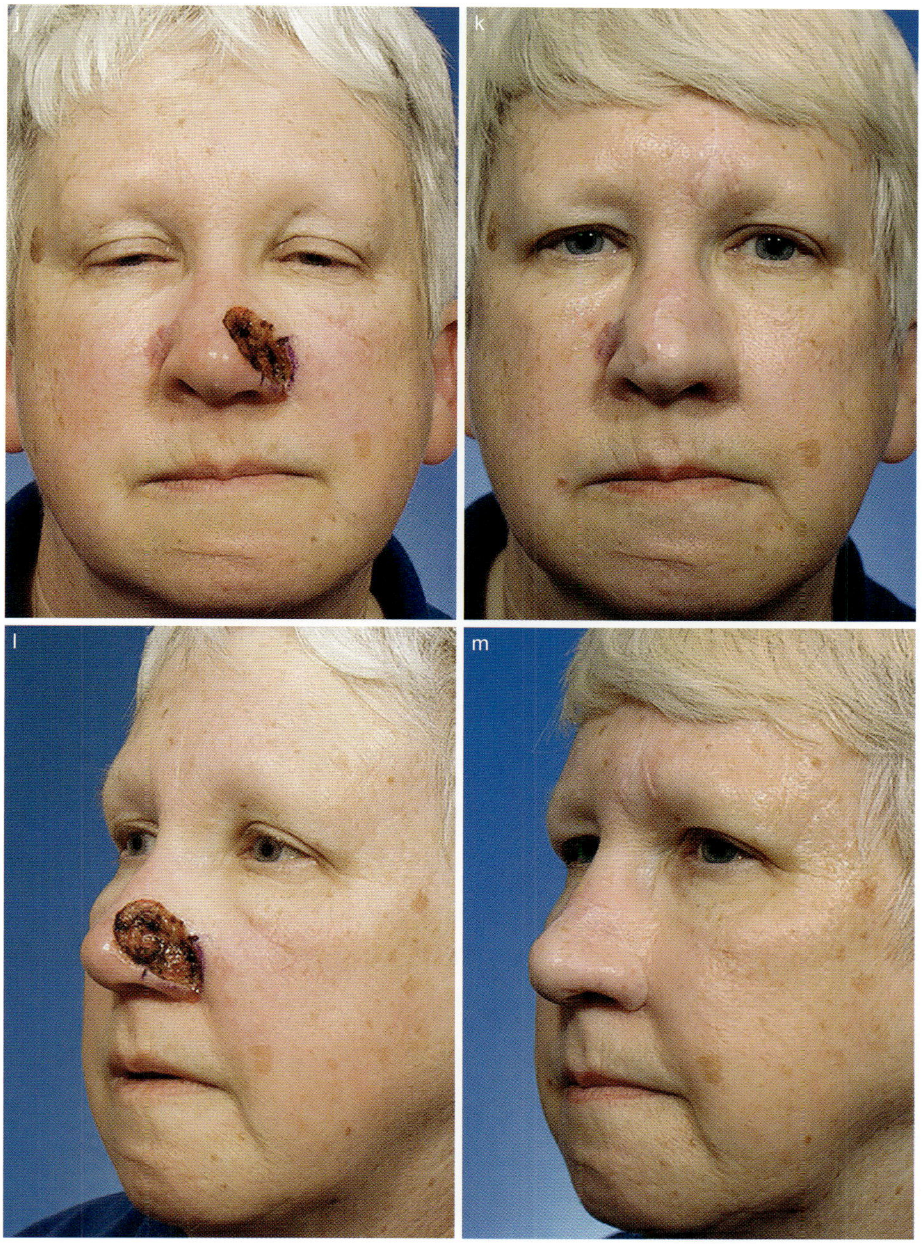

形的皮肤（图 14.24c）。这样就可以避免因上移皮瓣而产生的皮肤凸起畸形。这个操作本质上是有针对性地抬高了眉内段高度。而三角形皮瓣深面的肌肉组织则有效防止了形态凹陷。

另外，在三角形皮瓣顶端留出一条向上延伸大约 0.5 cm 的肌肉和皮下混合组织，会很有帮助。将这条组织嵌入前额瘢痕的最低端，即与三角形皮瓣顶端相接的位置（图 14.25c），可以有效防止此处的形态凹陷。用 4.0 可吸收线缝合伤口深层组织，用 5.0 或 6.0 聚丙烯线垂直褥式缝合关皮。

皮瓣断蒂嵌合后的术后护理包括使用过氧化氢溶液清洁伤口，连续 3 天每天两次使用抗生素软膏涂抹患处，3 天后换成凡士林软膏再涂抹 3 天。5 ~ 7 天后拆线。术后 1 周即可恢复正常身体活动。作者会建议患者在术后 3 个月内尽量避免前额和面部受阳光直晒，以免瘢痕发生炎症后色素过度沉

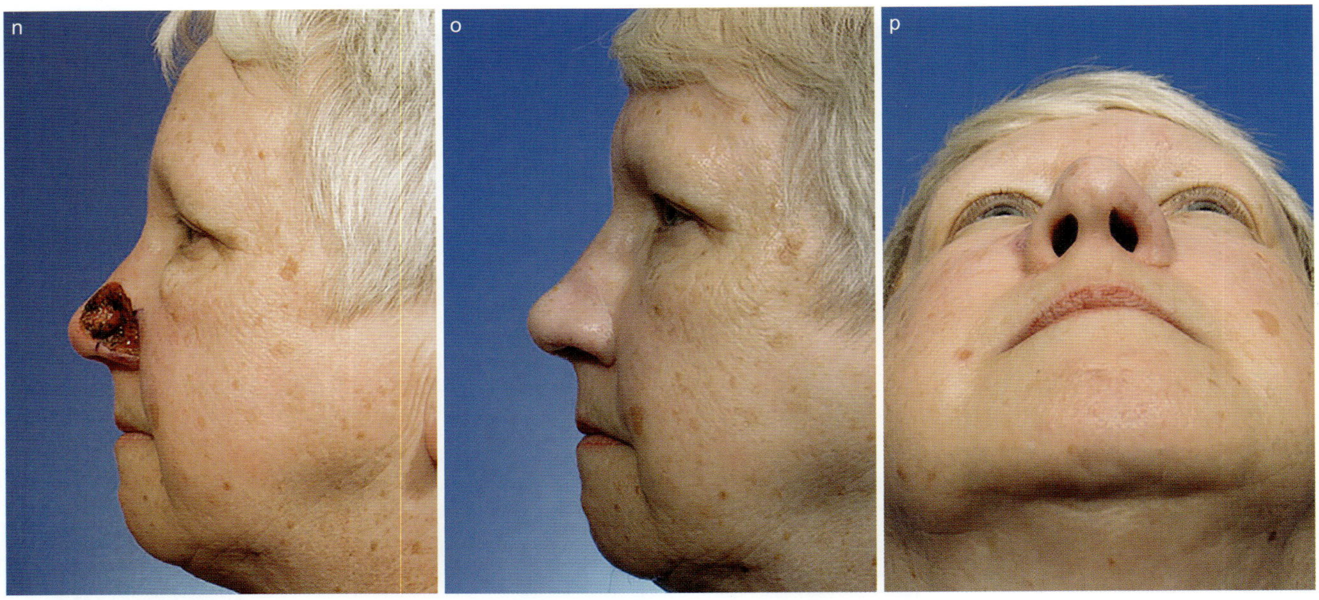

图 14.18 （续）

积。另外还要告知患者，在术后的几个月内，过冷和过热的环境都可能导致皮瓣皮肤颜色的暂时性变化。形态修整比如皮瓣修薄要在 3～4 个月后，待伤口完全愈合、伤口收缩完成、瘢痕开始成熟后才能进行。形态修整术的目的有时是重建或精修鼻翼沟（图 14.20），或者清除随皮瓣转移的头皮上残留毛囊。这些精修手术都是在局部浸润麻醉下完成的。作者并不认为在行皮瓣断蒂之前增加一个修薄皮瓣近段的手术操作是有必要的或有利的。除非患者吸烟成瘾，那么作者会建议行这个中间期手术，否则大部分患者不需要这步手术，而且该手术对于最后整体美学形态也没有改善。根据情况，对大部分患者来说，将前额旁正中皮瓣远段修薄至表皮下层是在皮瓣转移时完成的，剩余皮瓣的形态修整则是在皮瓣断蒂嵌入时完成的。而如果在蒂部还没有切断时额外增加一次形态修整术，患者就要多忍受 2～3 周这种皮瓣蒂跨过眉毛连在鼻部的畸形样貌，并且会推迟患者回归正常工作、恢复社交活动的时间。

特殊病例

使用前额旁正中皮瓣作为衬里皮瓣

鼻部全层缺损的衬里通常很少使用前额皮肤来修复，更多的是使用鼻中隔黏软骨膜和鼻甲黏膜，这两种黏膜组织的量也很充足。但是，对于那些累

图 14.19 （a）在鼻部皮肤上标记出最终要再造的缺损区域，画出美学单位内剩余待切除的皮肤。（b, c）将泡沫橡胶材料与缺损边缘缝合，制作与缺损形状完全贴合的模板。可见患者鼻中隔末段严重向左侧偏移，形态扭曲。（d, e）因患者前发际线较低，使用模板设计斜行的前额旁正中皮瓣。（f）将皮瓣自额骨骨膜表面掀起。将供区伤口两侧肌层和帽状腱膜对合，待所有缝线就位了一起打结。采用连续皮肤缝合关皮。（g）对皮瓣进行修薄，在近段做穿透的帽状腱膜和肌层的若干小切口，在远段完全去除帽状腱膜和肌层。（h）分离皮瓣远段的大部分皮下脂肪，仅留下表皮下的一薄层。（i）完成皮瓣修薄。在皮瓣远段表皮下可见血管吻合。（j, k）皮瓣远段在去除皮下脂肪前后的横截面厚度对比。（l）皮瓣就位。供区伤口部分关闭。（m～t）该患者术前和术后 6 个月外观。不需要行形态修整

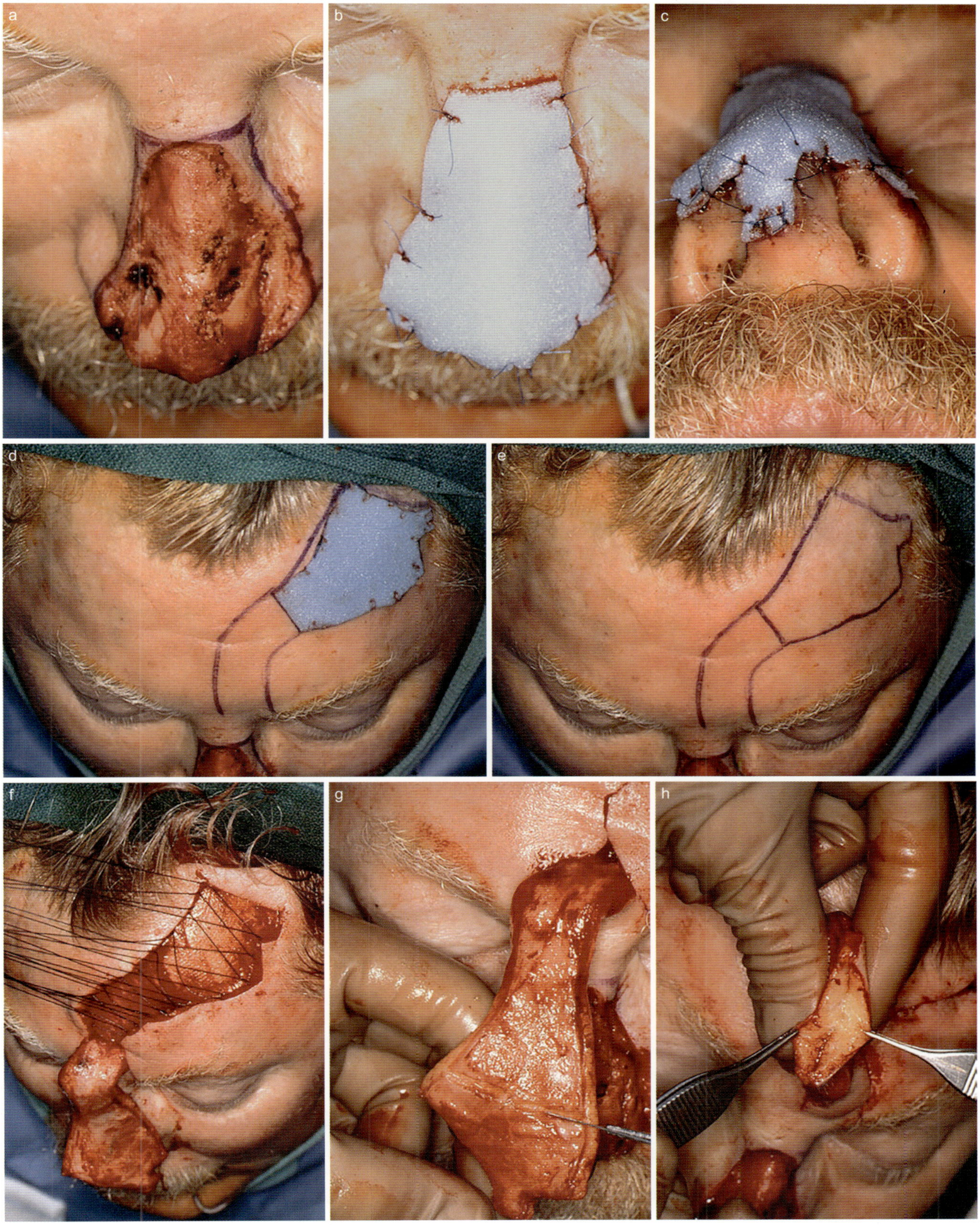
a
b
c
d
e
f
g
h

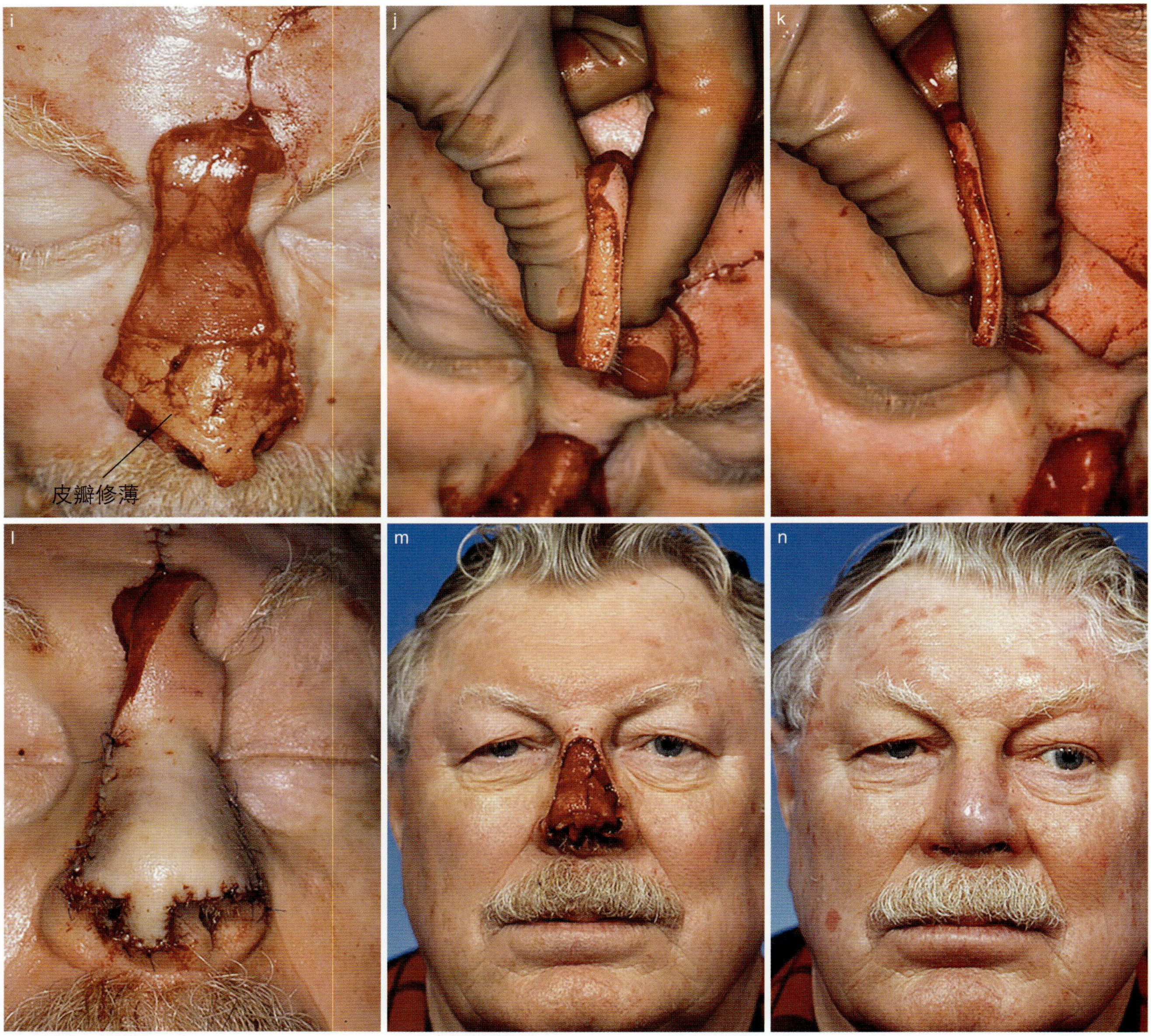

图 14.19 （续）

及了鼻中隔的全鼻或近全鼻缺损，手术医生就必须要寻找其他可用于修复的组织来源了。另外，对于每天吸 1 包或 1 包以上香烟的患者，鼻中隔黏软骨膜铰链瓣很容易发生部分坏死。显微外科皮瓣或颞顶筋膜可以作为黏膜瓣的替代组织来修复较大缺损衬里。还有另外一种替代方法，是同时使用两个前额旁正中皮瓣。一个皮瓣提供内层衬里，另一个提供外层覆盖（图 14.26）。然后将从颅顶获取的骨移植物，或从肋弓和耳郭获取的软骨移植物置于两个皮瓣之间作为支架支撑。制作一个模板，其面积可以为再造鼻部，包括鼻背、鼻侧壁、鼻尖和鼻翼提供足够的衬里皮肤。与用来覆盖鼻部外层的前额皮瓣不同，衬里皮瓣在获取之后是直接翻下来的，而不是围绕蒂部旋转下来，这样衬里皮瓣的创面就是向外的（图 14.27）。皮瓣蒂部通常走行在眉间皮下窦道内，这样将皮瓣送至鼻部缺损处就不会妨碍将骨移植物固定在额骨鼻突上。当鼻骨完整时，让皮瓣从侧面走行至鼻缺损处，这就需要做一个临时的

图 14.19（续）

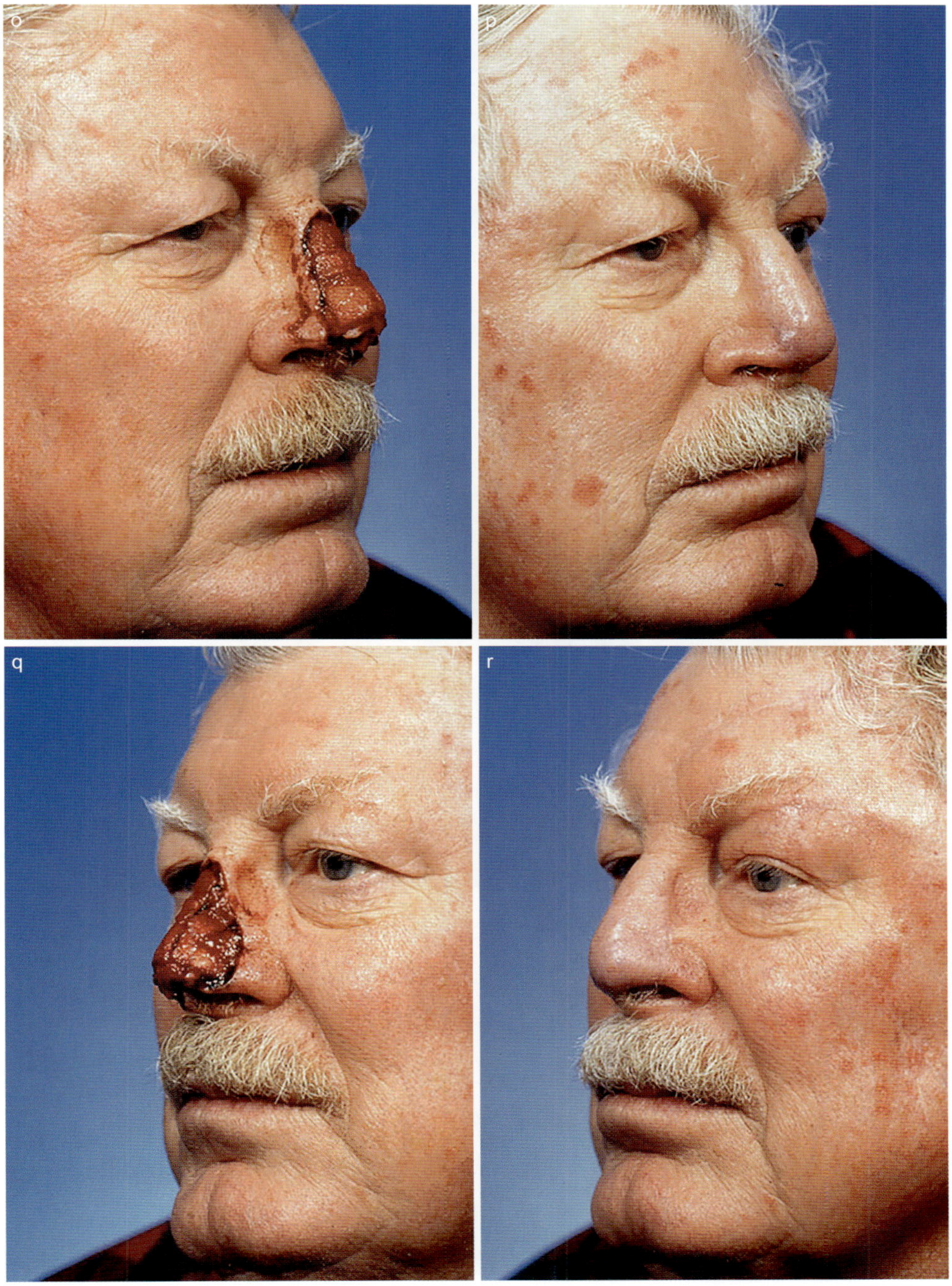

鼻部窦道。转移前额衬里皮瓣前，将所有填补缺损的皮瓣部分修薄至皮下组织层。敞开的侧壁使得衬里皮瓣断蒂后，其进入鼻部的通道可以分层逐一缝合。

在鼻部缺损黏膜皮肤连接的地方做一个环周的切口，将缺损相邻的鼻部皮肤掀起，充分暴露出其下的上颌骨额突骨质。这项操作有利于固定为鼻部上穹窿提供骨性支撑的骨移植物。将鼻部缺损环周的黏膜翻折，形成一个组织瓣。然后将黏膜边缘与前额衬里皮瓣的边缘用 3.0 可吸收线单纯连续缝合。颅骨或肋软骨移植物经过塑形雕刻，为鼻背和鼻侧壁提供支架支持。在预计的鼻额衔接处，将鼻背骨移植物固定在额骨上，为上段鼻穹窿和中段鼻穹窿提供强力稳定的骨架支撑。另外再取两块颅骨或肋

图 14.19（续）

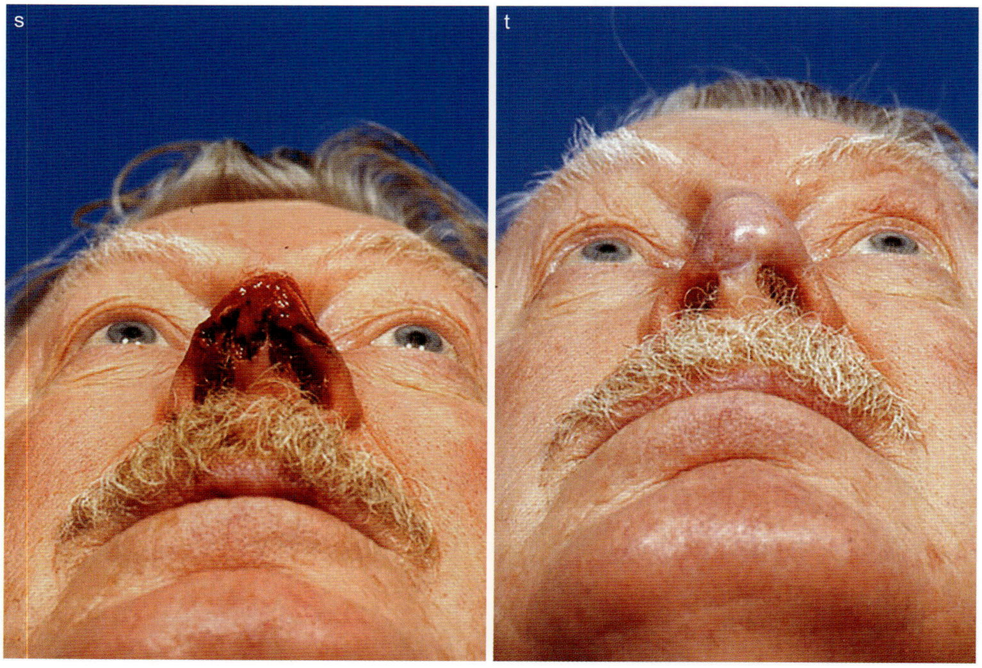

软骨移植物雕刻成长方形。该移植物的长度要能从上颌骨延伸到下段鼻穹窿。将该移植物与鼻背骨移植物以及相邻的上颌骨固定，作为鼻侧壁支架。在移植物上钻若干个孔，用可吸收线穿过这些孔和前额衬里皮瓣做水平褥式缝合，将衬里皮瓣裸露创面与骨移植物内面贴合。接下来使用软骨移植物制作下段鼻穹窿支架。使用缝线将下段鼻穹窿移植物固定于鼻侧壁移植物的尾端。下段鼻穹窿支架建好后，做褥式缝合将前额衬里皮瓣与软骨移植物贴合在一起。注意一定要保证衬里皮瓣完全包裹住所有骨和软骨移植物内面，不要让移植物暴露在鼻道内。

支架结构建立好并与上颌骨固定后，制作一个外覆皮瓣模板，切取基于另一侧滑车上动脉的第二块前额旁正中皮瓣。将第二块皮瓣转向中心，修薄远端 2/3 部分，然后覆盖住整个鼻支架。将外层皮瓣末端与衬里皮瓣末端缝合，完全包裹住作为下鼻穹窿支架的软骨移植物。然后将外层皮瓣外侧缘与鼻部缺损皮肤边缘缝合。最后可以使用缝线穿过外层和衬里皮瓣，将若干填充敷料压迫在内外两侧，使两个皮瓣紧密贴合，消除死腔。因为前额供区伤口很大，仅做部分关闭，余下伤口开放留待二期愈合。

当使用双侧前额旁正中皮瓣分别作为衬里和外覆盖时，皮瓣断蒂嵌入需要推迟 2 个月进行，因为两个皮瓣依靠再造鼻部环周瘢痕内血运来存活。断蒂时，先嵌入衬里皮瓣，然后关闭鼻部窦道。外覆皮瓣下那些没有暴露在重建鼻道内的衬里皮瓣蒂部皮肤，一定要注意全部清除，以免形成皮肤内囊肿，继发感染和溢液。

设计并转移一个前额衬里皮瓣至鼻部支架移植物下方是非常难的。大部分需要进行此操作的案例都需要再造缺失的鼻小柱。而通常在这种情况下，衬里皮瓣的鼻小柱部分因为距离过远，并且由于衬里皮瓣位于鼻部骨骼支架下方而承受了更多的压力，因此很容易发生部分或完全性的坏死。Burget 和 Walton[29] 通过在第一期手术时使用显微外科皮瓣修复衬里缺损，从而解决了这个问题。在显微外科皮瓣朝外的创面上覆盖一个皮片，直到发生皮瓣愈合。第二期手术包括移除覆盖显微外科衬里皮瓣

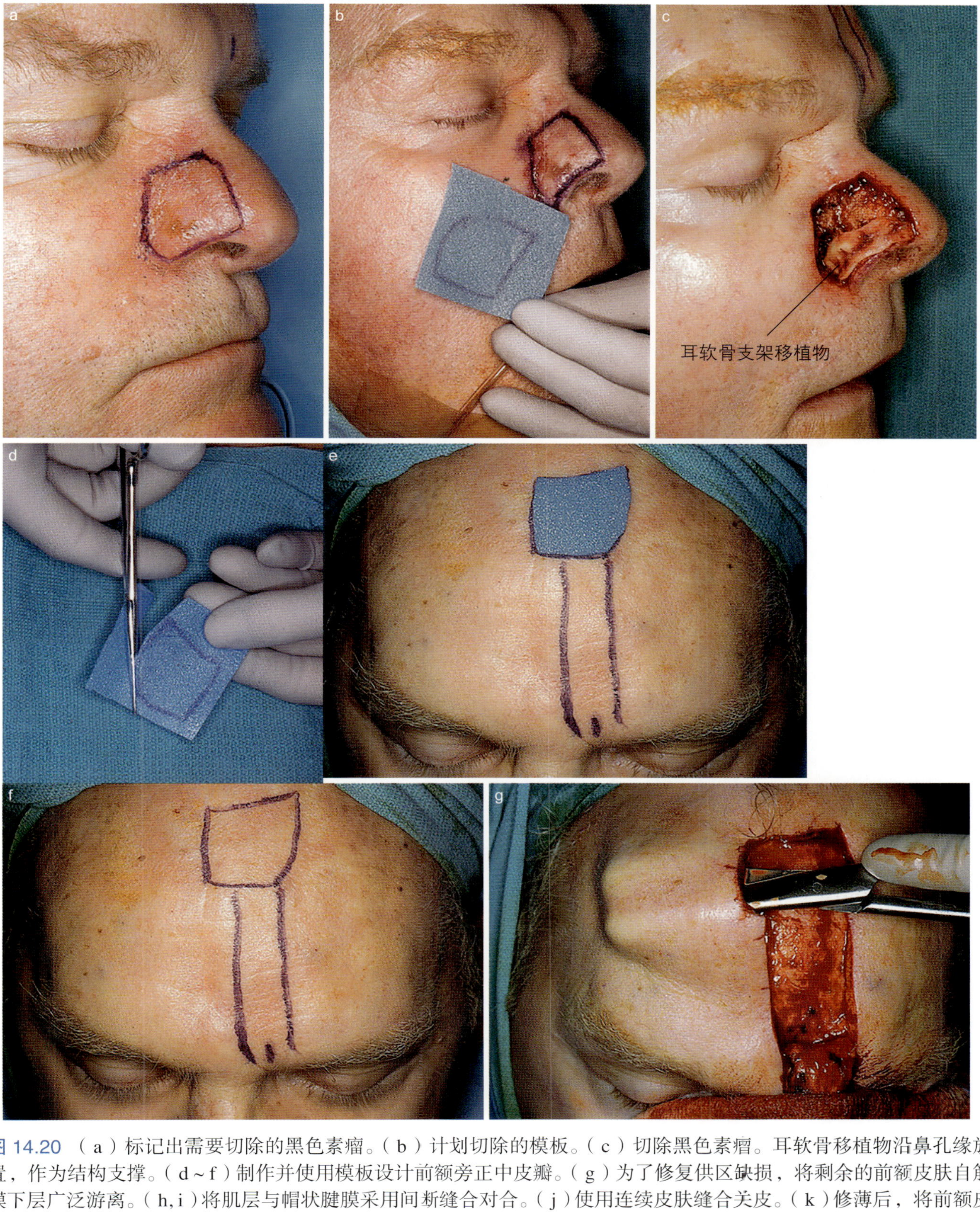

图 14.20 （a）标记出需要切除的黑色素瘤。（b）计划切除的模板。（c）切除黑色素瘤。耳软骨移植物沿鼻孔缘放置，作为结构支撑。（d ~ f）制作并使用模板设计前额旁正中皮瓣。（g）为了修复供区缺损，将剩余的前额皮肤自筋膜下层广泛游离。（h, i）将肌层与帽状腱膜采用间断缝合对合。（j）使用连续皮肤缝合关皮。（k）修薄后，将前额皮瓣转移至鼻部缺损处，并使用垂直褥式皮肤缝合固定。（l, m）3 周后，皮瓣嵌入。（n）皮瓣嵌入后 4 个月，行形态修整术再造鼻翼沟。使用对侧鼻翼制作模板。（o）使用模板标记出再造鼻翼上预计的鼻翼沟位置。（p）自皮下层掀起皮肤铰链皮瓣。（q）清除过多的脂肪及早期瘢痕。在预计鼻翼沟的位置雕刻软骨支架移植物。（r）缝合铰链皮瓣。（s）打包缝线跨过鼻翼沟两侧。（t）填充敷料就位。（u ~ x）形态修整术后 6 个月（[选自 Baker SR 主编的第 2 版《面部再造中的局部皮瓣》(*Local Flaps in Facial Reconstruction*), Elsevier; 2007, 第 13 章图 13.15a ~ k ）

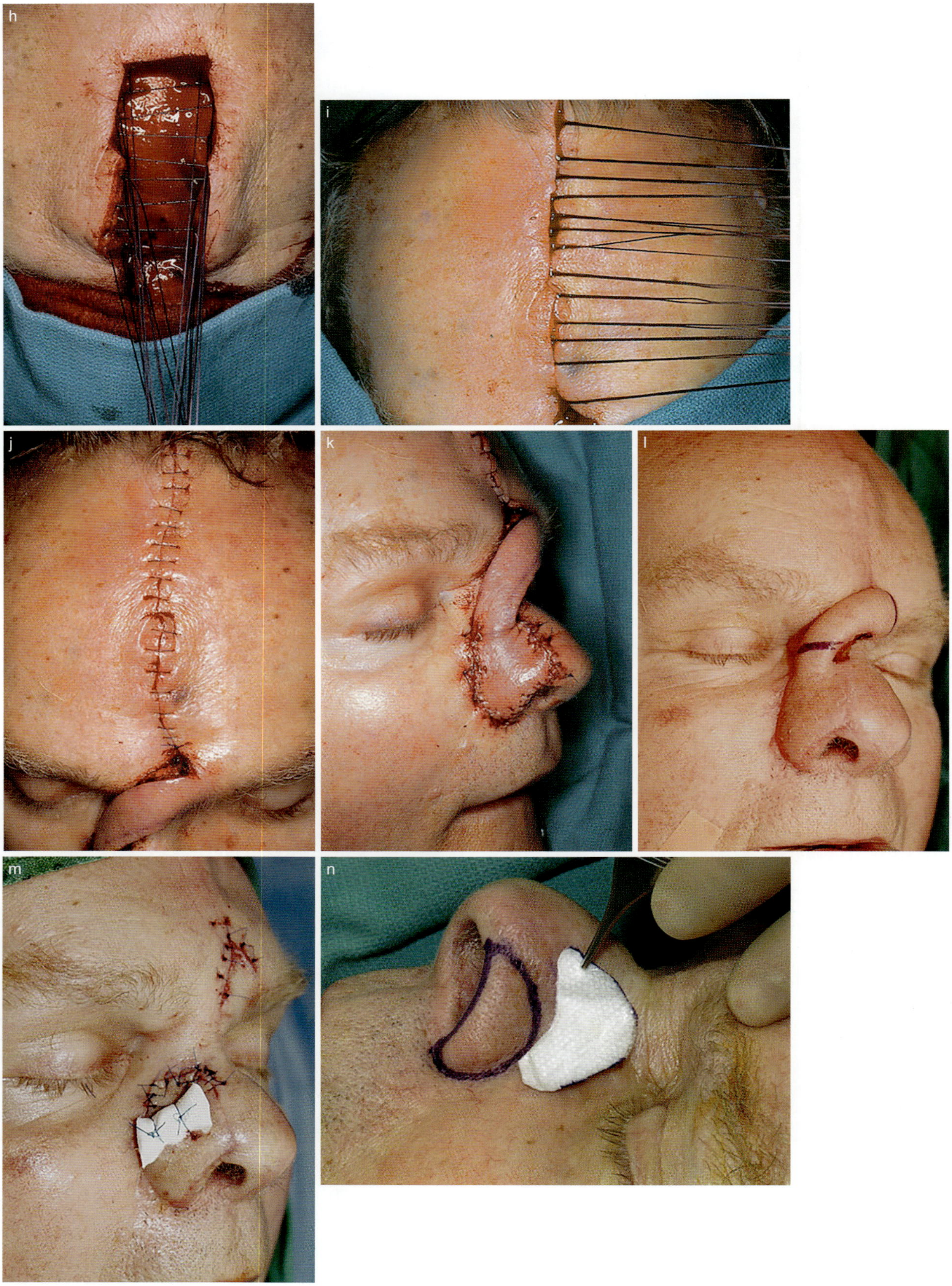

图 14.20 （续）

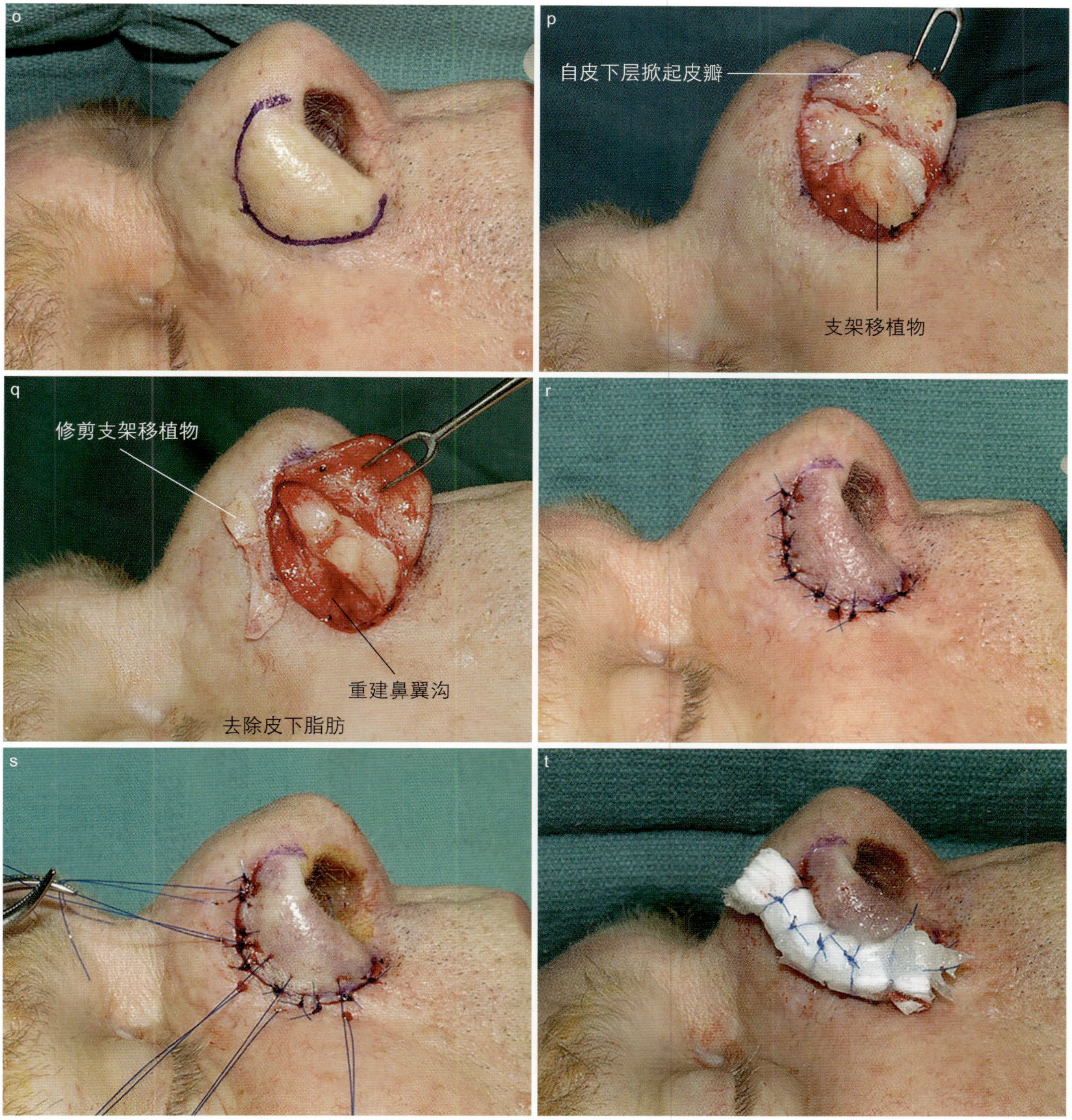

图 14.20 （续）

的皮片，放置鼻支架移植物和作为外覆皮瓣的前额旁正中皮瓣。这样，鼻部层次得以分期进行再造：第一期手术修复内层衬里，第二期手术再造鼻骨支架以及外覆盖。后续还需要一些手术步骤来嵌入并修整外覆皮瓣。作者也应用相似的方法修复了一些需要使用皮瓣作为鼻衬里皮瓣的复杂病例。只不过在这些病例中，作者没有使用显微外科皮瓣，而是使用前额旁正中皮瓣作为鼻衬里皮瓣。截止至本章撰写时，作者正在尝试研发一些更可靠的技术，使用延长的前额旁正中皮瓣或双侧前额旁正中皮瓣，

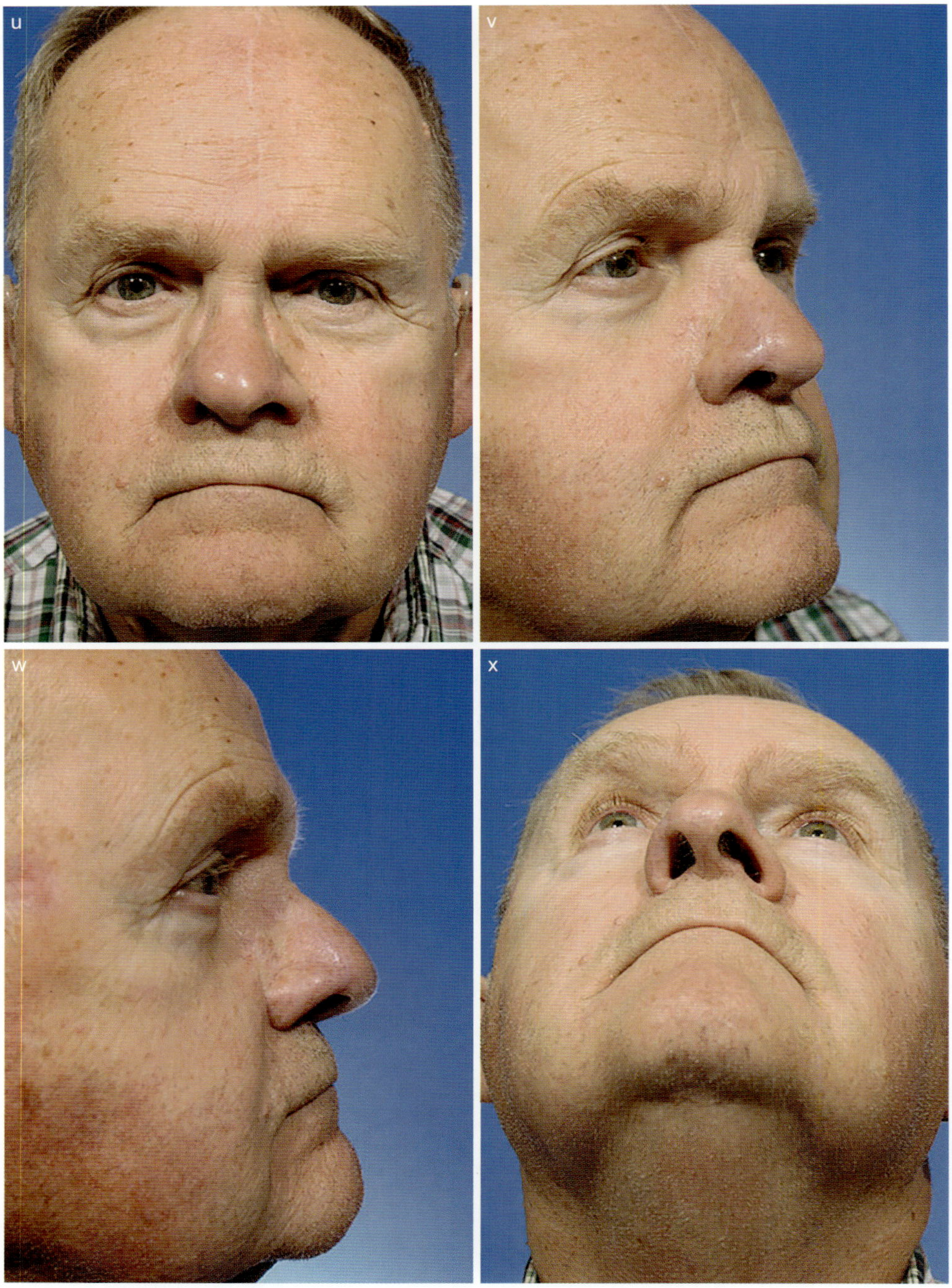

图 14.20 （续）

分期再造鼻内层衬里和外覆盖。

前额扩张

作者不建议在计划使用前额旁正中皮瓣前对前额组织进行扩张，因为扩张的过程可能会发生额外的并发症。另外，前额供区伤口即使不能一期关闭也可以留待二期愈合，而且留下的瘢痕不会太显眼。不过对于需要使用双侧前额旁正中皮瓣的患者，进行组织扩张就很有必要，因为将会需要取走前额中央大部分的皮肤[30]。在进行操作前必须告知患者，前额组织扩张是一个额外的手术操作，而且会在鼻再造手术开始前就造成前额持续几周越来越明显的畸形。

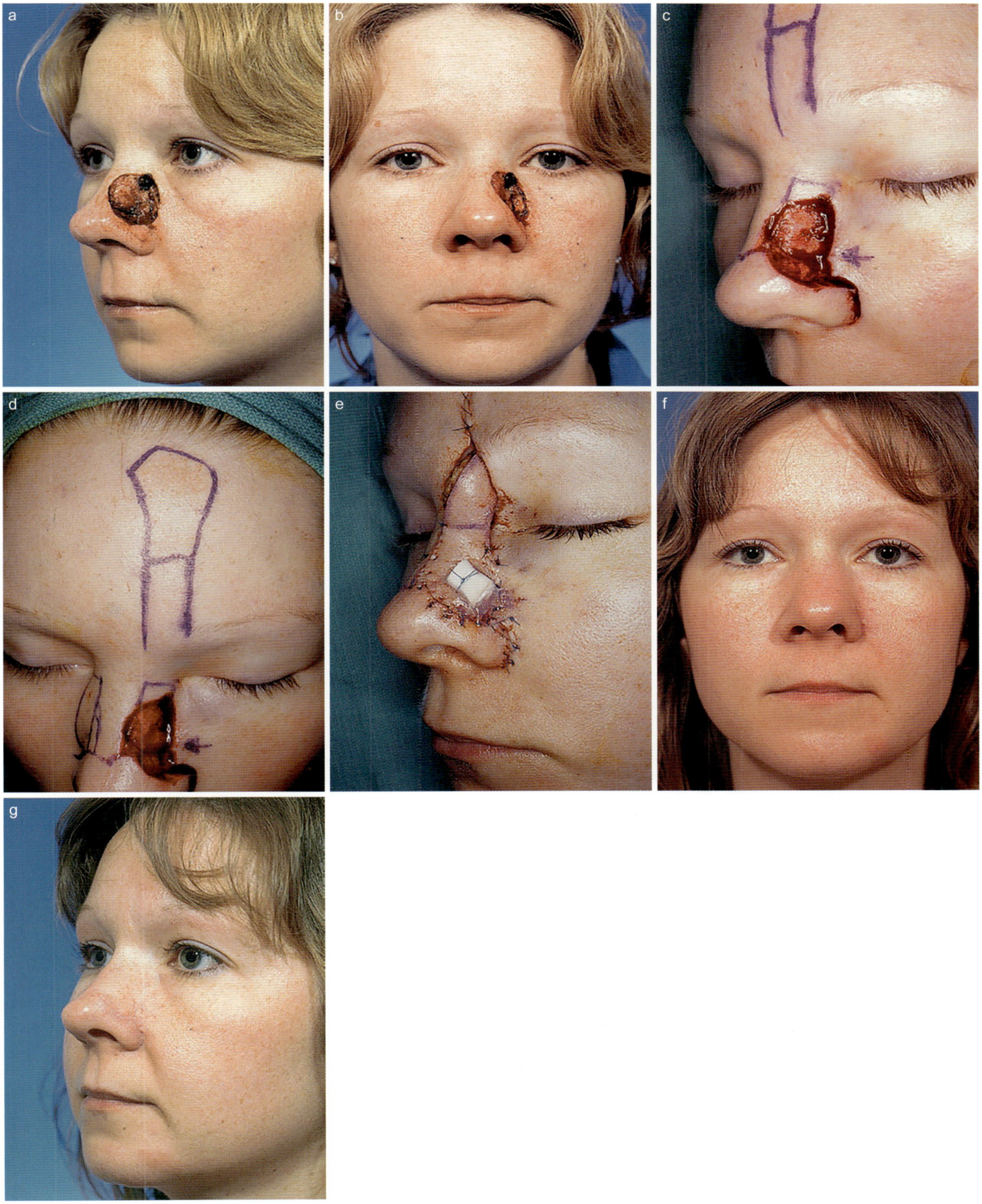

图 14.21　(a, b) 3 cm × 2 cm 鼻侧壁皮肤缺损，累及颊部的范围很小。(c, d) 将颊部皮肤推进至鼻面沟。设计修复鼻侧壁的前额旁正中皮瓣。(e) 皮瓣就位。使用填充敷料来减少皮瓣下出血。(f, g) 术后 1 年 10 个月外观。患者接受了形态修整术 [选自 Baker SR 主编的第 2 版《面部再造中的局部皮瓣》(*Local Flaps in Facial Reconstruction*), Elsevier; 2007, 第 13 章图 13.13a ~ g]

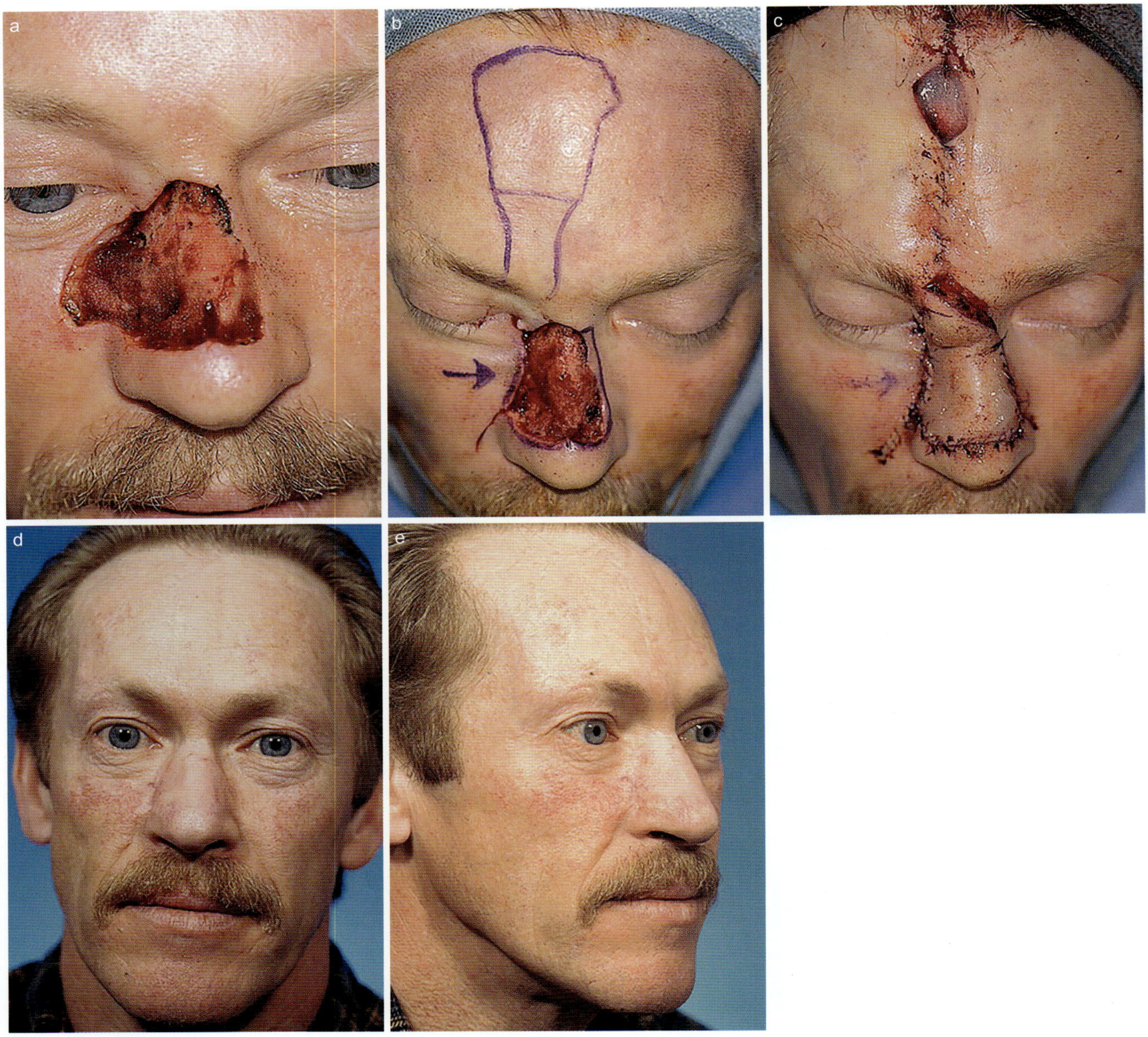

图 14.22　(a) 3.5 cm × 2.5 cm 鼻背、鼻侧壁及面颊内侧的皮肤缺损。(b) 使用颊部推进皮瓣修复缺损的面颊部分。皮瓣的前缘固定在鼻面沟的骨膜上，以防皮瓣在愈合的过程侧移。设计修复鼻部的前额旁正中皮瓣。(c) 前额皮瓣就位。部分供区伤口的上段留待二期愈合。(d, e) 术后 2 年。不需要行修复手术 [选自 Baker SR 主编的第 2 版《面部再造中的局部皮瓣》(*Local Flaps in Facial Reconstruction*), Elsevier; 2007, 第 13 章图 13.14a ~ e]

使用的组织扩张器是可植入皮下的、带自动关闭阀门的硅胶气球或水球。这类扩张器有多种尺寸和形状，比如圆形、长方形或椭圆形，体积可从几立方厘米到数千立方厘米。使用 1% 利多卡因和肾上腺素（浓度 1∶100 000）做一个环形阻滞麻醉，然后植入组织扩张器。在前额旁正中位置的发际线下 3 cm 处做一个纵向的切口，用于放置扩张器。切口长度不要超过扩张器最大宽度的一半。在骨膜和额肌深筋膜间钝性分离出一个容纳扩张器的组织腔隙。组织腔隙要够大，向下要延伸至骨性眶缘上缘水平。为了便于操作，可以从另外一个头皮切口处嵌入一个内镜以辅助分离。用抗生素溶液冲

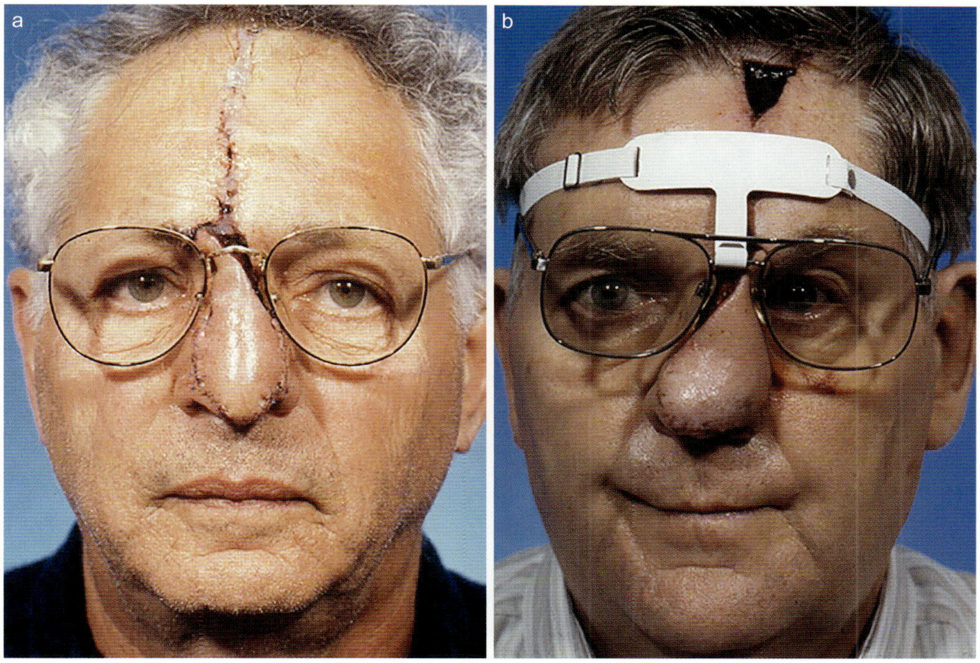

图 14.23　（a）从皮瓣转移到皮瓣嵌入之间这段时间，患者可以佩戴眼镜。（b）当前额皮瓣影响了眼镜的正常位置时，可以使用头戴式设备帮助佩戴眼镜

洗组织腔隙，然后将一个 250 ml 的长方形组织扩张器对折后从切口嵌入组织袋内。将扩张器展平，并不断调整，直到扩张器底面与额骨平整贴合，没有一点儿褶皱。注射阀门从后方的顶骨头皮下钻出。不需要缝固定线来防止扩张器移动。在关闭伤口之前，先使用生理盐水部分撑开扩张器（对 250 ml 扩张器来说大约需要 25 ml 生理盐水），以消除死腔并帮助止血。逐层关闭切口，并永久缝合帽状腱膜和皮肤。

扩张器植入 2 周后开始进行注水。首先使用乙醇棉签消毒注射部位，然后使用带 23 G 针头的 50 ml 注射器经皮穿刺，将生理盐水灌注进去。注射量取决于注射时受到的阻力、扩张器表面皮肤的张力以及患者的不适程度。如果患者没有因不适而拒绝继续输注，则要将前额扩张到扩张器表面皮肤可见轻微变白，然后抽出一些生理盐水直到皮肤发白刚好消失即可。不过，患者所感受到的疼痛或紧绷通常才是限制注射的主要原因。一般来说，每隔一周可以往 250 ml 的扩张器里注入 25 ~ 30 ml 生理盐水。因注水产生的不适通常会在操作后 24 ~ 48 h 内缓解，直至下一次注水。注水一般每周进行一次，如果频率过快，可能会增加扩张器被挤出的风险。

每次注射生理盐水的体积都要记录。如果患者不方便每周来诊所一次，可以指导患者或家属如何自己进行注射操作。作者还会给患者一张手写的注意事项列表，帮助患者在家进行扩张。另外，可以在最开始时往扩张器里注射少量亚甲蓝染料，之后操作的人可以在注水前先从注射阀门处往外抽取少量生理盐水，如果入针的位置正确，应该能抽出蓝色液体。

随着扩张的进行，前额皮肤也逐渐变薄，并围绕着扩张器形成一个囊。这通常会在延展的皮肤上产生可逆的蓝色或红色。另外还能观察到变宽的皮下静脉，不过这并不是皮瓣发绀或感染的指征。继续扩张操作，直到隆起的皮肤周长是计划再造缺损宽度的 2 ~ 3 倍。对鼻整形来说，通常需要 6 ~ 8 周的扩张才能达到这个目标。

第二期手术包括移除扩张器并进行再造。先将扩张器抽扁，然后从两个前额旁正中皮瓣的任意一个切口内取出扩张器。包裹着扩张器的皮囊可以为

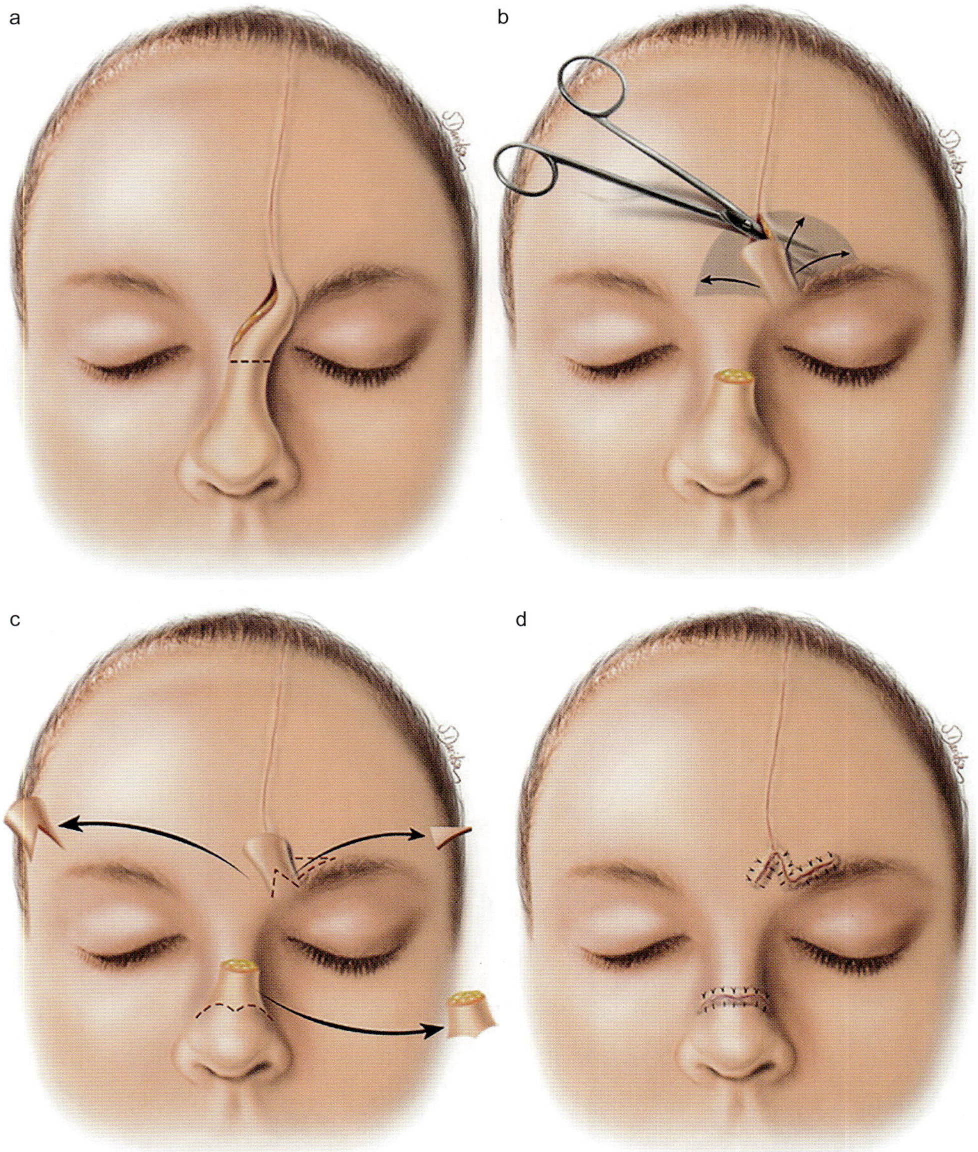

图 14.24 （a）皮瓣转移 3 周后行皮瓣断蒂。（b）供区伤口下段开放，广泛游离两眉之间的皮肤以减小伤口收缩力。（c）将皮瓣近端转化成一个小三角形皮瓣，将其向上移动以恢复两眉的正常位置关系。有时需要在紧贴眉内侧上方的位置切除一个 Burow 三角。修剪掉多余的组织，嵌入皮瓣。（d）使用垂直褥式皮肤缝合关闭伤口，可以带几针表皮下缝合

皮瓣提供良好的血供，除非为了更好的视觉效果而对皮瓣进行修薄，否则该血供不会被破坏。供区伤口通常可以一期关闭，伤口内要放置一根负压引流管。伤口关闭和术后护理与常规皮瓣手术相同。重要的是，扩张后的前额皮肤一定要有牢固的鼻部支架支持，以免皮瓣收缩而发生形态缺损。而且皮瓣不能过大，其表面积要精确适合鼻部缺失的衬里和外层组织。

并发症

使用前额旁正中皮瓣通常很少发生并发症，因为它是鼻部再造的“黄金”皮瓣。浅表的轴向血供保证皮瓣有充足的养分供应，因此远端皮瓣很少发生坏死。皮瓣丰富的血供同时也大大降低了伤口感染的风险。然而，前额旁正中皮瓣最常见的一个并发症也恰恰是因为它血供充足：形成皮瓣远端下小血肿。其通常在皮瓣转移最初时发生。因为转移皮

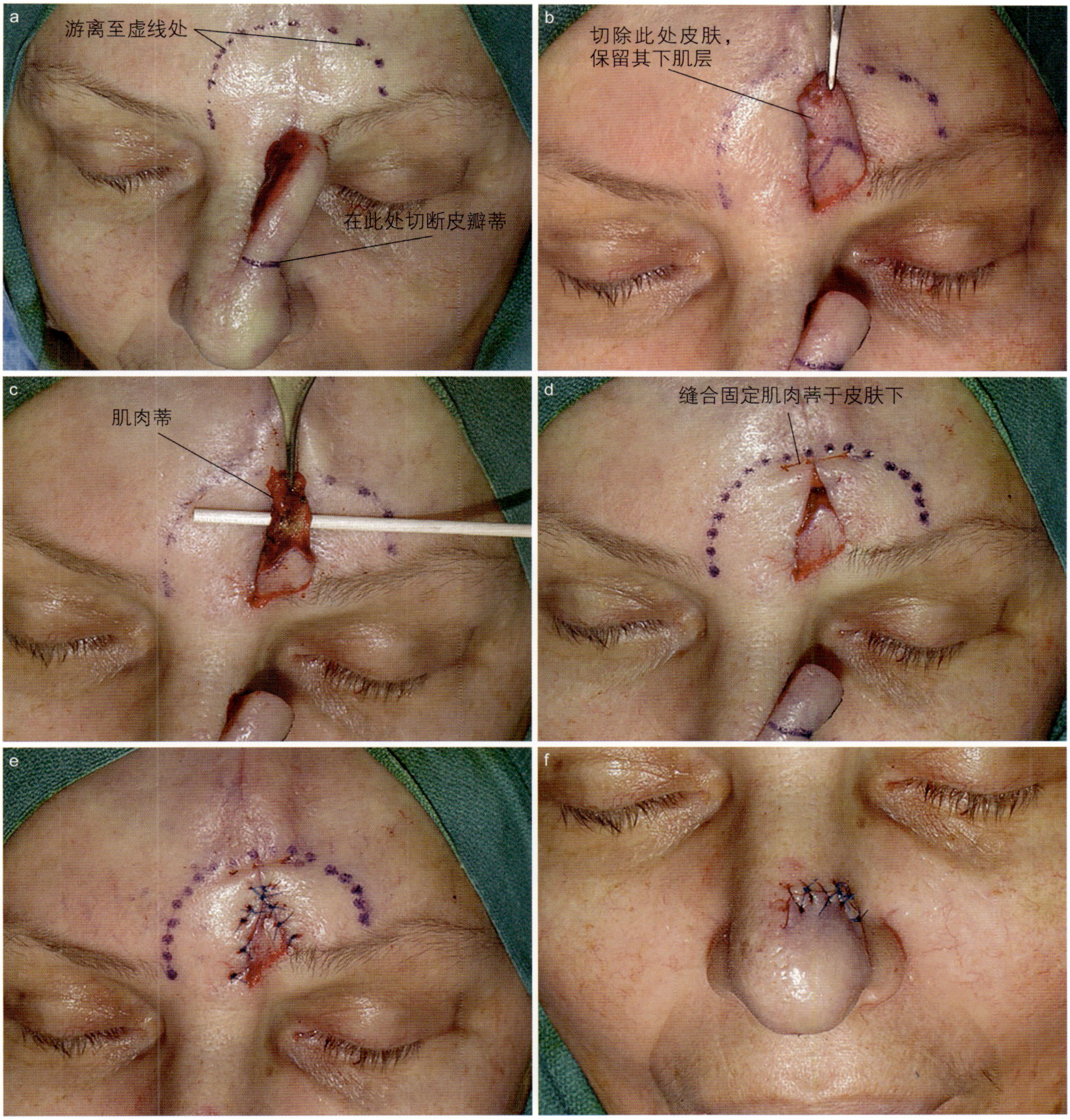

图 14.25 （a）虚线所示为修剪近段皮瓣蒂之前要游离的区域。（b）在切断的皮瓣蒂上标记出一个三角形皮瓣。切除皮瓣以上的皮肤，但保留其下的肌肉。（c）切除覆盖的皮肤，制成肌蒂。（d）将肌蒂嵌入供区瘢痕的最下端。（e）将三角形皮瓣上移，使本侧眉比对侧高 1 ~ 2 mm。（f）前额皮瓣嵌入鼻部

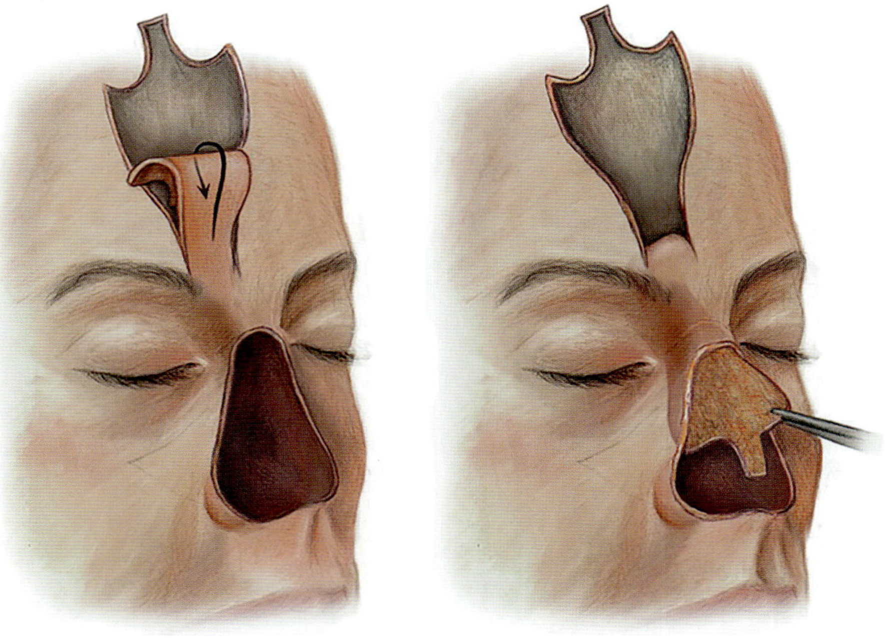

图 14.26 对于鼻中隔缺失的全鼻或近全鼻缺损，可使用前额旁正中皮瓣提供鼻衬里

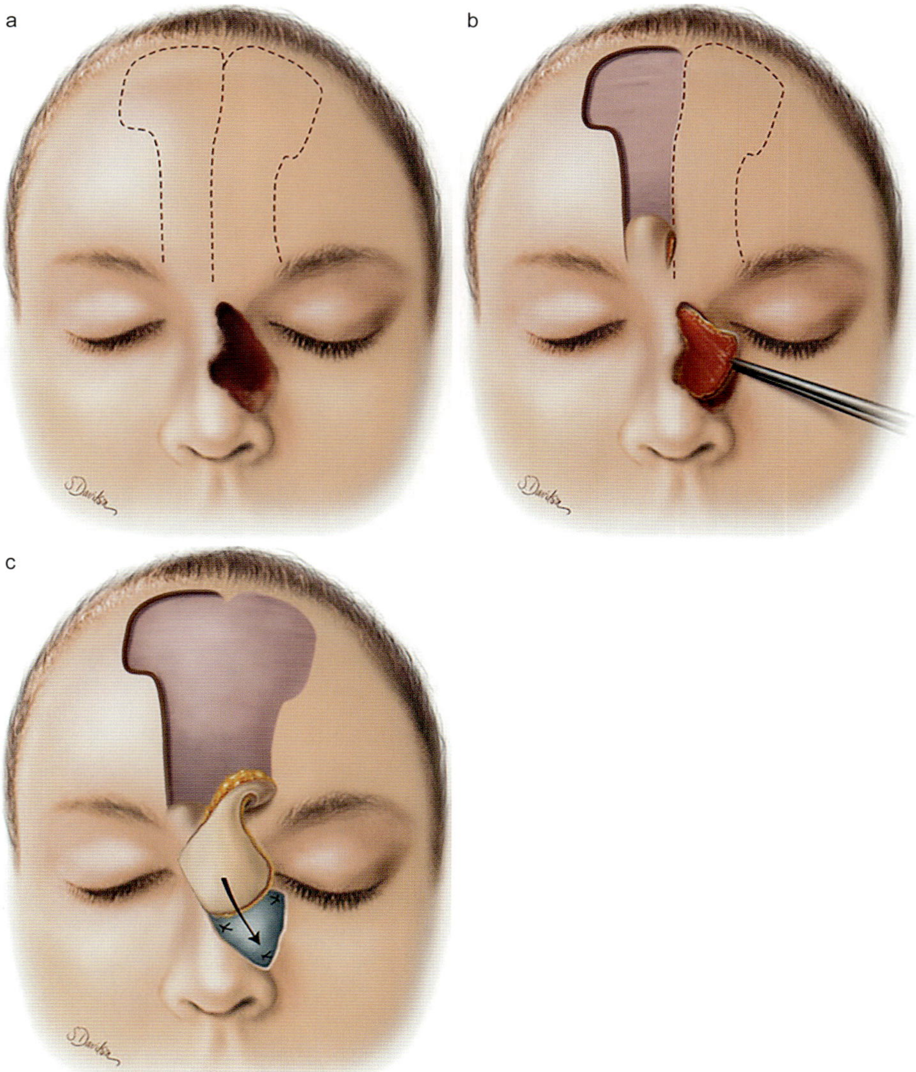

图 14.27 （a）设计双侧前额旁正中皮瓣用于修复鼻背和鼻侧壁的全层缺损。（b）用于修补衬里缺损的对侧前额皮瓣通过眉间皮肤下隧道转移至鼻道。（c）作为结构支撑的软骨及骨移植物置于衬里皮瓣创面上。转移同侧前额旁正中皮瓣作为外覆盖

瓣时修薄了皮瓣的肌层和皮下脂肪，于是皮瓣丰富的血供就导致了术后出血的倾向。皮瓣和其下的鼻部支架之间潜在的死腔又可以容纳小血肿，而外覆皮瓣与鼻部支架之间甚至没有进行黏附或缝合。为了减小发生血肿的风险，要对皮瓣覆盖的整个缺损创面进行仔细止血。这步操作需要格外小心，因为术后皮瓣可能会持续渗血几个小时。如果出血很多，可以使用若干缝线穿过鼻部全层至鼻气道内后再穿回，将若干压迫敷料固定在鼻部以止血。但是压迫敷料不是常规使用的，因为它有可能损害皮瓣远端血供。

皮瓣远段下方已经产生的血肿通常会造成皮瓣比预想更严重的水肿，而且会造成早期地窖门畸形。通常血肿直到皮瓣断蒂嵌合时才会被发现，这

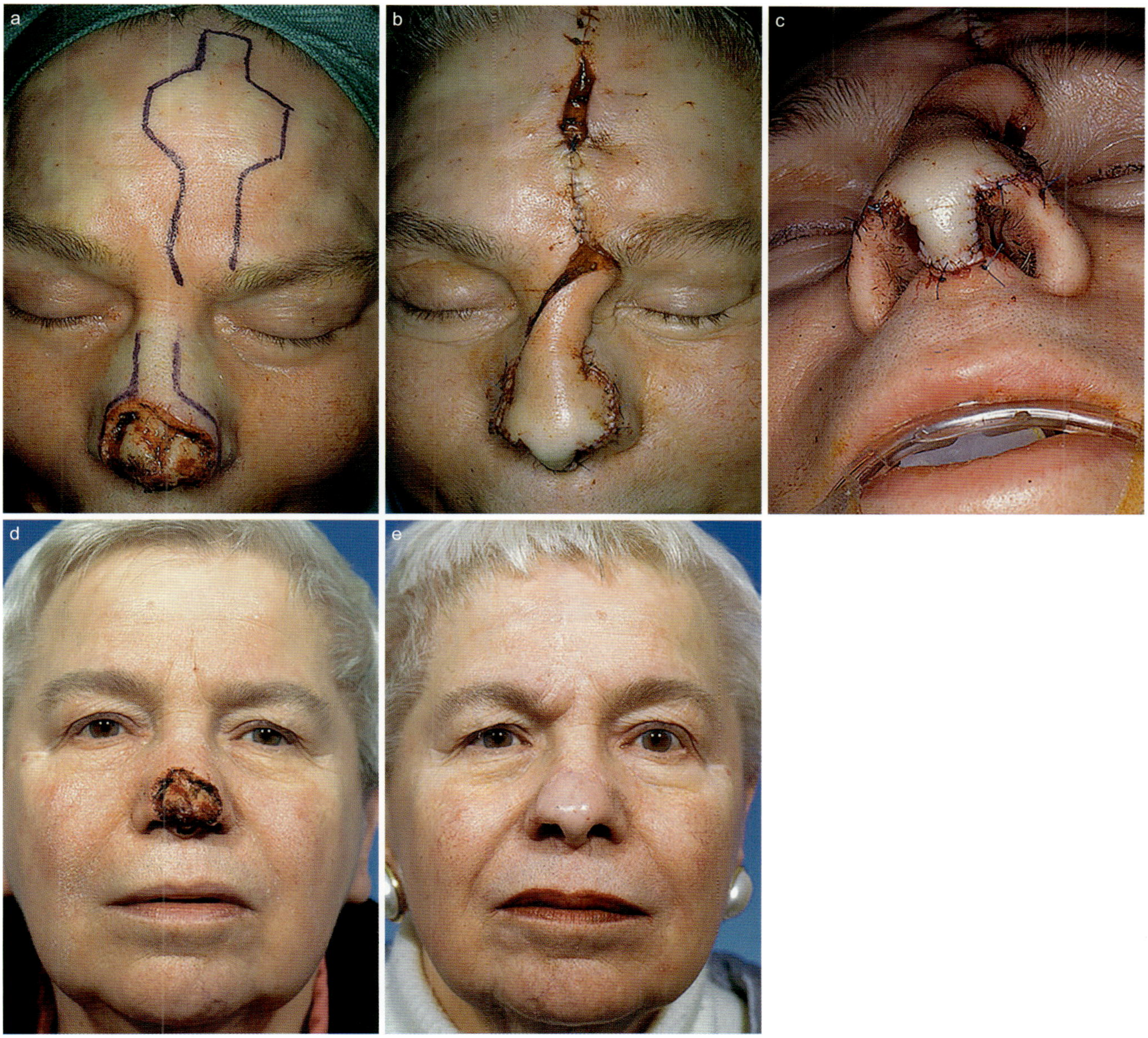

图 14.28　(a)鼻尖和鼻小柱皮肤缺损。设计前额旁正中皮瓣。标记并切除鼻尖美学单位内的剩余皮肤。(b, c)皮瓣就位。供区伤口上段留待二期愈合。(d ~ i)术前和术后 9 个月。不需要行修复手术 [选自 Baker SR 主编的第 2 版《面部再造中的局部皮瓣》(*Local Flaps in Facial Reconstruction*), Elsevier; 2007, 第 13 章图 13.23 ）

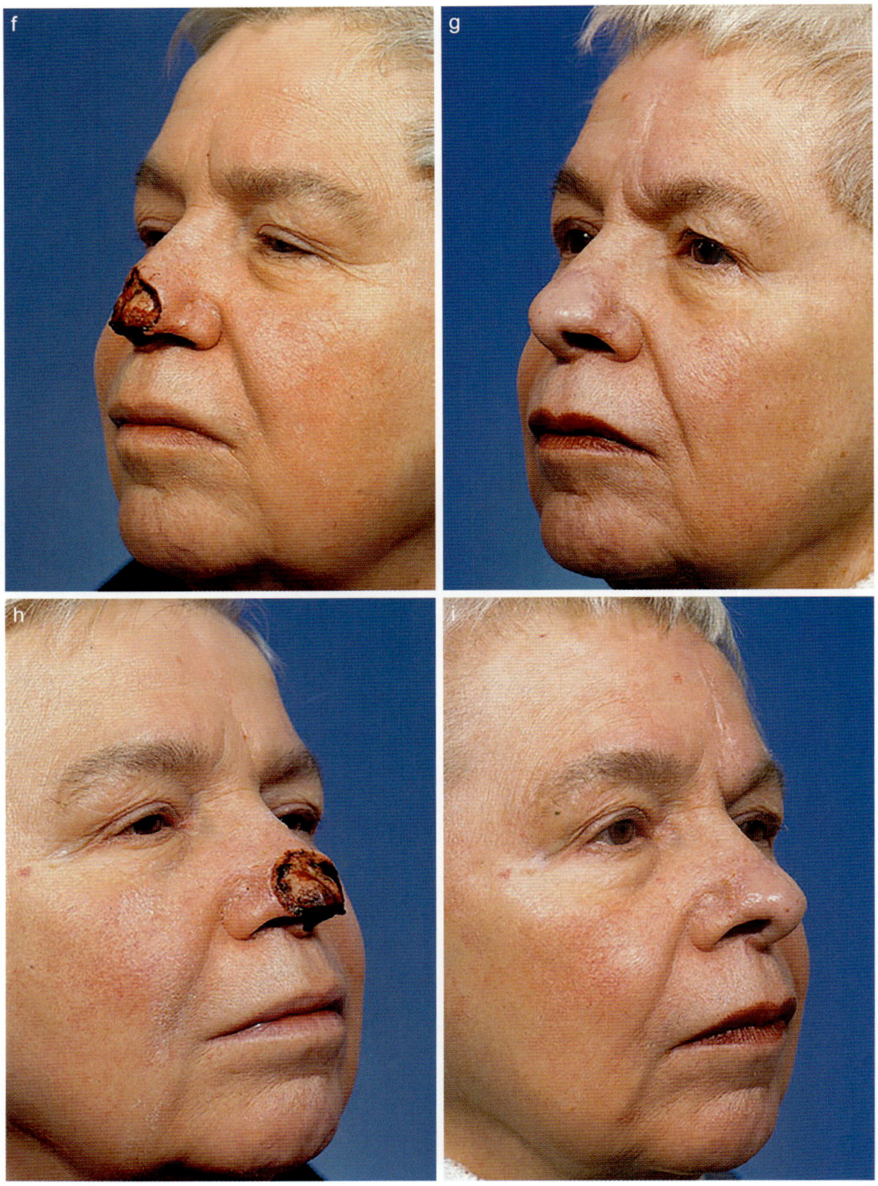

图 14.28 （续）

时就可以排出积血，并用锋利的器具刮除沉积在鼻部支架上的纤维蛋白组织。

优点

前额旁正中皮瓣有着极好的血供，这个巨大优势远远盖过了皮瓣下偶尔产生的术后血肿这个问题。通过密西根大学莫氏手术数据库，对曾在1993—1999 年间莫氏手术后行前额皮瓣鼻部缺损再造术的 147 名患者进行随访发现 [31]，在皮瓣断蒂嵌入后又进行后续手术操作的患者有 79 位（54%），其中 56 位接受 1 次操作，22 位接受 2 次操作，1 位接受 3 次操作。这些操作包括 68 例皮瓣形态修整术，40 例磨皮术，11 例 Z 成形瘢痕修复术，2

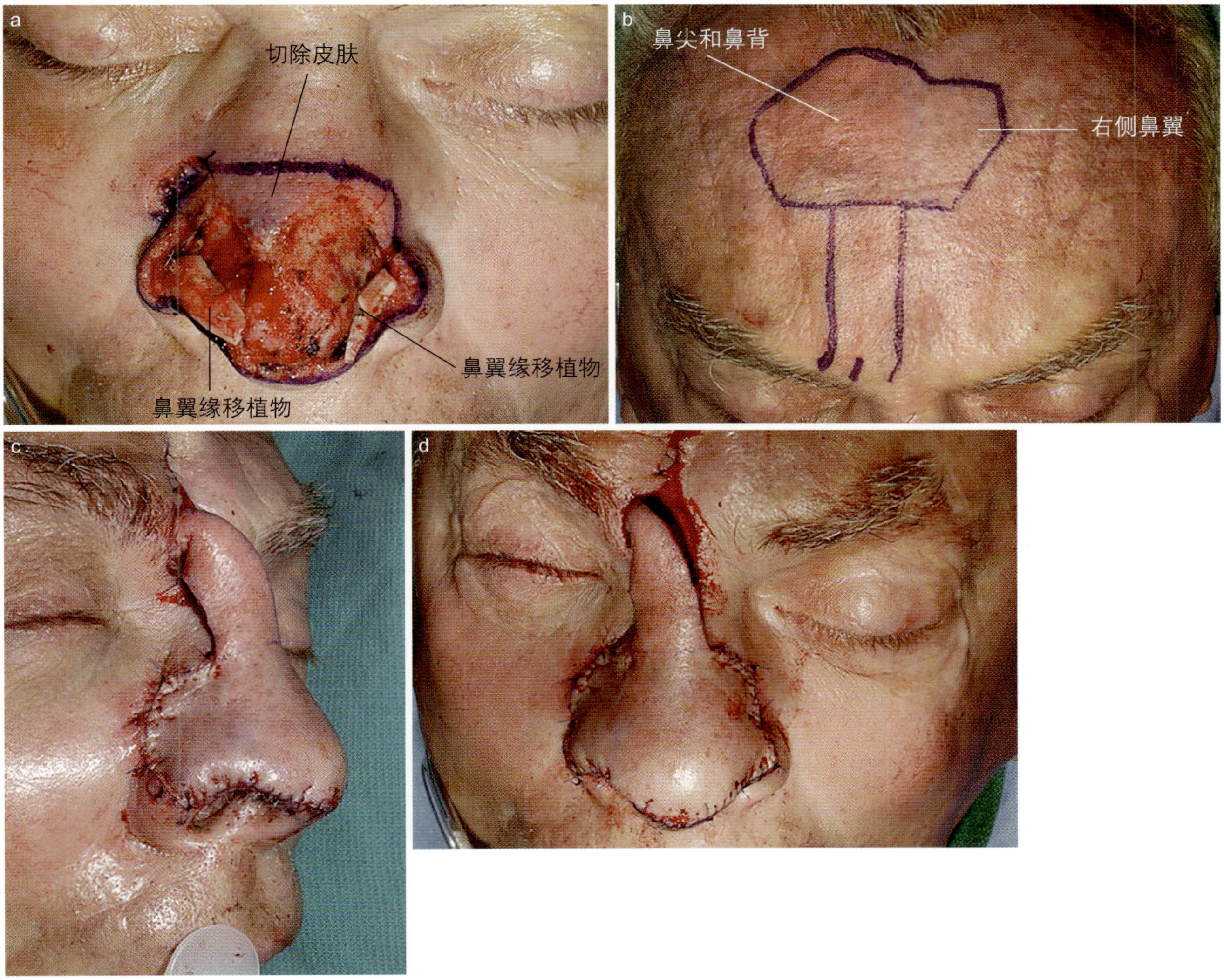

图 14.29　(a) 2 cm × 3 cm 鼻尖皮肤缺损。标记出要切除的皮肤。耳软骨鼻翼缘移植物作为结构支撑就位。(b) 设计前额旁正中皮瓣。(c, d)使用前额旁正中皮瓣再造整个鼻尖和部分右侧鼻翼及鼻侧壁尾部。(e, f)皮瓣转移后 1 周。(g ~ p)术前和术后 9 个月。不需要行修复手术

例额外的软骨移植，1 例开放内鼻阀的悬吊术。所有患者都达到了美学和功能方面非常好的效果 (图 14.28 ~ 14.31)。无肿瘤复发或严重的局部出血或感染。可能这个研究的最大意义在于没有发现一例术后坏死。只有 2 名患者 (1%) 出现了浅表的部分坏死。其中 1 例是因为使用了过长的皮瓣，又为了清除毛囊而对皮瓣覆盖鼻小柱的延伸部分过度修薄。另 1 例发生在距滑车上动脉外侧 3 ~ 4 cm 处获取的斜行前额皮瓣，皮瓣远端的中央出现了表皮松解和浅表坏死。幸运的是，该区域愈合后并没有影响再造鼻美观。

图 14.29 （续）

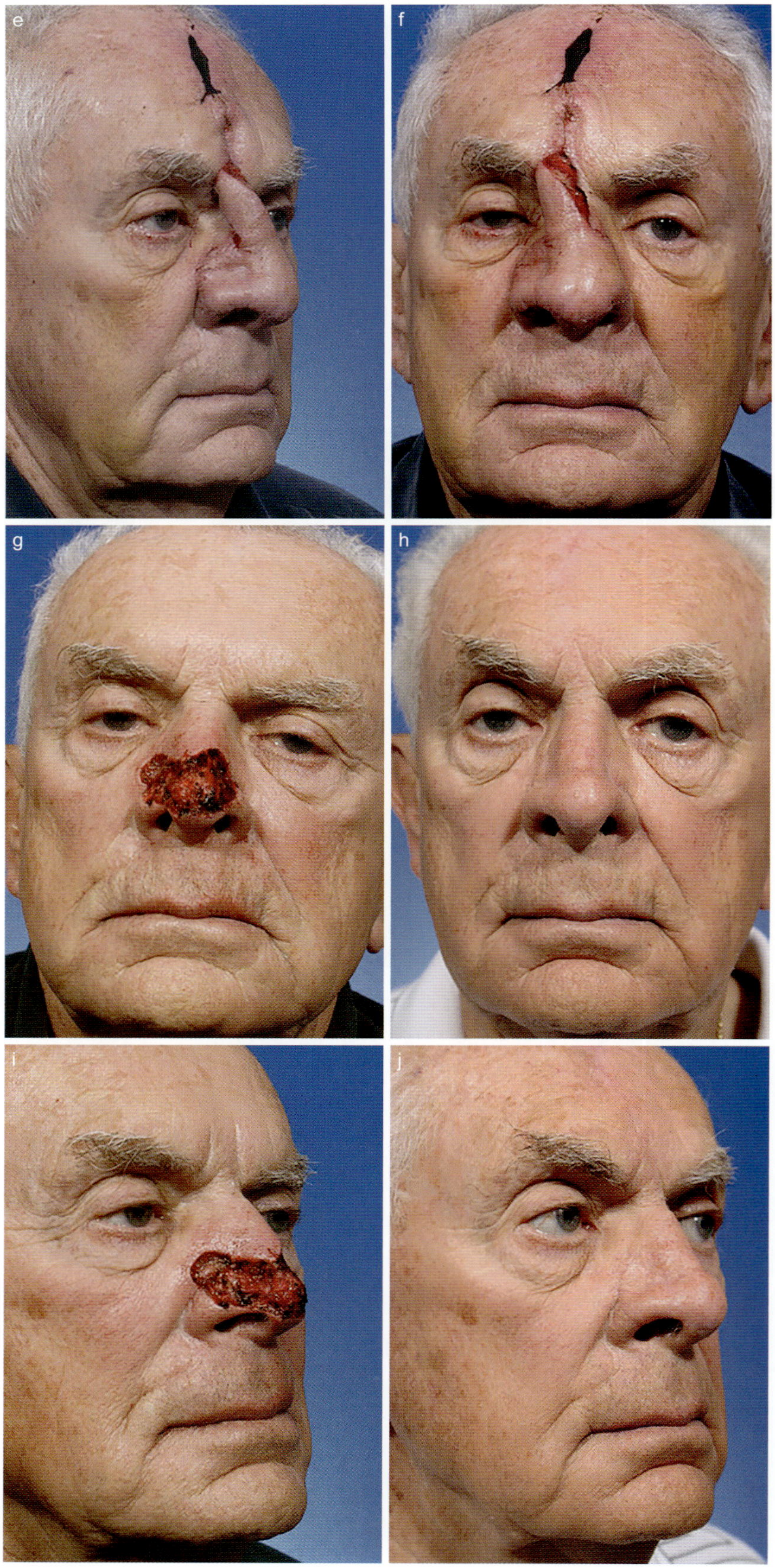

图 14.29（续）

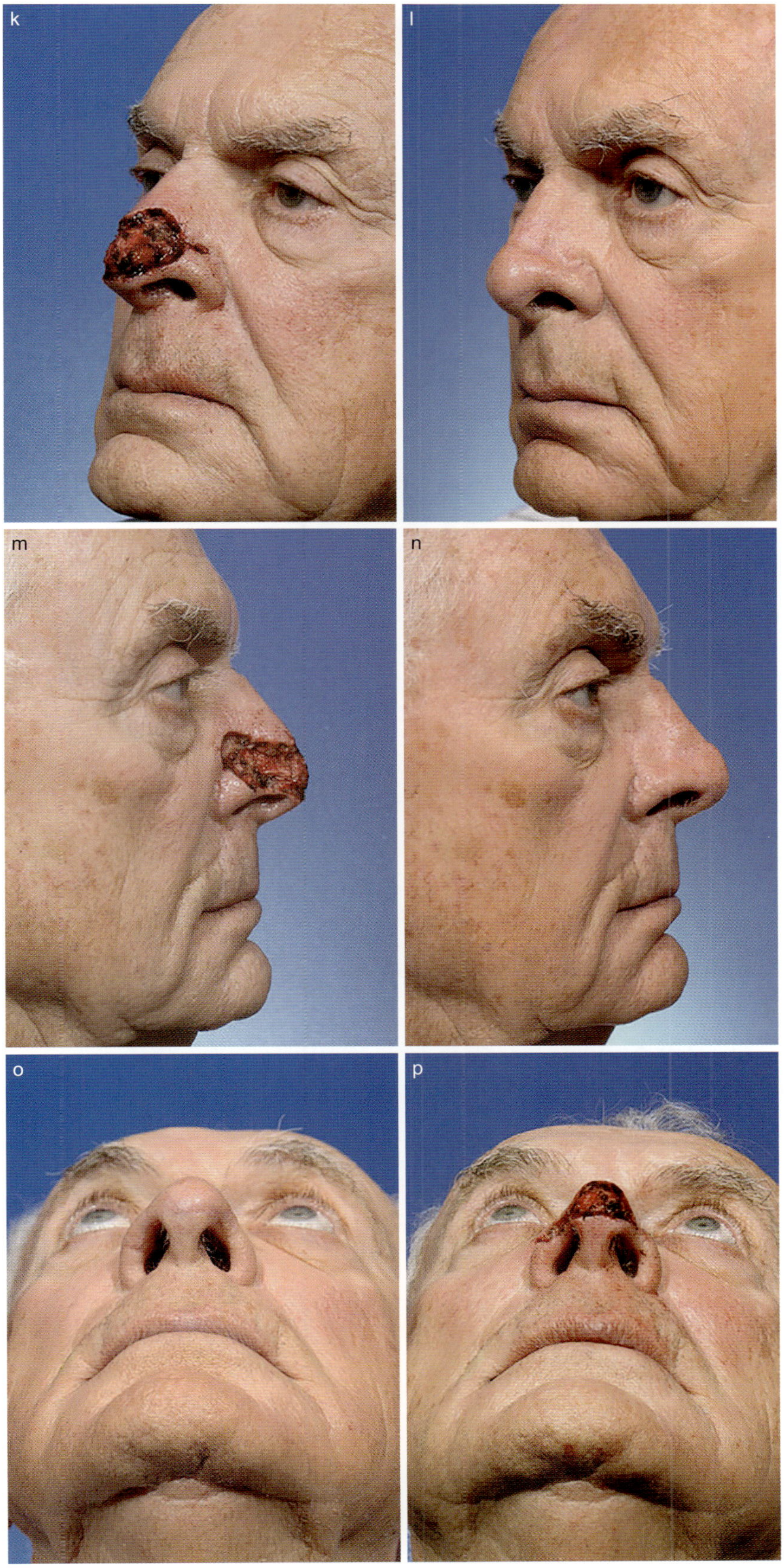

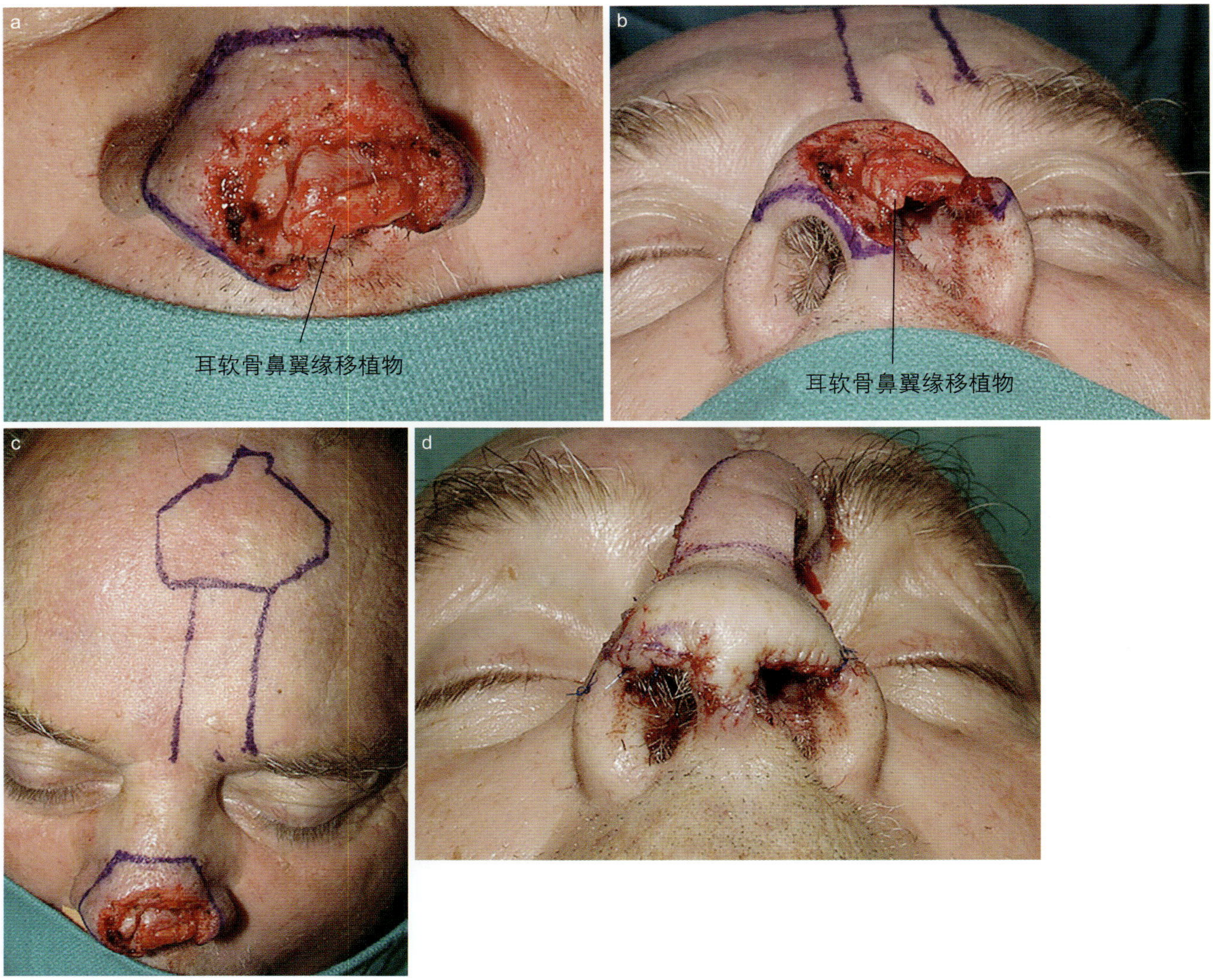

图 14.30 （a, b）2 cm × 1 cm 鼻尖皮肤缺损。标记出要切除的皮肤。耳软骨移植物就位。（c）设计前额旁正中皮瓣再造整个鼻尖。（d, e）转移皮瓣。（f～k）术前和左侧鼻孔 Z- 成形术调整形态后 6 个月

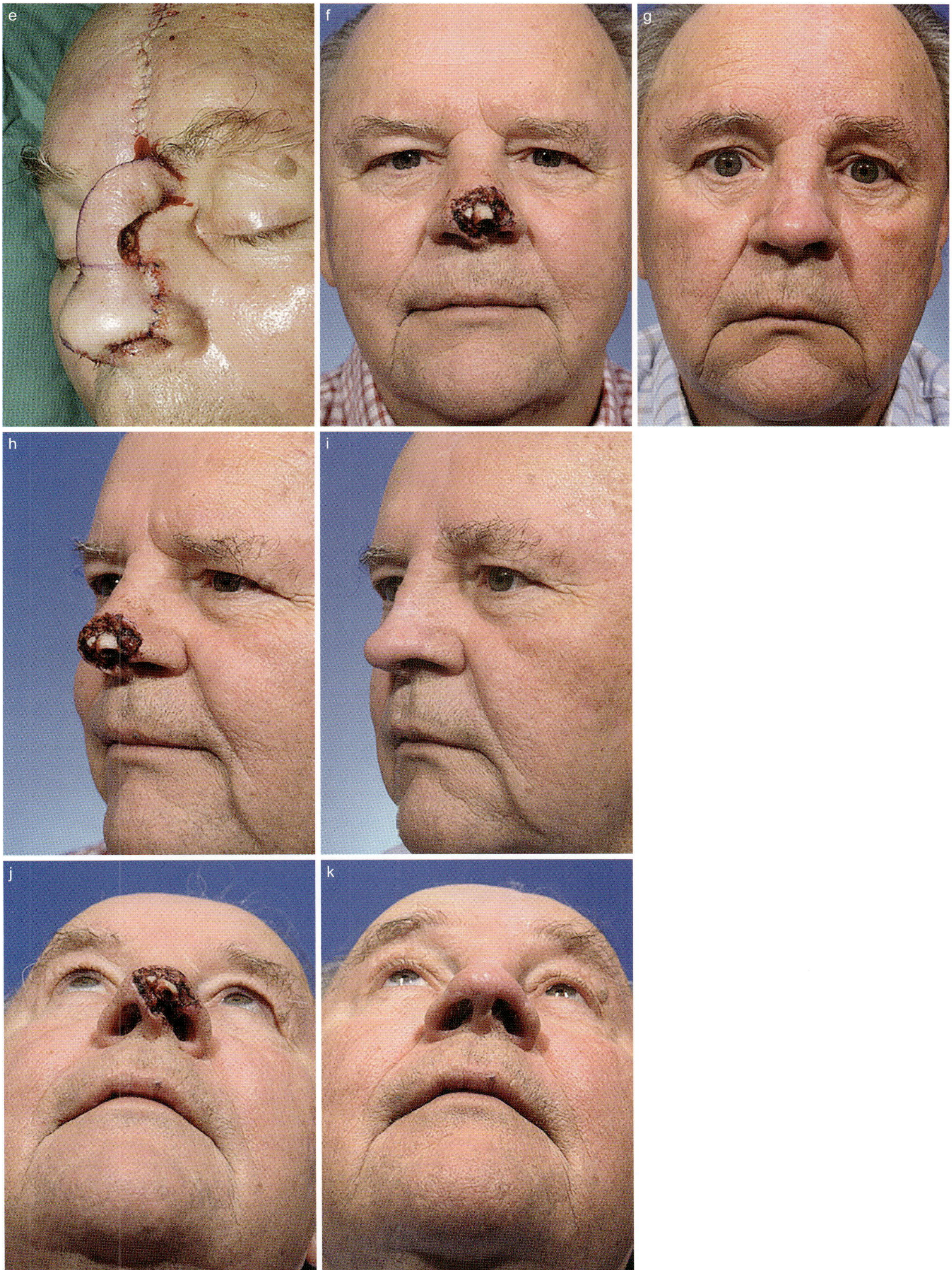

图 14.30 （续）

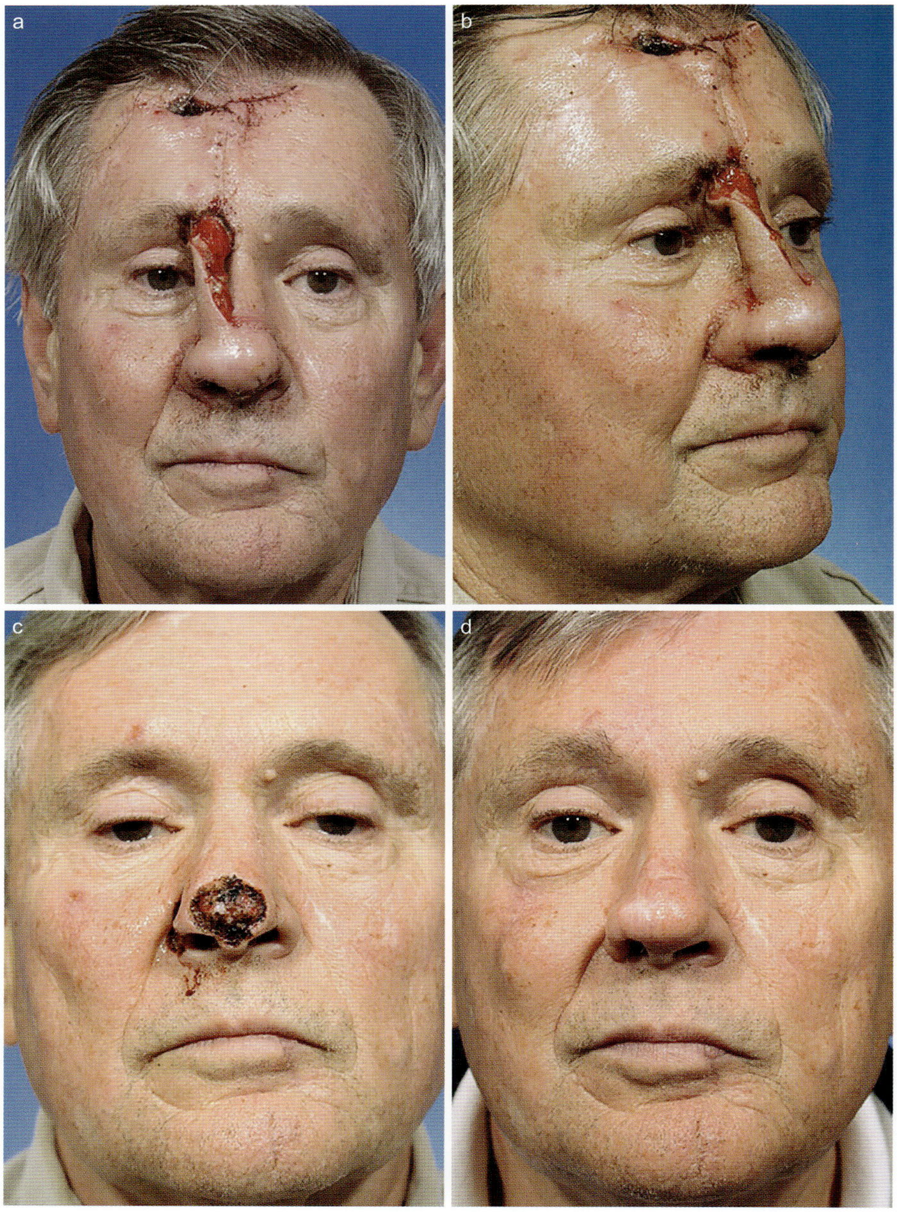

图 14.31 （a, b）转移前额旁正中皮瓣 1 周后。用于修复鼻尖和右侧鼻翼两个独立的皮肤缺损。（c ~ j）术前和术后 9 个月。不需要行修复手术

图 14.31 （续）

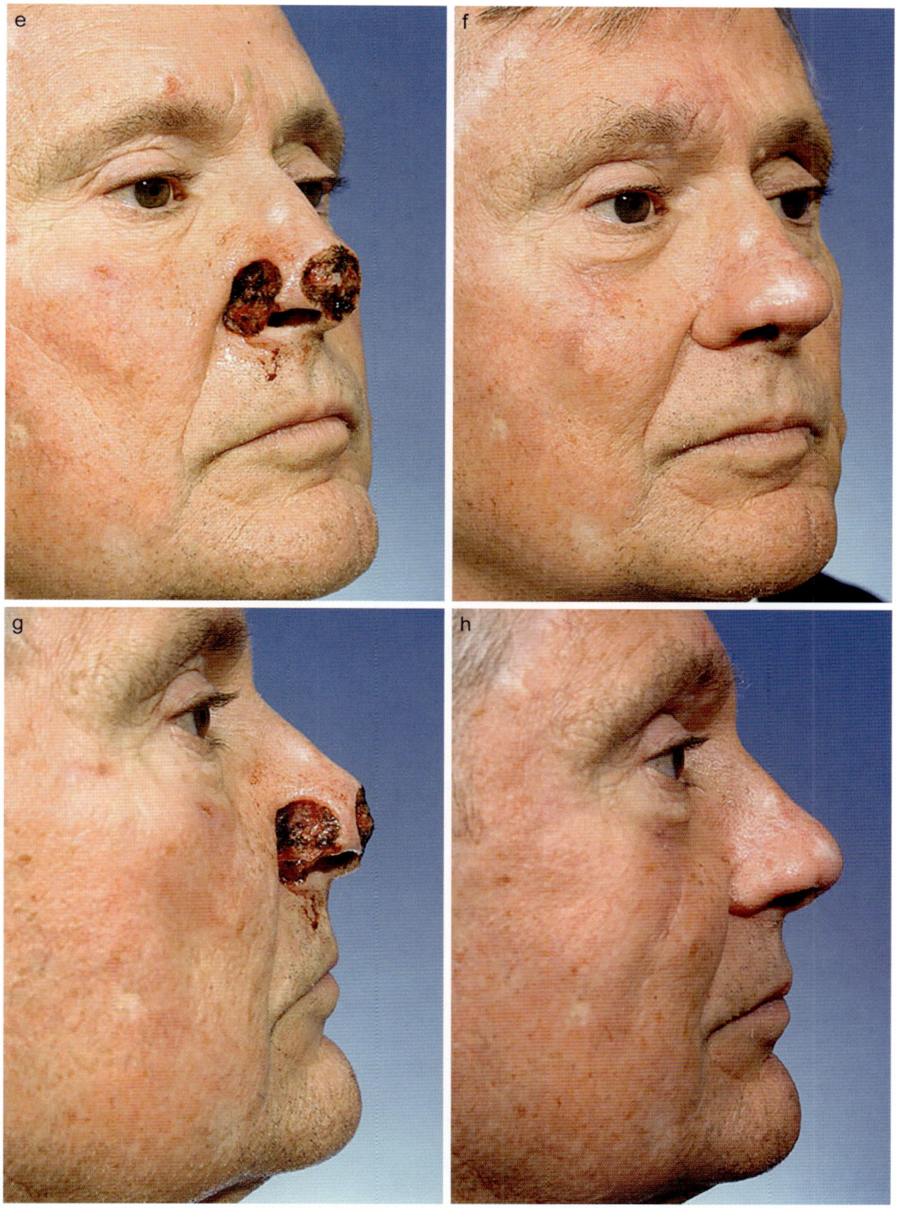

图 14.31 （续）

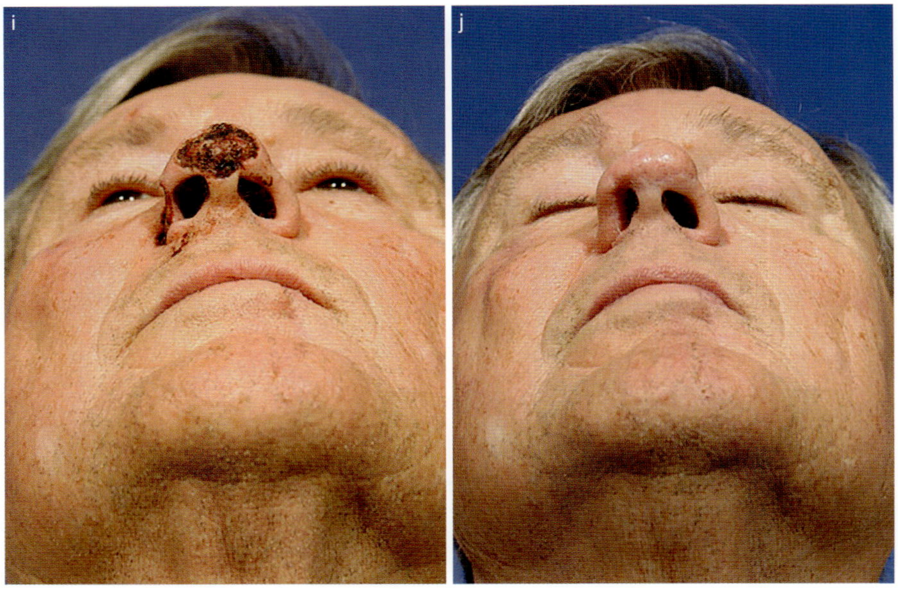

参考文献

1. Burget GC, Menick FJ. Nasal support and lining: the marriage of beauty and blood supply. Plast Reconstr Surg. 1989; 84:189.
2. Conley JJ, Price JC. Midline vertical forehead flap. Otolaryngol Head Neck Surg. 1981; 89:38.
3. Jackson IT. Local flaps in head and neck reconstruction. St. Louis, MO: Mosby; 1985.
4. Converse JM. Reconstructive Plastic Surgery. Philadelphia, PA: WB Saunders; 1964:797.
5. Converse JM. Reconstructive Plastic Surgery. 2nd ed. Philadelphia, PA: WB Saunders; 1977:694.
6. Mazzola RF, Marcus S. History of total nasal reconstruction with particular emphasis on the folded forehead flap technique. Plast Reconstr Surg. 1983; 72:408.
7. Menick FJ. Aesthetic refinements in use of the forehead flap for nasal reconstruction: The paramedian forehead flap. Clin Plast Surg. 1990; 17:607.
8. Baker SR. Regional flaps in facial reconstruction. Otolaryngol Clin North Am. 1990; 23:925.
9. McDowell F, Valone JA, Bronn JB. Bibliography and historical note on plastic surgery of the nose. Plast Reconstr Surg. 1952; 10:149.
10. Shumrick KA, Smith TL. The anatomic basis for the design of forehead flaps in nasal reconstruction. Arch Otolaryngol Head Neck Surg. 1992; 118:373.
11. Millard DR. Total reconstructive rhinoplasty and a missing link. Plast Reconstr Surg. 1966; 37:167.
12. Kazanjian VH. The repair of nasal defects with the median forehead flap: Primary closure of the forehead wound. Surg Gynecol Obstet. 1946; 83:37.
13. Gillies HD. Plastic Surgery of the Face. London: Frowde, Hodder, Stoughton; 1920:270.
14. Converse JM. Reconstructive Plastic Surgery. 2nd ed. Philadelphia, PA: WB Saunders; 1977:1209.
15. Millard DR. Hemi-rhinoplasty. Plast Reconstr Surg. 1967; 40:440.
16. Labat M. De la Rhinoplastic, Art de Restaurer ou de Refaire Completement la Nez Dissertation, Paris, Thesis; 1834.
17. Burget GC, Menick FJ. The subunit principle in nasal reconstruction. Plast Reconstr Surg. 1985; 76:239.
18. Burget GC. Aesthetic reconstruction of the nose. Clin Plast Surg. 1985; 12:463.
19. Burget GC, Menick FJ. Nasal reconstruction: seeking a fourth dimension. Plast Reconstr Surg. 1986; 78:145.
20. Mangold V, Lierse W, Pfeifer G. The arteries of the forehead as the basis of nasal reconstruction with forehead flaps. Acta Anat (Basel). 1980; 107:18.
21. McCarthy JG, Lorenc ZP, Cuting L, et al. The median forehead flap revisited: the blood supply. Plast Reconstr Surg. 1985; 76:866.
22. McCarthy JG. Acquired Deformities of the Nose in Plastic Surgery. 3rd ed. Philadelphia. PA: WB Saunders; 1990:1925.
23. Burget GC. Current Therapy in Plastic and Reconstructive Surgery. New York: BC Decker; 1989:400-412.
24. Barton FE. Aesthetic aspects of nasal reconstruction. Clin Plast Surg. 1988; 15:155.
25. Hart NB, Goldin JM. The importance of symmetry in forehead flap rhinoplasty. Br J Plast Surg. 1984; 37:477.
26. Converse JM, Wood-Smith D. Experiences with the forehead island flap with a subcutaneous pedicle. Plast Reconstr Surg. 1963; 31:521.
27. Baker SR. Oblique forehead flap for total reconstruction of the nasal tip and columella. Arch Otolaryngol Head Neck Surg. 1985; 111:425.
28. Baker SR, Alford EL. Mid-forehead flap. Op Tech Otolaryngol Head Neck Surg. 1993; 4:24.
29. Burget GC, Walton RL. Optimal use of microvascular free flaps, cartilage grafts and a paramedian forehead flap for aesthetic reconstruction of the nose and adjacent facial units. Plast Reconstr Surg. 2007; 120:1171.
30. Baker SR, Swanson NA. Tissue expansion of the head and neck: Indications, techniques and complications. Arch Otolaryngol Head Neck Surg. 1990; 116:1147.
31. Boyd CM, Baker SR, Fader DJ, et al. The forehead flap for nasal reconstruction. Am J Derm. 2000; 136:1365.

精修技术　第 15 章

Sam Naficy, Shan R. Baker

鼻部重建始于转移与缺失组织体积和表面类似的组织。根据缺损性质和所使用的皮瓣类型，可能需要对外覆皮瓣的皮下组织进行一定程度的雕琢。随着手术医生的经验积累和技能提高，在初期重建手术时就已经可以完成较高级别的皮瓣精修。然而，对于较复杂的鼻部修复，通常还需要额外的手术以提升最终的美学效果。

皮瓣形态

鼻部皮瓣很少需要进行形态修整，但是若有需要，可以在切取和转移皮瓣时进行修薄。对于插入前额或颊部外覆皮瓣，修薄和形态修整可以分三期手术进行。对鼻部支架移植物和外覆皮瓣的雕刻一般在再造初期完成。根据所采用的皮瓣类型，在初期切取（前额皮瓣）时可以在不影响皮瓣存活的前提下去掉皮瓣深面肌层和脂肪。有时这种初期的形态修整就已经足够了，不再需要额外的手术操作。但是，在再造初期对外层皮瓣修薄和减容的程度是有限的。过度的修整可能会破坏皮瓣的血运，导致皮瓣坏死。尤其是对于吸烟者或患有外周血管疾病的患者，例如糖尿病患者或放疗术后患者。当使用插入皮瓣作为外覆皮瓣时，皮瓣远段可以在初期转移时进行调整。3 周后，行皮瓣断蒂嵌入时，再对皮瓣近段进行精雕，使皮瓣厚度与相邻鼻部皮肤一致。皮瓣转移和嵌入之间的 3 周间隔保证手术医生可以在之后安全修薄皮瓣近段。因为此时皮瓣的远段已经形成了丰富的侧支循环，足以支持皮瓣近段的血运。插入颊部皮瓣和前额旁正中皮瓣也使用这种分期修薄的方式。必要时，可以在皮瓣断蒂嵌入后 4～6 个月行第三次皮瓣形态修整术。到那时，皮瓣已经从周边和下层软组织获得了足够的血液供应，能够适应去除更多的皮下脂肪和瘢痕组织。这个时间间隔还保证了大部分皮瓣水肿可以消退，否则水肿过重可能会导致对形态的评估较困难。

皮瓣转移至鼻部后，形态修整术通常在皮瓣嵌入后 4～6 个月进行。该手术需要在局部麻醉下完成（静脉镇静可选择性使用）。如果在初期重建手术中进行了骨或软骨移植，则术前需要给予患者静脉输注一定剂量的抗葡萄球菌抗生素。患者取竖直坐位，用皮肤记号笔精确标记出计划行形态修整的区域。切口和预计的手术区域用含 1∶100 000 浓度肾上腺素的 1% 利多卡因浸润麻醉。避免过度使用局部浸润麻醉剂，因为这有可能使组织扩张，使轮廓分析变得困难。另外，整个面部用碘伏消毒，并妥善铺巾。

插入前额旁正中皮瓣

对于仅用于修复鼻尖及鼻背皮肤缺损的插入前额旁正中皮瓣，可在转移皮瓣时将皮瓣修薄至紧邻真皮下的脂肪层（参见第 14 章）。对于不使用烟草制品的人来说，一开始就将皮瓣远端 2～3 cm 去薄到这个水平是安全的。如果缺损的垂直高度 > 3 cm，则需谨慎地保留皮瓣近段的帽状腱膜和额肌，并延迟修薄这个区域直到皮瓣断蒂时。在最初转移时修薄皮瓣，先将皮瓣皮肤面朝下放置在湿润的 4 英寸 ×4 英寸海绵上，然后使用 15 号手术刀片在皮瓣远端边界的浅表皮下组织层内，做平行于皮肤表面的切口。该切口可以控制保留在真皮下的脂肪量，使皮瓣整体厚度与受区的厚度相匹配。通常从远段皮瓣的中央部分移除帽状腱膜、额肌和深层皮下脂肪（图 15.1）。保留皮瓣外围下表面上不同量的皮下脂肪，以匹配受区边缘天然鼻部皮肤的厚度。通常，在初期转移和修薄远端皮瓣时不用支持或压迫包扎，因为这可能会损害皮瓣的血供。

当皮瓣用于覆盖鼻尖，并且要与软三角或鼻小柱处较薄皮肤缝合时，皮瓣远端边缘的所有皮下脂肪都要去除。这样能够让皮瓣和鼻部皮肤之间的厚度更一致。有时甚至还需要在皮瓣尾缘倾斜切除部分深层真皮。这项操作有助于提高皮瓣与极薄的鼻尖下及软三角皮肤的厚度匹配。对皮瓣边缘真皮层进行修薄和斜切可以使用弯曲的虹膜剪或切腱剪来完成。

皮瓣转移至鼻部 3 周后，行皮瓣断蒂嵌入术。在皮瓣近段和鼻部皮肤之间的瘢痕内做切口，从鼻部释放皮瓣的头端 1/4。这样可以充分暴露在初期转移时没有进行修薄的皮瓣近段，并进行形态修整

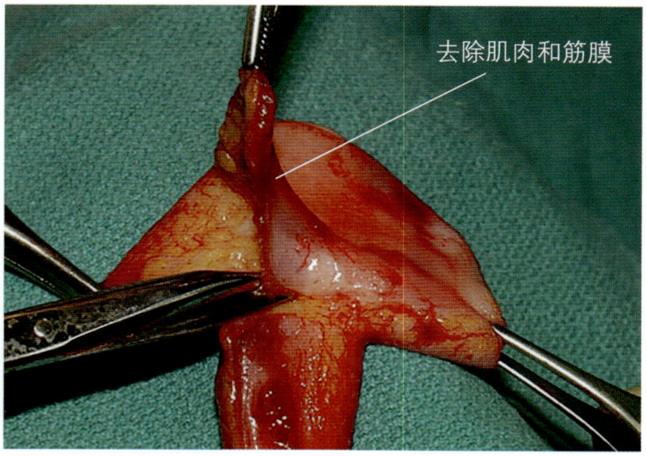

图 15.1 通过移除插入前额旁正中皮瓣远段的帽状腱膜、额肌和深层皮下组织，对皮瓣进行修薄

（图 15.2）。将这部分皮瓣掀起，用锋利的工具将其修薄到合适厚度。在修复仅有皮肤缺失且累及鼻缝点的鼻部缺损时，可能需要去除皮瓣所有的皮下脂肪，以更准确地复制鼻缝点处的天然纤薄皮肤。剥离皮瓣周围 1 cm 的鼻部皮肤。通常为了能够方便妥善修剪，需要清除皮瓣远段下的早期瘢痕组织。皮下缝合是不必要的，因为皮瓣经过修剪没有伤口闭合张力。使用 5-0 聚丙烯皮肤缝合线间断垂直褥式或单纯缝合将皮瓣嵌入缺损。轻轻压迫包扎皮瓣一晚。图 15.2 和图 15.3 提供了前额旁正中皮瓣形态修整三期手术图示，这种皮瓣对于完成较复杂的鼻部再造通常是必需的。形态修整术还包括前额供区瘢痕修复，同样有助于获得一个理想的美学效果。

插入颊部皮瓣

插入颊部皮瓣的血液供应和灌注压力不如前额旁正中皮瓣那么强。因此在初期转移时，对这些皮瓣的修薄要更谨慎。插入颊部皮瓣最常用于修复鼻翼缺损，比起修复鼻子其他部位，鼻翼缺损修复通常需要更厚的皮瓣和更多的皮下组织。虽然可能不需要将整个皮瓣修薄到浅表皮下脂肪的平面，但修薄些许总是必要的。在最初转移到鼻部时，为了与缺损的深度一致，可以将插入颊部皮瓣的远端 1/3 到一半安全地修薄至皮下组织平面。

在转移后 3 周，可以从颊部切断皮瓣蒂并行皮瓣嵌入（参见第 13 章）。将附着在鼻部的皮瓣近段从相邻的鼻部皮肤释放 1.0 cm 的距离，以获得足够的自由度来展开皮瓣（图 15.4）。在初始转移时修薄过的皮瓣远段一半到 1/3 未被分离，以维持远端血液供应。将皮瓣近段自皮下组织层掀起，使用 15 号手术刀清除过多的皮下脂肪。对于男性，要将带毛发的皮瓣修薄至更表浅的组织层面，以充分暴露毛囊，并在放大镜下使用针尖电凝器灼烧（图 15.5）。

当鼻翼缺损向外侧延伸，超出鼻面沟累及面颊

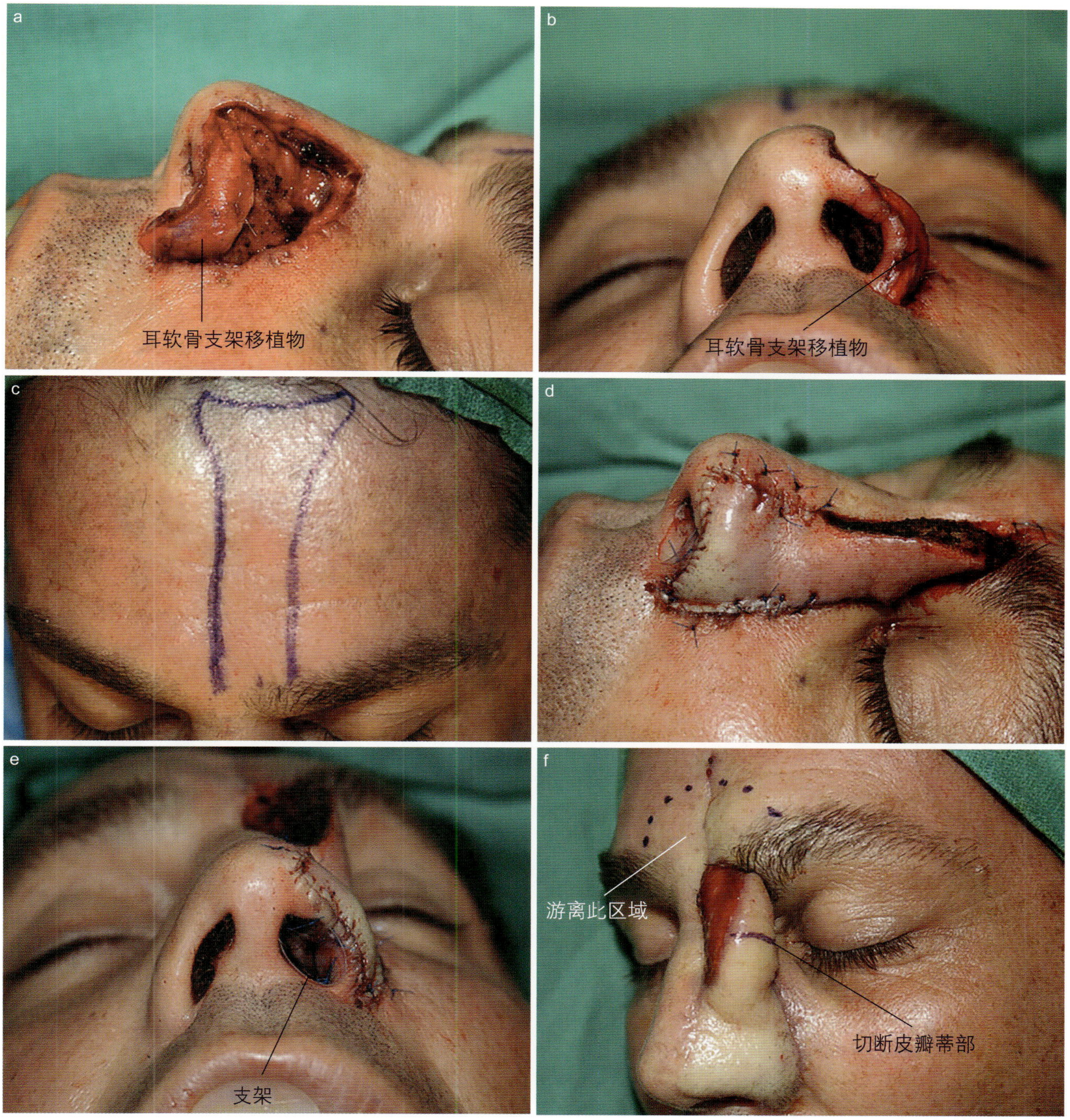

图 15.2　（a, b）鼻翼及鼻侧壁皮肤和软组织缺损。耳软骨支架移植物就位。（c ~ e）设计插入前额旁正中皮瓣并转移至鼻部作为外覆皮瓣。（f）皮瓣转移后 3 周，行皮瓣断蒂嵌入术。（g）修剪蒂部近端的时候，保留半岛形的肌肉组织。（h）将半岛形肌肉组织嵌入到前额供区瘢痕远端的下层。（i）将皮瓣近段从鼻部分离。（j）从伤口深部清除皮下脂肪和瘢痕。（k）皮瓣嵌入。（l）皮瓣嵌入后 4 个月，拟行形态修整术。（m）设计对供区瘢痕进行修复。（n）皮肤下瘢痕组织予以保留，以使缝合线向外翻。将前额皮肤拉近并覆盖原位瘢痕（o）关闭伤口。（p）设计皮瓣形态修整术。（q）经皮瓣尾端切口，将皮瓣自真皮下层掀起。缩窄支架移植物以重建鼻翼沟。（r）在皮瓣头缘完成两次 Z- 成形术，使皮瓣与相邻天然鼻部皮肤更好地融合。（s）使用支架来维持再造的鼻翼沟

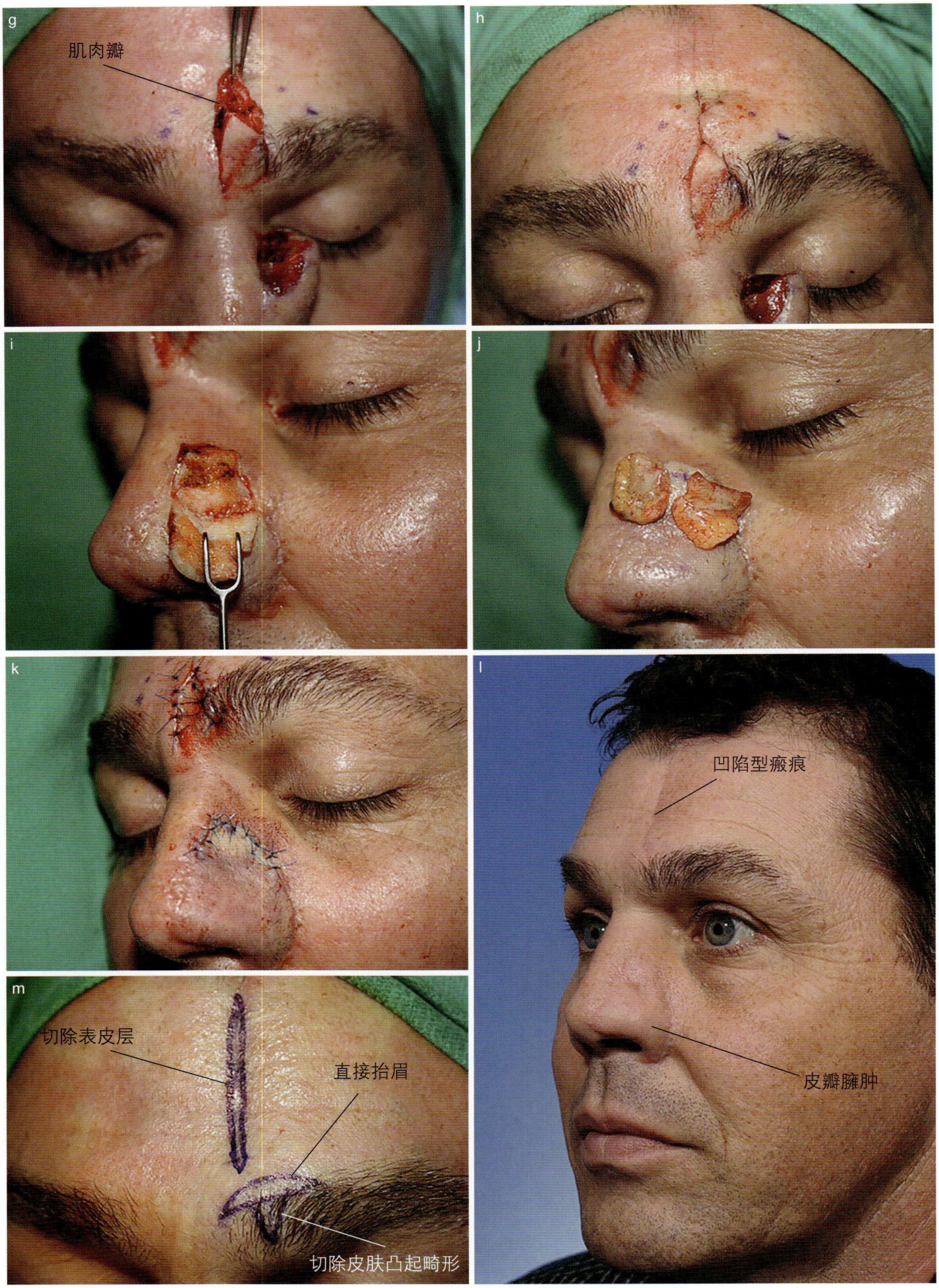

图 15.2 （续）

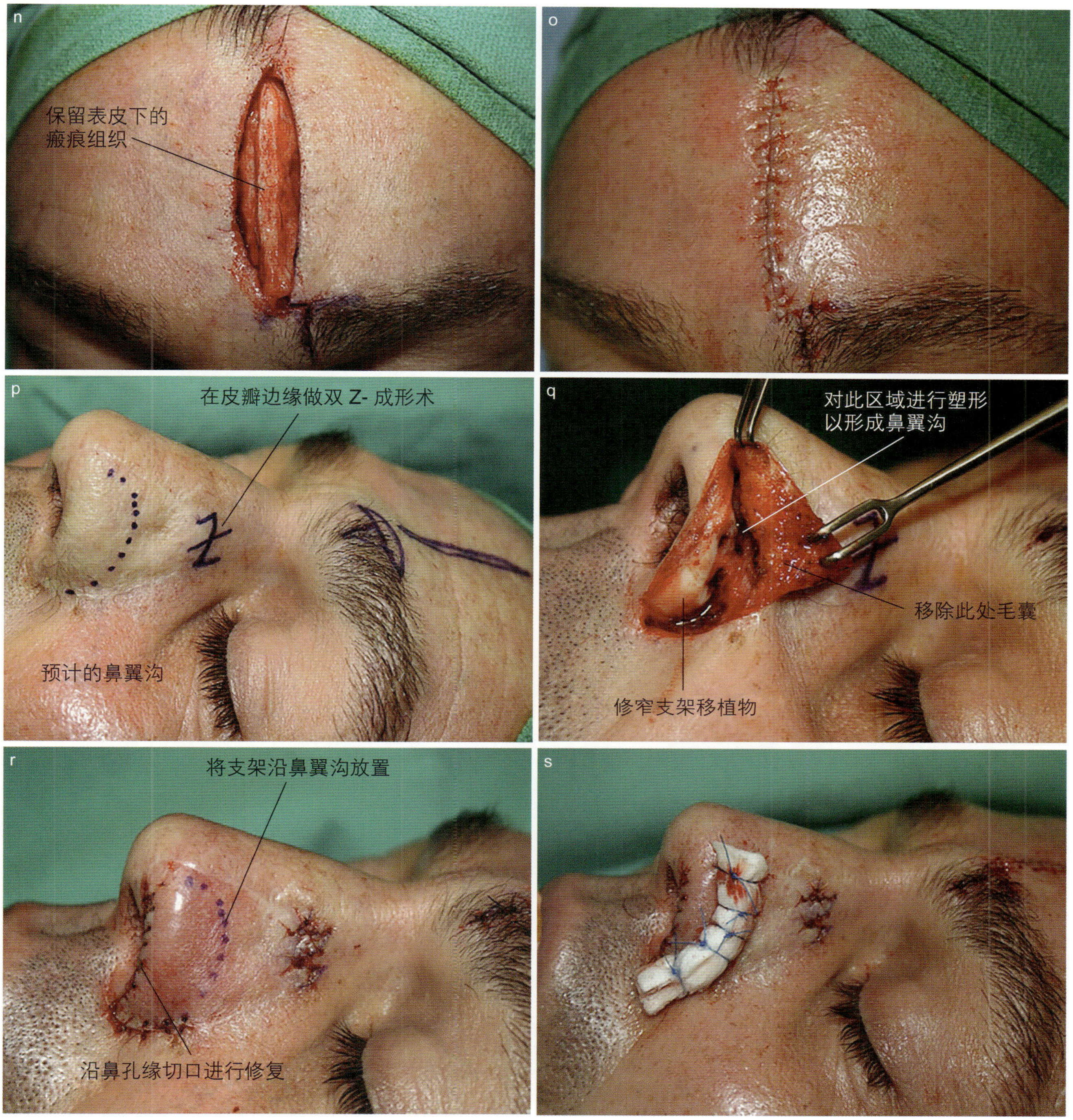

图 15.2 （续）

内侧时，尝试插入岛状鼻唇沟皮瓣从颊部皮肤下走行至鼻翼以修复缺损（图 15.6）。选择这种皮瓣转移方式是因为，颊部内侧的皮肤必须分离作为推进皮瓣以修复缺损的面颊部分，而岛状皮瓣则用于修复缺损的鼻翼部分。岛状皮瓣的蒂部通常会在紧邻再造鼻翼的颊部皮肤下形成一个臃肿的形态。为了纠正这种畸形并恢复鼻面沟，就需要进行形态修整术（图 15.7）。通常，形态修整术在鼻翼初期再造完成后 3 周进行。对重建翼瓣的皮瓣形态进行修整，使其形成更薄的翼瓣并恢复鼻翼沟。愈合后的覆盖

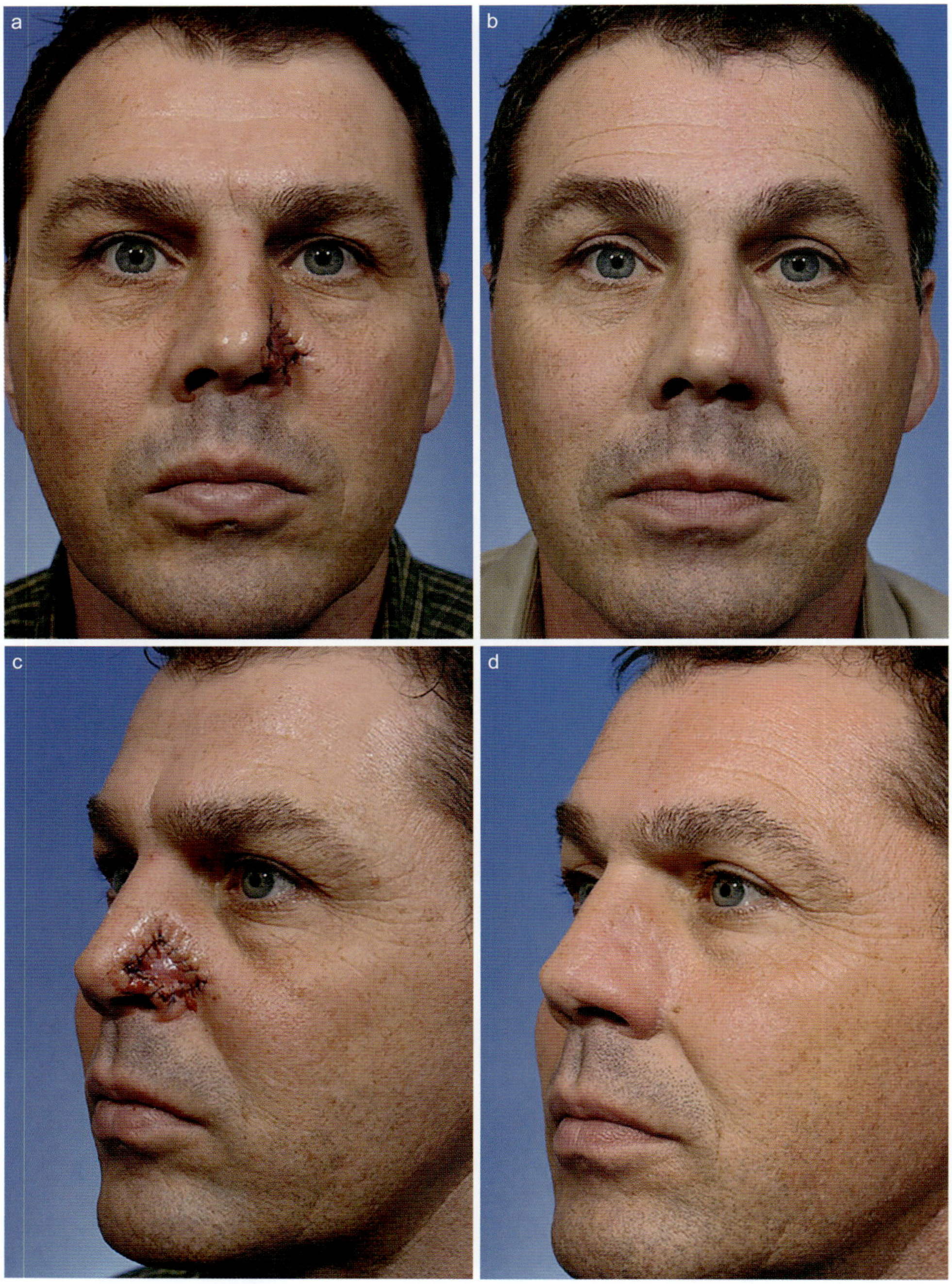

图 15.3 （a ~ h）图 15.2 所示患者术前外观。使用了方形技术将原位黑色素瘤周围的边缘进行清除。行形态修整术后 8 个月外观

岛状皮瓣蒂部的颊部推进皮瓣也要修整形态，使面部更对称并恢复鼻面沟。修整岛状皮瓣形态的方法与之前所介绍的修复再造鼻翼的标准插入鼻唇沟皮瓣类似。在预计的翼面沟的位置做一个切口，将其向上延伸至位于鼻唇沟的供区瘢痕内，修整颊部内侧形态。根据需要去除多余的脂肪和早期瘢痕，以呈现翼面沟自然外观，并与对侧面颊对称。通常，使用支撑敷料 5 天以防止皮下出血，并保持再造区域的新轮廓。

形态修整术

在插入外覆皮瓣断蒂及嵌入后 4 ~ 6 个月时，就可以考虑对皮瓣进行形态修整了。如果外覆皮瓣

图 15.3（续）

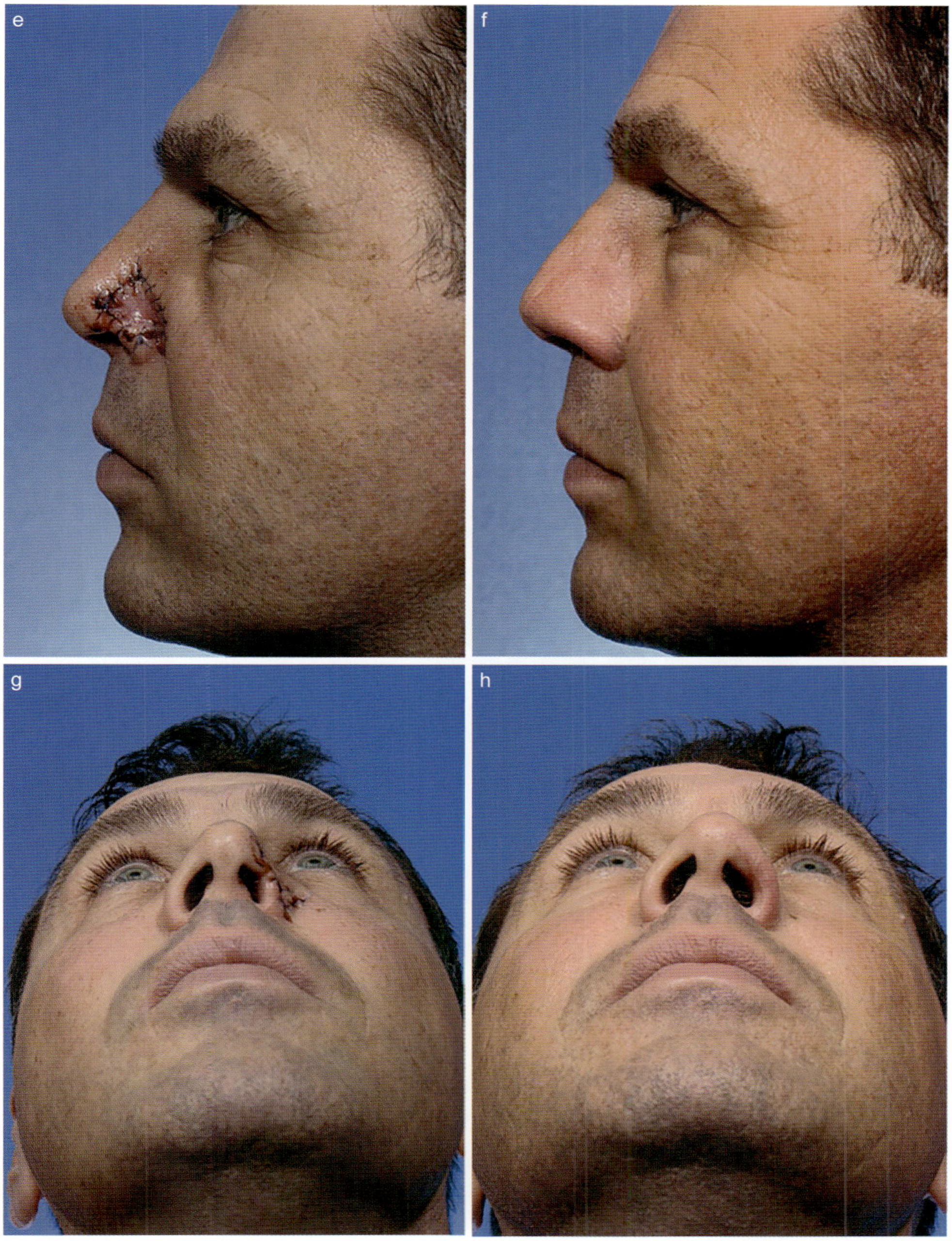

看起来很厚并且不能准确地反映其下的鼻部支架结构时，则需进行该手术。手术时，先将皮瓣自表浅皮下组织层掀起，暴露深层的瘢痕和皮下脂肪。然后使用精细剪刀将皮瓣下层脂肪修薄，并且完全去除深层瘢痕和皮下脂肪以暴露鼻部支架（图 15.8）。

在 75% 的鼻翼重建病例中，行形态修整术以恢复鼻翼沟是必要的第三期手术。该手术通常在用于修复鼻翼的插入颊部或前额皮瓣断蒂嵌入后 4 个月进行。如果缺损向头侧延伸累及鼻翼沟时，通常需要行该修整术。首先制作一个对侧正常鼻翼美学单位的模板，将其翻转放置在重建的翼瓣上，并用标记笔仔细描画出轮廓。轮廓的上缘即代表了鼻翼沟的最佳位置。如果皮瓣的上缘超出轮廓线不到

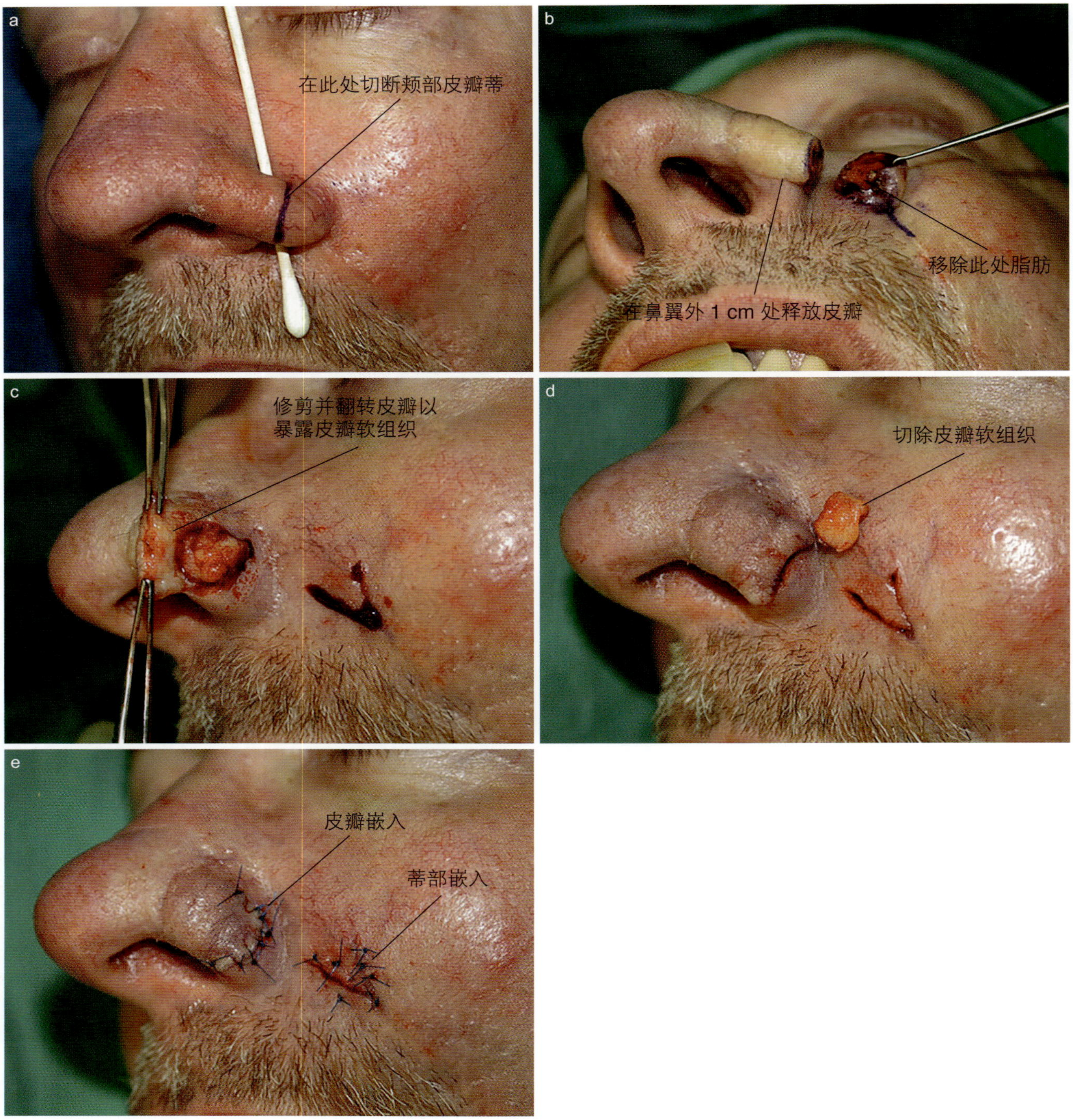

图 15.4 （a）初期皮瓣转移后 3 周，行插入鼻唇沟皮瓣断蒂。（b）从相邻鼻部皮肤上游离 1 cm 的皮瓣。（c, d）修薄皮瓣近段的脂肪和瘢痕组织。（e）皮瓣和蒂部嵌入

1 cm，则在皮瓣与鼻部皮肤衔接的瘢痕内做切口，修整皮瓣（图 15.9）。如果鼻侧壁的较大部分已重建，则在皮瓣内做一个 3 cm 的切口，切口位于画线的上缘。将皮瓣广泛游离，只留下几毫米的皮下脂肪附着在真皮上。在男性患者中，要将皮瓣自真皮下方更浅表的组织平面中掀起，以暴露从颊部转移过来的毛囊。为了能够充分暴露所有的毛囊，可能需要将整个皮瓣向尾端游离直到鼻孔缘水平。暴

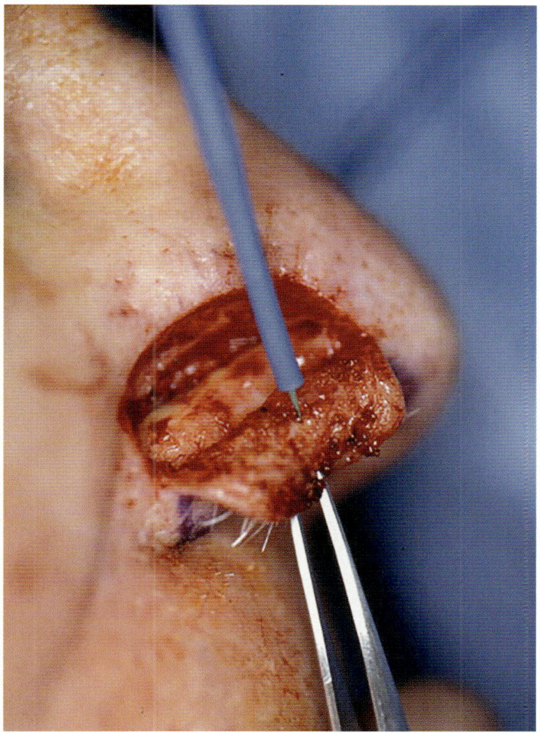

图 15.5　使用针尖电凝器灼烧暴露在真皮下脂肪内的毛囊

露的毛囊在放大镜下使用精细单极电凝逐一灼烧。电凝装置的功率要设定得足够低，以防止损坏相邻的真皮。为了确保吸烟患者的皮瓣存活，可以谨慎地将皮瓣脱毛分为两个阶段：皮瓣上半部分在皮瓣形态修整及修复鼻翼沟时进行，皮瓣下半部分在 2 ~ 3 个月后进行。

皮瓣的形态修整和鼻翼沟重建是通过清除皮瓣下的瘢痕组织和大部分剩余皮下脂肪来实现的（图 15.9）。继续向深层清除组织，直到暴露出用于构建鼻翼支架的软骨移植物。使用手术刀，以计划的鼻翼沟为中线，在其深方切除一条全厚软骨形成一个软骨槽。该软骨槽两侧应为斜面，通常宽 4 ~ 5 mm，并且要延长至鼻翼沟的全长。注意软骨槽不要做得太窄，因为这可能会导致本该在大部分鼻部中为浅沟壑的鼻翼沟处出现一条凹陷的窄缝。如果软骨切除得过多，可以还原回去一些软骨屑。然后重新覆盖外层皮瓣，并轻轻按压，以判断形态是否理想。若不理想，则可继续切除软组织和软骨，直到重建的鼻翼沟在外形上与对侧完全相同。使用 5-0 聚丙烯缝线间断缝合皮肤，关闭皮肤切口。将一个牙科棉卷纵向切开用作支持敷料。使用 4-0 聚丙烯缝线从鼻翼沟两侧间断穿过鼻部皮肤全层，将支持敷

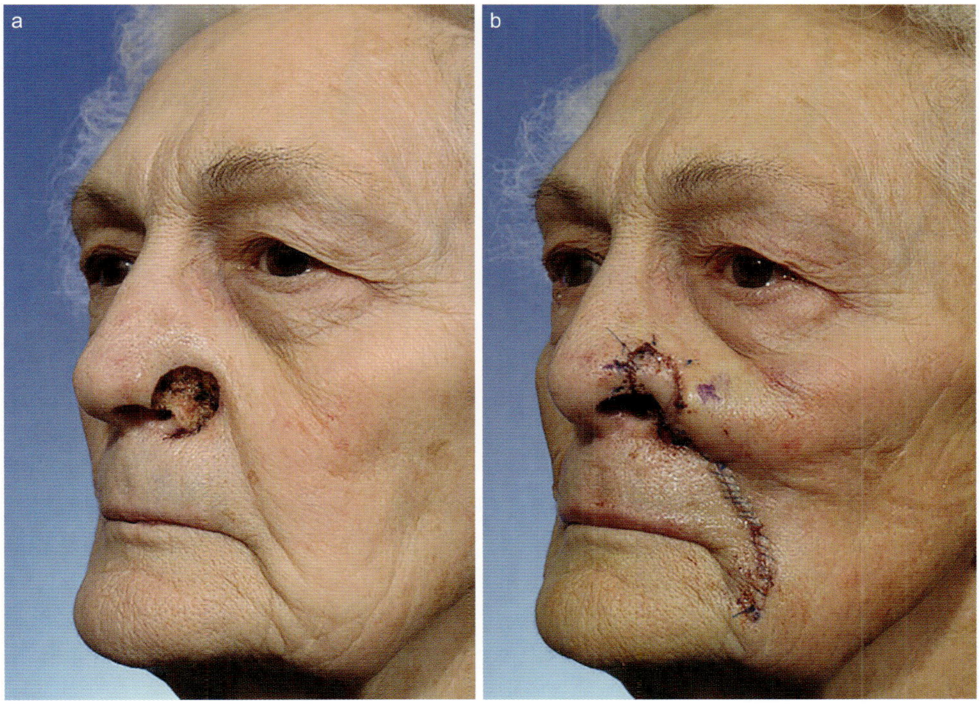

图 15.6　（a）鼻翼皮肤缺损超过翼面沟，累及颊部内侧。（b）带皮下组织蒂的岛状插入鼻唇沟皮瓣，蒂部从颊部皮肤下穿过，用于再造鼻翼缺损

料固定在再造的鼻翼沟上（图 15.9），然后将缝合线轻轻地系在牙科棉卷上。因为术后会出现组织水肿，因此过紧的缝合可能会导致皮肤坏死。该棉卷可以有效地消除潜在的死腔，增强止血效果，并维持鼻翼沟的形态。术后第 5 天可以将该棉卷与皮肤缝合线一起拆除。

再造累及鼻翼缘的全层缺损可能造成鼻孔边缘过厚，导致两个鼻翼的厚度明显不同。这个问题对于鼻孔缘皮肤较纤薄的患者来说尤为严重。这时通过上述步骤来修薄鼻翼边缘可能就不合适了，需要在再造鼻翼的边缘进行更为直接的手术操作（图 15.10）。在这种情况下，沿着鼻孔尾缘的瘢痕内做

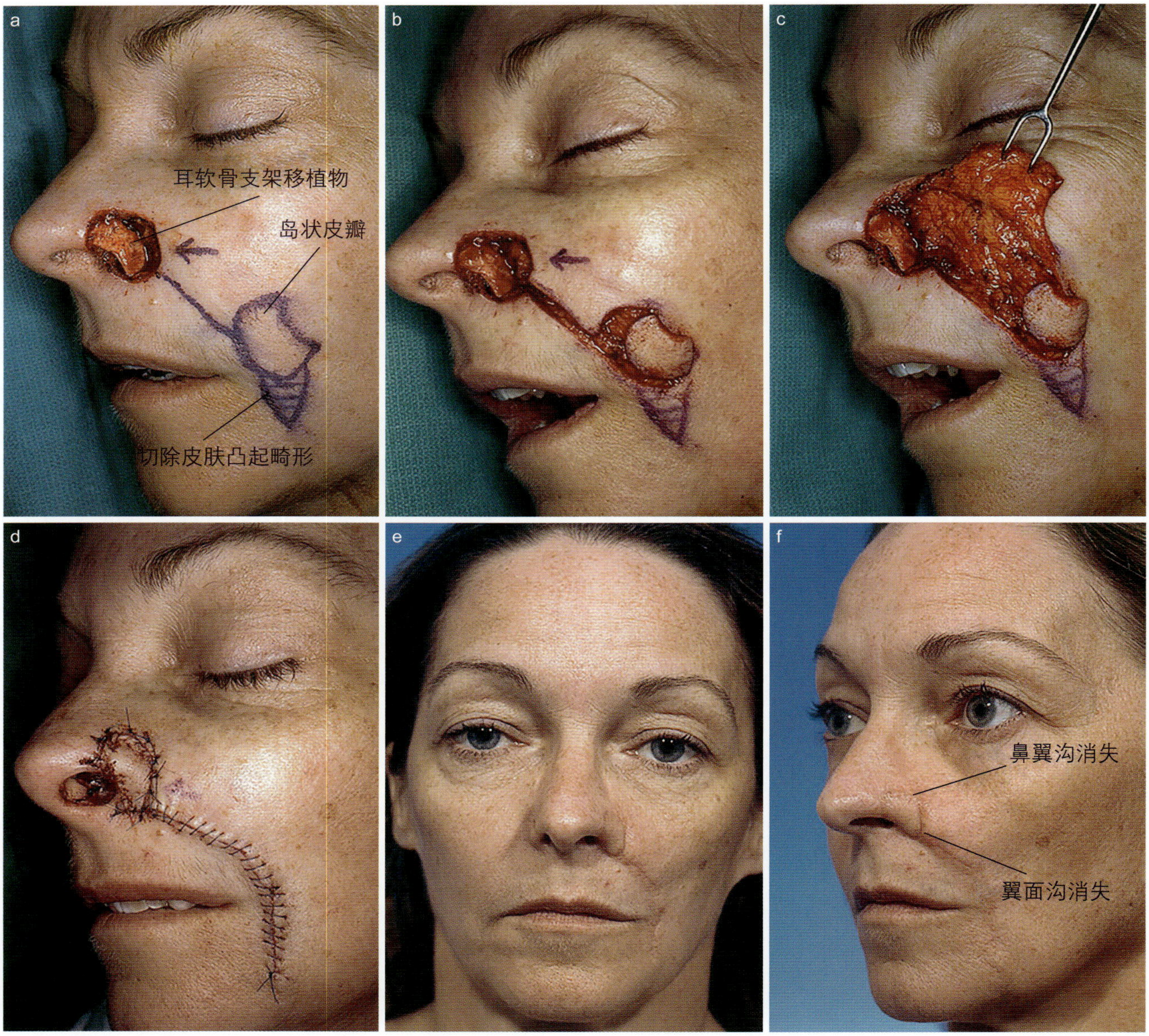

图 15.7 （a）3 cm × 4 cm 鼻翼及颊部内侧的皮肤和软组织缺损。耳软骨移植物就位，作为鼻翼的结构支撑。设计用于再造鼻翼的带皮下组织蒂岛状插入鼻唇沟皮瓣。箭头所示为预计用于修复颊部内侧缺损的颊部推进皮瓣。标记出将在供区伤口修复时切除的皮肤凸起畸形。（b, c）切取推进皮瓣并翻向上方。（d）将岛状皮瓣转位至鼻翼。推进颊部皮瓣并缝合。（e, f）图 15.7 所示患者术后 2 个月。翼面沟被岛状皮瓣蒂掩盖住了。（g）需要行形态修整术的鼻翼区域用实线标记，推进皮瓣用虚线标记。（h）清除皮下组织，对鼻翼及颊部内侧行形态修整。（i, j）使用支撑棉卷维持再造翼面沟的形态。（k ~ n）术前和形态修整术后 3 个月（选自 Baker[27]，第 27 章图 22）

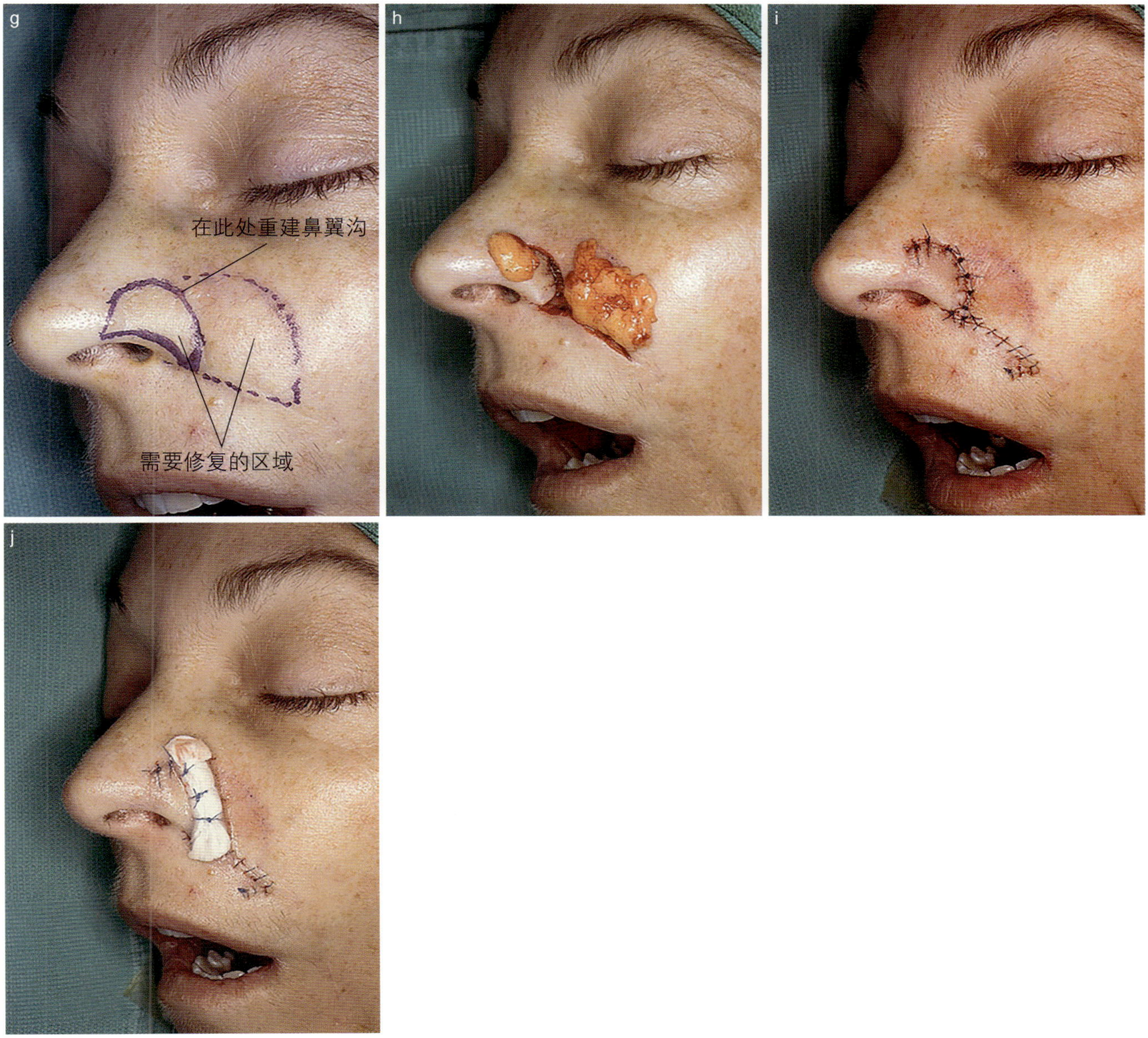

图 15.7 （续）

一个切口，通过切除增厚鼻翼内的深层软组织使鼻翼变薄。在鼻翼缘处可能需要切除一个较窄的椭圆形皮瓣，以使鼻孔边缘足够窄。在极少数情况下，当鼻孔缘的位置比理想的要低时，可能也需要切除部分皮肤以抬高鼻翼缘的位置。对皮肤切割处或切口处使用 6.0 尼龙或聚丙烯缝线单纯连续皮肤缝合全层，关闭伤口。通过放置鼻内敷料包来消除由于切除组织而在鼻翼内层和外层皮肤之间形成的死腔。该鼻内敷料包由一个牙科棉卷组成，置于鼻前庭内部，外层再轻压一个压迫敷料。术后第一天取出敷料。或者也可以使用 5.0 快速可吸收肠线褥式缝合穿过鼻翼皮肤和鼻内前庭皮肤全层，消除死腔。在极个别情况下，还会使用鼻内支架维持鼻孔的形状。

鼻部皮瓣的形态修整

双叶皮瓣是最常见的用于鼻部重建的鼻部皮瓣

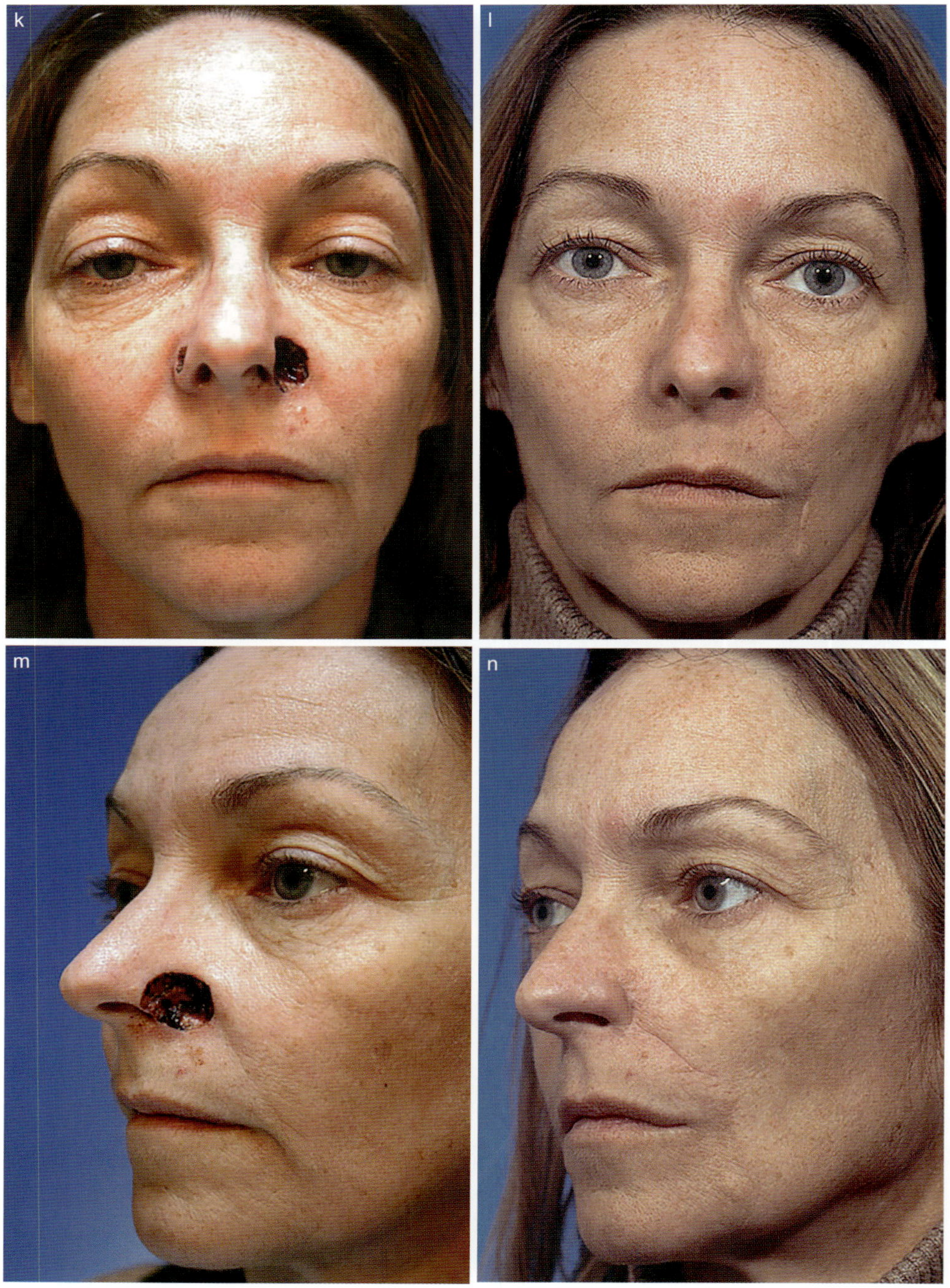

图 15.7 （续）

（参见第 10 章）。在皮瓣转移时，可以将该皮瓣安全地修薄至理想厚度。当与缺损相邻的皮肤非常薄时，首先修薄皮瓣第一叶下的肌肉和筋膜层，以避免产生厚度差异。与其他转位鼻部皮瓣一样，双叶皮瓣通常会在术后约 3 个月出现地窖门畸形。畸形造成的形态臃肿可能会随着时间的推移而消退，或者可在术后每 2～4 个月皮下注射小剂量可的松进行干预。若畸形一直存在，则不能通过表面手术操作（例如磨皮术）进行矫正，而需要对其进行形态修整术，包括对皮瓣皮肤下组织广泛游离以及去除下方的瘢痕组织（图 15.11）。当皮瓣和鼻部皮肤之间的瘢痕呈曲线状时，通过联合使用多次小型 Z-成形术，可能也有助于皮瓣和鼻部皮肤之间的融合（图 15.12）。首先切除皮瓣部分瘢痕边界的地窖门畸形，然后在瘢痕两侧的筋膜下 1.0 cm 深度的解剖平面中进行游离，最后将 Z- 成形术形成的三角形皮瓣换位并缝合固定。

大部分由局部鼻部皮瓣移植导致的地窖门畸形，以及对皮下注射可的松干预无反应的地窖门畸形，通常都会使用形态修整联合 Z- 成形术进行修复。一般情况下，会沿着瘢痕设计多次 Z- 成形术（图 15.13）。每个 Z- 成形术形成的三角形皮瓣的长度大约是 5 mm，顶角角度为 30° ~40° 。完成 Z- 成形术切口后，对地窖门畸形区域皮肤进行游离，清除皮下瘢痕组织和多余皮下脂肪。然后对 Z- 成形术切出的三角形皮瓣进行换位，并在每个皮瓣顶点使用 6-0 缝线做一针单纯皮肤缝合固定。该手术很少进行皮肤深层缝合。伤口剩下的部分则使用

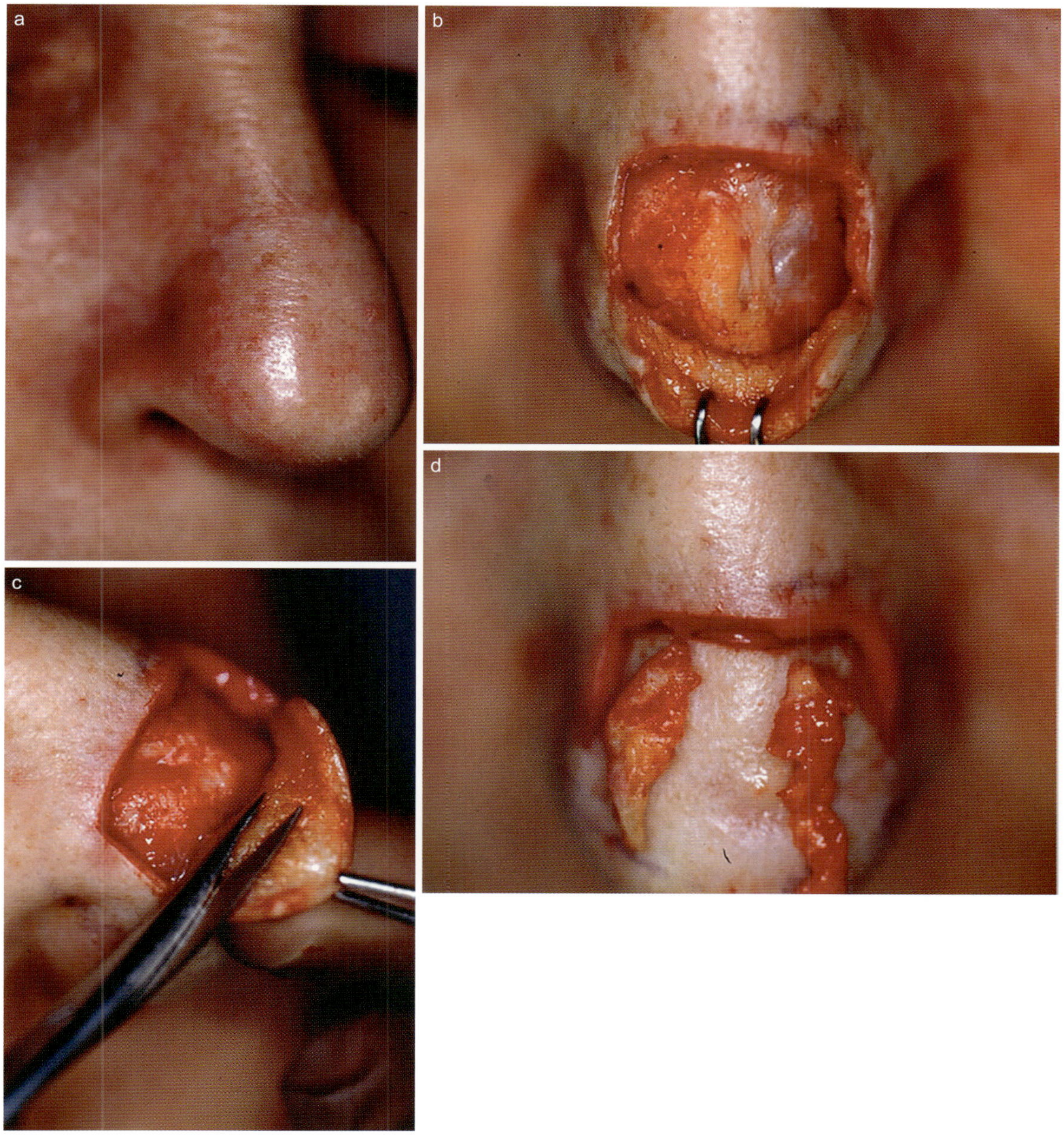

图 15.8 （a）形态修整术前，皮瓣形态臃肿。（b）将皮瓣自浅表皮下组织层掀起。清除黏附在下面鼻软骨上的脂肪。（c）使用虹膜剪清除皮瓣额外的真皮下脂肪。（d）清除脂肪及真皮下瘢痕后，形态修整术完成。（e, f）图 15.8a 所示患者，修复鼻尖的前额旁正中皮瓣做形态修整术之前和术后 3 个月

图 15.8（续）

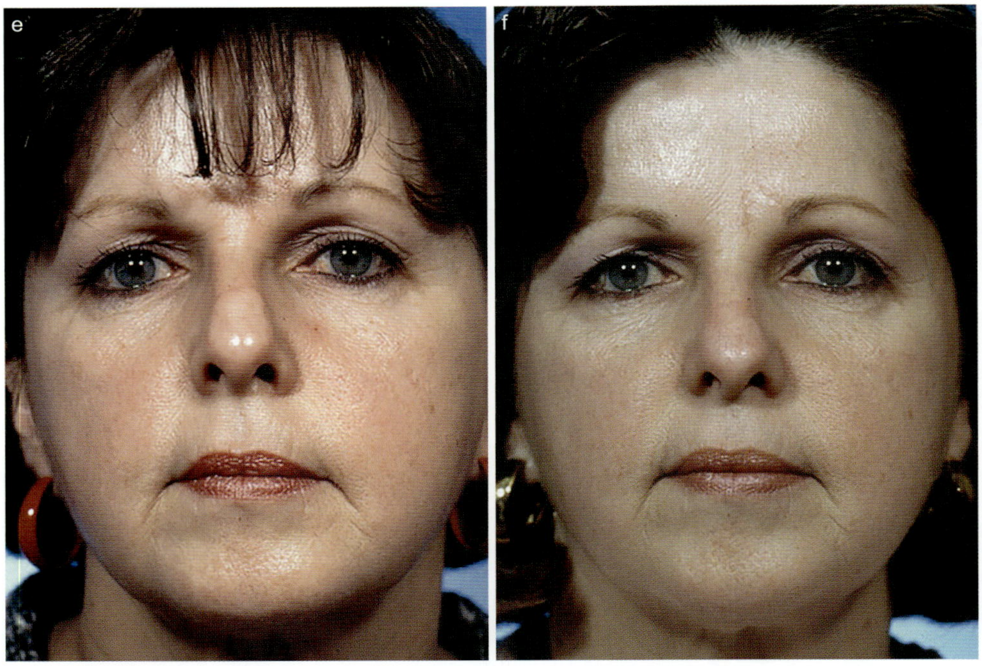

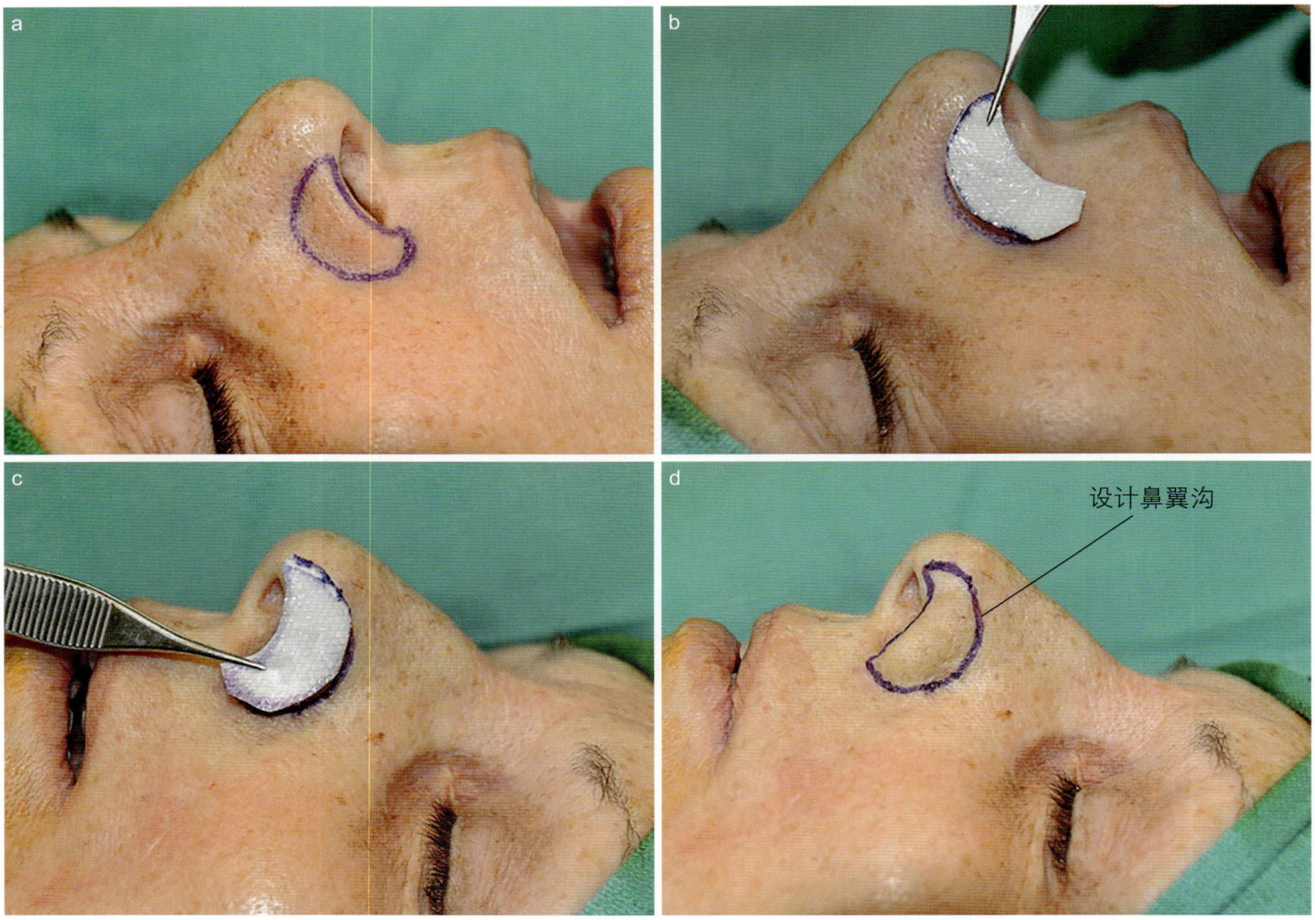

图 15.9 （a, b）使用对侧鼻翼制作模板用于再造患侧鼻翼。（c, d）将模板翻转，用于标记出预计鼻翼沟的位置。（e）在鼻翼沟标记线内做切口。将皮瓣自真皮下层掀起。（f）清除皮下脂肪和瘢痕，暴露耳软骨鼻翼支架移植物。（g）沿鼻翼沟的轴线对组织进行挖掘，包括瘢痕和部分软骨移植物。（h, i）修复切口。注意鼻翼形态和再造的鼻翼沟形态得到了改善。全层支撑缝线跨过再造鼻翼沟两侧，将支撑敷料沿鼻翼沟固定

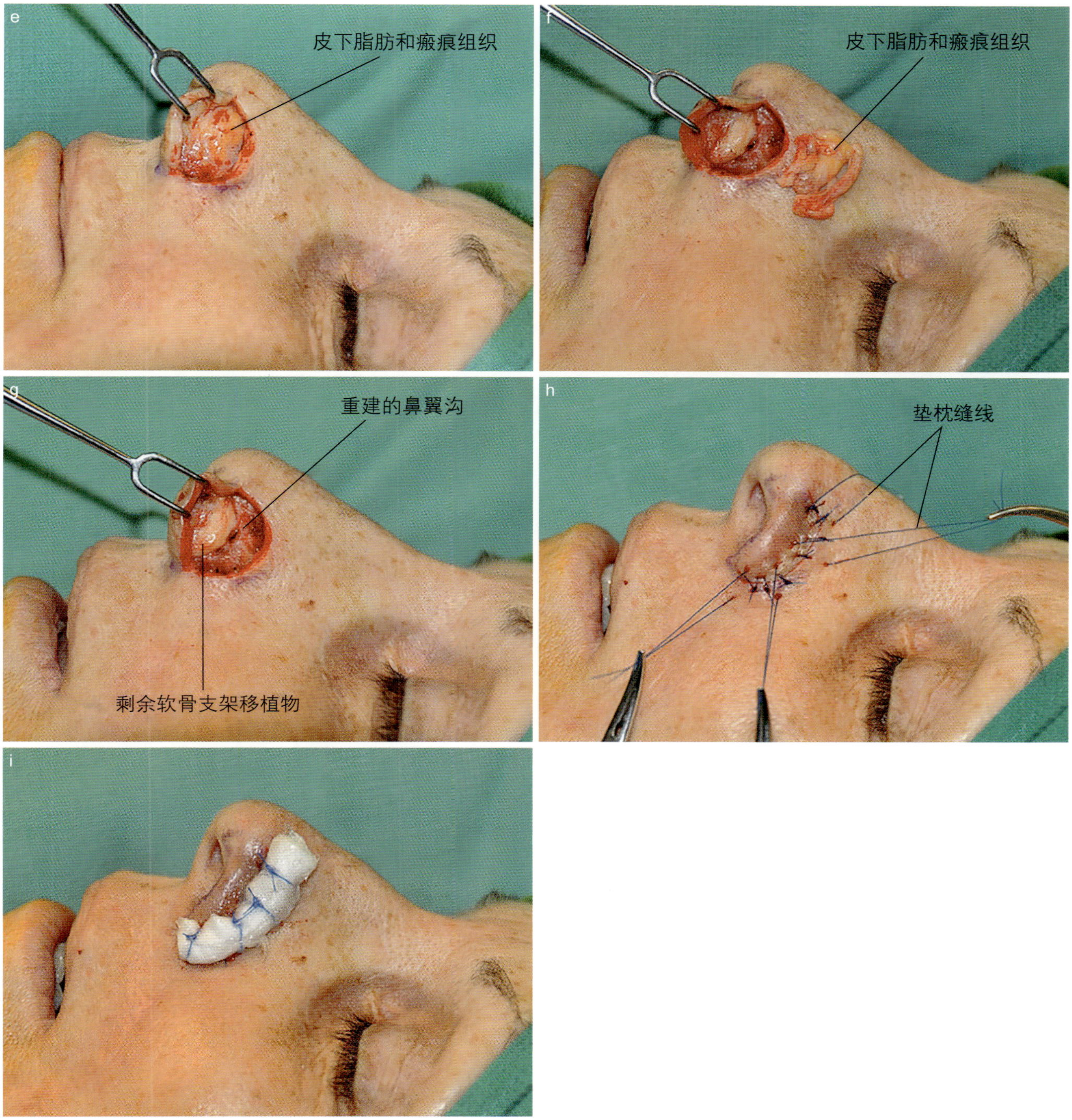

图 15.9（续）

5-0 或 6-0 的聚丙烯缝线间断单纯缝合或者垂直褥式缝合。通常情况下会使用压迫敷料来消除死腔并降低皮瓣下出血的风险（图 15.14）。使用标准方式护理伤口，并在手术后 5 ~ 7 天拆线。瘢痕修复后 6 ~ 8 周可对瘢痕和邻近皮肤进行磨皮术。

矫正形态凹陷畸形

对于鼻部皮肤较薄的患者来说，修整插入鼻部覆盖皮瓣的形态更加困难。因为为了防止皮瓣形态异常，从皮瓣下方切除瘢痕组织和皮下脂肪的操作必须更加精细。图 15.15 所示的案例体现了对鼻部皮肤较薄的患者进行形态修整术所面临的挑战。在本案例中，使用插入前额旁正中皮瓣修复两个互相独立的鼻部皮肤缺损。因为缺损累及了鼻尖和右侧鼻翼，考虑到缺损的大小，作者将两个缺损之间的鼻部皮肤切除，然后使用一个外覆皮瓣修复鼻尖和鼻翼。在皮瓣断蒂嵌入后，患者出现了地窖门畸形，明显需要对皮瓣进行形态修整。因此在皮瓣嵌

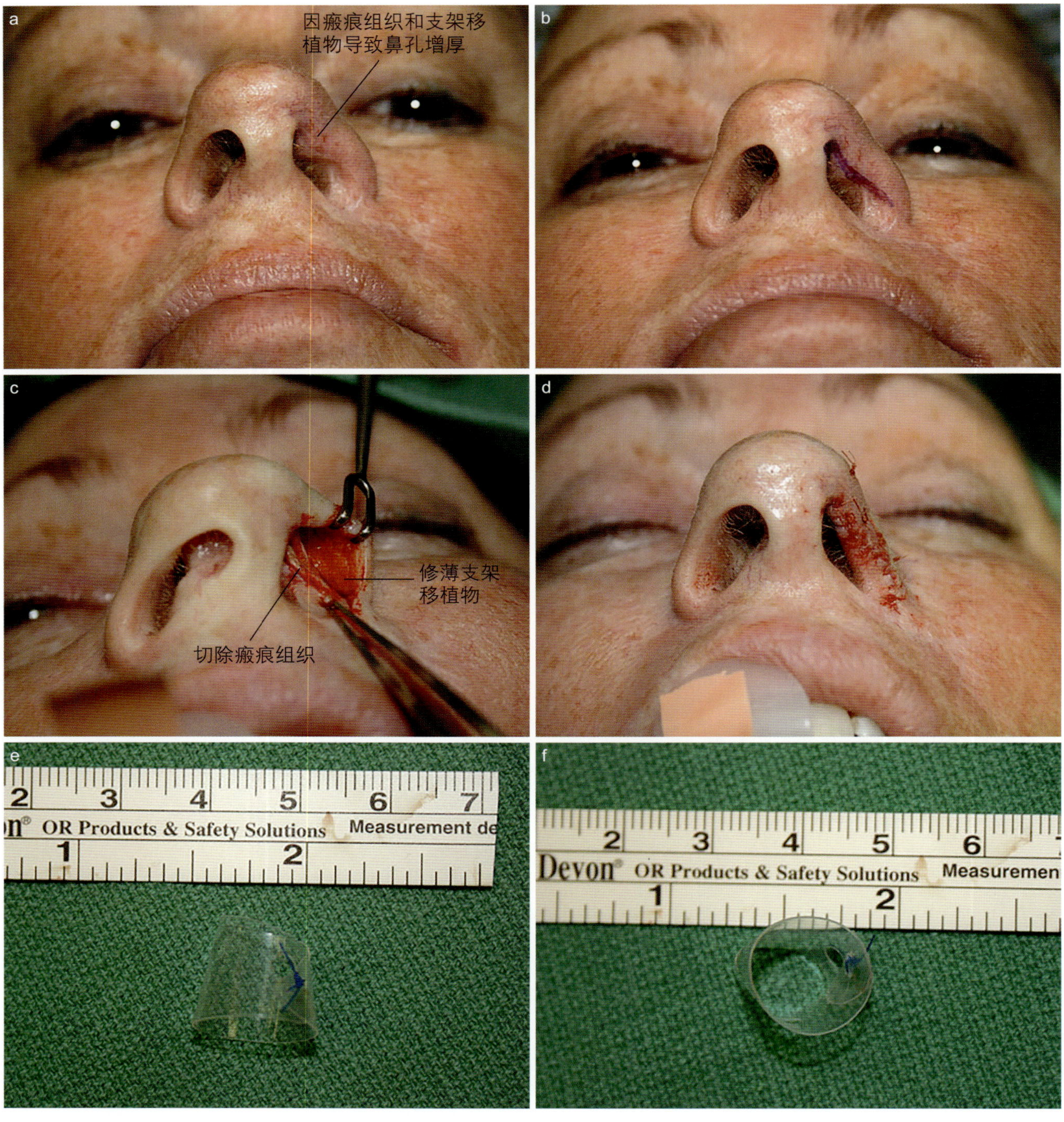

图 15.10 （a）患者的左侧鼻翼经过再造。增厚的鼻孔缘部分阻塞了鼻气道。（b）蓝线标记为计划切口，切口位于再造鼻翼的外覆皮瓣下缘。（c，d）切除瘢痕并修薄支架移植物，对鼻孔缘进行形态修整。（e，f）使用塑料鼻中隔夹板制作的鼻孔支撑物。（g）将支撑物置于再造的鼻孔内

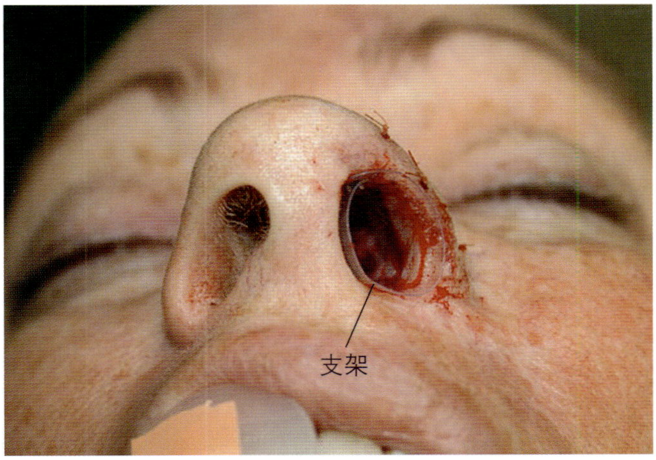

图 15.10 （续）

入手术后 3 个月，作者对患者进行了形态修整术（图 15.16）。除了修薄皮瓣之外，还对鼻尖进行了精修，通过修剪鼻翼外侧脚的头端边缘，并且使用一针跨外侧脚的缝线来缩小鼻尖宽度。术后，患者鼻尖左侧的穹窿处出现了一个形态凹陷，并在鼻侧壁尾端皮瓣皮肤和原生皮肤的交界处形成了一个凹陷瘢痕。这就需要在第一次形态修整术后 4 个月进行第二次修整手术（图 15.17）。通过在覆盖左穹顶的皮肤下嵌入一个小的脂肪移植物来矫正形态凹陷，然后沿瘢痕进行两次 Z- 成形术矫正凹陷的瘢痕。这个案例说明，在皮瓣嵌入后，有时需要进行不止一次的形态修整手术才能达到最佳的美学效果。

相较于使用鼻部皮瓣或全厚皮片，使用插入颊部皮瓣或前额皮瓣进行鼻再造在术后更少出现形态凹陷的情况。多数情况下，鼻部皮瓣容易出现形态凹陷，是因为皮瓣的厚度与其修复的鼻缺损周围皮肤厚度不完全匹配。最常见的形态异常和凹陷出现在用于修复鼻部缺损的皮肤移植物下。

不过，许多形态凹陷会随着时间推移或者经表面重塑手术（如磨皮术）而得到极大改善。如果转移皮瓣或全厚皮片至鼻部后，形态凹陷持续存在，则可以通过将皮肤同种异体移植物或颞肌筋膜移植物置于皮瓣或皮片深层来改善。在美学鼻整形术中，作者经常使用颞肌筋膜移植物，通过将其固定于鼻尖软骨上，可帮助掩盖皮肤较薄患者的鼻翼软骨边界（图 15.18）。当使用颞肌筋膜来矫正移植物或皮瓣下面的凹陷时，首先在皮瓣或移植物的边缘做切口，然后使用小的 Metzenbaum 剪刀在凹陷或不规则区域下做一个皮下组织袋。将同种异体移植物或筋膜薄片放入皮下组织袋内，并相互堆叠直至达到期望的轮廓高度。矫正的高度应略微过高，以补偿愈合过程中机体对移植物的少量吸收。当使用这种植入物时，应在围术期给予抗葡萄球菌抗生素治疗。更深的轮廓凹陷则可以通过在受累区域的皮肤下方嵌入经塑形的软骨移植物来纠正。在皮肤较薄的患者中，可以使用颞肌筋膜覆盖软骨移植物，以防止术后移植处可见软骨移植物边界（图 15.19）。

缩小鼻翼底

在鼻翼缺损修复后，可能会在修复侧和原生侧鼻翼之间出现鼻孔大小或鼻翼张开程度的差异。不对称现象大多数是重建侧鼻孔小于其对侧鼻孔。在大多数病例中，只要原生鼻孔不是过窄，就可以通过单侧鼻翼底全层缩小术来减小原生侧鼻孔的尺寸以匹配重建侧。在比较少见的情况中，两侧鼻孔尺寸相似，但再造鼻翼的张开程度小于对侧。在这种情况下，通过从原生侧鼻翼底切除一块三角楔形组织，可以减小原生侧鼻翼的张开度。要注意在手术过程中不要将切口延伸到鼻前庭皮肤（图 15.20）。无论是减小鼻孔大小还是缩小鼻翼张开度，都应保留翼面沟内侧大约 1 mm 的鼻翼皮肤。首先对待切除的三角区域用手术记号笔标记，然后用 11 号手术刀进行切除（图 15.21）。当手术刀穿过鼻孔游离缘时，刀片稍微转动以使切口逐渐变窄。这样就在鼻孔游离缘处形成了一个小皮肤凸起，有利于此处伤口闭合时更好地外翻，从而在鼻翼底和鼻槛之间实现无缝过渡（图 15.22 和图 15.23）。使用 4.0

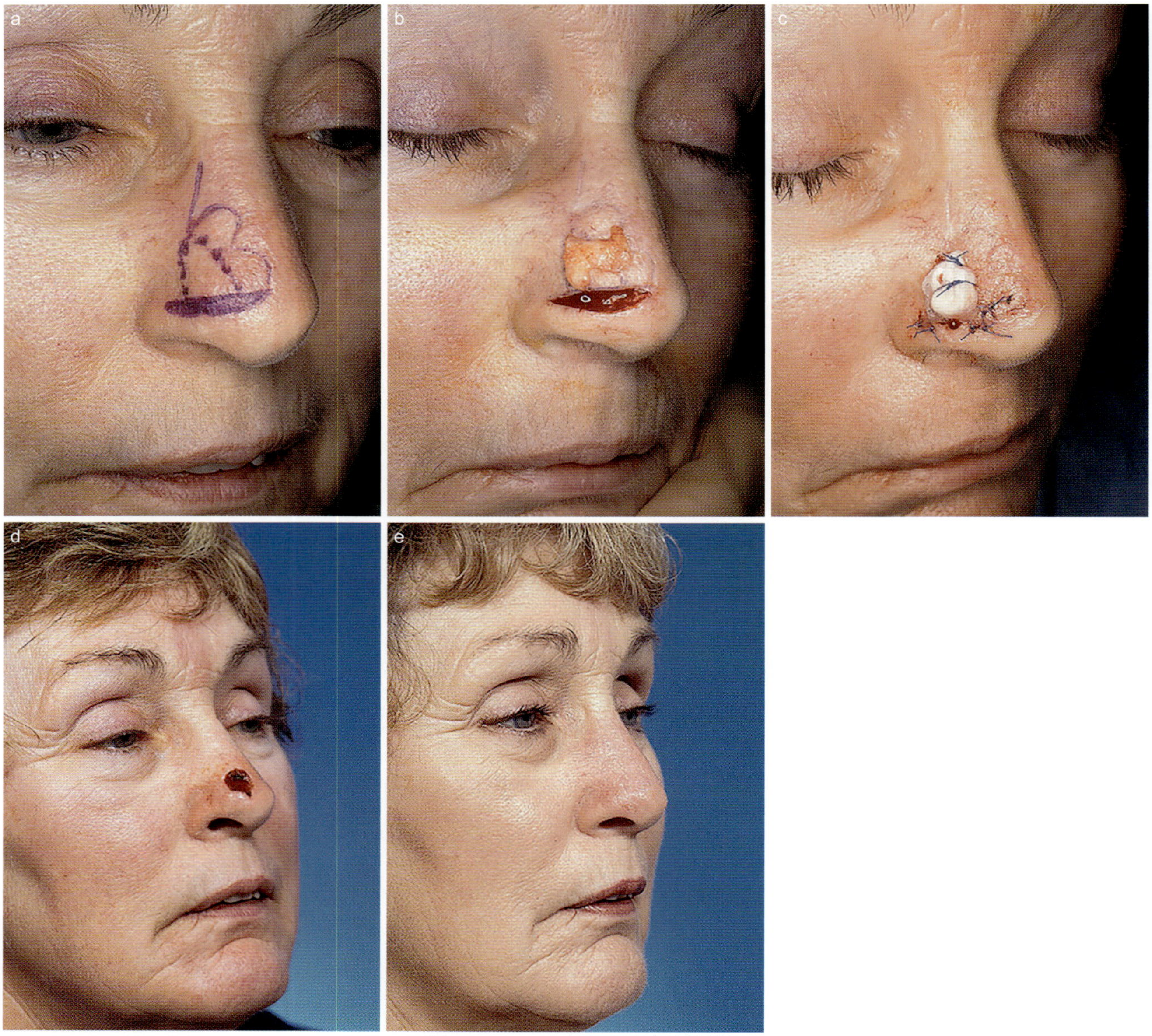

图 15.11 （a）蓝色实线标记出的双叶鼻部皮瓣愈合后的瘢痕边缘。皮瓣下缘较宽的蓝色线标记的为预计行切除及两次 Z- 成形术的凹陷瘢痕。地窖门畸形使用虚线标记。（b）在皮瓣下缘的瘢痕内做切口以修整皮瓣形态。清除待修整区域皮下组织。（c）在修整皮瓣形态时所做的下缘切口处进行两次 Z- 成形术。（d, e）图 15.11a 所示患者在使用双叶鼻部皮瓣前，以及对皮瓣进行形态修整术后 6 个月（选自 Baker[27]，第 27 章图 26）

PDO 线行一针单纯深层缝合关闭伤口。检查鼻底是否对称，然后使用 5.0 快速可吸收肠线多次垂直褥式缝合完成整个修复过程。作者通常还会使用组织黏合剂来帮助关闭皮肤切口（图 15.23）。这种方式减少了伤口闭合所需的缝线的数量，并降低了在鼻翼底较厚皮肤中形成缝合痕迹的风险。

矫正鼻翼切迹

尽管使用了软骨鼻翼缘移植物作为鼻翼支架，但是在鼻翼再造后还是可能发生鼻翼切迹或退缩。这种情况在外覆皮瓣或衬里皮瓣的远端部分发生坏死时最为常见。使用皮瓣或皮片再造软三角也可能

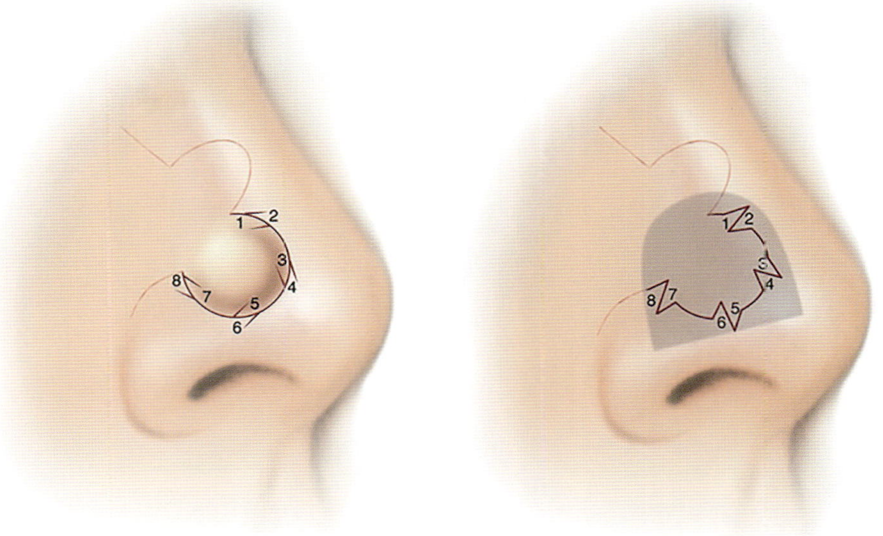

图 15.12　通过游离皮瓣及相邻皮肤（阴影区域）并采用多次 Z- 成形术，修正地窖门畸形

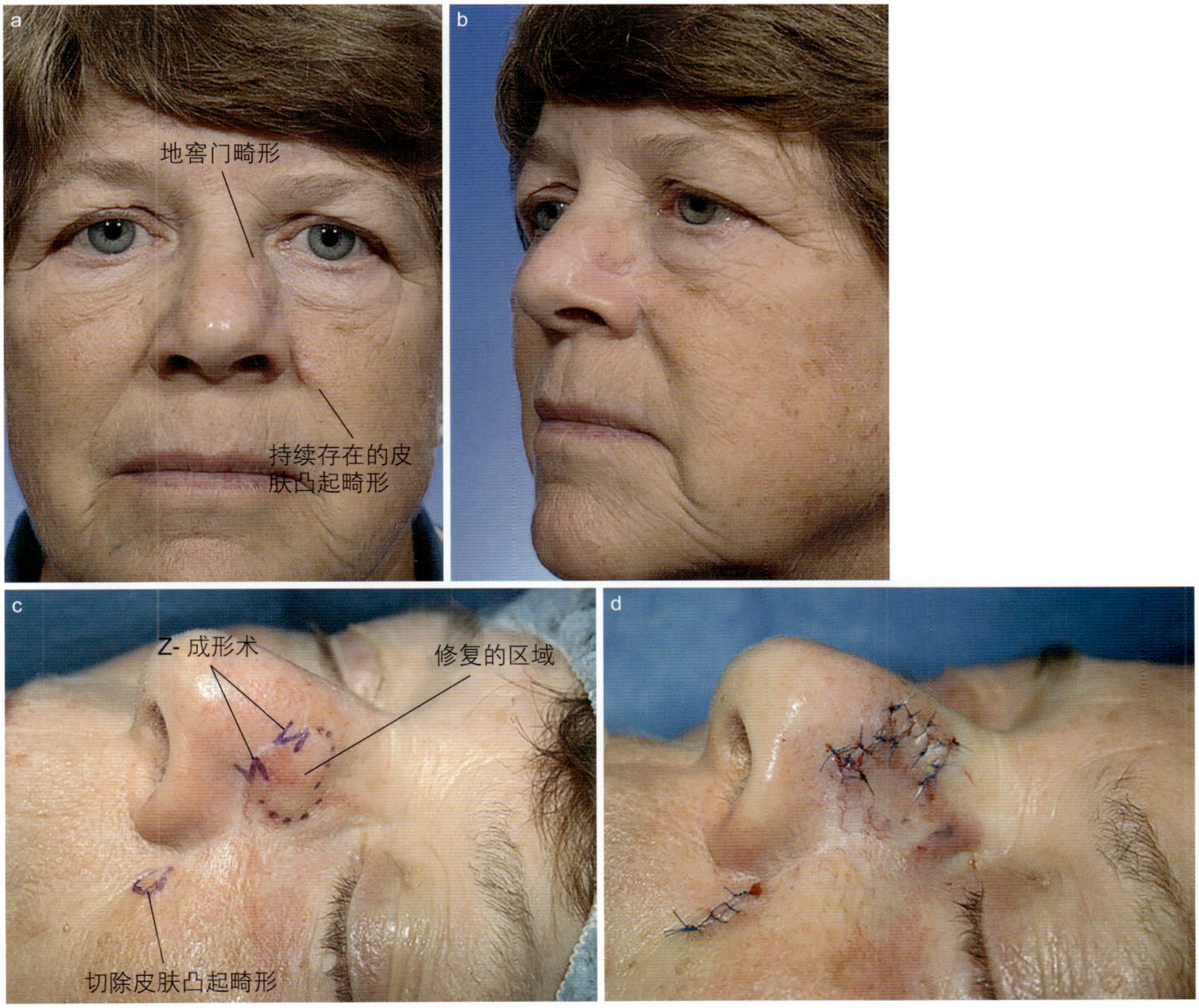

图 15.13　（a, b）使用转位颊部皮瓣修复鼻侧壁缺损后，在颊部供区瘢痕处形成的地窖门畸形和持续性的皮肤凸起畸形。（c）虚线所示为需要游离的皮瓣。（d）行皮瓣形态修整术和 Z- 成形术后。（e, f）形态修整术后 7 个月

图 15.13 （续）

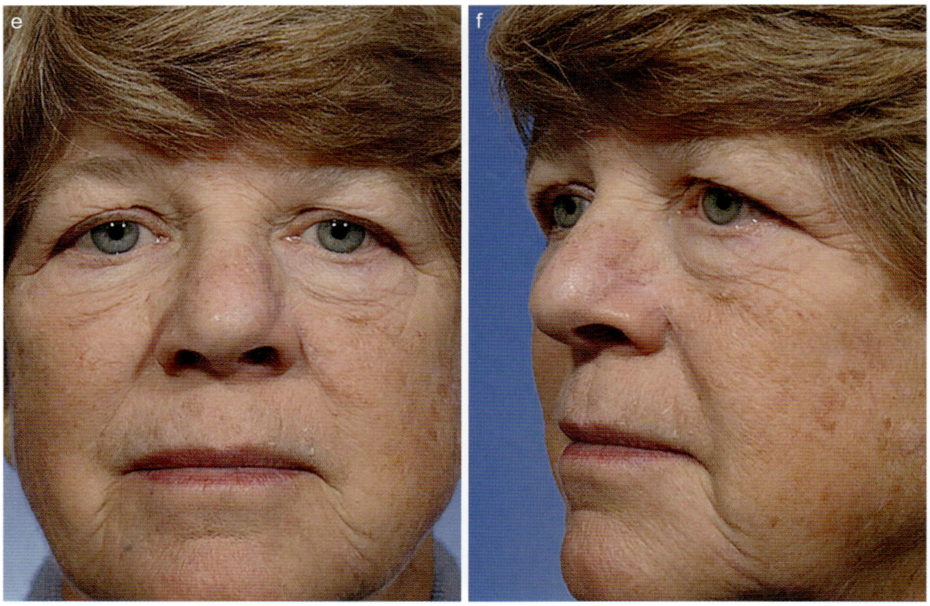

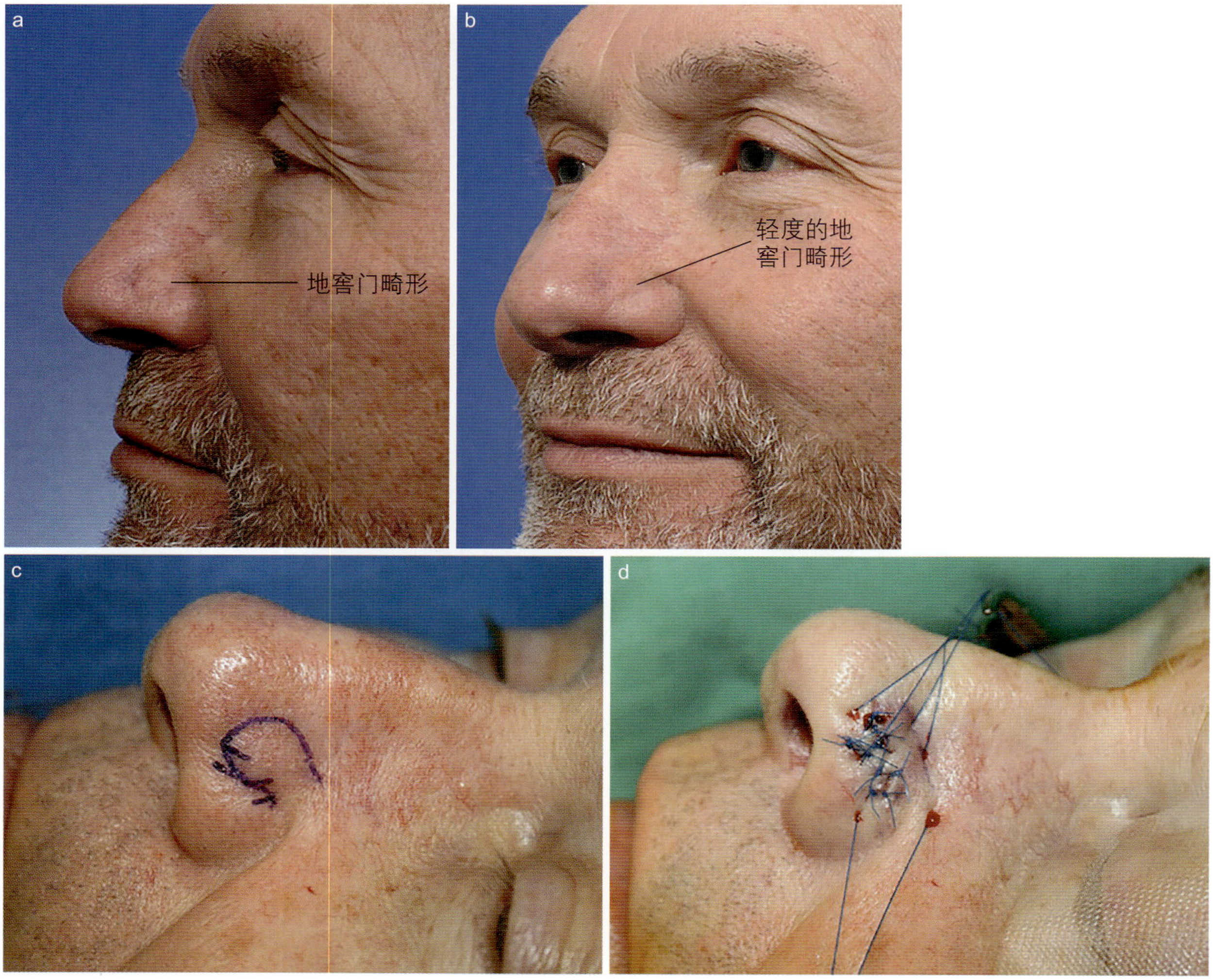

图 15.14 （a, b）使用双叶鼻部皮瓣修复鼻侧壁尾段皮肤缺损后 6 个月。（c）标记出双叶皮瓣第一叶形成的地窖门畸形的轮廓。在皮瓣尾缘设计 Z- 成形术。（d）完成形态修整术和 Z- 成形术。固定支撑敷料的缝线穿过鼻翼全层。（e）用穿鼻缝线将支撑敷料固定就位。（f～i）术前和形态修整术后 4 个月

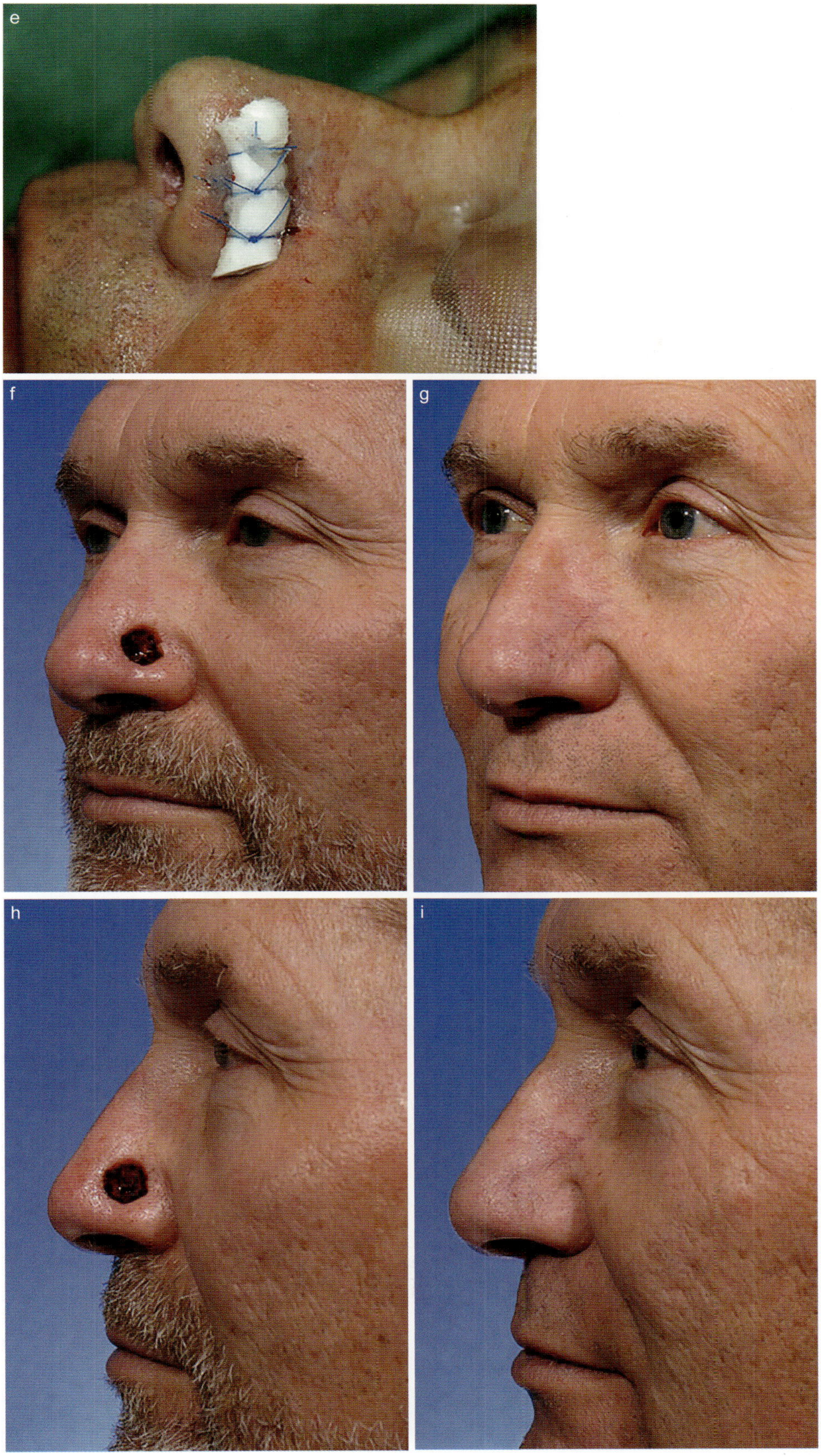

图 15.14 （续）

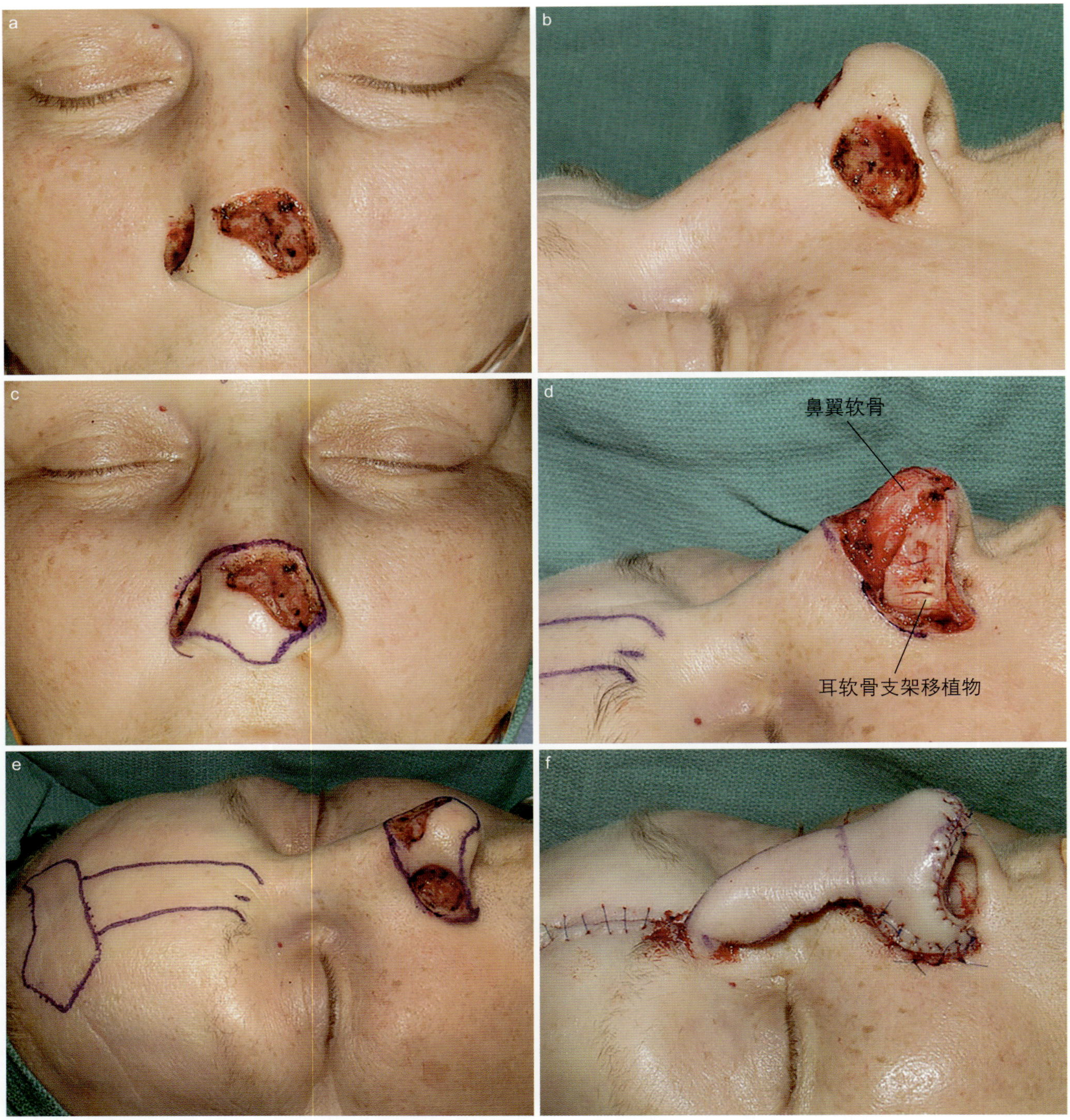

图 15.15 （a, b）切除两处基底细胞癌后留下的鼻尖及鼻翼皮肤缺损。（c, d）切除美学单位内剩余皮肤。耳软骨支架移植物就位。移植物从鼻翼基底延伸到软三角的尾部再到鼻翼软骨下缘。（e, f）设计作为外覆皮瓣的前额旁正中皮瓣，转移至鼻尖和鼻翼。（g～i）皮瓣嵌入后 3 个月。注意出现了地窖门畸形，并导致鼻尖和鼻翼一定程度的形态扭曲

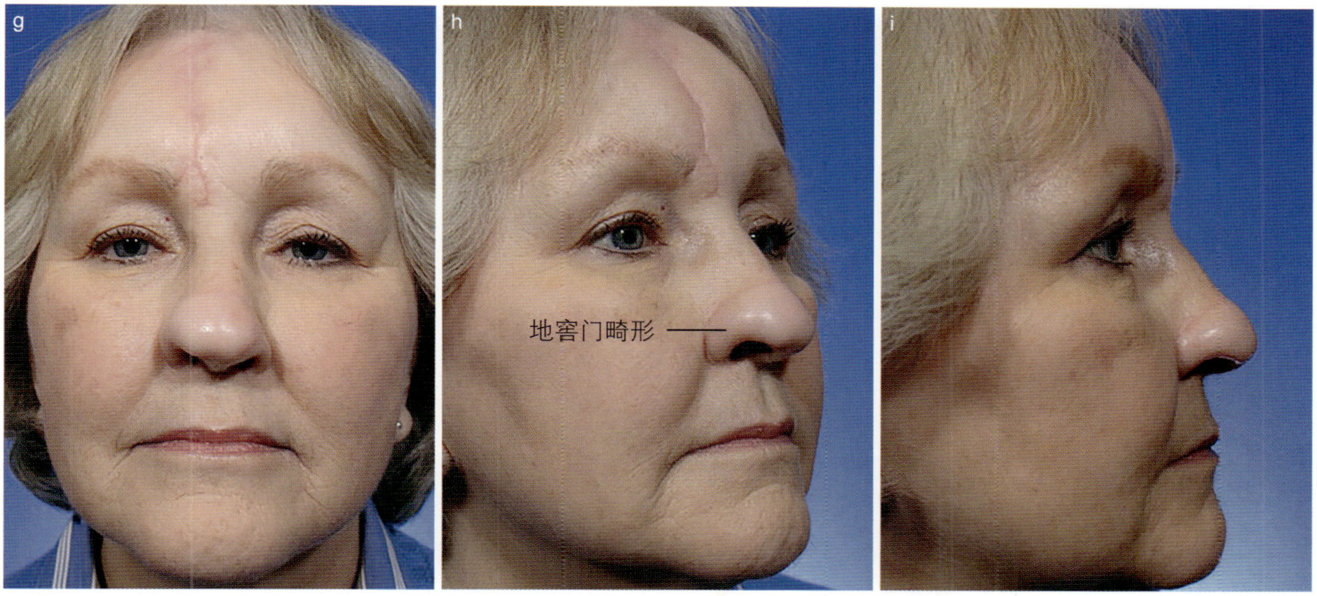

图 15.15 （续）

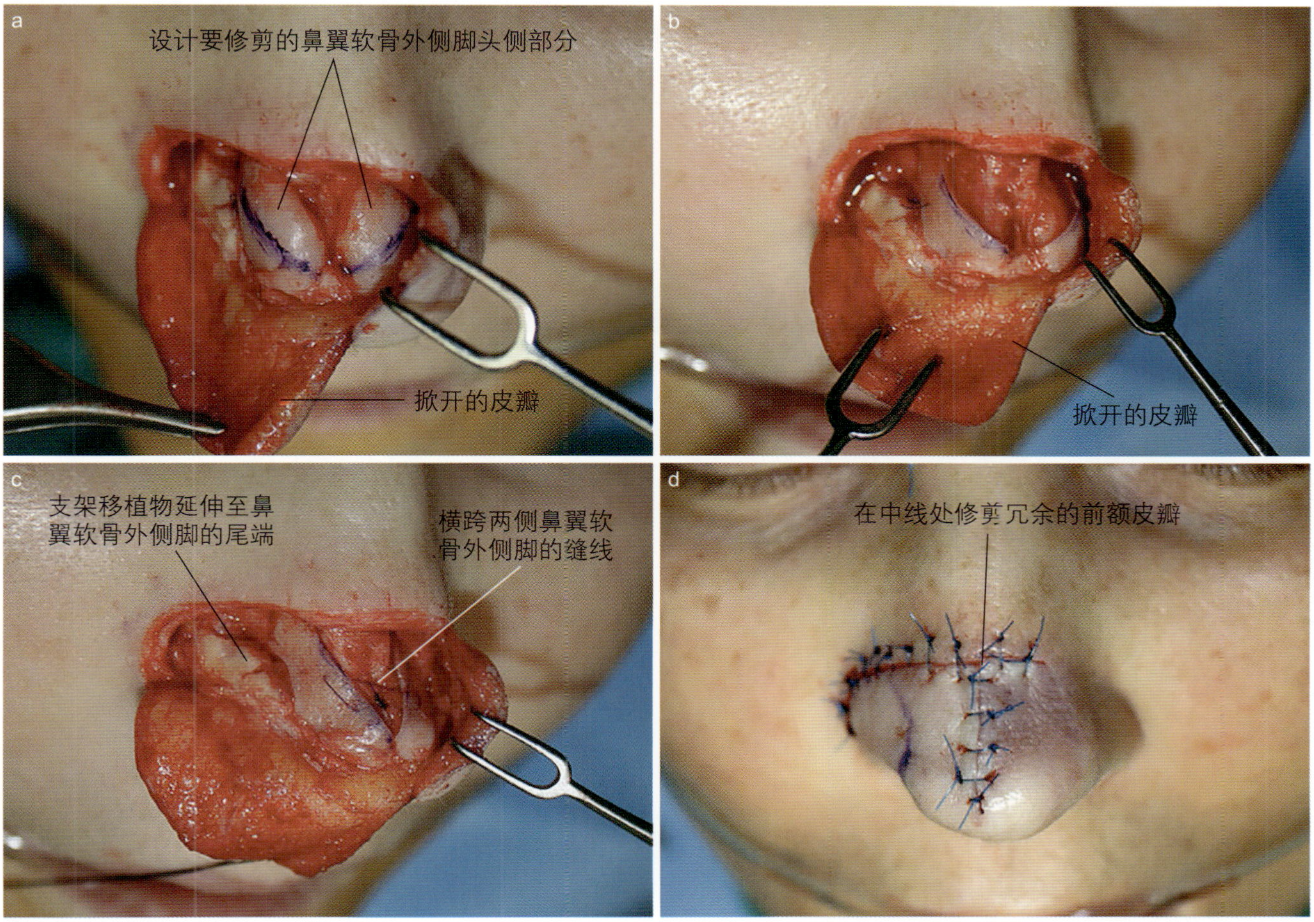

图 15.16 （a~e）皮瓣嵌入后 3 个月，对图 15.15 所示患者行前额皮瓣形态修整术和鼻尖精修。（f, g）形态修整术后 3 个月，可见患者鼻尖左侧穹顶的凹陷以及皮瓣头段凹陷瘢痕

图 15.16 （续）

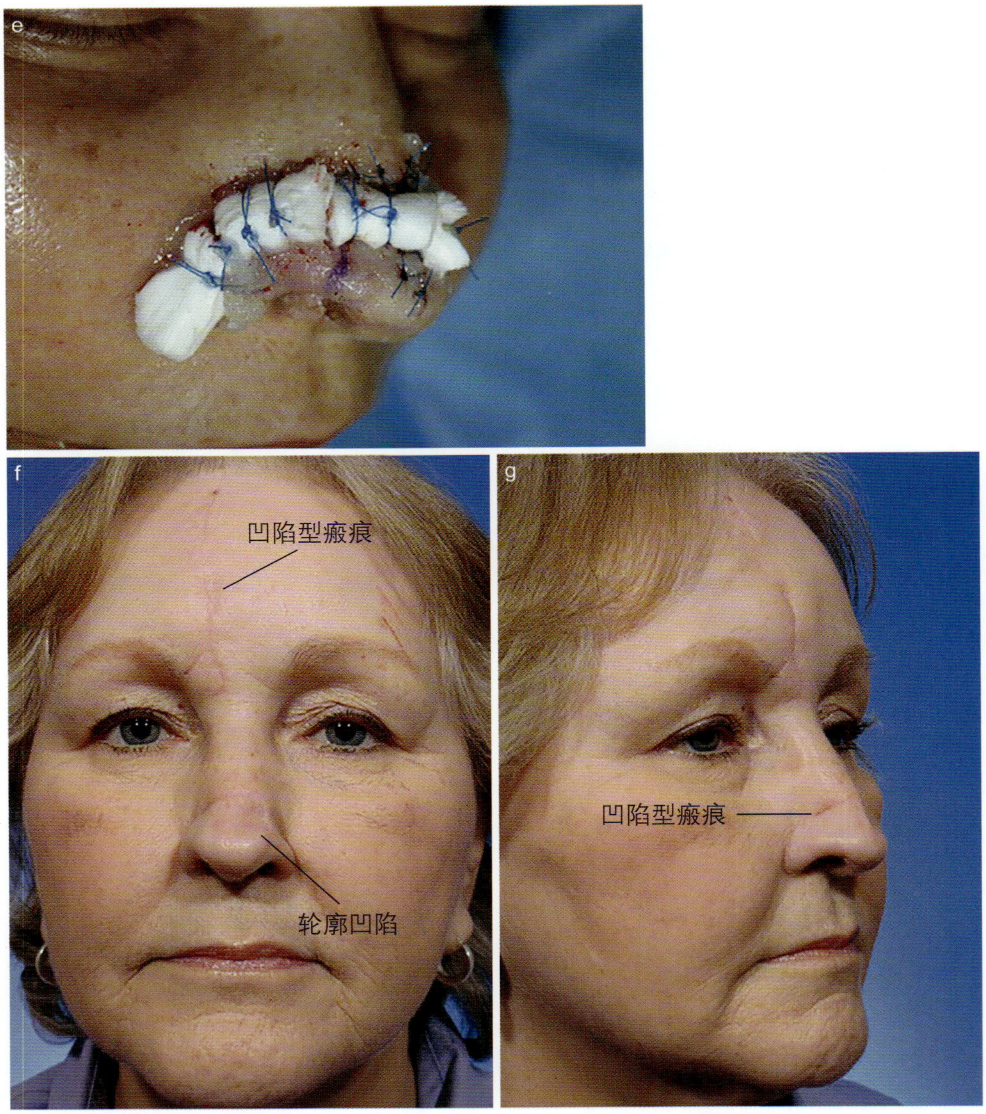

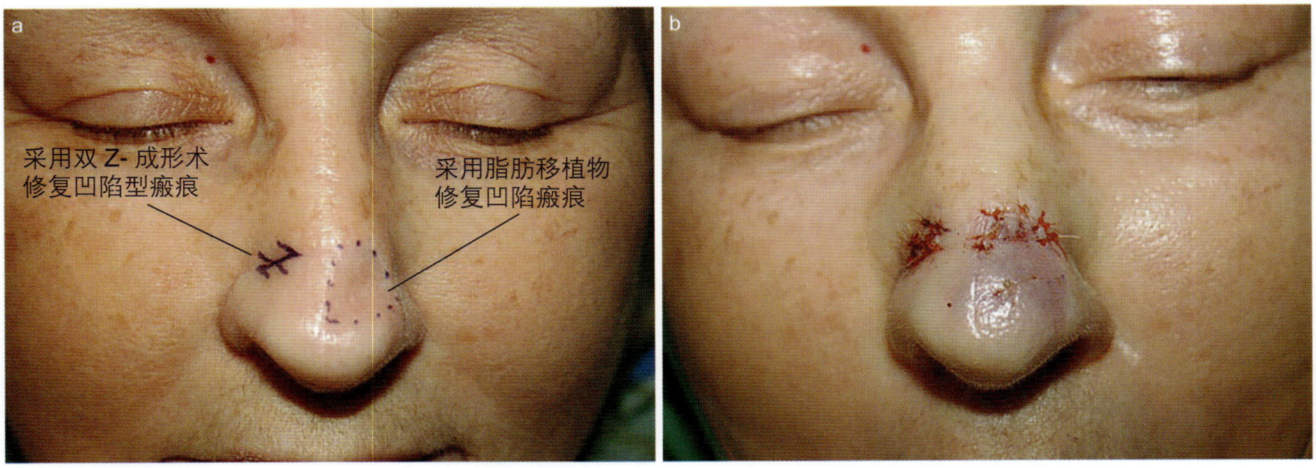

图 15.17 （a, b）修正图 15.15、15.16 所示患者的鼻部形态凹陷及凹陷瘢痕。（c ~ e）修复手术后 2 个月

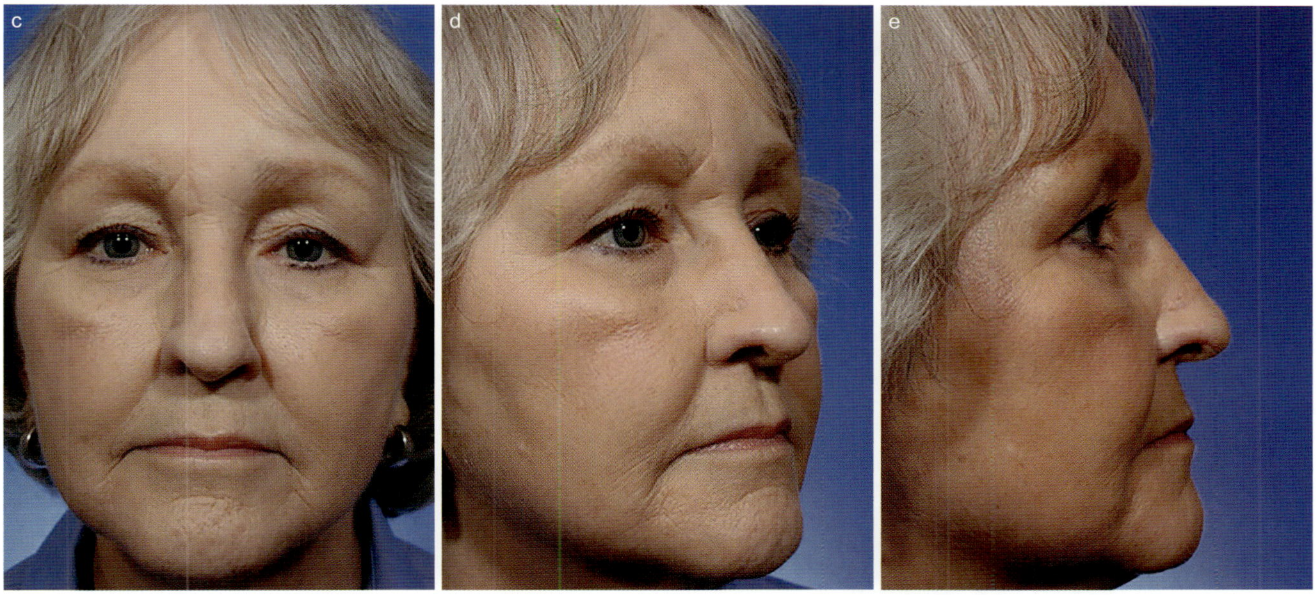

图 15.17（续）

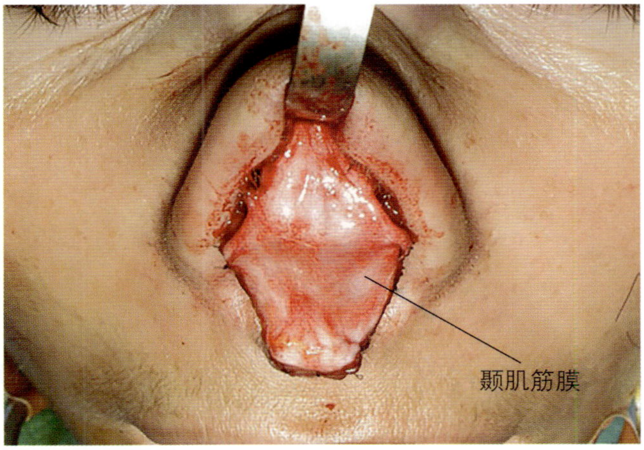

图 15.18　在美学鼻整形术中，使用颞肌筋膜覆盖鼻翼软骨

导致鼻孔边缘的切迹。如果切迹不严重，可以采用 Z- 成形术进行矫正（图 15.24）。将 Z- 成形术中间的切口置于鼻翼切迹的纵轴上（图 15.25）。在中间切口的两侧切出顶角为 45°～60° 的三角形皮瓣，以构成 Z- 成形术所需要的 Z 字形。将两个皮瓣换位，就可以释放导致切迹的瘢痕收缩力。在少数情况下，在 Z- 成形术皮瓣下方嵌入一小块软骨移植物有利于增强 Z- 成形术所延长的瘢痕。

当鼻翼再造后鼻孔边缘出现较小切迹时，可以在重塑鼻翼沟时对其进行矫正。可以将再造鼻翼沟时修剪下来的软骨用于修补切迹（参见第 13 章和第 20 章）。通过形态修整术的切口，向下游离切迹区皮肤，在切迹区域做一个皮下组织袋以容纳适当尺寸的软骨移植物，从而达到消除切迹的效果。在分离时应注意不要穿透鼻孔边缘的皮肤。如不慎穿透，需在移植软骨移植物之前仔细修复被撕裂的皮肤。如果可能的话，使用 5-0 可吸收缝线 8 字缝合，将移植物的上缘固定到鼻翼再造时放置的鼻支架移植物的下缘。如果无法做到这一点，则通过穿透移植物两侧鼻翼缘皮肤的经鼻褥式缝合术固定软骨移植物。

更大的鼻孔切迹或者更明显的鼻翼退缩应行独立于形态修整术的额外手术进行修复。首先需要完全游离受累区域的皮肤，然后使用适当大小的耳郭软骨移植物作为鼻孔缘移植物嵌入皮下，使皮肤向下移位（参见第 16 章）。通常情况下，鼻孔边缘皮肤面积不足，因此可能需要以大型旋转皮瓣的形式从鼻侧壁募集鼻部皮肤，或使用插入颊部或前额皮瓣来为切迹处提供足够的皮肤组织（图 15.26）。在上述情况下，通常不太可能将重建的鼻翼边缘降下到理想的位置。

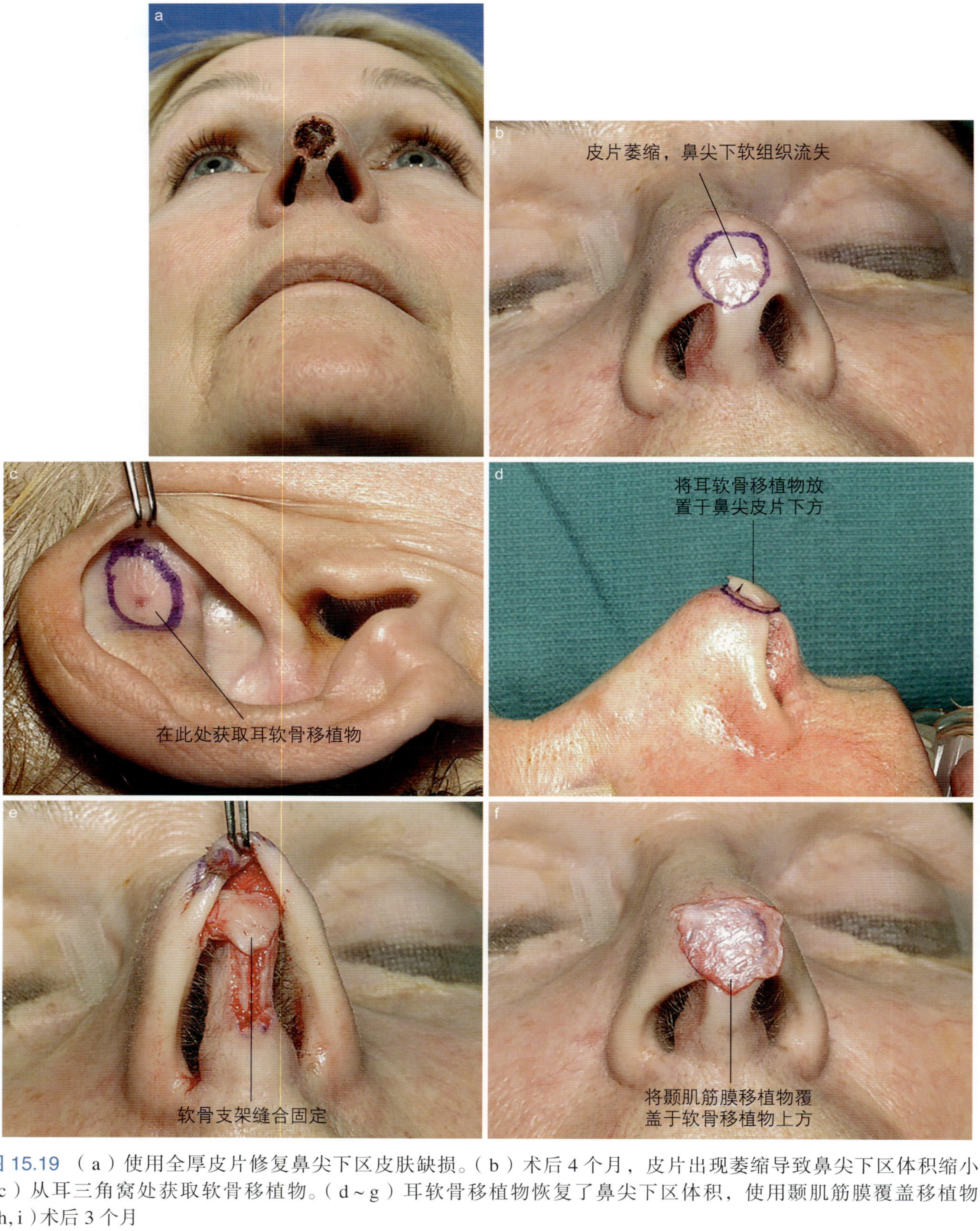

图 15.19 （a）使用全厚皮片修复鼻尖下区皮肤缺损。（b）术后 4 个月，皮片出现萎缩导致鼻尖下区体积缩小。（c）从耳三角窝处获取软骨移植物。（d ~ g）耳软骨移植物恢复了鼻尖下区体积，使用颞肌筋膜覆盖移植物。（h, i）术后 3 个月

图 15.19 （续）

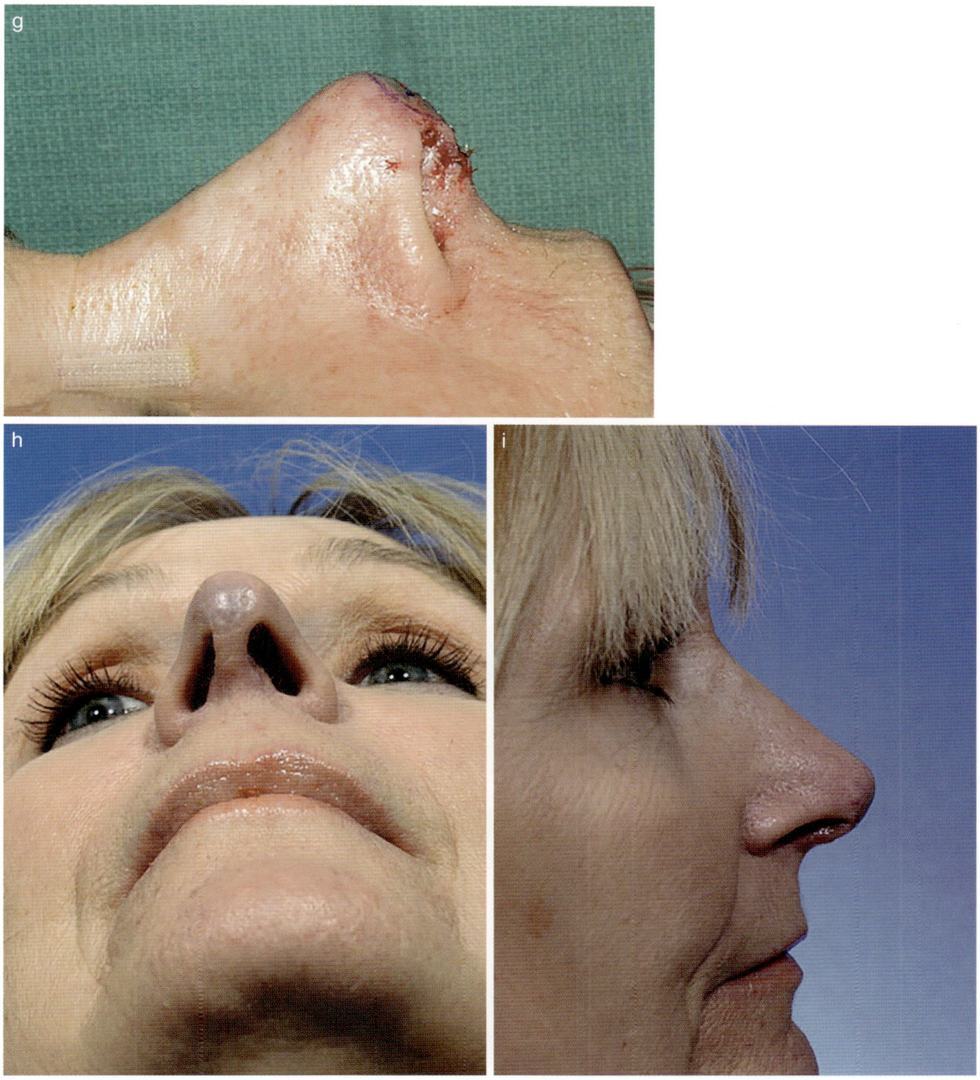

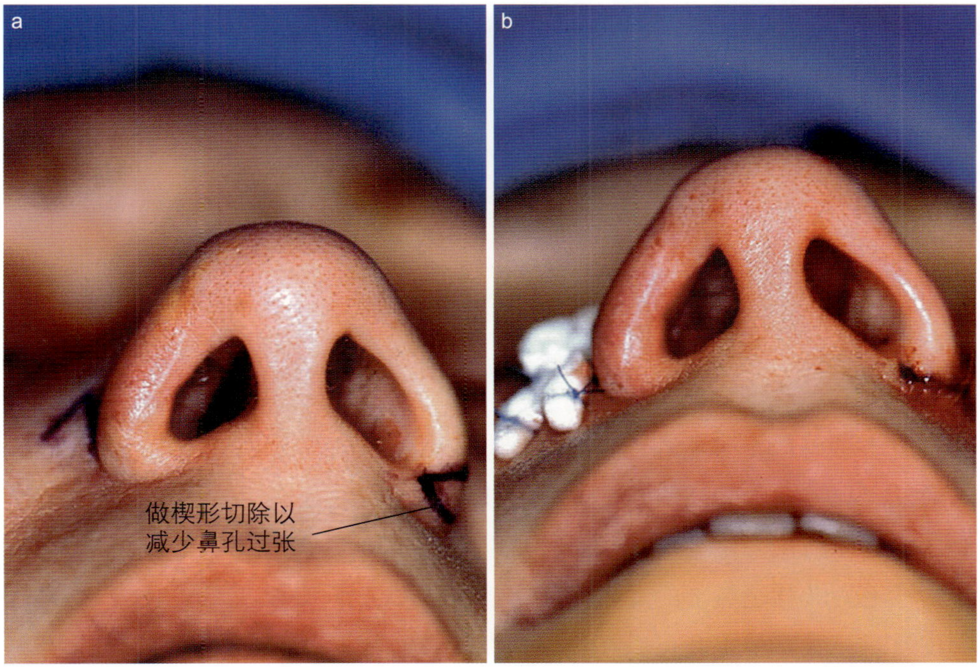

图 15.20 （a）再造右侧鼻翼后出现鼻翼张开度的不对称。标记左侧鼻翼以备楔形切除。设计右侧鼻翼沟的 Z- 成形术。（b）完成楔形切除，鼻翼张开度得到缩小

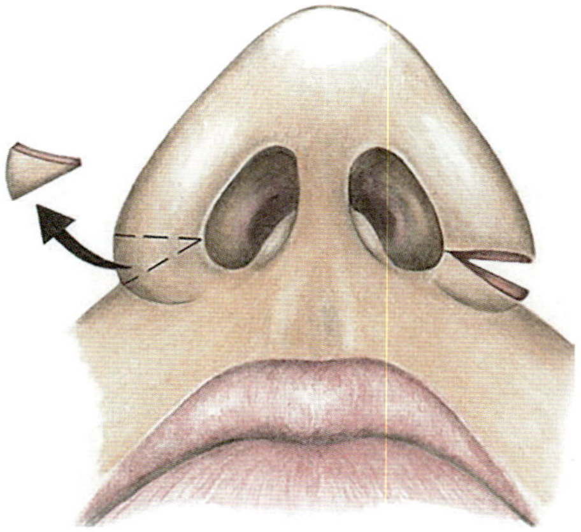

图 15.21 未穿透鼻前庭皮肤的鼻翼基底楔形切除可以缩小鼻翼张开度，但不会改变鼻孔大小

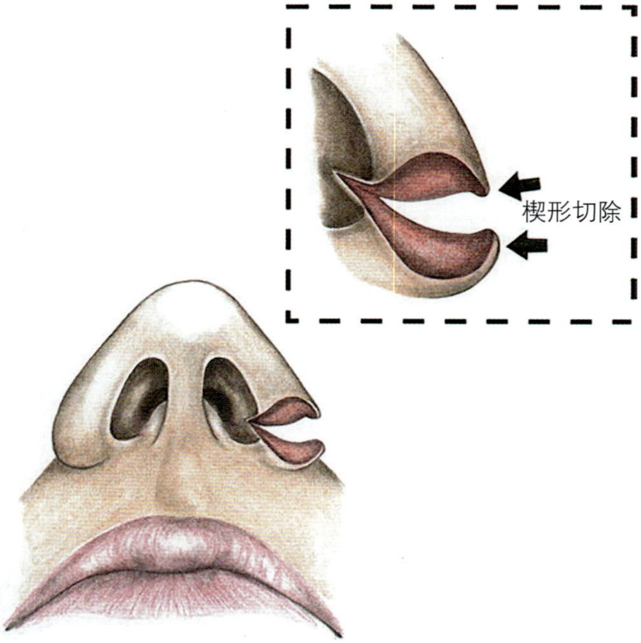

图 15.22 穿透前庭皮肤的延长楔形切除以缩小鼻孔。切口为锥形，以使伤口闭合线尽可能外翻

脱毛

有多种可选方法能够去除鼻部再造皮瓣上多余的毛发。男性患者的插入颊部皮瓣以及延伸至带发头皮的插入前额旁正中皮瓣是两种最常见的会将大量活性毛囊转移至鼻部的皮瓣。使用插入前额旁正中皮瓣时，大部分毛囊可以在皮瓣初期转移时就被去除或破坏。因为用作外覆皮瓣的前额皮瓣通常要被修薄至皮下脂肪层，从而暴露出毛囊。使用低功率的针尖电凝器，在放大镜下对毛囊进行逐个灼烧破坏。注意要应避免对皮瓣远端的毛囊进行过度灼烧，尤其对于吸烟患者。灼烧时，可以将皮瓣的表皮面置于用冰盐水润湿的海绵上，有助于减少灼烧过程对皮瓣浅表组织带来的热损伤。

与前额皮瓣相反，随着插入颊部皮瓣转移至鼻部的毛囊无法在初期皮瓣转移时被清除。为了保证皮瓣供血充足，颊部皮瓣的深面相比前额皮瓣要保留更多的皮下脂肪，从而也就减少了大部分毛囊的暴露。尽管在皮瓣移植的过程中也可以对皮瓣进行有限的脱毛处理，但是从最终结果来看，这种处理通常不足以消除大部分的毛囊，因此通常需要进行额外的脱毛手术。脱毛手术多在形态修整术期间进行。通常对皮瓣进行一到两次脱毛便能够消除其上所有的毛发生长。与颊部皮瓣不同，随前额皮瓣转移并生长于鼻部的毛发通常更顽抗。这是因为头皮毛发生长分为三个时期，其中休眠期的毛囊可能无法在皮下组织中看到；而面部的毛囊则不存在休眠期，随颊部皮瓣转移的毛囊在行脱毛手术时全部可见，因此很少需要对其进行额外的脱毛操作。

电解术是去除数量较少的多余毛发的另一种选择。该手术是否成功取决于操作者的技术和经验。通过将细电极丝沿着毛干插入毛囊，然后使用小电流在毛囊内引发一系列的热反应和化学反应，最终达到破坏毛囊的效果。

在使用前额旁正中皮瓣进行鼻重建手术时偶尔会转移部分纤细的毫毛至鼻部，这些毛发不易通过手术或电解术来去除，使用脱毛膏是首选方案。脱毛膏的购买不需要出示处方，并可根据需要由患者自行使用。

同步鼻整形术

根据鼻部缺损的尺寸和位置，以及采取的鼻再

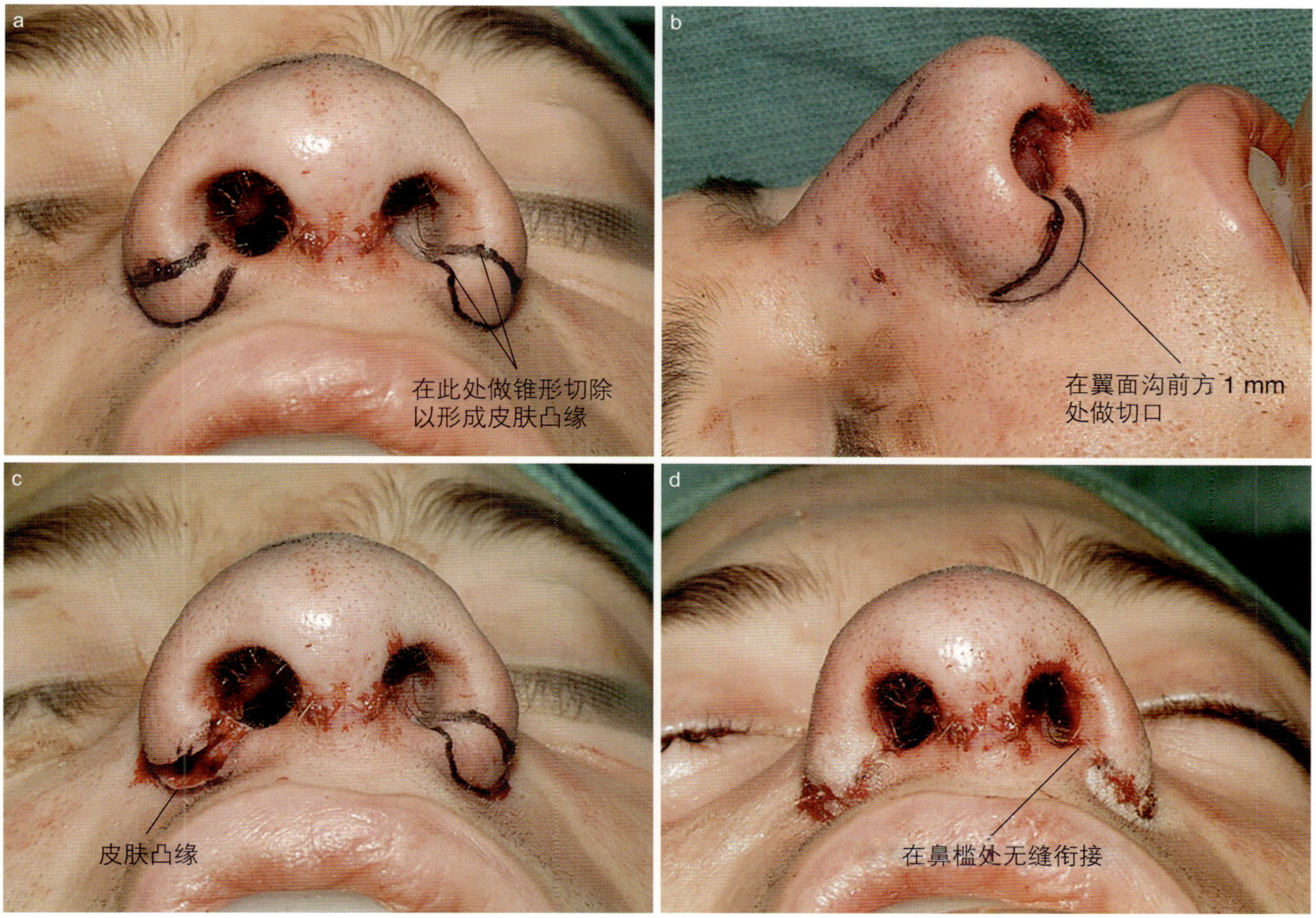

图 15.23　（a, b）美容鼻整形术中标记鼻底部分，准备行鼻翼基底缩减术。（c）做楔形切除，在鼻槛处形成一个皮肤凸缘。（d）关闭伤口，在鼻翼底和鼻槛之间实现无缝过渡。使用组织黏合剂以加强切口关闭

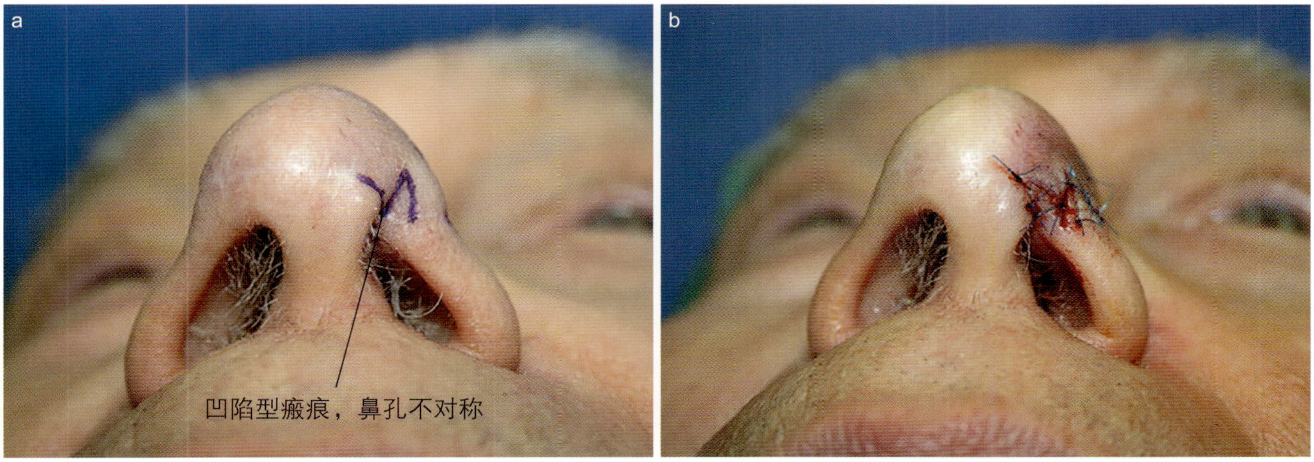

图 15.24　（a, b）采用 Z- 成形术修复软三角切迹

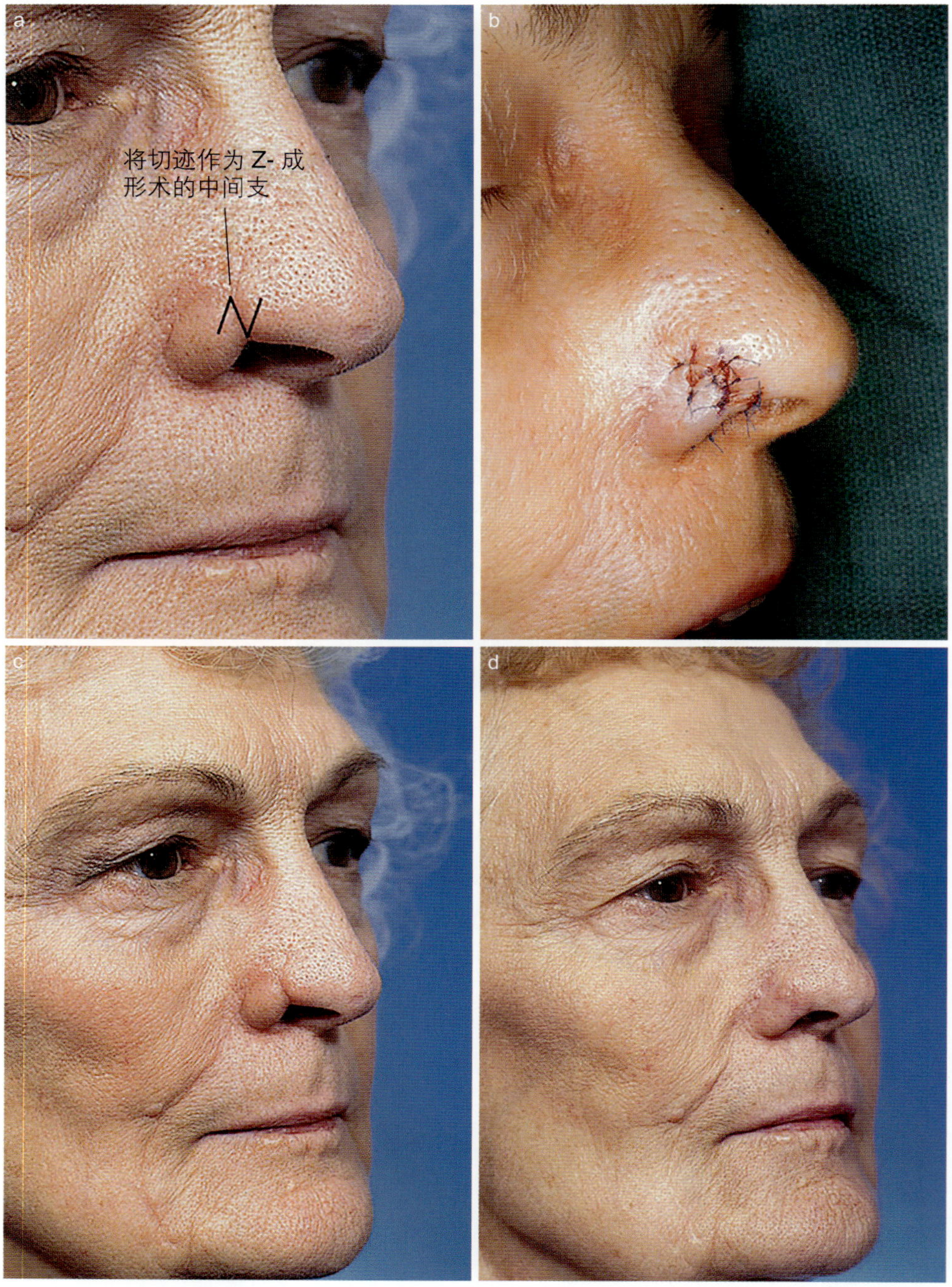

图 15.25 （a）使用耳软骨支架移植物及插入鼻唇沟皮瓣再造鼻翼皮肤缺损后 4 个月。尽管使用了支架移植物，仍然出现了鼻孔缘切迹。设计 Z- 成形术修正切迹。（c, d）Z- 成形术前及术后 4 个月（选自 Baker[27]，第 27 章图 10）

造方法，通常可以很好地暴露鼻部支架。这样就可以在对鼻部支架进行美学修整的同时，行功能性手术改善鼻气道的通气功能。

对于鼻背皮肤缺损，如果其下的鼻梁凸度也减小了，则可以直接修复鼻背缺损。因为凸度减小相当于减少了鼻骨量，从而增加了鼻部皮肤的富余度，进而帮助鼻背伤口愈合。在这种情况下，有时能够对鼻部缺损直接进行一期缝合，而其他情况下往往需要使用皮瓣或皮片才能修复。如果可以进行一期缝合，则通过缺损处对周围的剩余鼻部皮肤和软组织自筋膜下层广泛游离。筋膜下层同时也是开放式鼻整形术中掀起皮肤及切取鼻部皮瓣所在的解剖平面。如果鼻部缺损并未深及鼻部骨骼，则通过去除其底部的软组织将缺损加深到筋膜下层水平。

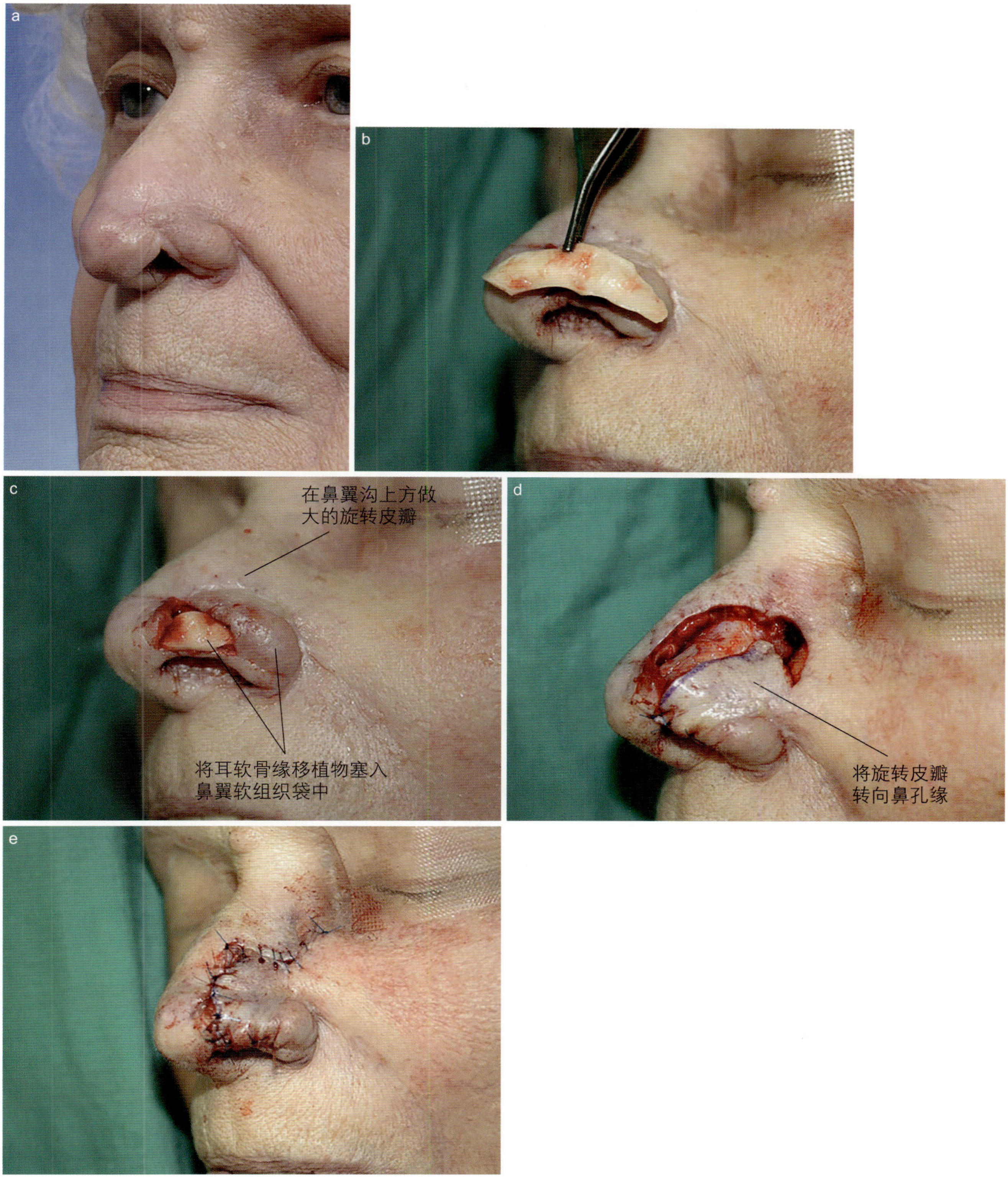

图 15.26　（a）使用插入鼻唇沟皮瓣再造左侧鼻翼后留下的较大切迹。（b, c）使用耳软骨鼻翼缘移植物加强鼻孔。（d, e）切取鼻部皮肤旋转皮瓣并转向鼻孔缘，以覆盖软骨移植物。（f ~ k）术前及修复切迹后 4 个月。不需要额外行修复手术

图 15.26 （续）

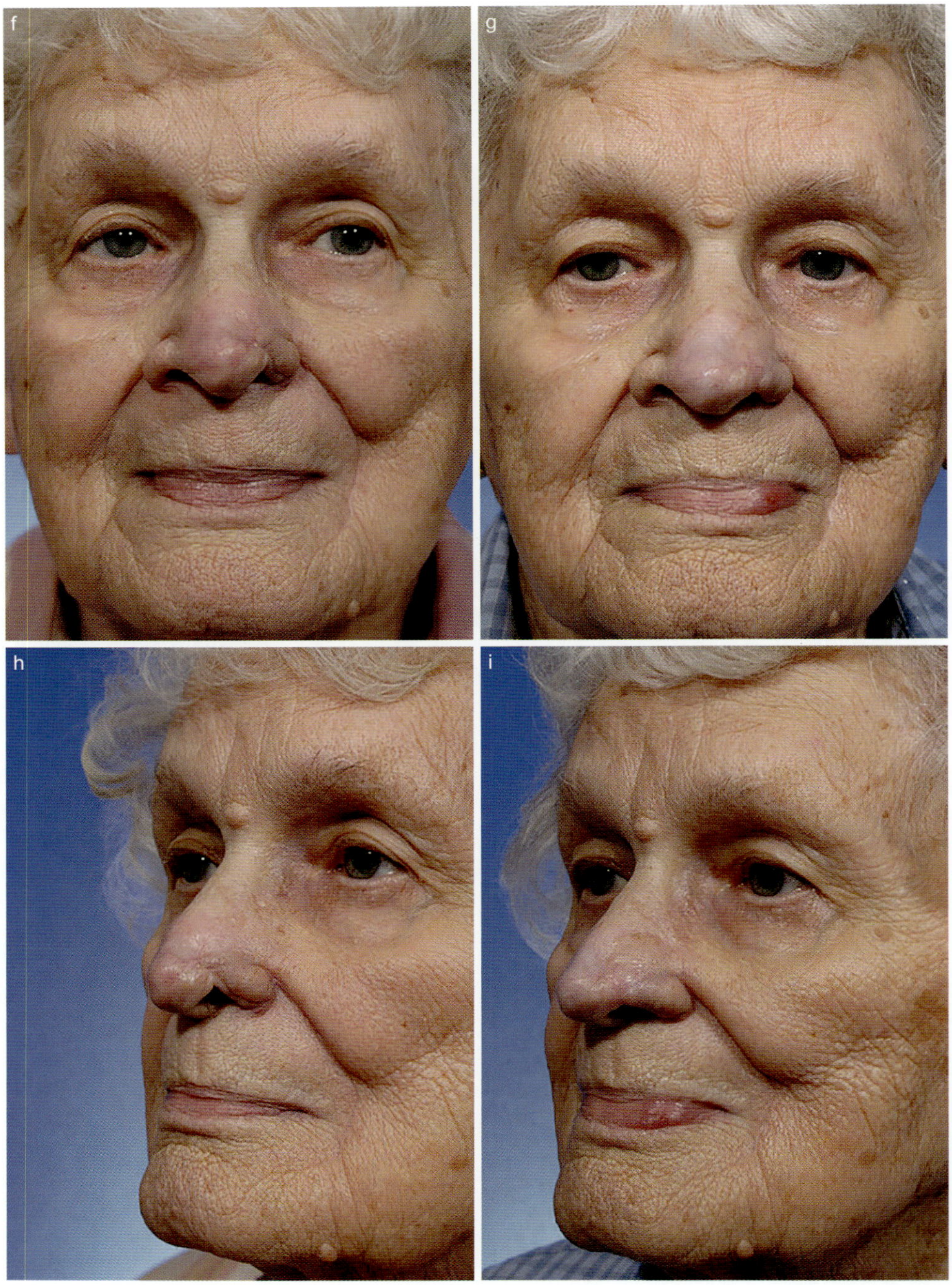

使用成角的 Aufricht 或者 Converse 牵开器，在该平面上继续分离，将全部骨性及软骨性鼻背、鼻侧壁及鼻尖上的皮肤都分离起来。使用 11 号或者 15 号手术刀切除软骨凸起。骨刀用于切除骨性凸起。如果切除鼻背凸起导致明显的骨性鼻穹窿天窗，则需要进行内侧或外侧的骨切除术。软骨穹顶的天窗则可以使用取自鼻中隔软骨的撑开移植物进行修补。然后在确保伤口不会产生严重闭合张力或鼻孔缘扭曲的前提下，可以完成一期缝合。根据皮肤的移动性、皮肤缺损距鼻尖的距离，以及所需的头端旋转量，来设计是从水平方向还是垂直方向关闭伤口。

美学或功能性鼻整形术也可以在鼻再造术之后进行。鼻再造术可以联合任何外科手术进行，而其中通常也包括美容鼻整形术。作者建议，如果鼻再

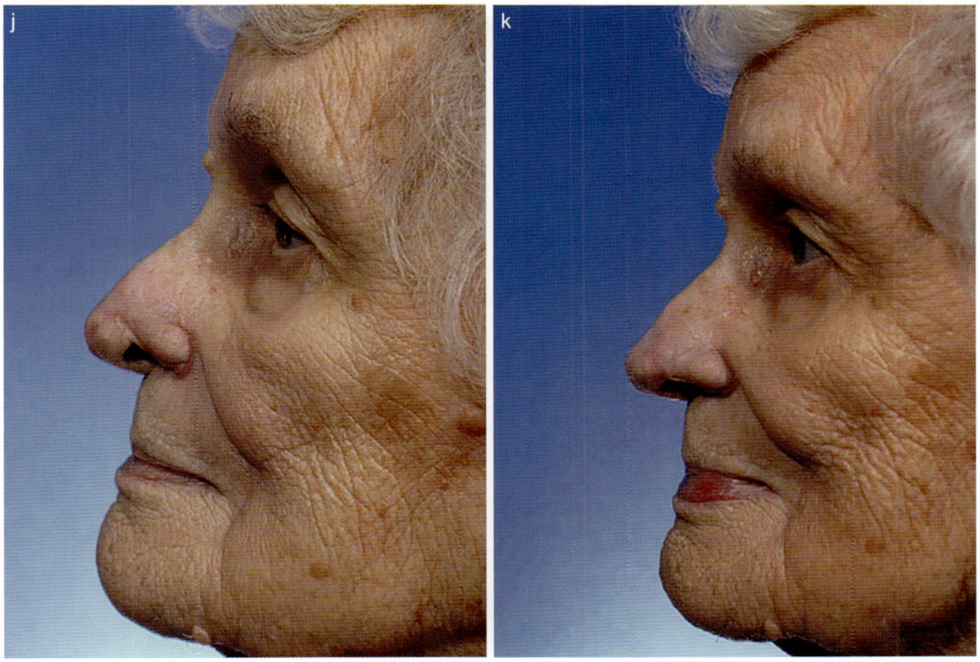

图 15.26 （续）

造术使用了鼻部皮瓣、插入颊部或前额皮瓣进行修复，则最好将美容鼻整形术推迟 1 年。最推荐经鼻翼缘或鼻小柱标准切口开放式手术。从鼻再造的区域分离皮肤不太容易，因为有很多瘢痕增生，但可以较安全地完成。一旦将鼻部皮肤从鼻支架上掀起，剩余对支架的修整就和标准鼻整形术相同了（图 15.27）。

对骨性鼻穹窿的修整可以采取缩减鼻背或缩窄过宽的鼻骨性基底这两种形式。过度削减骨性鼻背会造成天窗，这时就需要使用骨刀将骨性鼻侧壁向内侧移动。内侧截骨术在穹顶天窗的上外侧顶点下方 1 mm 处开始，延伸至鼻骨与上颌骨上行突交界处，位置大约在内眦水平。作者通常使用一个 3 mm 宽的直骨刀进行这项操作。实施经皮外侧截骨术时，使用 2 mm 宽的骨刀，经皮或直接在暴露的骨性鼻侧壁上进行。使用手指压力以造成所需的不全骨折。

缩窄过宽的骨性鼻穹窿也可以不进行鼻背缩减术。该技术包括在骨性中隔外侧进行的双侧或单侧（如果存在不对称）旁正中截骨术。切除 2～3 mm 宽的骨组织，形成一个鼻穹窿天窗，但不会减少鼻背突出度。然后通过截骨术和不全骨折关闭鼻穹窿天窗并缩窄骨性鼻穹窿。

中部鼻穹窿由鼻翼上外侧软骨以及软骨性鼻中隔背侧构成。中部鼻穹窿的尾端是内鼻阀。鼻中隔与上外侧软骨之间的角度变窄可能导致鼻腔气道阻塞。在切除恶性肿瘤时，如有需要可使用消融手术切除内鼻阀。对于那些上外侧软骨较薄软的患者，其内鼻阀结构很有可能因鼻部皮肤缺损修复后覆盖的皮肤和软组织收缩而被破坏。撑开移植物是长矩形的鼻中隔软骨或耳软骨，置于上外侧软骨的背缘和鼻中隔软骨的背缘之间。Sheen 等[1]记录了从鼻内途径放置支撑移植物的病例，Johnson 和 Toriumi[2]则描述了如何从鼻外放置支撑移植物的病例。当有需要时，作者可以通过鼻再造时提供的外部通道嵌入支撑移植物。这些移植物被用于维持内鼻阀形态或扩宽狭窄的中部鼻穹窿（图 15.28）。使用利多卡因（1%，加 1∶100 000 浓度的肾上腺素）水分离鼻中隔黏软骨膜。将上外侧软骨从软骨鼻中隔黏膜下层剥离，然后将黏软骨膜瓣从鼻中

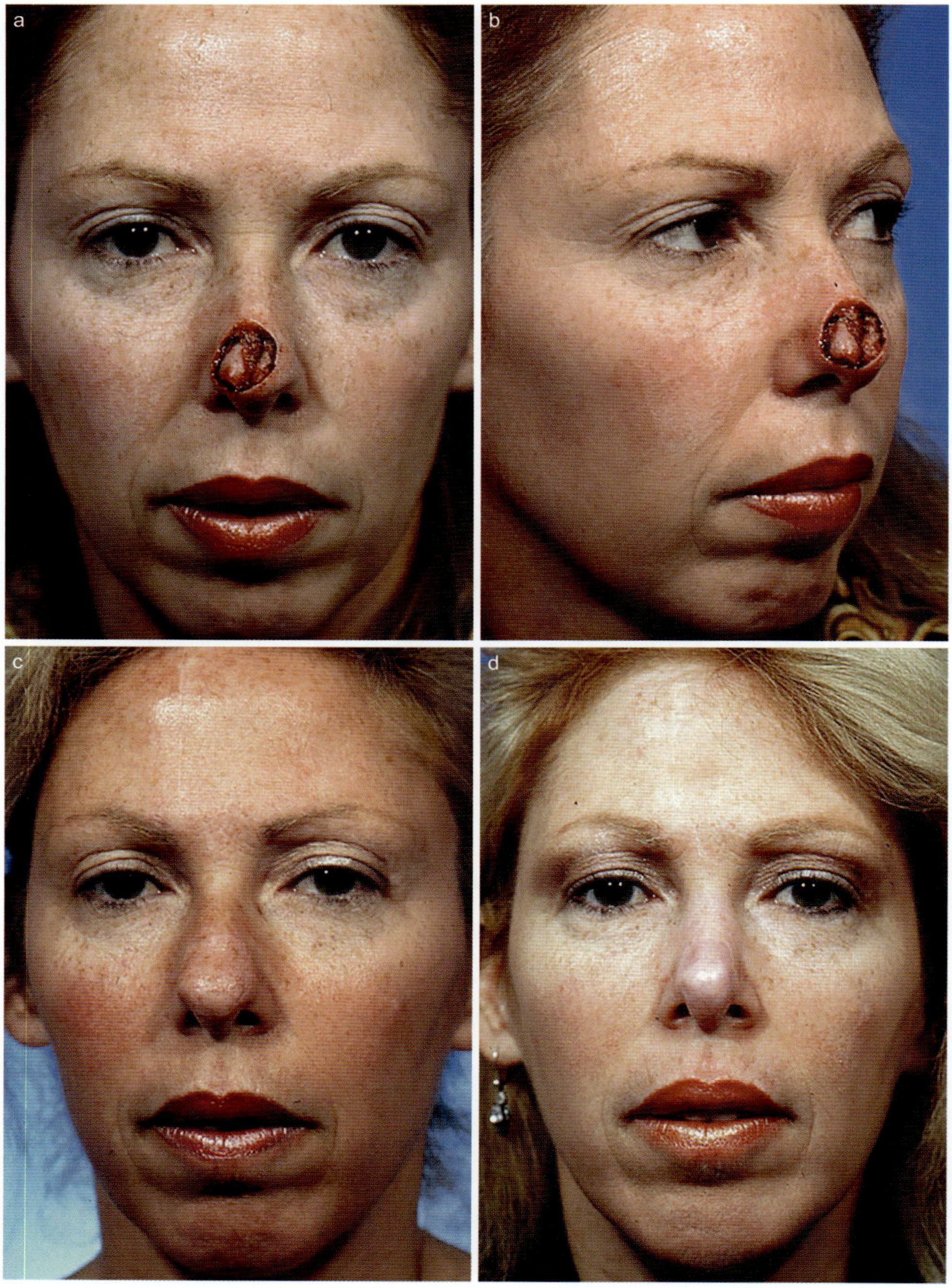

图 15.27 （a, b）鼻尖皮肤缺损。（c ~ h）使用前额旁正中皮瓣修复鼻部缺损后 8 个月，以及行美学缩鼻术和颏成形术后 14 个月

隔软骨的两侧掀起，详细参见第 7 章所述。保留 1.0 ~ 1.5 cm 宽的鼻中隔背部，然后从下方获取足够的鼻中隔软骨作为移植物。使用 15 号手术刀，切下厚度为 1 ~ 2 mm、宽度为 4 ~ 5 mm、长度为 15 ~ 25 mm 的软骨。其中移植物长度取决于上外侧软骨的垂直高度，厚度取决于鼻中隔软骨的厚度以及单侧上外侧软骨所需移植物的量。将移植物放置在软骨性鼻中隔背部的两侧，并与之平行。移植物向上延伸到上外侧软骨和鼻骨的连接处。在缩减一个过于突出的鼻背部时，作者通常会使用支撑移植物，以防中部鼻穹窿缩窄。双侧或单侧的双层支撑移植物通常用于修正过窄的鼻部或纠正长期的歪鼻（图 15.29）。使用 Brown-Adson 镊子将支撑移植物夹在鼻中隔的两侧。也可以在缝合固定期间使用

图 15.27 （续）

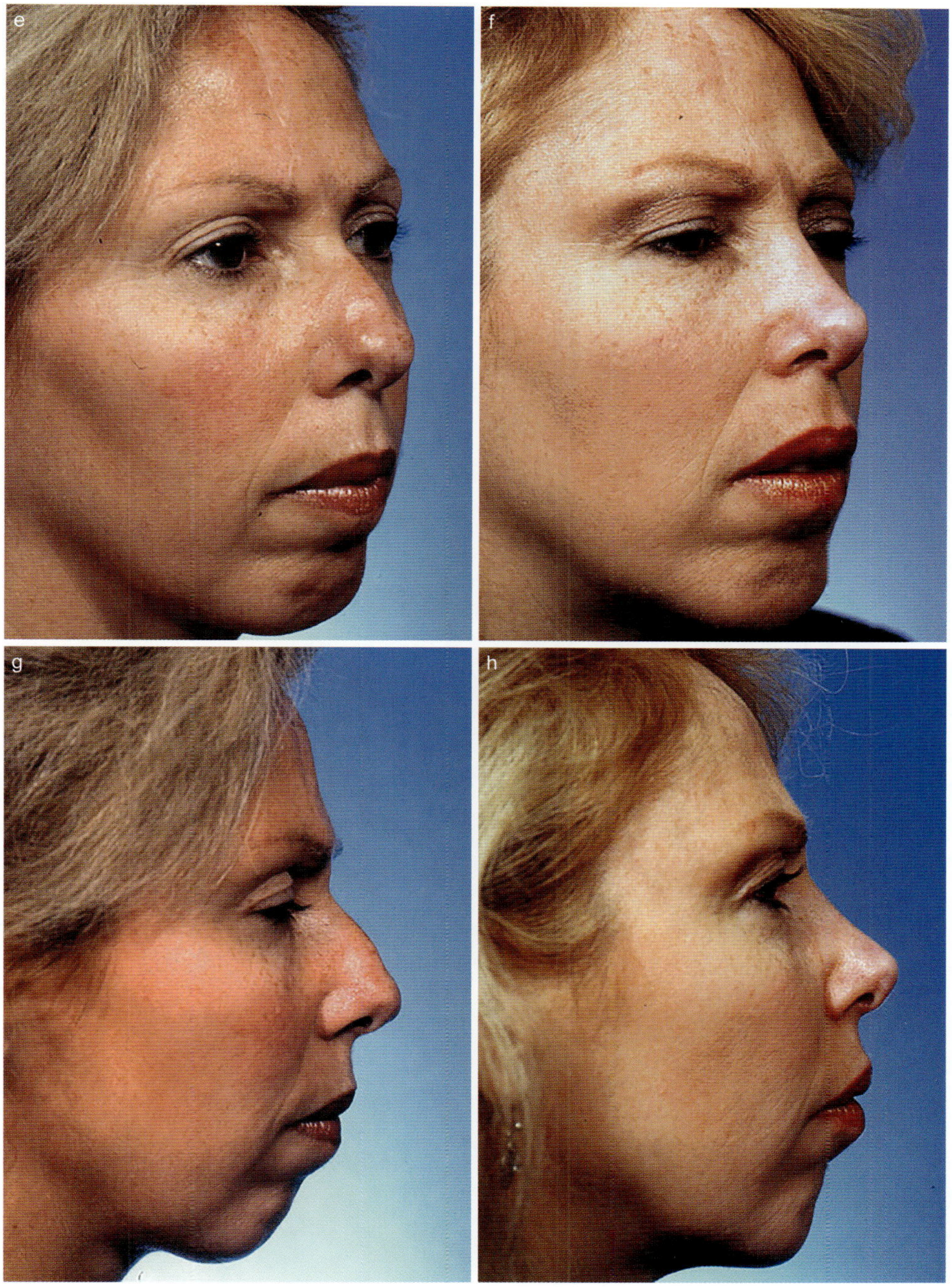

30 G 针串起这三个结构以暂时稳定。将上外侧软骨向旁侧回缩。然后使用 5.0 PDO 线或聚丙烯线穿过两个移植物和位于中间的鼻中隔软骨，做多次水平褥式缝合（参见第 5 章）。再使用类似的缝合方法将上外侧软骨固定到支撑移植物和鼻中隔上（图 15.28）。在放置好撑开移植物之后，使用 3.0 含铬缝线用锁边缝合黏软骨膜瓣。

对鼻尖软骨进行任何修整都需要遵循软骨保存原则。在修复鼻部皮肤缺损的鼻再造手术术后愈合阶段，鼻部支架必须能够承受瘢痕收缩产生的张力。如果在鼻再造术后再进行鼻整形术，则鼻软骨还要额外承受由鼻整形术产生的瘢痕所带来的张力。因此，如果某种手术会显著削弱下外侧软骨和鼻尖软骨的支撑能力，则不能使用该手术技术。

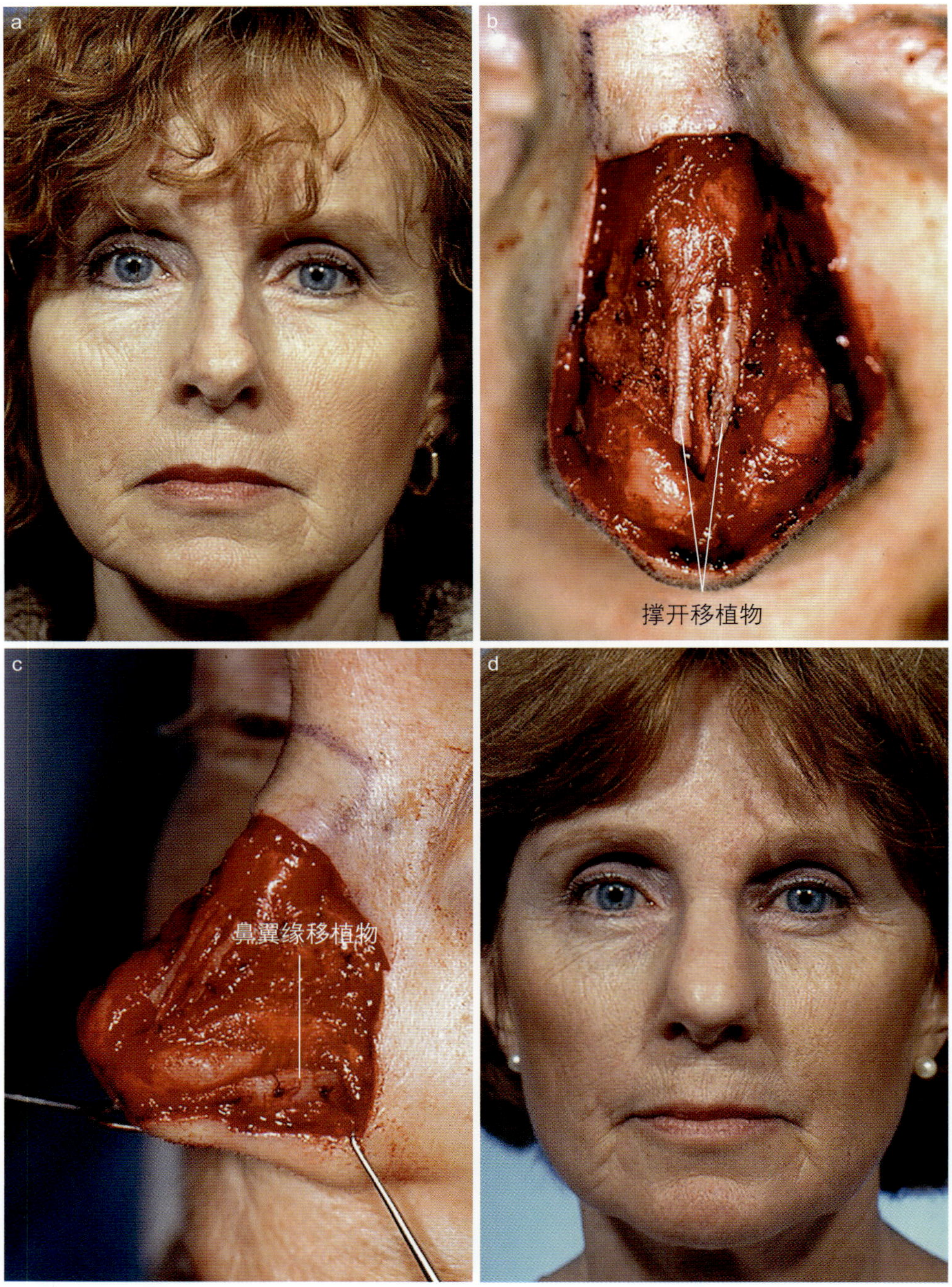

图 15.28 （a）鼻尖及鼻背处基底细胞癌患者术前外观。因为内鼻阀处缩窄，导致患者有鼻部堵塞感。可以看到中部鼻穹窿处的缩窄。（b）行莫氏手术切除病灶。皮肤缺损有利于放置双层支撑移植物，以撑起中鼻穹窿的顶部。（c）缺损累及左侧鼻翼，使用鼻孔缘移植物固定在左侧下外侧软骨外侧脚下方。（d）使用前额旁正中皮瓣再造缺损后 6 个月。撑开移植物有效地撑开了中部鼻穹窿

在初次鼻重建术期间或在第二次形态修整术期间，可对鼻翼软骨外侧脚的头侧进行修剪从而达到减小鼻尖体积的目的（图 15.16）。在修剪之前，首先要评估软骨的强度，以确定它们是否能够承受鼻部重建和鼻尖修整后产生的瘢痕收缩力。在某些情况下，为完成对鼻尖的体积缩减，软骨修剪和塑形缝合需要配合进行（图 15.30）。然而，对鼻小叶进行体积缩减通常只能通过塑形缝合鼻尖穹顶来实现[3]。这项操作可以采用跨穹顶、穹顶间和跨外侧脚缝合的形式。跨穹顶缝合用于缩小单个穹顶。具体方法是使用 5.0 PDO 线或聚丙烯线褥式缝合，在穹顶复合体的尖端下方从中间脚穿缝到外侧脚。双侧缝合则可以缩小两侧的穹顶。根据跨穹顶缝合下针的位置，鼻翼软骨中间脚或

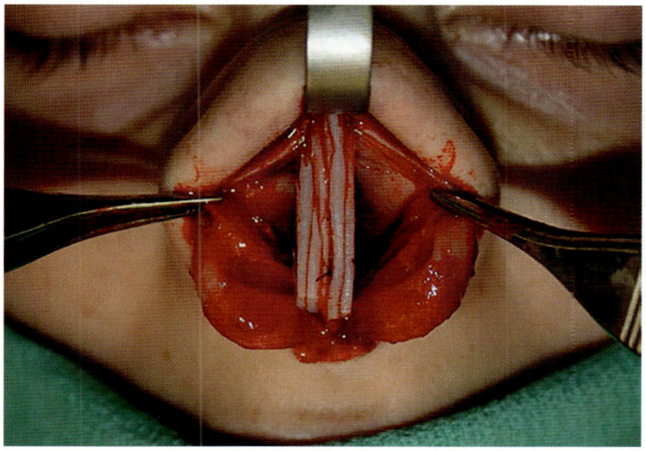

图 15.29 功能性鼻整形术中所用到的双层撑开移植物

外侧脚或多或少都会有一部分被拉到穹顶复合体里。以这种方式将软骨拉到穹顶区，可以增加鼻尖自身突出度。如果说跨穹顶缝合是使单侧的穹顶变窄，那么穹顶间缝合则可以均匀两侧穹顶大小，从而使鼻尖的整体宽度变窄。

在内侧脚之间放置由鼻中隔或耳软骨制成的鼻小柱支撑移植物，以改善鼻尖突出度并辅助支撑鼻尖。在鼻棘上方剩余的内侧脚之间钝性分离一个组织袋，将宽度为 3 ~ 4 mm、长度为 15 ~ 20 mm、厚度为 1.5 ~ 2.0 mm 的软骨移植物根据具体情况微雕形状后嵌入打开的组织袋中。使用 5.0 聚丙烯线行多次褥式缝合将移植物固定到内侧脚上（参见第 5 章）。对内侧脚外侧面的前庭皮肤进行水分离并掀起，有利于缝合的进行。或者可以使用 5.0 含铬缝线行经皮褥式缝合将鼻小柱支架固定在适当位置。

除了缝合塑形，在鼻重建手术中使用鼻尖移植物也可以达到对鼻小叶进行塑形的目的。不过鼻尖移植技术不在本章的讨论范围之内。形状和大小各异的鼻尖移植物可由自体鼻中隔软骨或者耳软骨经塑形后获得。其主要用于无法使用塑形缝合或支撑移植物进行调整的鼻尖。鼻尖移植物能够增强鼻尖突出度并改善鼻尖轮廓。软骨移植物可使用 5-0 聚乙烯线或 PDO 线缝合固定于穹顶。对于鼻部皮肤较薄的患者，可以对移植物进行分层以达到更大的形变量，或者压碎移植物以更精细地改变鼻尖轮廓。

瘢痕修复

理想瘢痕

瘢痕不能被移除或消除，但是在某些特定的病例中可以对其情况进行改善。整形外科手术的原则之一就是，除非万不得已，绝对要避免会产生瘢痕的操作。理想状态下，鼻部产生的瘢痕通常是很难察觉到的，并且这种瘢痕不会产生功能性的损害。条件允许的情况下应尽可能使瘢痕落于美学单位的边界或平行于松弛的皮肤张力线（relaxed skin tension lines, RSTL），以便能够以最小的伤口闭合张力来关闭伤口。理想的瘢痕应该是平坦的，与周围的皮肤保持一致高度，没有凹陷、凸起或会在某些光线下产生阴影的坑洼。瘢痕应该很窄，而且不应该导致相邻组织的扭曲变形。理想的瘢痕应该与周围的皮肤呈相同的颜色和纹理。瘢痕应根据病因（痤疮、水痘、疾病过程、创伤、文身、手术）和类型（瘢痕疙瘩或肥厚性、凹陷性、扩大性、升高性等）进行分类。对瘢痕性质的描述应包括其大小、形状、轮廓、形态扭曲和颜色。

为了使皮瓣移植手术时使产生的瘢痕比较理想，整形外科医生必须精通皮肤解剖和生理，对缺损情况进行仔细分析，同时了解多种可替代的重建方法，采用巧妙细致的软组织处理技术，并充分了解患者的期望。整形外科医生还必须意识到每项外科手术的局限性。如果有其他可选的替代方案时，外科医生应该避免产生长而直的、不间断的切口，因为这往往会使瘢痕更加明显[4-5]。

在进行瘢痕修复手术时应告知患者可能需要进行一个以上的手术，并且在每个手术阶段之间存在一定的间隔。患者经常提出的一个问题是，“我的瘢痕可以改善多少？”在回答这个问题时保守回答是不适当的，但是也不要承诺可以对瘢痕进行完全

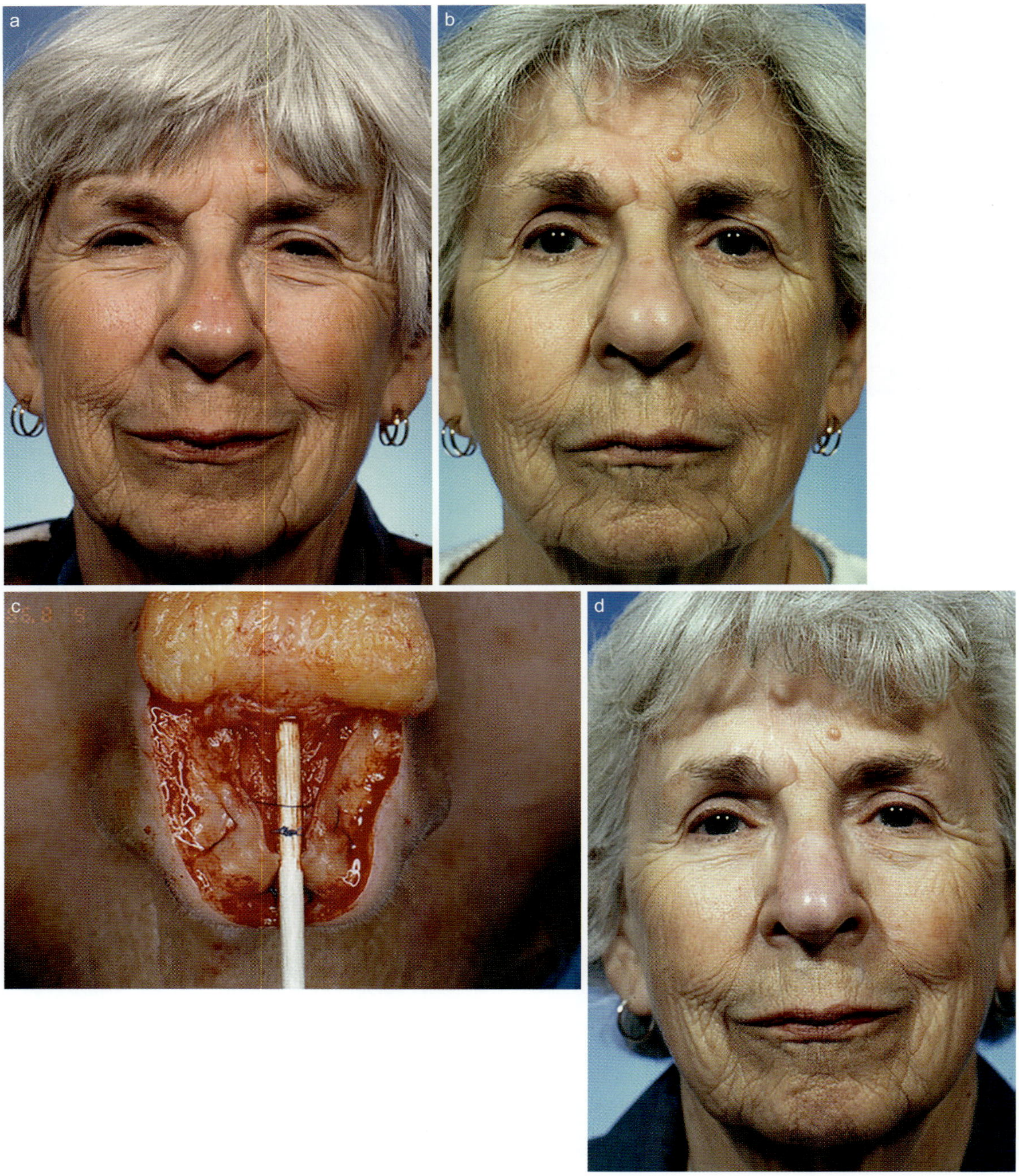

图 15.30 （a）鼻尖基底细胞癌患者术前外观。注意患者的鼻尖部很宽。（b）使用前额旁正中皮瓣修复鼻尖缺损后 5 个月。（c）在行形态修整术时，对外侧脚的头段进行修剪。行跨穹顶缝合和跨外侧脚缝合（棉签所示处），以缩窄鼻尖穹顶和鼻尖上区。（d）行形态修整术及对鼻翼软骨进行修整后 10 个月。可见鼻尖和鼻尖上区得到了缩窄

改善。瘢痕无法消除，实际上外科医生的工作是将一条瘢痕转换成另一条瘢痕。如果瘢痕的颜色与周围组织相似，狭窄、扁平，并且位置恰好位于松弛的皮肤张力线中或美学分区，那么就不应该推荐对其进行瘢痕修复。

瘢痕修复的时间选择

传统教学要求在初次手术或创伤后 6 ~ 12 个月内不应进行瘢痕修复。这是为了让瘢痕完全成熟。在伤口愈合的第三周，伤口可承受张力只能达到最

终承受力的 20%[6]。在伤口愈合的重塑阶段，瘢痕会继续发生改变和改善。重塑阶段涉及胶原蛋白沉积和胶原纤维再定向，整个过程长达 18 个月。这一过程在儿童群体中可能会更长。年轻患者可能会出现包括瘢痕红斑和肥厚增生在内的过度愈合反应，因此应尽可能推迟儿童的瘢痕修复时间。未成熟的瘢痕往往是红色的，随着时间的推移，红色通常会褪去，瘢痕外观也随着成熟程度的增加而改善。然而，如果瘢痕出现严重变形或显著挤压鼻孔边缘，则可能需要对其进行早期瘢痕修复。在这种情况下，建议在伤口出现后仅推迟 2 ~ 3 个月以供皮肤瘢痕沉积，形成伤口的基底，然后便对其进行瘢痕修复。可在初次创伤后 6 ~ 9 周进行瘢痕的皮肤打磨。伤口愈合的前 2 个月表现出高成纤维细胞活性和胶原重塑，因此此时进行皮肤打磨更有效[7-8]。

选择外科手术技术

选择最合适的瘢痕修复手术技术应综合考虑瘢痕的情况和位置。可选择的治疗方案包括瘢痕的椭圆形切除或不规则化、上皮打磨或填充物植入。最简单的方案永远是首选，而且可能需要进行多次手术。如果鼻部瘢痕变宽，垂直于松弛的皮肤张力线，或者侵犯了美学单位的边界，则需要对瘢痕进行改善。通过修复手术通常可以改善蹼状、凹陷、萎缩和肥厚性瘢痕。不随时间改善或皮下注射可的松无好转的地窖门畸形瘢痕，应考虑对其进行修复手术。还应修复导致鼻孔边缘扭曲或妨碍鼻气道功能的瘢痕。

瘢痕切除

切除技术旨在减小伤口闭合张力，改变瘢痕形状，纠正不均匀的组织位置结构或填补轮廓凹陷。最常见的切除技术是椭圆形切除术，适用于与相邻皮肤水平面相比抬高或降低的瘢痕（图 15.31）。椭圆形切除术也可用于治疗畸形或宽瘢痕，以及可以经手术重新定位到美学分区边界的瘢痕。椭圆形切除术通常会保留与松弛的皮肤张力线平行或在鼻部有利区域中长度小于 2 cm 的瘢痕。相比之下，插入前额皮瓣供区瘢痕的修复通常需要进行更长的椭圆形切除，并且是修复这种瘢痕的首选方法。椭圆形瘢痕切除预计的伤口每端角度应为 30° 或更小，以防止术后皮肤臃肿。椭圆形切口的长宽比应为 3 : 1，以防止伤口闭合的同时出现皮肤凸起畸形。如果形成皮肤凸起畸形，通常可以通过缝合额外的长度来纠正它们。当切口的两个边界长度不相等时，沿着较长边界的一侧可能出现皮肤凸起畸形。可以施行 Burow 三角切除术以重新平衡长短两边的边界，具体操作包括制造垂直于伤口长边轴线的切口并切除三角形的冗余皮肤。当进行椭圆形瘢痕切除时，将深层真皮的瘢痕留在原位以增加伤口深度是很有帮助的。在修复插入前额皮瓣供区瘢痕时，这一点尤为重要（图 15.2 和图 15.32）。大多数瘢痕都是在瘢痕边缘外进行切除的；然而，如果在肥厚性瘢痕内缘一点进行切除，则瘢痕愈合后肥厚程度会降低[9-10]。

Z-成形术

Z- 成形术是一种使瘢痕不规则化的手段。Z- 成形术可用于中断瘢痕的线性结构，拉长收缩的瘢痕，消除蹼状或龟裂瘢痕，以及改变伤口的方向，以保证伤口的主体部分与松弛的皮肤张力线平行[5,11]。

Z- 成形术还能用于修正由于瘢痕导致的鼻孔扭曲。不论有无相关的凹陷瘢痕，Z- 成形术都是一种非常有效的改善地窖门畸形的方法（图 15.33）。

当计划施行 Z- 成形术时，每个三角形皮瓣的顶角和两条边缘都同样重要。皮瓣顶角的角度介于 30° ~ 60°。当使用 Z- 成形术打开皱缩的瘢痕时，其释放瘢痕的效果取决于 Z- 成形术三角形皮瓣

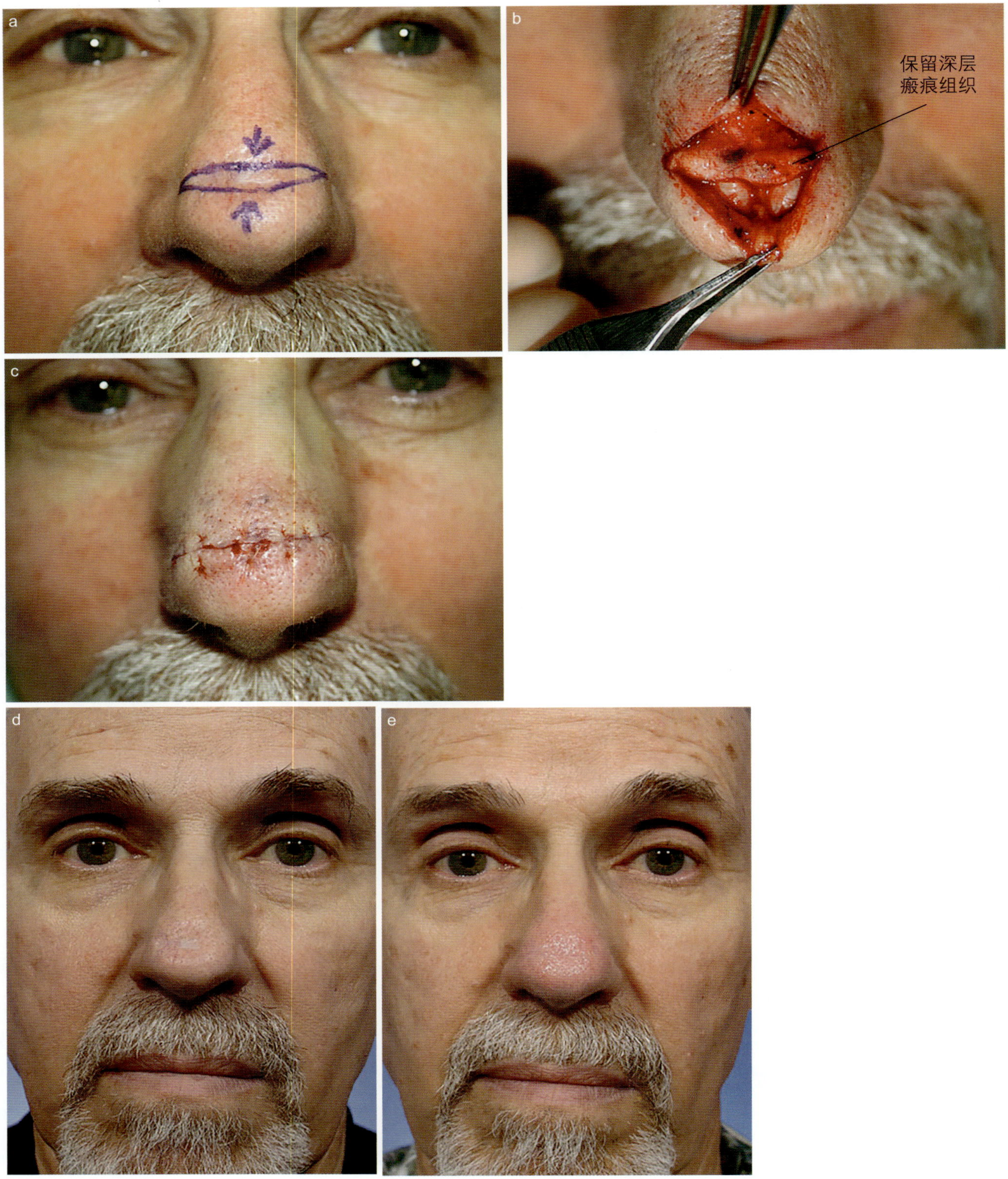

图 15.31 （a）标记出要行椭圆形切除的凹陷瘢痕。（b）深层瘢痕保留在原位。（c）关闭伤口，覆盖住原位瘢痕。（d～i）术前及瘢痕修复术后 5 个月。对修复后瘢痕进行了磨皮

图 15.31 （续）

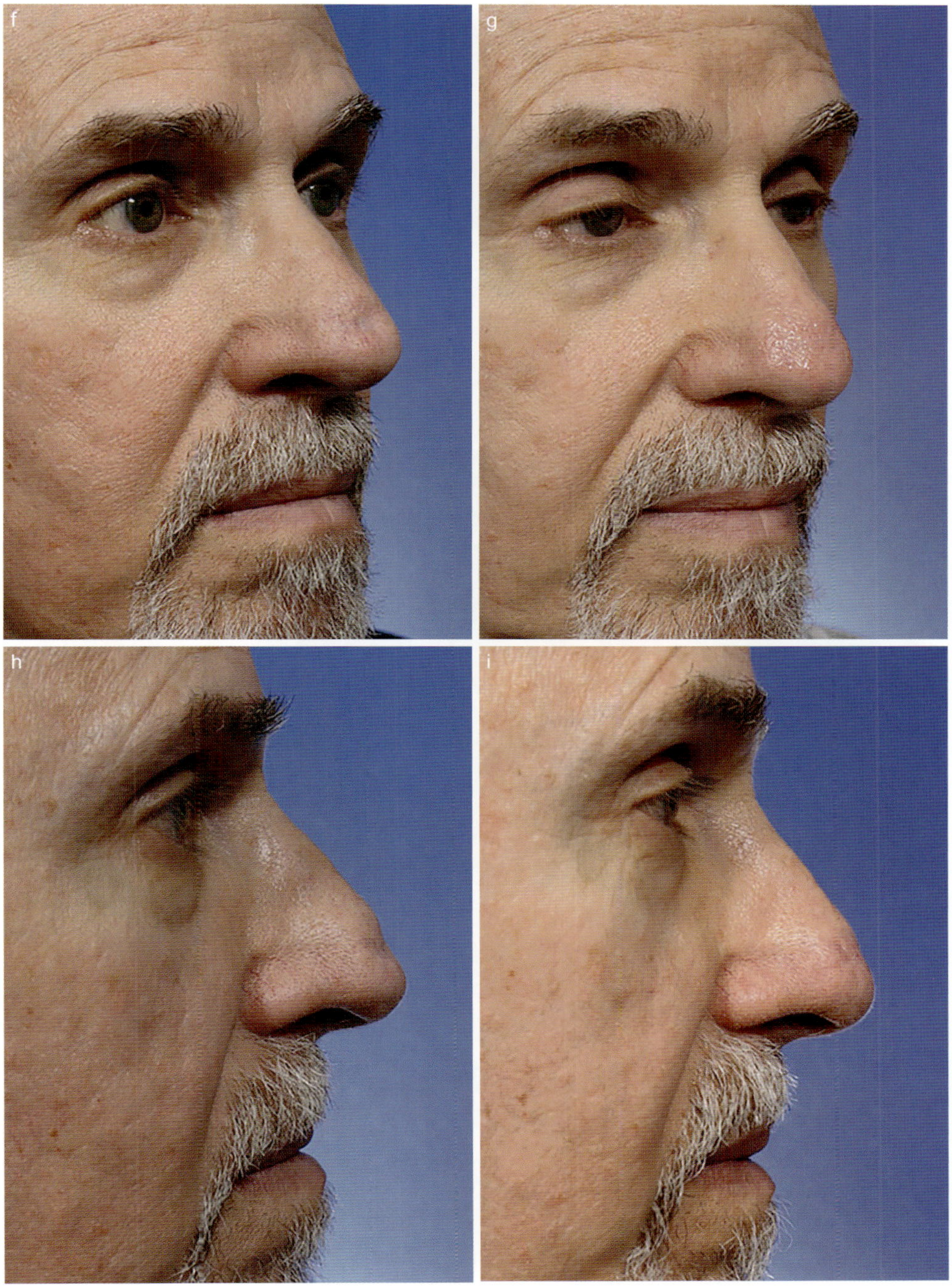

的尺寸以及顶角的角度。顶角为 60°、45° 和 30° 的皮瓣分别能够将皱缩的瘢痕延长 75%、50% 和 25%，同时能够将瘢痕的方向分别旋转 90°、60° 和 45° [12]。可以通过想象一条连接 Z 形的两个自由端的假想线来预测新的 Z 形中间支的最终位置。

伤口护理

正确的伤口护理对瘢痕修复术后恢复有很重要的作用。受伤后 2 天，伤口细胞开始重新分化产生上皮细胞 [13]。在此期间每天用水或过氧化氢溶

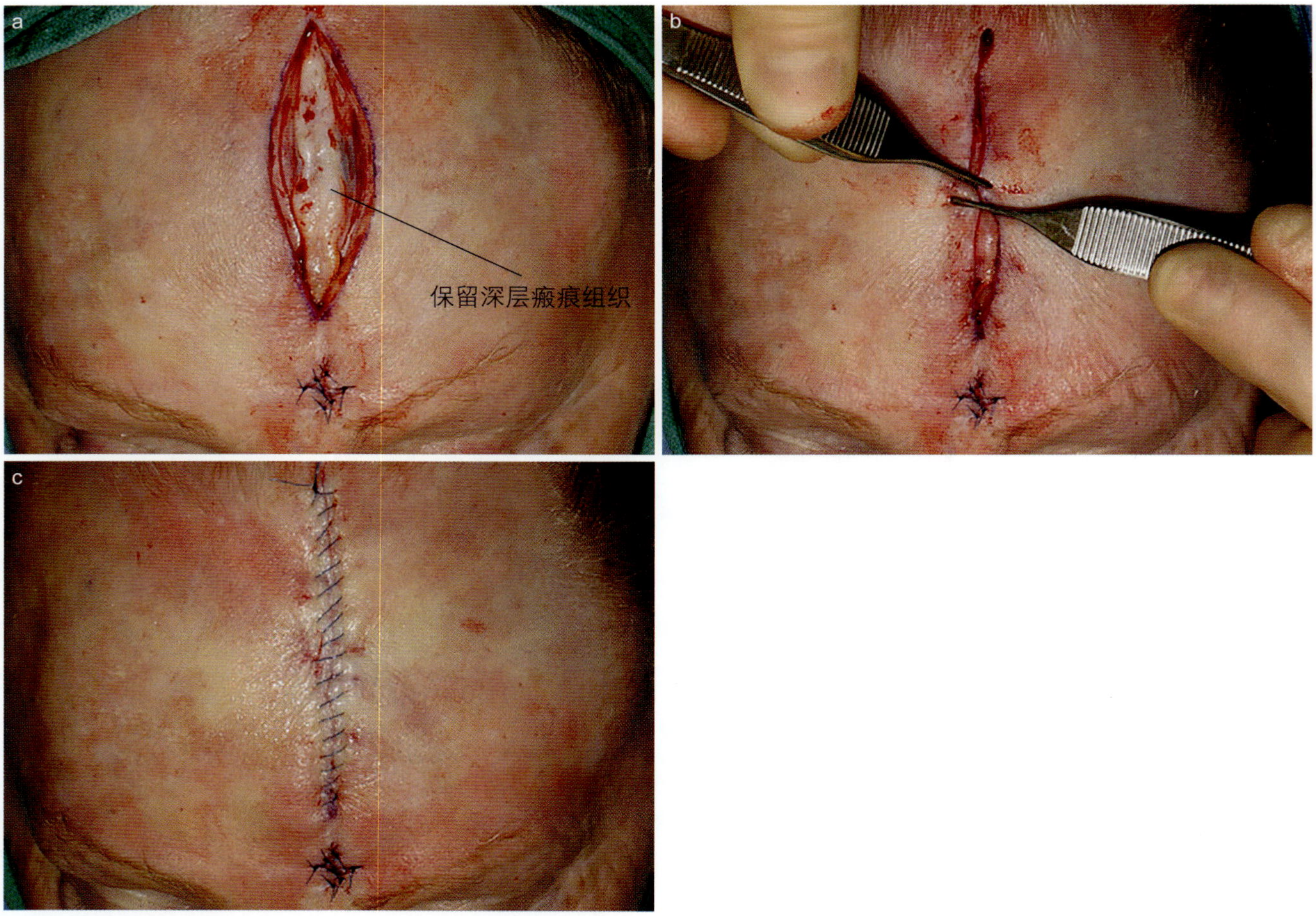

图 15.32 （a）修复获取插入前额旁正中皮瓣后留下的前额供区瘢痕。将深层瘢痕予以保留。（b）将伤口两侧相邻的前额皮肤自筋膜下层广泛游离并拉近，盖住原位瘢痕。（c）关闭伤口

液清洁伤口两次，并敷用抗生素软膏 48 h。直到缝线被拆除之前，都应该使用封闭软膏保持伤口处湿润。该软膏有助于防止碎屑和渗出物在伤口边缘之间积聚，从而降低了伤口分离以及伤口边缘变宽的风险。应在 5 天内移除皮肤缝线以防止上皮留痕并避免形成穿刺瘢痕。瘢痕修复后的 6 ~ 8 周通常会对瘢痕进行上皮打磨。建议期间避免阳光照射以减少炎症后的色素过度沉积。

磨皮术

磨皮术可以改变瘢痕的颜色和纹理，从而达到遮掩淡化瘢痕的目的。磨皮术会对凸出的真皮部分造成浅层损伤，随后通过网状真皮层的相关结构进行表皮再生修复，最终形成更加光滑的皮肤表面。这种现象的原理是因为新的胶原蛋白在治疗区域的真皮内沉积，而表面胶原束在皮肤打磨后表现出了更高的有序性，并且呈现出更高的密度、集束尺寸和统一朝向性等[14]。磨皮术可以改善皮瓣或移植物与邻近鼻部皮肤之间的表面不规则以及色差。它还有助于改善瘢痕边缘的阶梯畸形（图 15.34），并改善插入颊部或前额皮瓣与相邻鼻部皮肤之间的肤色和纹理的匹配情况。在全厚皮片移植修复后采用磨皮术可以非常有效地改善鼻子的外观。皮片移植后 6 ~ 8 周，对皮片和邻近的鼻部皮肤进行磨皮处理。磨皮术通常能够显著改善皮片周围的瘢痕情况。它还弱化了皮片与相邻的天然鼻部皮肤之间存在的皮肤纹理和颜色差异（图 15.35 和图 15.36）。

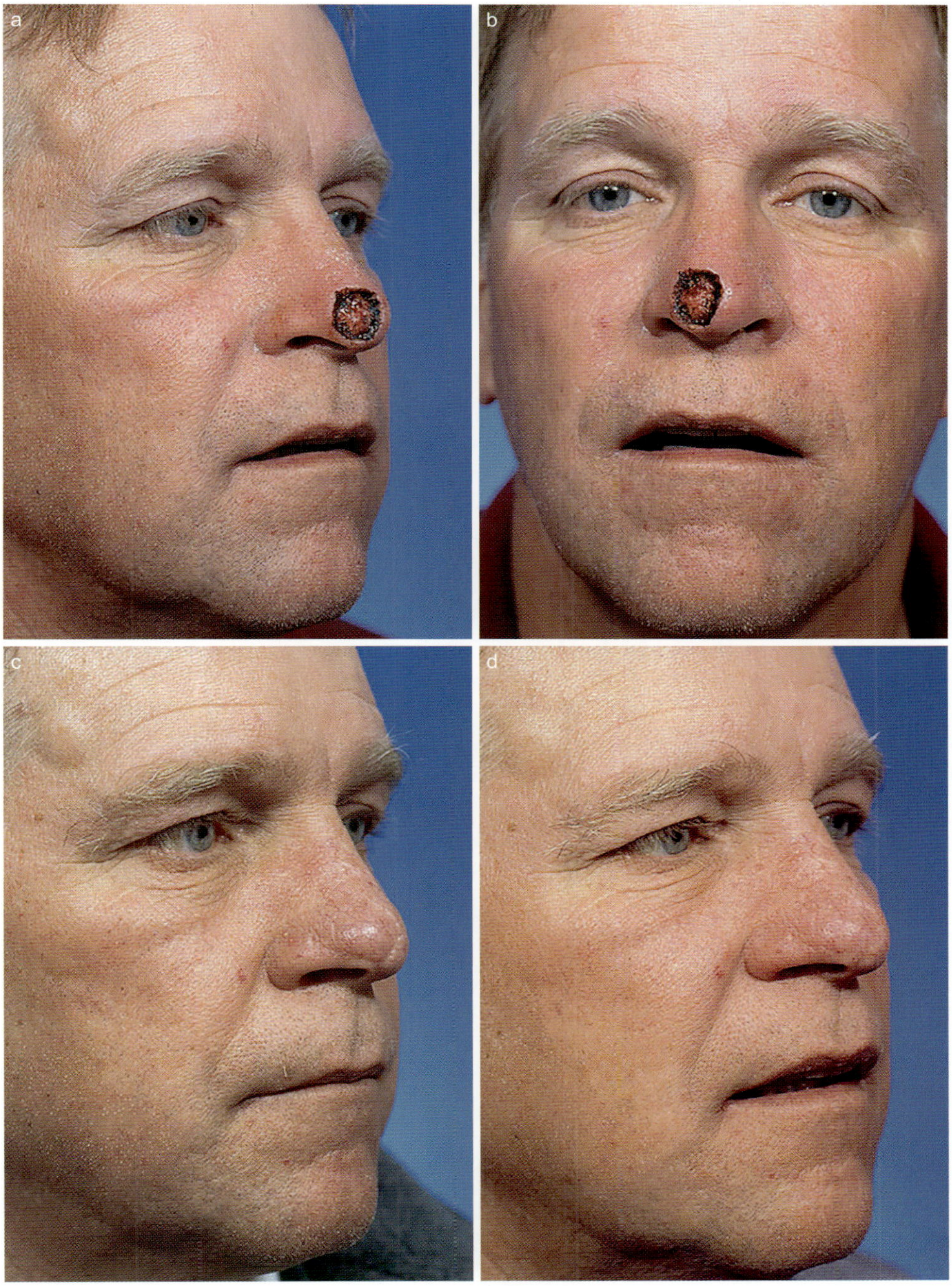

图 15.33 （a, b）1 cm × 1 cm 鼻尖皮肤缺损，患者鼻部皮肤较厚且有皮脂腺增生。使用双叶鼻部皮瓣修复缺损。（c ~ f）再造术后 6 个月及 16 个月。（c, e）6 个月时，外观可见凹陷瘢痕和地窖门畸形。对皮瓣进行后续的打磨处理。（d, f）对凹陷瘢痕行多次 Z- 成形术后 10 个月外观，可以看到鼻部外貌得到了改善。后续又对皮瓣进行了磨皮处理（选自 Baker[27]，第 10 章图 12）

磨皮术在能够进行局部麻醉的办公室或诊所手术室即可进行，可选择是否辅以口服含有地西泮的镇静剂。在行该手术之前应拍摄适当的照片。使用手术标记笔标明皮瓣或移植物内需要处理的瘢痕以及任何的皮肤抬高或不规则表面。在局部麻醉浸润之前，整个美学单位或与重建手术有关的单位也标记为磨皮术的处理对象。例如，当使用了小的全厚皮片来修复鼻尖缺损时，要对整个鼻尖都进行磨皮（图 15.37）。而当使用了双叶皮瓣进行再造时，通常要对鼻子的大部分皮肤进行磨皮，除了鼻翼边缘、鼻小柱、软三角以及中隔和侧软骨的最头侧部分。

行磨皮术时，患者处于仰卧位，抬高床头以减少出血。使用利多卡因（1%，加入 1 : 100 000 浓度的肾上腺素）在鼻子周围进行神经阻滞，等待几

图 15.33 （续）

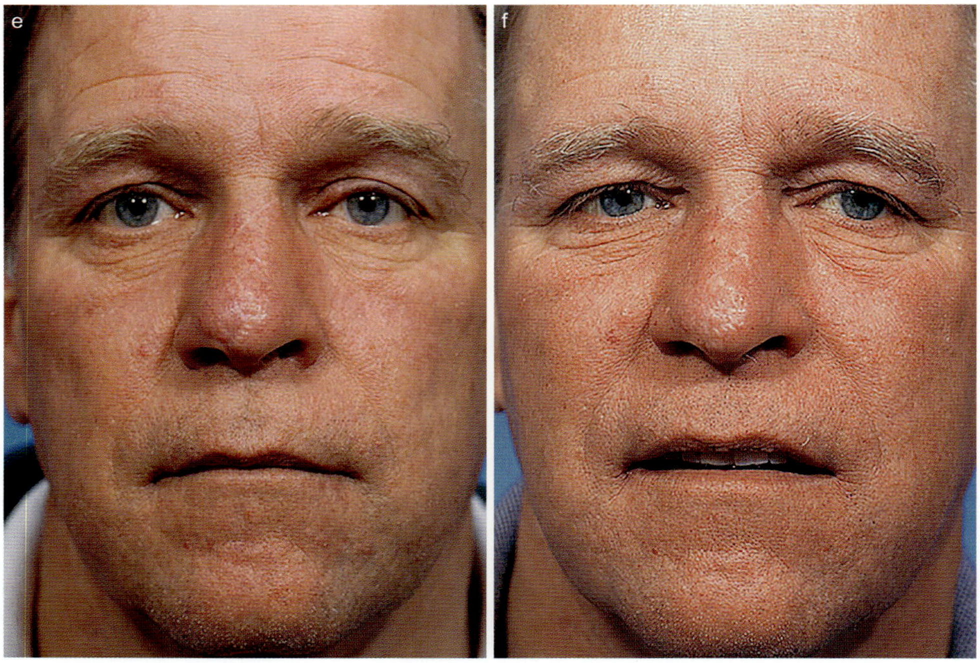

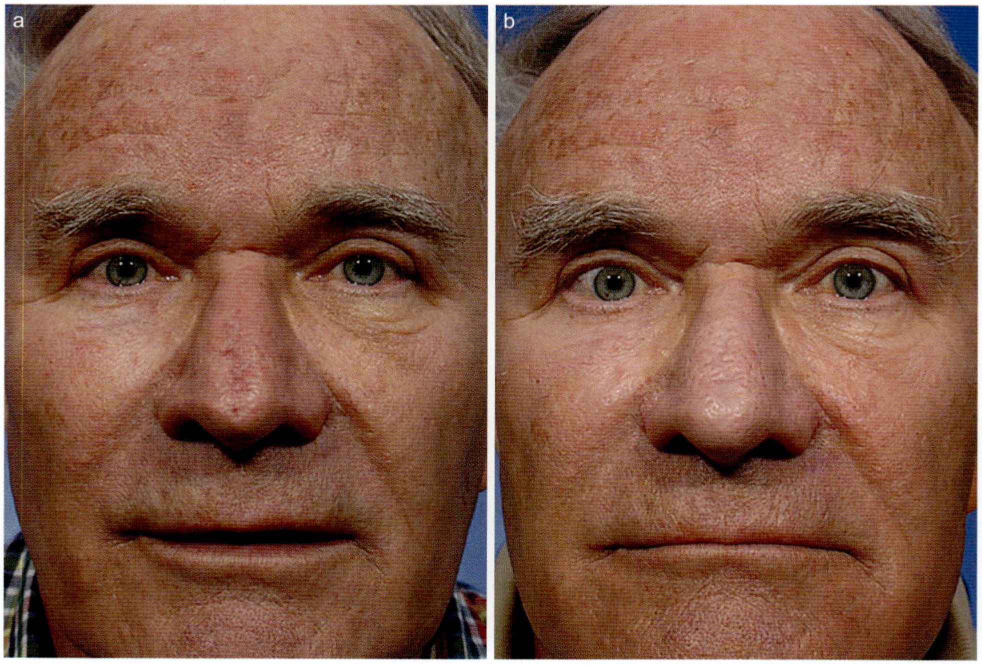

图 15.34 （a）鼻部中线上的纵向凹陷瘢痕。（b）对瘢痕行磨皮后 2 个月

分钟使阻滞生效。将多余的局部麻醉剂浸润到手术标记的皮肤内并且稍微超出标记的手术范围。麻醉剂对于皮肤的浸润越浅越好，最理想为紧邻真皮下平面浸润。皮内浸润会阻断皮肤真皮内的大量感觉神经末梢分支。

当对整个鼻部进行磨皮时，作者首选的磨皮方法是使用转速为 10 000 ~ 15 000 rpm 的电动转轮。金刚石颗粒镶嵌的磨砂转轮有多种形状和尺寸可供选择（图 15.38）。作者最常使用的磨头是轮形、梨形或球形。偶尔也会使用钢丝刷转轮，但这种转轮更难以清洁。当对鼻尖或鼻翼进行皮层去除时，磨头的旋转方向应朝向鼻孔，以防止鼻孔边缘组织被

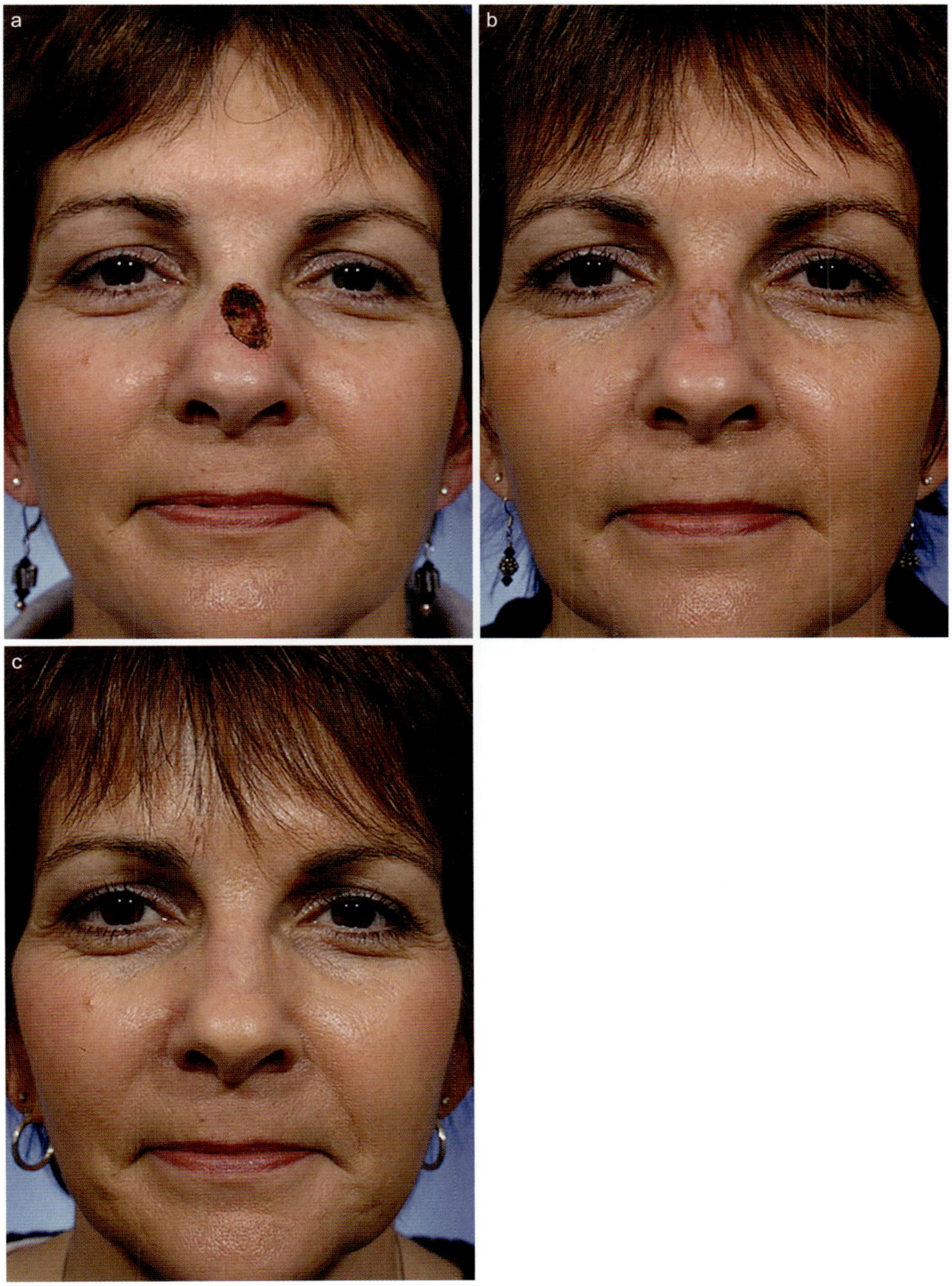

图 15.35　(a) 2 cm × 1.5 cm 浅表皮肤缺损。(b) 使用锁骨上窝全厚皮片修复缺损后 2 个月。(c) 行磨皮术后 2 个月

撕裂。对于较小的区域，可以使用 5 cm × 5 cm 的粗级干壁砂纸进行点磨皮（图 15.39）。点磨反的优点在于其所涉及的设备少，不需要清洁或对转轮重新灭菌，并且杜绝了血液传播的病原体通过气溶胶扩散的可能性。鼻部大多数皮肤移植物都是以这种方式进行磨皮处理的。

动力磨皮手术应由完整穿戴了手术衣、口罩和面罩的外科医生进行，以防止雾化的血液和碎屑造成的手术感染。患者用手术单覆盖，并将湿润的眼垫放在双眼上以遮挡头顶照明和手术碎片。采用反向牵拉绷紧磨皮区域。瘢痕和轮廓不规则区域在皮肤表面上用手术标记进行标明，对其进行优先处理。可以将墨水标记的消失程度作为磨皮手术进行进度的粗略指标。磨皮手术需要沿着瘢痕边缘将

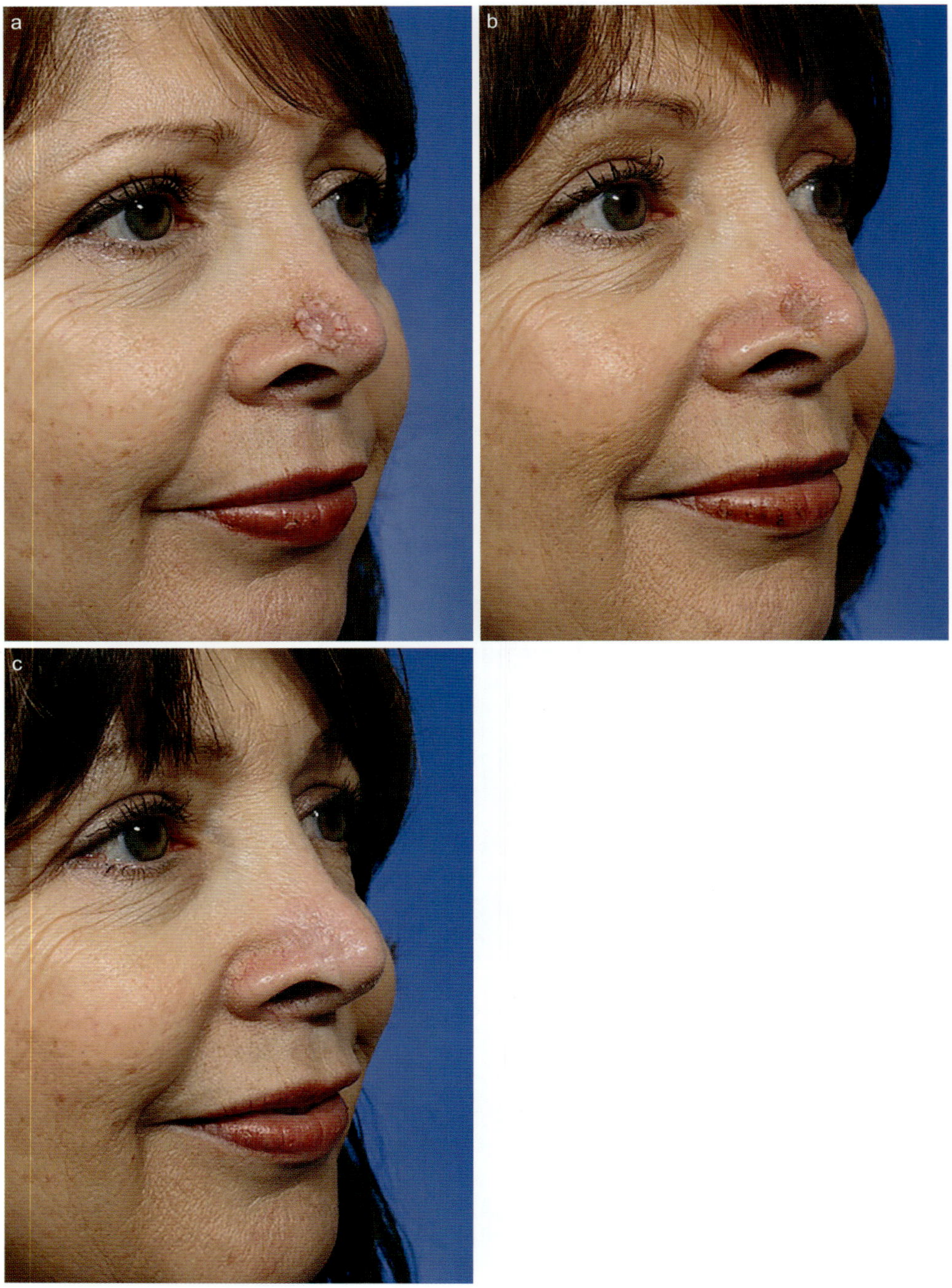

图 15.36 （a）使用全厚皮片修复鼻尖缺损后 3 周。（b）修复术后2个月，行磨皮术之前。（c）行磨皮术后 2 个月的皮片状态

皮肤打磨到上层至中层网状真皮水平。在其他区域，磨皮的深度应当加深至真皮乳头中层，以可见点状出血为准。可对瘢痕以及皮瓣和移植物表面进行手指触诊，然后对凸出区域进行进一步磨皮。通过将浸润过氧化氢溶液的纱布轻敷在伤口创面上约 5 min 来完成术后止血。

在对鼻部瘢痕进行修复后，建议在术后 6 周进行磨皮术以进一步修饰瘢痕，并使伤口边缘与周围皮肤融合。点磨皮对于创伤性瘢痕修复通常是有效的，并且通常在受伤后 1～3 个月即可进行。在这一时间段内，胶原蛋白正处于活跃重塑状态。Katz[15] 发现，在瘢痕修复 8 周后对其进行磨皮术对瘢痕的改善效果最好；Yarborough 和其他研究者的研究表明，对未成熟的瘢痕进行皮肤修整其预后要

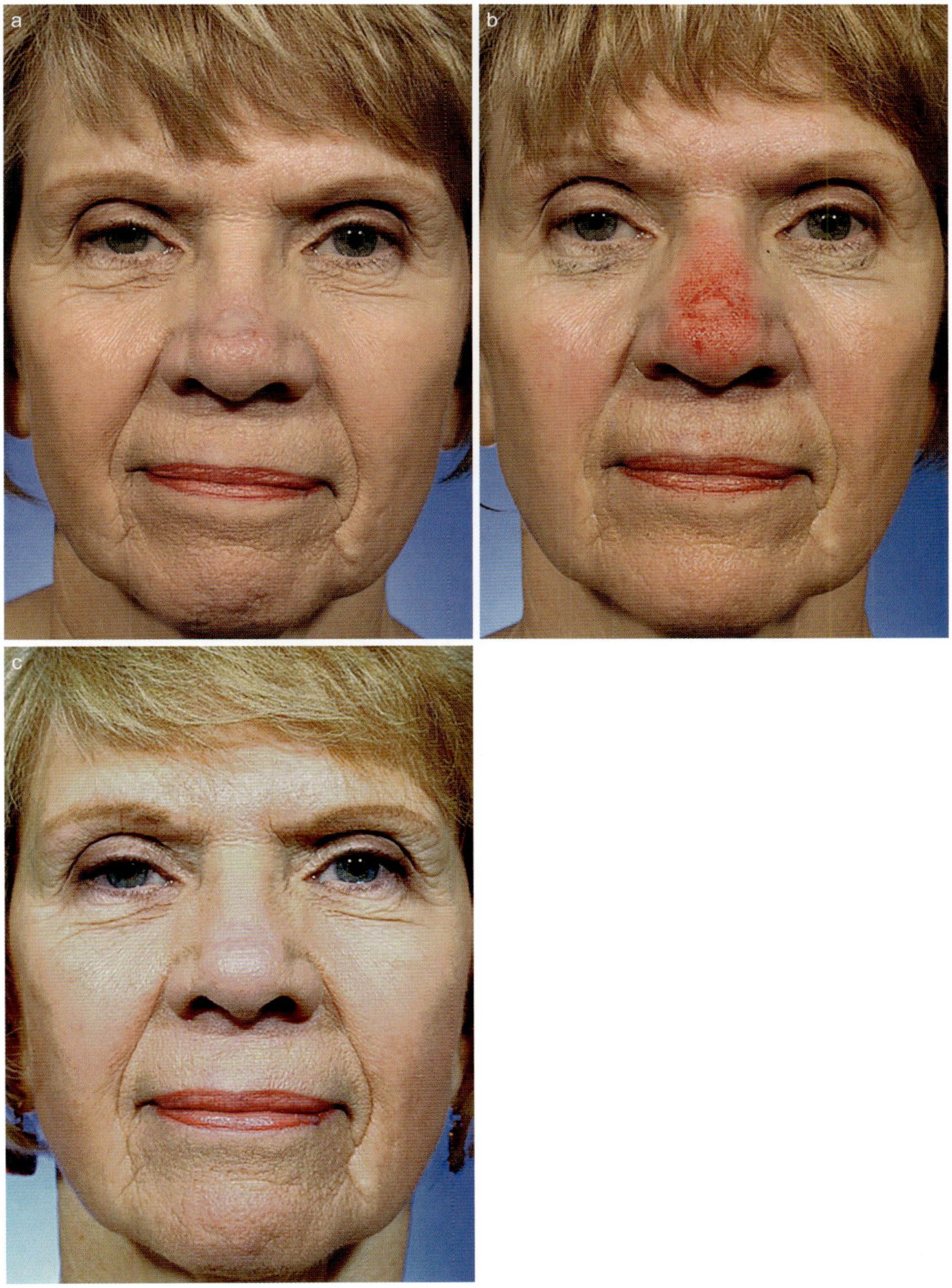

图 15.37 （a）使用全厚皮片修复鼻尖缺损后 2 个月。（b）行磨皮术后。（c）行磨皮术后 1 个月

强于对成熟瘢痕进行相同的操作 [16-17]。当使用插入颊部或前额皮瓣再造鼻部轮廓时，应将磨皮术推迟到所有的轮廓修复程序完成之后再进行。

使用封闭敷料覆盖磨皮后创口。该创伤区域应使用水和醋酸溶液（25%浓度）清洗以软化创口周围的硬皮。每 5～7 天应清洗创口一次，之后使用凡士林软膏或水胶体敷料封闭创口。结痂和结硬皮都会增加瘢痕形成的风险 [18]。封闭创口可促进上皮形成，减少不适感，预防感染，并最大限度地减少焦痂的形成。这使得伤口愈合得更快，同时降低了瘢痕形成的风险。

医生应指导患者要保证在伤口上始终存在大量的软膏进行封闭，直至创面上皮形成完成。在术后最初的几个晚上，可以用一张家用玻璃纸包裹创

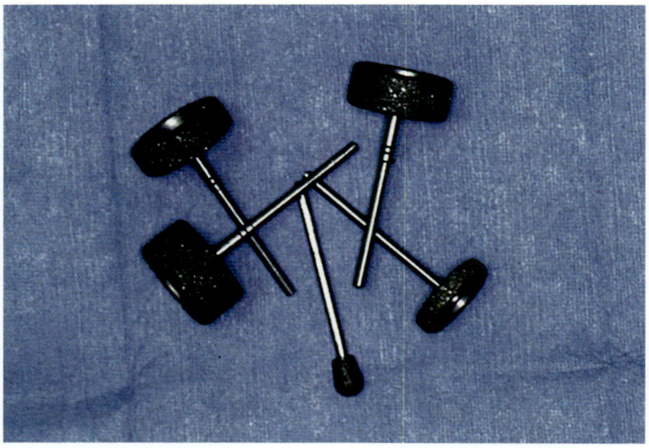

图 15.38 用于行磨皮术的金刚石颗粒磨头种类

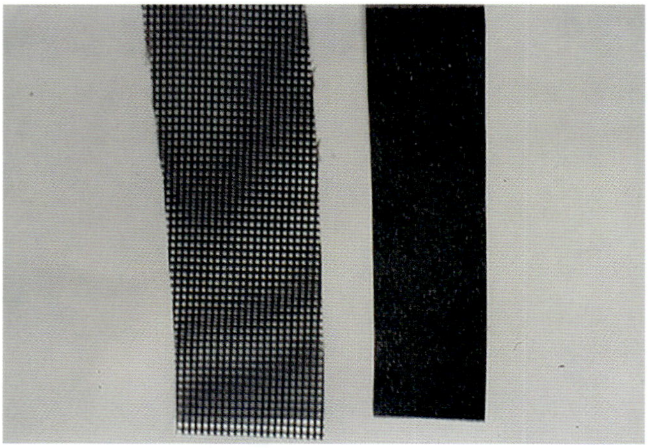

图 15.39 使用粗级干壁砂纸进行点磨皮

面以避免创面干燥。任何渗出物堆积或结痂都应使用润湿毛巾或纱布充分敷浸软化后擦除，然后用新的软膏覆盖创面。通常在上皮形成完成后 7～10 天可以化妆。天然成分的遮瑕膏有助于遮盖可能持续 8～12 周的创面泛红。建议在手术后的最初 6 个月内避免日晒，同时每日使用防晒霜进行防护。在创面再生的皮肤区域出现的刺激性感觉、表面剥落和瘙痒属于常见现象，可以于患处局部每天两次涂抹 1%氢化可的松乳膏进行治疗。

激光换肤术

类似于磨皮术，抚平鼻部瘢痕也能使用激光换肤术来完成。激光是光子形成的带有特定波长属性的集束，其波长是由激光的物质所决定的。用于瘢痕修复的最主要的三种激光包括 CO_2 激光、YAG 激光和脉冲染料（pulse dye, PD）激光。CO_2 激光和铒激发的 YAG 激光是通过蒸发细胞水分从而达到烧蚀特定组织的目的 [19]。PD 激光多用于处理充血或增生瘢痕 [20]。脉冲激光器可以使激光束以脉冲的形式放出，在极短时间内完成能量释放。对于能量释放时间的控制能够限制受光照皮肤向周围组织进行的热传导，从而减少了对周围正常组织的损伤 [21-23]。带有闪光扫描配件的 CO_2 激光器发射的短脉冲或连续波激光，可以被安全地用于瘢痕修复后 4～8 周时进行的换肤手术。使用激光换肤术可以精确地控制对皮肤的损伤深度（图 15.40）。为了达到最佳效果，沿瘢痕边缘进行的激光消融深度应较瘢痕内部消融深度更大。通常来讲，激光换肤术对于凸出鼻部皮肤表面的瘢痕的处理效果要优于对凹陷瘢痕的效果。根据 Cotton 等的报道，在激光换肤之后，真皮层会出现全新的胶原蛋白分子，并伴有真皮乳头中弹性纤维的改变 [24]。

那么对于抚平瘢痕来说，究竟是磨皮术更好还是激光换肤术更好呢？磨皮术相对而言对于外科医师的技巧和经验要求更高，但是相应的对于器材成本的要求较低。磨皮术理论上也有在术中产生雾化皮肤细胞和雾化血的风险。而激光换肤术能够通过光热消融烧蚀含水的人体组织，对于损伤的深度能够有更精确的控制 [25]。由激光引发的热损伤通常被认为能促进胶原蛋白的重构，但是会造成更长时间的术后红疹。Nehal 和他的同事分别比较了经 CO_2 激光换肤术和磨皮术损伤至浅表网状真皮层的平整瘢痕病例。他们采用了观察者分析和光学轮廓测定的方式，来评估两种方法对于瘢痕的改善效果。然而两种方法产生的效果并不存在统计学差异 [26]。磨皮术和激光换肤术在平整瘢痕领域都有其一席之地。出于便利性和成本考虑，小范围瘢痕平整最好使用磨皮术进行处理。

眉毛重定位

如果在皮瓣断蒂时，近端皮瓣蒂部未被仔细放回到正确的位置，则插入前额旁正中皮瓣有可能导致同侧眉毛内侧的永久性向下移位（参见第 14 章）。一旦发生这种情况，就要使用改良的直接眉毛抬升术将下垂的眉毛升高。在需要修正的眉毛内侧半段上缘做一个曲线切口，切口应为斜面，与眉毛的毛干方向平行。在眼轮匝肌和额肌所处水平面以上的皮下组织平面上方切割出一个 2 cm 宽的皮瓣。随后在与眉毛毛囊深度相同的解剖平面切开眉毛内侧。眉毛的深层组织由 4-0 聚丙烯缝线经多次缝合固定于额肌和额骨骨膜上。此过程中应注意避免将缝线穿过眼眶上部区域内的神经和血管通道。缝合应将眉毛固定于比对侧眉毛高 2～3 mm 处，以留出眉毛在愈合过程中产生的自然下垂量。前额多余的皮肤通过反斜角切口切除，使前额皮肤接近眉毛的皮肤，而不需要对皮肤进行牵引。伤口的深层用 5.0 可吸收缝线缝合，皮肤使用 5.0 聚丙烯缝线进行单纯连续缝合。

当患侧眉毛仅是最内侧部分低于对侧眉毛时，可以使用 Z- 成形术对其进行抬高（图 15.41）。眉内侧部分被合并到 Z 形的下皮瓣中，上皮瓣的宽度应保证在两个皮瓣转位后能够提供足够的眉毛抬升距离。眉内侧部分所处的皮瓣位于较深的解剖平面上，可以避免损伤毛囊。通过对皮瓣进行转位，眉部缺损即可如之前在瘢痕修复部分里所讨论的一样得到修复。

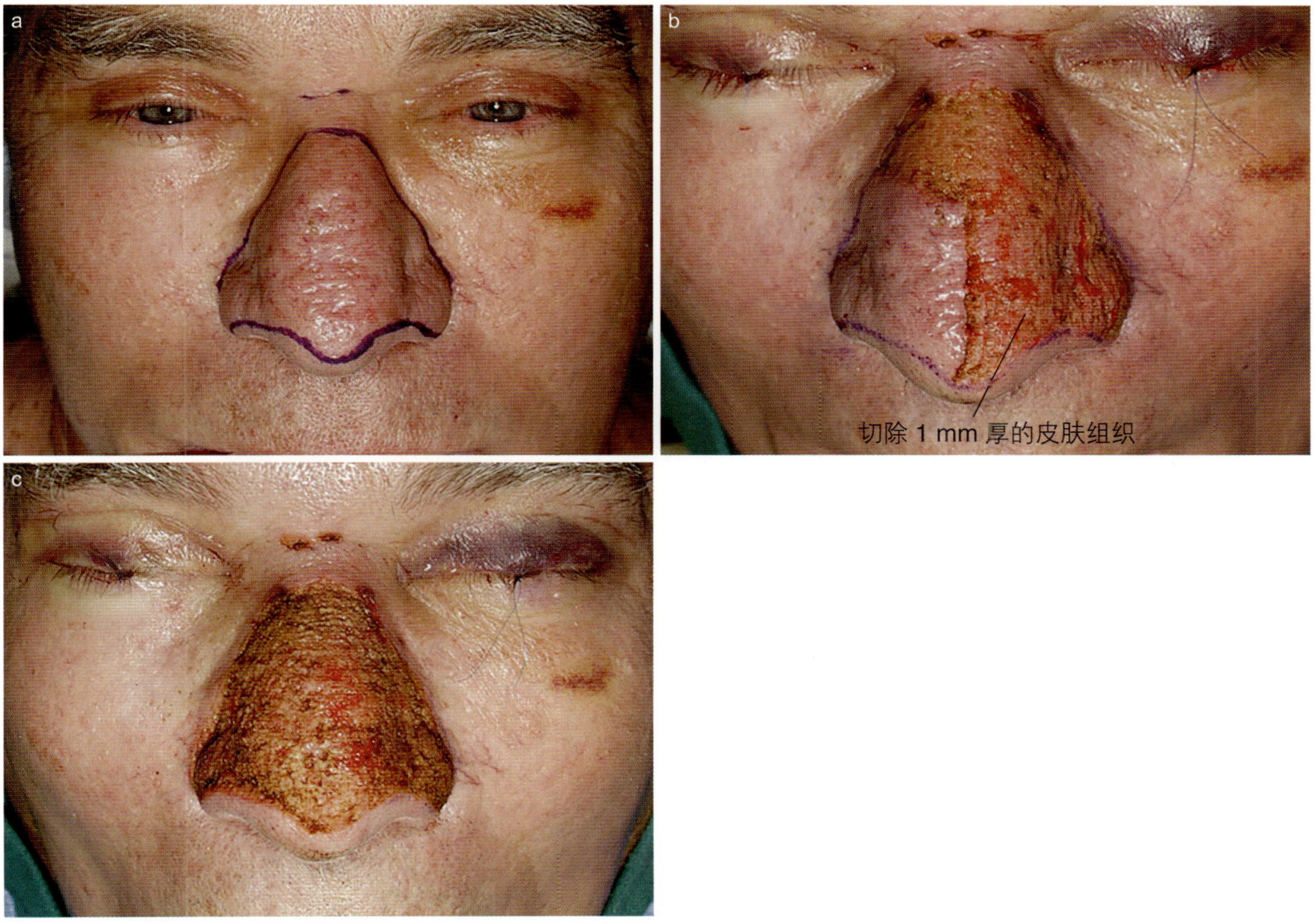

图 15.40　（a）标记出要使用激光切除的肥大性酒渣鼻。（b）使用 CO_2 激光可以精确控制切割的深度。（c）切除完成

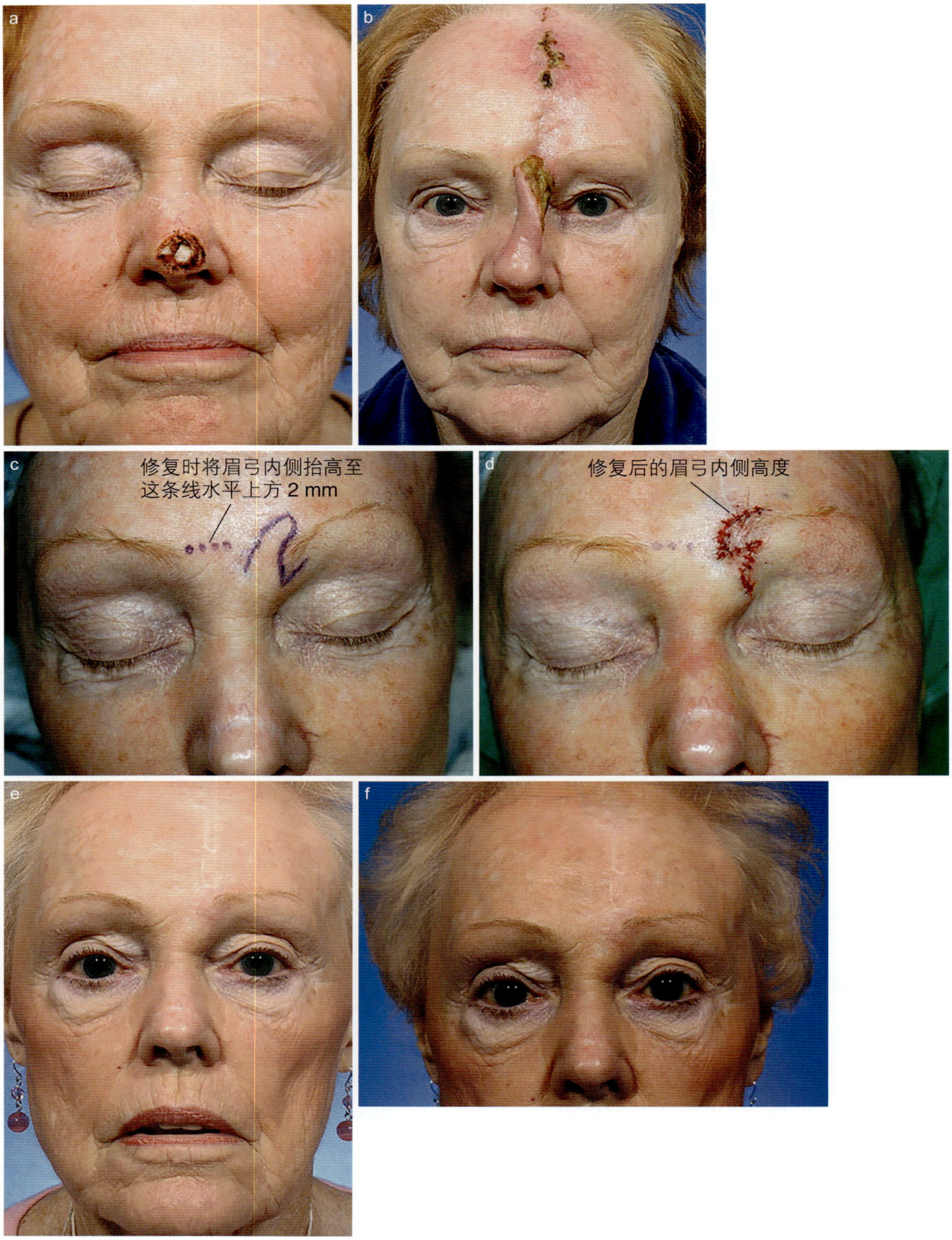

图 15.41 （a）2 cm × 1.5 cm 深层皮肤缺损。（b）使用插入前额旁正中皮瓣修复鼻尖缺损。（c, d）前额皮瓣断蒂嵌入后，眉毛内侧位置不正。标记要行 Z- 成形术的位置。尝试将下降的眉毛抬升至比对侧眉毛内侧高 2 mm 的位置，以代偿之后的瘢痕挛缩。（e, f）行 Z- 成形术后 1 年

矫正面部不对称

使用插入或转位皮瓣产生的从面颊内侧到鼻部的组织转移可导致两条鼻唇沟之间产生不同程度的不对称。具有过深鼻唇沟的老年患者通常手术一侧会得到外观上的改善，因为部分皮肤和皮下组织作为皮瓣被移除。在这种情况下，直接切除一部分对侧的鼻唇沟有助于恢复对称性。切除手术应使瘢痕落于颊部与唇部之间的鼻唇沟内。这种瘢痕通常是可以接受的（图 15.42）。

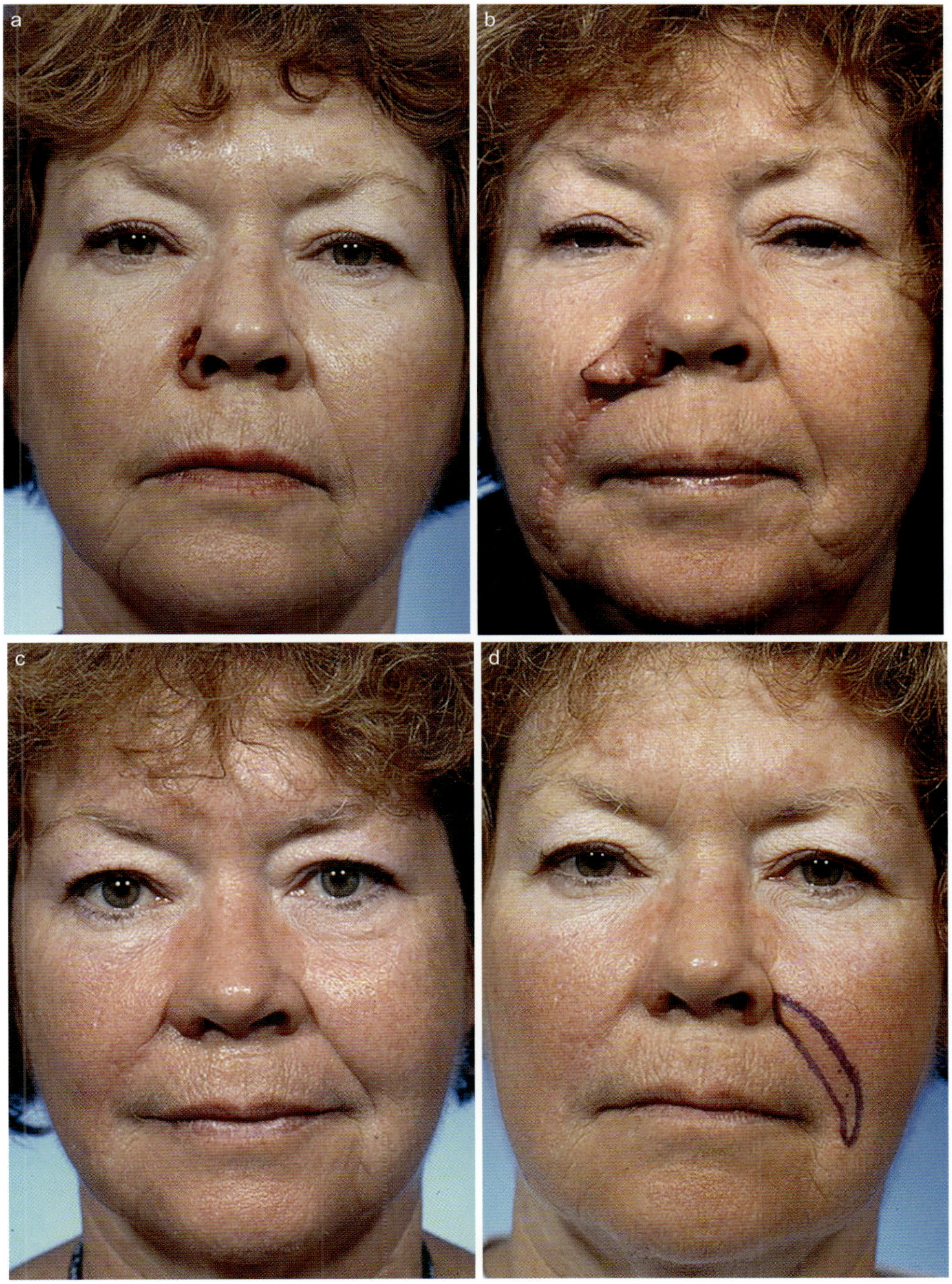

图 15.42　（a）患者右侧鼻翼皮肤缺损。（b）使用右侧带皮下组织蒂插入鼻唇沟皮瓣修复缺损。（c）再造后 4 个月。可观察到两侧鼻唇沟不对称。（d）标记左侧鼻唇沟，准备切除。（e）切除左侧鼻唇沟后 5 个月。可注意到面部对称性得到明显改善

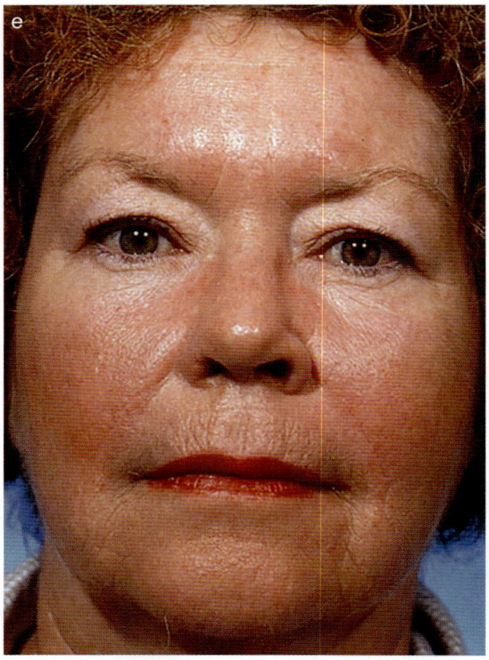

图 15.42 （续）

参考文献

1. Sheen JH, Sheen A. Aesthetic Rhinoplasty. 2nd ed. St. Louis, MO: Quality Medical Publishing; 1987.
2. Johnson CJ, Toriumi DM. Open Structure Rhinoplasty. Philadelphia, PA: WB Saunders; 1990.
3. Baker SR. Suture contouring of the nasal tip. Arch Facial Plast Surg. 2000; 2:34.
4. Engrave LH, Gottlieb JR, Millard SP, et al. A comparison of intramarginal and extramarginal excision of hypertrophic burn scars. Plast Reconstr Surg. 1988; 81:40.
5. Yang JY. Intrascar excision for persistent perioral hypertrophic scar. Plast Reconstr Surg. 1996; 98:1200.
6. Dzubow LM. Scar revision by punch graft transplants. J Dermatol Surg Oncol. 1985; 11:1200.
7. Regan JR, Frost TW. Scar revision and camouflage. In: Baker SR, Swanson NA, eds. Local Flaps in Facial Reconstruction Surgery. St. Louis, MO: CV Mosby; 1995:587.
8. Mostafapour SP, Murakami CS. Tissue expansion and serial excision in scar revision. Facial Plast Surg. 2001; 17(4):245.
9. Singer AJ, Hollander JE, Quinn JV. Evaluation and management of traumatic lacerations. N Engl J Med. 1997; 337:1142.
10. Holt GR. Treatment of trap-door scars. In: Thomas JR, Hold GR, eds. Facial Scars: Incisions, Revision, and Camouflage. St. Louis, MO: CV Mosby; 1989.
11. Borges AF. Improvement of anti-tension lines scar by the “W-plastic” operation. BR J Plast Surg. 1959; 12:29.
12. Tardy ME, Thomas JR, Paschow MS. The camouflage of cutaneous scars. Ear Nose Throat J. 1981; 60:61.
13. Yarborough JM. Ablation of facial scars by programmed dermabrasion. J Dermatol Surg Oncol. 1988; 14:292.
14. Harmon CB et al. Dermabrasion after scar revision. Dermatol Surg. 1995; 21:503.
15. Katz B, Oca A. A controlled study of the effectiveness of spot dermabrasion on the appearance of surgical scars. J Am Acad Dermatol. 1991; 24:462.
16. Yarborough JM. Ablation of facial scars by programmed dermabrasion. J Dermatol Surg Oncol. 1988; 14:292.
17. Collins PS, Farber GA. Postsurgical dermabrasion of the nose. J Dermatol Surg Oncol. 1984; 10:476.
18. Gold MH. Dermabrasion in dermatology. Am J Clin Dermatol. 2003; 4(7):467.
19. Bradley DT, Park SS. Scar revision via resurfacing. Facial Plast Surg. 2001; 17(4):253.
20. Capon A, Mordon S. Can thermal lasers promote skin wound healing. Am J Clin Dermatol. 2003; 4(1):1.
21. Anderson RR, Parrish JA. Selective photothermolysis precise microsurgery by selective absorption of pulsed radiation. Science. 1983; 220:524.
22. Ho C, Nguyen Q, Lowe NJ, et al. Laser resurfacing in pigmented skin. Dermatol Surg. 1995; 21:1035.
23. Bernstein LJ, Kauvar AN, Grossman MC, et al. Scar resurfacing with high-energy, short-pulsed and flash scanning carbon dioxide lasers. Dermatol Surg. 1998; 24:101.
24. Cotton J, Hood AF, Gonin R, et al. Histologic evaluation of preauricular and postauricular human skin after high-energy, short pulse carbon dioxide laser. Arch Dermatol. 1996; 132(4):425.
25. Tanzi EL, Alster TS. Treatment of atrophic facial acne scars with a dual-mode Er:YAG laser. Dermatol Surg. 2002; 28:551.
26. Nehal KS, Levine VJ, Ross B, Ashonoff R. Comparison of highenergy pulsed carbon dioxide laser resurfacing and dermabrasion in the revision of surgical scars. Dermatol Surg. 1998; 24:647.
27. Baker SR. Local Flaps in Facial Reconstruction. 2nd ed. Philadelphia, PA: Elsevier; 2007.

并发症及处理　第 16 章

Sam Naficy, Shan R. Baker

鼻再造手术的并发症可能在术后早期或晚期出现。早期并发症包括出血、感染及皮瓣坏死。晚期并发症包括瘢痕、鼻气道阻塞、皮肤色素异常及血管畸形。

出血

围术期出血最常见的风险因素包括高血压、使用抗血小板药物（例如非甾体抗炎药等）以及过度体力活动。若出现高血压，可通过药物控制。出血最常出现在皮瓣下层或衬里黏膜皮瓣的粗糙边缘。术前使用表面血管收缩鼻喷雾剂或许有助于减少黏膜出血。当前额皮瓣下层出血较严重时，可在缝合皮瓣前在出血表面使用局部凝血酶。

外出血则可能来自插入皮瓣的暴露边缘。在皮瓣移植时灼烧蒂部边缘有助于减缓术后出血症状。然而，在皮瓣移植后 12 h 内，蒂部通常会出现间歇性渗血。在此期间以外出现的持续性出血可通过局部加压包扎或灼烧进行控制。

皮瓣下出血可能影响血流以及皮瓣的存活。出血可通过细致止血以及谨慎使用加压包扎来预防。若能及时发现皮瓣下聚积的出血，则可将血肿抽出。可通过移除一至两针缝线，将积血用手挤出。反复发生的出血则需要通过暴露所有出血创面以控制出血。扩张性血肿会导致皮瓣发胀，很容易被发现，应立即清除血肿。如果血肿未被及时发现和清除，后续血凝块组织和纤维化过程将导致皮瓣基底部挛缩以及地窖门畸形的形成。口服抗葡萄球菌抗生素可降低出现感染性血肿的风险，需在软骨或骨移植过程中使用。血肿清除后，有可能出现皮下积液，其治疗方法是每隔 3 ~ 5 日多次穿刺抽吸。

使用黏软骨膜瓣进行鼻衬里缺损修复后可能会出现鼻出血。首先应使用血管收缩鼻喷雾剂（例如盐酸羟甲唑啉），由此可能出现血压升高的症状。抬高头部并给予适当药物以减轻患者的焦虑情绪及疼痛。若以上方法无法控制出血，可在给予表面麻醉剂及血管收缩剂后，使用 0° 或 30° 硬质光纤鼻内镜仔细检查鼻腔。表面麻醉剂选用可卡因（4% 溶液）或 4% 利多卡因和盐酸羟甲唑啉混合剂均可。麻醉鼻部后，使用吸引灼烧来控制出血。根据鼻腔内出血位置，可通过使用油纱或可吸收填充材料压迫该部位来控制出血。若使用鼻腔填充物，则应给予患者抗葡萄球菌抗生素治疗，以减少发生中毒休克综合征的风险。

感染

通常情况下，鼻部软组织、衬里及外层皮瓣的血液供给十分充足。因此，鼻再造手术后发生伤口感染是十分罕见的。然而，感染有时可能会累及软骨或骨支架移植物。严重感染可能会导致移植物再吸收，以及后续的鼻型和鼻部支撑受损。

作者的预防性疗法包括术前静脉注射单次剂量的抗葡萄球菌抗生素，例如大多数莫氏缺损再造病例中会使用头孢唑啉。这是由于在再造手术开始前大多数伤口处于开放状态达 24 h。若手术涉及骨或软骨移植，或在再造术早期阶段使用的骨或软骨移植物处于暴露状态，则需术前使用抗生素。在以上情况下，术后应继续给予患者 5 天的口服抗生素（如头孢氨苄）。对于仅进行局部或区域性皮瓣转移手术，则不需要预防性使用抗生素。

感染症状一般较轻微，表现为发红、肿胀、触痛以及渗液（图 16.1）。若出现全身性症状则表现为发热和乏力。蜂窝织炎是最常见的术后感染类型。若形成脓肿，处理方法包括引流及全身应用抗生素治疗。需充分暴露感染部位以排出感染性积液并保持引流通畅。另需获取脓肿培养标本以确保施以恰当的抗生素治疗。引流后，使用抗生素溶液（如杆菌肽或庆大霉素）冲洗伤口，并根据经验施以包括抗葡萄球菌属及假单胞菌属的全身抗生素治疗。

在感染情况较轻微的病例中，使用 18 G 注射器抽出感染性积液，并通过 18 G 血管导管使用抗生素溶液反复冲洗创面，并辅以全身性抗生素治疗，经证实可控制感染。对于此类罕见并发症选用较激进的治疗方法或可避免软骨或骨骼移植物吸收。

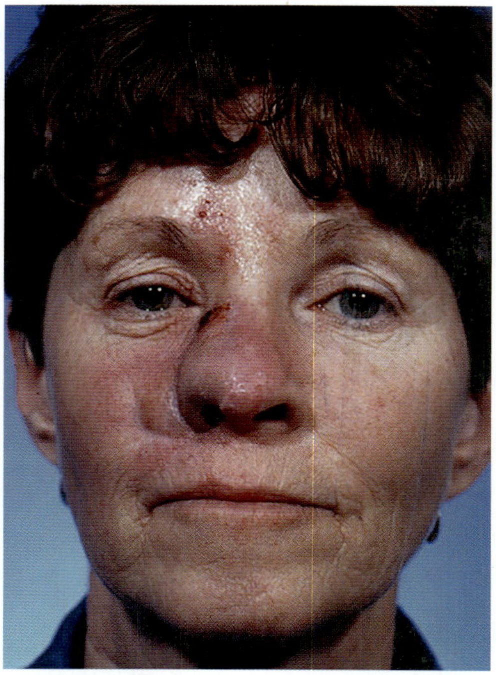

图 16.1 插入前额旁正中皮瓣断蒂嵌入后两周，鼻部出现蜂窝织炎和脓肿

作者发现，与再造手术的初期阶段或二期（皮瓣嵌入）相比，二期鼻再造术后的塑形手术伤口感染率相对更高，无论术前是否预防性使用抗生素均如此。该现象可能与瘢痕沉积导致鼻部再造部分血液供给减少有关。塑形过程或修复手术后出现的伤口感染可能常导致支架移植物感染，并最终使移植物部分或完全损坏。这反过来会造成鼻部的轮廓和支撑力的损失，影响鼻部美学和功能（图 16.2）。

除塑形及修复手术外，获取耳软骨移植物后，耳软骨供区伤口感染最为常见（图 16.3）。供区耳软骨膜炎通常发生在获取耳软骨移植物后 4～5 天，其典型症状有红疹增多、水肿以及供区耳疼痛。当从供区耳获取移植物时，围术期间给予抗葡萄球菌抗生素，可减少患软骨膜炎的风险。此外，在手术开始前，应使用含碘酒的无菌备皮液仔细清洗供区耳。消毒区域要包含以外耳道为中心的耳中部和后部表面。

部分厚度皮瓣坏死

皮瓣坏死分为多种程度。表面坏死主要表现为表皮破坏，通常可愈合，无严重后果。这种坏死被称为表皮松解症，特点是表皮脱屑和最终出现的表皮再生（图 16.4）。可在愈合的表皮上覆以油性软膏。无须清创和抗生素治疗。若表皮松解出现在插入皮瓣上，则应待该处皮肤愈合完成后再进行皮瓣嵌入。

全层皮瓣坏死

皮瓣坏死也可能是全层的，包括真皮和皮下组织坏死，这种坏死通常会累及皮瓣最远端。坏死的初期表现可能是皮肤苍白或血管阻塞，随后出现斑片，最终表现为腐败坏死。出现全层坏死的支瓣若病灶较小，或病灶区域的二期愈合不会导致支瓣游离端变形，则可进行保守治疗。当插入皮瓣的坏死发生在更为重要的区域，例如再造鼻孔的边缘，则需要皮瓣的整体移动、清除坏死部分、推进剩余健康皮瓣来修复缺损（图 16.5）。还可能需要应用额外的软骨移植物。在进行皮瓣再附着后，应继续保留蒂部 3～5 周以确保完全愈合。

内部衬里或外覆皮瓣的全层坏死可能导致原部位软骨或移植物软骨和骨暴露。若坏死部位为覆盖皮瓣，较小的坏死区域（小于 0.5 cm^2）可以切除，在破坏邻近皮肤后可缝合伤口。鼻侧壁和鼻翼沟的

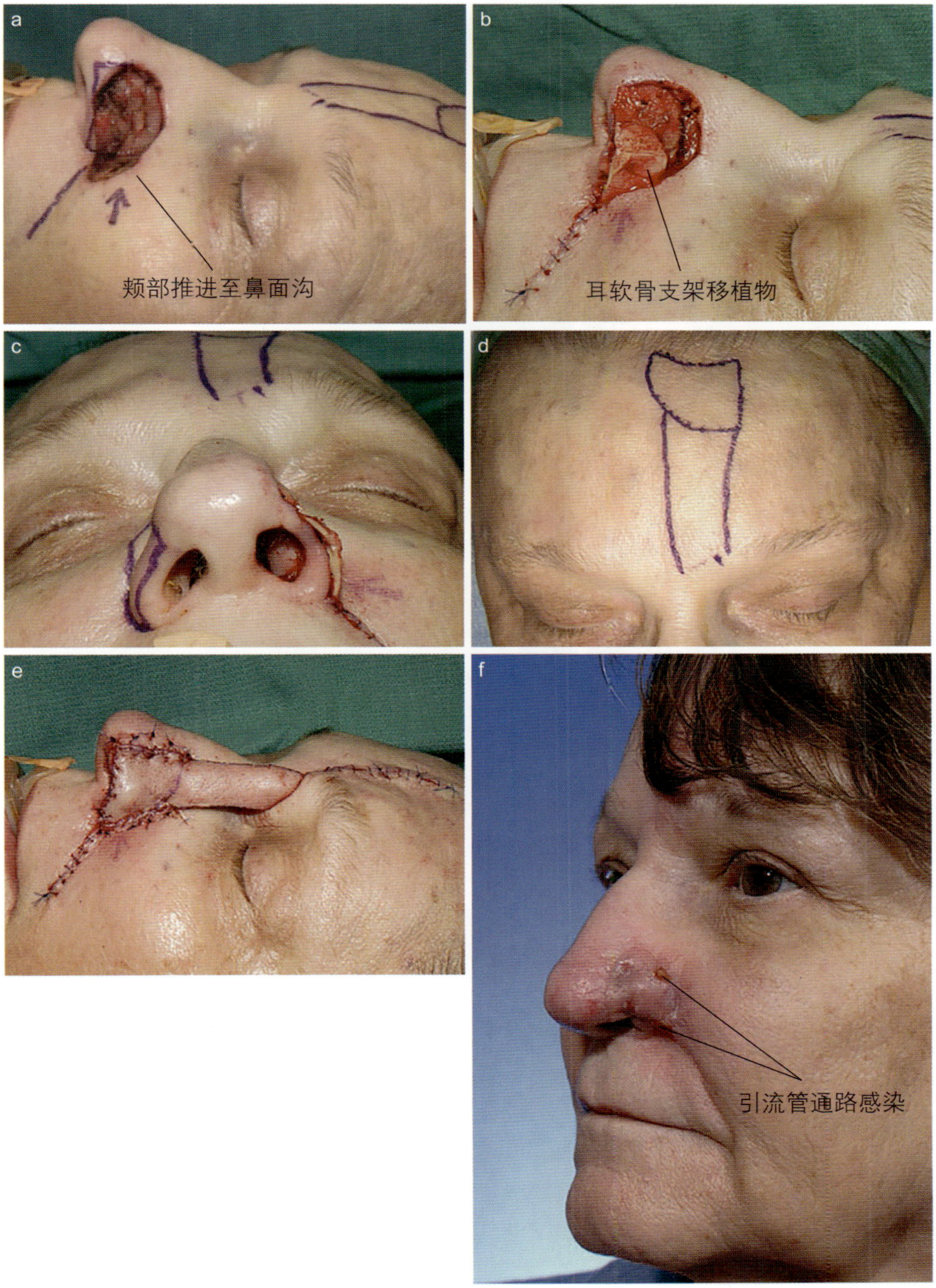

图 16.2　（a）左侧鼻翼和颊部内侧的皮肤及软组织缺损。颊部皮肤推进至鼻面沟。标记皮肤切除的部分，形成角状的缺损边缘。（b, c）使用耳软骨支架移植物作为结构支撑。移植物凸面为鼻孔和鼻翼起到有效的塑形作用。（d, e）插入前额旁正中皮瓣用于外覆盖。（f）塑形后出现伤口感染导致支架移植物被部分损坏。（g～l）术前及形态修整后 6 个月。伤口感染导致后续鼻孔切迹和挛缩

图 16.2 （续）

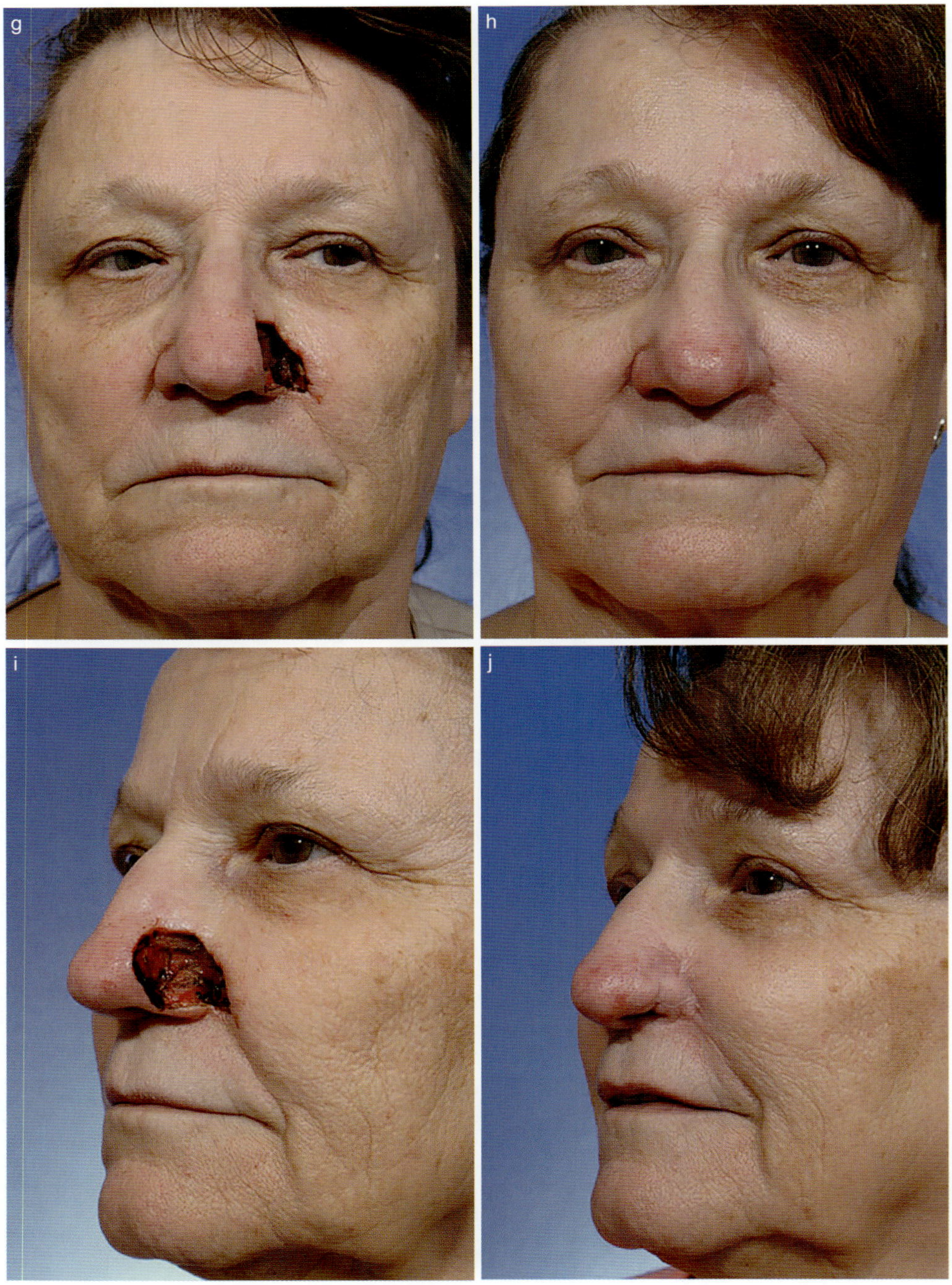

图 16.2 （续）

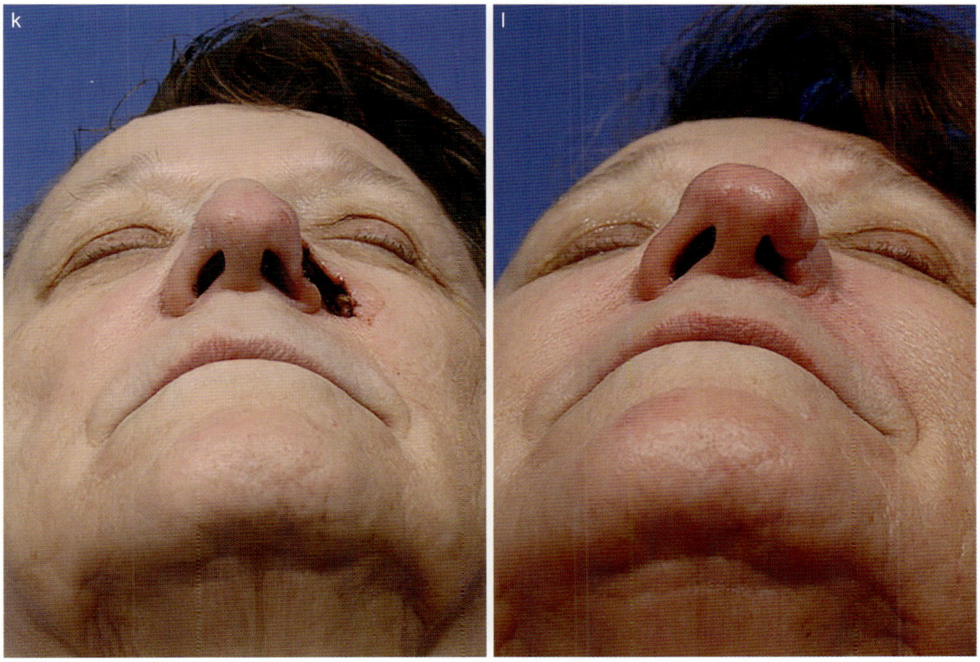

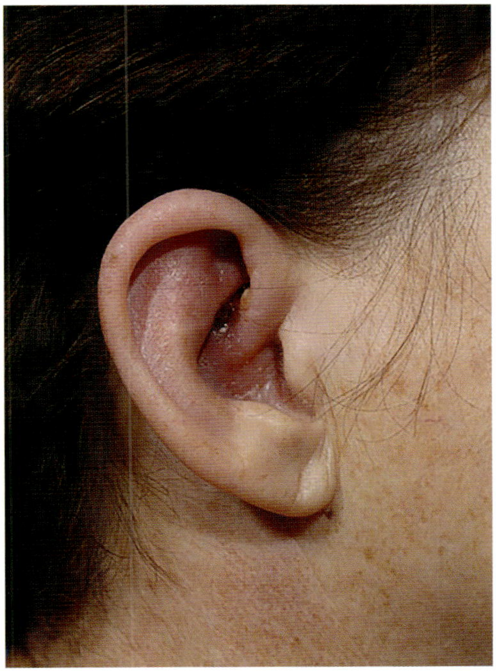

图 16.3　获取耳软骨移植物后供区耳出现软骨膜炎

二期愈合或许能有相对令人满意的结果。

用于再造鼻部全层缺损的衬里皮瓣坏死通常较外覆皮瓣坏死更为常见，这是由于依附于鼻中隔的黏软骨膜瓣较皮瓣血管分布少。黏软骨膜瓣较皮瓣更薄，并且能够承受更强的扭力和伤口闭合张力。与黏软骨膜铰链瓣相似，为鼻翼及鼻尖部的全层缺损作为衬里的双蒂鼻前庭皮瓣（参见第 4 章）可能会出现部分或完全坏死。常见的一种错误操作为试图修复过大的衬里缺损，而这种缺损由于面积过大无法使用双蒂皮瓣重新恢复。这种判断失误可能导致衬里皮瓣坏死，并出现后续的瘢痕挛缩及再造鼻孔缩窄。

在使用鼻中隔黏软骨膜铰链瓣修复鼻翼及邻近鼻侧壁尾段的全层缺损时，吸烟的患者更易出现皮瓣远端坏死（图 16.6）。作者发现将衬里皮瓣植入受区的时间向后推迟 3 周或许可以避免该并发症的发生。推迟过程包括做出制作皮瓣所需的切口，但并不以任何形式切下或取出皮瓣。当发生衬里皮瓣坏死时，对病灶累及区域进行清创，暴露的软骨和骨局部覆以凡士林的抗生素软膏，该处理可促进肉芽组织形成。同时可给予患者口服抗生素。若病灶累及区域较小并从鼻孔缘处切除，该并发症的后果可被控制到最小。然而，坏死总是发生在皮瓣远端。该部位至关重要，因为该部分皮瓣同时也是鼻孔缘的衬里。再造鼻孔缘的衬里皮瓣发生损耗可引

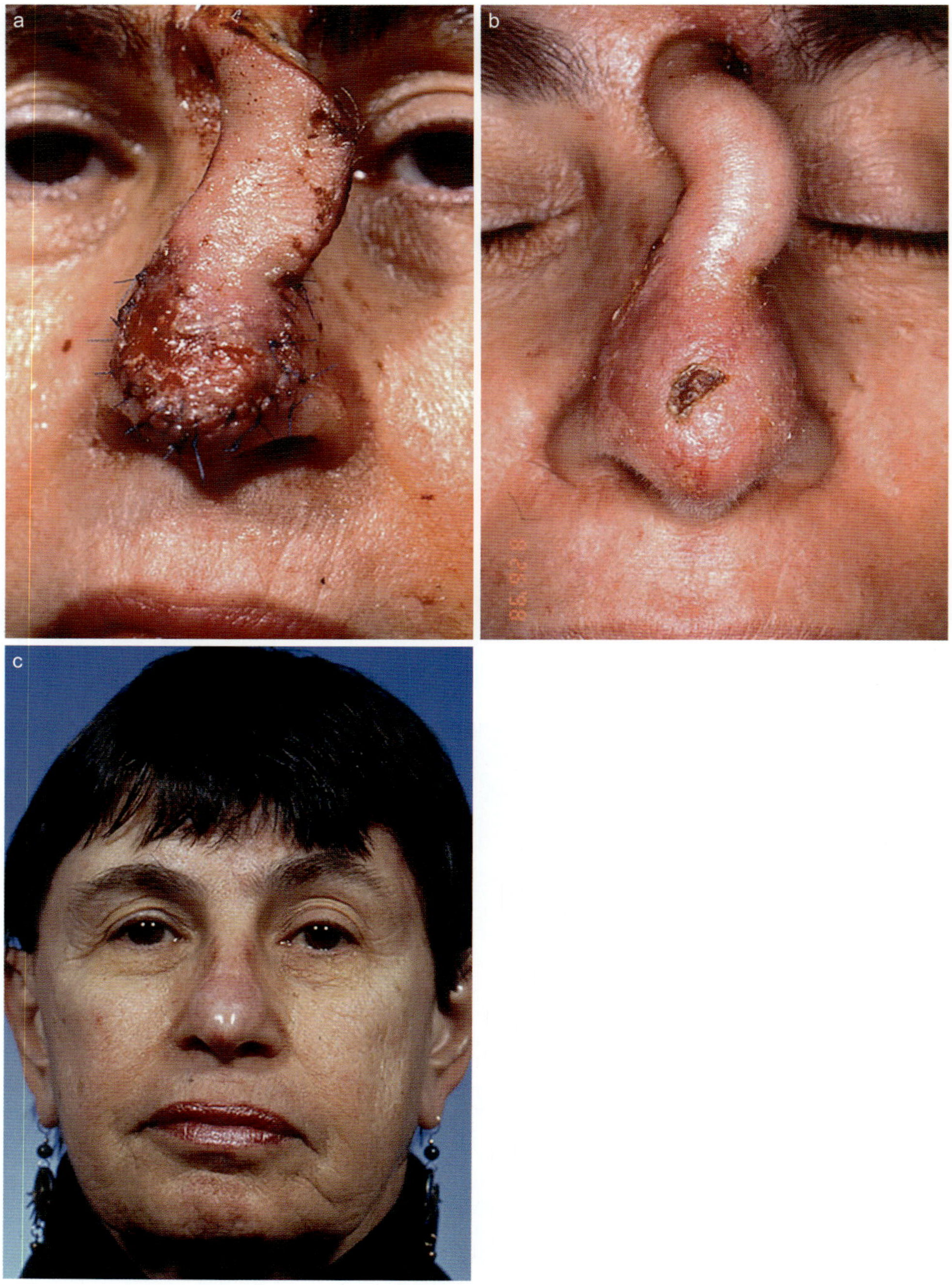

图 16.4 （a）前额旁正中皮瓣的表皮松解。（b）皮瓣嵌入推迟到病灶区域愈合后再进行。图中展示为中央皮瓣部分坏死。（c）进行断蒂和皮瓣嵌入后 6 个月。无须行修复手术

起支架移植物暴露，常导致移植物再吸收和瘢痕挛缩现象，以上情况将最终导致鼻孔缩窄。

鼻部覆盖皮瓣的大部分坏死非常罕见，在吸烟患者中更容易出现。扭曲蒂部或过窄的蒂部导致血液流入或流出受阻也有可能引起该现象。这种并发症需要行抢救手术以避免下层移植物暴露及下层衬里组织收缩。切除坏死皮瓣后，对缺损边缘进行清创，同时设计另一皮瓣进行覆盖。若皮瓣坏死导致支架移植物暴露大小超过 1 cm，该移植物将被再吸收或坏死，除非及时放置另一覆盖皮瓣。只要软骨移植物底部能获得衬里组织的血液滋养，该移植物便仍能存活。在使用新皮瓣覆盖软骨移植物前，可从该移植物表面削去一薄层。用于补救的皮瓣设计应较常用皮瓣蒂部更宽，同时应尽量减少该皮瓣

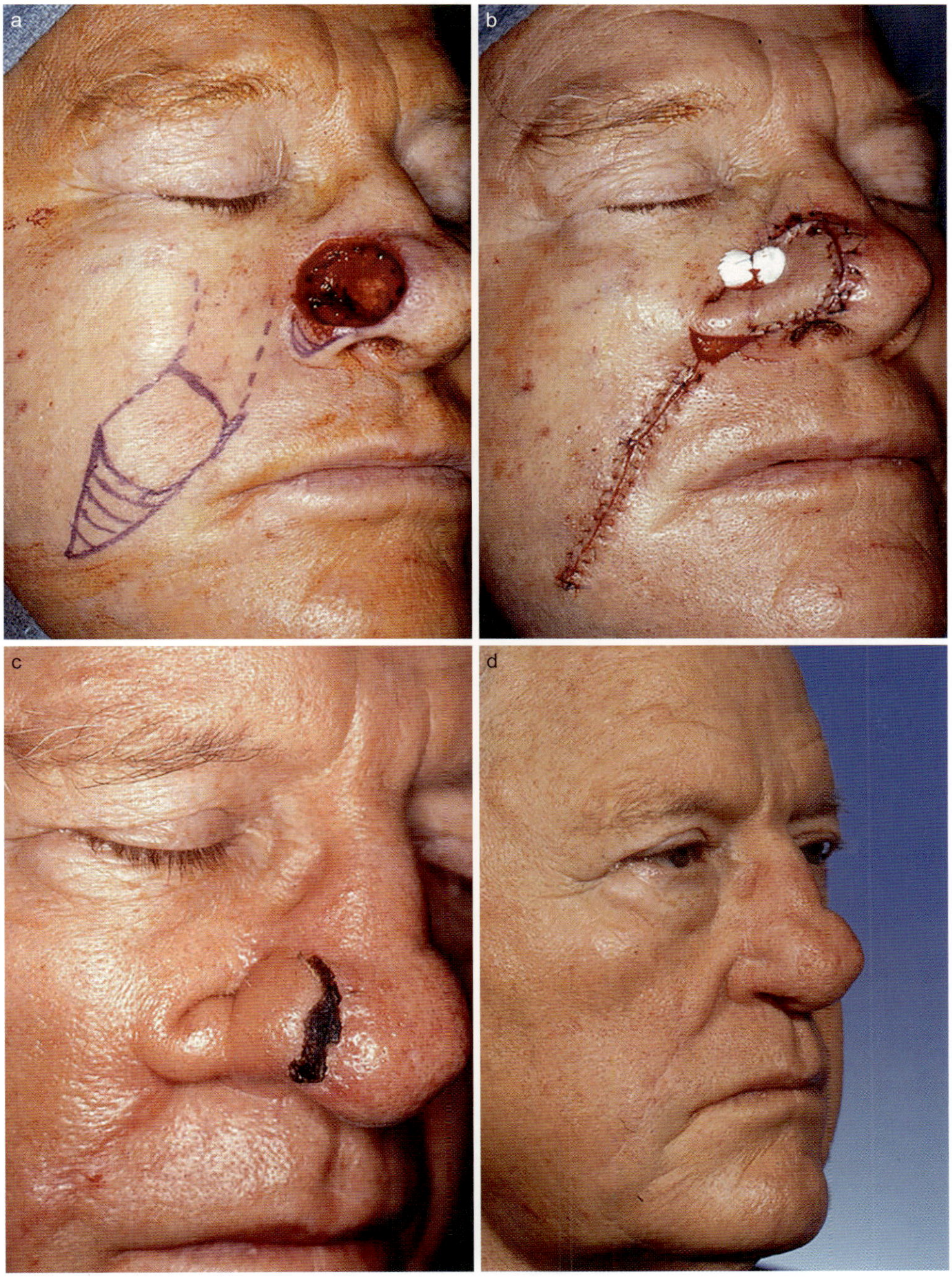

图 16.5 （a）鼻翼皮肤缺损。标记出要切除的其余鼻翼部皮肤。设计插入带蒂唇颊皮瓣以进行覆盖。（b）皮瓣已转入。加入卷条以减小皮瓣下死腔空间。（c）皮瓣远端的全层坏死。通过从鼻部移除皮瓣、切除坏死部分、皮瓣再附着来治疗。（d）再造手术后 1 年

的修薄。有时，对于吸烟患者，应将转移外覆皮瓣审慎延迟 10 天。

皮肤移植物

用于修复鼻部缺损的皮肤及复合移植物可能会导致一些影响美观的并发症。最常见的并发症为移植物部分或完全坏死。最常见的美学缺陷为移植物与原鼻部皮肤的质感和颜色不一致。质感差异常见于皮肤移植物用于修复伴有鼻部皮肤肥厚和皮脂腺过度增生的鼻尖部皮肤缺损患者（图 16.7）。在此类病例中，对移植物和邻近鼻部皮肤的磨皮术对移植物外观的改善十分有限。

对出现严重日照皮肤损伤的患者而言，鼻尖

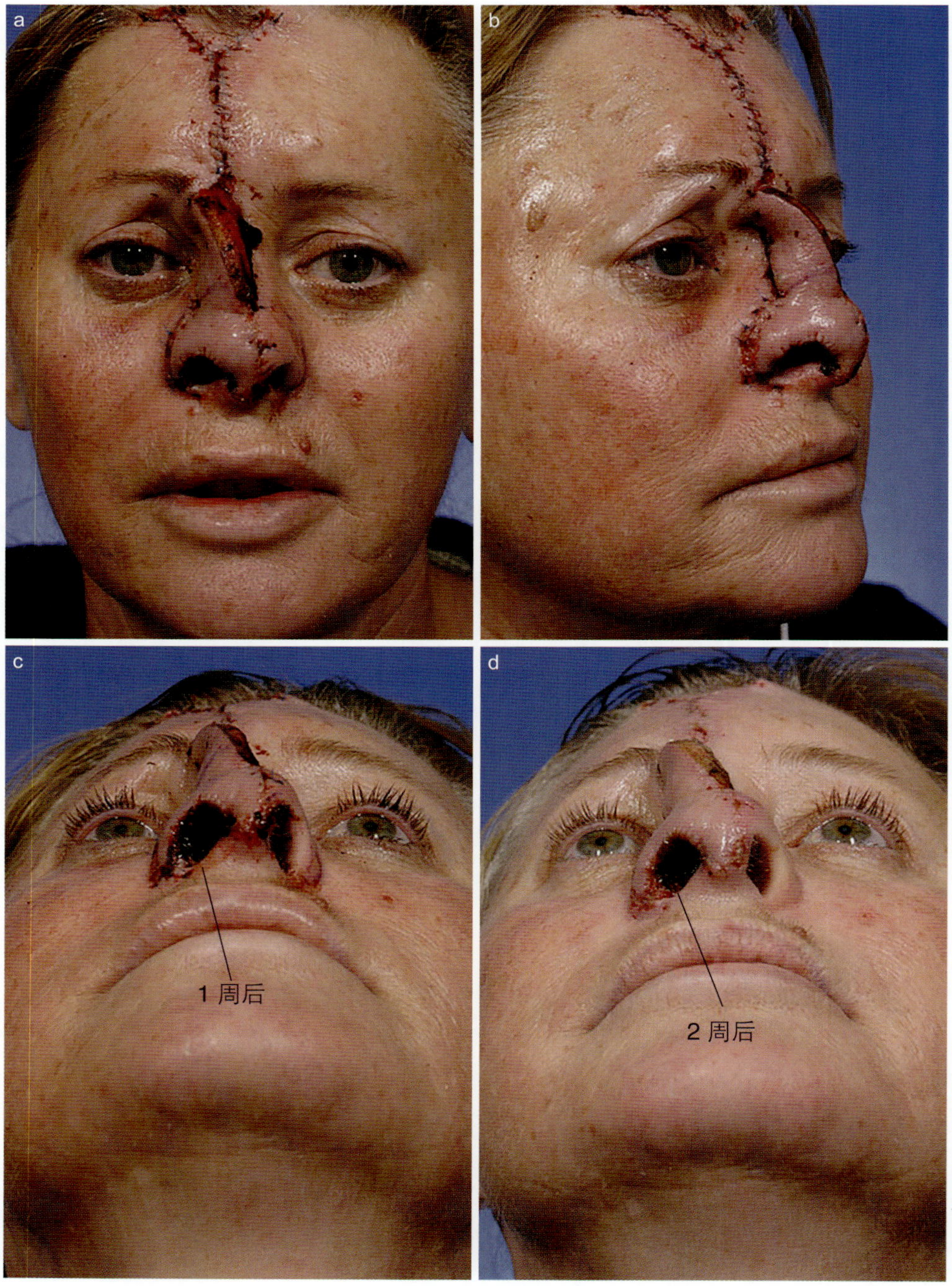

图 16.6 （a～c）使用单侧鼻中隔黏软骨膜铰链瓣、耳软骨支架移植物和插入前额旁正中皮瓣进行全层鼻尖部缺损再造术后 1 周。使用较对侧原鼻孔更大的孔径设计再造鼻孔以适应瘢痕挛缩。（d）手术后 2 周，衬里皮瓣远端坏死，鼻孔部孔径开始缩小。（e～l）术前及术后 1 年。衬里皮瓣远端坏死导致鼻孔收缩，影响了美学和功能效果

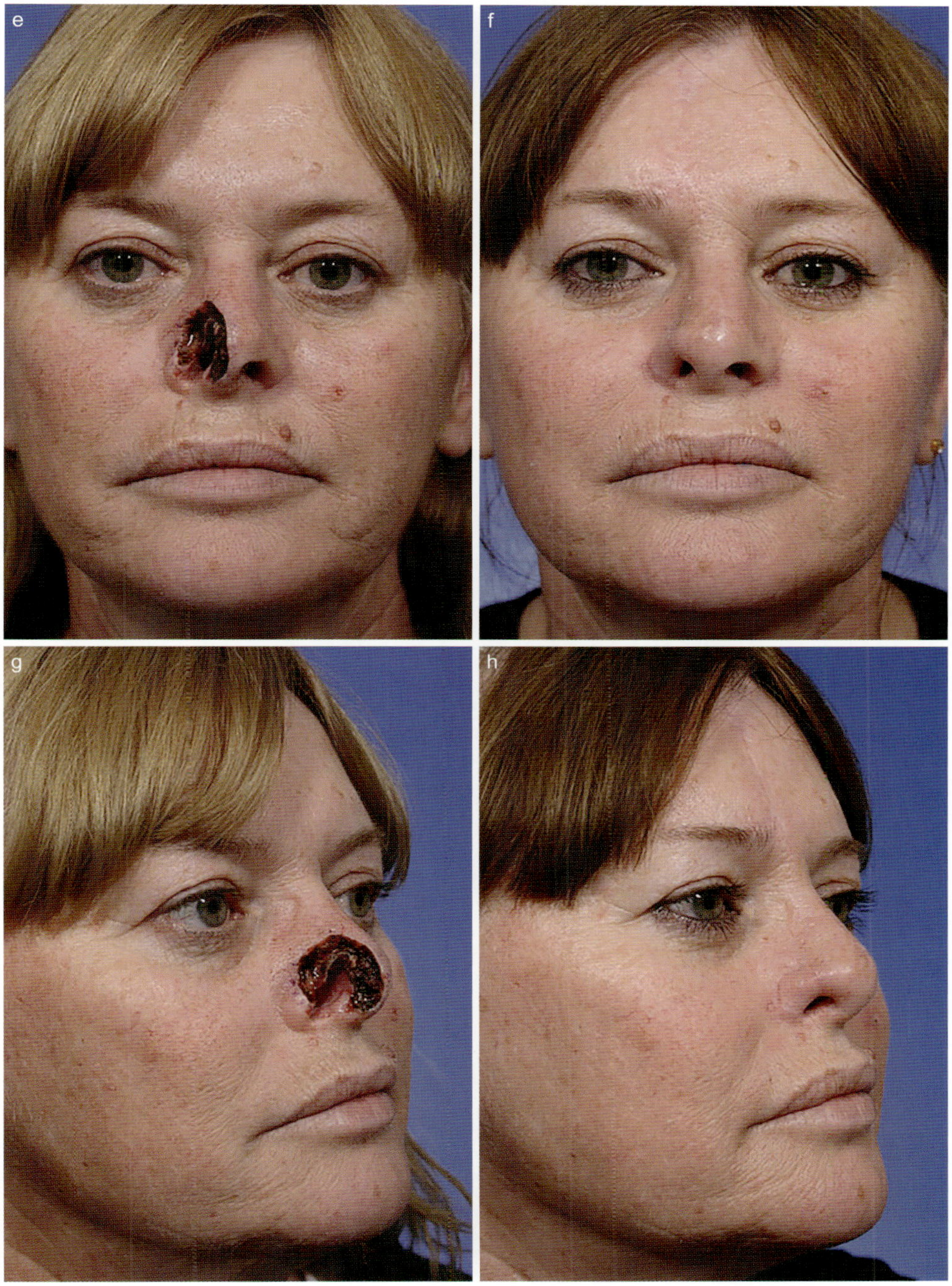

图 16.6 （续）

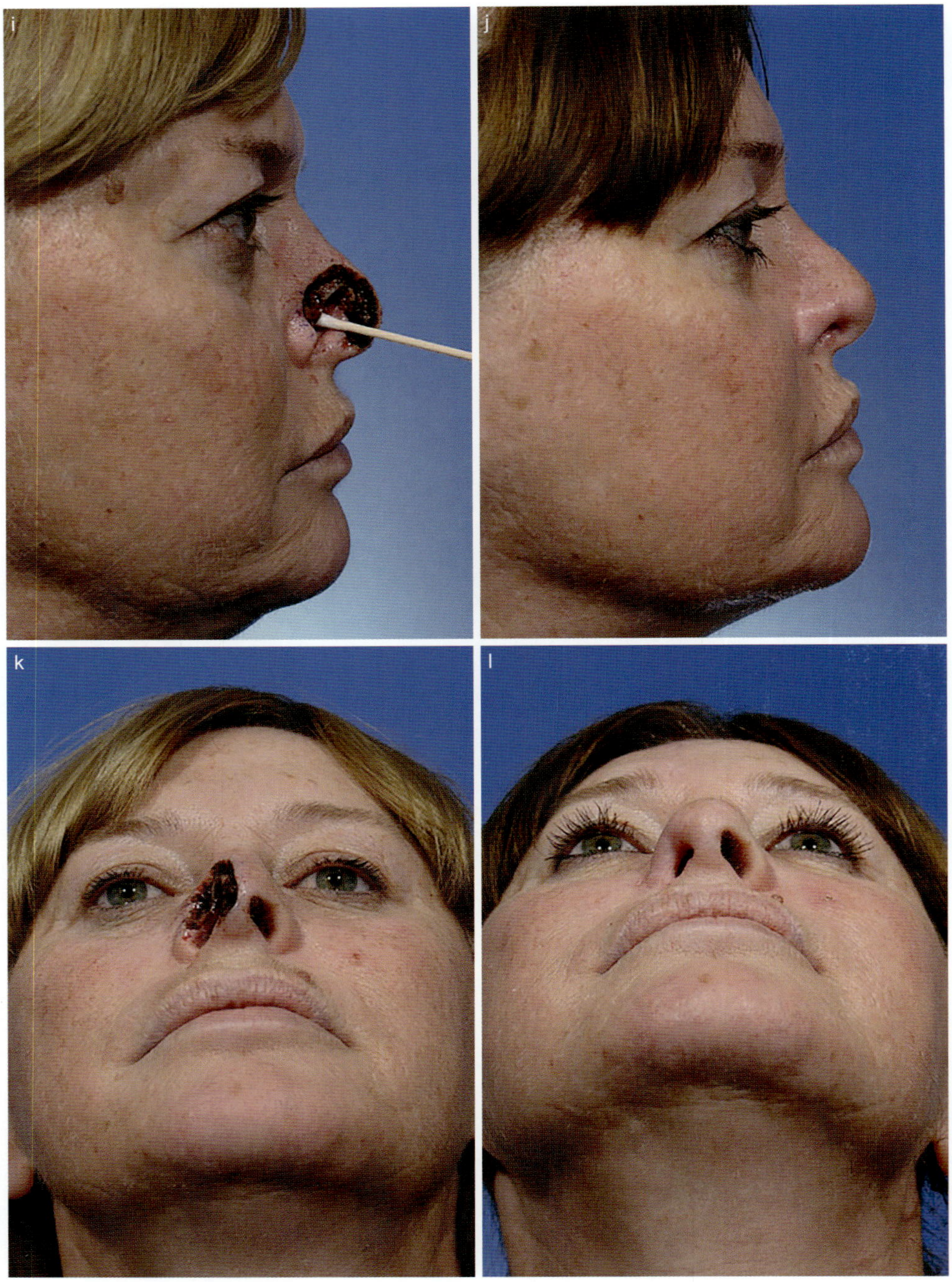

图 16.6 （续）

部皮肤移植物同原皮肤的肤色差异可能会显得更加明显（图 16.8）。尤其是当从耳后获取移植物时尤为明显，因为该处皮肤一般不会受到过度日照。鉴于此，作者在选用移植物时，大部分取自锁骨上凹处，因为该部位皮肤同颈部皮肤接受日照的程度相似。

当移植物受区缺损较深时，使用皮肤移植物覆盖缺损可能会产生形态凹陷，尤其是当使用皮肤移植物修复鼻部皮肤肥厚患者的鼻尖部皮肤缺损时（图 16.9）。即使皮肤移植物下出现瘢痕沉积，也不足以完全矫正移植物厚度同受区深度的差异。

若将皮肤移植物置于鼻孔游离缘附近，则可能因皮肤移植物收缩导致鼻孔畸形，尤其是当移植物坏死发生时。

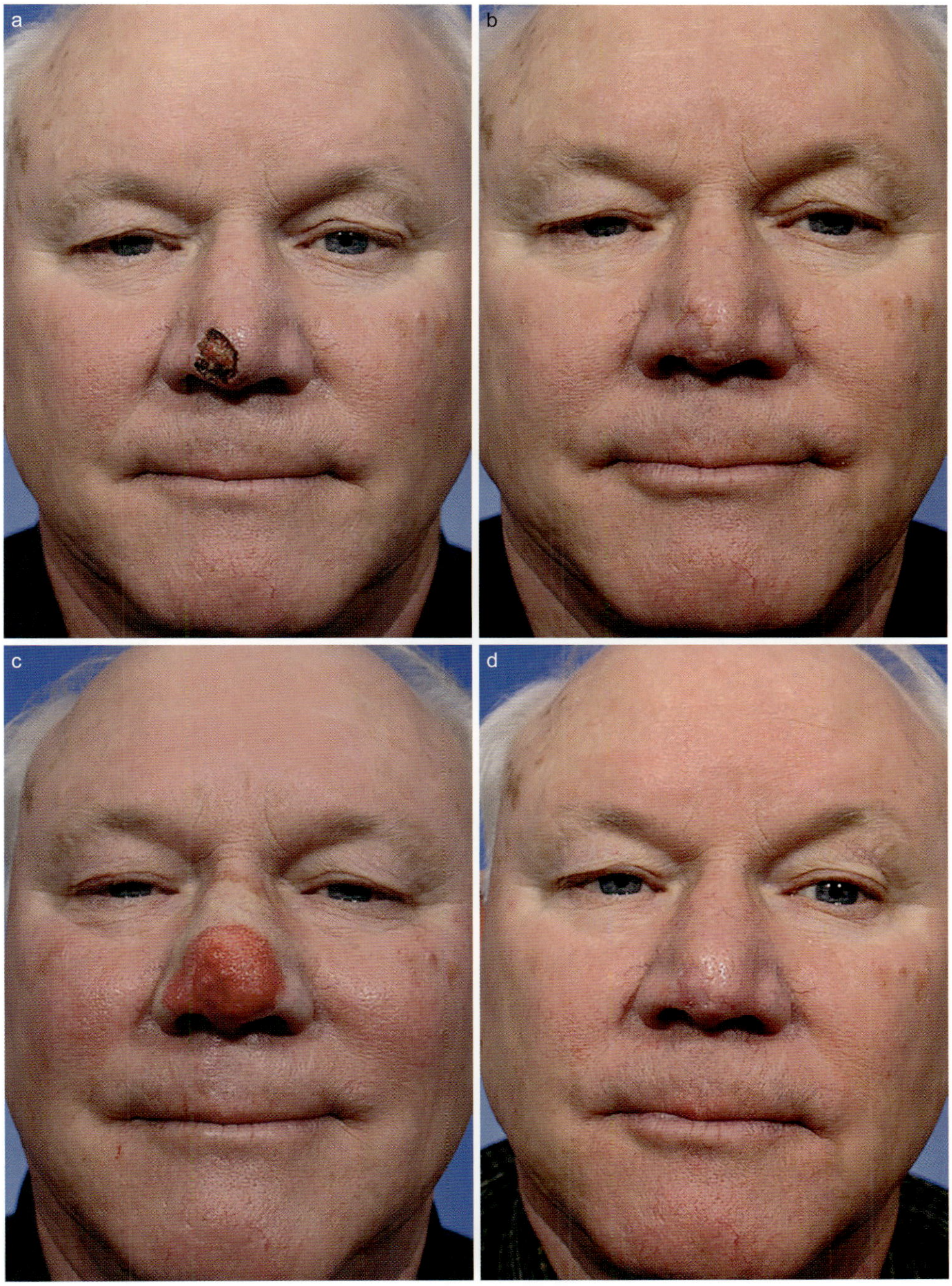

图 16.7 （a, b）患者鼻部皮肤肥厚，鼻尖部有 1.5 cm 皮肤缺损。使用锁骨上凹处全厚皮片修复伤口。明显看出移植物同原皮肤间存在肤质差异，同时移植物塑形并不理想。（c）对移植物和原鼻部皮肤进行磨皮术以期改善鼻部修复的外观。（d）磨皮术后 2 个月，外观改善不明显

当皮肤或复合移植物出现部分坏死时，最好应使其保持干燥，使其形成坏死焦痂，焦痂可以起到生物敷料的作用。随着焦痂周围和下层的组织逐渐愈合，焦痂的边缘将同伤口分离开，此时或可对其进行修剪。当焦痂下表皮移行再生完成后，便可将焦痂整个移除。

皮肤移植物全层缺损可能是由于频繁吸烟、感染、移植物过厚或使用支撑敷料不当导致的。待坏死移植物形成焦痂，创面通过二期愈合恢复，有时可获得令人满意的效果。磨皮术通常能够改善瘢痕外观（图 16.10）。当皮肤移植物出现完全坏死并发感染时，应进行清创术，坏死皮肤的焦痂不能保留在原部位作为生物敷料使用。在这种情况下，应通过二期愈合达到伤口的恢复，结果与未修复鼻部伤

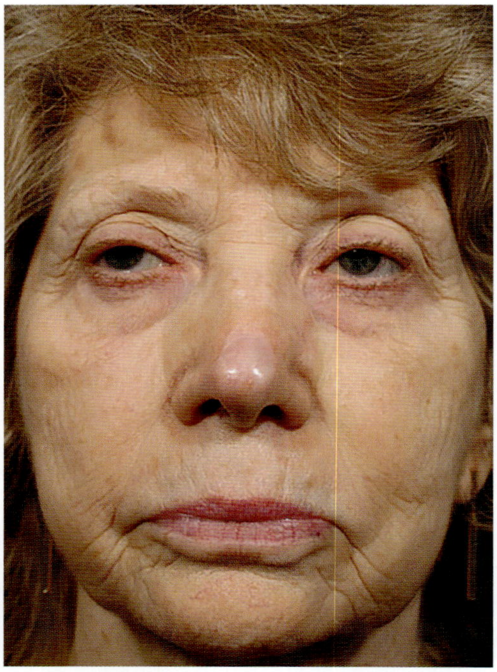

图 16.8 对严重日照皮肤损伤的患者而言，鼻尖部皮肤移植物同原皮肤的颜色差异较明显

口通过二期愈合恢复的效果类似。这种情况通常导致皮肤萎缩、轮廓下陷（图 16.11）。

鼻翼退缩

鼻翼全层缺损再造最常见的并发症是鼻翼退缩或形成切迹，通常是由鼻衬里或覆盖瓣坏死造成的。坏死使得鼻翼支架移植物暴露在外，紧接着使其再吸收，导致鼻孔的退缩或切迹（图 16.12）。鼻孔缘小的切迹可通过皮下分离切迹处皮肤进行修正，使皮肤可向尾端正常位置移动。使用软骨支撑皮肤固定于外侧脚或先前植入的鼻翼支架移植物尾侧。该处理可阻止愈合期间皮肤向头部移位。鼻翼退缩的矫正通常与鼻翼塑形过程同时进行。鼻孔部的显著退缩可能需要复合移植物，或使用皮瓣作为衬里、支架移植物以及外覆皮瓣的三层式再造。

当再造鼻翼或鼻尖外侧缺损时，即使缺损不是全层的，或已使用适当的软骨支架移植物，有时也有可能会发生鼻孔退缩。原因之一是与结构支撑的支架或轮廓移植物连接的部分耳前庭皮肤坏死。该情况在皮肤肿物切除时将鼻前庭皮肤表面软组织全部切除的病例中更为常见（图 16.13）。鼻孔边缘部鼻前庭皮肤坏死可能导致软骨移植物吸收，从而出

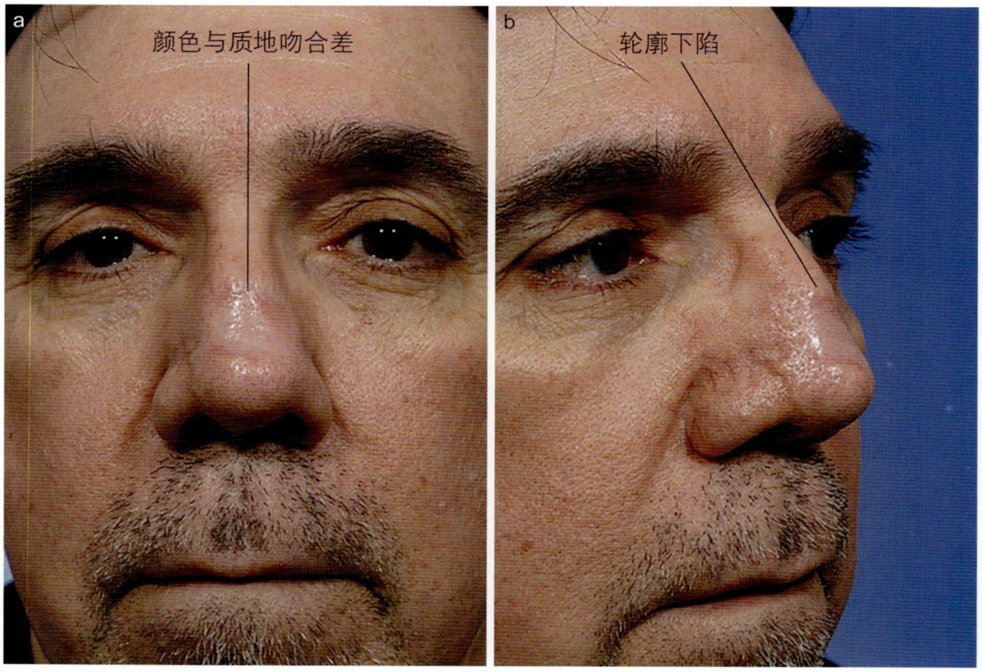

图 16.9 （a, b）全厚皮片同邻近鼻部皮肤之间出现轮廓下陷和皮肤质地差异。皮肤移植物用于修复鼻尖部和鼻背部皮肤缺损

图 16.10 （a）全厚皮片坏死。（b）二期愈合及后续的磨皮术后 6 个月外观

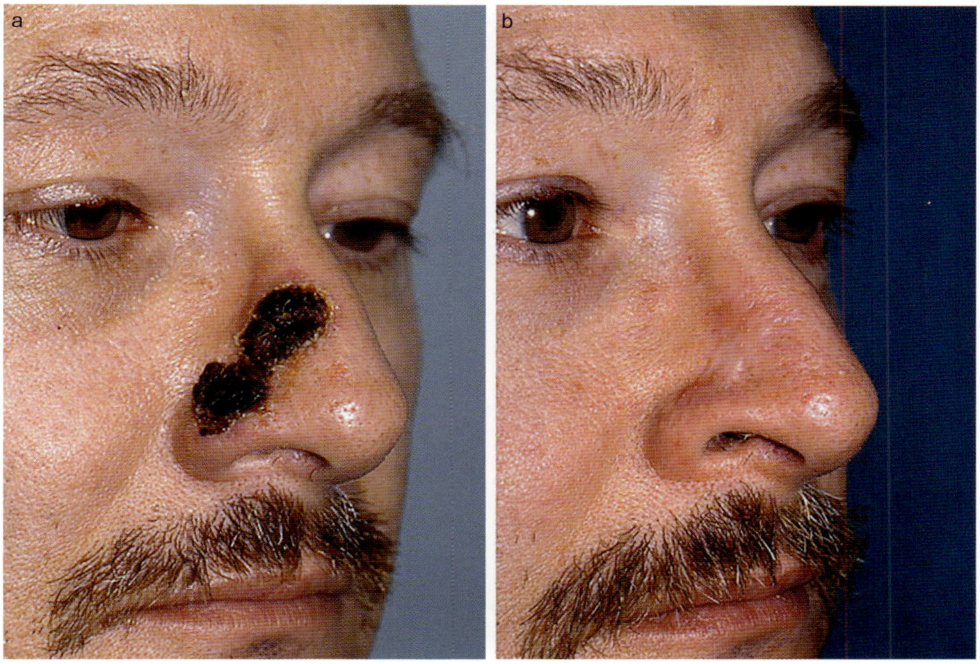

现再造鼻孔缘的切迹或退缩。

鼻塞

使用插入皮瓣进行鼻尖或鼻翼缺损再造 2 或 3 个月后，出现一定程度的鼻塞是较常见的现象。鼻塞通常随着皮瓣下层瘢痕组织底层软化成熟会逐渐改善。进行鼻翼再造术时，鼻塞现象通常会持续存在，直至行塑形手术重建鼻翼沟后。鼻翼沟是内鼻阀的体表投影。在构建鼻翼沟的过程中移除多余皮下组织可减轻鼻塞。鼻翼和鼻侧壁的任何缺损再造，甚至是在原软骨尚未被移除时，都可能会出现持续的鼻塞。修复 2 个或以上鼻部美学亚单位时，如患者存在鼻中部穹窿狭窄以及上外侧软骨或下外侧软骨薄弱，则最容易出现鼻塞现象。在此类病例中，鼻塞是由于瘢痕组织导致鼻道特别是内鼻阀区域狭窄所致。内鼻阀位于上外侧软骨尾部区域及鼻中隔背侧区域的连接处。该部位是鼻道最窄的横截面区域，其狭窄最易导致症状性气道堵塞。

识别有术后鼻塞风险的患者并采取必要的预防措施可避免该并发症，包括使用撑开移植物、鼻翼缘移植物以及外侧脚支撑移植物。外侧脚支撑移植物的使用有多种原因，这种移植物在减小鼻外侧脚内凹和外凸时尤其有效。在凹陷的外侧脚放置覆盖皮瓣可能会由于瘢痕挛缩而加深凹陷。该现象反过来可能会引起鼻气道受阻。该情况下使用外侧脚支撑移植物可防止鼻气道缩窄（图 16.14）。支撑移植物置于外侧脚和鼻前庭皮肤之间或者外侧脚浅面。移植物用于延长外侧脚的长度可延伸至骨性梨状孔（参见第 5 章）。支撑移植物同外侧脚缝合，以使外侧脚和鼻翼轻微向外扩张。这可以通过将支撑移植物上的外侧脚内移，褥式缝合法固定来完成。若以此种方式放置支撑移植物，移植物使外侧脚及上外软骨向外侧移位。这种移位可以增加内、外鼻阀孔径。在鼻中隔背部和上外软骨之间放置鼻中隔或耳软骨撑开移植物同样能够加宽内鼻阀的开口角度并改善气道（图 16.15）。通常，外侧脚支撑移植物和撑开移植物是一起使用的。

鼻部软骨或衬里缺损并非一定会导致鼻再造手术后出现内鼻阀阻塞现象。外覆皮瓣下层瘢痕出现

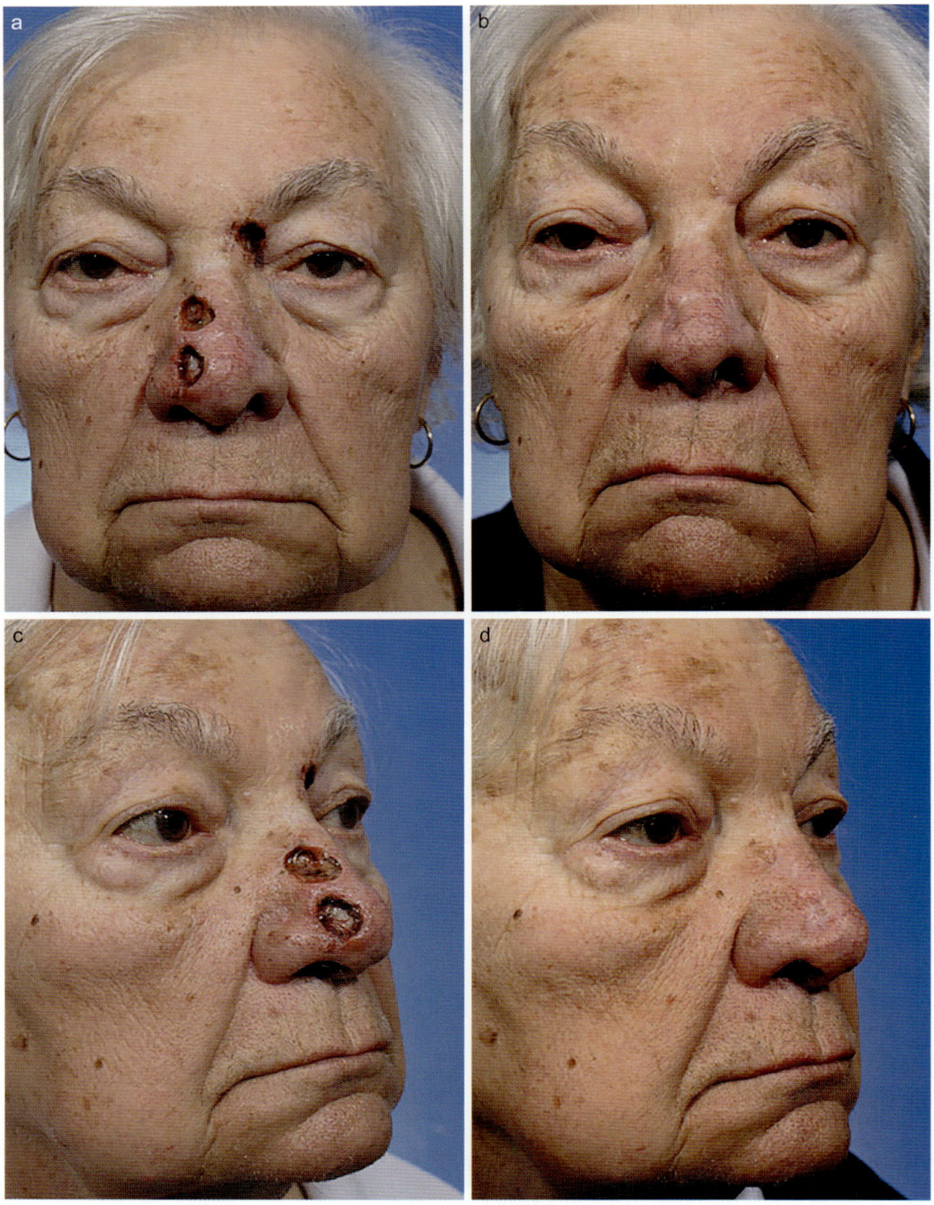

图 16.11 （a~d）通过二期愈合恢复的深度皮肤伤口导致萎缩性瘢痕、轮廓下陷

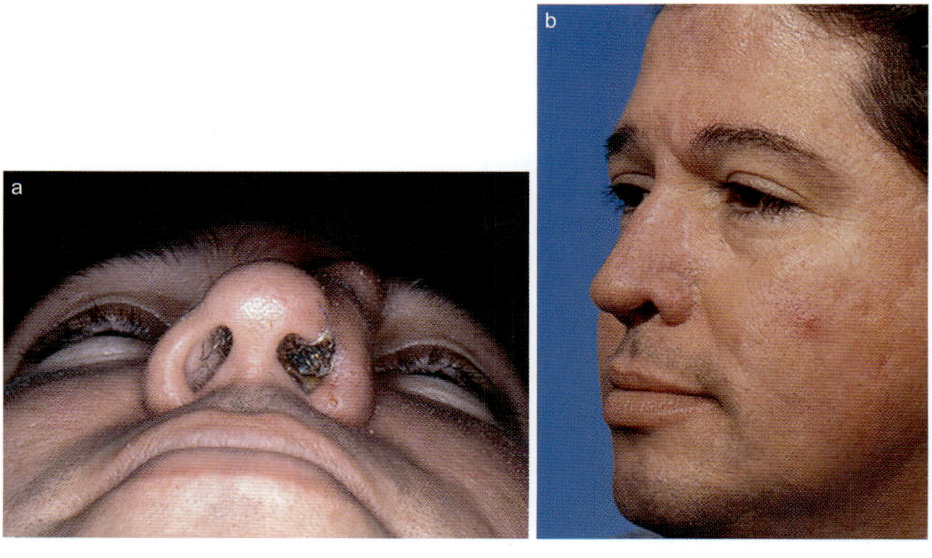

图 16.12 使用鼻中隔黏软骨膜铰链瓣、耳软骨支架移植物和插入前额旁正中皮瓣再造鼻翼全层缺损。（b, c）坏死导致鼻孔边缘出现切迹。（d）松解移动切迹部位的外层皮肤和衬里区域，以植入钳子夹持的耳软骨移植物。（e, f）鼻孔切迹矫正后 1 年

图 16.12（续）

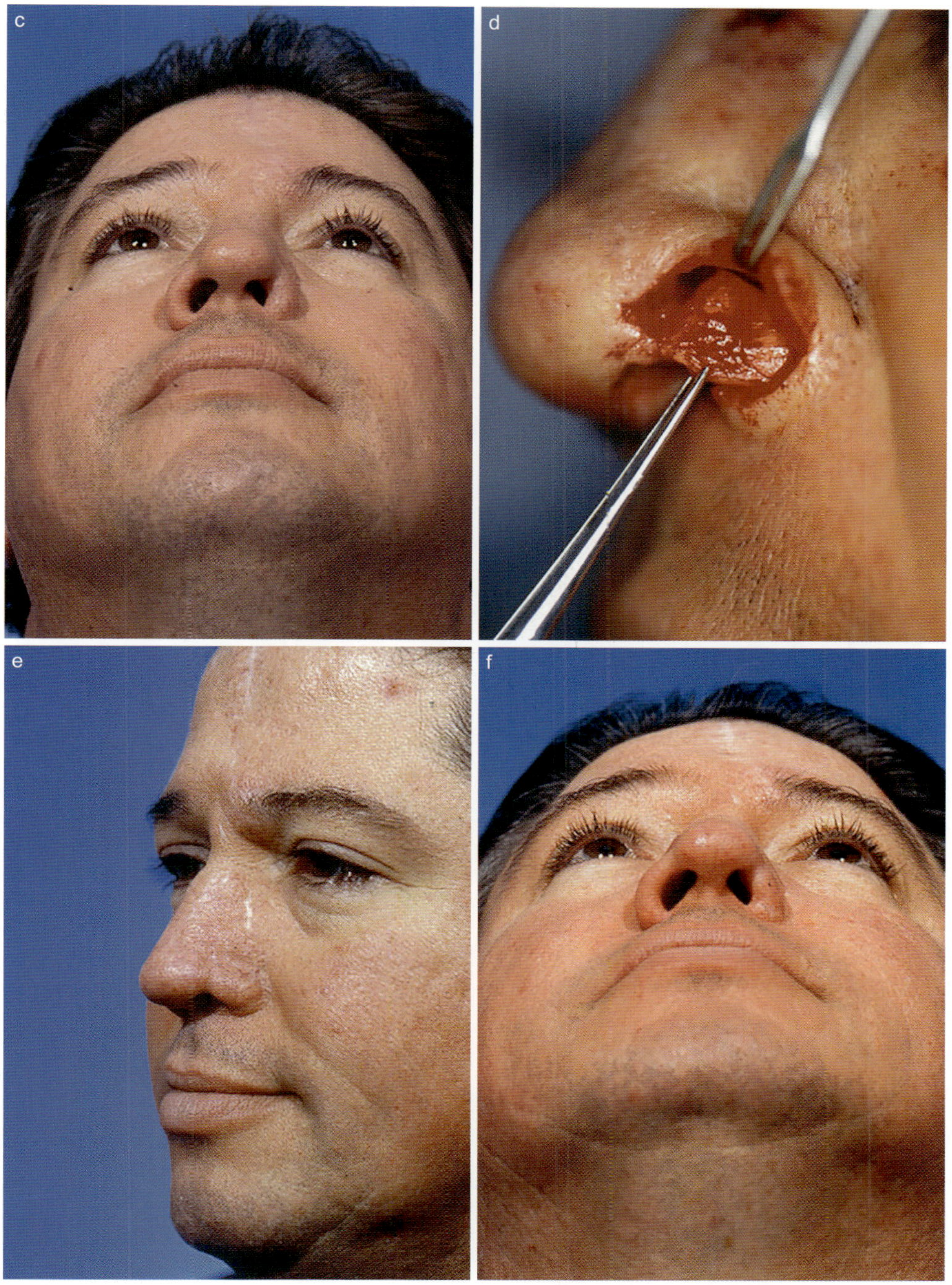

挛缩可能足以使完好但薄弱的上外侧软骨移位而导致鼻阀向内缩窄。在这种情况下，应按照第 5 章中所描述的，内鼻阀中使用鼻中隔或耳软骨板状移植物预防性加强上外侧软骨，这种处理可以降低持续性术后鼻塞的风险。

使用衬里皮瓣、鼻翼软骨支架移植物以及插入颊部或前额皮瓣修复鼻翼全层缺损，偶尔可能导致鼻翼体积过大而减小鼻孔孔径。可以通过外部处理方法破坏鼻孔缘皮下组织，并对软组织和软骨进行适当塑形来使鼻翼变薄。若鼻翼增厚来源于地窖门皮瓣，可通过在鼻内进行相似处理，即在鼻孔缘处做切口。同时也可通过对鼻孔缘处皮肤和软组织进行椭圆形切除来直接将鼻翼缘变薄。

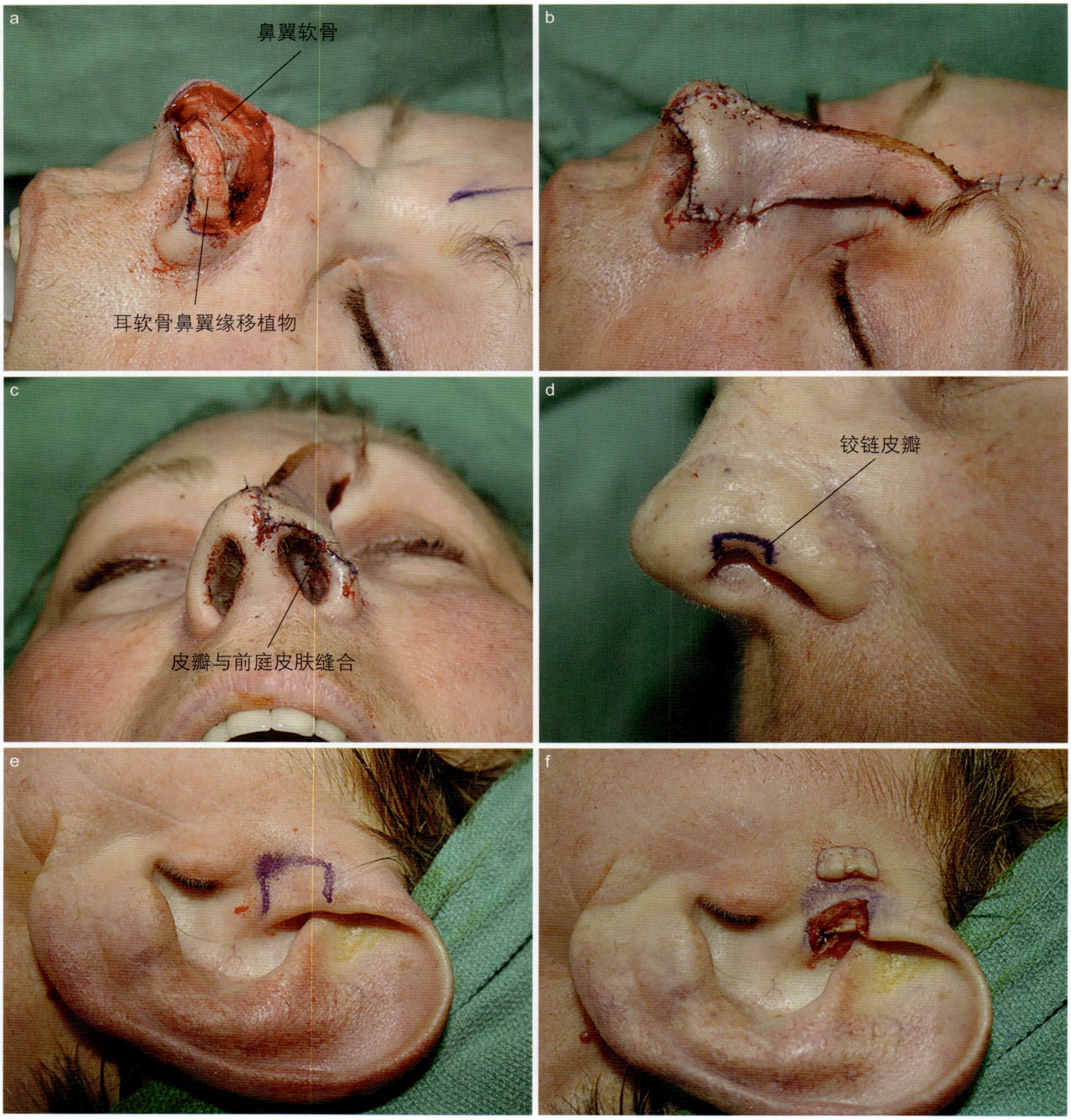

图 16.13 （a）鼻尖部皮肤和软组织缺损。耳软骨轮廓移植物贯穿缺损部位并同鼻翼软骨的尾侧边界缝合。（b,c）尽管非全层缺损，但存在大量软组织缺损。将插入前额旁正中覆盖皮瓣同鼻前庭皮肤尾侧边缘进行缝合。（d）皮瓣愈合后，鼻孔边缘出现切迹。设计铰链皮瓣，使用复合移植物来预期修复切迹。（e～g）从耳轮根部获取复合移植物。（h）打开铰链皮瓣以增加同复合移植物的表面接触。（i,j）将复合移植物就位，保守缝合。（k）复合移植以及对插入前额皮瓣部位瘢痕进行磨皮术后 1 周。（l）术后 3 周。复合移植物表面出现坏死。（m～t）术前及移植后 5 个月。复合移植物表面坏死并未导致鼻孔切迹复发

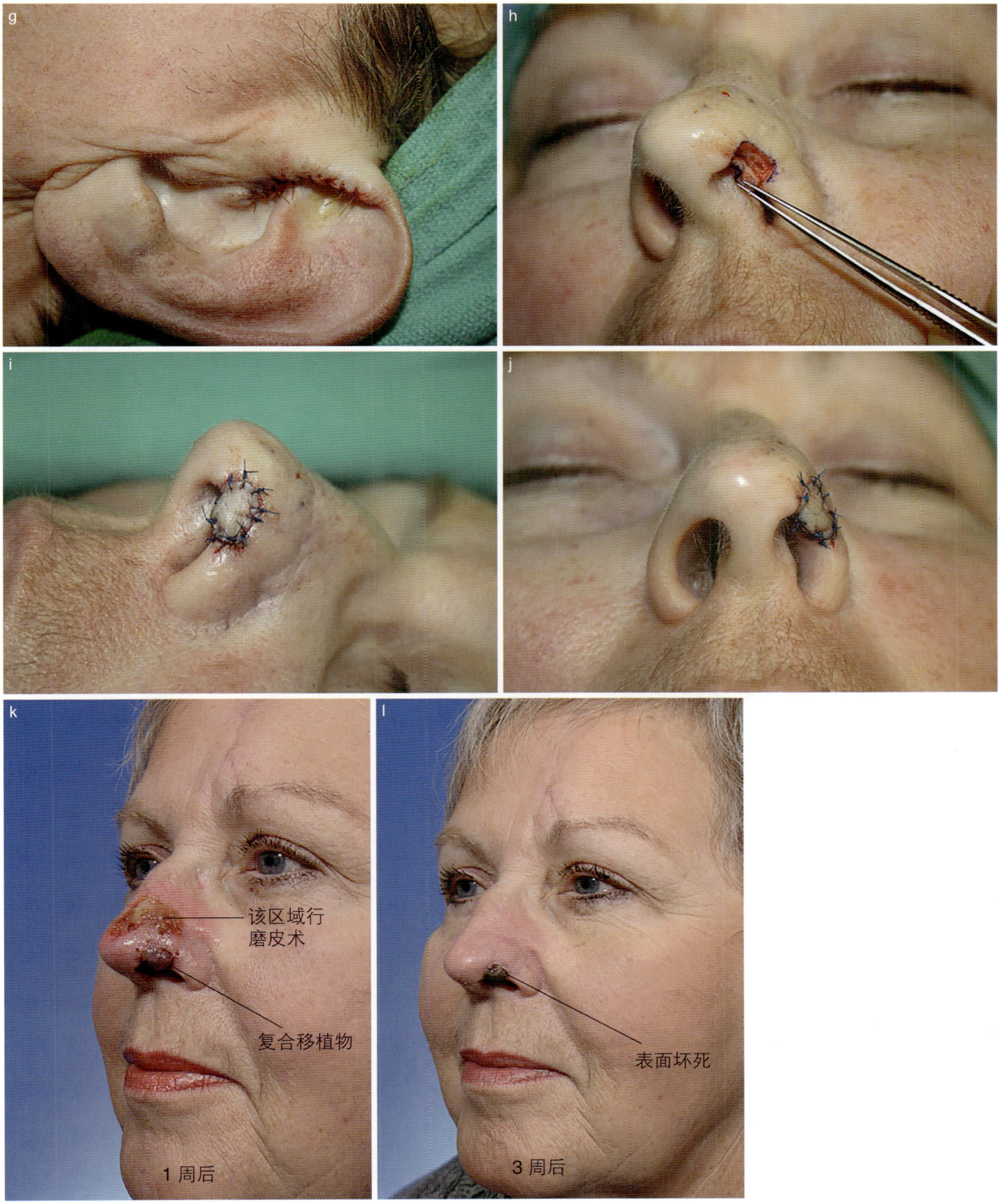

图 16.13 （续）

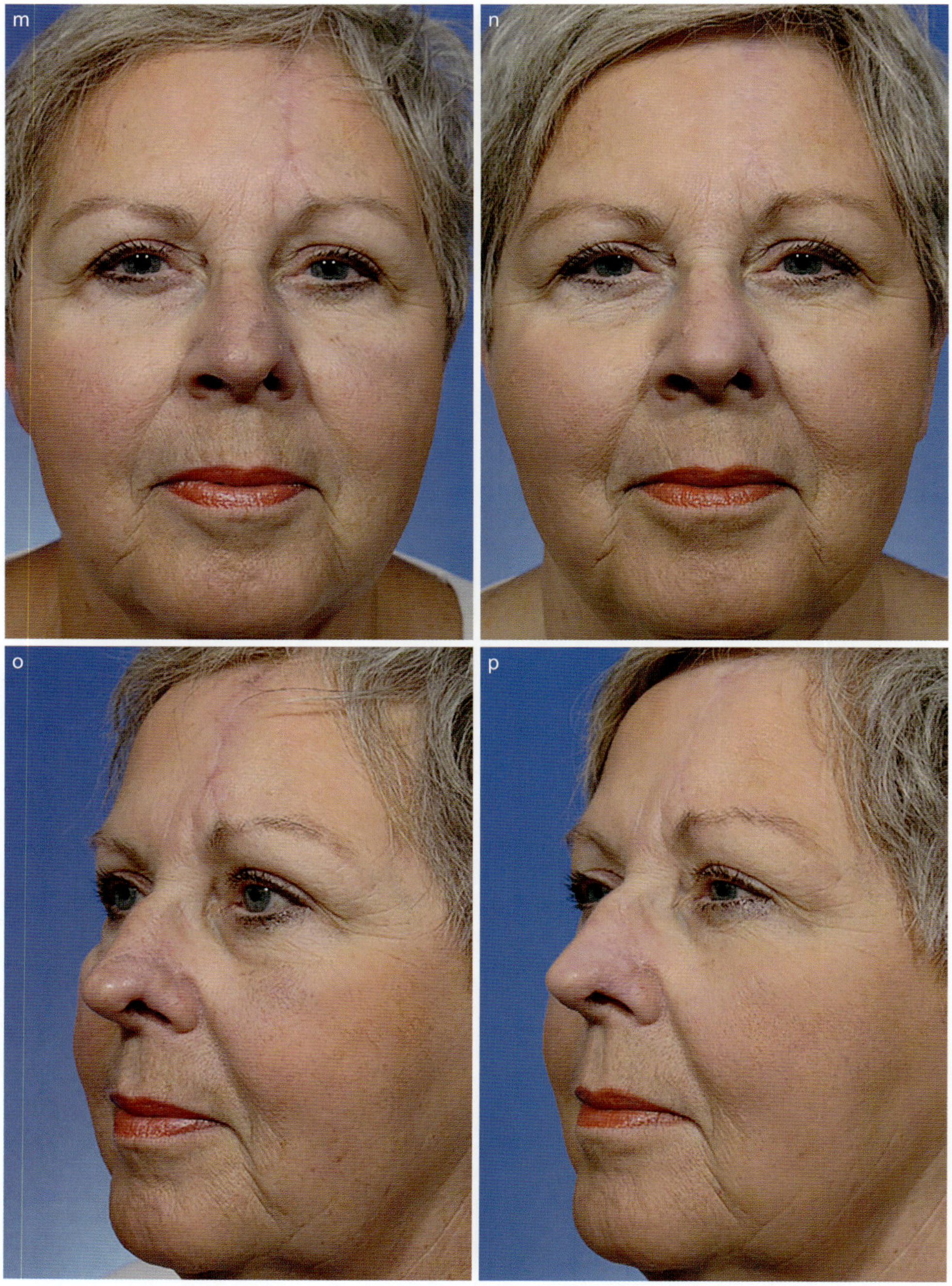

图 16.13 （续）

图 16.13 （续）

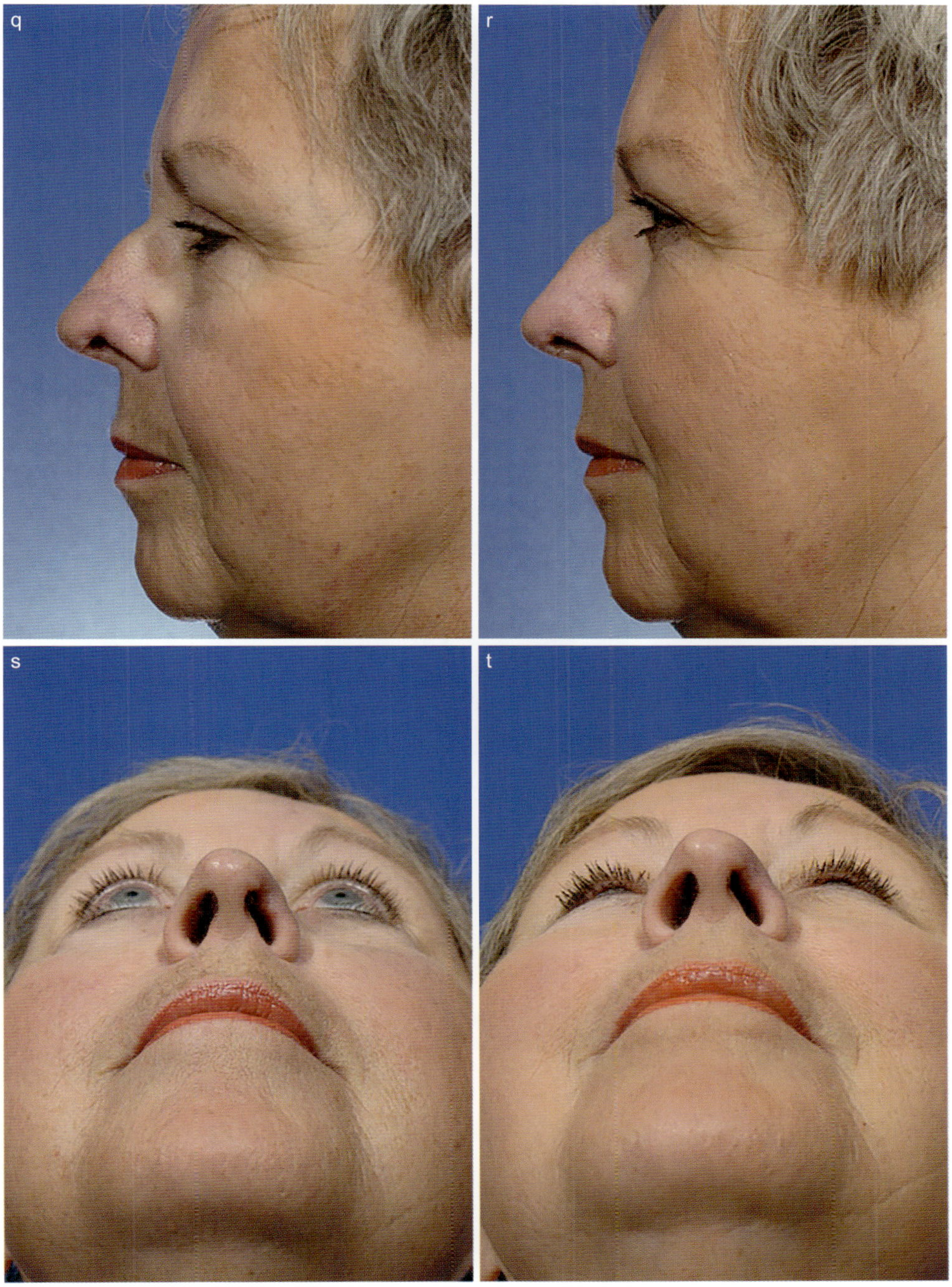

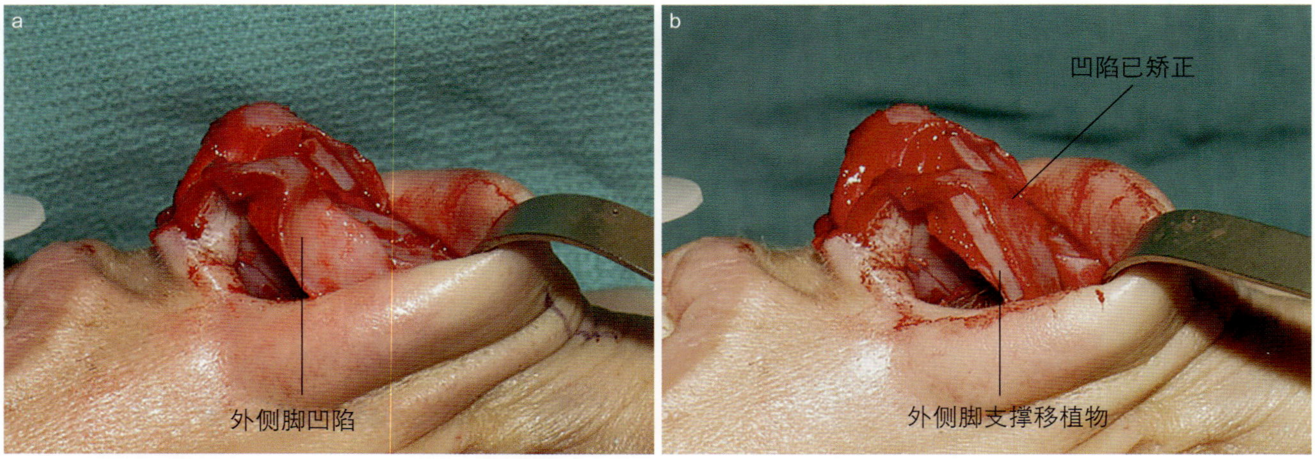

图 16.14 通过使用外侧脚支撑移植物矫正鼻翼软骨外侧脚凹陷

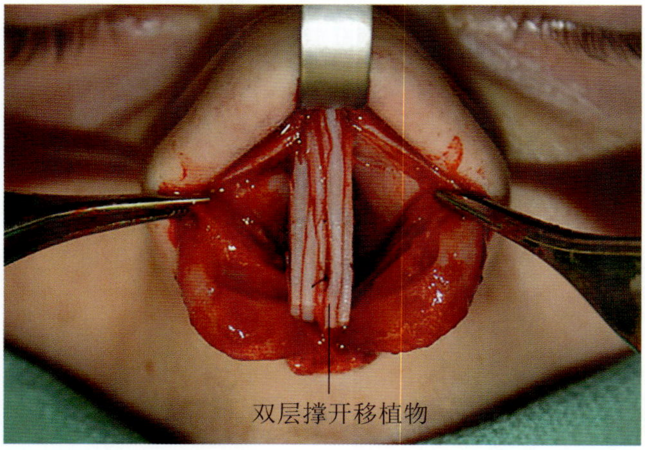

图 16.15 鼻中隔及上外侧软骨间放置撑开移植物开放内鼻阀顶部

瘢痕

在一些病例中，再造手术导致的瘢痕可能会非常明显且臃肿，其成因多为伤口愈合的并发症所致，如感染、血肿、部分或全层皮瓣坏死（图 16.16）。血肿可导致皮下纤维变性以及挛缩，从而出现皮瓣地窖门畸形。

较年轻的患者皮肤相对更紧致，伤口愈合可能欠佳或出现肥厚性瘢痕。另一类瘢痕情况不太理想的患者为鼻部皮肤较肥厚并有皮脂腺增生者。这些患者并不适合行皮肤移植，而且使用鼻部皮瓣后更易出现凹陷瘢痕（图 16.17）。鼻部皮肤肥厚的患者皮肤坏死率也更高，并且使用皮瓣修复鼻部缺损时更易出现术后地窖门畸形（图 16.18）。

皮肤变化

用于重建鼻部的皮瓣和移植物的皮肤可能会出现许多种变化，其中最常见、最易治疗的变化是发生接触性皮炎。该并发症的特点包括出现瘙痒、红斑，偶尔伴有水疱和渗液。接触性皮炎可能出现在伤口局部使用抗生素软膏后 3～7 天（图 16.19）。其也可能在鼻部使用胶布或绷带后出现。治疗方法包括停止使用致病药物或材料。病灶处用肥皂水清洗，局部使用 1%～2% 氢化可的松乳霜数日。若瘙痒较严重，可口服苯海拉明或安泰乐。

皮瓣或移植物出现红斑可能是由于毛细血管重建血供过多导致。在皮瓣转移或皮肤移植的早期以及磨皮术后皮肤重建期间，红斑是非常常见的。随着伤口愈合，红斑将逐渐消退。然而，手术后可能会出现持续性充血并可能影响术后整体美观（图 16.20）。作者发现术后持续性充血最常见于多次分离的皮肤中，如在面部同一区域内间隔不同时间切取多个皮瓣（图 16.21）。该现象也可能发生在面部同一区域进行多次修复手术后。

尽管轮廓正常、肤质接近，充血可导致皮瓣和邻近鼻部皮肤之间明显的肤色差异。该肤色差异使皮瓣较原鼻部皮肤更为突出。避免日晒及使用防晒霜可减轻充血。可使用脉冲染料激光（577 nm 或 585 nm 波长）或强脉冲光（515 ~ 1200 nm 波长）治疗减少皮瓣或移植物的充血。激光能量以血管中的血红蛋白为靶目标，并导致细毛细管中的选择性光热作用，从而减轻充血。总之，对于这种情况，需采用多种治疗方法。

微动脉和微静脉更大、更明显的扩张可能在外覆皮瓣或皮肤移植物表面显现出来（图 16.20）。毛细血管扩张直径可达到 2 mm。若扩张发生在浅表处，可通过单极电疗法使用细针电极插入血管进行治疗，输入足够的热能以促进血管凝结（图

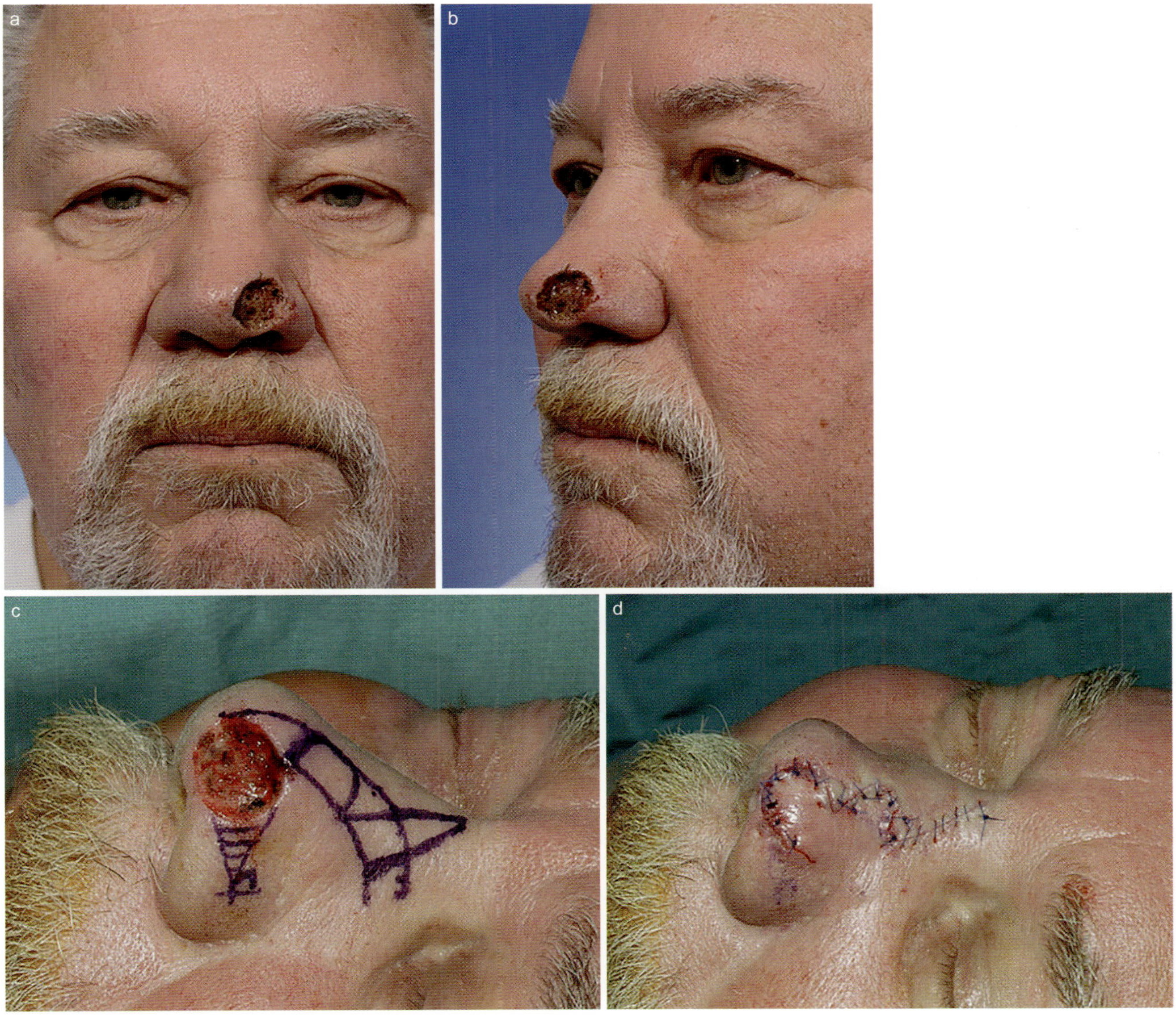

图 16.16 （a, b）鼻尖部皮肤缺损。患者鼻部皮肤肥大，出现皮脂腺增生。（c, d）使用鼻部双叶皮瓣修复缺损。（e）修复 2 周后，出现第一叶的外围边缘坏死。（f, g）皮肤坏死导致较深且宽的凹陷瘢痕。（h, i）多次 Z- 成形术、瘢痕修复术后 3 个月，磨皮术前。（j, k）修复后瘢痕经磨皮术后 2 个月

图 16.16（续）

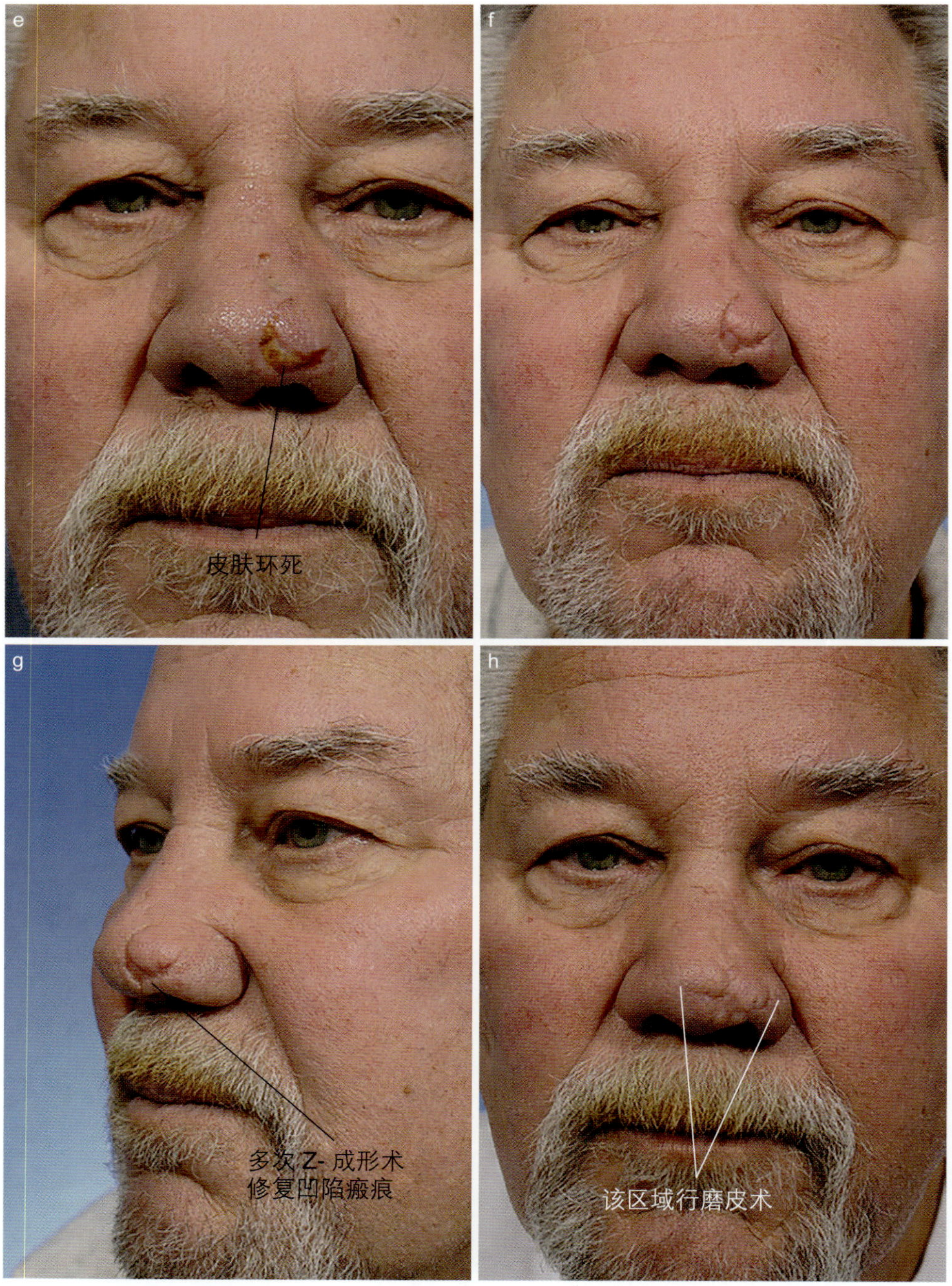

16.22）。脉冲染料激光或强脉冲光治疗也可用来治疗毛细血管扩张。在使用激光治疗后，可能会出现由于血管破裂导致的暂时性中度淤青或瘀血。

皮瓣或移植物色素沉着是手术后可能出现的另一种皮肤变化。色素沉着常见于皮肤分型为 Fizpatrick 分型Ⅲ型或更深肤色的患者中，但也可能出现于肤色更浅的患者中。色素沉着相较于皮瓣更容易出现于皮肤移植物上。皮瓣或移植物皮肤的炎症后色素沉着在接受鼻再造手术的较深肤色的患者中非常常见。该情况通常随着时间推移及避免日晒能自行修复（图 16.23）。在少数病例中，再造术后数月，这种色素变化仍持续存在。幸运的是，深肤色人群极少发生皮肤恶性疾病，因此他们很少需要进行鼻再造手术。对苯二酚（2% 浓度）可用作

图 16.16 （续）

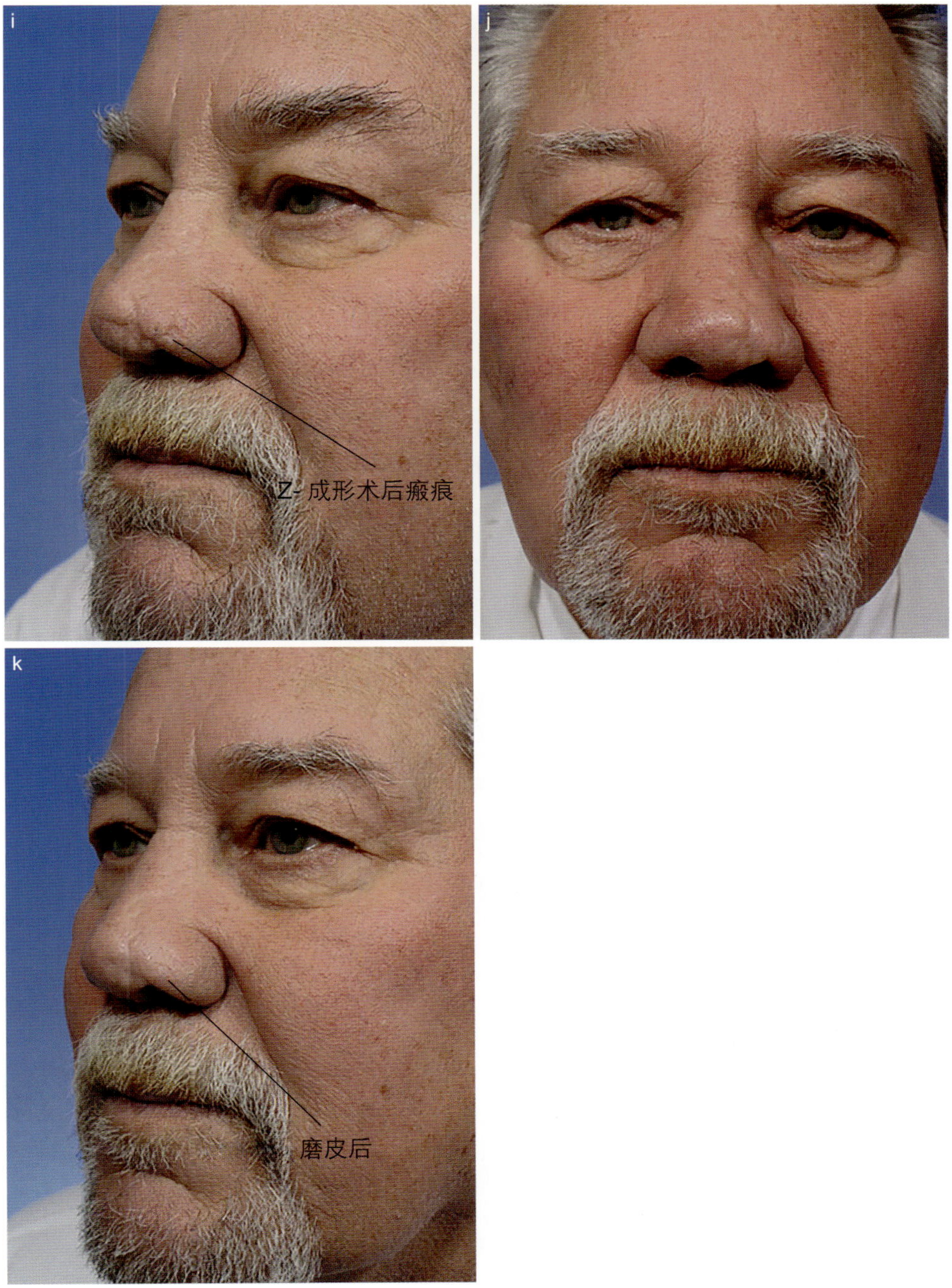

表皮漂白剂，有可能改善色素沉着。在防晒霜及一些乳霜成分中可见到这种药剂。避免日晒并使用防晒霜对于预防色素沉着非常重要。以黑色素为靶目标的某些波长的激光或磨皮术也可能有助于减轻持续性色素沉着。

色素沉着通常可随着时间推移逐渐改善，然而色素减退是一种永久变化。区分色素减退的两种类型非常重要。多数换肤操作如激光、磨皮术或化学剥脱，会导致治疗部位一定程度的相对色素减退（与未治疗部位相比）（图 16.24）。该现象只是先前存在的色素性皮肤异色症改善的结果，皮肤恢复至其自然颜色。可通过对整个美学亚单位进行换肤治疗来将该效果变得更加自然。当色素或（和）黑色细胞数量与原皮肤相比减少时，可出现完全

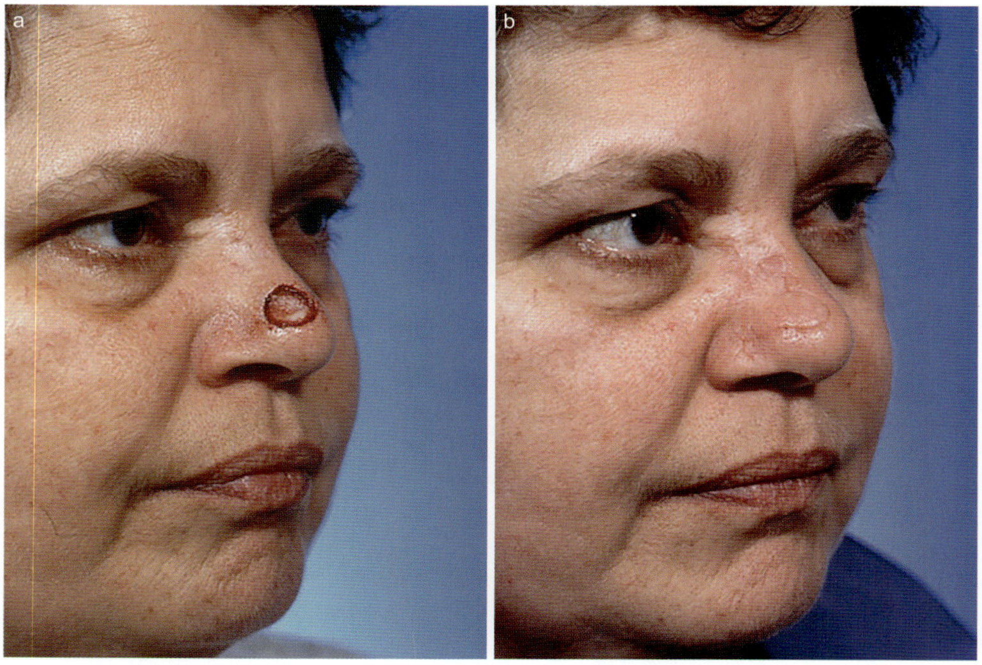

图 16.17 （a）皮脂腺肥厚患者的鼻尖部皮肤缺损。（b）使用鼻部双叶皮瓣对缺损进行修复。可见皮瓣外边缘凹陷瘢痕

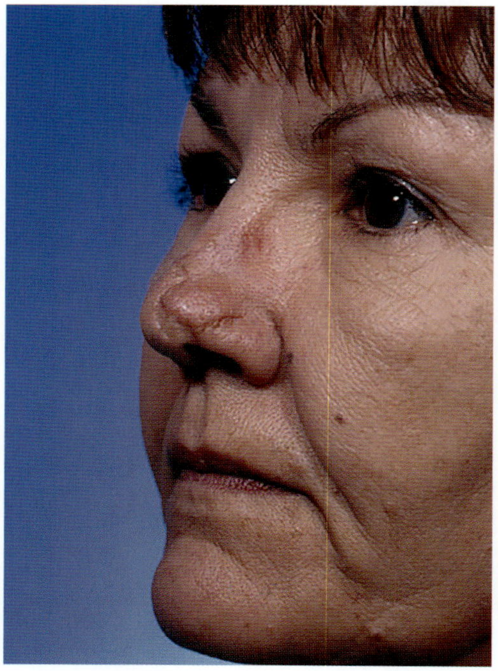

图 16.18 鼻部双叶皮瓣部分坏死后出现地窖门畸形

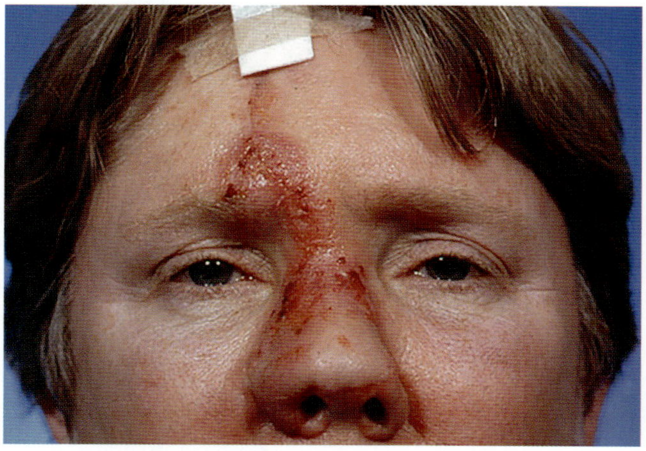

图 16.19 在缝线处使用抗生素软膏后出现接触性皮炎

色素减退。该现象偶尔出现在进行皮瓣转移时（图 16.25）。这种现象很可能是由于皮瓣皮肤在进行剥离和转移时受到的生理压力所致。

磨皮术后出现的色素减退可能导致磨皮区域和邻近未治疗区域明显的肤色差异（图 16.24）。这在前额皮肤尤为突出，该部位皮肤较面部其他区域更易颜色变浅。因此，作者不再对取前额旁正中瓣向鼻部转移造成的前额供区瘢痕进行磨皮术。同样，作者也避免对转移至鼻部的前额皮瓣进行磨皮，除非皮瓣与邻近鼻部皮肤之间出现凹陷瘢痕或明显肤质差异。

有时，作者也发现转移至鼻部的前额皮瓣未经磨皮术也会出现色素减退的现象（图 16.25）。伴随色素变化，皮瓣皮肤还出现了明显的日照皮肤损伤

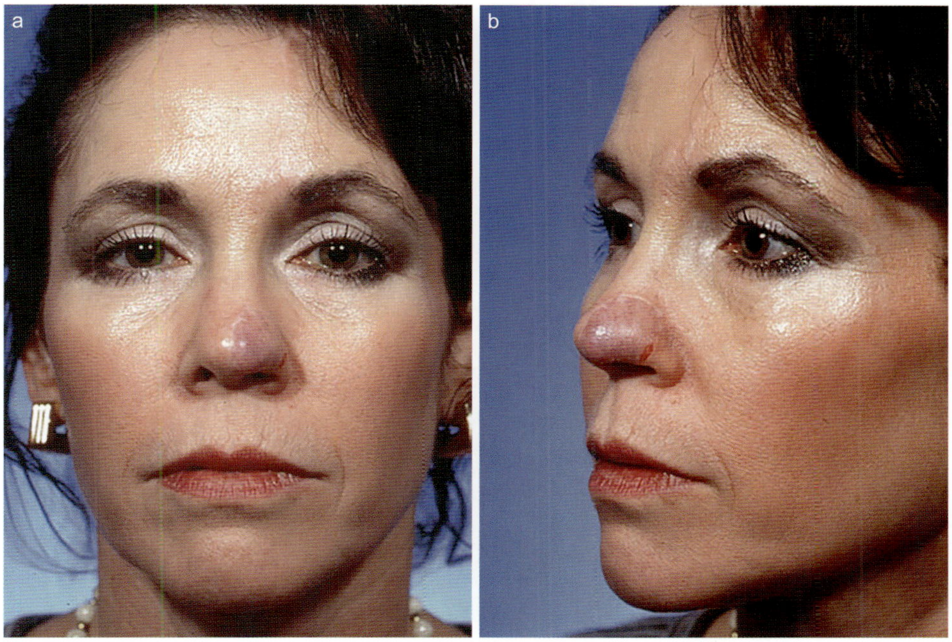

图 16.20 （a, b）使用插入前额旁正中皮瓣修复鼻尖部皮肤缺损后 1 年。持续性充血和毛细血管扩张导致皮瓣和原鼻部皮肤肤出现明显差异

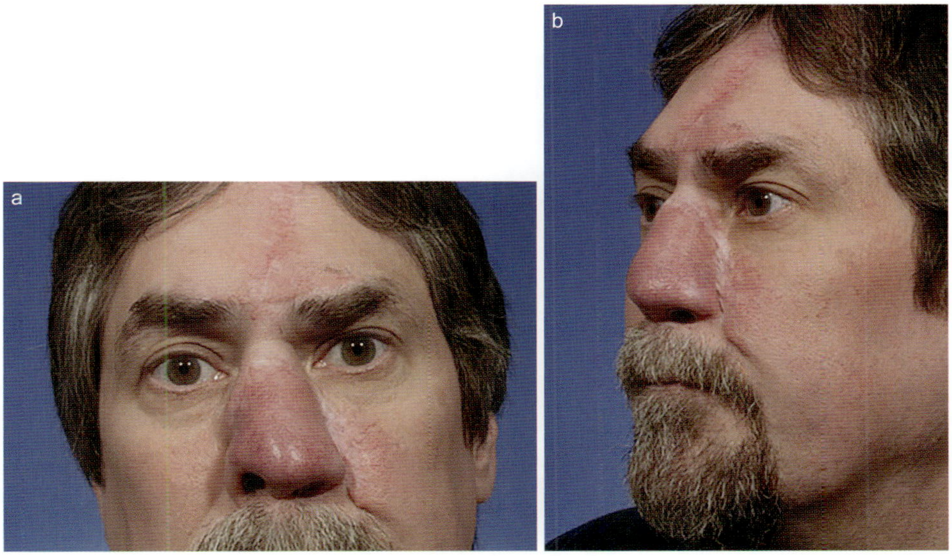

图 16.21 （a, b）插入前额旁正中皮瓣后 1 年出现的持续性充血。患者 2 年前使用前额旁正中皮瓣转移至鼻部，而皮肤癌复发导致移除该皮瓣并再一次转移新皮瓣。强脉冲光治疗未能改善充血

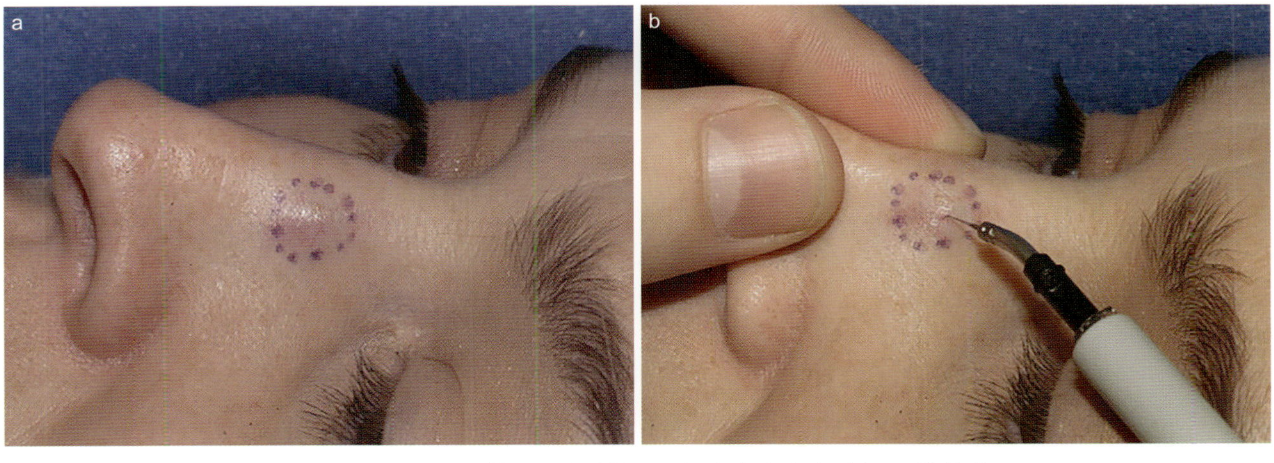

图 16.22 （a, b）使用细针单极电疗法治疗浅表毛细血管扩张

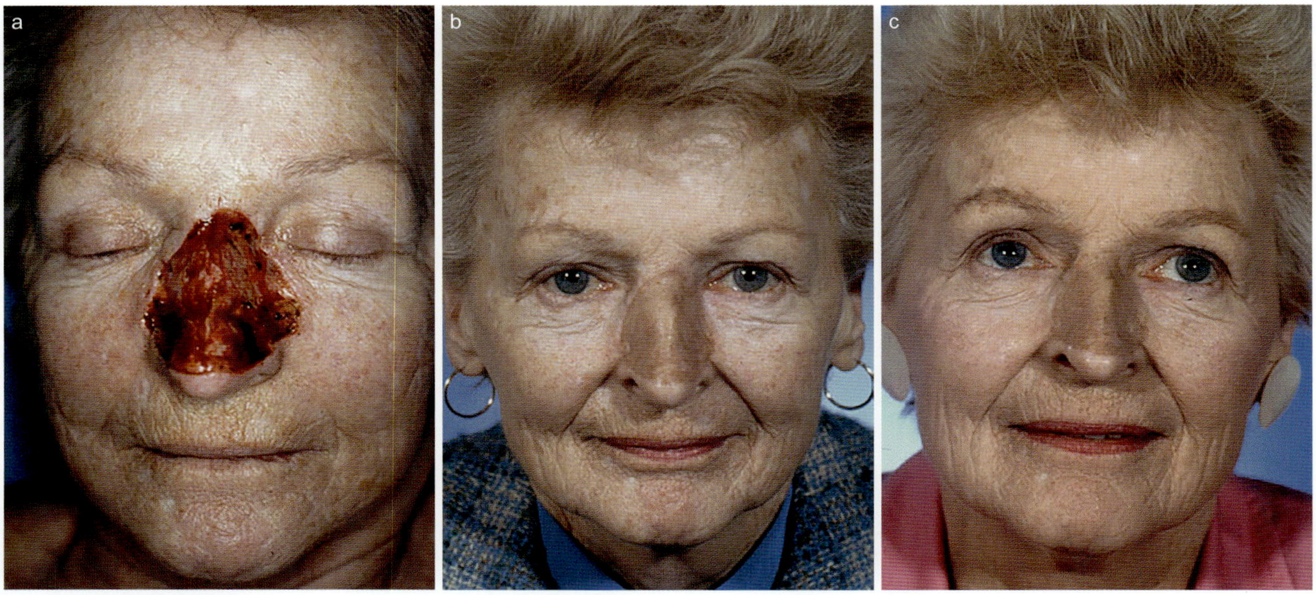

图 16.23 （a）使用全厚皮片修复鼻部大面积皮肤缺损。（b）皮肤移植 2 个月后。可见移植物炎症后色素沉着。（c）6 个月后。色素沉着有所改善，但仍影响美观。色素沉着可能通过磨皮术改善

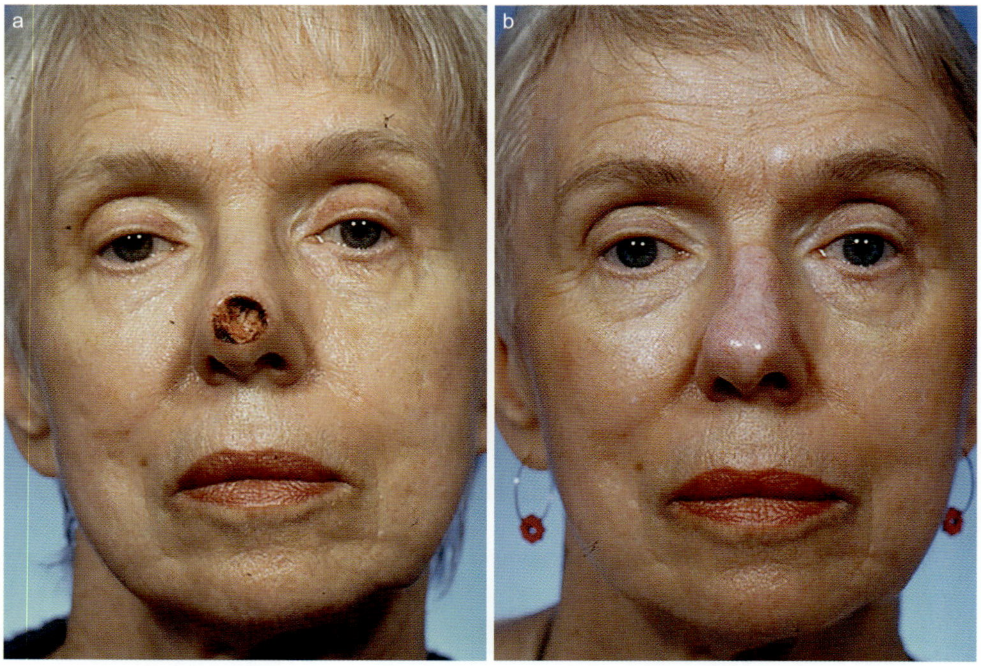

图 16.24 （a）在皮瓣磨皮术后，使用双叶鼻部皮瓣修复鼻尖部皮肤缺损。（b）再造术后 1.5 年，可见持续性色素减退

逆转，例如皮瓣转移前，前额皮肤出现了光化性角化病和日光性斑痣。转移至鼻部后，皮瓣皮肤出现这些变化的原因尚不清楚。前额皮肤在进行剥离、修薄、转移的手术操作可能导致皮瓣真皮出现永久性生物学改变。在这些少见病例中，可以通过掩饰处理来改善色素减退。对皮瓣进行微染色（美容性文身）可以加深颜色。也可以采用鼻部磨皮术使皮瓣周围原本的鼻部皮肤颜色变浅。炎症后色素沉着初期可使皮瓣和原鼻部皮肤之间的颜色差异暂时显得较突出。使用漂白霜例如对苯二酚或曲酸可使原皮肤颜色变浅。也可使用激光来减少色素减退皮瓣邻近皮肤中的色素。

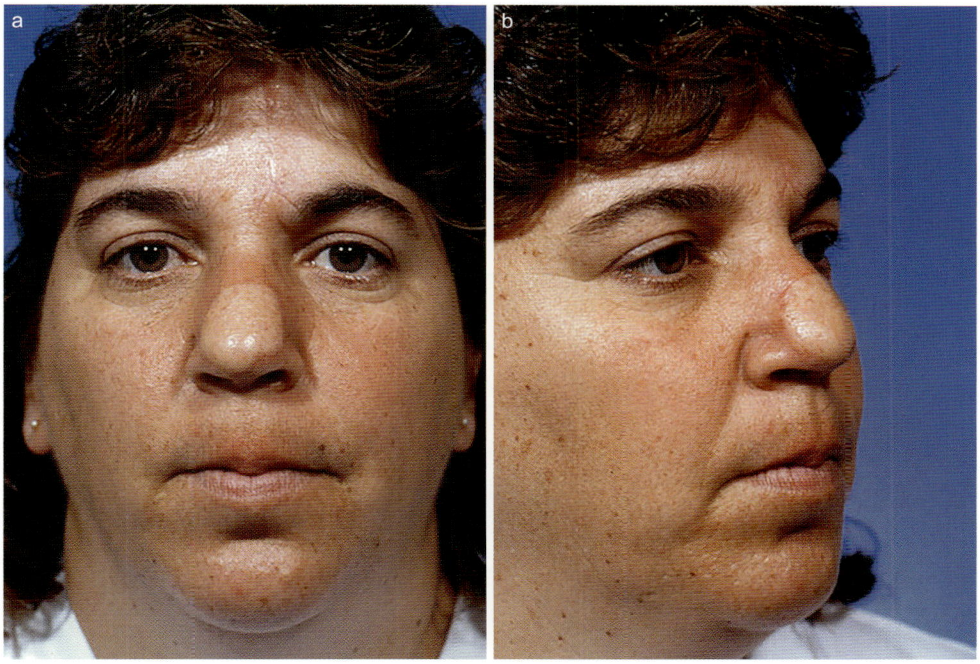

图 16.25　（a,b）插入前额旁正中皮瓣用于修复鼻部皮肤缺损。皮瓣未进行磨皮，但术后3个月显现出明显的色素减退

当使用前额旁正中皮瓣修复鼻部缺损时，皮瓣上毫毛的生长是个难题（图 16.26）。随前额旁正中皮瓣一同转移至鼻部的头发通常可在皮瓣转移初期或皮瓣塑形的二期手术时通过激进移除暴露的毛囊进行处理。部分患者前额发际线前部的细毫毛相比前额皮瓣上的毫毛更难以去除，因为此处的毛囊难以用肉眼看见，而且它们位于真皮层，而非头发所在的真皮下平面。电解术对毫毛的治疗效果有限。对该现象最佳的治疗办法是嘱患者定期使用脱毛霜除毛。激光脱毛可代替电解术应用于头发，但对毫毛无效。为避免针对脱毛进行多次手术，在设计任何前额旁正中皮瓣时均不应包括头发。通过延长皮瓣蒂部切口，穿过眉毛，直至骨性眶缘水平，这一处理可以避免将头发尤其是发际线前部的毫毛包括进去。在从眼眶边缘处取出时，将围绕滑车上动脉的蒂部软组织骨骼化。需要将皱眉肌剥离并部分切除来实现组织移动自由。

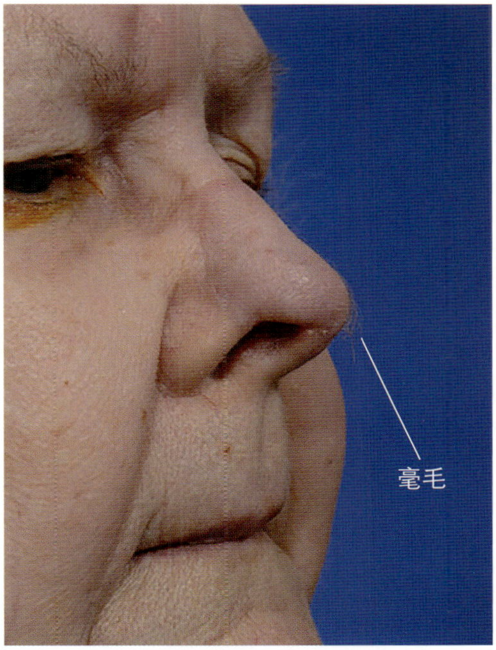

图 16.26　转移到鼻部的前额旁正中皮瓣上长出的毫毛

技术及判断失误

鼻部再造可能是外科手术中难度最高、最复杂的手术之一，因为鼻部占据的三维空间体积相对较大。还与维持鼻正常功能和修复错综复杂的鼻部外观形态的必要性有关。有这些需要考虑，医生在修复鼻部较为复杂的缺损时可能出现技术和判断失误是可以理解的。

技术失误可能包括切除及转移衬里或覆盖皮瓣失误。另一个技术失误为未能完成必要的轮廓塑形，以使美观和功能效果最大化（图 16.27）。作者发现，医生最常出现的技术失误是在重建鼻翼、鼻孔缘或鼻尖部时，鼻部形态存在充足的框架和轮廓移植物时，未给予结构支撑。可以图 16.28 中的患者为例。在该病例中，鼻翼及尾部侧壁使用唇颊转位皮瓣进行再造。医生未能使用软骨支架移植物支

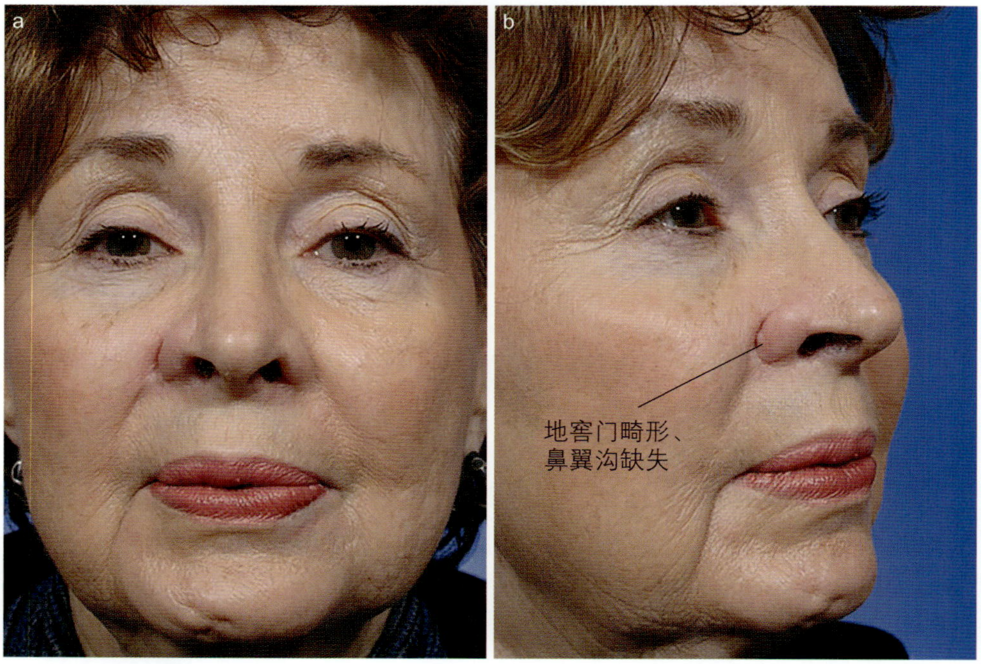

图 16.27 （a, b）使用插入唇颊皮瓣重建右侧鼻翼。医生未能成功施行三段式塑形术以修复鼻翼沟并保持更自然的轮廓

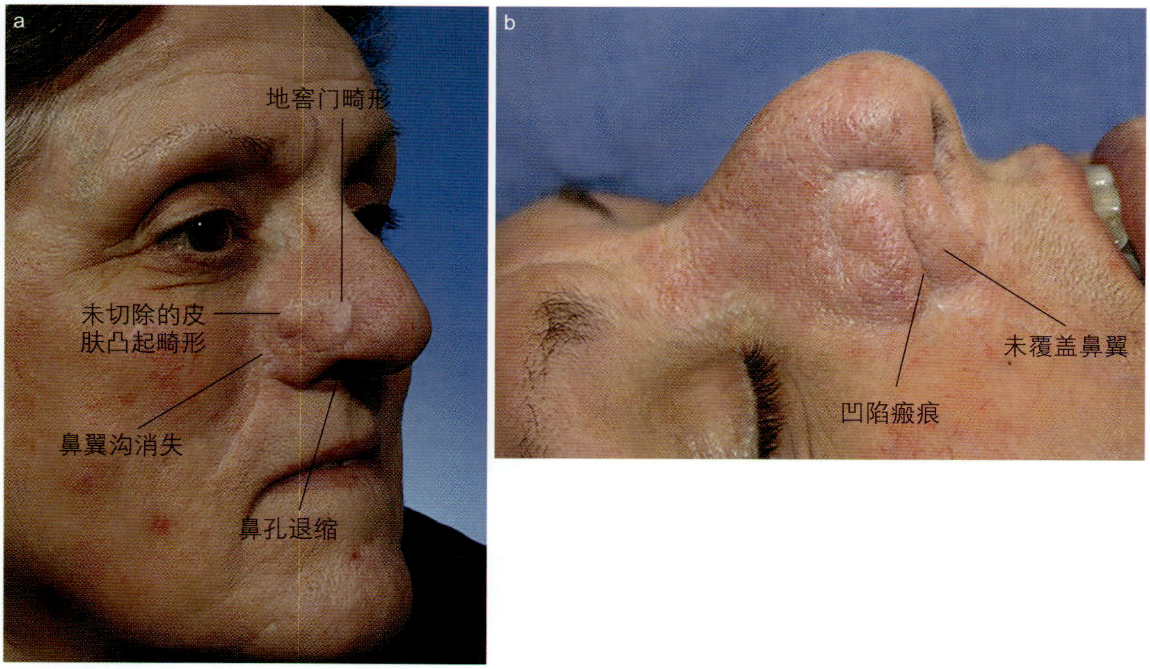

图 16.28 （a～c）在使用唇颊转位皮瓣修复鼻翼和尾段侧壁皮肤缺损后出现凹陷瘢痕、鼻孔退缩、地窖门及轮廓畸形、鼻翼沟消失。由于未能应用软骨支架移植物，鼻孔出现部分塌陷。（d～g）进行皮瓣塑形并在皮瓣下插入耳软骨支架移植物以修正鼻孔塌陷

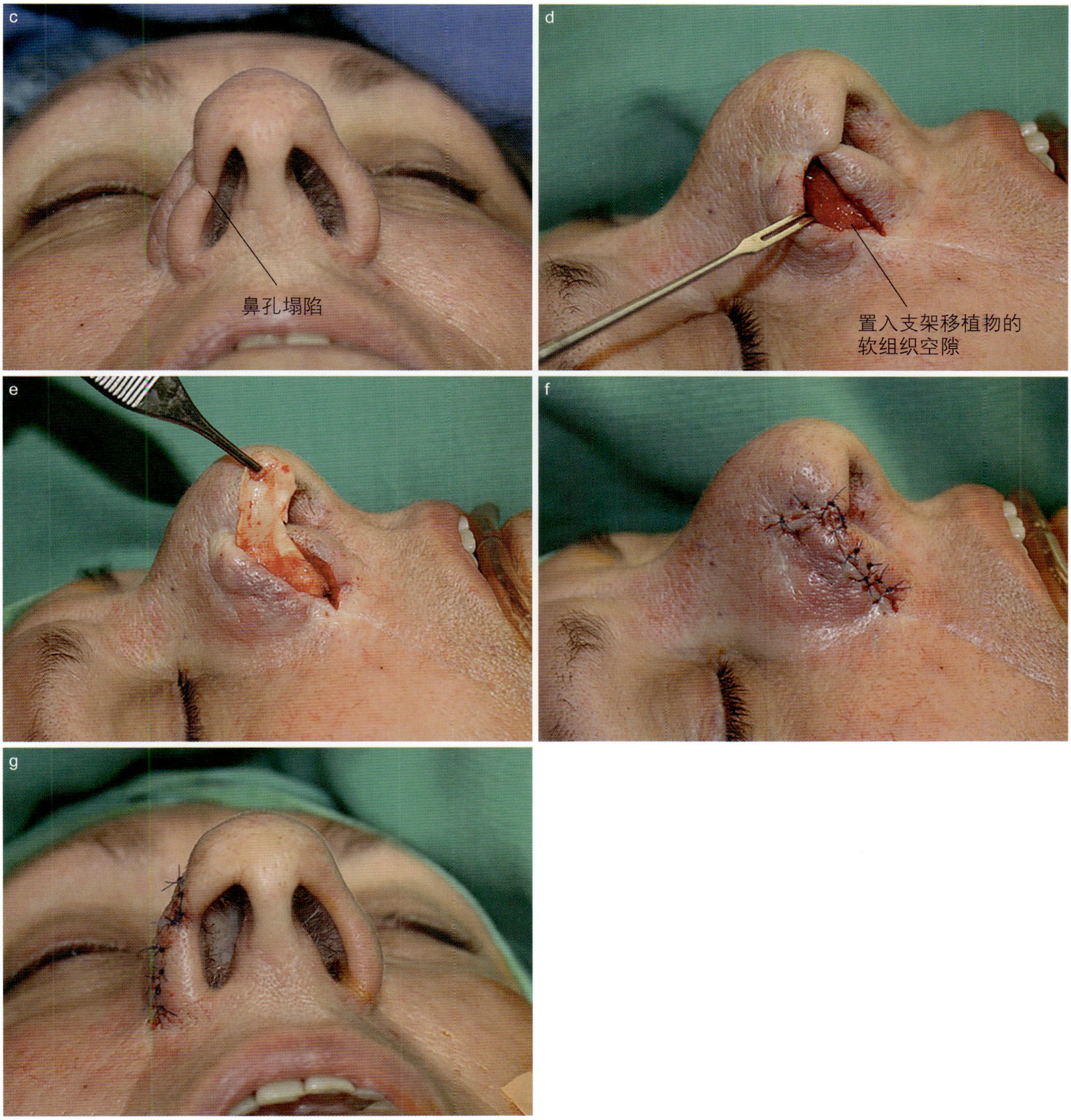

图 16.28 （续）

撑鼻翼，而且并未使用颊部皮瓣作为外覆皮瓣来对整个鼻翼部美学亚单位进行覆盖。此外，并未进行塑型手术以修复鼻翼沟，也未切除向鼻部转移皮瓣时产生的皮肤凸起畸形。由于以上的技术失误，患者出现了鼻孔部分塌陷、一处皮瓣下缘凹陷瘢痕以及重建的鼻翼不美观。为改善该情况，对皮瓣进行了塑形，并在皮瓣和鼻翼剩余皮肤下插入了较大的耳软骨移植物。

另一个出现技术失误的案例可见图 16.29。该患者左侧鼻翼完全损失，仅保留有衬里部。医生使用插入唇颊皮瓣及耳软骨支架移植物对鼻翼进行再造。然而，作为鼻翼支架的软骨移植物体积过小，且硬度不足，无法形成适宜的凸起，并为再造鼻翼创造空间。结果，该鼻翼完全塌陷，鼻孔消失。该技术失误在于未使用足够大的软骨支架移植物以修复鼻孔正常大小，并为外覆皮瓣提供凸起的基底。幸运的是，瘢痕挛缩并未影响插入一个适宜大小的基础架构，用于修复鼻孔和鼻翼的自然形态。

一种判断失误为试图使用简单的再造手术技巧，比如仅包含一个手术阶段的手术进行再造，而非使用更复杂的多阶段手术来获得更好的美学效果。这将最终对患者造成伤害。这种情况最常见于使用全层皮肤移植物修复鼻部缺损，而非使用更有效、更好的插入颊部皮瓣或前额皮瓣。以图 16.30

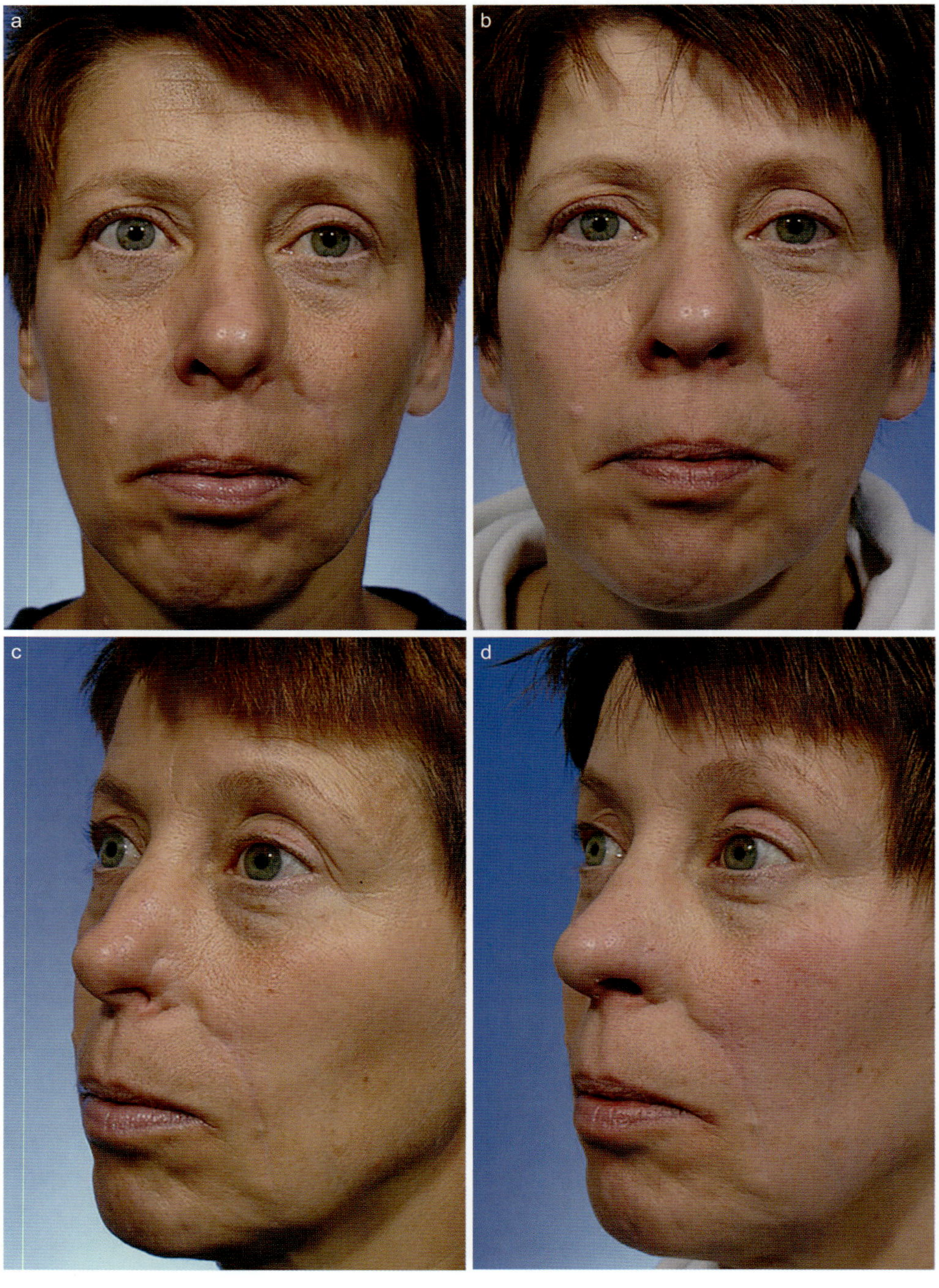

图 16.29 （a～h）术前以及行修复手术插入鼻翼移植物以对外覆皮瓣提供基础架构，并修复鼻孔和鼻翼自然轮廓后 6 个月

图 16.29 （续）

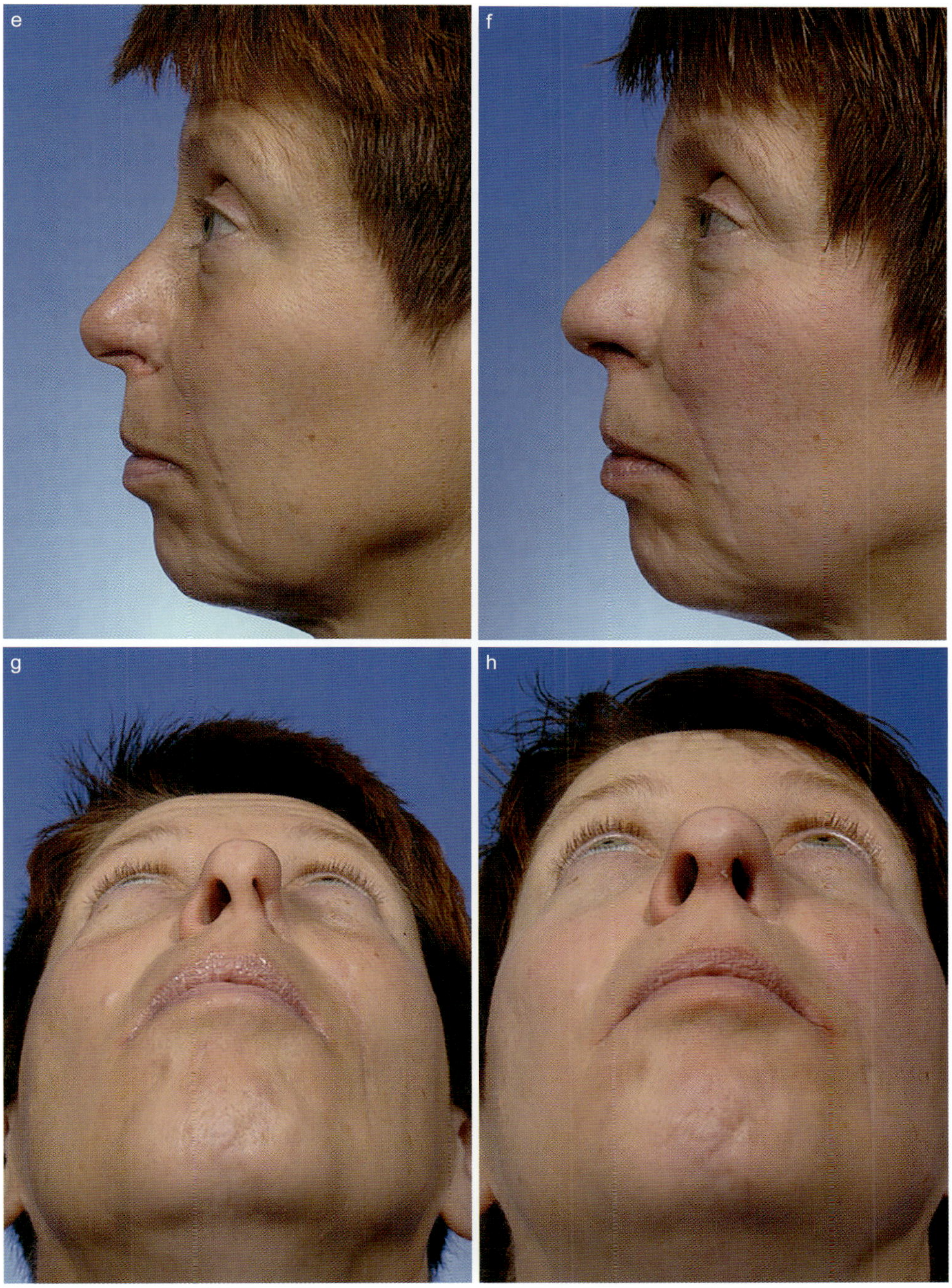

为例，鼻尖部和鼻侧部的皮肤缺损延伸至鼻孔缘。医生使用全层皮肤移植物修复该缺损。虽然该移植物完全成活，但患者出现了鼻尖部切迹，并且移植物同原皮肤质感出现明显差异。用于修复鼻孔游离缘附近鼻部缺损的皮肤移植物一定会收缩，往往导致鼻孔切迹或退缩。

在进行鼻再造时，最常出现的判断失误是未能为出现的鼻部皮肤缺损选出最合适的覆盖皮瓣，或在进行该皮瓣设计时不当。设计失误较选择失误较少发生，但一旦发生，可能会导致出现很大的困难，通常需要进行补救性手术。如图 16.31 所示患者，其颊中部和鼻翼出现大面积皮肤及软组织缺损，并有部分鼻翼衬里缺失。使用颊部推进皮瓣修复颊部缺损，并使用下鼻甲黏软骨膜铰链瓣代替鼻

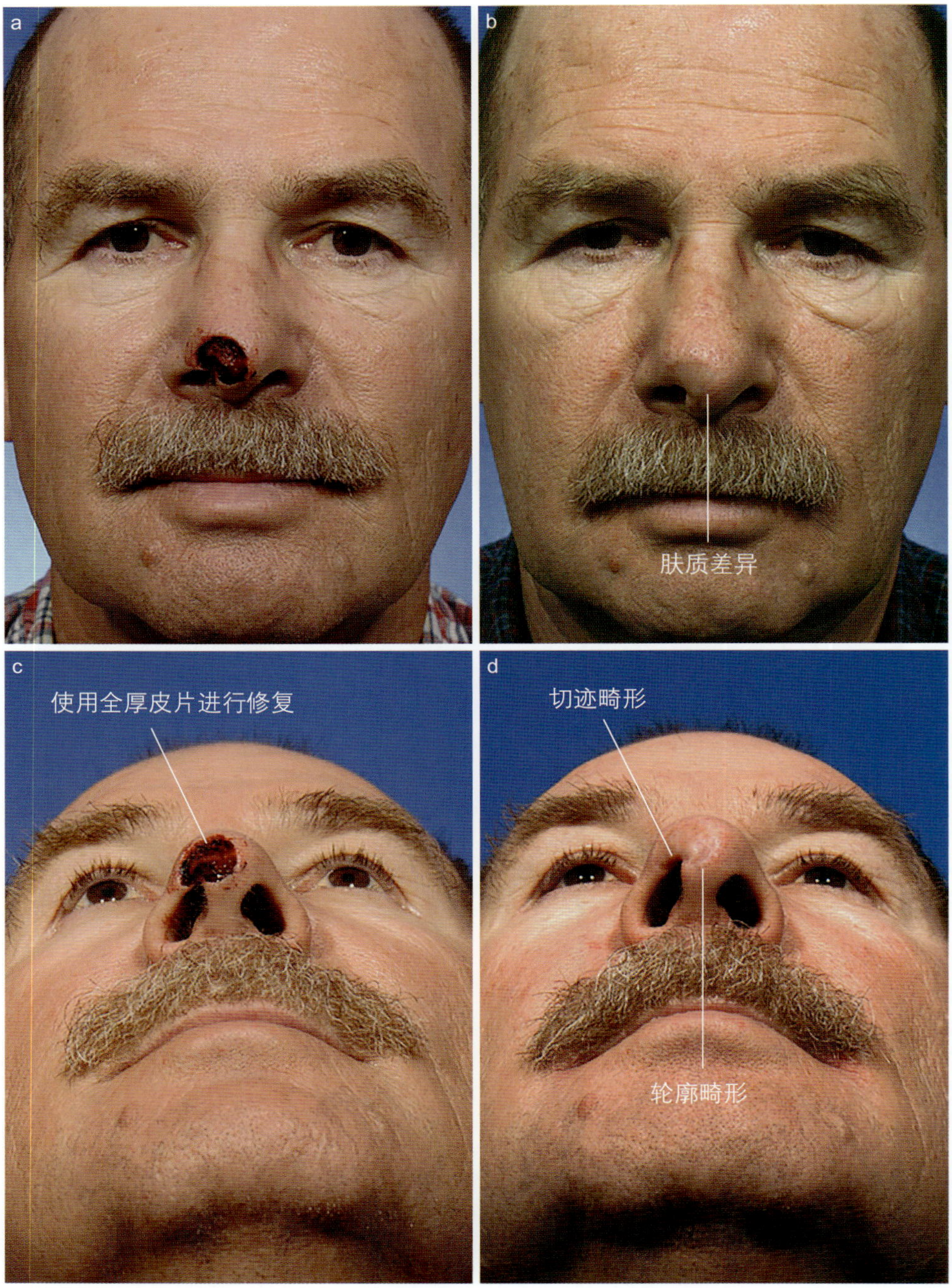

图 16.30 （a ~ d）使用全厚皮片修复鼻尖和鼻软三角 2 cm × 1.5 cm 大小的皮肤缺损，导致鼻尖切迹、移植物同原皮肤质感差异

翼中部缺失的衬里组织。使用一耳软骨支架移植物作为结构支撑，并使用插入前额旁正中皮瓣进行覆盖。该前额皮瓣设计不当，设计失误在于在前额处的皮瓣模板定位错误。该模板方向错误，导致设计皮瓣用于替代缺失鼻孔尾缘的游离端位于前额皮瓣的侧缘，而非本应位于的上缘。该皮瓣设计的失误改变了转移至鼻部的远端皮瓣方向错误，从而导致再造鼻孔异常抬高，并且鼻孔过大，需要后续补救性手术修正该情况。

选用不理想的皮瓣再造鼻部缺损与其说是设计失误，更多的时候其实是判断失误。当选用鼻部局部皮瓣时，典型失误在于选用导致鼻部游离缘畸形或鼻翼沟消失的皮瓣（图 16.32）。

当医生在使用颊部或前额皮瓣修复鼻部时，一

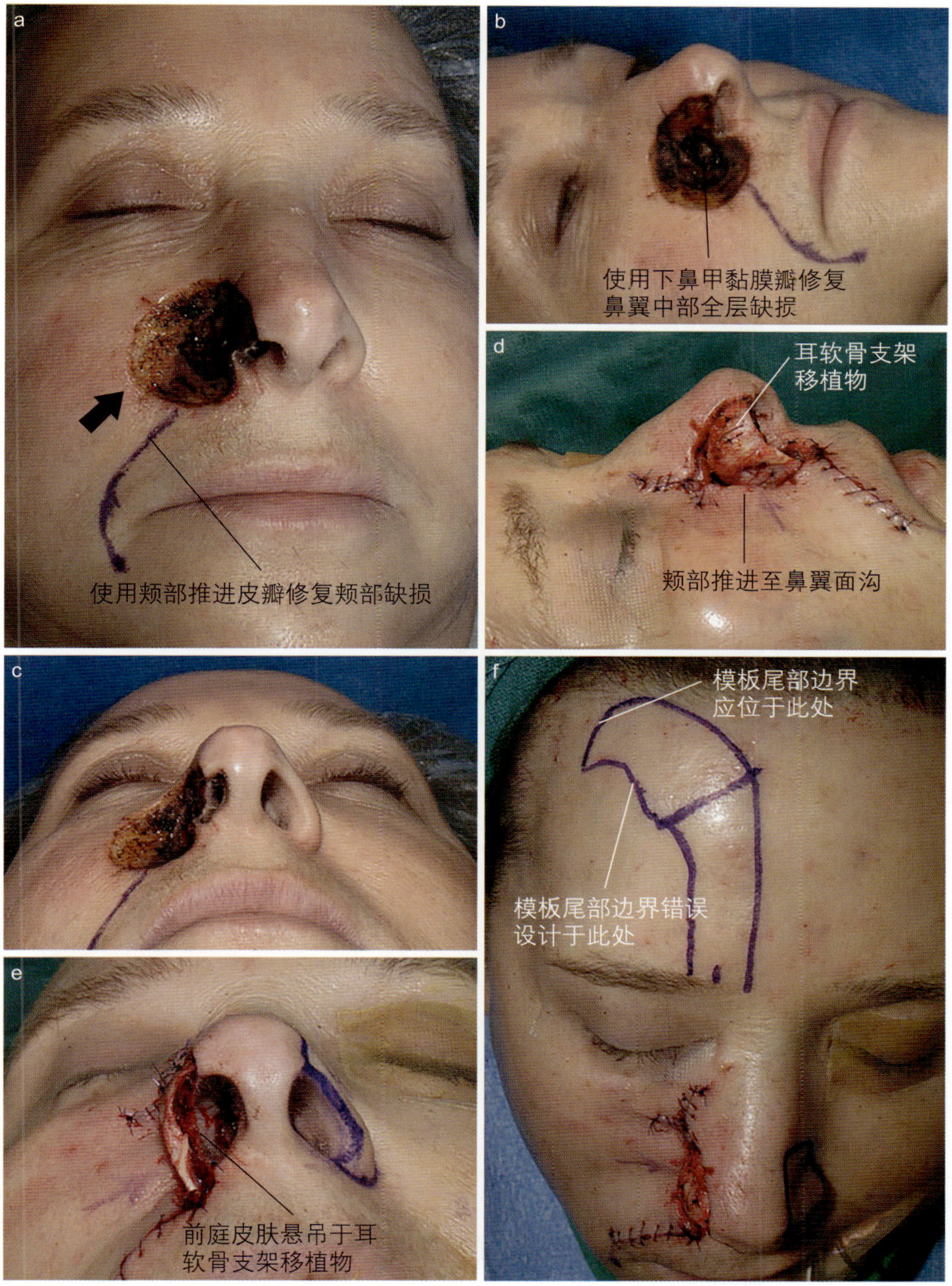

图 16.31　（a~c）鼻尾部和颊部内侧大面积缺损。鼻翼中央部分衬里缺失。（d, e）置入耳软骨支架移植物。使用颊部推进皮瓣修复面颊部缺损。（f）设计模板尾部边缘代表皮瓣计划用于修复鼻孔缘的部分，该部分本应位于前额远端而非图中显示的侧面，故皮瓣设计不当。（g）插入前额旁正中皮瓣设计不当导致鼻孔退缩、尺寸过大。（h, i）嵌入前额皮瓣后出现鼻孔畸形。（j~m）术中对鼻孔畸形的修复外观。（n~p）第一次修复手术后的持续性畸形。（q~s）第二次修复手术术中外观。（t~w）第二次修复手术后 5 个月

图 16.31 （续）

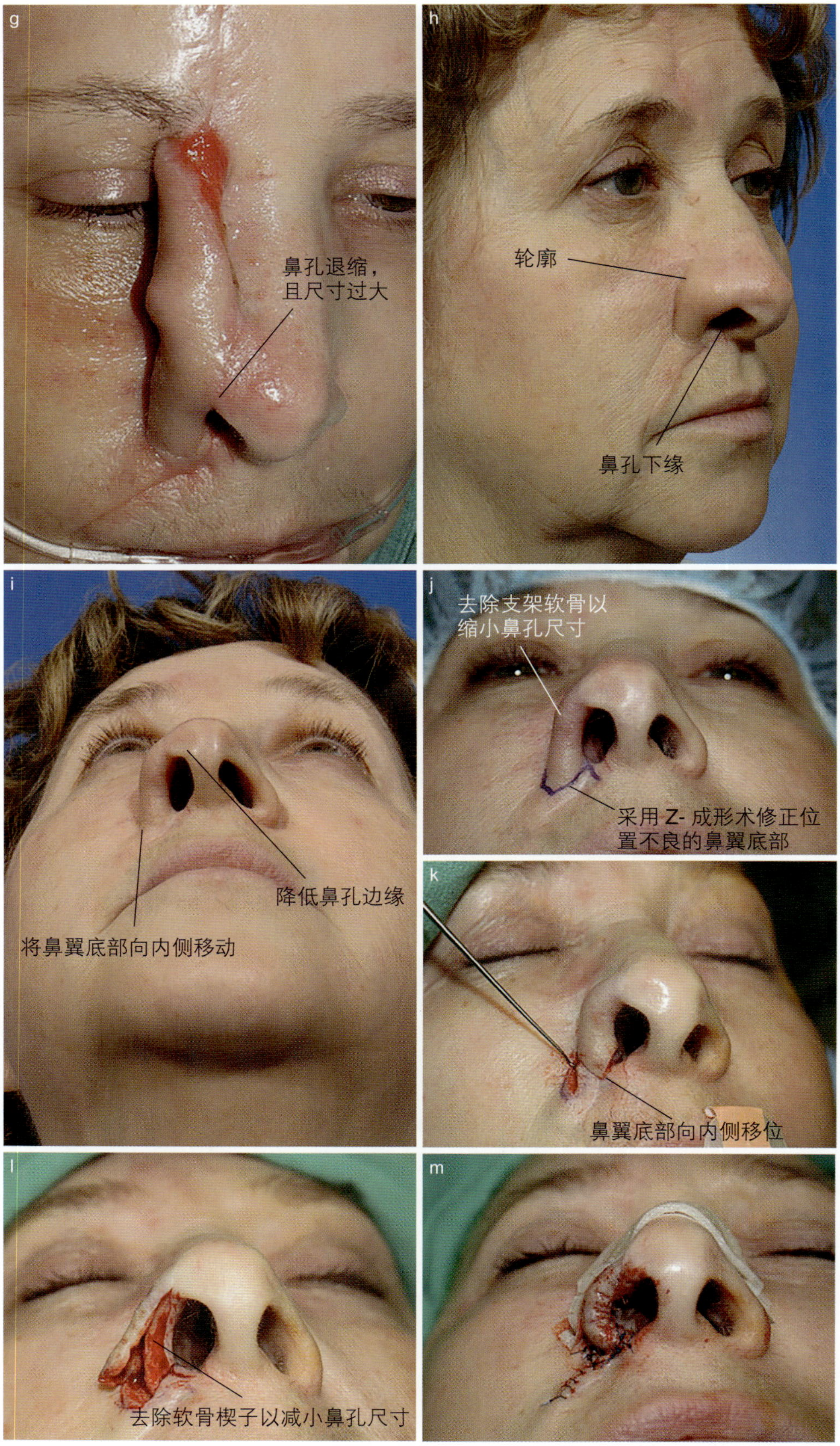
g
鼻孔退缩，
且尺寸过大
h
轮廓
鼻孔下缘
i
降低鼻孔边缘
将鼻翼底部向内侧移动
j
去除支架软骨以
缩小鼻孔尺寸
采用 Z- 成形术修正位
置不良的鼻翼底部
k
鼻翼底部向内侧移位
l
去除软骨楔子以减小鼻孔尺寸
m

图 16.31 （续）

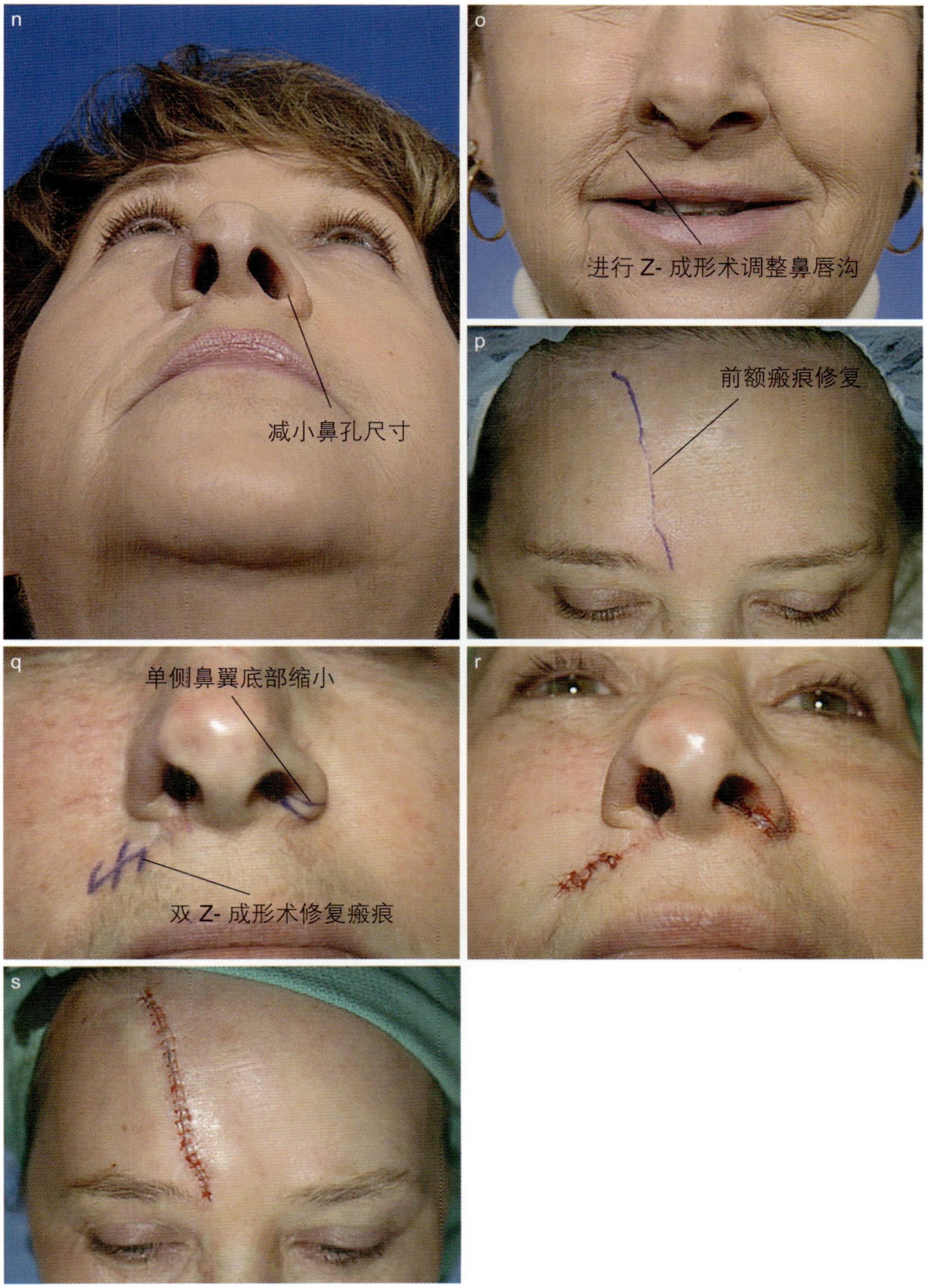

图 16.31 （续）

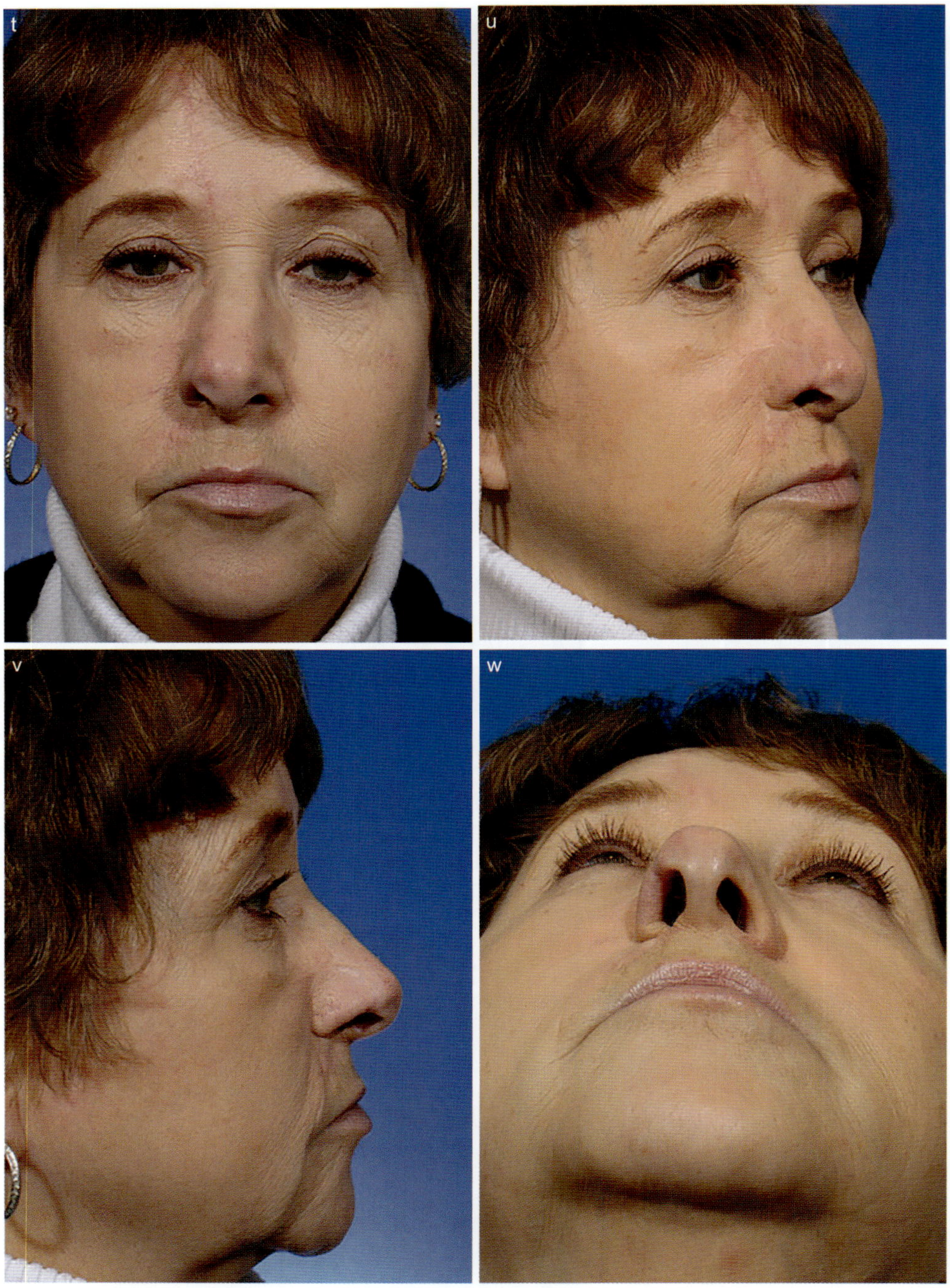

种常见的判断失误为选用的皮瓣会覆盖用于分开鼻部、颊部及上唇部美学亚单位的边界线。以图 16.33 为例，患者鼻背部、右尾段鼻侧壁、鼻翼部分区域出现较大的皮肤缺损。医生选择鼻背部皮瓣结合颊部推进皮瓣用于修复。未选择理想皮瓣（插入前额旁正中皮瓣）导致了一系列畸形，包括眉间变宽并出现扭曲，右鼻翼底部位置不良，鼻颊边界、鼻翼沟、鼻唇沟消失。需要 3 次修复手术才能改善以上问题。首先，推进至鼻部侧壁的颊部皮肤应移回至颊部，以修复鼻唇沟的自然凹陷轮廓。使用一全厚皮片修复颊部皮瓣移位导致的组织空隙。第二次修复手术通过改良后 Z- 成形术改善右鼻翼

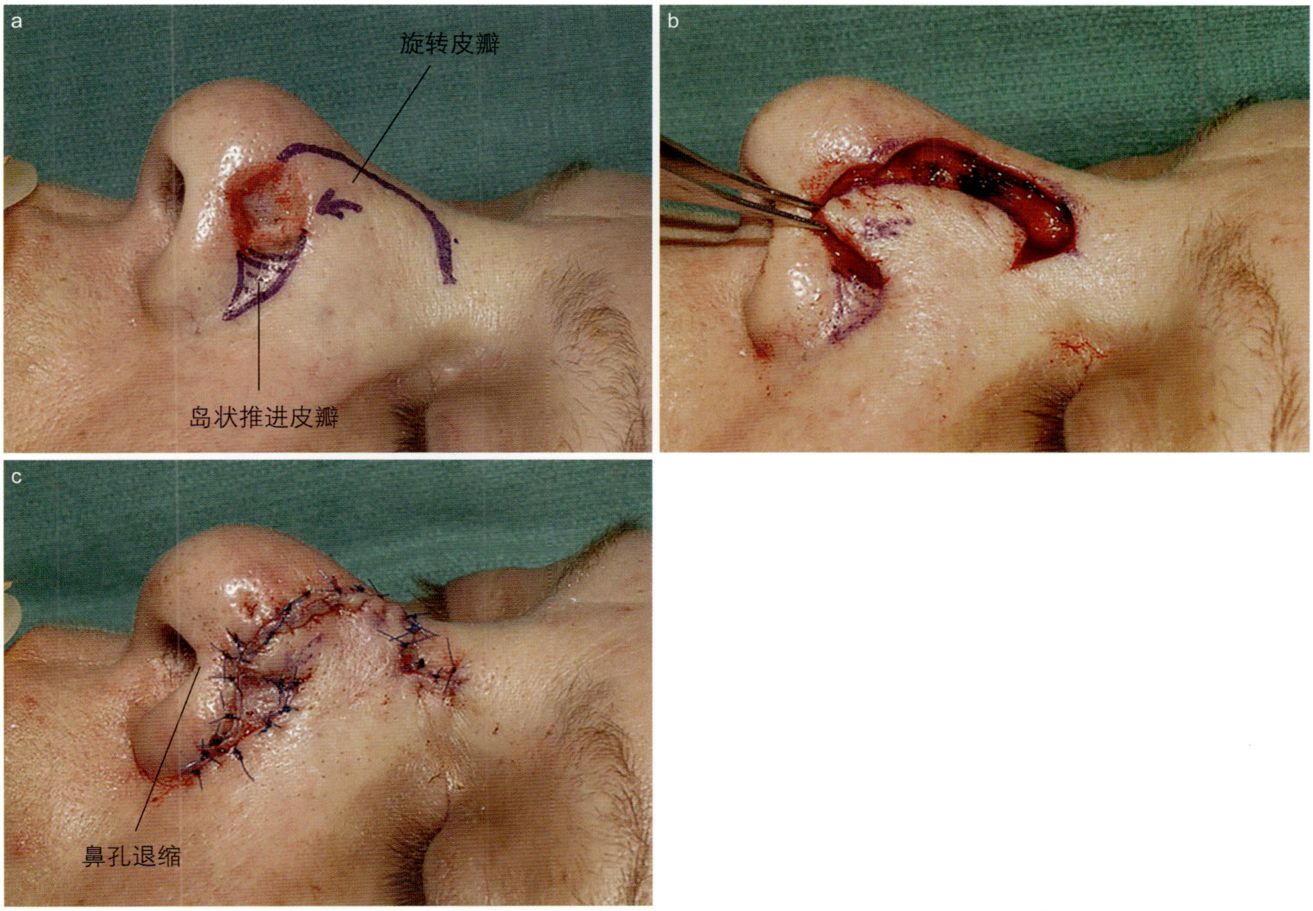

图 16.32　（a）选用不恰当的鼻部皮瓣修复尾段鼻侧壁缺损。（b, c）皮瓣转移导致鼻孔边缘退缩

底部的位置不良。对皮肤移植物也施以磨皮术并沿皮肤移植物内侧边缘进行 2 次 Z- 成形术以处理肥厚性瘢痕。第三次即最后一次手术包括切除左侧鼻唇沟以改善面部对称并修复眉间及右鼻唇沟的瘢痕。

医生亦可在选择衬里皮瓣修复鼻部全层缺损时出现失误。常见的一种失误是选择表面积不足的无法对缺失部分进行充分替代的衬里皮瓣。以图 16.34 为例，患者鼻尖部出现皮肤和软组织缺损，并且左鼻孔顶部出现全层缺失。虽然衬里缺损的垂直高度仅 1 cm（参见第 4 章），但鼻穹窿剩余前庭皮肤无法提供足够大的双蒂皮瓣，在修复缺损衬里的同时覆盖住用于做结构支撑的鼻翼缘移植物深面。未能选择理想衬里皮瓣（鼻中隔黏软骨膜铰链瓣）导致鼻尖下叶及左鼻孔扭曲。幸运的是，该患者并未出现任何左鼻气道的阻塞。

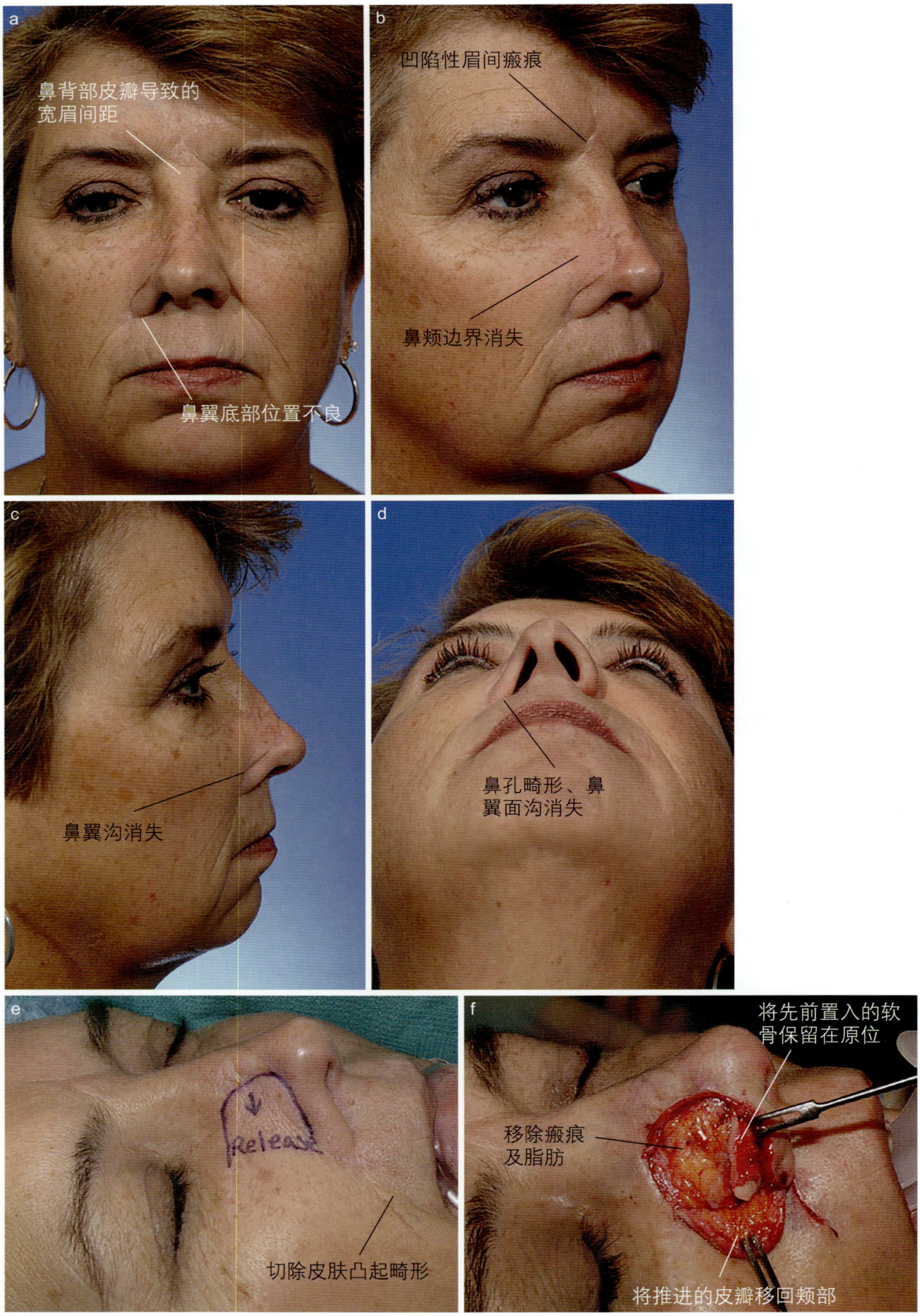

图 16.33 （a～d）使用颊部推进皮瓣修复鼻侧壁缺损导致鼻颊沟、鼻翼面沟消失。鼻背部皮瓣导致眉间距变宽。皮瓣也导致鼻翼底部位置不良。（e～i）第一次修复手术术前外观。切除唇颊沟处皮肤凸起畸形。（j）第一次修复手术后 4 个月。沿皮肤移植物边缘进行 Z- 成形术，并在鼻翼底部设计第二次修复手术中的 Z- 成形术。（k～m）第二次修复手术术中外观。（n, o）第三次修复手术术中外观。（p～s）第三次修复手术后 6 个月

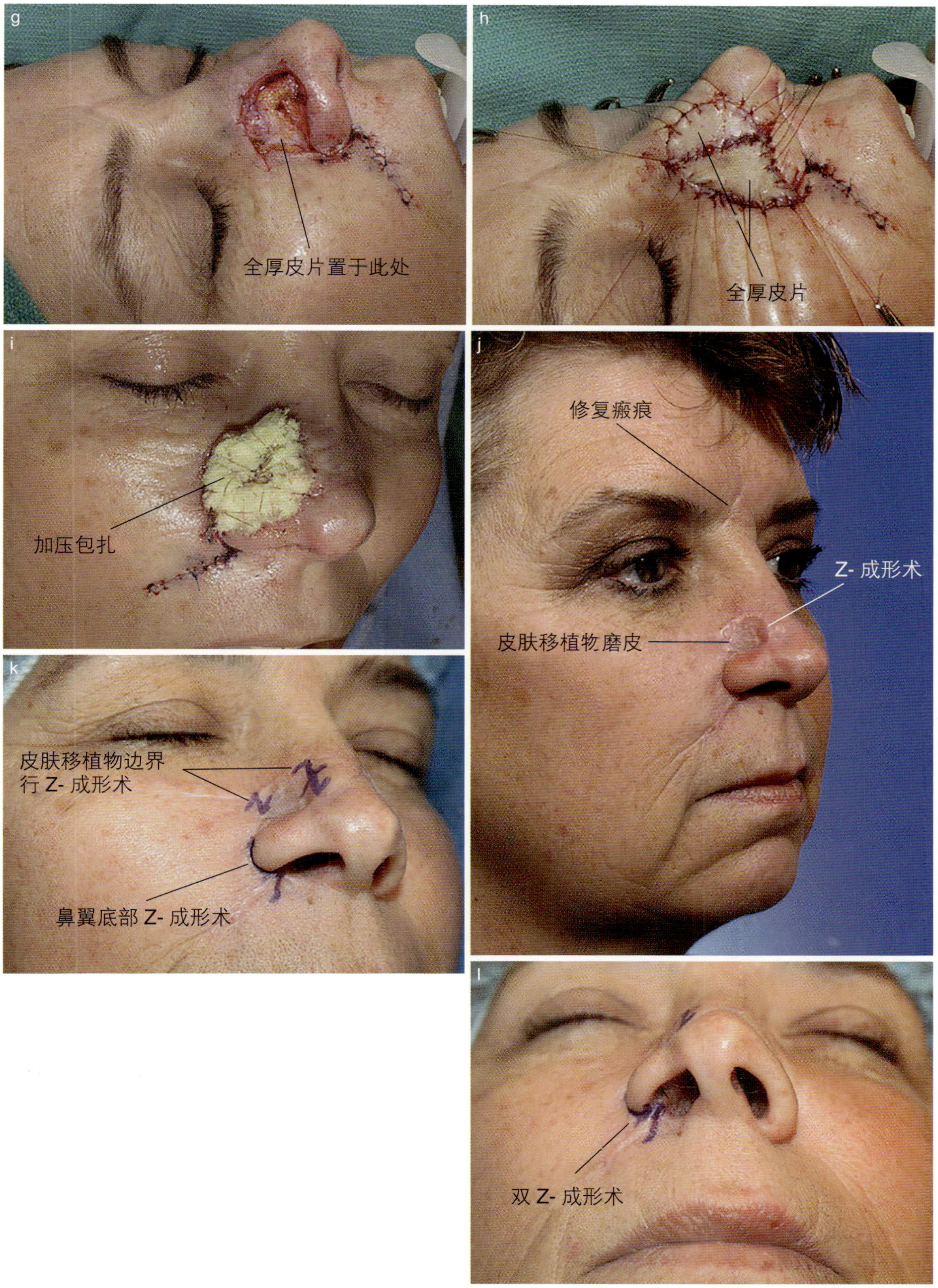
g
全厚皮片置于此处
h
全厚皮片
i
加压包扎
j
修复瘢痕
Z- 成形术
皮肤移植物磨皮
k
皮肤移植物边界
行 Z- 成形术
鼻翼底部 Z- 成形术
l
双 Z- 成形术

图 16.33 （续）

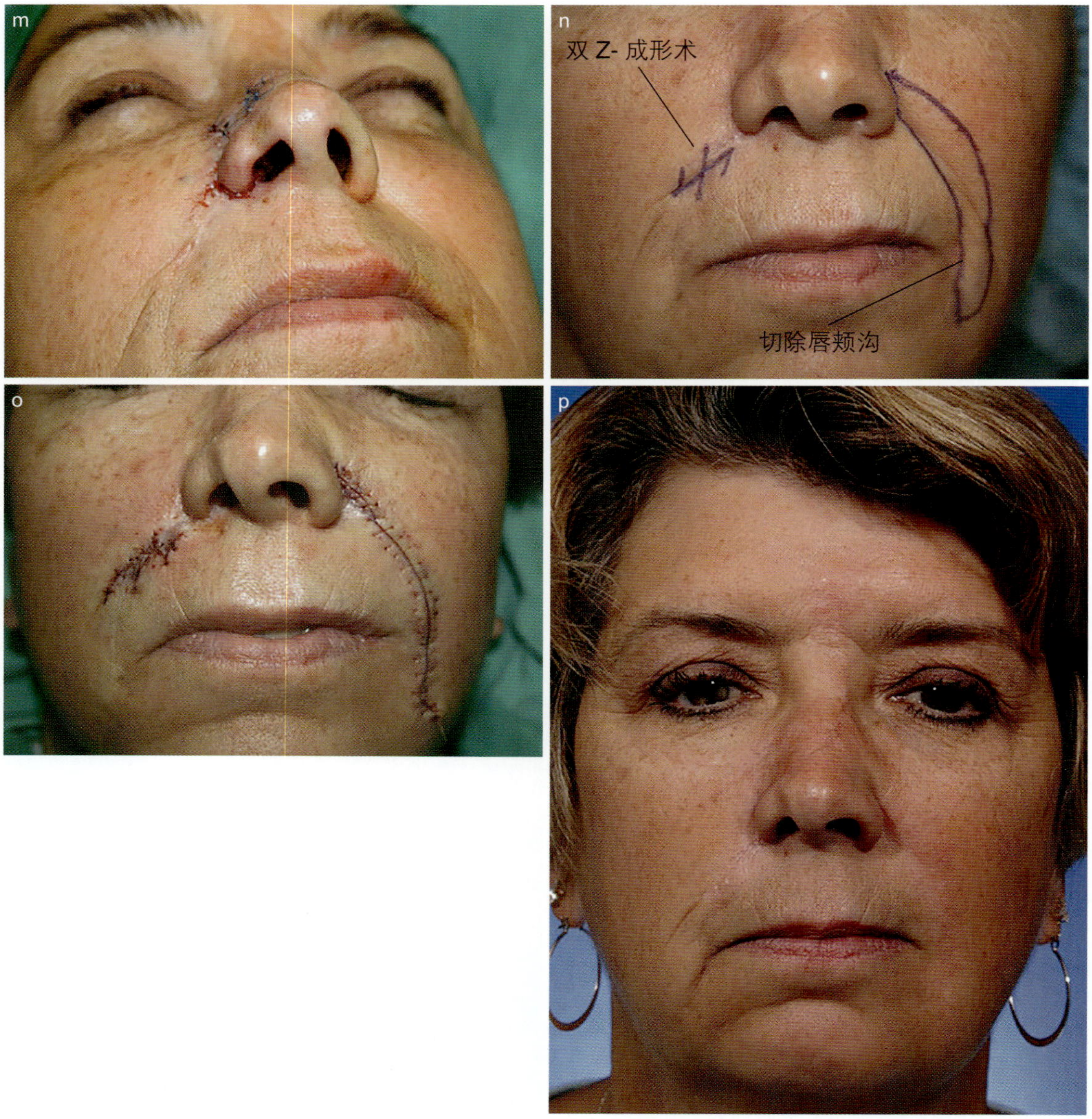

图 16.33 （续）

图 16.33 （续）

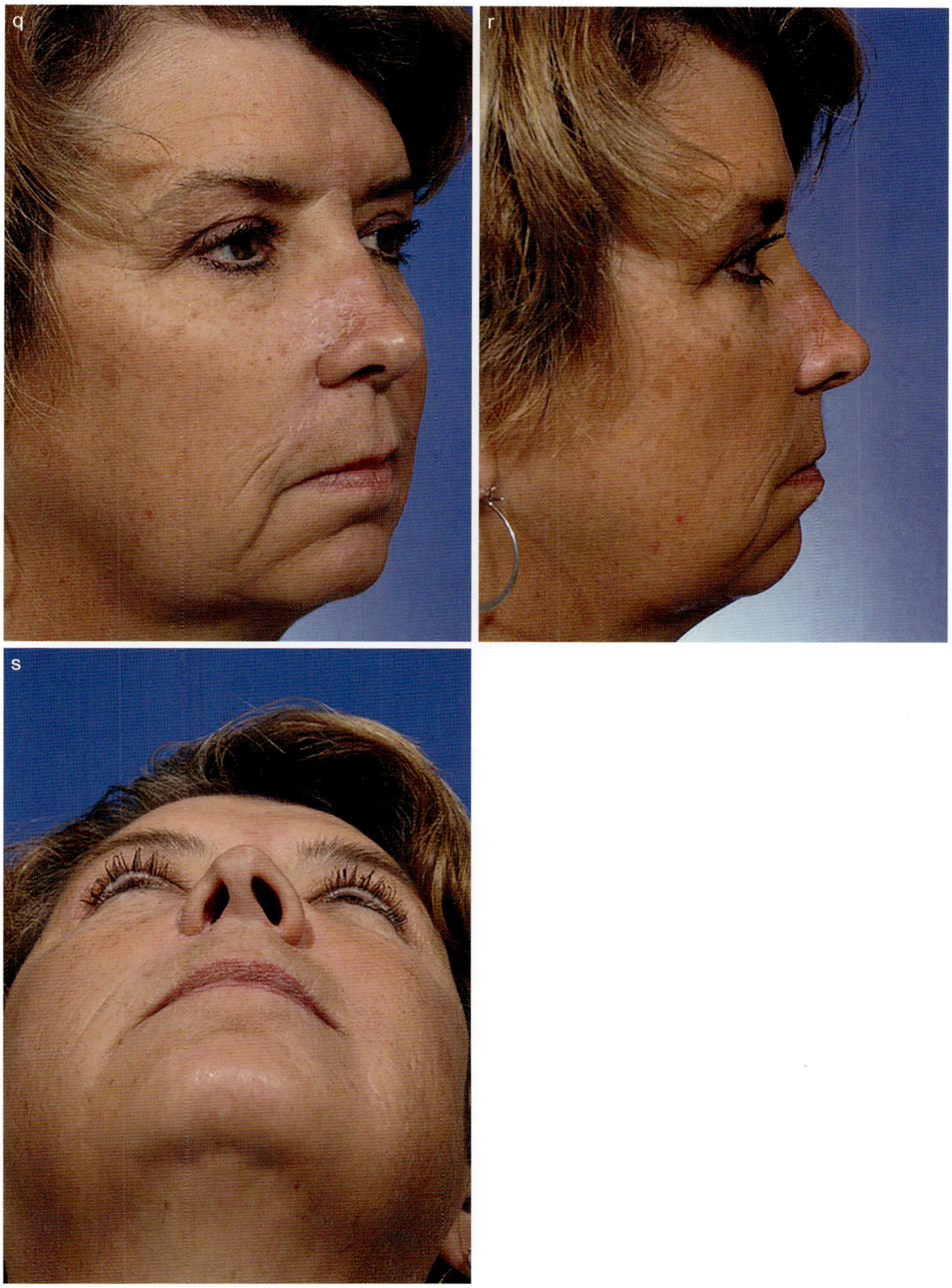

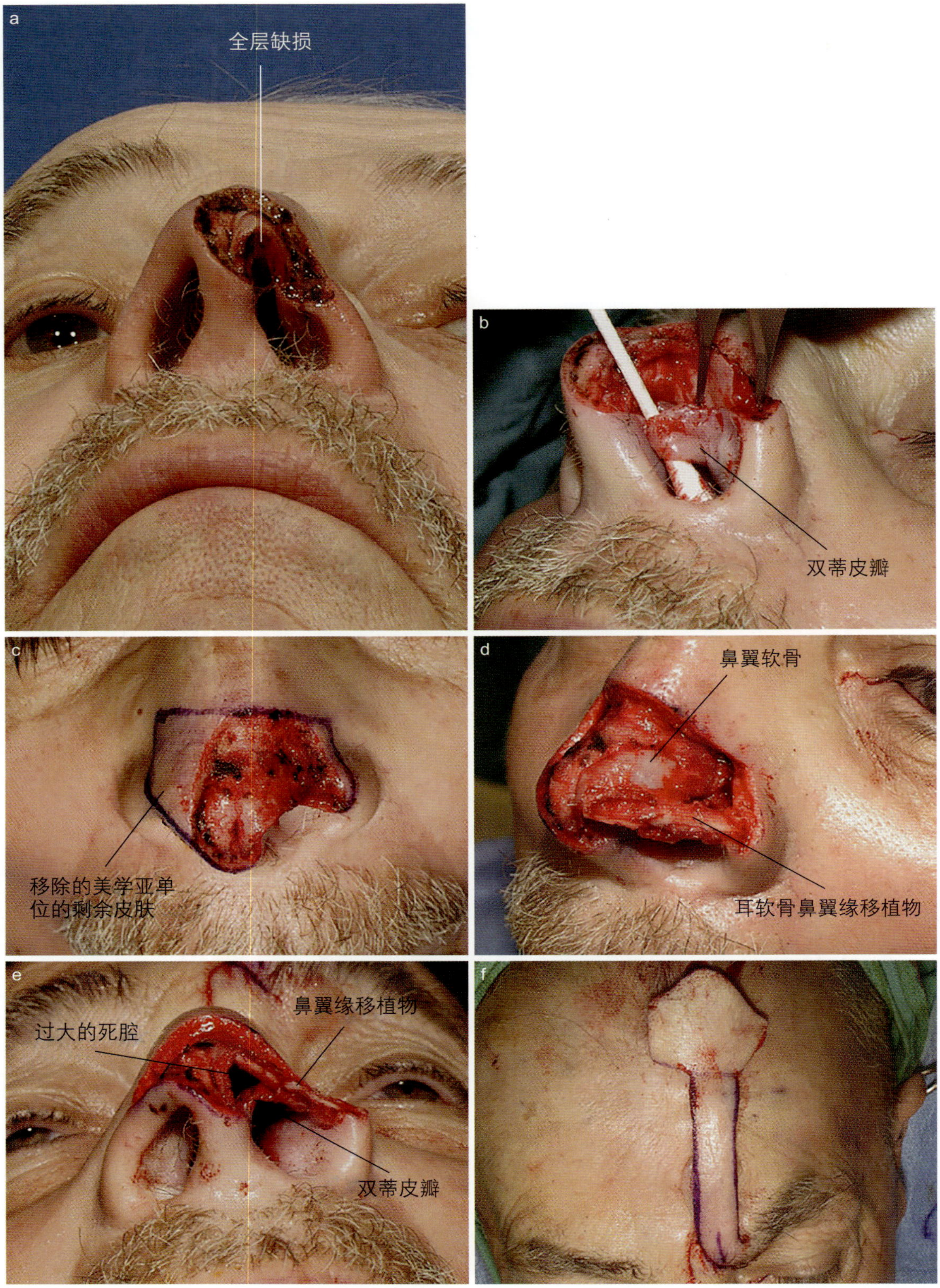

图 16.34 （a）鼻尖部全层皮肤缺损，软三角全层损失。（b）切开双蒂鼻前庭推进皮瓣作为衬里皮瓣。（c～g）使用双蒂鼻前庭推进皮瓣、耳软骨鼻翼缘移植物及前额旁正中皮瓣修复缺损。（h）衬里皮瓣大小不足，导致再造鼻孔顶端扭曲。（i～n）术前及两阶段再造术后 9 个月。未进行修复手术

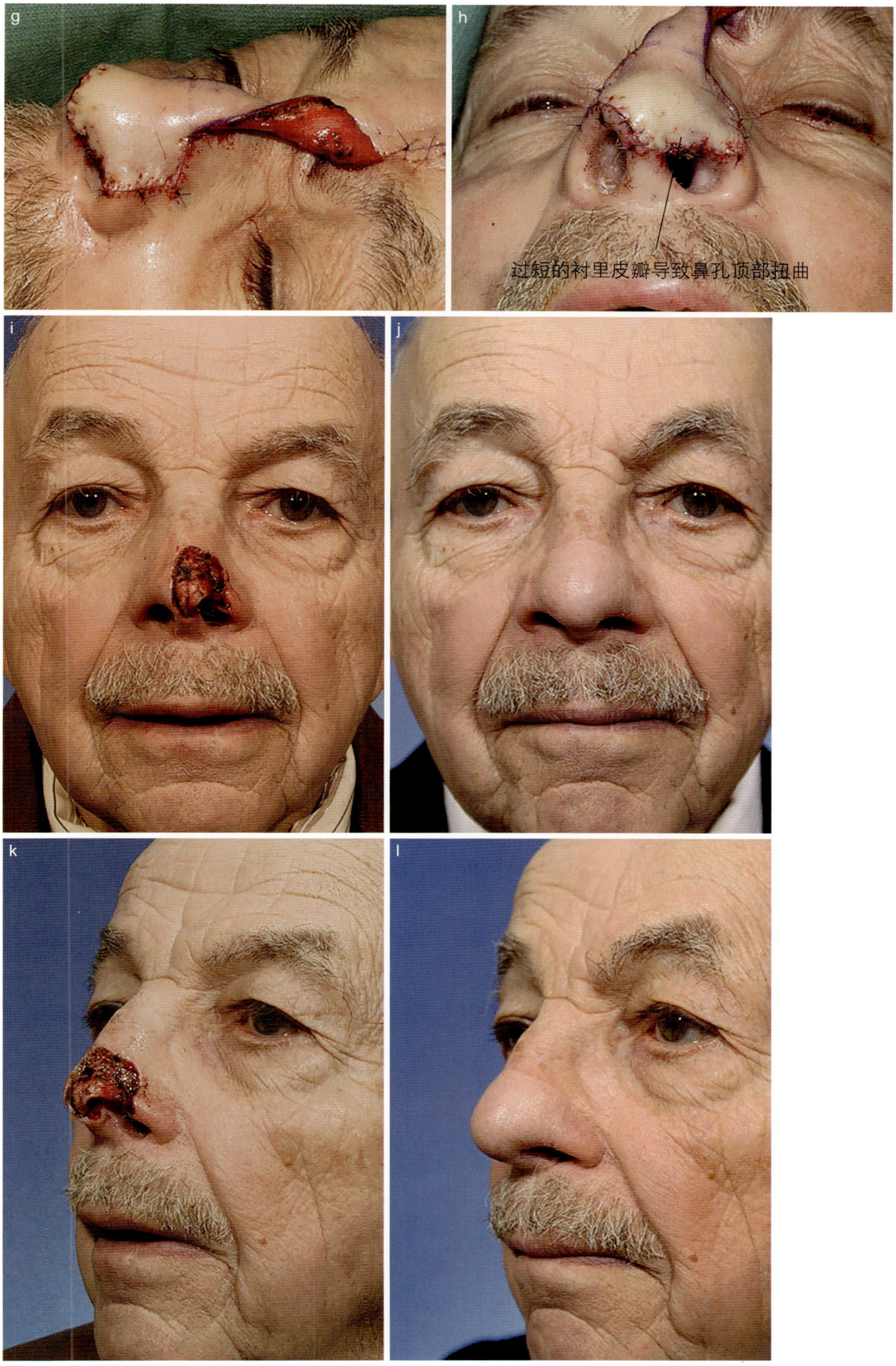

图 16.34 （续）

图 16.34 （续）

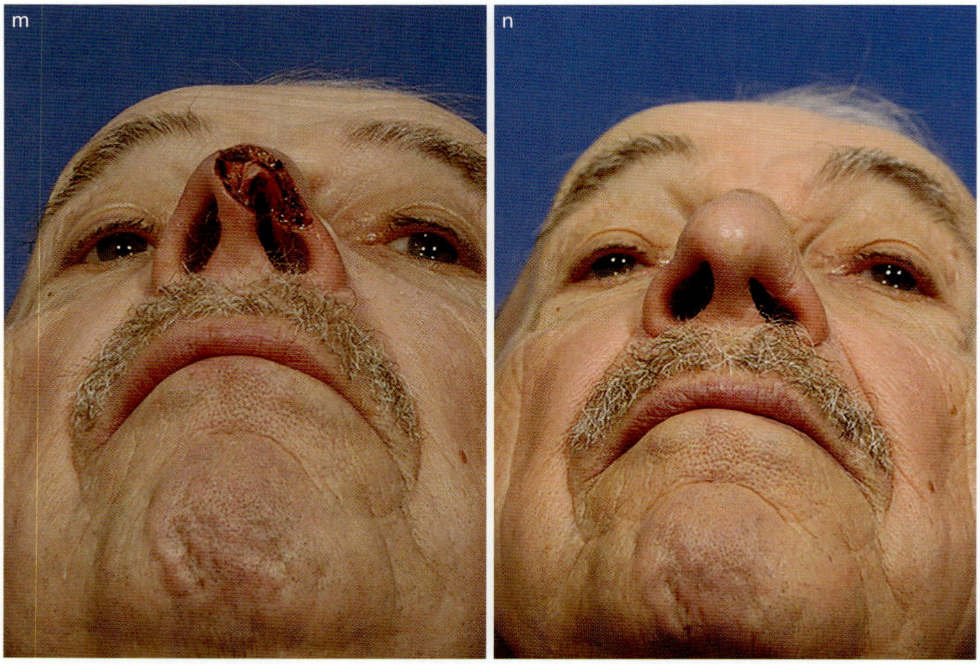

第 3 部分
典型病例

鼻尖侧面再造：两种修复方法

第 17 章

Shan R. Baker

本章所讨论的是部分厚度缺损。

本章展示的两个病例有着相似的鼻尖侧面皮肤缺损。经过对多因素进行考量，作者使用了不同方法对缺损进行修复。

病例一

第一个病例是一位 75 岁女性，因为鼻尖左侧基底细胞癌做了莫氏手术。其健康状况良好，独居，不使用烟草制品。手术后，她的鼻尖侧面留下了大小为 2 cm × 2 cm 的皮肤缺损，鼻翼软骨外侧脚保持完整（图 17.1）。患者鼻部较大，缺损部分只占整个鼻尖表面的 1/3。首先，将圆形的皮肤缺损切割出边角，转化为长方形，美学单位内剩余皮肤予以保留（图 17.2）。一个宽度可以覆盖缺损区域的耳软骨鼻翼缘移植物沿鼻孔边缘放置。为了加固鼻孔，将这个移植物放置在鼻翼软骨外侧脚的尾侧，并用 5.0 聚乳酸可吸收线以 8 字端对端缝合法的方式固定在鼻翼外侧脚，以防止和鼻翼软骨重叠。皮肤缺损通过使用第 13 章描述的方法，插入带皮下组织蒂鼻唇沟皮瓣进行覆盖（图 17.3）。1 周

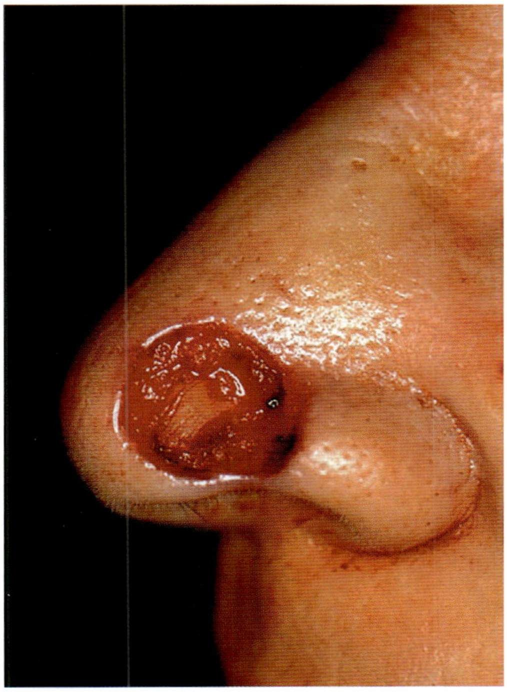

图 17.1 鼻尖侧面 2 cm × 2 cm 的皮肤缺损

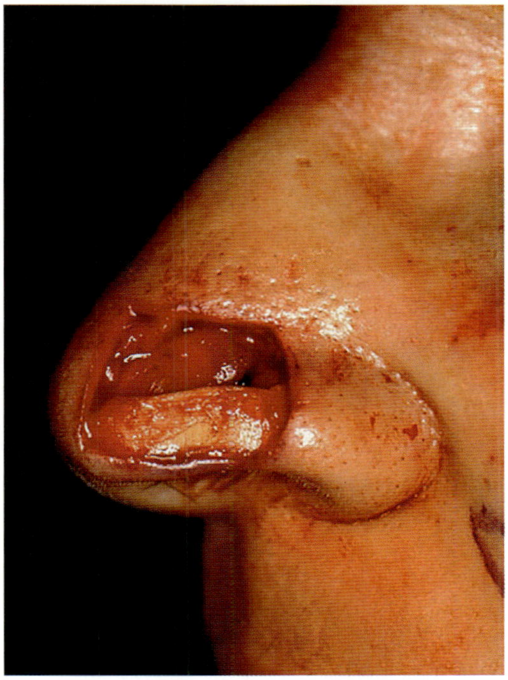

图 17.2 圆形的缺损转化为长方形。耳软骨鼻翼缘移植物放置在完整的鼻翼软骨外侧脚下方

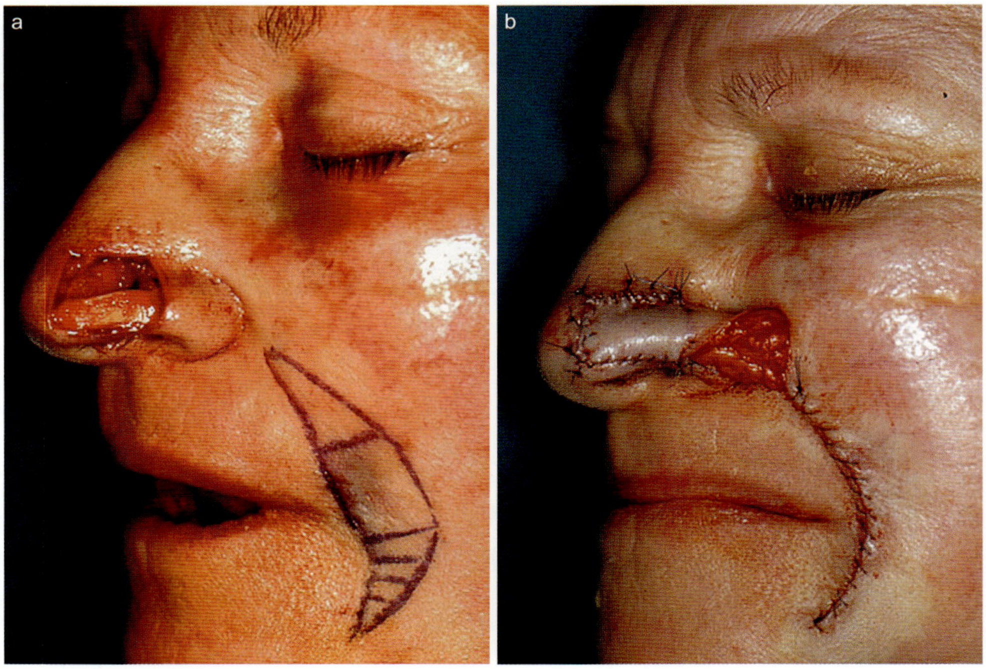

图 17.3 （a）设计插入带皮下组织蒂的鼻唇沟皮瓣。（b）颊部皮瓣就位。皮瓣远端经修薄至浅表皮下组织平面

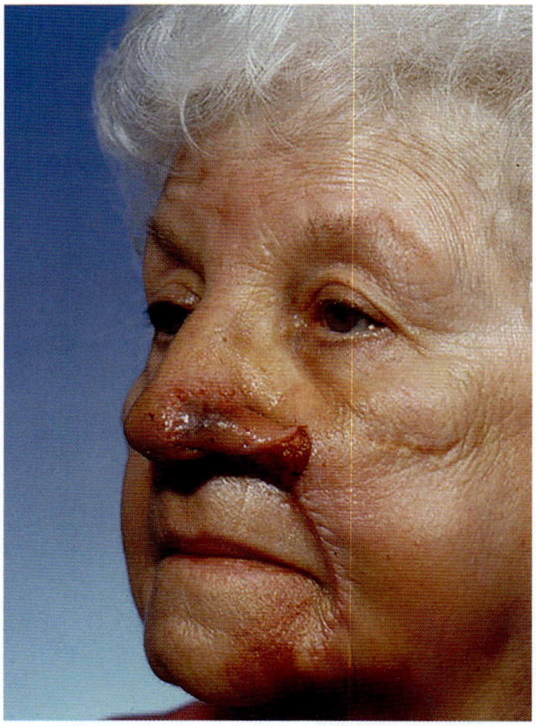

图 17.4 皮瓣转移 1 周后。注意皮瓣远端有青紫

后，皮瓣远端因为静脉充血出现青紫，但是毛细血管再灌注活跃（图 17.4）。在皮瓣转移 3 周后，切断组织蒂，皮瓣缝合嵌入缺损区域（图 17.5）。皮瓣远端在最初转移时已修薄至浅表皮下组织平面。皮瓣其他部分的多余皮下脂肪也在皮瓣断蒂和嵌入手术时进行了修薄。一个由 4.0 聚丙烯线穿过鼻部，打结于支持敷料牙科棉卷表面，用来压迫皮瓣头端以维持鼻翼沟的形态。因为缺损区域的头端并没有延伸至鼻翼沟，故患者不需要进行形态修整（图 17.6）。

病例二

第二个病例是一位 50 岁男性。他的鼻部皮肤缺损和病例一中所讨论的位置相似。缺损是由于手术切除了一个 Breslow 深度为 1.36 mm 的黑色素瘤。他的健康状况非常好，已退休，不使用烟草制品。与之前的病例相似，患者鼻部的缺损同样包含鼻尖侧面皮肤，但是尺寸比病例一稍大，约 2.5 cm × 2.0 cm。与第一个病例不同的是，他的鼻部相对较小，因此缺损累及了部分右侧鼻翼、鼻孔边缘，还有一小部分鼻前庭。鼻翼软骨外侧脚完整。该患者因为男性型脱发有一个很高的前发际线，面容年轻（图 17.7）。

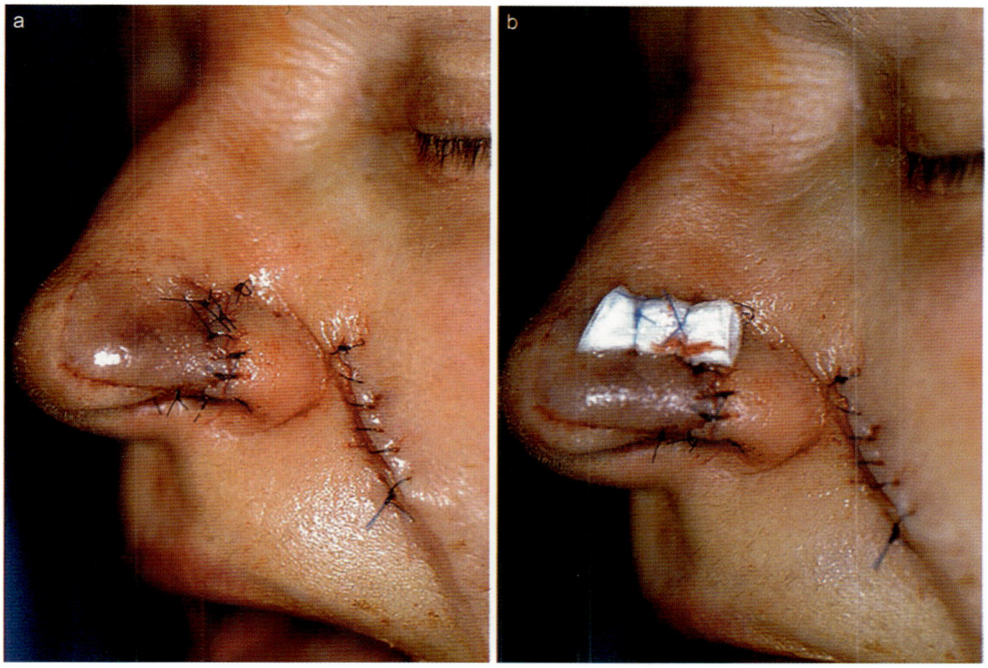

图 17.5 （a）皮瓣断蒂和嵌入。（b）用来维持鼻翼沟形态的支撑敷料

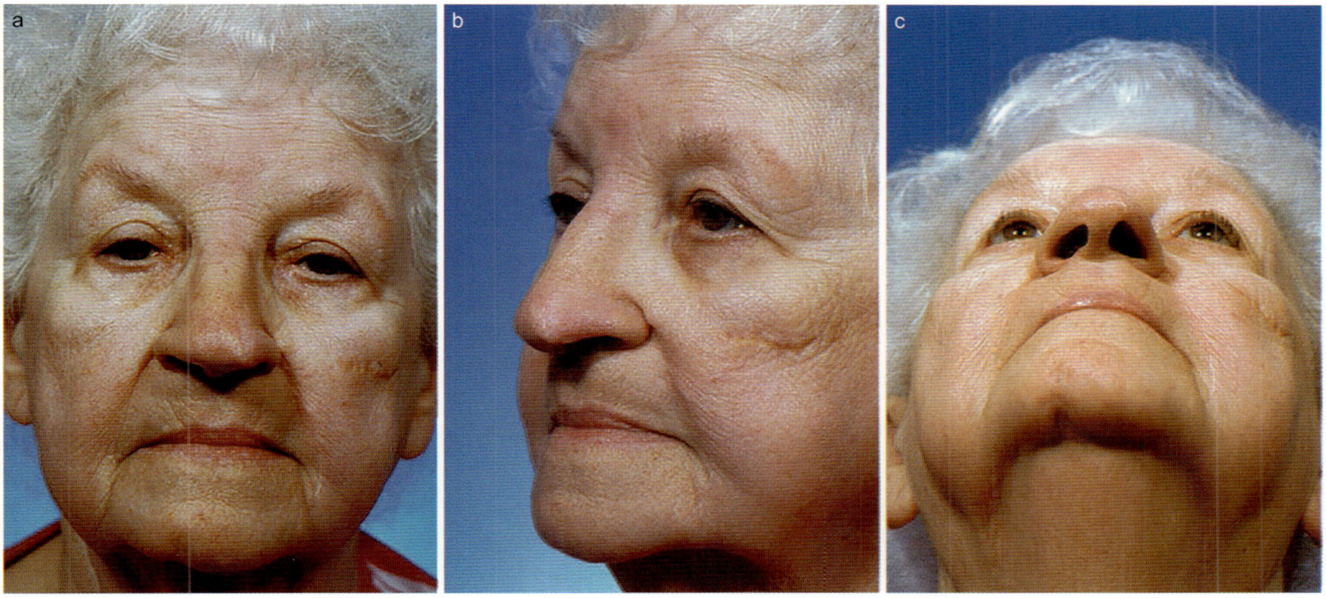

图 17.6 （a~c）术后 8 个月。不需要进行形态修整

决定切除鼻翼剩余皮肤和半侧鼻尖有两个原因。第一，患者的皮肤缺损比第一个病例更偏侧面，因此几乎一半的鼻翼皮肤都没有了。通常，当鼻翼美学单位有一半或者更多的表面缺失时，作者会重塑整个单位表面。第二个切除额外皮肤的原因是他所切除的肿瘤类型。尽管皮肤科医生表示手术边缘已经没有肿瘤浸润了，但更多地移除肿瘤切除区域周围皮肤可更好地防止外周扩散。而决定不切除全部鼻尖皮肤或者鼻腔侧壁则是因为缺损对这些区域的累及有限。不过，作者还是切除了半侧鼻尖的剩余皮肤。

通过使用在第 4 章和第 11 章中描述过的方法，

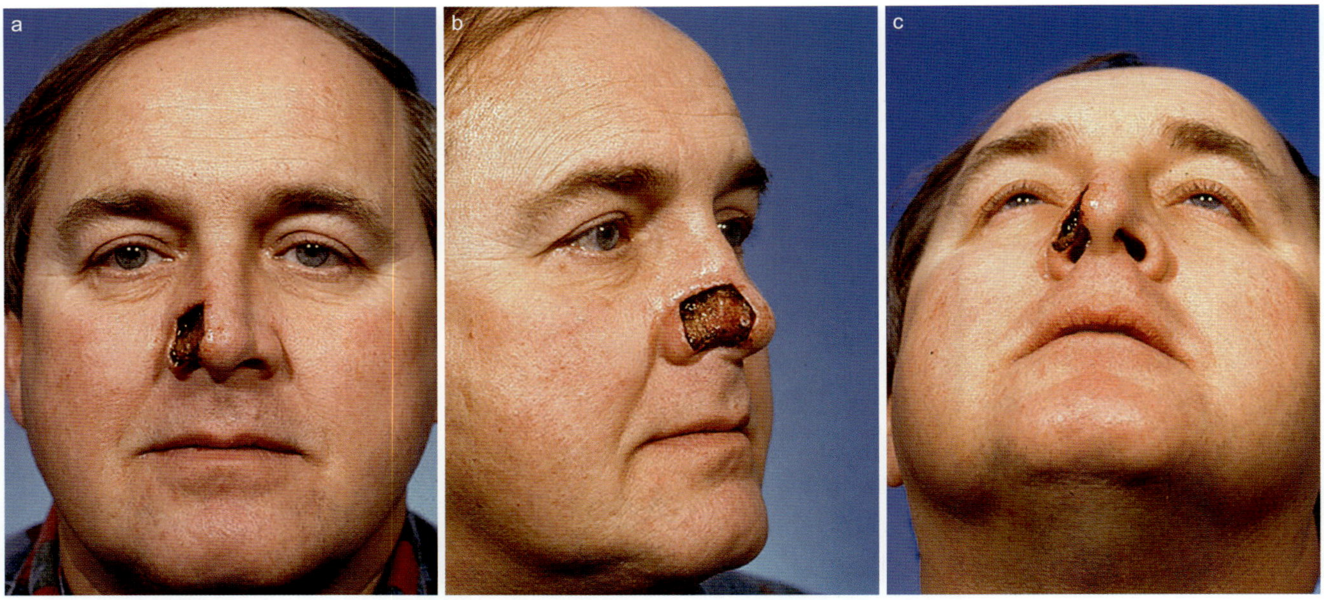

图 17.7 （a～c）2.0 cm × 2.5 cm 的鼻尖侧面皮肤缺损

用双蒂前庭皮肤推进皮瓣来替代沿鼻孔边缘缺失的衬里。做了一个延长的软骨间切口以获取皮瓣，并使鼻前庭的皮肤和鼻翼软骨外侧脚完全游离。皮瓣有着足够的活动性，使其可以轻松地覆盖到鼻孔边缘。在第 7 章和第 13 章中描述过的耳软骨鼻翼支架移植物被放置在缺损处，从鼻翼基底延伸到鼻软三角（图 17.8）。与第一个病例类似，移植物置于鼻翼软骨外侧脚尾侧缘和鼻孔缘之间。移植物用 5.0 聚乳酸可吸收线褥式缝合固定在双蒂前庭皮肤推进皮瓣上。

使用可以体现移除鼻翼和半侧鼻尖额外皮肤后的新皮肤缺损外形的模板，来设计一个右侧插入前

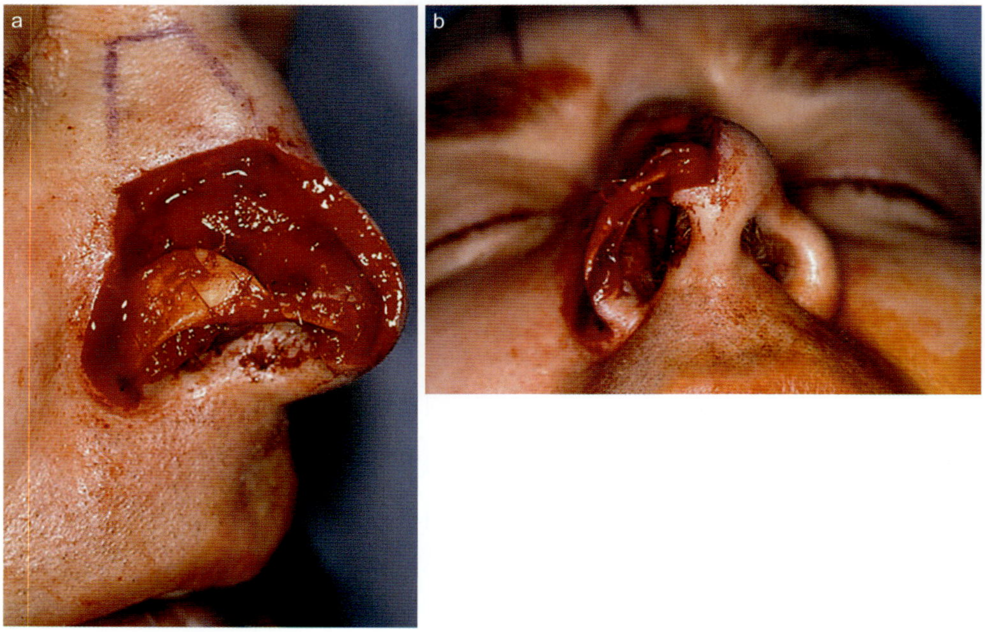

图 17.8 （a）将缺损区域扩大，切除了鼻翼和半侧鼻尖的剩余皮肤。放置耳软骨鼻翼支架移植物。（b）使用双蒂前庭皮肤推进皮瓣塑造鼻孔缘

额旁正中皮瓣。如第 14 章中所述，在移除鼻部皮肤后，皮瓣被切割转移至鼻部。覆盖缺损的整个皮瓣都在初次转移时修薄至浅表皮下组织平面。皮瓣的尾侧缘和双蒂衬里皮瓣的尾侧缘缝合在一起（图 17.9）。对于额部供区切口，主要是通过将切口两侧皮肤和肌肉向中间牵拉来关闭。对切口愈合后形成的皮肤瘢痕畸形进行了纵向切除。切除后的皮肤没有毛发，削去皮下脂肪层后可以用做全厚皮片来修复鼻内双蒂前庭皮肤推进皮瓣供区的伤口。

3 周后，前额皮瓣断蒂。虽然在最初转移时整个覆盖鼻部的皮瓣就已经过修薄处理，但是皮瓣还是向头端延伸到了鼻翼沟，并覆盖了它（图 17.10）。因此，在皮瓣嵌入术后 3 个月有必要进行一次形态修整术。使用第 13 章中描述的方法，用支持敷料重塑了鼻翼沟。图 17.11 展示了在形态修整术后 4 个月三期再造的结果。虽然鼻孔的大小不对称，但是患者不会再因鼻腔气道受限而受苦了。

讨论

对于鼻尖部位的皮肤缺损，如果缺损面积足够小，通常会使用双叶皮瓣进行再造；如果缺损面积的直径在 2.0 cm 或以上，可以使用插入前额旁正中皮瓣。鼻尖侧面的缺损也可以用插入颊部皮瓣进行修复。颊部皮瓣可以形成足够的长度来达到鼻尖中线，但是它无法做到在不损伤皮瓣血运的情况下覆盖整个鼻尖部。而对于较大的鼻子来说，将颊部皮瓣拉长至鼻尖侧面可能会压迫血管蒂对远端皮瓣的血运支持。这也是导致病例一中皮瓣远端出现青紫的原因（图 17.4）。

在修复鼻尖皮肤缺损时，作者保留了对于颊部皮肤松弛的老年患者使用插入皮下组织带蒂颊部皮瓣来修复较小的（2.0 cm 以下）侧面皮肤缺损。之所以在第一个病例中选择颊部皮瓣，是考虑到患者鼻尖缺损的大小、位置和她的颊部皮肤松弛度。该

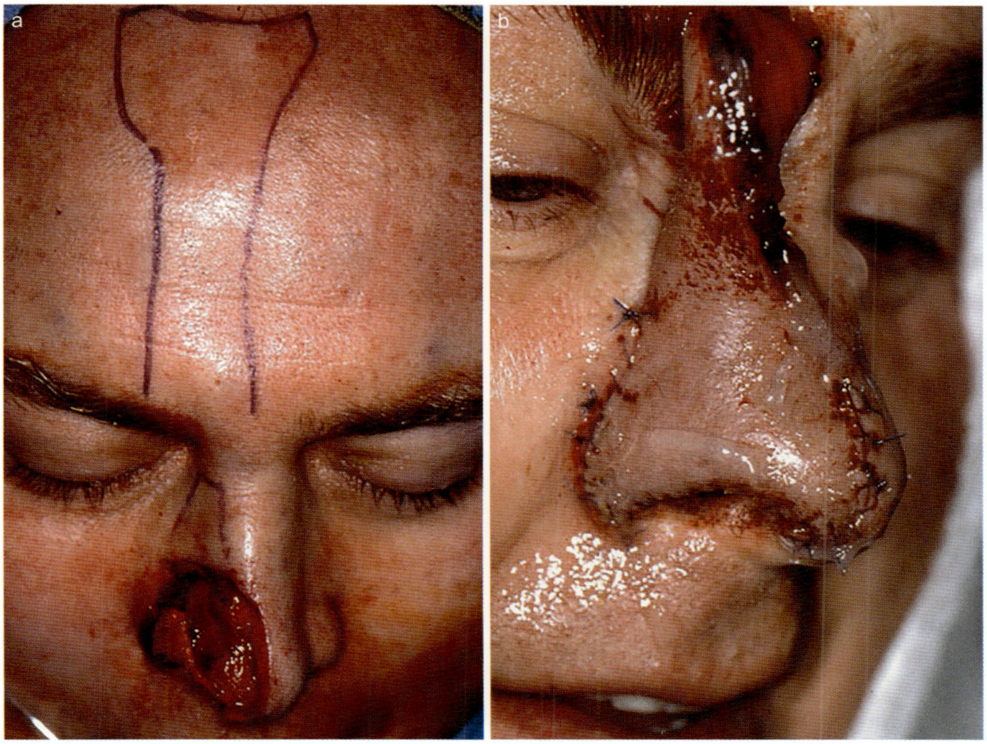

图 17.9　（a）设计插入前额旁正中皮瓣作为缺损区域的外覆盖。（b）覆盖缺损区域的全部皮瓣经过修薄，其尾端和前庭皮肤推进皮瓣沿鼻孔缘缝合在一起

图 17.10 （a 和 b）前额皮瓣嵌入术后 3 个月。皮瓣体积过大，导致鼻翼沟消失，需要进行形态修整

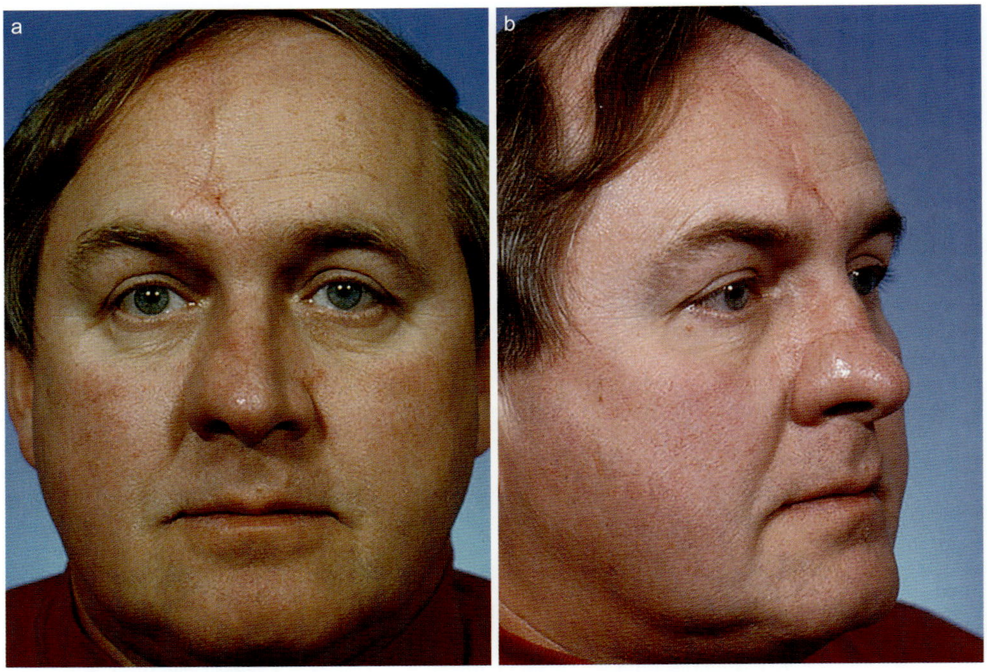

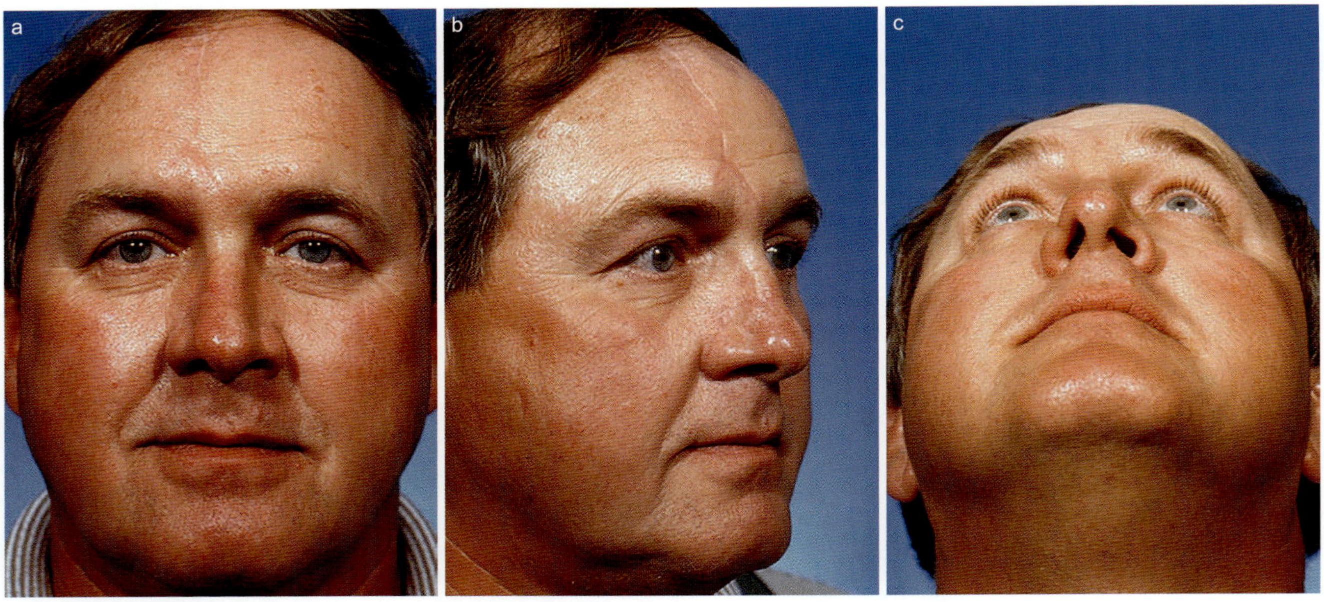

图 17.11 （a～c）形态修整术后 4 个月

患者年龄较大并且一个人生活，而前额旁正中皮瓣在蒂和前额未分离的 3 周里需要照顾，对于她来说将是一个难题。她的前发际线同样也比较低，如果选择前额旁正中皮瓣，则很有可能将一部分毛发转移到鼻部。所有这些因素都提示颊部才是更好的皮瓣来源选择。

与病例一相似，对第二位患者选择插入前额旁正中皮瓣来进行鼻尖缺损再造是基于以下一系列因素。首先，缺损区域经过扩大，增加了肿瘤切除后的手术边缘，并使我们可以重建整个鼻翼美学单位

和半侧鼻尖。新的缺损大小促使我们选择了前额皮瓣。其次，这位患者的发际线后退，因此他的额部可以提供足够的无毛发皮肤用作外覆皮瓣。同时他的面容比较年轻，颊部皮肤松弛度很小，还有典型的男性型面部毛发，颊部皮瓣有可能将毛发转移至鼻部，相比使用前额旁正中皮瓣也会造成更明显的瘢痕。最后，因为他已经退休，所以可以很容易地避开一期手术和二期手术之间那 3 周的社交活动。

两个位置和大小都相似的鼻部皮肤缺损却使用了两种不同的外覆皮瓣进行修复。这其中对再造方法和皮瓣的选择是基于大量因素的。通常，手术医生会面临比较小的鼻部皮肤缺损，可以用不止一种方法进行修复。而在选择手术方式时，最首要的考量是恢复鼻部的正常功能和轮廓。当不止一种方法可以满足这些要求时，我们再考虑其他因素来决定具体选择哪一种方法进行修复。在上述两个病例中，缺损的大小和位置是相似的，但是年龄、性别、头皮形态和面部毛发生长以及生活状态都是不同的。还有其他一些因素，比如患者的职业、是否习惯性使用烟草制品，也都是在选择颊部还是前额作为外覆皮瓣供区时可以考虑进去的因素。当插入前额皮瓣和颊部皮瓣可以同等有效地修复鼻部缺损时，我们倾向于为那些在一期手术和二期手术之间还要继续工作的患者选择颊部皮瓣。因为当前额皮瓣未断蒂时，患者很难佩戴眼镜或者护目镜，也很难在不挡视线的情况下用绷带包裹住皮瓣。相反，颊部皮瓣未断蒂时，皮瓣可以很容易用绷带包裹住，使其不会被同事们看到。不过，颊部皮瓣供区伤口可能会由于它向下延伸的范围而带来一些问题，但有需要的话，这也可以用绷带包裹住。颊部皮瓣不影响戴眼镜。对于使用烟草制品的患者来说，颊部皮瓣比前额旁正中皮瓣更容易发生远端坏死。这是因为比起前额旁正中皮瓣发育完善的轴向血运，颊部的血运更随机。因此，对于使用烟草制品的患者，作者倾向于选择前额作为鼻翼或鼻尖缺损再造的供区。

鼻尖正中再造：三种修复方法

第 18 章

Shan R. Baker

本章讨论的是一种部分厚度缺损的情况。

本章将介绍三个鼻尖正中部皮肤缺损的病例。每个缺损病例采用了不同的手术方法进行修复。修复方法的选择取决于多种因素。

病例一

第一个病例是患有 5 mm 结节型基底细胞癌的 56 岁女性。因行莫氏手术切除了肿瘤而在鼻尖上留下了一块 2 cm × 2 cm 的皮肤缺损，主要累及右半侧鼻尖（图 18.1）。缺损大小是鼻部双叶皮瓣可以修复的上限。不过，她相对较大的鼻子，以及覆盖鼻背和鼻侧壁的松弛皮肤还是支持我们选择双叶皮瓣。另一个影响我们选择的原因是缺损的位置：缺损位于鼻尖表现点的头侧，到鼻孔游离缘的距离有 1 cm 以上。应用第 10 章描述过的方法，我们使用外侧基底双叶皮瓣对皮肤缺损进行了修复（图 18.2），并在再造术后 5 个月对皮瓣和相邻的鼻部皮肤进行了磨皮。图 18.3 展示了术后 1 年的效果，只有右侧鼻背末端有细微的形态凹陷。

病例二

第二个病例是一位患复发性鼻尖部基底细胞癌的 67 岁女性。其就医之前病变已经存在了很多年。病理显示鳞状细胞病变区域累及了鼻尖大部分皮肤。为了有效地移除肿瘤，医生行莫氏手术切除了她的全部鼻尖皮肤。3 cm × 3 cm 皮肤缺损延伸至鼻孔边缘，并且包括了小部分左侧鼻软三角的全层缺损。这个缺损的大小首先排除了使用鼻部皮瓣进行再造的可能性。而部分鼻孔缘的全层缺损也使我们无法用全厚皮片进行修复，因为移植物可能会收缩从而导致鼻孔缘退缩。另外，皮肤移植物也无法替代软三角缺失的软组织。因此在这个病例中，插入前额旁正中皮瓣无疑是最好的再造选择。

软三角衬里由左侧双蒂前庭皮肤推进皮瓣提供。鼻翼软骨外侧脚裸露的头侧边界经过修剪重新

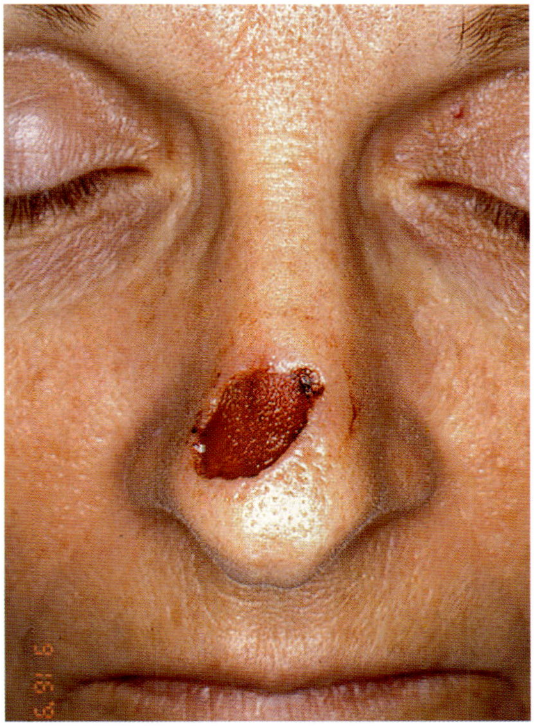

图 18.1　2 cm × 2 cm 鼻尖皮肤缺损

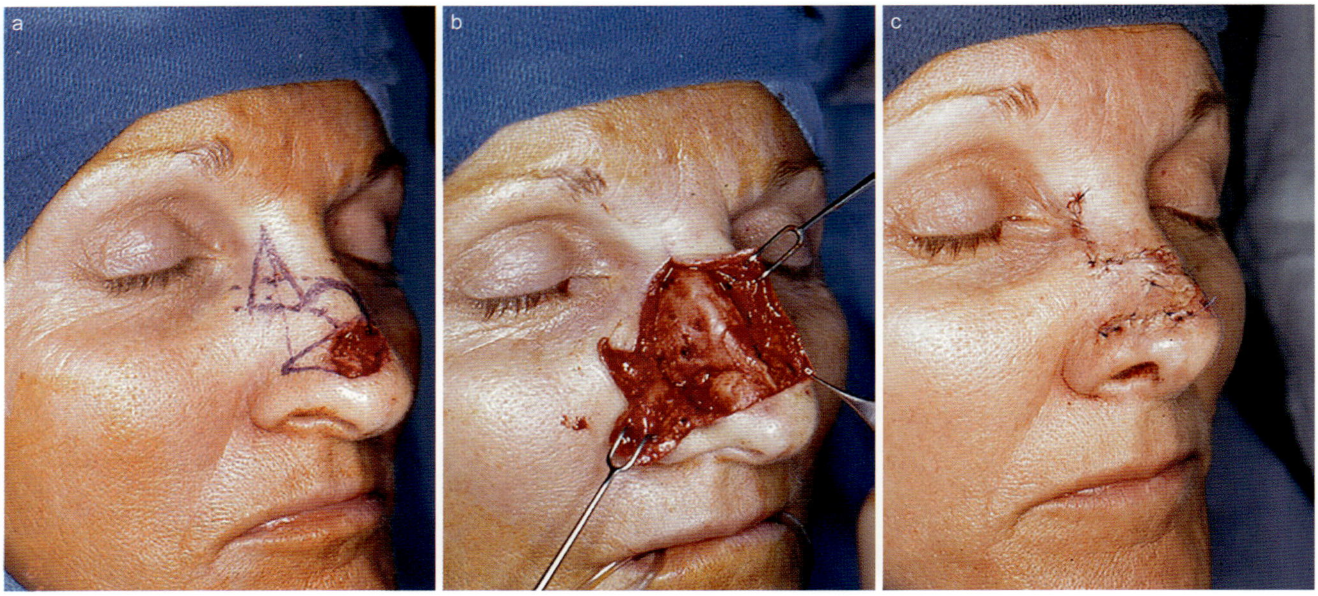

图 18.2 （a）设计外侧基底双叶鼻部皮瓣。（b）对皮瓣和邻近鼻部皮肤在筋膜下层进行了广泛剥离。（c）沿鼻翼沟切割旋转皮瓣而形成的皮肤凸起畸形

形成鼻尖。鼻翼软骨切除的部分经过精细缝合形成一个双层软骨移植物，用来做软三角的支架。软骨移植物在缺损的软三角支撑起内侧脚和外侧脚之间的角度，并用 5.0 聚乳酸可吸收缝线 8 字缝合固定在左侧鼻翼软骨尾侧缘。向前推以形成边界的鼻前庭皮肤衬里也用相似的材料褥式缝合固定在软骨移植物表面。

切除鼻尖剩余皮肤，周围的鼻部皮肤也用第 14 章中描述过的方法在筋膜下层进行了广泛剥离。使用插入前额旁正中皮瓣覆盖住鼻尖和左侧软三角（图 18.4）。3 周后，行前额皮瓣断蒂和嵌入术。不需要行额外手术（图 18.5）。

病例三

第三个病例是一位 65 岁女性，患有两处独立的基底细胞癌，一处位于鼻尖左侧，另一处位于鼻右侧壁的尾侧段。7 年前，她曾做手术切除过鼻尖基底细胞癌，伤口遗留经二期愈合。检查可见两处当年为了确诊肿瘤而做组织活检所留下的 2 mm 红斑。目前没有可触及或可见的肿瘤存在。她的鼻背和鼻侧壁皮肤松弛度为中等。其前发际线较低，因此如果要使用前额旁正中皮瓣进行修复的话，将必定会转移有毛发的皮肤到鼻子上。在行莫氏手术切除肿瘤后，我们与患者讨论了可供选择的几种修复方法，而双叶鼻部皮瓣如预期的成为最有可能的选择。

经过莫氏手术切除了两处基底细胞癌后，患者接受了进一步检查。可以观察到一处非常表浅的 3.0 cm × 1.5 cm 鼻尖皮肤缺损。这个缺损的直径过大，以至于无法使用双叶鼻部皮瓣进行修复。于是我们向患者建议了前额旁正中皮瓣，可是患者不愿意进行那样的手术。考虑到缺损的深度比较浅表，全厚皮片成为合理的替代选项。我们使用从锁骨上窝获得的皮肤移植物对缺损进行了修复，并使用第 9 章中描述过的填充敷料将移植物固定在缺损部位上。移植物完全成活，并在 3 个月后进行了皮肤打磨。因为缺损的深度有限，患者痊愈后并没有在皮

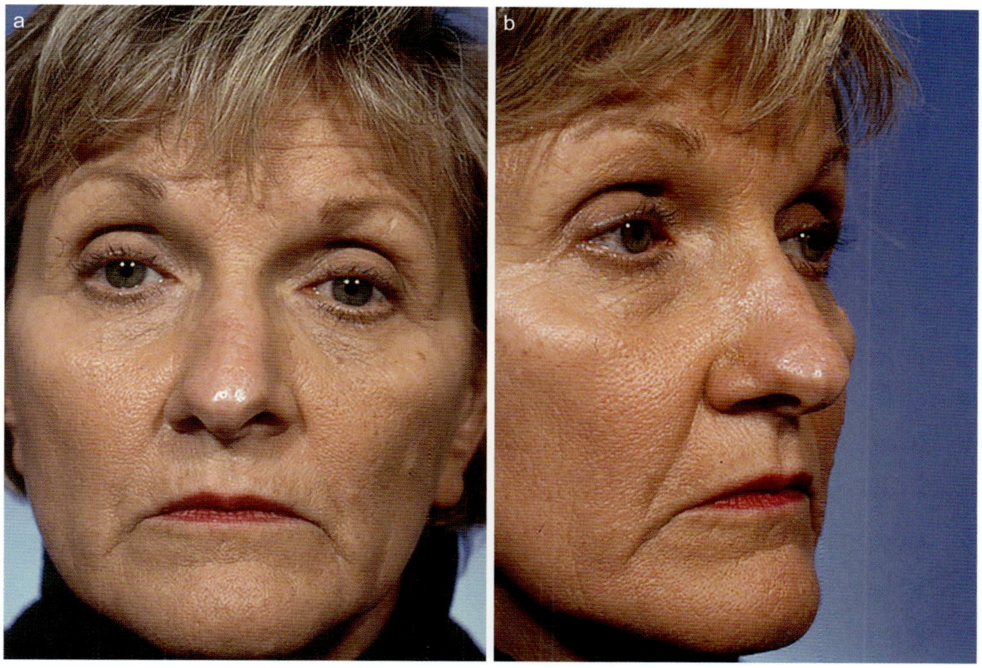

图 18.3 （a, b）术后 1 年。右侧鼻背末端可见轻微形态凹陷

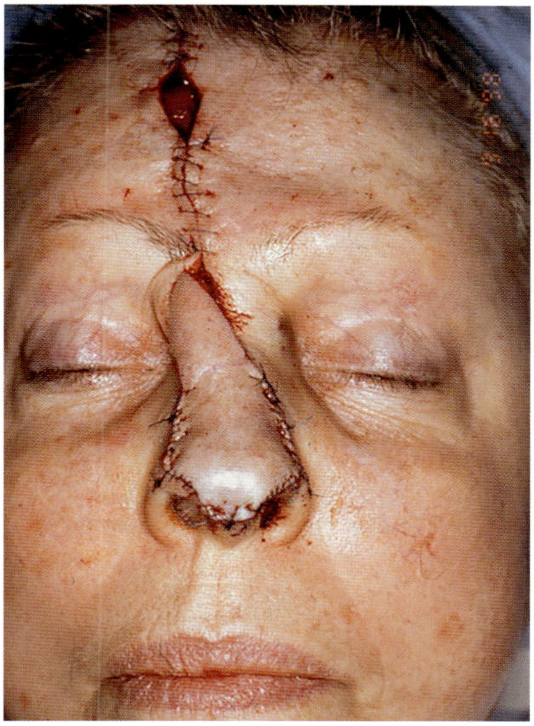
图 18.4 插入前额旁正中皮瓣修复鼻尖和左侧软三角缺损

肤移植区域留下任何形态凹陷。而移植物与相邻鼻部皮肤之间的颜色差异也经过皮肤磨皮得到了改善（图 18.6）。

讨论

在鼻翼再造中，可以选择的手术方式是有限的，因为鼻翼构成了鼻部末端游离缘和鼻气道的入口。用鼻部皮瓣来修复鼻翼缺损可能会使鼻翼扭曲，而皮肤移植物则可能导致外鼻阀缩窄。相反，当修复鼻尖皮肤缺损时，手术医生往往有多种选择。对于不超过 2.5 cm 的皮肤缺损，以及位于鼻尖正中距离鼻孔边缘大于 0.5 cm 的皮肤缺损，鼻部皮瓣都是最好的修复选择（参见第 10 章）。首选的修复鼻尖正中皮肤缺损的鼻部皮瓣是双叶皮瓣。这类皮瓣对于尺寸小于 1.5 cm、位于鼻尖正中或偏侧面但是未累及鼻翼的皮肤缺损而言是最理想的选择。患者的鼻子越大，年龄越大，用双叶皮瓣修复鼻尖皮肤缺损就越容易。因为相比于鼻部的整体尺寸，同样的一处缺损在大鼻子上会比在小鼻子上显得更小。同时，大鼻子也能获取表面积更大的皮瓣，从而减少转移后的伤口闭合张力。就年龄而

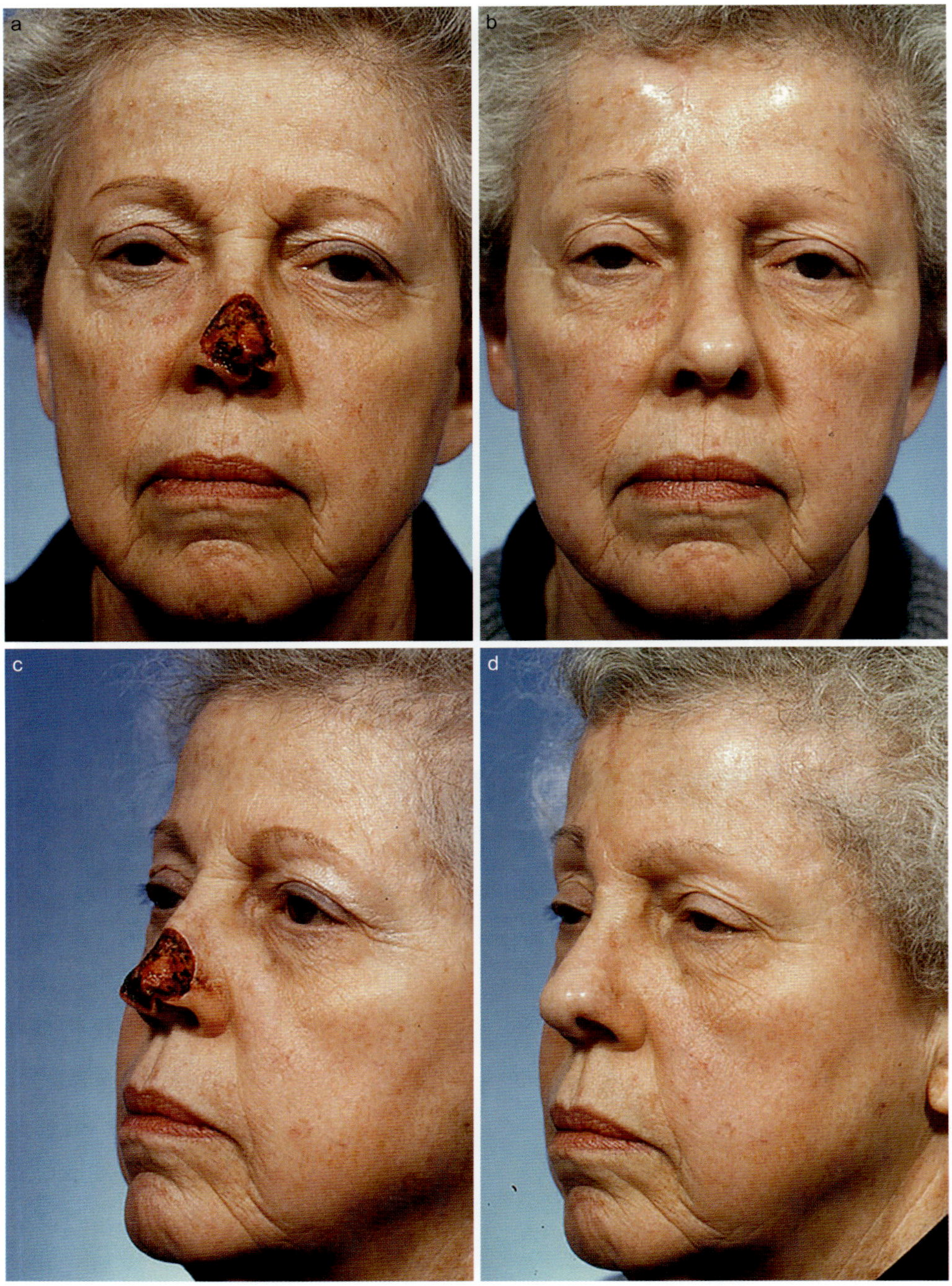

图 18.5 （a～f）图 18.4 所示同一患者术前和术后 3 个月。不需要进行形态修整术

言，年龄较大的患者鼻背和鼻侧壁皮肤更松弛，而更大的皮肤松弛度同样意味着可以获取更多的再造皮瓣组织和更小的伤口闭合张力。

第一个病例代表了一类尺寸达到双叶皮瓣修复上限的皮肤缺损。不过，该患者的缺损面积和她的鼻部整体表面积相比是小的。这一点结合她适中的皮肤松弛度，促使我们首选双叶皮瓣进行修复。从最终的手术效果可以看出，患者的右侧鼻背末端遗留了轻微的形态凹陷。鼻尖和鼻孔缘的形态异常或扭曲是使用双叶皮瓣进行鼻再造最常见的问题（参见第 10 章）。当缺损较小（≤1 cm）并且位于穹窿顶点（apex of the domes）的头侧时，形态扭曲或异

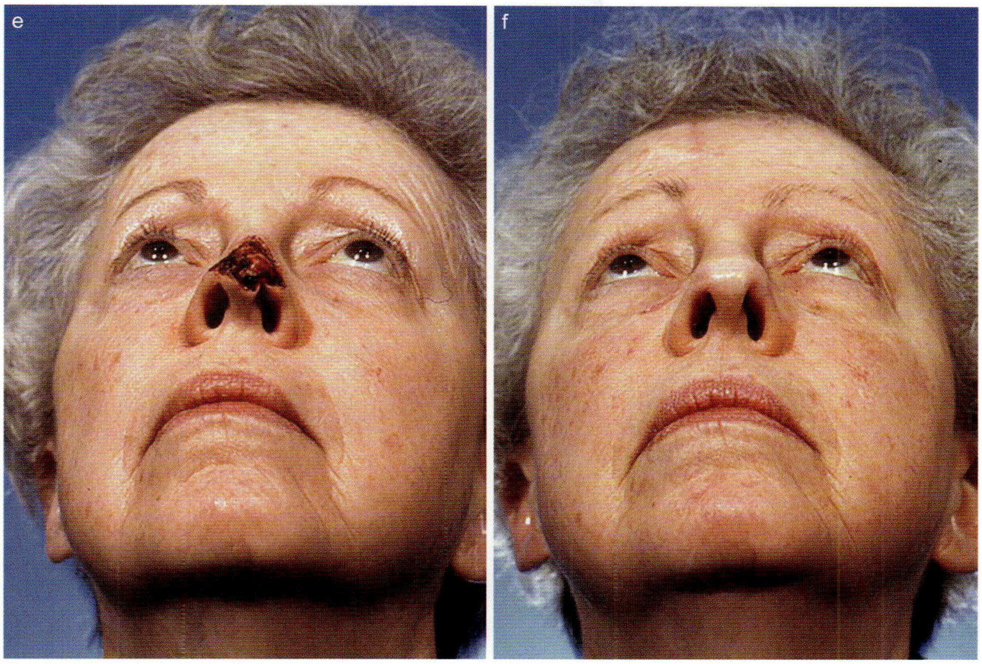

图 18.5 （续）

常通常不会发生。然而，用双叶皮瓣修复较大的皮肤缺损时会造成较大的伤口闭合张力，从而可能导致鼻子形态的扭曲。另外，较大的缺损需要从鼻背和鼻侧壁转移更多的皮肤组织进行修复。这些皮肤组织通常比鼻尖的皮肤薄，也可能会导致如本病例中所见的细微形态偏差。在第 10 章中，作者讨论过一些可以避免双叶鼻部皮瓣带来的形态异常的方法。

第二个病例所代表的缺损和第一例完全相反。这位患者的鼻子较小，并且患有鼻尖复发性基底细胞癌多年。复发的基底细胞癌通常比原发肿瘤更大。因此，在最初和患者讨论的时候，我们就决定使用前额旁正中皮瓣进行修复。和预期的一样，莫氏手术后留下的皮肤缺损非常大，已经无法用鼻部皮瓣进行修复了。而使用皮肤移植物又可能会给患者的鼻孔缘留下切迹，或者导致鼻孔退缩。前额旁正中皮瓣可以保证重塑鼻尖的全部美学单位，并且覆盖到用来支撑软三角的支架移植物。

第三个病例的情况处于第一和第二个病例之间，而且更为复杂。患者的鼻子较大，鼻部皮肤松弛度尚可。缺损局限于鼻尖正中，并且边界很好地远离了鼻孔缘。这些因素都提示我们用鼻部皮瓣进行修复。然而，皮肤缺损的最大直径达到 3 cm，又否定了该皮瓣的使用。

另外，患者前发际线很低，如果使用插入前额旁正中皮瓣进行修复，将不可避免地会转移毛发到鼻部。好在该缺损只累及皮肤层，皮下脂肪和肌肉都完好，因此提供了一个有良好血运的皮肤移植物受区。适当厚度的全厚皮片既可以填补凹陷的伤口，也可以避免移植物边缘的形态下陷。所有这些因素都支持我们将全厚皮片作为修复首选。在前两个病例中，缺损的深度达到鼻翼软骨层，这时用皮肤移植物进行修复就不太理想，因为形态凹陷以及移植物和周围皮肤之间的界限会非常明显。

耳前区、耳郭后沟及锁骨上窝是三处较好的皮肤移植物供区，可以获取全厚皮片来覆盖鼻部缺损。我们更倾向于耳前区，因为皮肤颜色和光老化程度与鼻部皮肤最接近。然而，耳前区可以提供的

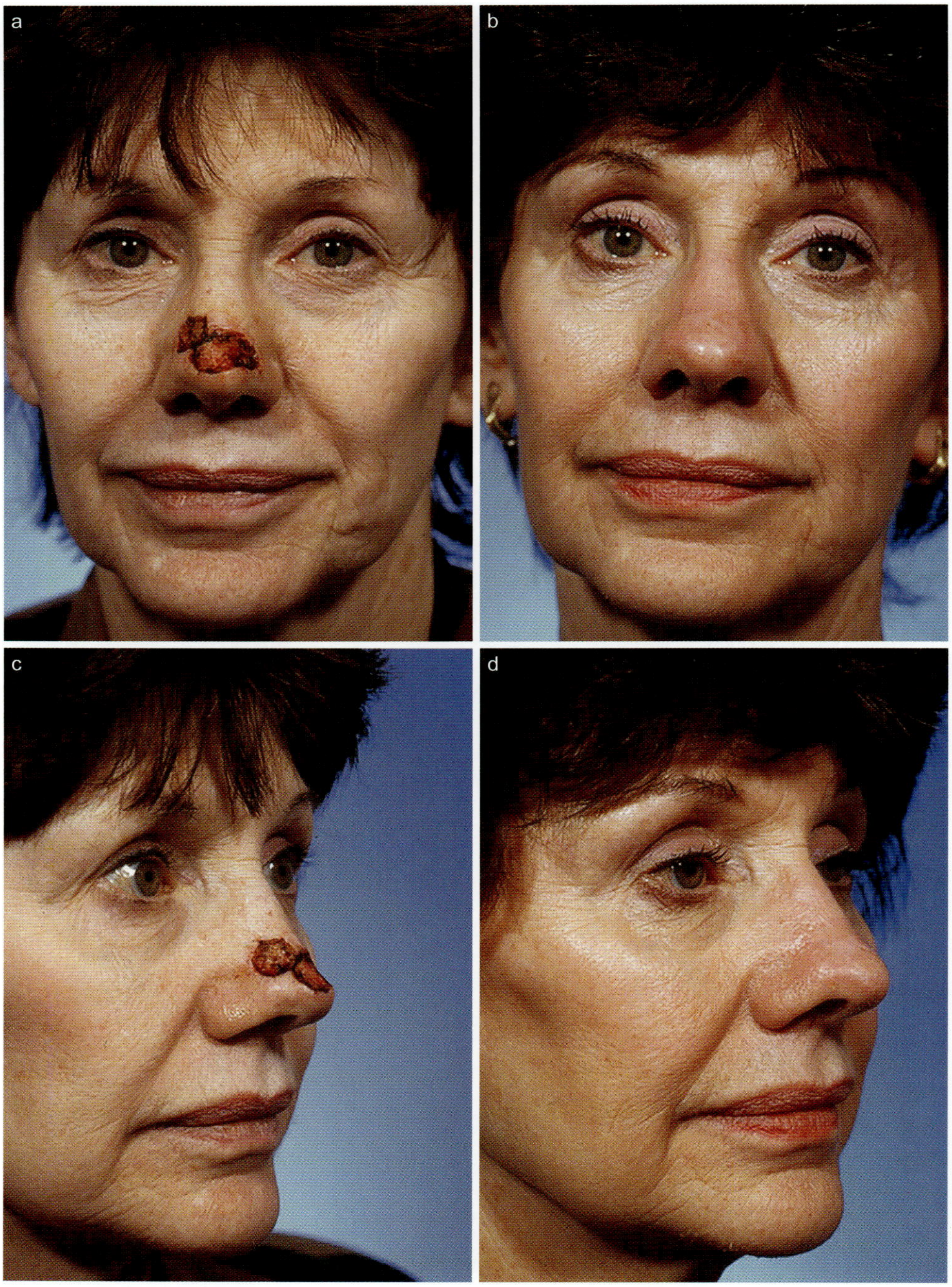

图 18.6 （a~d）术前和术后6个月。锁骨上窝全厚皮片修复鼻尖缺损。移植后3个月进行了移植物磨皮

皮肤移植物面积上限为 3 cm^2，且取走的移植物越大就会导致供区伤口愈合越困难。相反，锁骨上窝有大量的皮肤，可以在给整个鼻部提供足够覆盖皮肤的同时保证供区伤口的愈合。另外，锁骨上窝的皮肤颜色和鼻部皮肤相近，且大多有着相似的光老化程度。

鼻尖、鼻背、鼻侧壁及鼻翼再造

第 19 章

Shan R. Baker

本章讨论的是一种部分厚度缺损的情况。

前来会诊的患者为 62 岁女性，患鼻部基底细胞癌。10 年前，她曾做过隐形瘢痕前额提升术和颈颜面除皱术。体格检查显示她的鼻部皮肤非常薄，甚至可以看到纤细的鼻翼软骨的轮廓。鳞状病变区累及了鼻尖皮肤和一部分左鼻侧壁。肿瘤向下扩散到了鼻尖和鼻小柱交界区，并且累及了右侧鼻翼的大部分皮肤（图 19.1）。患者的前额相对较高，沿发际线全长可见一条前额提升术瘢痕。

肿瘤经莫氏手术被切除。为了完全清除肿瘤，患者的全部鼻尖、鼻软三角、右侧鼻翼、两侧鼻侧壁尾侧段，以及鼻背大部分皮肤都被切除。留下的皮肤缺损累及了右侧鼻孔全部边缘（图 19.2）。在这个病例中，插入前额旁正中皮瓣是再造首选。不过显然缺损的面积较大，前额皮瓣需要延伸至有毛发的头皮。但是，患者前额的瘢痕有可能导致皮瓣远端血运破坏。因此，在皮瓣接近发际线时，我们设计了一个斜向的角度，这样就可以尽可能地减少越过瘢痕的头皮皮瓣面积（图 19.3）。尽管我们设计了斜向角度，并且将蒂部向眉弓稍微延伸了一些，仍然有 8 cm^2 的皮瓣要从瘢痕以上的带毛发头皮区采集。但是这是必需的，因为除了左侧鼻翼和侧壁头侧段，几乎整个鼻部都要进行再造。

虽然切除肿瘤时并没有移除任何鼻部软骨，但我们还是取了耳软骨制成鼻翼缘移植物放置在左鼻孔缘，以及作为右侧鼻翼和鼻孔缘的支架。软骨移植物从鼻翼基底部向内侧延伸至位于中间脚和内侧脚交界处的软三角内侧方向。移植物放置在鼻翼软骨尾侧，用 5.0 聚乳酸可吸收缝线 8 字缝合固定以防边缘相互重叠。右侧移植物经过调整，使其在鼻翼附近有 1.5 cm 的宽度。这个设计保证了之后覆盖皮瓣再造过程中，移植物能够作为鼻翼支架，加固鼻孔缘，防止鼻孔缘部分塌陷或者鼻翼缘向头侧移动。虽然左侧鼻翼不需要表面再造，但是考虑到患者本身脆弱的鼻翼软骨可能不具备足够刚度来抵抗伤口收缩，我们还是将一个鼻翼缘软骨移植物安置在左侧鼻尖和鼻翼之间的鼻孔缘以防鼻孔缘退缩。每个软骨移植物同时也可作为软三角的支架。

缺损延伸到了左侧颊部内侧。颊部皮肤向前拉伸至鼻颊沟，和上颌骨额突的骨膜固定在一起。左侧插入前额旁正中皮瓣用来再造鼻部缺损。为了减少皮瓣内带毛发头皮的面积，蒂部从眉毛内侧进行了切割。前额皮瓣远端经过修薄，去除了帽状腱膜和额肌。皮瓣带毛发部分没有进行修薄，因为分隔前额和头皮的那道瘢痕阻断了向带毛发部分进行运输的轴状血运（图 19.4）。尽管做了这些准备，还是有大部分远端带毛发的皮瓣发生了表皮松解。表皮松解是由于血运不足而导致的一种非常浅表的皮肤部分厚度坏死，累及表皮层，偶尔会累及浅真皮层。幸运的是，皮肤松解很少会留下可见的瘢痕。皮瓣宽度为 6 cm，这个大小使得供区的伤口无法完全一期缝合。无法一期缝合的部分伤口用凡士林油膏保持湿润，等待二期愈合。

前额皮瓣转移 3 周后，行皮瓣断蒂和嵌入术。鼻根和鼻侧壁头侧段的原本皮肤被保留下来。在进

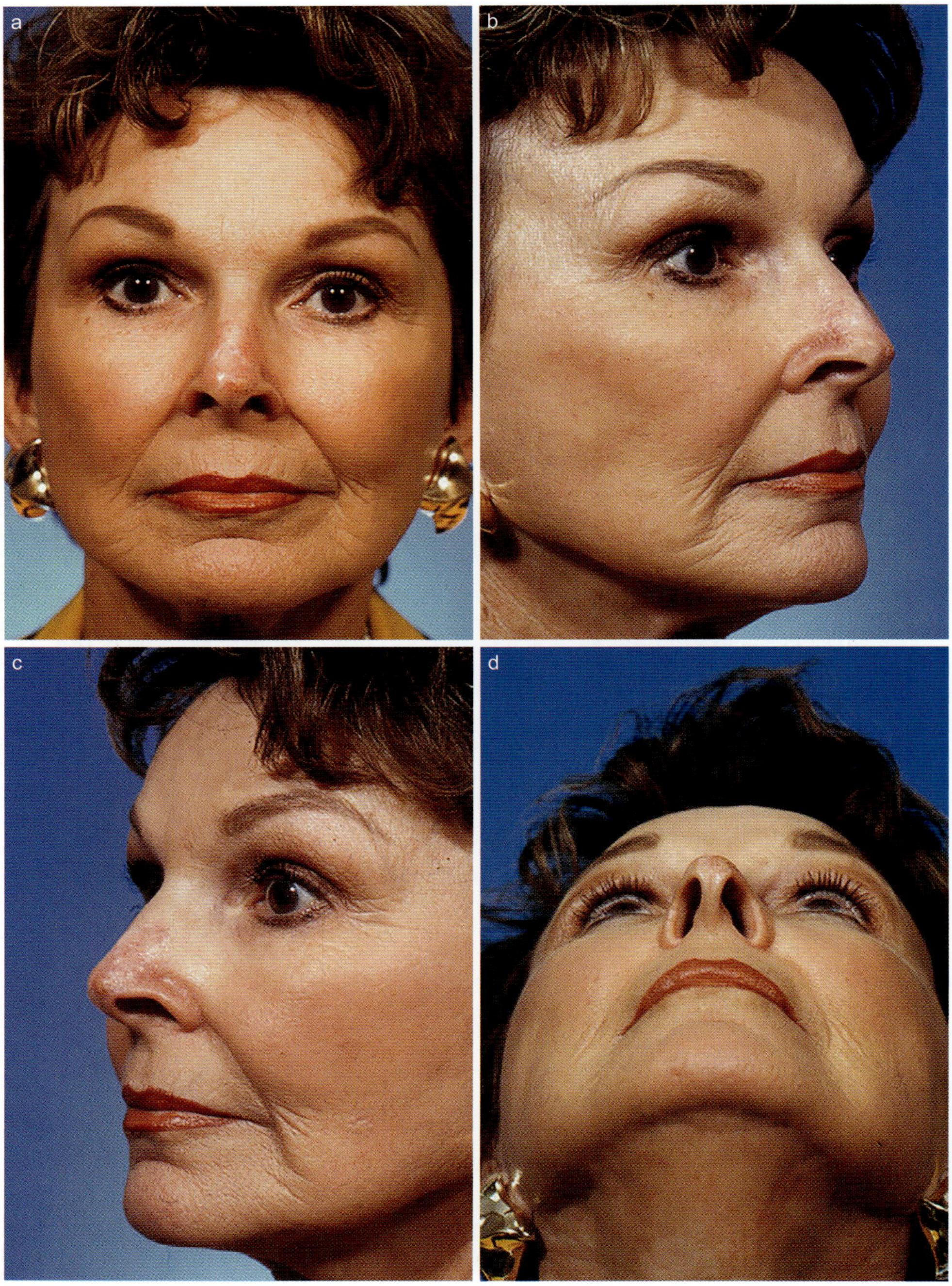

图 19.1 （a～d）鼻部基底细胞癌患者。临床上，肿瘤累及鼻尖及鼻背和鼻侧壁尾侧段。注意她的鼻部皮肤很薄，鼻翼软骨薄弱

行皮瓣嵌入之前，皮瓣近段经修薄去除了肌肉和部分皮下脂肪。供区伤口的下端被重新打开，并在两眉间皮肤下进行剥离以缓解伤口挛缩，放松左眉内侧。皮瓣蒂的近端被转化为一小块三角形的皮瓣，并向上推进以恢复左眉原本的位置。如第 14 章中描述过的，在皮瓣侧，紧贴眉毛内侧上方的位置切除一个 Burow 三角是非常有必要的（图 19.5）。

前额皮瓣嵌入术后 4 个月（图 19.6），行形态修整术。此外，对前额供区 2 cm 的瘢痕进行了修复，包括在眉间切除一块椭圆形多余皮肤，并将伤口边界重新进行分层缝合。对皮瓣的修整包括切开整个皮瓣下缘，将整个皮瓣自皮下组织层向上翻起，暴露所有毛囊（图 19.7）。在放大镜下，每个毛囊经过灼烧后被机械去除。皮下脂肪和瘢痕沉积

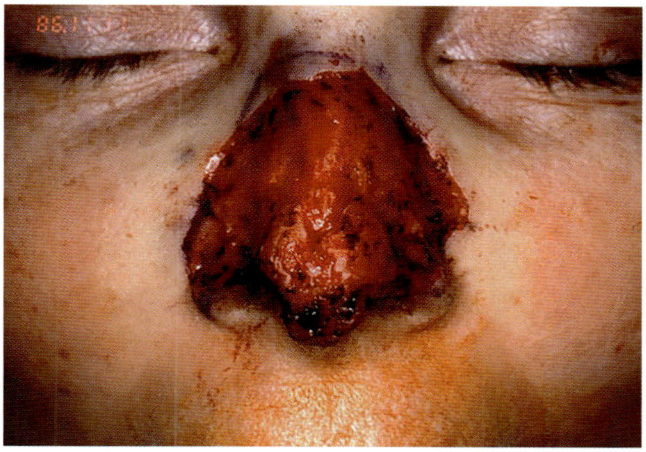

图 19.2　行莫氏手术后留下的鼻部缺损。缺损累及整个鼻尖、鼻背、右侧鼻翼、双侧鼻软三角和鼻侧壁，以及全部右侧鼻孔缘。所有的自身软骨保持完整

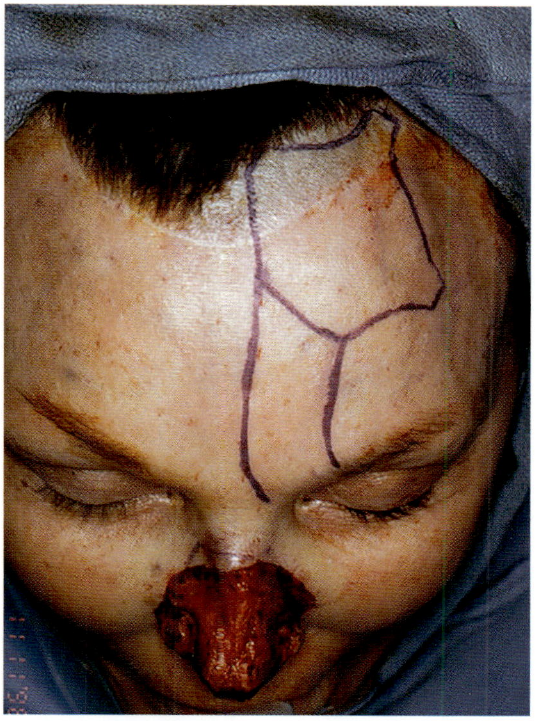

图 19.3　设计有斜向角支的前额旁正中皮瓣，以减少需要越过前额提升术的瘢痕取用皮肤

被从鼻翼软骨上锐性切除。切口用 5.0 线行间断纵向褥式缝合，并用鼻模进行压迫包扎。

形态修整术后 4 个月，患者诉双侧鼻气道部分阻塞。检查显示内鼻阀有轻微缩窄。这可能是由遍布几乎全部鼻部表面支架的瘢痕组织普遍收缩造成的。尽管我们已经使用了耳软骨移植物来防止鼻孔退缩或缩窄，但处于更头侧位置的内鼻阀还是由于覆盖的瘢痕组织收缩受到了压迫。

沿着鼻孔缘对皮瓣下缘进行双侧切开，并向左上方提起 1.5 cm，暴露一些持久性毛囊。对这些毛囊进行单个灼烧。同时暴露出之前放置的耳软骨移植物，并通过钝性和锐性分离将其取出。这些移植物完成了它们提供鼻翼结构支撑的作用，但是也导致了软组织隆起和内鼻阀周围瘢痕。鼻腔阻塞通过第一次使用 Killian 法取出部分鼻中隔软骨而得到改善。取出的鼻中隔软骨被切成两条，各 5 mm 宽、3 cm 长，用作鼻翼软骨外侧脚支撑移植物。通过在鼻翼基底部打开一个软组织囊袋，将这些支撑移植物插入鼻翼外侧脚下，并和外侧脚缝合在一起，使得鼻孔可以向外张开。边缘切口皮肤用 5.0 线间断缝合，并使用缝线穿过鼻部全层将一个支撑敷料压迫在皮瓣左侧。

除了鼻腔阻塞，我们对再造的鼻部进行了仔细的形态学检查，发现支瓣的头段有持续性的臃肿并且皮瓣和鼻根皮肤之间有明显的分界。为了改善鼻部形态，我们对皮瓣头侧 1/3 进行了修薄，切除了皮瓣上缘的瘢痕。为了减少皮瓣皮肤和鼻根皮肤之间的过渡中断，我们沿着瘢痕边界做了两个 Z- 成形术。通过这一系列手术，患者治愈了复发皮肤肿瘤，改善了鼻气道，虽然她仍会抱怨右侧鼻有轻微的不通气。通过 Z- 成形术，前额皮瓣皮肤和鼻部皮肤在鼻根处的过渡也得到了改善（图 19.8）。

讨论

这个病例在很多方面都是很有教育意义的。首先它提示我们，尽管鼻部软骨没有被移除，但使用皮瓣进行大面积鼻再造还是有可能导致鼻腔阻塞。而且，尽管使用了结构性软骨移植物给原本的鼻部

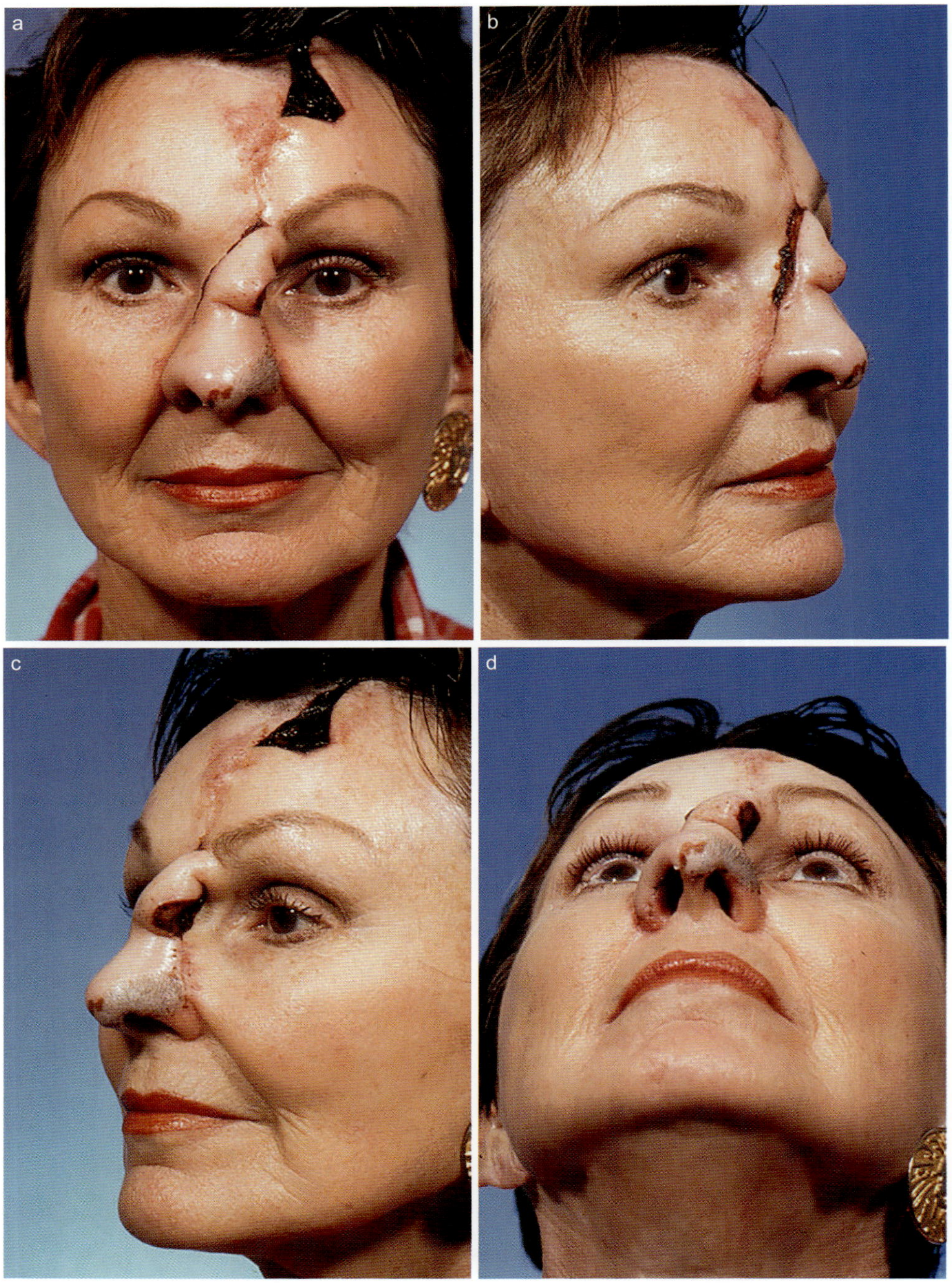

图 19.4 （a ~ d）皮瓣转移3周后。供区切口部分关闭。头皮来源皮瓣远端长出了头发。未在最初转移时进行脱毛处理。鼻尖部皮肤颜色较暗，提示有浅表皮肤坏死（表皮松解）。这部分皮肤来源大部分为皮瓣远端带毛发头皮

支架提供了更多支撑，仍然有可能发生阻塞。这种现象在两个及以上鼻部美学单位需要进行再造，且本身的上、下外侧软骨脆弱柔软的患者身上尤其容易发生。而这两个诱发因素在这个病例中都出现了。

在应用前额旁正中皮瓣再造鼻尖的病例中，患者在术后头几个月抱怨有部分不通气或鼻塞的情况不算罕见。这是因为皮瓣转移后 2 ~ 3 个月是皮瓣和其下支架组织之间的瘢痕硬化最严重的时候。随着皮瓣下的瘢痕组织成熟或软化，鼻塞的情况通常会得到好转。在鼻翼再造的病例中，再造一侧的气道阻塞很常见，尤其是当缺损从鼻翼头侧延伸至鼻翼沟时。这种情况下，进行形态修整术来重塑鼻翼沟并缓解气道阻塞就很必要。一般在重塑鼻翼沟的同时切除内鼻阀处多余的组织就可以完成。

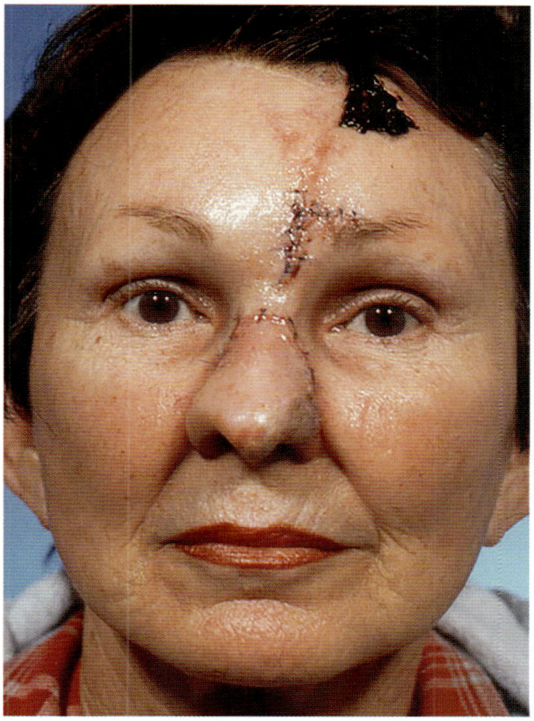

图 19.5 皮瓣嵌入术后 1 天。在左眉内侧上方移除了一个 Burow 三角，以恢复左眉的正常位置

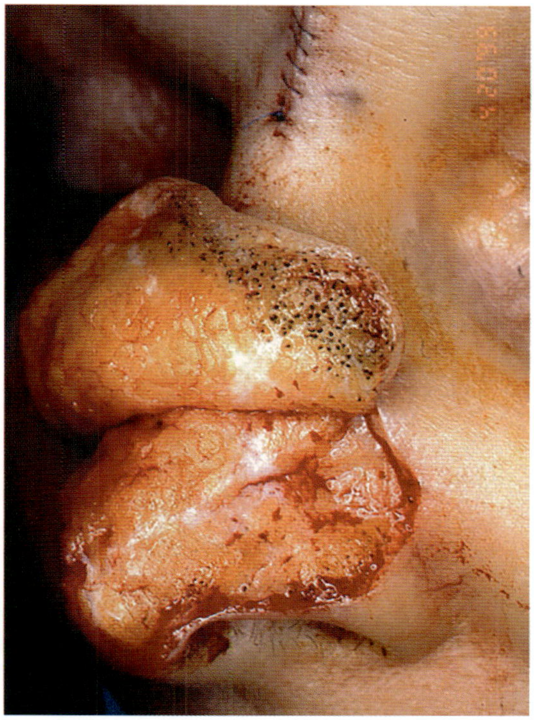

图 19.7 沿着皮瓣下边界切开，将皮瓣自皮下组织层整个向上翻起，暴露所有的毛囊，并对毛囊进行逐个灼烧切除

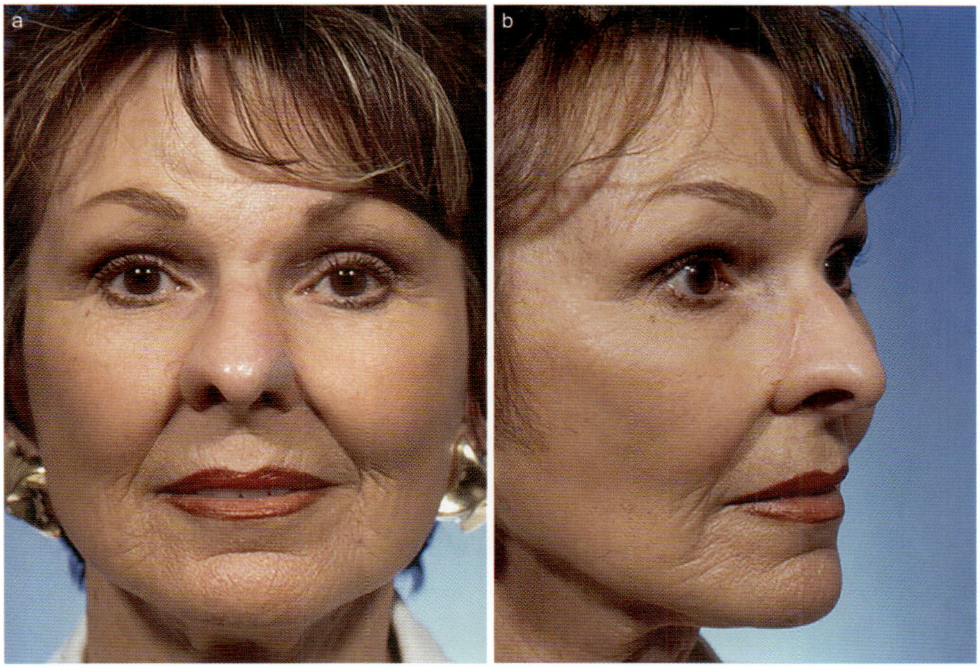

图 19.6 （a, b）皮瓣嵌入术后 4 个月、形态修整术之前。注意皮瓣整体出现臃肿，鼻翼沟消失

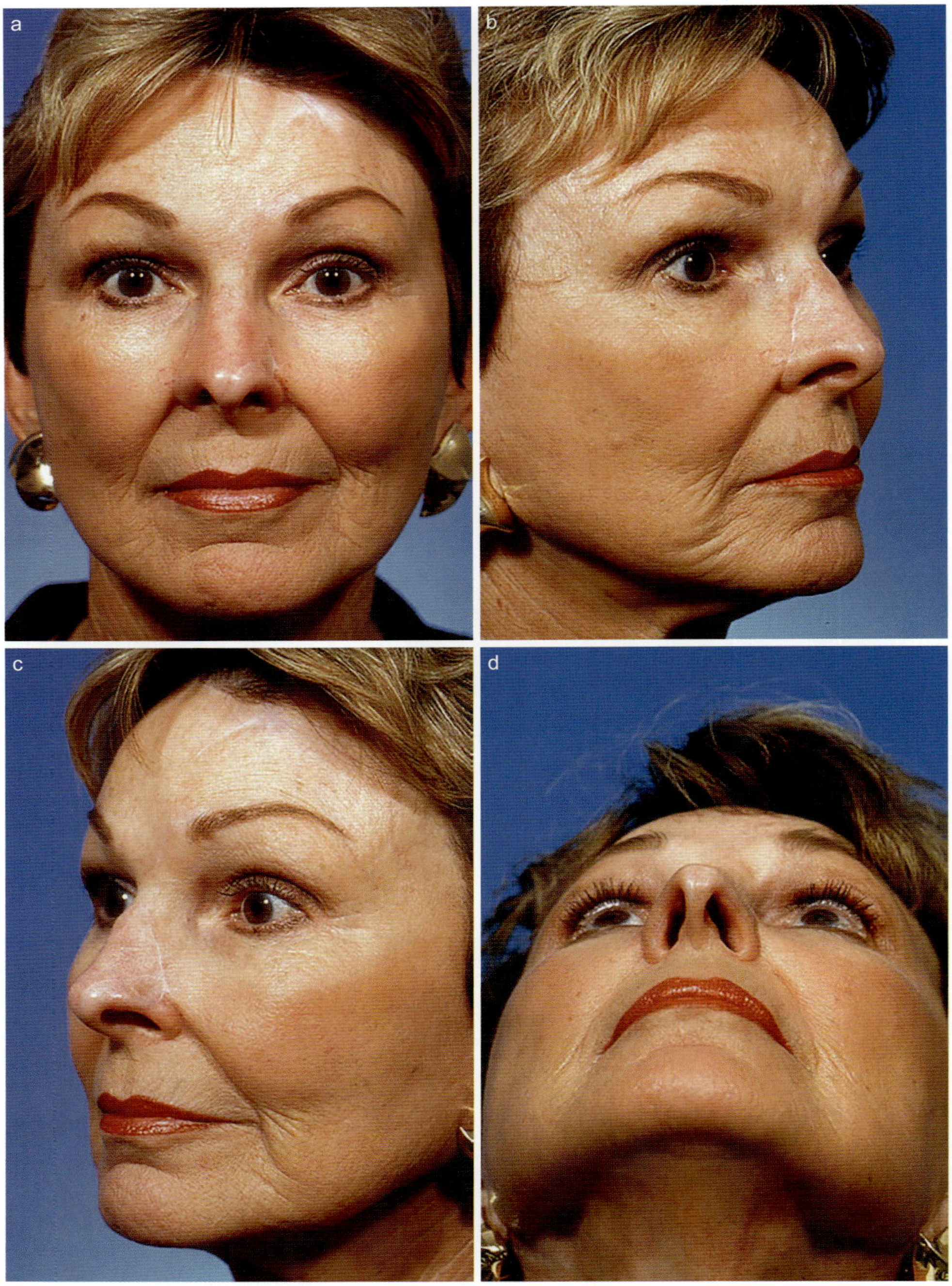

图 19.8 （a~d）形态修整术后 1 年半

有时，鼻气道阻塞不一定会随着时间推移、瘢痕成熟软化而好转，甚至形态修整术也无法缓解。当这种情况发生时，通常是由于在内鼻阀的重要区域有瘢痕组织压迫了鼻道。解决这类问题的最好方法就是经边缘切口插入一个鼻翼软骨外侧脚支撑移植物。移植物被放置在外侧脚深部，外侧脚和前庭皮肤之间。它的长度要能从外侧脚延伸至梨状孔。这样在和外侧脚缝合后，它就可以使鼻孔稍微向外张开。使用支撑物将外侧脚向内推进即可达到手术目的。外侧脚支撑移植物撑开了鼻气道，使鼻翼和上外侧软骨向外侧移，从而加宽了内鼻阀通气孔径。撑开移植物也可能有用，但是只使用撑开移植物通常无法有效地改善气道。这是因为瘢痕组织会压迫整个支撑着侧壁和鼻尖的软骨骨架，而楔形移植物只能缓解内鼻阀顶部的缩窄。在鼻再造中，瘢痕组织对内鼻阀的压迫会影响到内鼻阀的全部周边，从内侧的上外侧软骨到鼻中隔连接处，再到外侧的骨性梨状孔。撑开移植物虽然可以扩大鼻中隔和上外侧软骨之间的角度，但是对于内鼻阀侧面起不到任何影响。相反，鼻翼外侧脚支撑移植物可以使上外侧软骨的尾侧边界整个向外侧移位，从而可以增加内鼻阀的横截面积，即从内侧鼻中隔部分到外侧骨性梨状孔的连接处。如果在最初再造的时候使用了鼻翼缘移植物，那么可以对其进行暴露，使其与周围瘢痕组织分离，重新进行调整以使鼻翼可以更好地张开。而在有些情况下，比如这个病例，直接使用放置在更头侧或者靠近内鼻阀的新移植物，比如外侧脚支撑或者鼻翼板条来替换掉鼻翼缘移植物可能会更方便。

对于会把毛发转移到鼻部的前额皮瓣再造来说，进行两次脱毛手术以清除皮瓣上的毛发是很常见的。在这个病例中也是一样，尽管我们在第一次形态修整术时非常仔细地对所有可见毛囊都进行了暴露、灼烧和切除。除了有持续性的毛发生长以外，随着前额皮瓣转移的带毛发头皮皮肤还有另外一个缺点，就是它的纹理和颜色与周围自然鼻部皮肤差别很大。头皮皮肤尤其是有毛发生长的头皮皮肤，与前额皮肤的纹理及颜色是有区别的。同时它也会更厚，更缺乏弹性，皮下脂肪层和表皮层黏附得更紧。如果前额皮瓣转移后，它所带有的前额皮肤和头皮皮肤都会保留在再造部位，那将会使覆盖鼻子的皮肤看起来不太一致。

基于上述原因，作者尝试尽可能地减少前额旁正中皮瓣里带有的头皮量。在一些病例中，当所需的皮瓣长度较长，可能会延伸至带毛发的头皮区时，通常可以从旁正中皮瓣轴向相邻的颞部获取皮肤。也就是在前额发际线以下，使前额皮瓣斜向延伸至颞区（详见第 14 章前额斜行皮瓣的讨论）。通过这样的调整，有时候就可以避免取用带毛发的皮肤。其他的时候，比如本病例中的情况，至少也可以减少必须取用的头皮面积。

在本病例中，患者的前额发际线并没有一般人会有的细小毫毛，因为早在她做前额提升术的时候就被除去了。而在通常情况下会随着带头皮的前额皮瓣被转移到鼻部的毛发，正是这些细小的毫毛。毫毛无法通过暴露后移除毛囊来去除（详见第 14 章）。最好使用电解术或者脱毛膏。

当使用前额旁正中皮瓣进行鼻再造时，前额皮肤和鼻部自然皮肤之间的分界通常在内眦、鼻缝点或鼻根处会比较明显，而且明显程度与皮瓣向头侧延伸多远有关。上述部位的自然皮肤厚度比前额皮肤要薄。就鼻背头段来说，从鼻根到鼻缝点的皮肤厚度有一个大幅度的减少，这一点很难用前额皮肤来实现。因此，即使用前额皮瓣再造鼻背末段，我们也通常会避免使用前额皮瓣替换鼻缝点皮肤。在本病例中，因为缺损累及鼻缝点，所以我们将覆盖这一部分的前额皮瓣修薄至表皮层。当使用前额皮瓣进行再造的区域向头侧延伸至皮肤较薄的鼻背区或鼻侧壁时，我们可以沿着皮瓣头侧边界行 Z- 成形术，来改善皮瓣和周围鼻部皮肤的衔接。这项技术可以使皮瓣和周围皮肤之间形成交错，从而使二者边界看起来不那么明显。为了能降低较厚皮瓣融入周围较薄皮肤的难度，尽可能地保留侧壁头段 1/3 的自然皮肤十分重要，因为这个区域的皮肤很薄而且缺乏皮下脂肪，通常很难用前额皮肤进行替代。

连续插入前额旁正中皮瓣　第 20 章

Shan R. Baker

本章讨论的是一种部分厚度缺损的情况。

患者为 44 岁女性，行莫氏手术切除了右侧鼻翼基底细胞癌。术后检查她的鼻部皮肤缺损，发现缺损大小为 2 cm × 2.5 cm，累及鼻翼和鼻尖（图 20.1）。右侧鼻翼缘部分缺失。我们使用插入前额旁正中皮瓣对她的鼻子进行再造。之所以采取这种方法，是因为该患者面容年轻，脸颊皮肤松弛度较低。鼻孔缘轮廓缺损使用推进鼻前庭皮肤进行修补。将鼻前庭皮肤从整个鼻翼外侧脚切割出来，向下移动到鼻翼缘的位置。切除鼻翼美学单位内剩余皮肤，将第 7 章和 13 章中描述的耳软骨鼻翼支架移植物固定在鼻孔缘。移植物的高度从鼻孔缘延伸到鼻翼软骨外侧脚尾缘。使用 5.0 聚乳酸可吸收缝线将其和推进的鼻前庭皮肤褥式缝合。另外，用同样的缝线将移植物和鼻翼软骨外侧脚 8 字缝合，防止移植物和外侧脚之间重叠（图 20.2）。

使用右侧插入前额旁正中皮瓣来覆盖耳软骨移植物，并对皮肤缺损进行再造（图 20.2）。前额供区伤口通过推进两侧皮肤一期缝合。将前额皮瓣尾缘和推进鼻前庭皮肤尾缘缝合在一起。3 周后，行前额皮瓣断蒂嵌入术。皮瓣嵌入后 3 个月，行形态修整术恢复鼻翼沟。患者在形态修整术后未再复查。

3 年后，患者因鼻子对侧发现了另一处基底细胞癌而就诊。检查发现她的右侧鼻翼恢复较好，除了鼻孔缘有轻微退缩。左鼻侧壁和鼻尖的左面可见

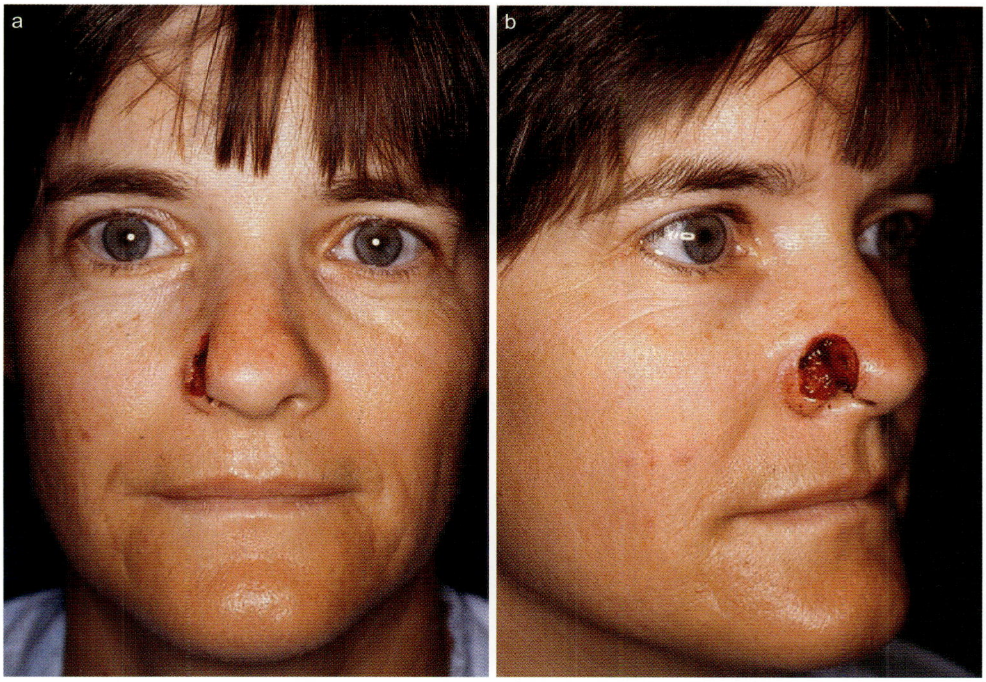

图 20.1 （a, b）右侧鼻翼和鼻尖外侧 2 cm × 2.5 cm 皮肤缺损。鼻孔缘内面有较小的衬里缺损

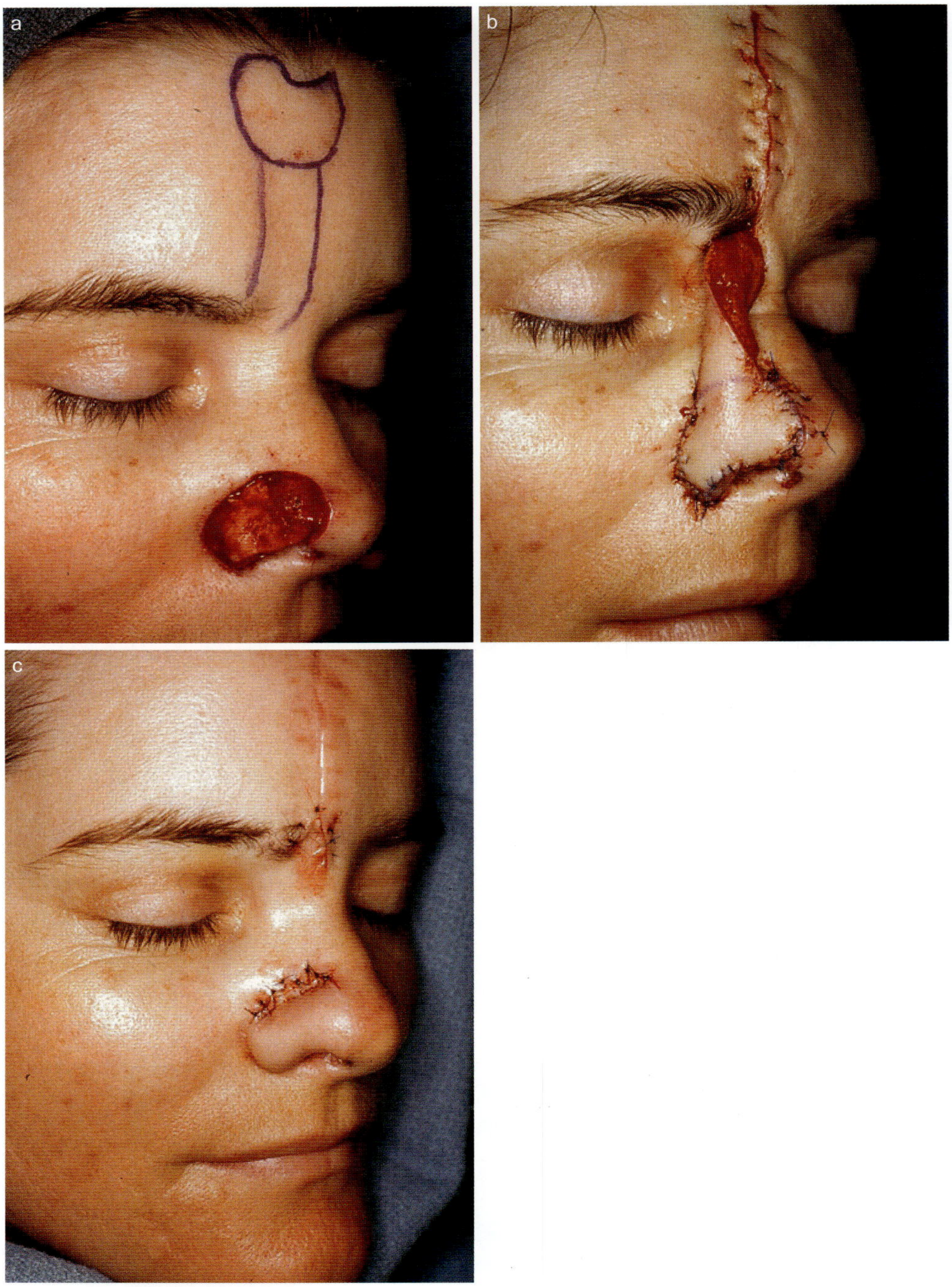

图 20.2 （a）切除鼻翼美学单位剩余皮肤。耳软骨支架移植物就位。将前庭皮肤和外侧脚分离，向下拉伸来替代衬里缺损。（b）使用右侧插入前额旁正中皮瓣进行再造。（c）转移 3 周后行皮瓣嵌入术

一处 1 cm×1 cm 发黄皮肤溃烂区域。前额供区可见预期中的瘢痕，右眉毛内侧有轻微的位置下移（图 20.3）。

患者再次行莫氏手术切除第二处鼻部皮肤恶性肿瘤，术后留下一处很大的皮肤缺损，包括鼻尖、部分鼻背、左侧鼻翼和左鼻侧壁（图 20.4）。因为缺损累及鼻缝点，我们移除了和鼻尖邻近的鼻背美学单位剩余皮肤。因为鼻翼软骨在横、纵两个方向都明显突出，导致患者有一个很宽的鼻尖，看起来很臃肿。她同意对鼻尖轮廓进行调整。我们对暴露的鼻翼软骨进行跨穹窿缝合，使鼻尖变窄，并减小了外侧脚的凸度。对于左侧缺损的再造，首先我们将一个耳软骨支架移植物放置在鼻孔缘，为左侧鼻翼提供支持。使用左侧插入前额旁正中皮瓣来覆盖

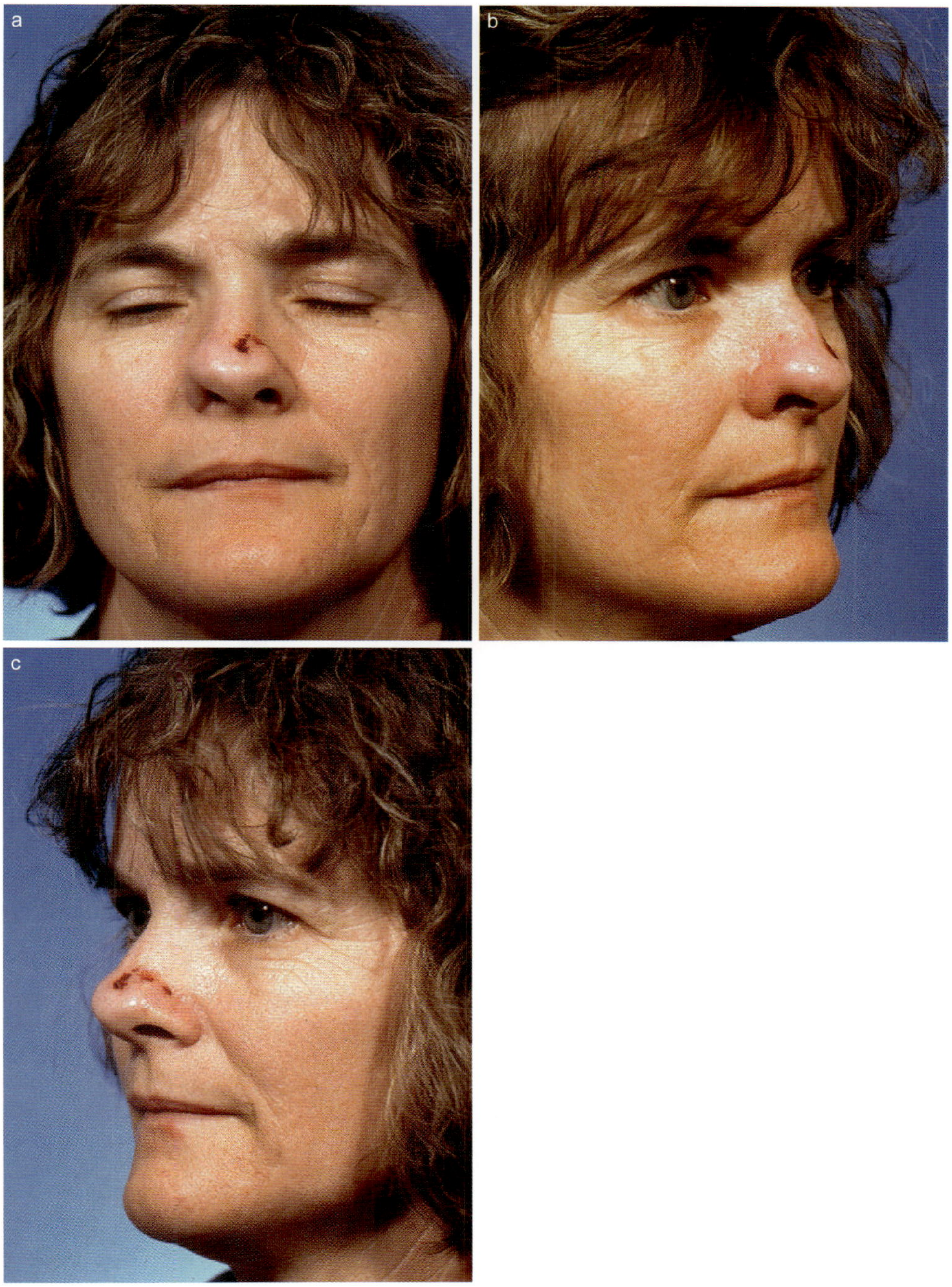

图 20.3　（a~c）术后 3 年。行形态修整术。患者右侧鼻孔缘有轻微退缩。鼻左侧可见第二处基底细胞癌

鼻尖、鼻背和左侧鼻翼。经过设计，让皮瓣的内侧边界能沿着之前前额旁正中皮瓣留下的瘢痕来走行（图 20.5）。

左侧前额皮瓣最宽处为 4.2 cm，并且远端不可避免地带入了一些带毛发的头皮。前额供区伤口的下段沿着之前第一个皮瓣留下的瘢痕线进行了缝合。但是因为上段伤口较宽，无法完全推进缝合，故缺口留待二期愈合。

与第一个前额皮瓣相似，第二个皮瓣也是在转移后 3 周进行断蒂嵌入。3 个月后行形态修整术来重建鼻翼沟，并去除持久性毛囊。具体方法为：沿着皮瓣的整个下边界切开，将皮瓣自皮下组织平面向上翻起，在放大镜下对所有暴露的毛囊进行灼烧后清除。雕刻暴露的软组织和耳软骨支架移植物来

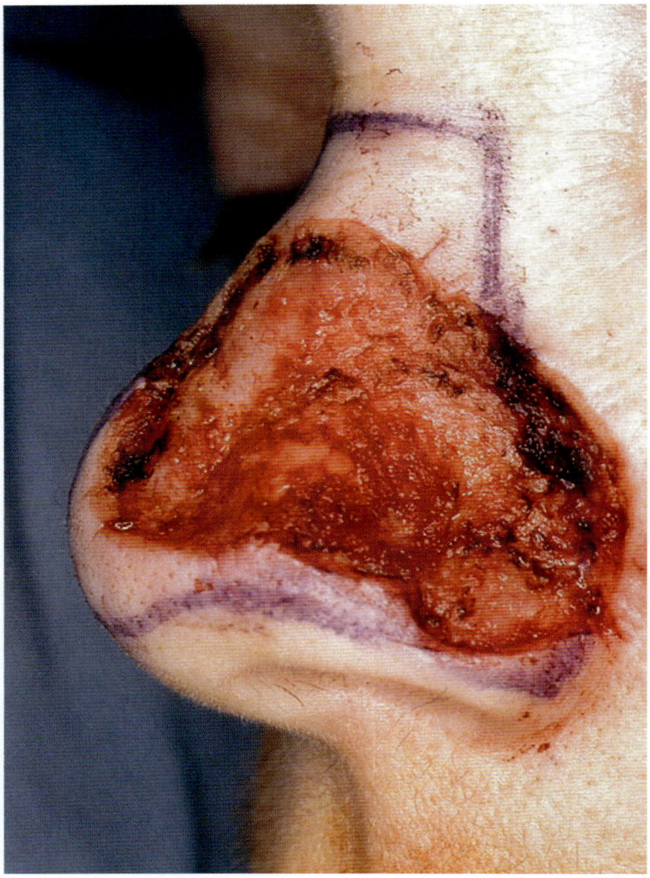

图 20.4 切除第二处恶性肿瘤留下的皮肤缺损

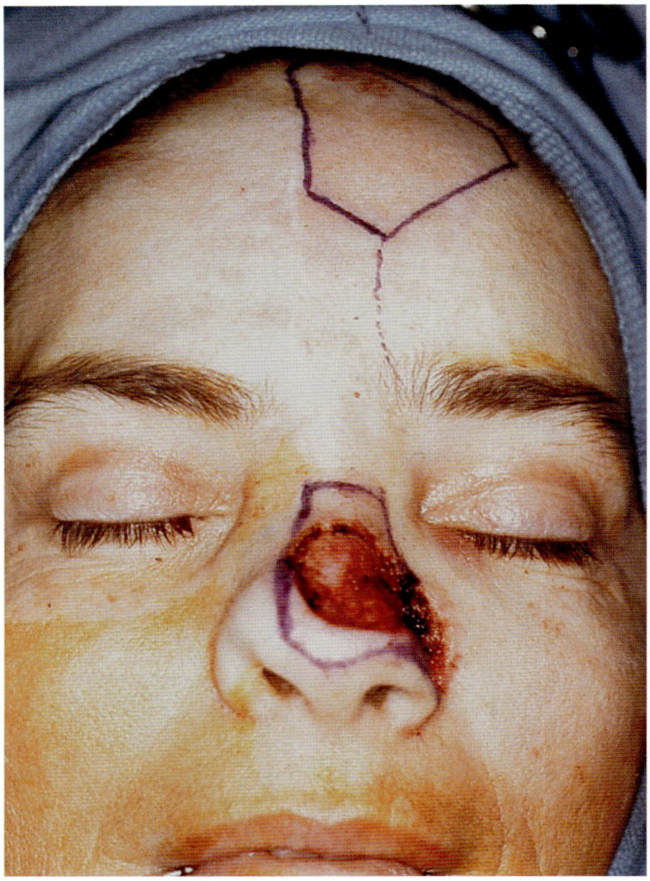

图 20.5 设计左侧插入前额旁正中皮瓣进行鼻部缺损再造。皮瓣内侧边界位于第一次再造留下的供区瘢痕上

重建左侧鼻翼沟。

在行形态修整术的同时，我们也对患者额部供区瘢痕进行了修复。如第 14 章中所描述的，打开瘢痕下段，在左侧眉毛内侧上方切除一块三角形的皮肤。将眉毛内侧与基底层剥离，向上移动使其与对侧眉毛达到同一水平。伤口经 V-Y 方式进行了修补。

8 个月后，行第二次脱毛术，方法与第一次形态修整术相同。此外，在再造右侧鼻翼和右鼻侧壁天然皮肤之间的瘢痕内做一个切口，在皮下组织层内向下分离至鼻孔缘水平，将皮瓣向上提起。在退缩的鼻孔缘周围，将一个新的耳软骨移植物放置在之前鼻翼缘支架移植物的下方。第二个移植物可以通过降低鼻孔平面来改善鼻孔后缩的状况（图 20.6）。

讨论

右侧鼻翼衬里缺损的纵向高度只有 3 mm，推进的鼻前庭皮肤很容易达到鼻孔下缘，不需要太多张力。但是，即便使用了鼻翼缘支架移植物，还是出现了再造后鼻翼退缩的情况。问题出在没有行软骨间切开，将鼻前庭皮肤从它的头端附着点释放下来。这样的切开对于双蒂前庭皮肤推进皮瓣来说是必需的（参见第 4 章和第 11 章）。尽管我们使用了鼻翼支架移植物，而且患者自身的鼻翼软骨也比较结实，前庭内瘢痕挛缩仍然导致了鼻孔抬高。幸运的是，通过松动后缩的皮肤，并在原本鼻翼再造支架移植物下方放置一块新的软骨移植物，这种情况得到了一定程度的改善。这个病例告诉我们，当向下推进鼻前庭皮肤到鼻孔缘或使用双蒂推进皮瓣

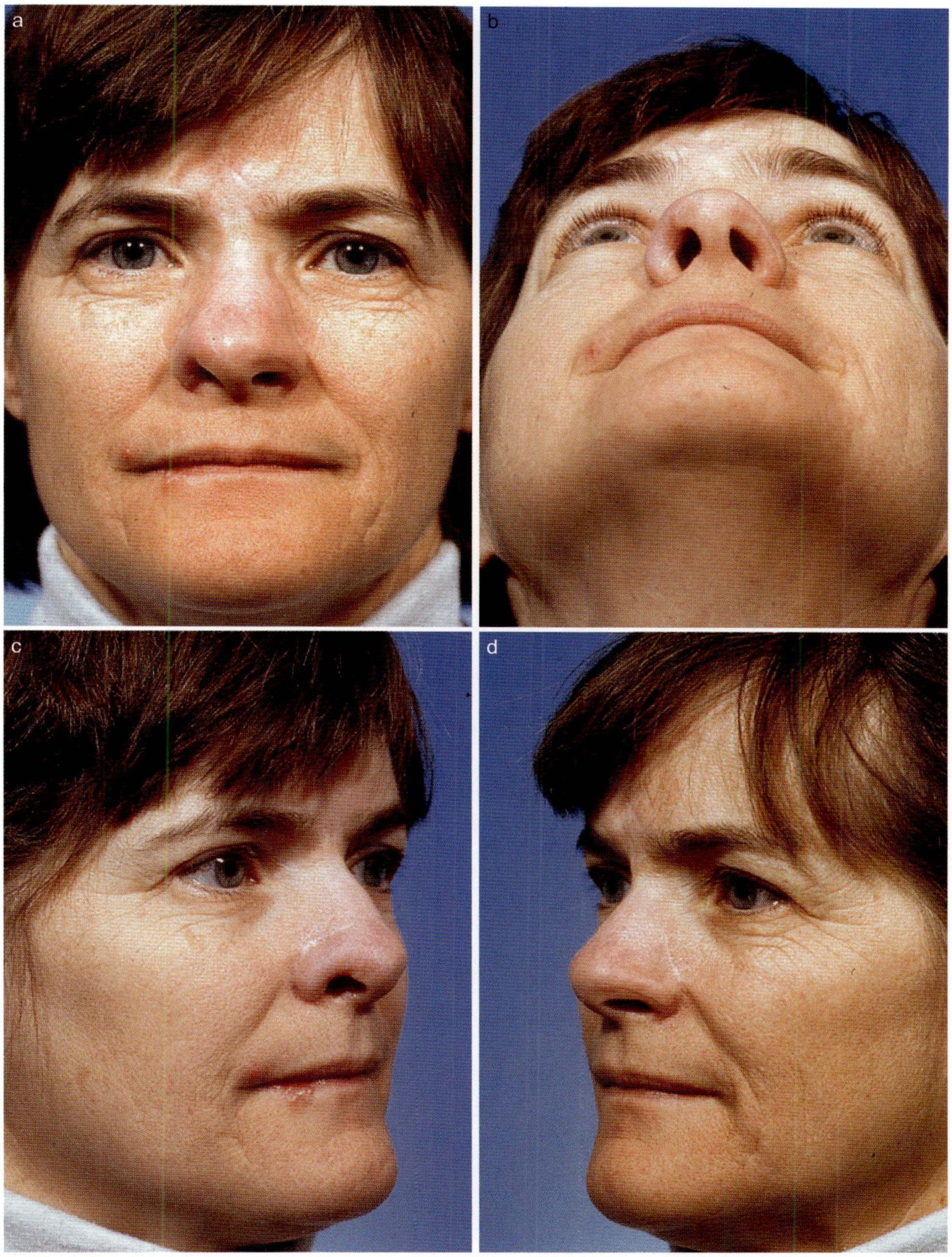

图 20.6 （a～d）第二次转移前额皮瓣至鼻部后两年

时，必须要将前庭皮肤从它的头端附着点释放，以使皮肤获得更大的向下自由度。即便是修复很小的衬里缺损时，这一点也要注意。

在设计前额皮瓣时，相比正中皮瓣，旁正中皮瓣最大的好处是，若日后有需要，患者可以在前额对侧第二次取皮瓣。第二个皮瓣利用的是对侧的滑车上动脉。虽然取决于第一个皮瓣的大小，但通常第一次取皮瓣后，前额的皮肤松弛度会变得很低甚至缺失。因此，第二次取皮瓣造成的供区伤口通常很难完全关闭，必须留待二期愈合。不过，因为每个蒂部宽度只有 1.5 cm，所以供区伤口的下段通常是可以术后立即缝合的。第二个皮瓣的内边界应当位于第一个皮瓣留下的旁正中瘢痕上。这样的设计再加上两次皮瓣蒂都比较窄，就可以保证前额下 2/3 处只有一个不太明显的瘢痕（图 20.7）。虽然供区上段伤口通常无法在转移皮瓣后一期关闭，但是

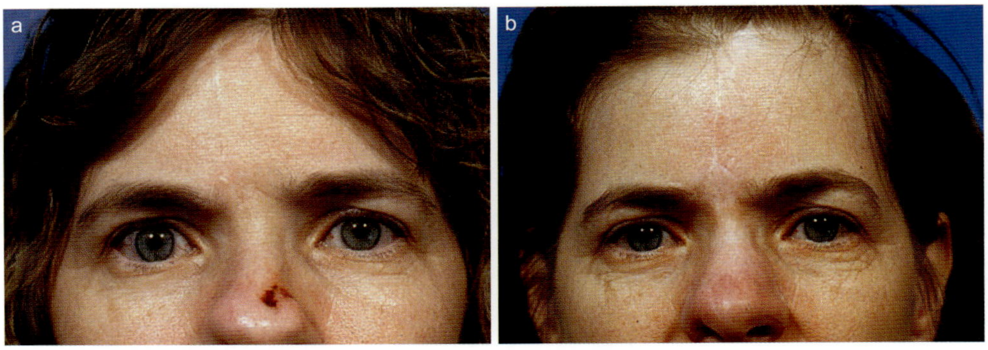

图 20.7 （a）第一次转移右侧插入前额旁正中皮瓣后 3 年留下的额部瘢痕。（b）第二次转移左侧插入前额旁正中皮瓣后 2 年的额部瘢痕

伤口愈合也没有出现并发症，留下的较宽但是萎缩的平坦瘢痕也可以被大多数患者所接受。

因为前额上半部分的自然凸度，以及这个区域相对固定的皮肤，额部正中伤口的上段二期愈合效果较好，留下的瘢痕可以接受。对面部伤口来说，凹凸表面上的二期愈合留下的瘢痕通常比平坦表面上的要浅。除了原本皮肤形态，皮肤活动度也会影响瘢痕的形成。皮肤活动度越低，留下的瘢痕也就越不容易被注意到。对前额正中上段来说，较低的皮肤活动度是因为额肌在此处从中间分开，使该区域缺乏肌肉所致。

通常，在鼻部再造中我们很少修饰鼻翼软骨。偶尔，患者会提出想要缩小鼻尖的体积。通过适当修剪鼻翼软骨来缩小鼻尖体积可以和鼻尖皮肤缺损修复术同时进行。在本病例中，因为患者提出想要有一个不那么宽的鼻尖，因此我们对鼻翼软骨进行了修剪。因为伤口收缩有可能压迫鼻翼软骨从而缩窄气道（参见第 19 章），因此我们只对那些自身鼻翼软骨强度足够抵抗伤口收缩的患者行软骨修整术来改善美观性。在大多数情况下，我们对鼻翼软骨进行形态修整是用缝合而不是切除的方法[1]。这样既可以保留软骨结构的完整性，又可以改善鼻尖形状。

本章所讨论的患者发现第一处基底细胞癌时的年龄比大部分患鼻部肿瘤的患者要小。因为那时她的鼻部皮肤已经受到足够的日晒损害并发展为肿瘤了，那么不难推断第一次手术未切除的皮肤其实也有很高的风险发展为第二处基底细胞癌。患者发现皮肤肿瘤的年龄越小，再发展出其他肿瘤的可能性也就越大。当外科医生在准备鼻再造手术时一定要记住这一点。根据缺损的大小，前额通常能提供足够的皮肤来进行两次独立的鼻部再造。如果鼻部缺损的位置比较靠外侧，那么两颊的皮肤也可以提供再造皮瓣。

发生第二处或者第三处鼻部皮肤恶性肿瘤的可能性影响着再造手术方式的选择。如果切除肿瘤时，患者已经失去了相当多的鼻部皮肤，并且剩余皮肤也有多处光化学改变，我们建议直接切除鼻部剩余的全部皮肤，然后用一个插入前额旁正中皮瓣进行全鼻再造。在有些情况下，当患者在鼻子的不同位置同时发现三处甚至更多的鼻部皮肤恶性肿瘤时，我们也会清除全部或者大部分皮肤，然后进行再造。通过这种方式虽然无法完全消灭再发肿瘤，但也大大降低了再发的可能性。如鼻部天然皮肤一样，被转移到鼻部的前额皮肤也有发展出肿瘤的可能性。不过，虽然人的全脸都暴露在日晒下，但是鼻部皮肤因为位置和朝向太阳角度的问题，接收到的紫外线比额头更多。因此，额部皮肤肿瘤比鼻部皮肤肿瘤要少见，尤其是前额正中部皮肤。

参考文献

Baker SR. Suture contouring of the nasal tip. Arch Facial Plast Surg. 2000;2:34.

鼻尖、鼻翼和鼻侧壁尾部的再造：两种修复方法 第 21 章

Shan R.Baker

本章讨论的是一种部分厚度缺损的情况。

患者为 57 岁女性，鼻部患有两处相互独立的基底细胞癌。一处位于鼻尖右侧，另一处位于左侧鼻翼沟和鼻侧壁尾部。5 年前，她曾做手术切除过一处硬化型基底细胞癌，就在目前左侧肿瘤的位置。除此之外，她还切除过鼻部左右两侧各一处基底细胞癌。

行莫氏手术后，患者鼻尖右侧留下了一处 2 cm × 1.8 cm 的浅表皮肤缺损，左侧鼻尖、鼻孔缘、鼻侧壁尾部和部分鼻翼留下了一处累及皮肤及软组织的 2 cm × 2 cm 缺损（图 21.1）。左侧皮肤缺损的中心区域深达全层，并且有少量（0.5 cm × 0.5 cm）前庭皮肤缺失。

针对这个病例有两种可供选择的修复方式。第一种是把两处缺损转化为一处较大的缺损，然后用一个较大的插入前额旁正中皮瓣进行再造。第二种方法是使用全厚皮片来修复右侧浅表鼻尖缺损，插入前额旁正中皮瓣仅用来再造左侧鼻部缺损。因为第二种方法所需的前额旁正中皮瓣面积较小，所以我们选择了这种方法。全厚皮片由锁骨上区采集，经修薄去除皮下脂肪和一小部分真皮后移植到鼻部缺损区域，并用第 9 章描述的支撑敷料进行固定。

鼻尖左侧的缺损需要三层重建。幸运的是，因为鼻前庭皮肤的缺损很小，所以可以用 5.0 聚乳酸可吸收缝线一期间断缝合衬里缺损。再使用第 7 章

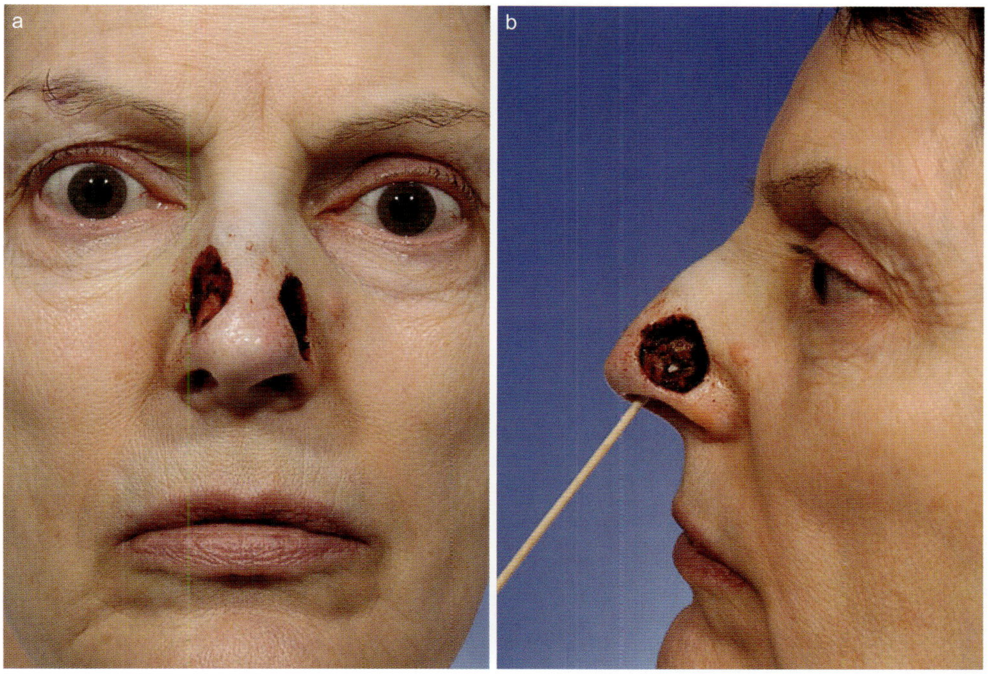

图 21.1 （a）鼻尖右侧 2 cm × 1.8 cm 浅表皮肤缺损和左侧鼻尖、鼻翼沟、鼻侧壁尾部 2 cm × 2 cm 深层皮肤软组织缺损。（b）鼻前庭皮肤 0.5 cm × 0.5 cm 缺损

和第 13 章描述过的耳软骨鼻翼缘移植物放置在鼻翼软骨外侧脚尾侧缘和鼻孔缘之间，从鼻翼基底延伸至软三角。软骨移植物使用 5.0 聚乳酸可吸收缝线与鼻前庭皮肤进行褥式缝合固定。

用与缺损形状相同的模板来设计所需的同侧插入前额旁正中皮瓣（图 21.2）。应用第 14 章描述的技术，将皮瓣切割转移至鼻部，并在转移手术中对整个皮瓣进行修薄至浅表皮下组织平面。将皮瓣末端和鼻前庭皮肤末端进行缝合，完全包裹住鼻翼缘移植物。

5 天后取下固定皮肤移植物的敷料。皮瓣转移 3 周后行前额皮瓣断蒂嵌入术（图 21.3）。在行皮

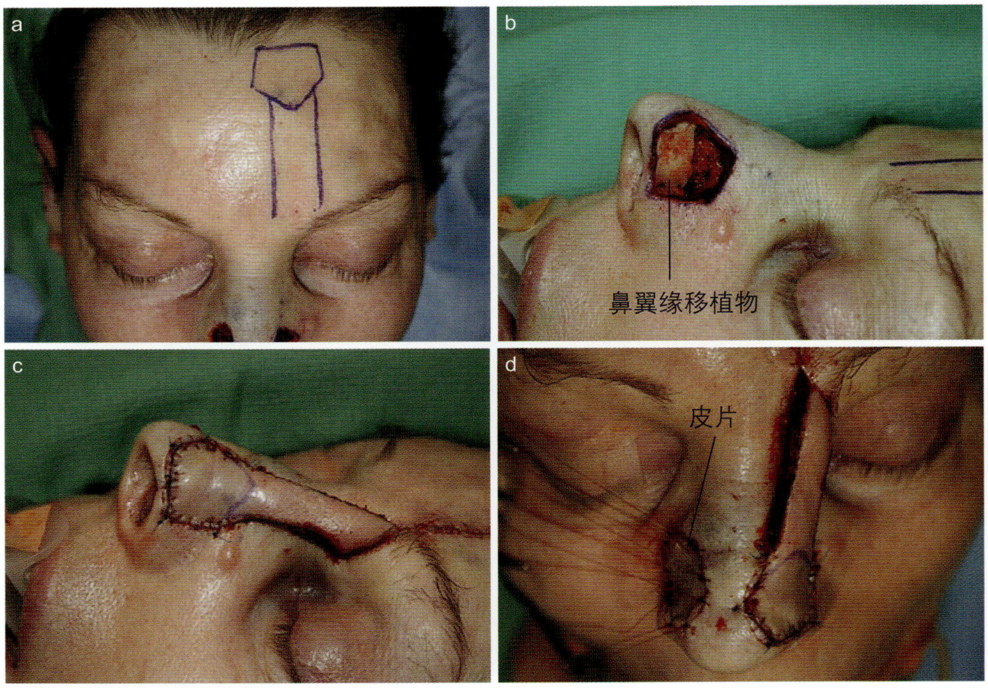

图 21.2 （a）设计的用来修复左侧鼻缺损的插入前额旁正中皮瓣。（b）植入耳软骨鼻翼缘移植物。（c）将同侧插入前额旁正中皮瓣转移至鼻部。（d）用来修复右侧鼻尖缺损的全厚皮片

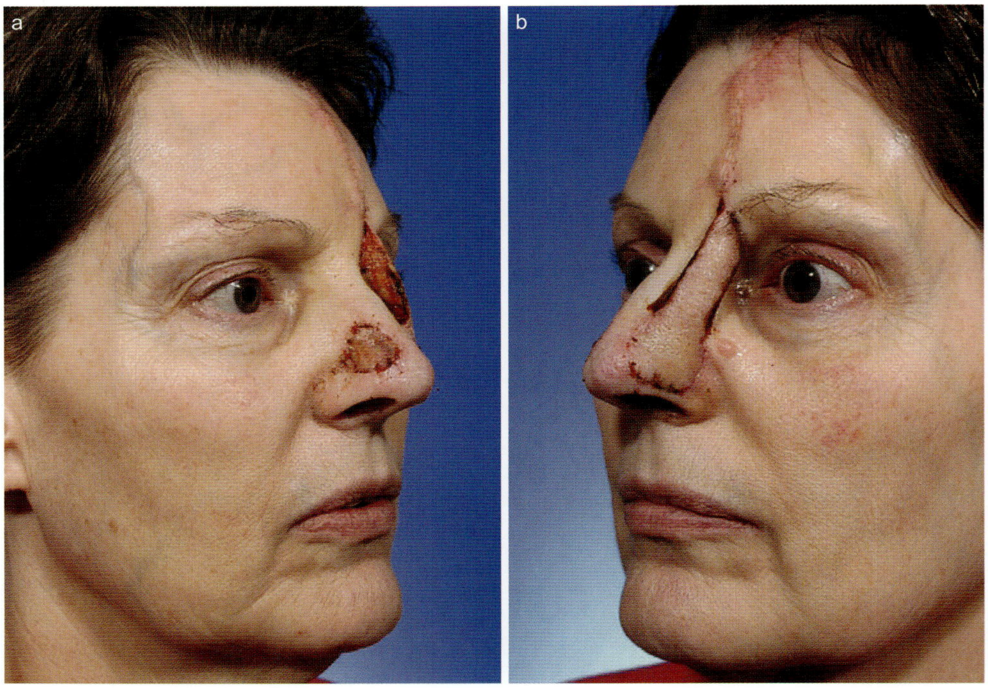

图 21.3 （a，b）一期手术 2 周后皮肤移植物和前额皮瓣形态

瓣嵌入术时，对与鼻部相连的皮瓣近端进行修薄，去除了皮下脂肪和早前的瘢痕沉积。

虽然在一期转移时对整个前额皮瓣进行了修薄，但是皮瓣还是可以向头端延伸至鼻翼沟的位置并再造缺损的鼻侧壁尾部。因此在皮瓣嵌入后 4 个月要行形态修整术以恢复鼻翼沟的形态（图 21.4）。采用第 13 章描述的技术再造鼻翼沟，并用支撑敷料压迫 5 天来维持鼻翼沟形态。对愈合后的鼻尖右侧皮肤移植物进行打磨。为了使左侧眉毛内侧的位置和对侧更一致，行 Z- 成形术。在左侧眉毛内侧插入一块三角形的皮瓣，使其在前额的位置向上移动（图 21.5）。图 21.6 展示了形态修整术后 6 个月三期再造的效果。

讨论

本病例的有趣之处在于，患者鼻部的两处完全独立的缺损会使重建医生陷入左右为难的境地：是使用两种完全不同的方法分别修复，还是把两处缺损合成一处后使用一种方法修复？在手术方式的选择上最重要的是恢复鼻部的正常形态和功能。当不止一种方式可以达到这些要求时，就需要考虑其他

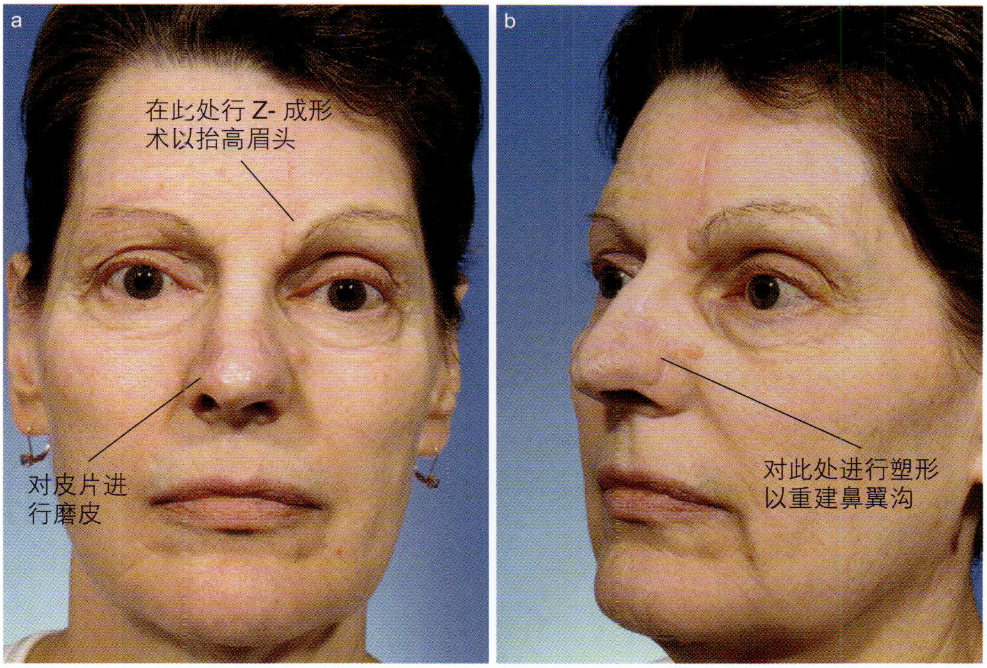

图 21.4　（a, b）前额皮瓣嵌入术后 4 个月。对再造的鼻部进行形态调整，包括行皮瓣供区瘢痕下段的 Z- 成形术，对皮肤移植物进行磨皮，并且恢复左侧鼻翼沟的形态

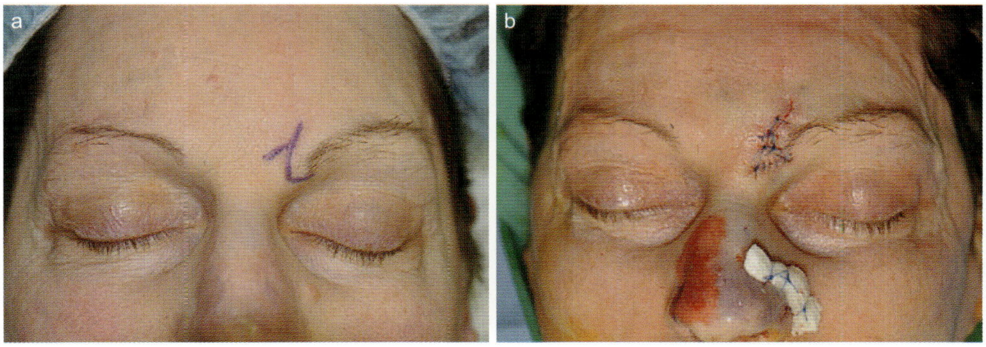

图 21.5　（a, b）对供区瘢痕行 Z- 成形术以提高左侧眉毛内侧的高度。皮肤移植物磨皮。左侧鼻翼沟再造后使用支撑敷料进行压迫固定

的因素来进行选择。在本病例中，患者鼻尖右侧的缺损较大，无法使用鼻部双叶皮瓣进行修复，但是因为深度很浅，所以是全厚皮片理想的修复对象。缺损浅表，患者鼻部皮肤较薄，这两个因素决定了使用全厚皮片是最好的选择。除此之外，还可以使用插入前额旁正中皮瓣进行修复。

与鼻尖右侧缺损相似，鼻尖左侧和鼻侧壁尾部的缺损也可以使用第 13 章描述的插入鼻唇沟皮瓣，或者第 14 章描述的插入前额旁正中皮瓣进行修复。考虑到患者面容比较年轻，脸颊皮肤松弛度比较低，因此更适合使用前额皮瓣而不是颊部皮瓣。这样选择是因为使用颊部皮瓣造成的供区瘢痕会比前

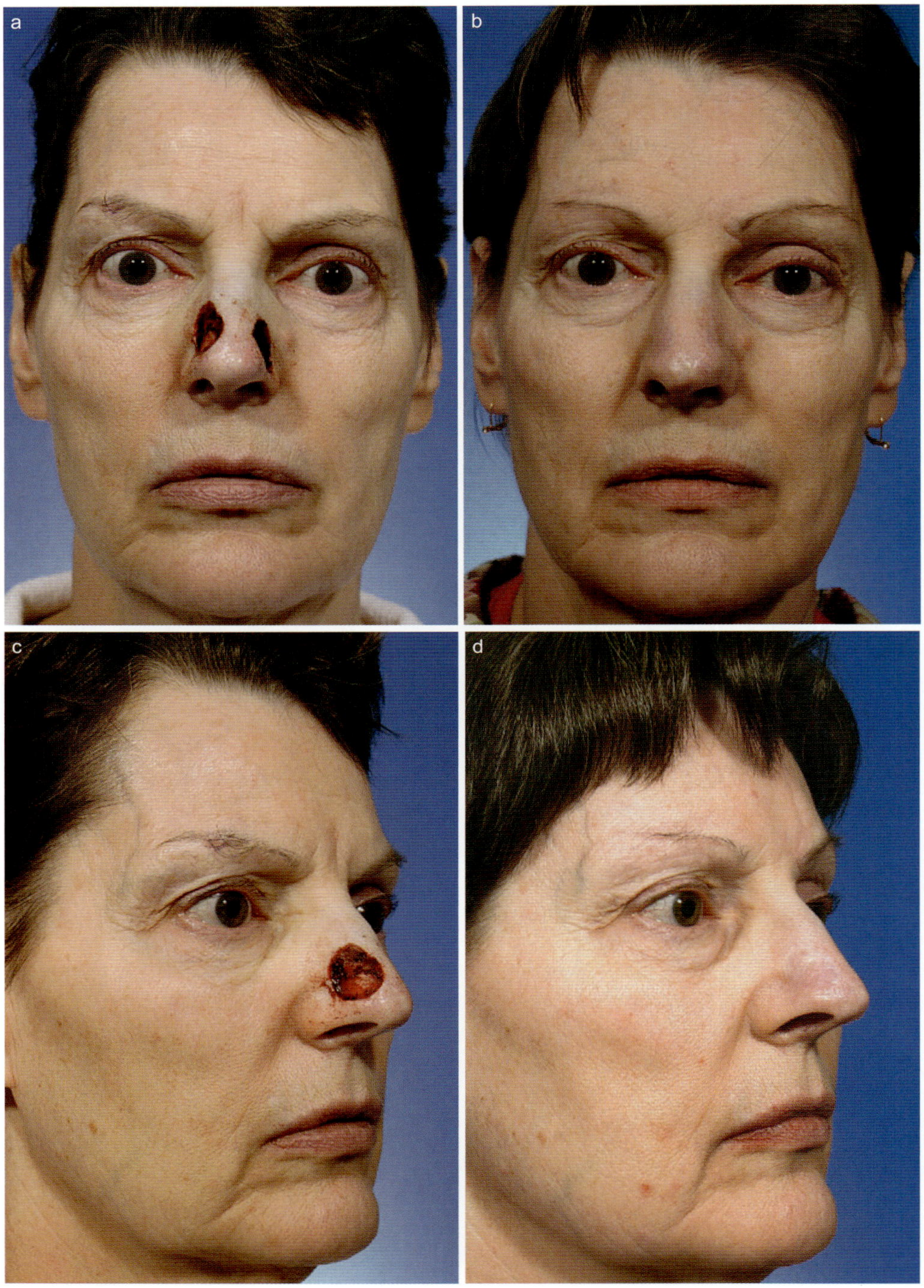

图 21.6 （a ~ j）术前和形态修整术、皮肤移植物磨皮后 6 个月

图 21.6（续）

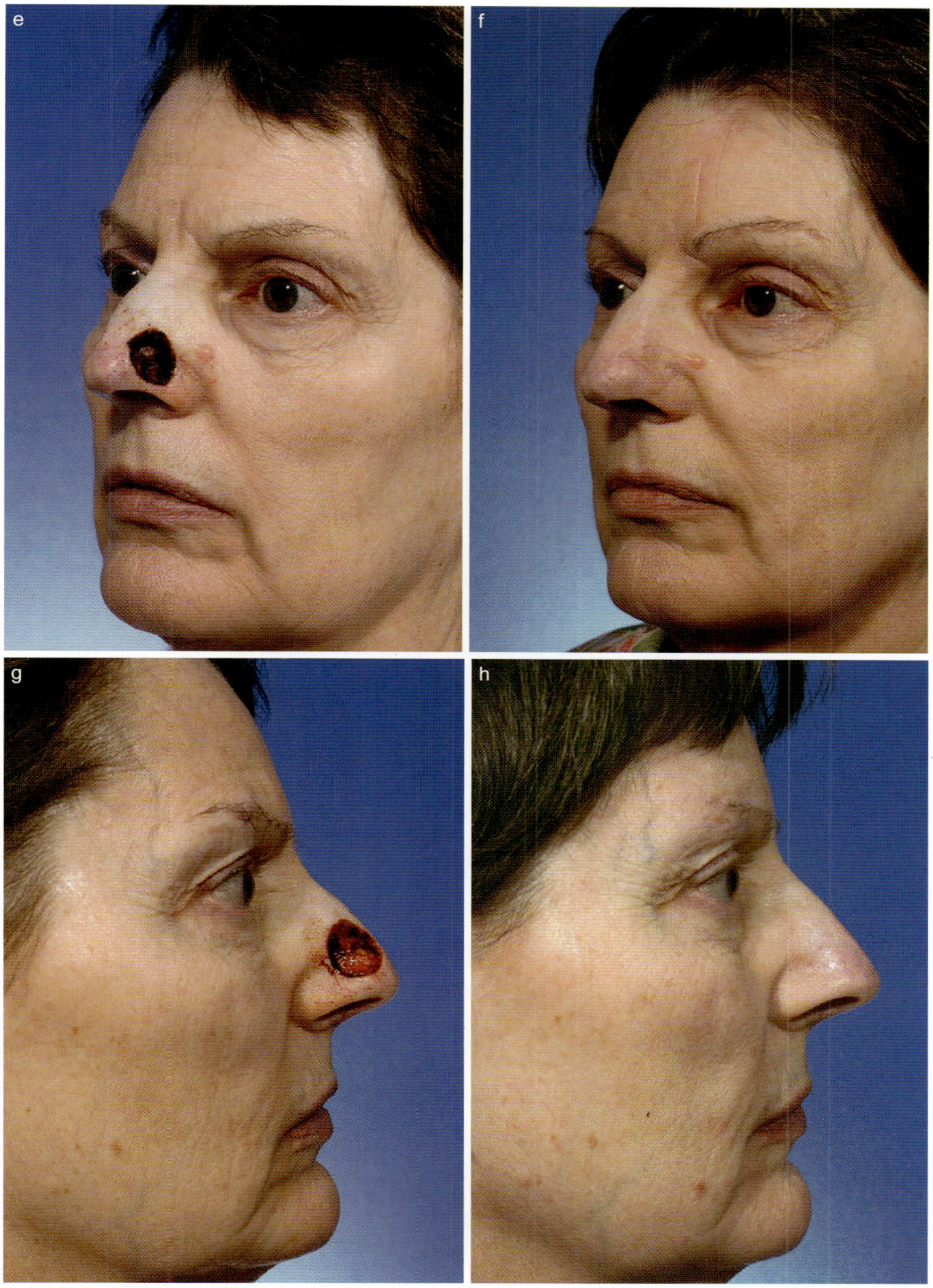

额皮瓣要明显，更容易被旁观者不经意间看出来。另一个提示我们选择前额皮瓣的原因是左侧鼻部缺损的面积。缺损大小为 2 cm × 2 cm，累及了左侧全部鼻唇沟区域和一部分鼻侧壁尾部。对于一个面部皮肤松弛度较低的患者来说，转移一个 2 cm × 2 cm 的颊部皮瓣至鼻部可能会导致口角外侧的扭曲，或者供区瘢痕过于明显。

不过对于年龄较大、脸颊皮肤较松弛的患者，供区瘢痕不会太明显，还是可以使用插入鼻唇沟皮瓣来修复较小（2.0 cm 以下）的鼻翼或鼻孔外侧皮肤缺损。皮瓣形式可以是表皮或者皮下组织带蒂皮瓣。对于鼻尖外侧缺损超过鼻唇沟累及鼻翼的情

图 21.6 （续）

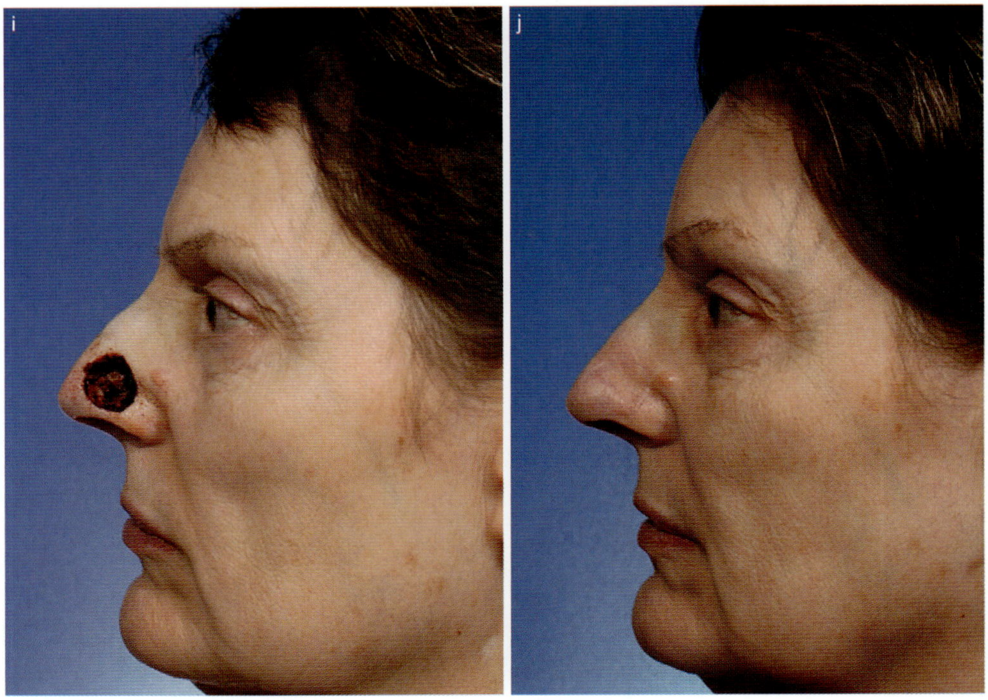

况，我们更倾向于使用插入前额旁正中皮瓣进行再造。这是因为考虑到所需皮瓣的面积至少要覆盖全部缺损，而使用插入颊部皮瓣来修复包括鼻尖侧面和鼻唇沟的缺损会导致伤口闭合张力过大，有时甚至会危害到皮瓣远端的血运。对于更靠近头侧、累及鼻侧壁的缺损更是如此。对于这种面积较大的缺损，使用前额覆盖皮瓣可以降低皮瓣坏死的风险。

还有一种方法可以用来再造两处鼻部缺损。可以将两处鼻尖缺损之间的皮肤切除，将其转化成一处大于两个小缺损面积之和的鼻部缺损。这种方式的好处是只需要使用一个覆盖皮瓣，并且不需要使用皮肤移植物。这样修复后的伤口不会出现皮肤移植物与天然鼻部皮肤之间颜色和肌理不一致的情况。同时也可以避免皮肤移植物无法成活并造成后续瘢痕的情况。

我们认为使用一个插入前额旁正中皮瓣来同时覆盖两处缺损的弊大于利。因为这种情况需要获取很大的皮瓣，会导致供区伤口无法一期关闭；而且可以覆盖整个鼻尖和鼻侧壁的如此之大的皮瓣可能需要行两次形态修整术才能达到再造鼻尖、鼻侧壁及鼻翼沟的正常形态；比起只再造左侧鼻尖和鼻翼沟缺损，同时再造整个鼻尖更会导致瘢痕挛缩和继发的左侧内鼻阀缩窄；甚至可能需要预防性地在右侧鼻孔缘放置鼻翼缘软骨移植物，来防止右侧鼻孔退缩。在本病例中，患者鼻尖右侧缺损浅表，且患者鼻尖皮肤较薄，这使我们倾向于选择皮肤移植物来进行修复，同时也可以减少再造左侧鼻尖、鼻翼沟和鼻侧壁尾部所需的前额皮瓣面积。这种方式不仅比使用一个大的前额皮瓣进行修复要简单，而且也可以达到同样的再造效果。

软三角、鼻翼和鼻侧壁尾部的再造：三处连续的缺损 第 22 章

Shan R. Baker

本章讨论的是一种全层缺损的情况。

患者为 50 岁男性，鼻尖左下叶有一处 0.4 cm 基底细胞癌，并逐渐侵袭至鼻孔缘。1 年前他曾做手术切除了右侧鼻背的一处基底细胞癌，缺损用全厚皮片进行了再造。该患者不使用烟草制品。

行莫氏手术切除肿瘤后，患者鼻尖左下叶和软三角留下了一处 1.3 cm 的皮肤缺损，缺损延伸至鼻孔缘（图 22.1）。缺损使用了从耳前区和对耳轮脚获取的 1 cm × 1.5 cm 耳部复合移植物进行了修复（参见第 9 章）。尽管术后进行了冰敷，移植物的尺寸也很小，但还是未能成活。因为未发生化脓现象，移植物作为生物敷料被保留在了缺损部位，其下伤口经二期愈合后痊愈。最终，复合移植物形成的痂被移去，患者鼻部留下了一个明显的切迹，鼻孔缘有明显变形（图 22.7）。

有两种手术方式可以修复这样的缺损：再进行一次复合移植物移植，或者进行分期再造。分期重建需要有衬里替换、结构支撑和外覆盖。我们与患者讨论了这几种可供选择的修复方案，最终选择了分期再造，因为这种方式成功的可能性最大。

衬里缺损的竖直高度为 0.5 cm，宽度为 0.3 cm。使用双叶前庭皮肤推进皮瓣对衬里缺损进行再造，皮瓣的切割和分离技术如第 11 章所述（图 22.2）。

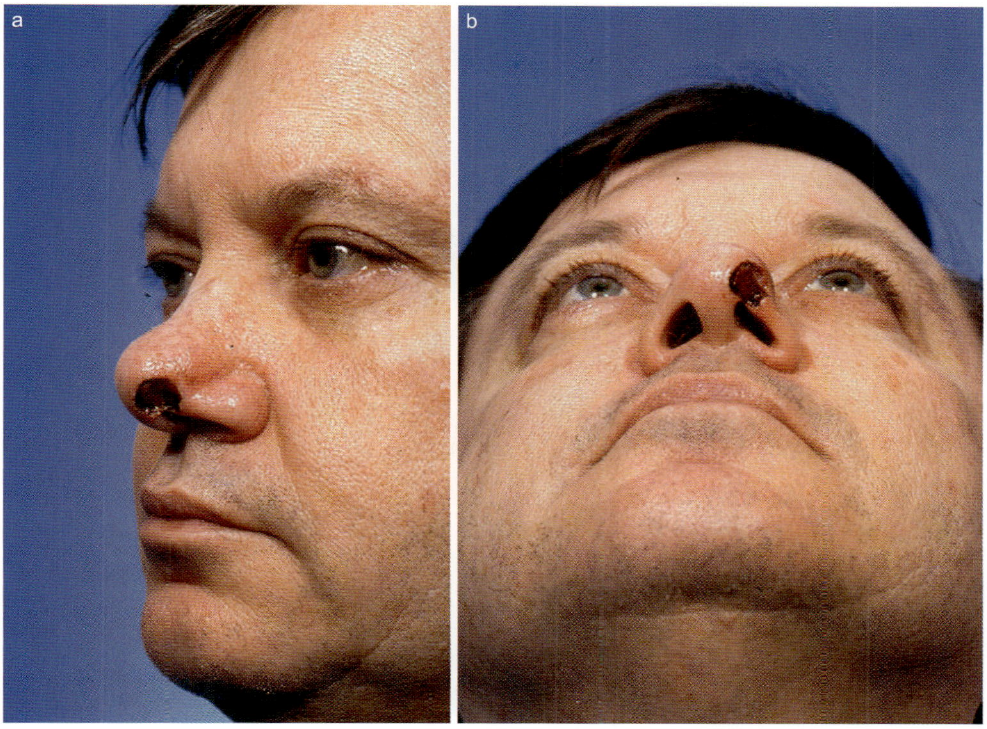

图 22.1 （a, b）鼻软三角皮肤和软组织缺损。使用耳部复合移植物修复失败，并留下了一个软三角全层缺损

图 22.2 （a, b）使用双蒂前庭皮肤推进皮瓣作为衬里修复

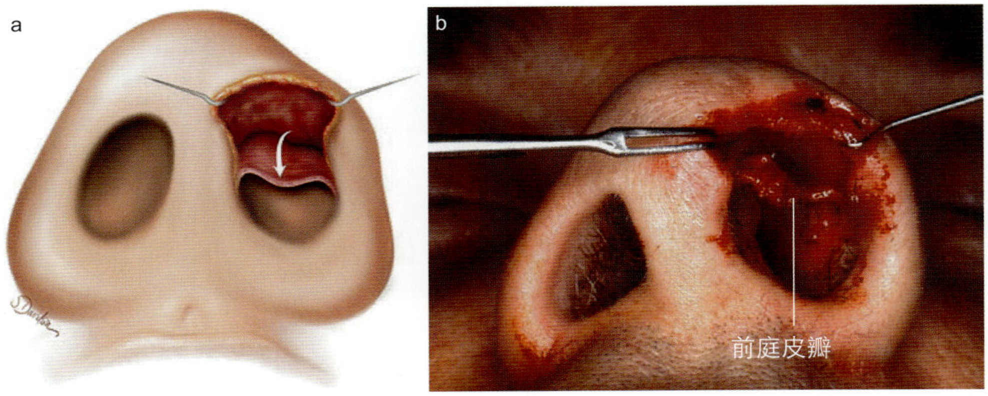

因为衬里缺损的高度有限，所以推进皮瓣可以很好地覆盖缺损。使用耳软骨移植物作为软三角的支架。鼻尖左下叶的剩余皮肤被移除，相邻鼻部皮肤自鼻翼软骨软骨膜上剥离。大小为 2.5 cm × 0.6 cm 的耳软骨移植物经塑形修剪后嵌入到左侧鼻翼软骨的中间脚和外侧脚之间，并使用第 7 章所述的方法，用 6.0 聚乳酸可吸收线 8 字缝合固定在鼻翼软骨尾侧缘（图 22.3）。双蒂前庭皮肤推进皮瓣用相似的材料褥式缝合悬吊于软骨移植物之上（图 22.4）。

使用模板设计了一个插入前额旁正中皮瓣来覆盖鼻部的缺损，并使用第 14 章描述的方法分离皮瓣并转移到鼻部。因为缺损的位置在鼻部末端，所以需要一个很长的前额皮瓣。为了获得足够的长度，同时避免取到带毛发的头皮皮肤，我们将前额皮瓣的蒂部延伸至眉毛以下（图 22.5）。对覆盖缺损的整个皮瓣进行修薄至浅表皮下组织层。前额皮瓣末端与前庭衬里皮瓣的末端缝合在一起。额部供区伤口经过推进相邻的肌肉和皮肤进行了关闭。衬里皮瓣的供区伤口使用一个全厚皮片进行了修复。

皮瓣转移 3 周后，行前额皮瓣断蒂嵌入术。眉毛内侧四周的皮肤自筋膜下层广泛剥离，并将皮瓣蒂部的近端嵌入在两眉之间，以还原两眉自然的解

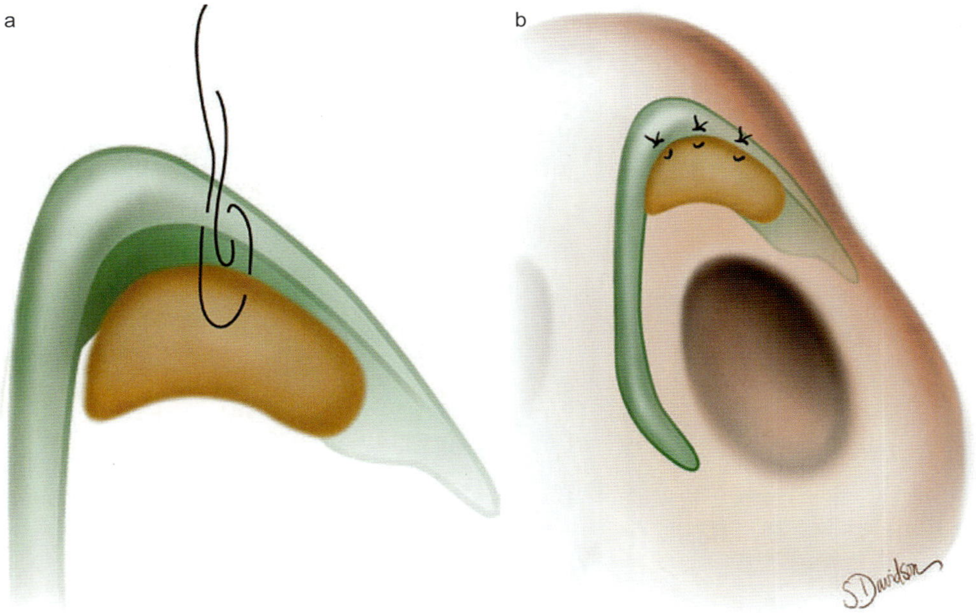

图 22.3 （a, b）采用 8 字缝合法将耳软骨支架移植物固定在鼻翼软骨尾侧缘

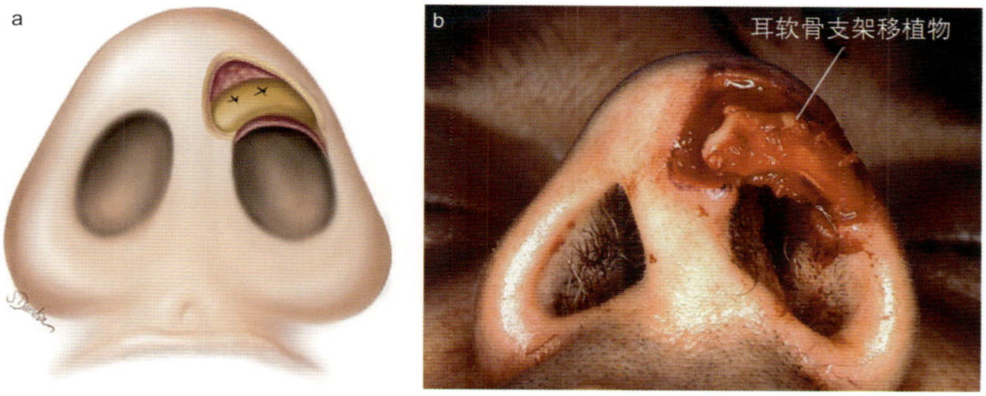

图 22.4　（a, b）使用耳软骨移植物作为修复部位的支架。将衬里皮瓣悬吊在软骨移植物内面（注意缝合时要穿过软骨）。将游离的前庭衬里皮瓣尾部向前拉伸至覆盖支架移植物

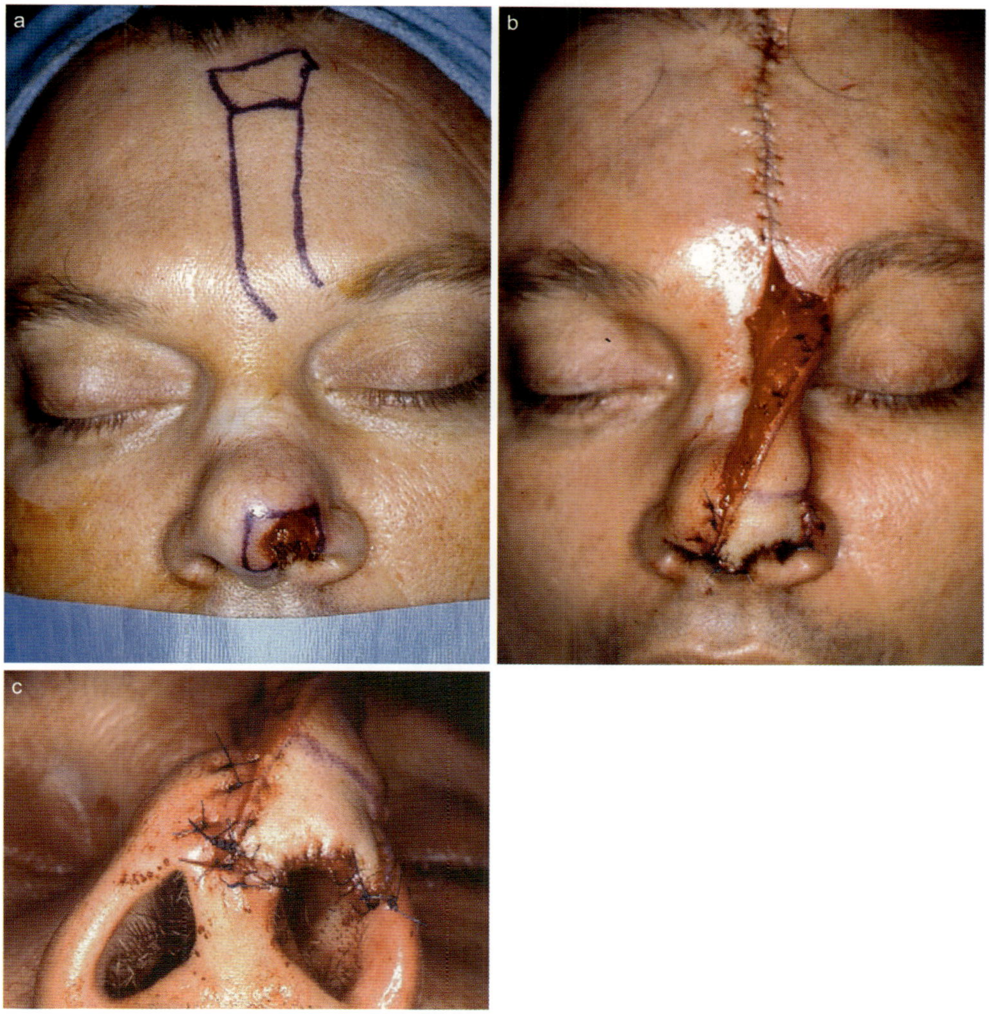

图 22.5　（a）在左半侧鼻尖的下部标记出要切除的区域。设计插入前额旁正中皮瓣作为覆皮瓣。（b, c）前额皮瓣就位。将前额皮瓣的尾端和衬里皮瓣远端缝合在一起

剖结构和位置关系（图 22.6）。

患者不需要形态修整术，但是再造术后 3 个月，患者出现了耳软骨移植物部分凸出的现象，并导致鼻尖下部皮肤有一个点状结痂感染。通过对突出部分的软骨行门诊局麻下修剪，这个问题得到了解决。再造术后患者的鼻孔有轻微的不对称，不过只有从下面观的时候才看得出来（图 22.7）。

9 年后，患者因为另一处基底细胞癌再次就诊。

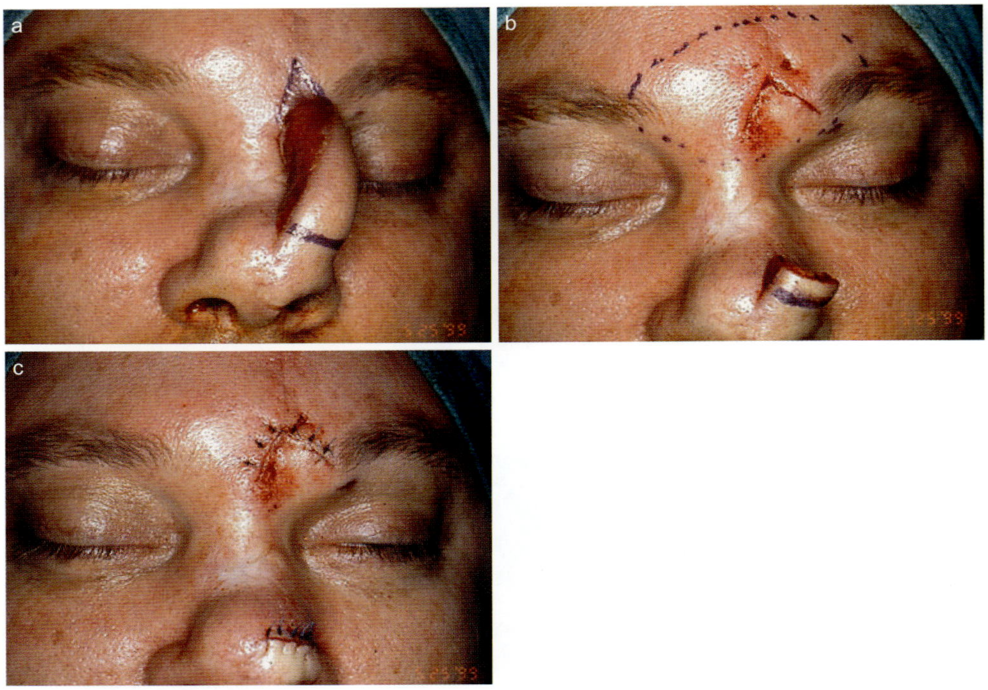

图 22.6 （a）断蒂前的前额皮瓣。（b）在两眉间插入三角形的蒂部近端。虚线圆圈所示是需要进行皮下游离的区域，以放松早期的瘢痕组织挛缩，并容纳断蒂术后移回的蒂部组织。（c）蒂部和皮瓣分别嵌入

肿瘤位于右侧鼻翼，通过莫氏手术予以切除。切除后留下了一处 1.4 cm × 1.3 cm 的鼻翼皮肤和软组织缺损。考虑到缺损的大小、深度以及位置，我们使用了耳软骨支架移植物作为缺损部位的结构支撑，并用一个插入鼻唇沟皮下组织带蒂皮瓣来覆盖缺损（图 22.8）。皮瓣使用第 13 章描述的手术技术进行了切割和分离（图 22.9）。初次转移 3 周后行皮瓣断蒂嵌入术。9 个月后行形态修整术以重建鼻翼沟，同时修复了颊部供区的瘢痕。图 22.10 展示了术前的缺损和三期重建修整术后的结果。

11 个月后，患者因为一处新的基底细胞癌再次就诊。检查显示一处 0.5 cm 结节状基底细胞癌位于右鼻侧壁尾部，紧邻再造的右鼻翼上方。行莫氏手术切除肿瘤后，留下一个很深的皮肤和软组织缺损，大小 1.3 cm × 1.5 cm。因为缺损深达上外侧软骨，所以不适宜用皮片进行修复。而患者多年前曾移植过一个全厚皮片至鼻背处以修复肿瘤移除留下的缺损，当时那个皮片发生了坏死萎缩并且严重瘢痕化。由于瘢痕萎缩，再加上患者的鼻子较小，因此也无法使用双叶鼻部皮瓣来修复鼻侧壁尾部的缺损。考虑到这些情况，我们还是选择了插入前额旁正中皮瓣进行再造（图 22.11）。鼻侧壁缺损二期再造术后 5 个月，对皮瓣及邻近皮肤进行磨皮。图 22.12 展示了术前的缺损和再造术后 7 个月的效果。

讨论

鼻孔缘的局限性全层缺损可以用复合移植物进行再造。这种术式的优势是可以在一个手术阶段中提供再造所需的衬里组织、结构支撑和外覆盖（参见第 9 章）。通过对病例进行仔细筛选，大约 50% 使用复合移植物进行鼻部初期再造的病例可以整体成活。如果移植能拖到缺损二期愈合后，并且移植物较小（≤ 1 cm），那么移植物成活的可能性更高。

另一种可供选择的鼻孔全层缺损修复方法是较复杂的二期或三期手术。这种方式其实是事倍功半的，因为它需要用到多种皮瓣和软骨移植物，仅仅是为了替代鼻孔缘的一小块组织缺损。

本病例体现了整形外科医师偶尔会面临的一种进退两难的情况。这个情况就是，明明可以用皮片

或者鼻部皮肤瓣简单修复的较小鼻部缺损，却因为累及了鼻孔缘而不能用这些术式进行修复。这时手术医生就必须决定，是使用分期再造，还是尝试失败率较高的复合移植物再造。因为缺损很小，所以患者有时很难接受复杂的手术选择。但是，即使很小的鼻孔缘变形也很容易被漫不经心的旁观者看出来。所以对鼻孔缘全层缺损的患者，我们都会告知他选择简单的手术方式比如全厚皮片，最终可能导致鼻孔的扭曲、切迹或退缩等后果。对于不吸烟或没有外周血管疾病的患者，可以将复合移植物作为分期再造的备选方案，但要告知患者使用复合移植物的成功率有限，一旦未能成活，将需要后续的更

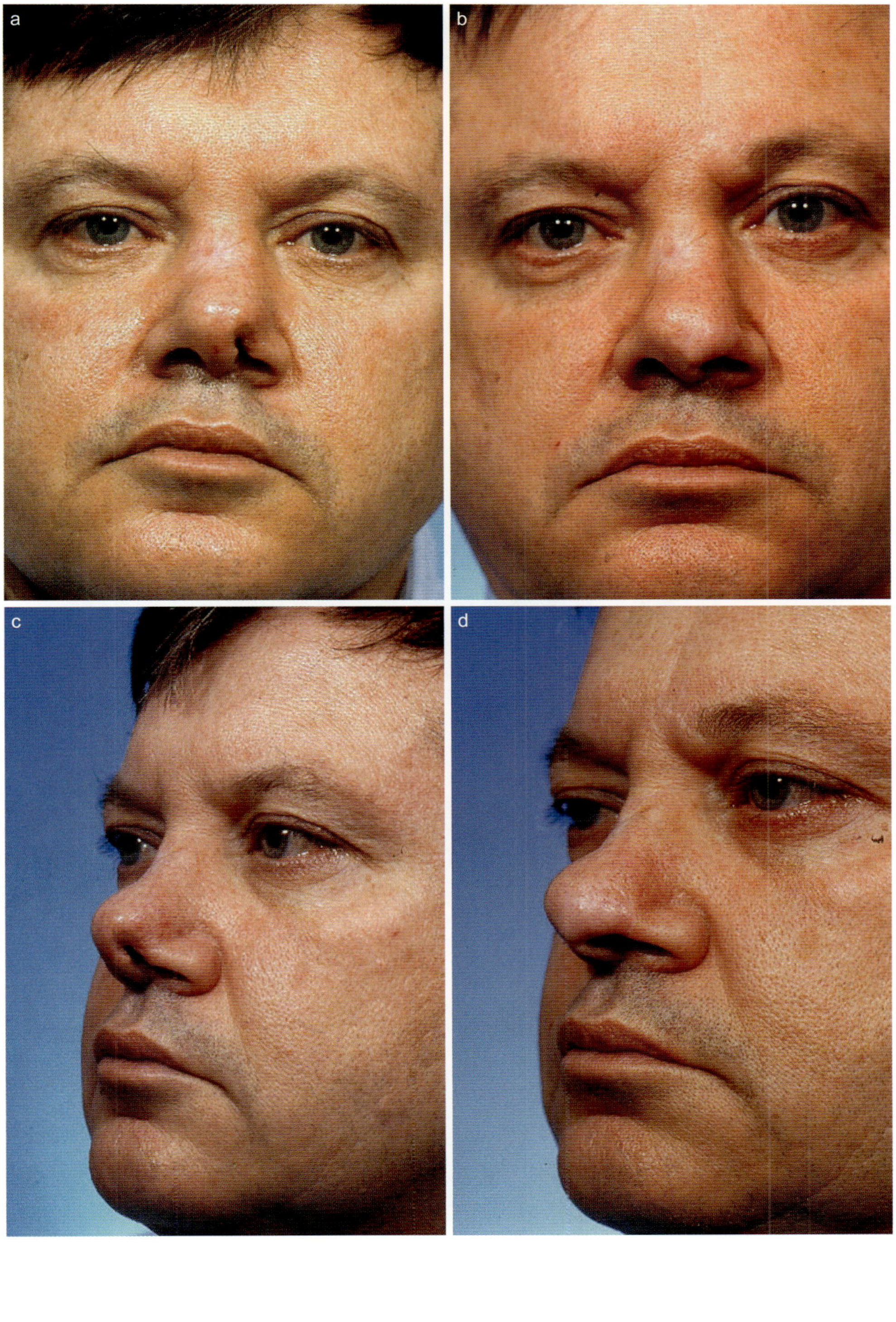

图 22.7 （a～f）耳部复合移植物修复失败后的鼻软三角全层缺损，以及二期修复术后 1 年的效果

图 22.7 （续）

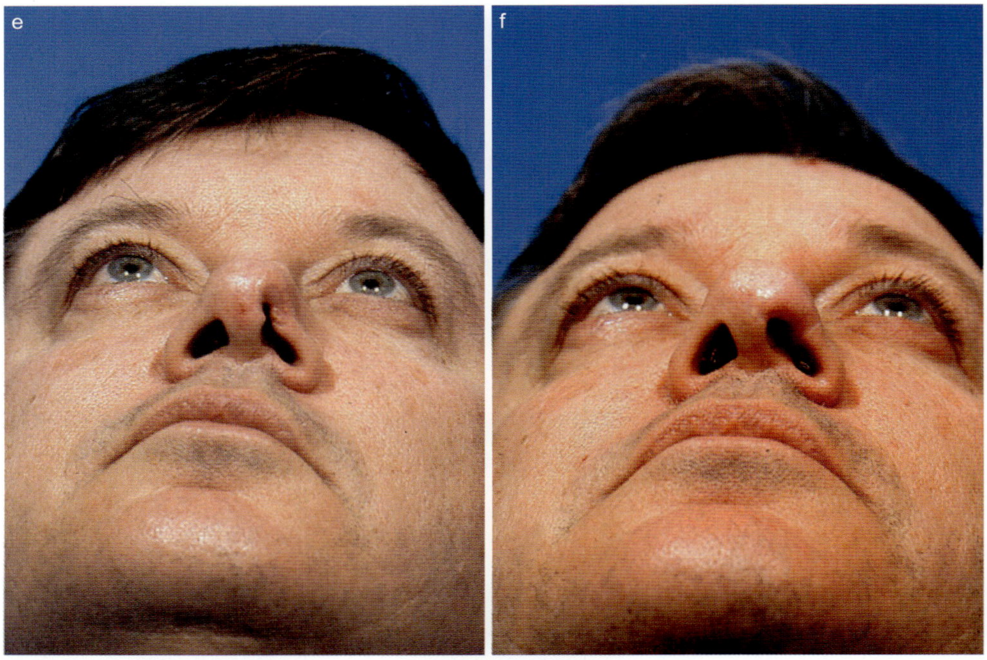

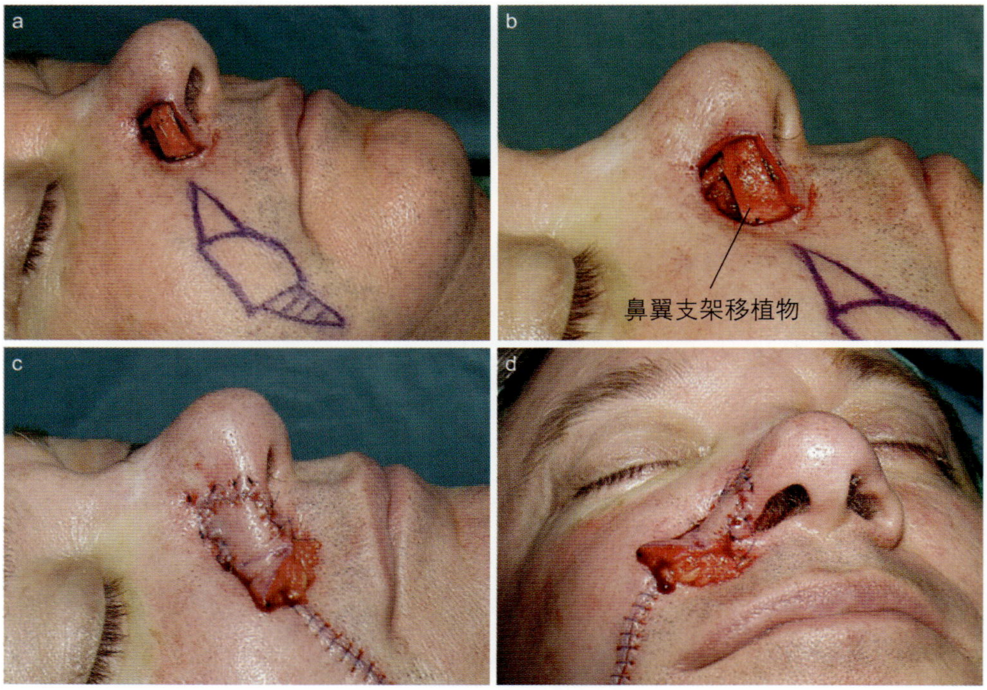

图 22.8 （a～d）使用耳软骨支架移植物和插入鼻唇沟皮下组织带蒂皮瓣来再造鼻翼处皮肤缺损

复杂的手术。对于不满足复合移植物再造适应证的患者，则要根据其缺损位置的特殊性进行指导，告知他们尽管缺损较小，但为了避免出现明显的鼻孔缺陷，还是有必要选择分期手术。

在本病例中，我们选择了前额而不是颊部作为覆盖皮瓣供区。因为比起插入颊部皮瓣，前额皮瓣有更丰富的血运，所以选择前额旁正中皮瓣可以使覆盖皮瓣更容易成活（参见第 13、14 章）。尤其在

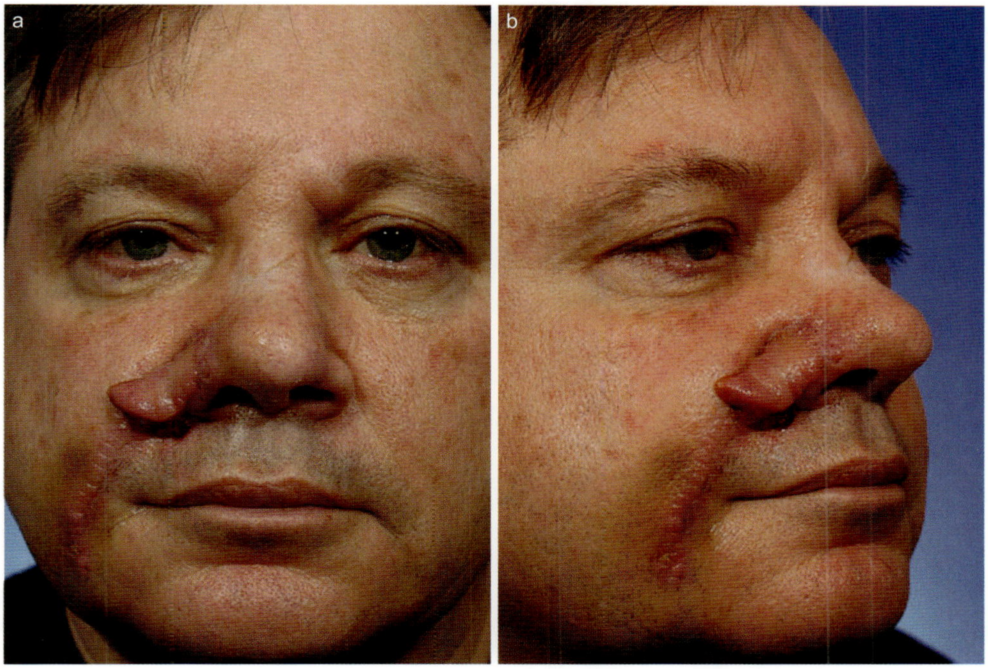

图 22.9 （a, b）图 22.8 所示患者右侧鼻翼一期再造术后 1 周的效果

本病例中，颊部皮瓣必须有足够的长度来达到鼻尖中线的位置，就更是如此。因为第一次鼻部修复手术失败了，为了保证患者的信心，第二次选择更易成活且再造效果更好的覆盖皮瓣就显得尤为重要。

本病例中，患者衬里缺损的竖直高度是 0.5 cm。如果鼻软三角全层缺损的竖直高度更高的话，将无法使用双蒂前庭皮肤推进皮瓣来进行修复，因为鼻前庭内没有足够的皮肤来覆盖缺损。对于这类病例，需使用同侧鼻中隔黏软骨膜铰链瓣（参见第 4、11 章）来修复衬里缺损。

图 22.13 所示的就是一个因为鼻软三角全层缺损的尺寸较大，而无法使用双蒂前庭皮肤推进皮瓣进行修复的例子。患者是一位 76 岁男性，吸烟史很长，每天至少 1 包烟。行莫氏手术切除鼻部基底细胞癌后，鼻软三角留下了一处 1 cm × 1.5 cm 的全层缺损（参见第 4、11 章）。我们使用以鼻中隔末端为铰链（hinge）的鼻中隔黏软骨膜瓣来修复缺损。转移皮瓣至软三角后，取出暴露的鼻中隔软骨置于鼻翼软骨的末端作为支架移植物。再使用插入前额旁正中皮瓣来覆盖软骨移植物。最后将前额皮瓣末端与衬里皮瓣末端缝合在一起（图 22.14）。

术后，患者衬里皮瓣远端发生坏死，并导致其上的软骨移植物暴露。术后 3 周，对皮瓣进行清创，并将衬里黏膜皮瓣的蒂部向尾部进行延伸切开，使皮瓣的长度增加，可以重新和前额皮瓣末端缝合在一起。前额皮瓣的嵌入暂缓。之后，衬里皮瓣远端再次出现坏死，不过鼻中隔软骨支架移植物的内面出现了肉芽组织。因此在衬里皮瓣再缝合术 2 周后，我们对其进行清创，并将皮瓣蒂切断。与此同时行前额皮瓣的断蒂嵌入术。再造软三角的内面经二期愈合，没有造成鼻穹窿顶端缩窄。不需要行其他的手术了。

在上述病例中，衬里皮瓣的移植完全是失败的。不过它的作用在于：和前额皮瓣以及周围鼻部组织一起为再造软三角的内部提供了足够的血运，使其可以二期愈合。可能前额皮瓣丰富的血运为软骨移植物提供了足够的营养使其可以成活，同时也为缺损边缘提供了足够血运，促进软骨移植

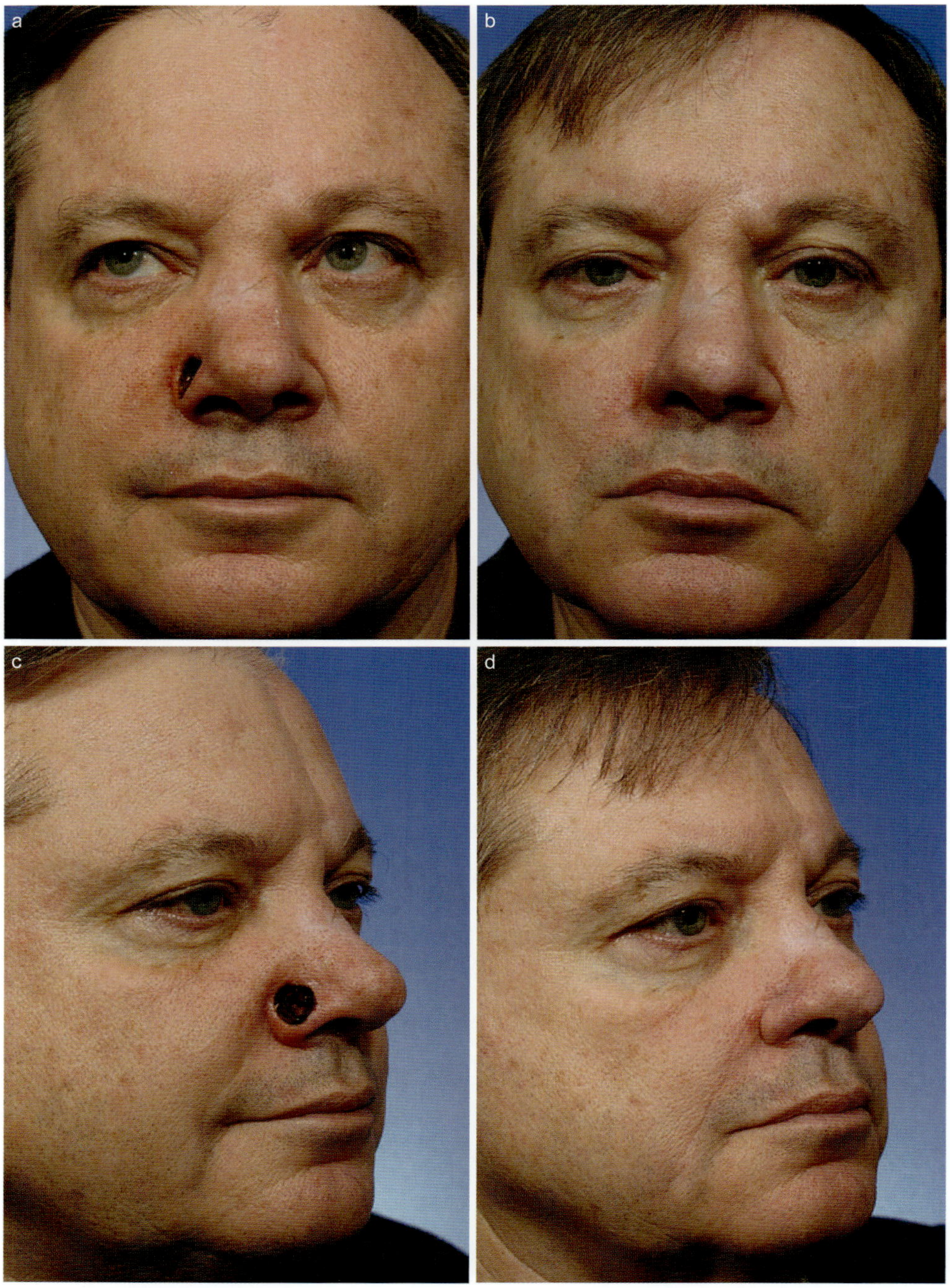

图 22.10 （a~f）术前和右侧鼻翼缺损三期再造术后 3 个月的效果

物的深面长出肉芽组织。而肉芽组织进一步促进愈合，并且没有造成移植物的丢失或者鼻孔缘切迹（图 22.15）。尽管鼻中隔黏软骨膜铰链瓣有丰富的血运，但它们仍然容易发生坏死，尤其是在吸烟者中。当发生坏死时，再连接的结果通常不会像本病例中那么成功。幸运的是，在这个病例中，患者愈合后没有留下严重的瘢痕或变形。对于吸烟者，考虑到皮瓣发生坏死的风险较高，我们通常会延迟鼻中隔黏软骨膜瓣分离。一般是在再造术前 2 周切割出皮瓣的边缘，但是不剥离皮瓣。尽管延迟皮瓣分离可以在一定程度上增加衬里皮瓣的血运，但这仍然无法保证皮瓣的成活。

图 22.10 （续）

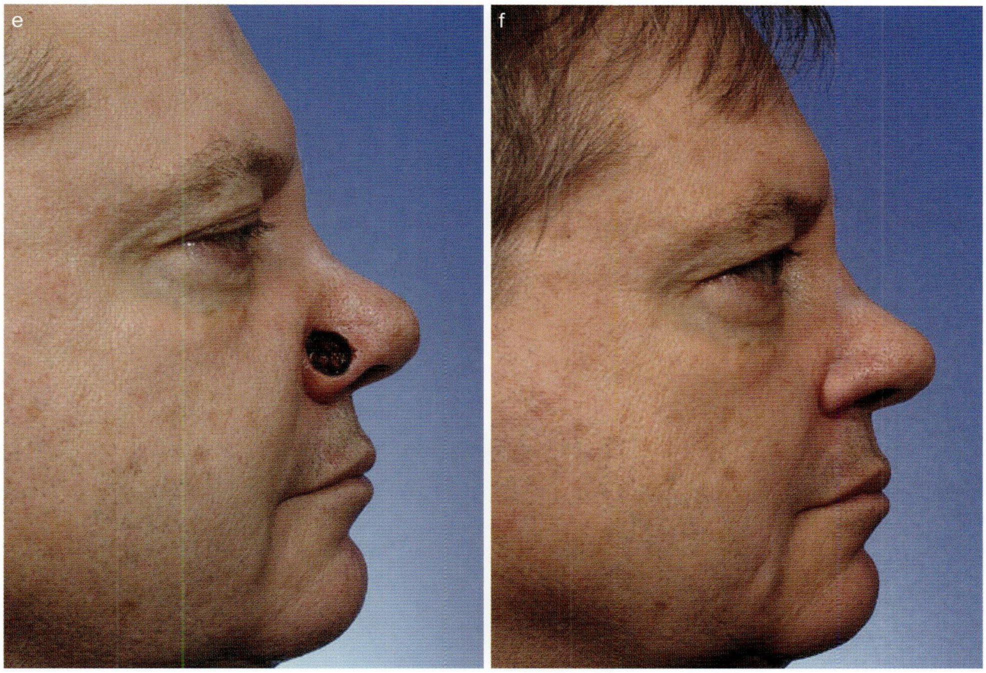

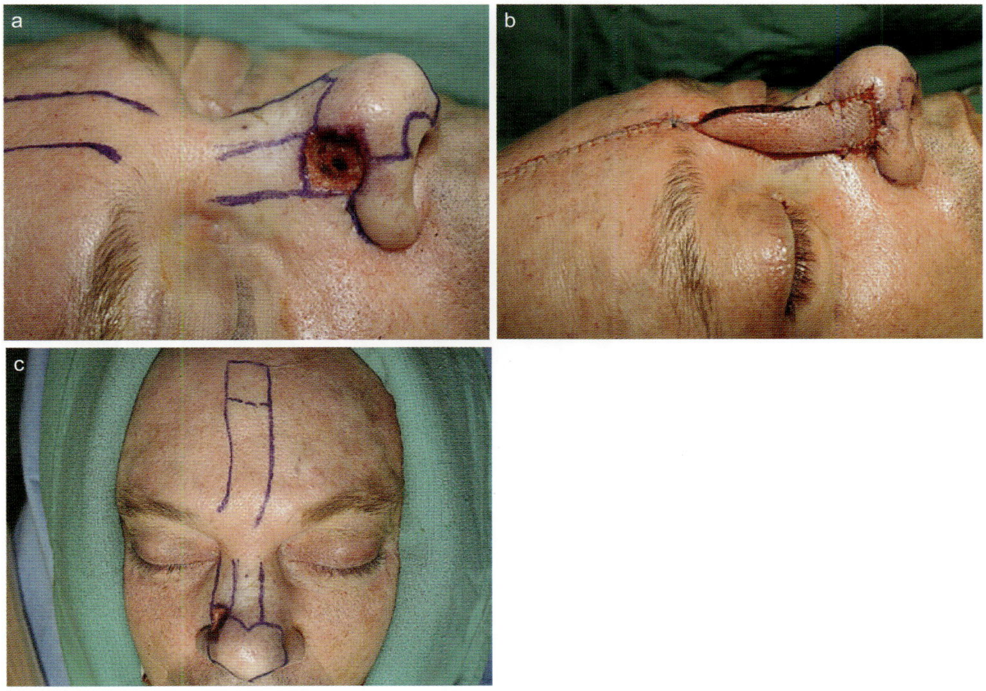

图 22.11 （a）鼻侧壁尾部 1.3 cm × 1.5 cm 的较深皮肤和软组织缺损。（b, c）使用插入前额旁正中皮瓣对缺损进行了修复

患者有多发性鼻部基底细胞癌倾向的情况并不少见。本章讨论的第一位患者在过去的 15 年间曾经查出并移除过大约 10 处基底细胞癌，分布在他的面部、手臂和背部。在这种情况下，医生必须意识到未来患者再次患有皮肤恶性肿瘤的可能性。这就需要正确地使用较大的皮瓣，比如插入前额旁正中皮瓣和颊部皮瓣，来进行鼻再造。在考虑鼻再造可选择的方法时，必须综合考虑伤口的大小、位置和深度。对于有既往鼻部基底细胞癌病史的患者，只要缺损没有累及鼻孔游离缘，我们更倾向于使用全厚皮片来修复浅表的鼻部皮肤缺损。在本章所讨论的病例中，鼻侧壁缺损的深度和右侧鼻翼缺损的

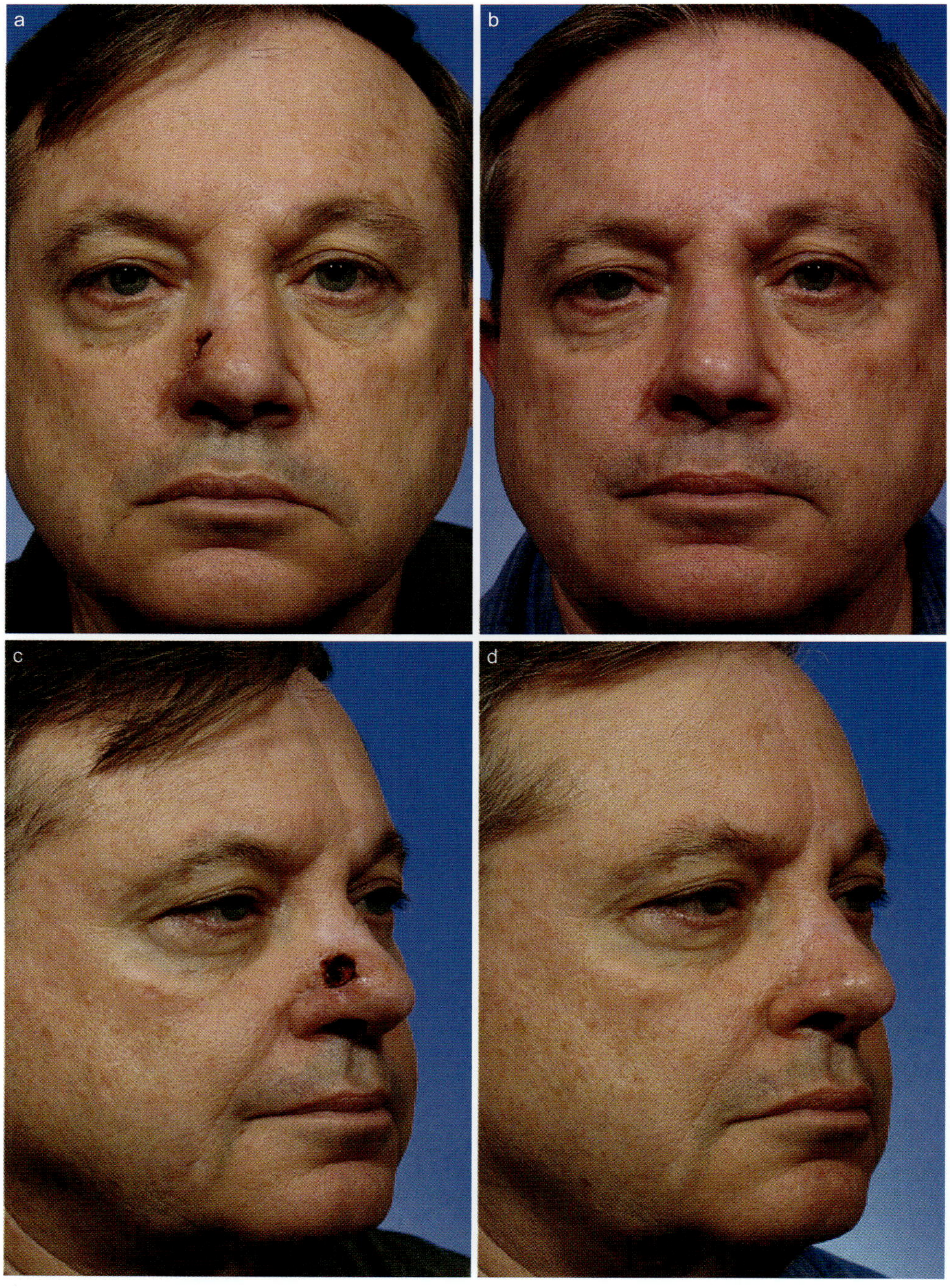

图 22.12 （a~f）与图 22.11 所示为同一患者。术前和右鼻侧壁尾部二期再造术后 7 个月的效果。术后 5 个月行皮瓣磨皮

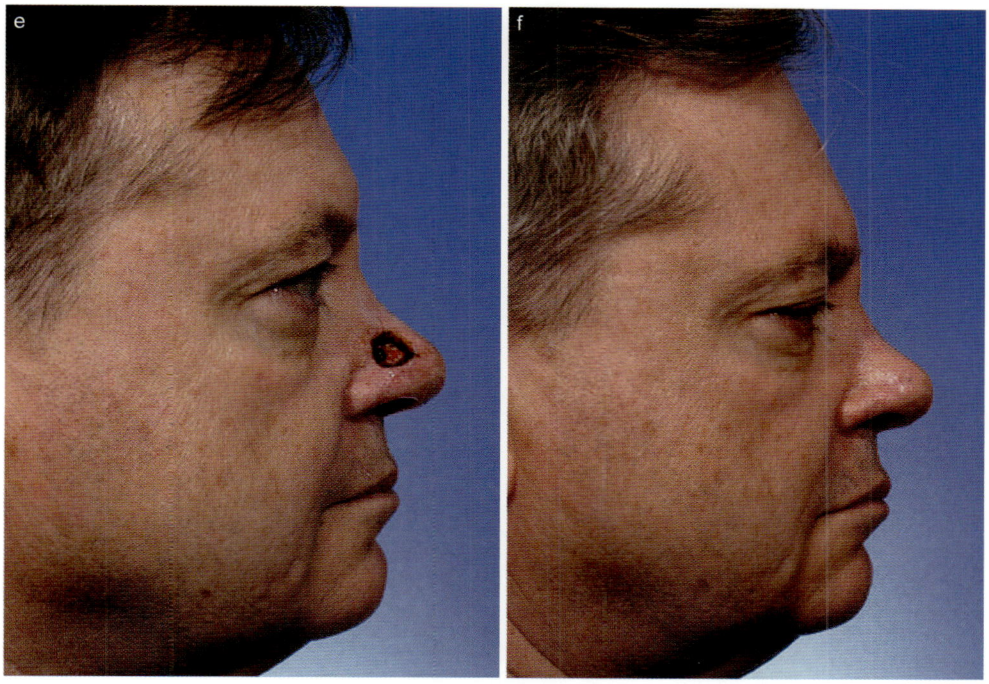

图 22.12 （续）

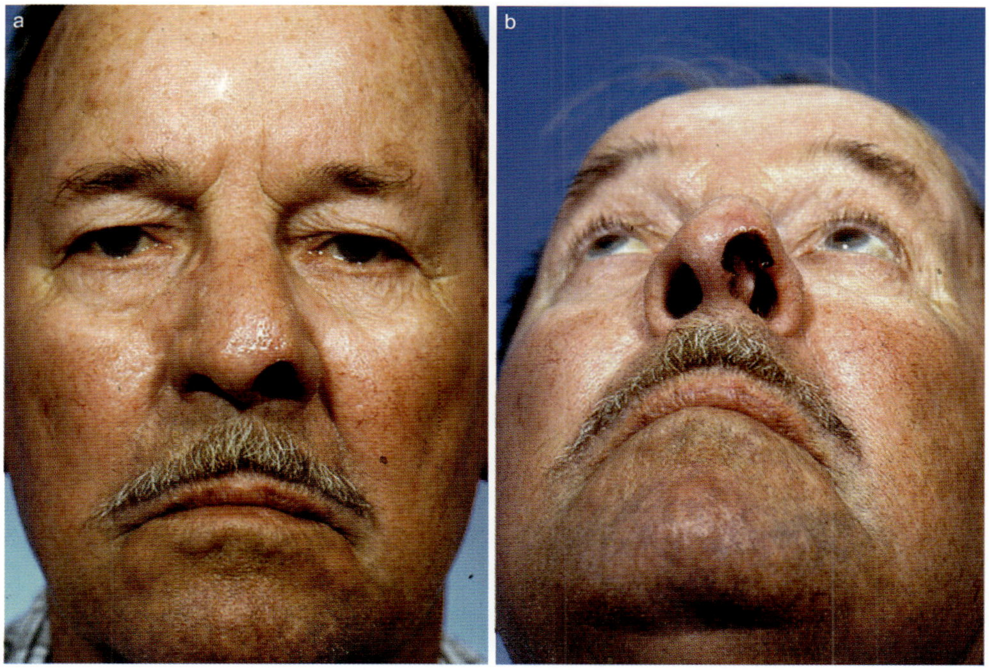

图 22.13 （a，b）1 cm×1.5 cm鼻软三角全层缺损。衬里缺损的高度太高以至于无法使用双蒂前庭皮肤推进皮瓣进行修复

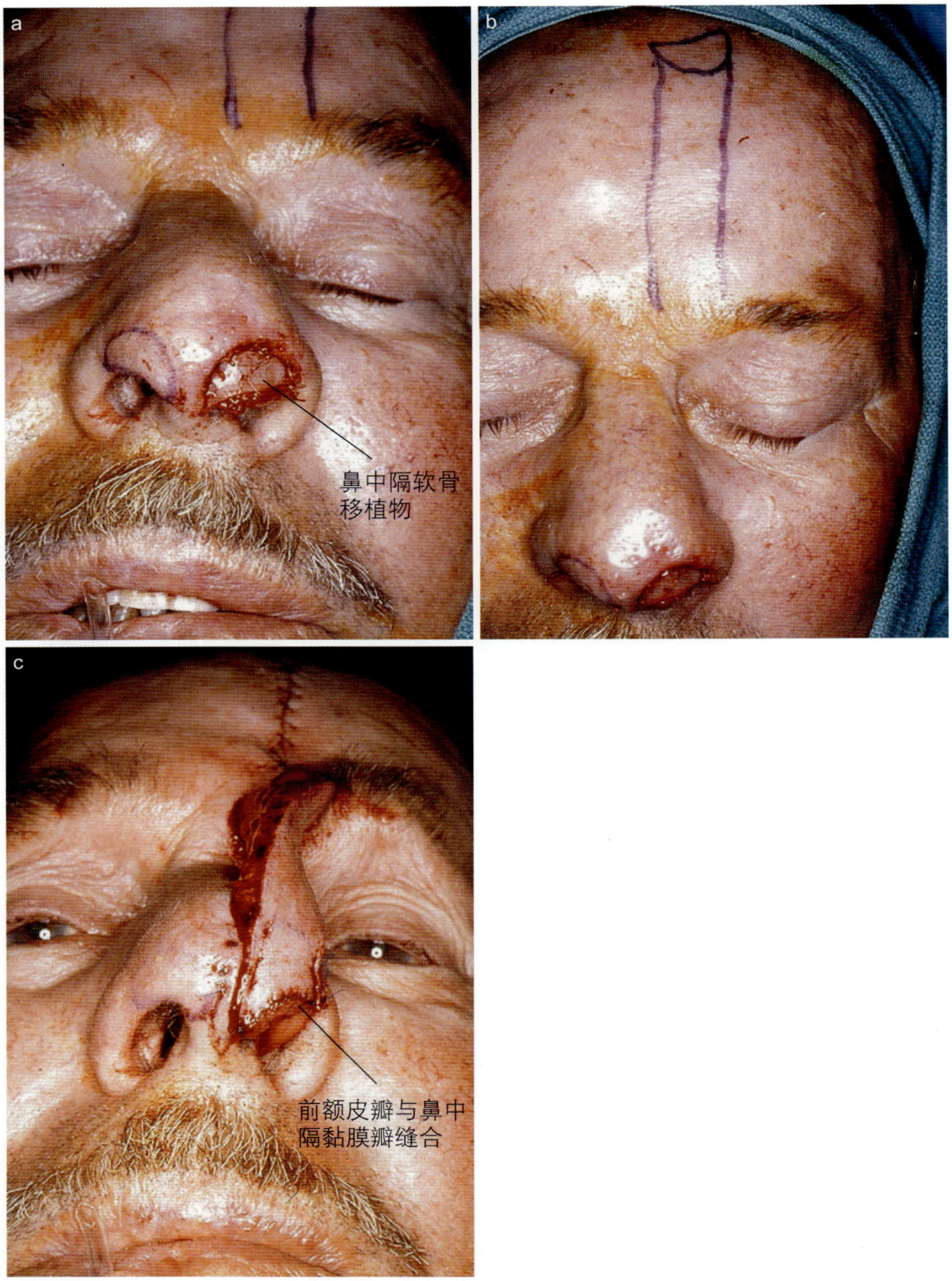

图 22.14 （a）缺损衬里由鼻中隔黏软骨膜铰链瓣提供。使用鼻中隔软骨作为支架。衬里皮瓣悬吊于软骨移植物内面（注意缝合时要穿过软骨）。将游离的衬里皮瓣的尾部向前拉伸以覆盖支架移植物。（b）设计插入前额旁正中皮瓣作为覆盖皮瓣。（c）前额皮瓣就位。将前额皮瓣尾侧缘与衬里皮瓣远端缝合在一起

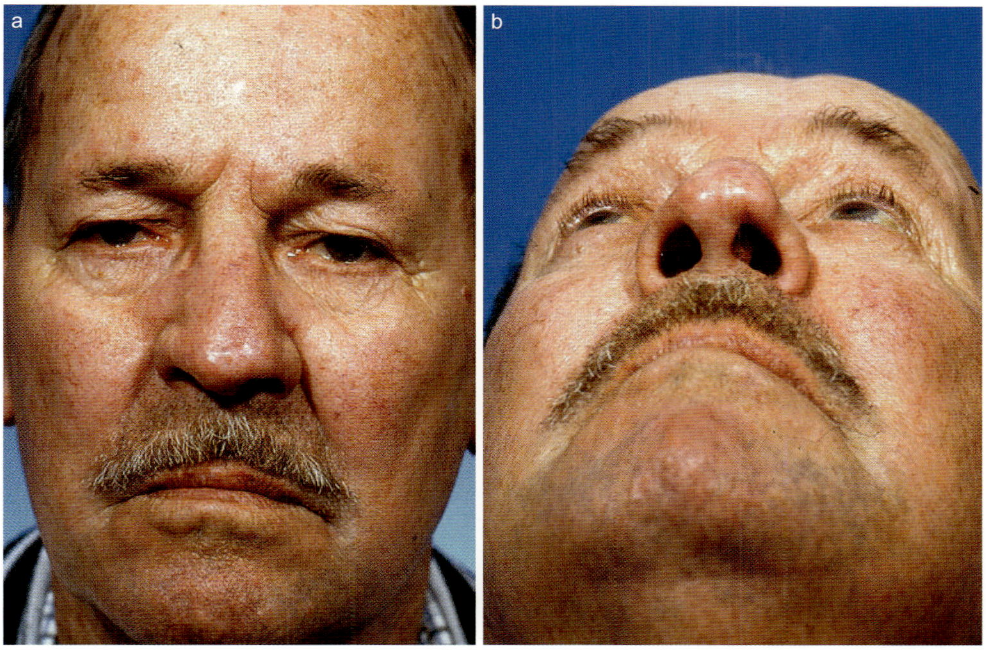

图 22.15 （a, b）覆盖皮瓣和衬里皮瓣断蒂后 6 个月。不需要进行形态修整术

位置提示我们使用插入覆盖皮瓣进行修复。只要有可能，就应尽量限定插入前额旁正中皮瓣取自中线的一侧，以保留对侧的前额旁正中皮肤可以用作下一次的插入皮瓣。本病例就证明了这一点，用两个插入前额旁正中皮瓣来再造两处相互独立的因莫氏手术移除基底细胞癌留下的鼻部缺损。两次前额皮瓣转移之间相隔 10 年。

鼻尖侧面及鼻翼再造　第 23 章

Shan R. Baker

本章讨论的是一种全层缺损的情况。

患者为 44 岁女性，患有左侧鼻翼沟处黑色素瘤。转诊的皮肤科医生取了肿瘤组织送病理检查，并建议后续手术时采取更宽的手术切缘。她的健康状况非常好，没有其他的皮肤恶性肿瘤。因为肿瘤取活检后留下的伤口保持开放，所以查体可见患者鼻翼沟前部有一个 0.8 cm 的溃疡。胸片未显示有肿瘤肺部转移的迹象。病理检查结果显示为黑色素瘤，Breslow 厚度分级为 2.13 mm。建议治疗方案是全层切除肿瘤和肿瘤周围 1.5 cm 宽的软组织（图 23.1）。我们切除了患者全部的鼻翼、鼻尖侧面以及鼻侧壁尾部到梨状孔底部之间的组织。鼻翼软骨外侧脚和上外侧软骨也同时被切除。切除后，患者左半侧鼻留下了一处 3.0 cm × 2.75 cm 的全层缺损（图 23.2）。

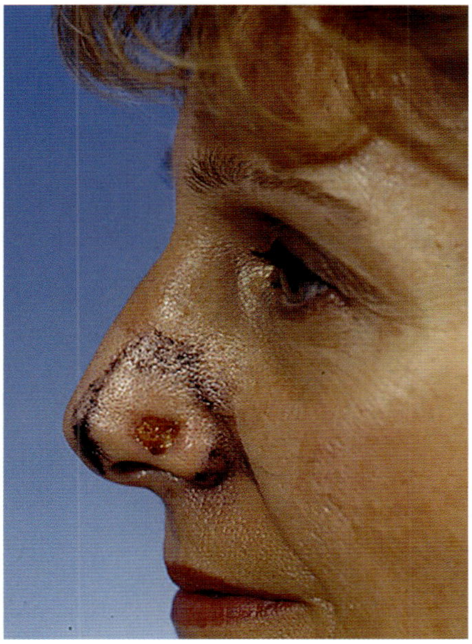

图 23.1　鼻翼沟处行黑色素瘤活检留下的开放伤口。黑色笔画出的是预计行全层切除的边缘

对该患者的鼻再造需要替代缺失的三层结构：衬里、支架和外覆盖。衬里再造可以使用第 4 章和 11 章描述过的同侧鼻中隔黏软骨膜铰链瓣。量出 5 cm × 3 cm 的皮瓣，使用有角度的手术刀通过缺损区域将皮瓣切割出来。皮瓣一端保持连接在鼻中隔尾部，其他部分从骨性筛骨垂直板和软骨性鼻中隔上分离下来（图 23 3）。从暴露的鼻中隔软骨上取下一小块作为之后的支架移植物，同时要保留足够的鼻中隔软骨背部和尾部以支撑鼻结构。具体方法是用手术刀切割软骨时保留对侧的黏软骨膜。对剩余完整鼻中隔软骨周围的黏膜切缘进行灼烧，以防术后出血。

将铰链瓣向外翻折形成缺损的衬里。使用 5.0 聚乳酸可吸收缝线间断缝合，将皮瓣边缘和缺损边缘黏膜层固定在一起。皮瓣近缘彼此之间缝合形成一个死腔，使鼻道和外部伤口分隔开（图 23.3）。皮瓣末缘保持游离，用来构成鼻孔缘。从鼻中隔软骨取下的一小块软骨经过手术刀打薄和修剪，可准确替代缺失的上外侧软骨。将软骨置于缺损处并使用缝线固定，其外侧与梨状孔骨膜固定，内侧与鼻中隔固定，上方与鼻骨骨膜固定。软骨移植物的尾部经划刻形成一个凸面的轮廓，这是为了模拟鼻翼上外侧软骨在内鼻阀区的形态。黏软骨膜铰链瓣使用 5.0 聚乳酸可吸收缝线褥式缝合悬吊在软骨支架移植物下面，缝合时穿透软骨全层和衬里皮瓣的半

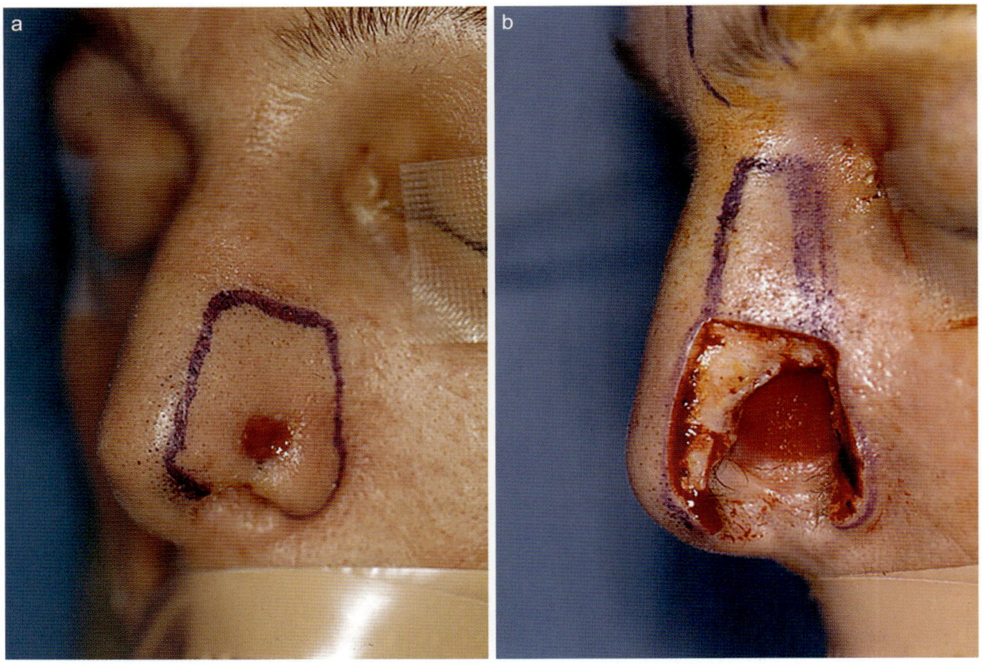

图 23.2 （a）标记手术切缘。（b）鼻翼、鼻侧壁尾部和鼻尖半侧全层切除。行再造术之前将暴露的上外侧软骨切割至鼻中隔和鼻骨水平

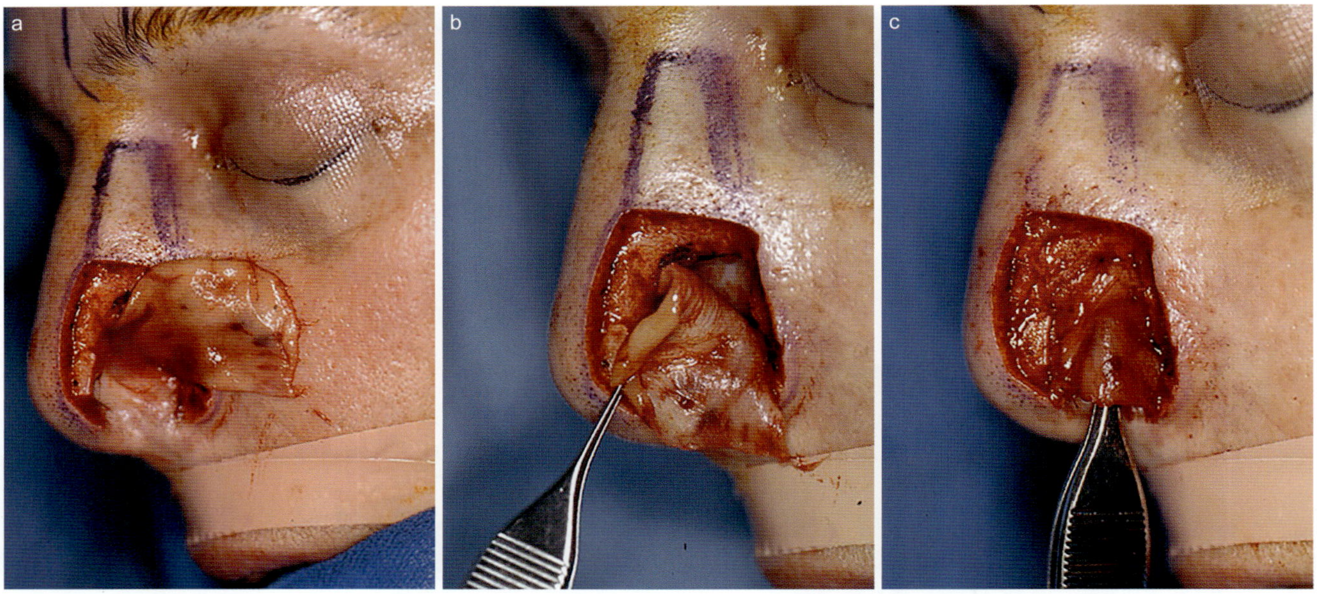

图 23.3 （a）将鼻中隔黏软骨膜铰链瓣向外侧翻折。（b）一端固定在鼻中隔尾部的衬里皮瓣向自己一侧折叠。（c）将皮瓣四周与缺损处的衬里边缘缝合，形成一个由黏膜包绕的盲腔。黏膜缺损头侧缘与衬里皮瓣的黏膜下层缝合。镊子可以探进死腔的长度

层（参见第 11 章）。

使用第 7 章描述的技术，从患者右耳取一块 3 cm × 1.5 cm 的耳软骨移植物。这个移植物的目的是为鼻翼提供结构支持，并替代缺失的左侧鼻翼软骨外侧脚。经过雕刻后，进行划痕处理以增加移植物凸度，以更好地模拟鼻翼形态。移植物的一端插入鼻翼基底的软组织腔隙里。另一端逐渐变薄以适应鼻软三角的形态（图 23.4）。耳软骨支架移植物与鼻中隔软骨移植物尾端有少量重叠，以模拟上外侧软骨和鼻翼软骨之间在内鼻阀处的重叠。使用5.0

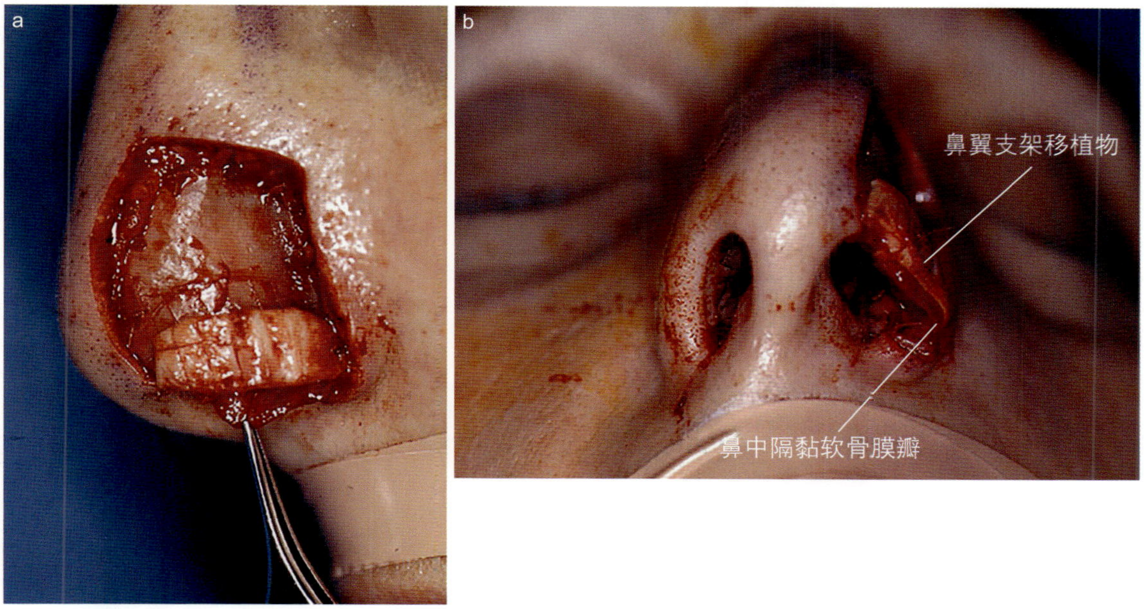

图 23.4 （a, b）使用鼻中隔软骨移植物替代缺失的上外侧软骨。移植物的尾部经过雕刻形成一个凸面，模拟上外侧软骨尾部的形态。耳软骨鼻翼支架移植物沿鼻孔缘放置，并与鼻中隔软骨稍微重叠。使用镊子拉出衬里皮瓣末端

PDO 线褥式缝合，将耳软骨移植物和鼻中隔软骨移植物、左鼻翼软骨中间脚缝合在一起，这样可以使两个移植物之间互相稳定，使整个支架更加固定。耳软骨移植物作为外侧脚的替代，同时也起到了支撑鼻翼的作用。行一针褥式缝合将鼻中隔黏软骨膜铰链瓣尾部悬吊在鼻翼耳软骨支架移植物下面。

在切除鼻部皮肤之前，我们制作了一个缺损模板。这个模板可以准确地体现被切除的鼻部皮肤形状。使用该模板设计了一个长 10 cm、宽 3 cm 的插入前额旁正中皮瓣，皮瓣延伸至有毛发的头皮区。将皮瓣从额骨上掀起，使用第 14 章描述的方法对皮瓣覆盖缺损远端 2/3 的部分进行修薄。使用 5.0 聚丙烯可吸收线将皮瓣与邻近鼻部皮肤间断垂直褥式缝合。前额皮瓣尾缘和黏软骨膜铰链瓣尾缘使用 5.0 聚乳酸可吸收线连续缝合。前额供区伤口通过伤口周围皮肤推进缝合修复（图 23.5）。

一期再造后 3 周行插入前额旁正中皮瓣断蒂嵌入术。嵌入前对最初转移时没有修薄的部分皮瓣进行修薄，去掉肌层和大部分皮下组织。同时也对鼻中隔黏软骨膜铰链瓣进行断蒂，并去除多余黏膜，使其从鼻中隔上分离下来，这样就恢复了鼻道的功能。

10 周后行形态修整术以恢复鼻翼沟。首先对比健侧鼻翼制作了一个镜像模板，反转后用来描画再造一侧鼻翼沟形态。沿着设计轮廓线在皮瓣中间做一条 3 cm 的切口，将切口两侧的皮瓣掀起，用第 13 章描述的方法去除皮下脂肪、瘢痕沉积和部分软骨（鼻翼支架移植物），以再造鼻翼沟。在放大镜下对最初转移前额皮瓣并脱毛时未能去除的持续性毛囊逐个灼烧。再造鼻翼沟使用长枕形敷料压迫塑形。用 4.0 聚丙烯可吸收线穿过鼻翼全层将牙科棉卷松松地固定在鼻翼沟上，棉卷延伸到整个鼻翼沟长度。患者的鼻中隔和再造鼻孔内有部分粘连。使用手术刀解除粘连后，将一个硅橡胶夹板放置在鼻中隔一侧，并用一针穿鼻中隔缝线固定。术后 5 天移除敷料，术后 10 天移除夹板。

在最初就诊时，患者曾表示想要缩小自己整体偏大的鼻子并改善过凸的鼻梁，但这些美学修复

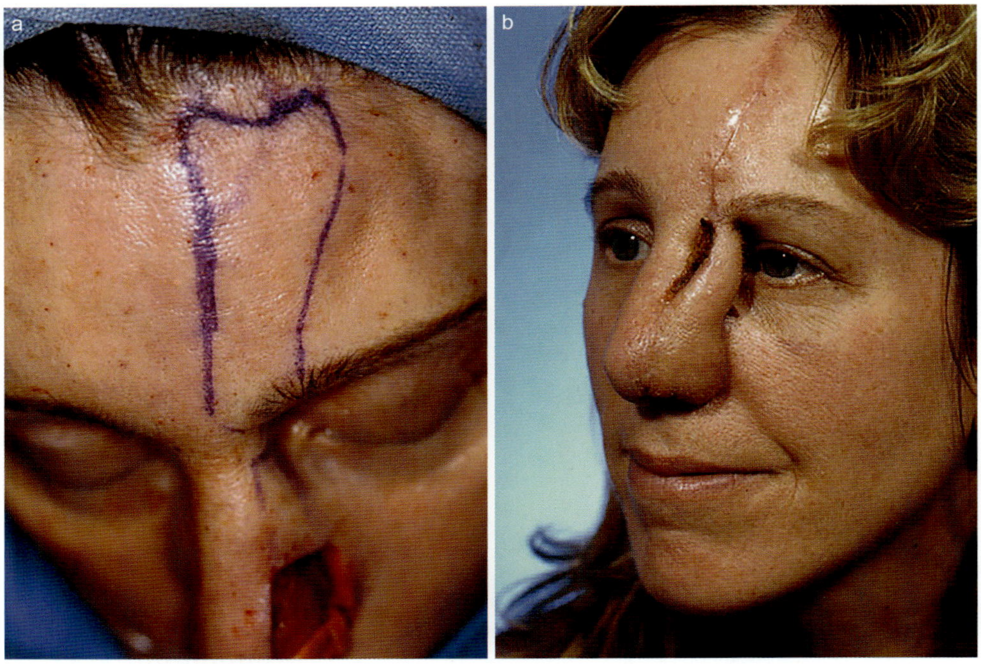

图 23.5 （a）设计插入前额旁正中皮瓣作为覆盖皮瓣。皮瓣延伸至带毛发的头皮区。（b）前额皮瓣转移 3 周后

被推迟到鼻部缺损重建完成后进行。在形态修整术后 3 个月，我们为患者做了缩鼻术。首先经含鼻小柱及边缘切口的开放入路，将鼻部皮肤从原生鼻软骨、骨性结构以及鼻再造时所植入的软骨支架移植物上分离。将右上外侧软骨从鼻中隔上分离，剩下的鼻中隔背部有 1 cm 宽，可以进行 3 mm 的软骨性鼻背修剪。使用骨刀将骨性鼻背降低同样的高度。对右上外侧软骨和左鼻中隔软骨支架移植物也进行修剪，使其能够适应降低后的鼻梁。从骨性鼻中隔两侧的骨性鼻穹窿上各切除 1 mm 厚的楔形骨组织，这样就可以修复开放式屋顶畸形且不用再降低骨性鼻背。行内侧和外侧截骨术，使鼻骨不完全骨折以缩窄鼻骨穹窿。从鼻中隔软骨上修剪下来的 3 mm 软骨经过塑形制成鼻小柱支撑物，用 5.0 聚丙烯可吸收线固定在鼻翼内侧脚。使内侧脚沿着支撑物向前拉伸以增加鼻尖突出度。

因为用来再造鼻翼衬里和鼻尖的鼻中隔黏软骨膜铰链瓣比较厚，导致左侧内鼻阀轻度受累。为了改善这一问题，我们沿着边缘切口在皮瓣的黏膜下层分离并修薄。通过切除黏膜下组织和瘢痕沉积，鼻孔内部的形态得以修正。使用支持敷料压迫衬里和外层皮瓣，消除死腔，敷料由 4.0 聚丙烯线穿过鼻部皮肤和衬里黏软骨膜瓣，将两个牙科棉卷分别缠绕固定在内外层皮瓣上而成。修复皮肤表面切口，并像标准鼻整形术一样使用鼻模。1 周后移除鼻模和敷料。最终患者的肿瘤未再复发，且鼻部形态美观（图 23.6）。

讨论

上外侧软骨和鼻翼软骨外侧脚的缺失通常会导致鼻侧壁及鼻尖侧面的全层缺损，这类缺损常用鼻中隔软骨和耳软骨进行替代。其中，鼻中隔软骨用来替代缺失的上外侧软骨，耳软骨移植物用来替代鼻翼软骨外侧脚，并提供鼻翼结构支持。鼻中隔软骨移植物的尾部要修得更薄一些，以增加它的凸度。这样软骨就会向外弯曲，形成了我们在正常内鼻阀区所看到的上外侧软骨尾部的形态。单是这项操作并不是每次都能完全修复鼻尖侧面和鼻侧壁的天然形态，必要的时候可以使用第二个软骨移植物，雕刻成鼻翼软骨外侧脚的形状，并放置在原本软骨外侧脚的位置，覆盖在第一个移植物之上。

在任何情况下，鼻部侧面的全层缺损累及鼻翼时都需要使用一个鼻翼支架移植物作为再造支持系统的一部分[1]。鼻翼支架需 1.5 cm 宽，与鼻翼垂直高度大致相同。这个宽度既保证了再造的鼻翼能获得足够的支撑，同时也提供了从鼻孔缘到上外侧软骨尾部之间的连续软骨片。当鼻翼软骨外侧脚被切除后，将鼻翼软骨支架移植物和鼻翼软骨的残余部分缝合，这样鼻翼支架移植物就可以同时承担起替换鼻翼软骨外侧脚和支撑再造鼻翼的功能。当上外侧软骨缺失时，最理想的方式是使用鼻中隔软骨移植物进行替代。因为这样可以获得比较宽（1.5 cm）的鼻翼支架移植物，以

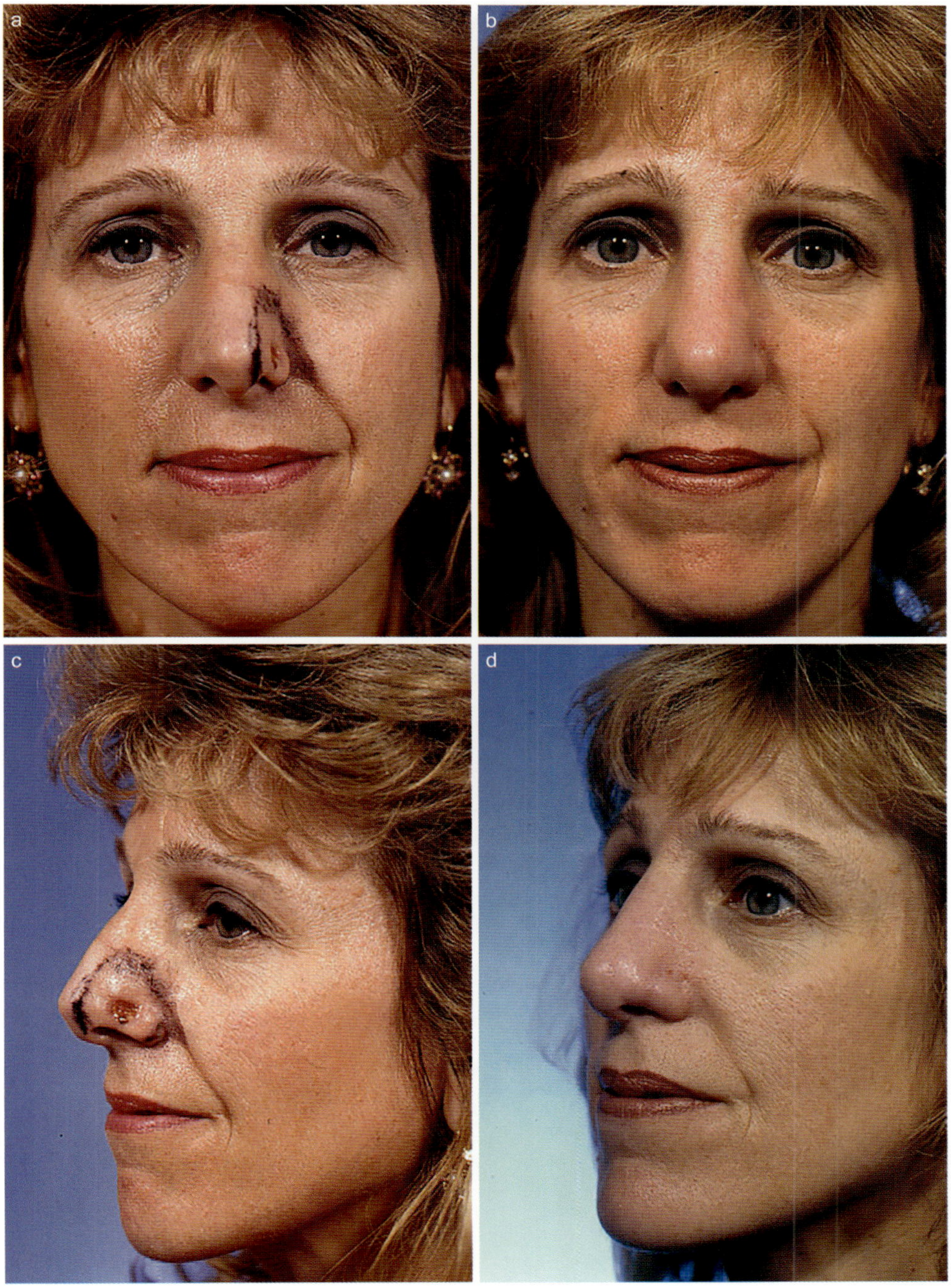

图 23.6 （a～h）术前和再造术以及后续保守缩鼻术后 1 年。术前照相中黑线标记的是后续手术切缘

图 23.6（续）

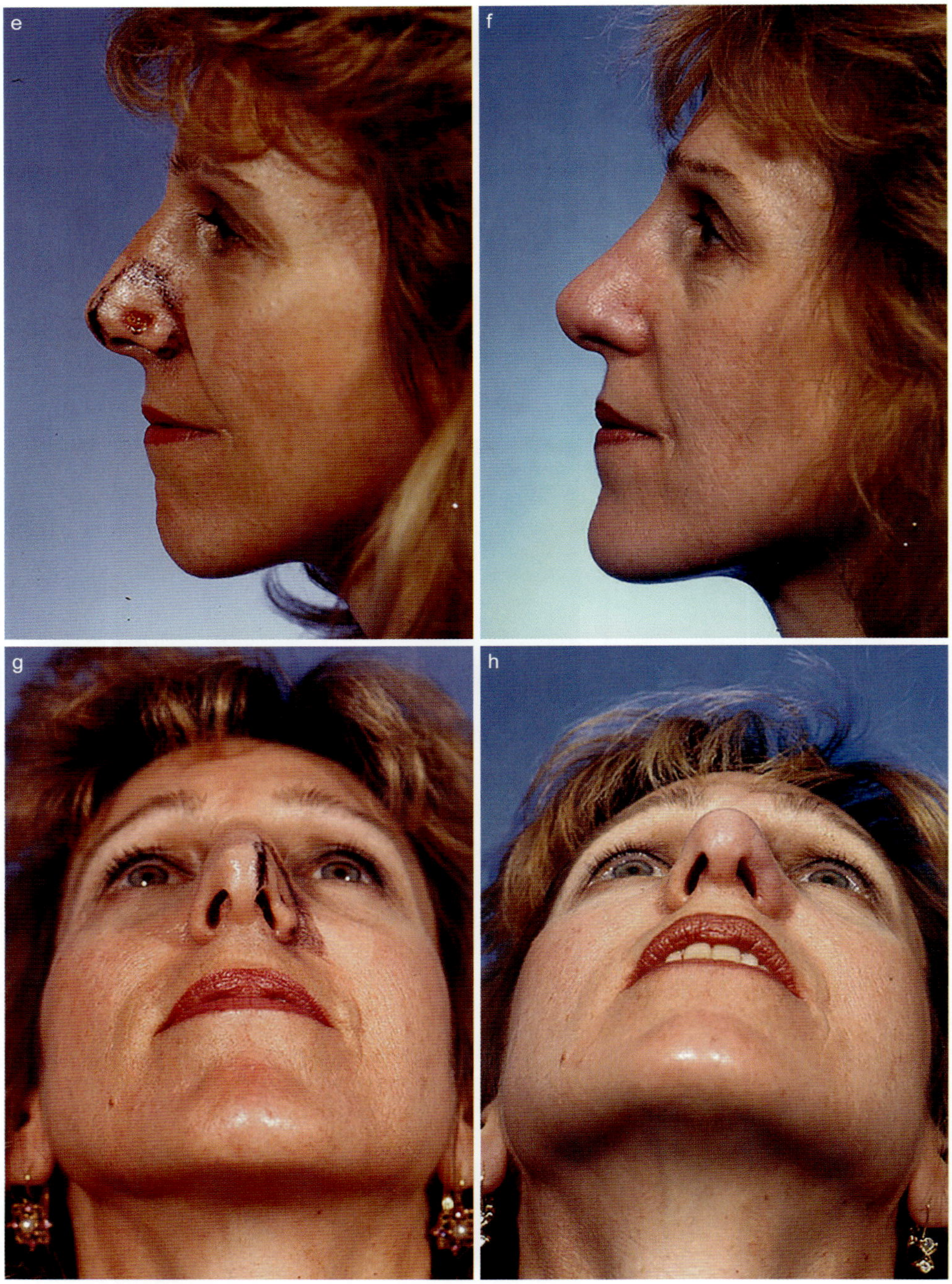

覆盖到上外侧软骨替代移植物的尾部。使软骨移植物相互重叠的设计在覆盖上外层皮瓣后，就可以在再造的鼻侧壁和鼻翼之间形成一道天然的沟壑，就像鼻翼沟一样。再使用第 13 章描述的方法进行后续的形态修整，就可以进一步加深这道沟壑。

本病例中，我们使用了鼻中隔黏软骨膜铰链瓣来再造缺损部位衬里。从鼻中隔上向外侧翻折皮瓣，并与缺损处的衬里边缘缝合。再造缺损的衬里需要大量材料，为了尽最大可能提供黏膜瓣，在获取皮瓣时会设计角度，使皮瓣的前缘或后缘的一部分沿着远端边界延长，这样就可以为缺失的鼻孔尾侧边界提供足够的衬里材料。为了帮助皮瓣固定，有时需要将更多的皮瓣近端边界彼此缝合在一起（参见第 11 章）。这样会形成一个黏膜包绕的死腔，将鼻道与外界分隔并封闭。用 5.0 PDO 线间断缝合鼻中隔铰链瓣黏膜下层与缺损处头侧端黏膜层，缝合方向与衬里皮瓣轴向平行，以减少缝合对皮瓣远端血供的限制（参见第 4 章和第 11 章）。这种缝合方式可以封闭衬里缺损头端，将支架移植物和鼻道分隔开，从而预防移植物的污染。3 周后切断衬里皮瓣的蒂部，打通死腔，使其从鼻中隔上分离下来，同时行外层皮瓣断蒂嵌入术。断蒂后，切除衬里皮瓣多余的黏膜。通常这样就可以恢复鼻部通气功能，而不需要额外的手术操作。像本病例中一样，鼻中隔和再造的鼻侧壁之间偶尔会发生粘连。发生这种情况时，首先解除粘连，然后暂时性地植入一个鼻中隔夹板。夹板要保留到因解除粘连造成的创面完全愈合，以防粘连再生。

使用鼻中隔黏软骨膜瓣修复鼻翼衬里和鼻侧壁时，也将鼻中隔后段黏膜下的勃起组织转移了过去，而这些组织在被转移至再造的鼻道后仍然具有充血的能力。衬里皮瓣黏膜的这个勃起属性虽然会随着时间推移而慢慢消失，但仍可能造成内鼻阀处较严重的肿胀和阻塞。本病例中的患者就发生了这种情况。解决方法为：沿着衬里皮瓣尾部做一个切口，在黏膜下平面剥离，并移除表现为多余黏膜下组织的勃起组织。最后使用敷料将衬里皮瓣和重叠的软骨支架压合在一起。这一步骤在衬里皮瓣断蒂后几个月内进行。

通常进行鼻再造的患者并不需要行鼻部美学整形术。不过如本病例中的情况，当患者要求做鼻部美学整形时，一定要等到鼻部完全再造成功之后才能进行。除非患者使用了鼻部皮肤瓣进行鼻修复，这时鼻整形术就要和鼻缺损再造同时进行。由于切除鼻部皮瓣时造成的“净空”效应会暴露全部的鼻骨架，故有利于鼻整形术的操作（参见第 10 章）。而当进行缩鼻术时，减少鼻背或鼻尖的突出度会产生多余的皮肤，从而减少了皮瓣移植时伤口关闭的张力。

参考文献

Baker SR. Major nasal reconstruction. In: Papel ID, ed. Facial Plastic and Reconstructive Surgery. 3rd ed, Chap. 59. New York: Thieme; 2009:807–820.

双侧插入前额旁正中皮瓣　第 24 章

Shan R. Baker

本章讨论的是一种全层缺损的情况。

患者是一位患有 2 型糖尿病的 66 岁男性，发现左后鼻道腺样囊性癌。轴向 CT 显示肿瘤中心来源于左侧鼻骨深层表面。鼻骨和骨性鼻中隔的后上部被肿瘤侵蚀。筛状板保持完整，但肿瘤侵犯到了后筛房。通过从双冠状入路位行颅面手术，对肿瘤进行移除，手术内容包括筛窦切开术、部分内侧上颌骨切除术、筛状板切除术和后上部骨性鼻中隔切除术。行左侧骨性和软骨性鼻侧壁全层切除，同时切除了部分骨性鼻背。由于术后放疗有较小的致盲可能性，患者拒绝了术后放疗。

肿瘤切除后检查患者鼻部，可见累及鼻侧壁和颊部内侧的一处 3 cm × 4.5 cm 全层缺损（图 24.1）。左上外侧软骨、鼻骨和上颌骨内侧全部缺失。骨性鼻中隔缺失，因此阻断了前后筛动脉、蝶腭动脉向鼻中隔的供血分支。由犁骨构成的部分骨性鼻中隔位于缺损下方。由于鼻中隔的后部血供被阻断了，因此无法使用基于剩余骨性鼻背的对侧鼻中隔黏软骨膜铰链瓣来进行再造，尽管它是修复鼻侧壁头段全层缺损衬里的最好方式（参见第 4 章和第 11 章）。

沿鼻中隔尾端做一个 Killian 切口，移除大部分的软骨性鼻中隔，只在鼻中隔背部和尾部保留 1.5 cm 的连续条形软骨以支撑鼻尖及鼻中部穹窿。使用第 7 章中描述的技术获取犁骨的一部分，与鼻中隔软骨移植物保持连续，以提供较大的骨软骨复合材料移植物作为鼻侧壁的支架。同时使用第 5 章

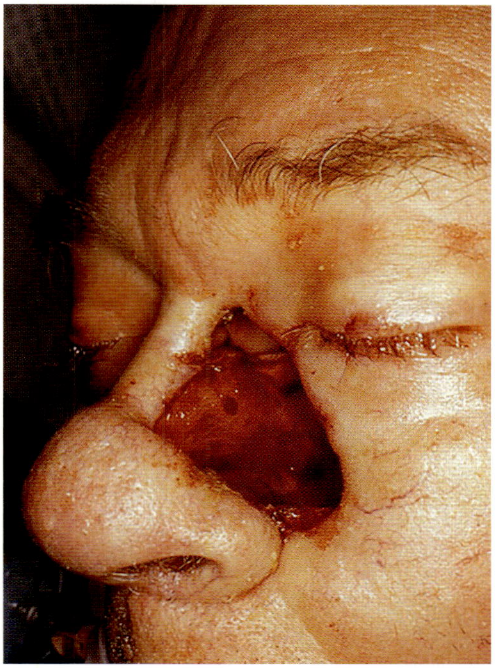

图 24.1　3 cm × 4.5 cm 的鼻侧壁和颊部内侧全层缺损。左上外侧软骨、鼻骨以及上颌骨内侧全部缺失

中描述的技术，从左耳获取一个 4 cm × 1.5 cm 的耳软骨移植物。

由于供给剩余鼻中隔的大部分背部和后部血运缺失，无法使用鼻中隔黏软骨膜瓣来替代鼻侧壁缺损的内层黏膜，我们选择插入前额旁正中皮瓣来修复衬里缺损（图 24.2）。一个 3 cm 宽的右侧插入前额旁正中皮瓣被切取并转移到鼻道内部。转移时，使皮瓣从眉间皮下穿行至鼻内部，皮瓣蒂部以铰连的形式衔接而不是在眉毛处扭转（参见第 14 章）。皮瓣经修薄去除肌层和部分皮下组织，

并与缺损处内层的黏膜边缘缝合，皮瓣的皮肤一侧朝向鼻道。

骨和鼻中隔软骨复合移植物作为再造部位的支架，经修剪至合适的尺寸，放置于衬里皮瓣之上，并用 4.0 聚乳酸可吸收线将支架移植物和皮瓣缝合固定（图 24.3）。移植物像一个大的撑板支撑着鼻侧壁，将鼻部皮肤从剩余的鼻梁上抬起，创造出空间来容纳耳软骨移植物。耳软骨移植物经过修剪形成一个双层背部嵌体移植物，以增加中上部鼻穹窿的高度。移植物同时也延长了骨性和软骨性鼻背的长度。

患者皮肤的缺损累及了颊部内侧。将颊部皮肤自皮下组织层游离，向前推进至鼻面沟理论上的位置，并用 4.0 聚乳酸可吸收线固定。缝线穿过

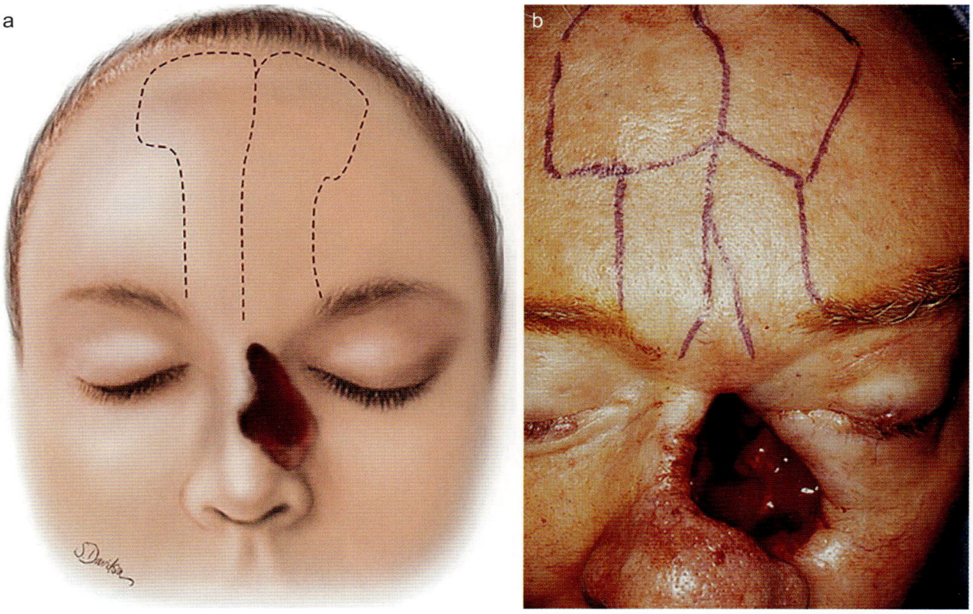

图 24.2 （a, b）设计双侧插入前额旁正中皮瓣

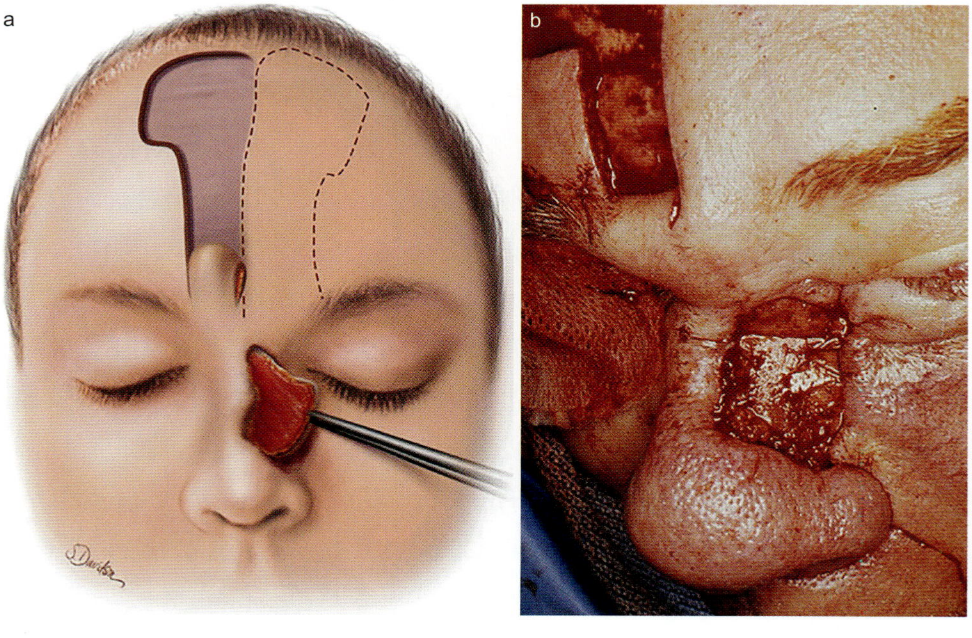

图 24.3 （a）用来修复衬里缺损的右侧前额皮瓣经眉间皮下隧道转移至鼻道。（b）衬里皮瓣的皮肤层转向内侧，并与缺损边缘缝合。鼻中隔骨和软骨复合移植物放置于皮瓣创面之上。移植物作为再造部位的支架结构。双层耳软骨嵌体移植物（未显示）置于鼻部皮肤下，以抬高鼻背

颊部皮瓣的深面，与之前移植到鼻道内部的衬里皮瓣的创面缝合固定。使用一个模拟鼻部皮肤缺损形状的模板来设计左侧插入前额旁正中皮瓣。皮瓣宽 3 cm，切到左眉水平，并向下旋转形成鼻部缺损的外覆盖。皮瓣经修薄去除肌层和大部分皮下组织，并用间断垂直褥式缝合的方式将皮瓣与缺损周围皮肤缝合固定（图 24.4）。

由于前额供区的伤口宽达 6 cm，所以我们并没有尝试通过推进剩余前额皮肤来关闭伤口，而是使用凡士林软膏涂抹保持开放的伤口湿润。而且考虑到构成两个皮瓣蒂部的大部分前额皮肤之后可以复位，也可以填补中下部的前额皮肤缺失。前额旁正中皮瓣转移 3 周后，行皮瓣断蒂嵌入术。通过皮瓣转移至鼻内时留下的皮下隧道，伸进带角度的解剖刀将内层衬里皮瓣的蒂部在鼻道内切断。然后将近端皮瓣蒂部从眉间皮下隧道内拉出，不经过任何修剪，复位回前额。同样通过皮下隧道，将远端皮瓣的切缘与黏膜缺损的头侧缘使用 5.0 聚乳酸可吸收缝线间断缝合。这样就封闭了鼻道和外界之间的联系。外覆皮瓣断蒂后，近端的蒂部同样整体复位回前额，剩余与鼻部连接的部分则进行嵌入。使用压缩敷料包扎皮瓣区域。由于两个皮瓣蒂部的组织全部复位，填补了两眉之间全部的皮肤缺损和部分前额中央的皮肤缺损。将两眉内侧的皮肤在筋膜下层广泛游离并向周围分开，以接纳复位的蒂部皮肤，这样也恢复了两眉之间正常的解剖关系。

患者不需要行后续的形态修整术。不过患者要定期做鼻内镜检查鼻道，并每年复查一次 MRI，以密切监控可能的肿瘤复发。再造术后 3 年，患者抱怨有左侧鼻气道阻塞。检查显示再造的鼻侧壁向内侧移位，并在内鼻阀处阻塞了鼻道。这说明用来充当鼻侧壁支架的骨和软骨复合移植物并没有提供足够的硬度和支撑来防止鼻侧壁软组织塌陷。

患者内侧上颌骨的整体缺失是导致颊部和鼻侧壁软组织缺少支撑的原因。这样大面积的骨性缺损使骨移植也变得很困难，因为要想恢复从鼻背到上颌骨中部之间的骨连续性，需要很多块肋骨或颅骨的移植物。因此我们选择了另一种方式替代骨移植，使鼻侧壁向外侧移动并恢复鼻部和颊部内侧的结构支撑。将一个 3 cm × 4 cm 的钛网植入鼻侧壁和颊部内侧皮下。在外覆盖的前额皮瓣下缘和鼻部原生皮肤之间的左鼻翼沟处做一个切口，分离出一个皮下腔隙以容纳钛网。腔隙上至眉间，内侧至鼻背，外侧至剩余的上颌骨。使鼻背和鼻面沟之间的

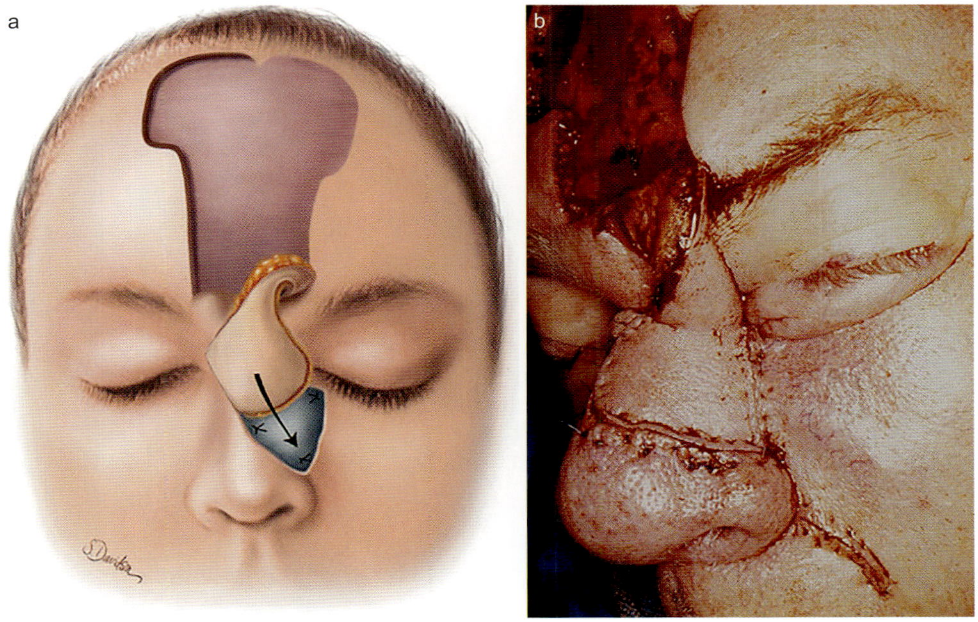

图 24.4　（a, b）用来覆盖支架移植物并修复表层缺损的左侧插入前额旁正中皮瓣

钛网向外弯曲，令其上的鼻侧壁软组织的轮廓形成一个较小的凸度。这样就将鼻侧壁向外侧移动并打开了左侧鼻腔的内部空间。钛网在这里就像巨大的独立板条，搭在鼻背和上颌骨中部之间的缺损上，支撑起上层结构。最后将切口逐层缝合关闭。现在钛网植入术后 4 年，患者鼻部气道改善良好，没有再出现阻塞（图 24.5）。

讨论

在修复鼻部全层缺损时，鼻中隔是最好的衬里皮瓣来源，形式主要为从骨性和软骨性鼻中隔上

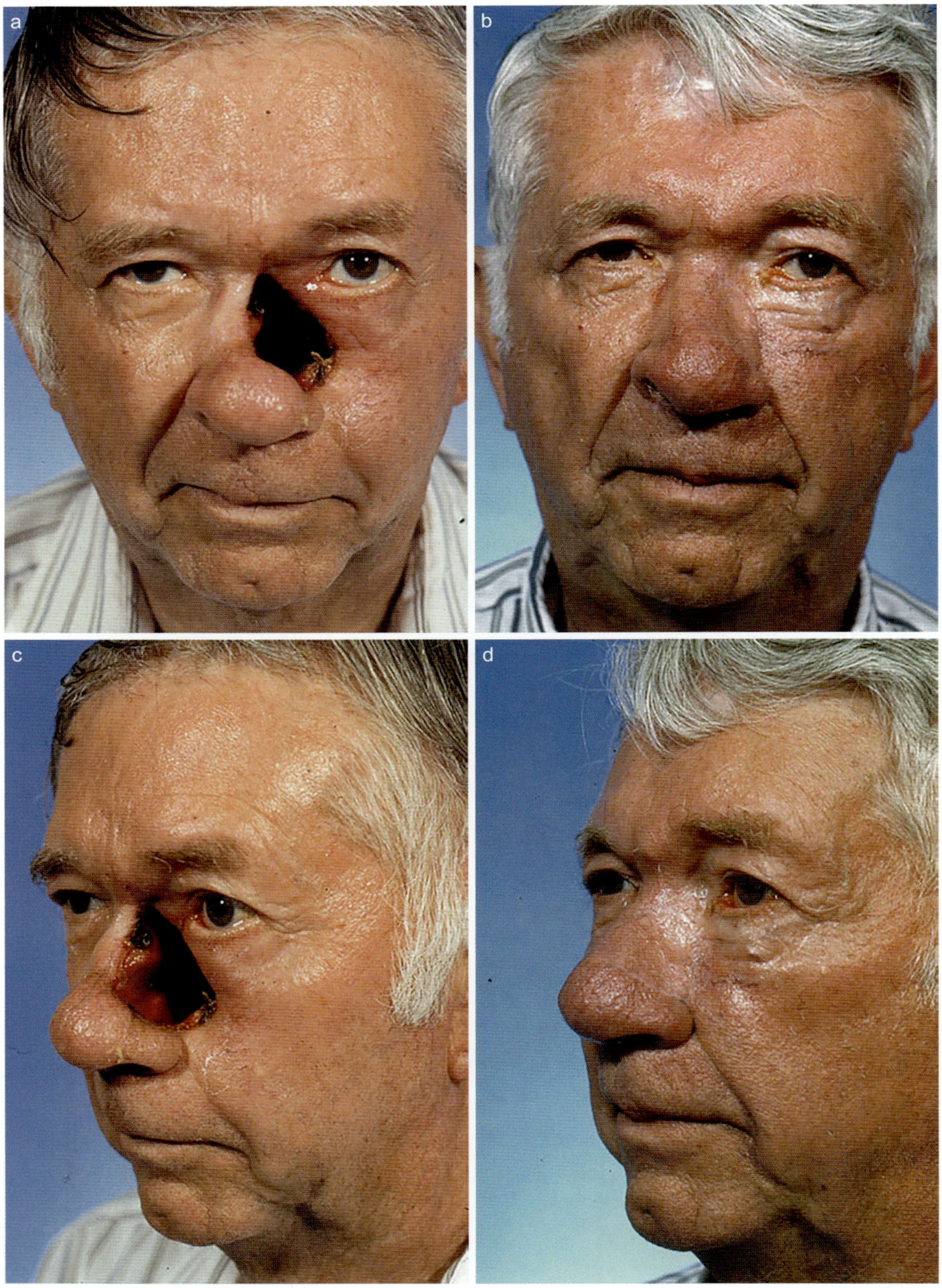

图 24.5 （a~f）术前和术后 4 年

图 24.5（续）

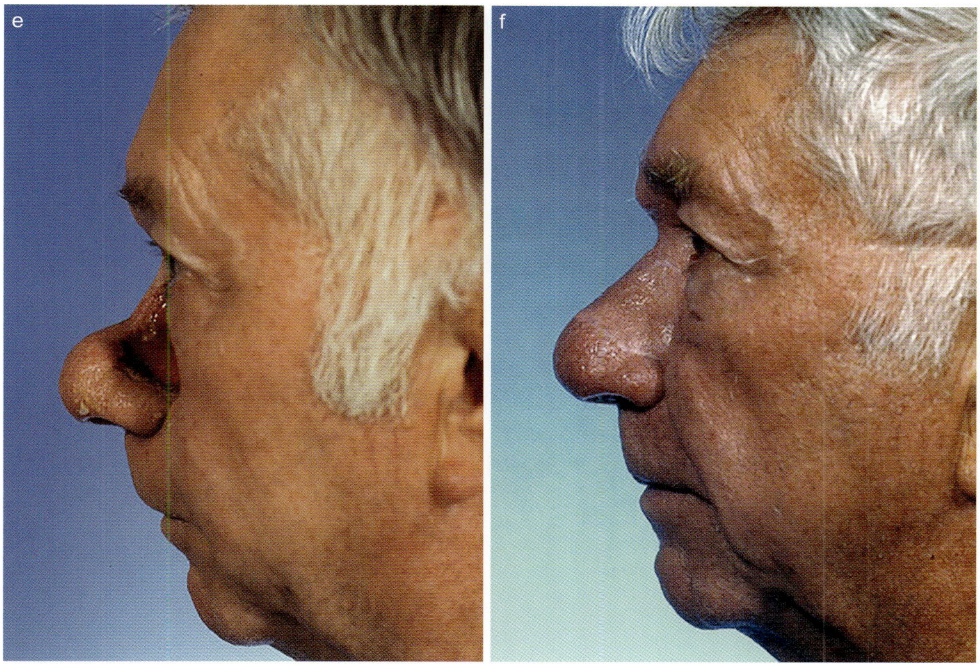

翻折下来的黏软骨膜瓣（参见第 4 章）。在本病例中，患者鼻中隔后部缺失，剩余的鼻中隔前部血运不足。而衬里缺损的位置又太靠近头端，无法用鼻甲黏膜骨膜瓣进行修复。在一些少见病例中，当鼻内的黏膜不够填补鼻衬里缺损时，会使用插入前额旁正中皮瓣作为衬里修复的替代方案。必要的时候，一个足够大的前额皮瓣甚至可以修补从前鼻孔到后鼻孔之间的全部鼻道衬里。用于修复鼻衬里缺损的前额皮瓣既可以通过眉间皮肤下隧道，也可以通过鼻旁的皮下瘘管抵达鼻道内（参见第 4 章和第 11 章）。使用鼻旁皮下瘘管时，瘘管会在衬里皮瓣断蒂后关闭。

使用前额旁正中皮瓣修复鼻缺损内层有一些缺点。首先，前额皮瓣比鼻中隔黏软骨膜瓣要厚，很容易肥大而阻塞鼻气道。在修复鼻下部穹窿时，这种弊端尤其明显。在本病例中，前额皮瓣就是在修复鼻气道头段的衬里缺损时效果最好。因为当鼻中隔缺失时，这个位置会有足够的空间来容纳前额皮瓣，并且不会造成鼻道缩窄。另一个缺点是，再造部位缺乏自洁机制，无法清除气道内不断从皮瓣上脱落的鳞状上皮细胞碎屑。如果鼻内能够保留足够的黏膜，就可以通过黏膜上的纤毛将碎屑清扫到鼻咽部。然而，如果前额衬里皮瓣的表面积过大，鼻内剩余的黏膜就无法产生足够的黏液作为介质来运输鳞状上皮细胞碎屑。在这种情况下，就需要使用生理盐水灌注的方法，定期人工清洗鼻部（参见第 11 章讨论的如何保持鼻部卫生）。

在插入前额旁正中皮瓣嵌入时，近端蒂部通常会被转化成一个倒 V 形皮瓣，插入两眉之间以恢复其正常解剖关系。而任何超过眉毛水平的蒂部组织都会被切除（参见第 14 章）。这种方式会在前额旁正中的位置留下一个不明显的纵向瘢痕，从眉毛延伸至发际线。当用于鼻再造的前额皮瓣过大时，供区的伤口无法一期完全关闭。这时就要保持伤口的上半部分开放，等待二期愈合。对于较大的皮瓣，通常会使用比较窄的蒂部进行转移，蒂部大约 1.5 cm 宽。这样设计是为了尽量减少从前额下 2/3 处获取的皮肤。这样即使前额皮瓣很大，前额下半部分的伤口也会比较小，通常可以一期愈合，留下一个很窄的纵向瘢痕。

在本病例中，由于转移了双侧前额旁正中皮瓣至鼻部，因此从前额下部切取的条状皮肤宽约6 cm。这个宽度的供区伤口无法一期关闭。因此在本病例中，供区伤口的上1/3留待二期愈合，而下2/3在两个皮瓣断蒂嵌入时关闭。与一般情况不同，我们并没有将蒂部插入到两眉之间，也没有对多余的组织进行修剪，而是保留了近端蒂部的全部组织。这样就可以将之前从前额下部和中部切取的皮肤及肌肉组织全部复位。用这种方式处理前额供区伤口后，前额的外观几乎完全正常。只有供区瘢痕的上半部分能看得见，因为上半部分伤口必须要留待二期愈合。

用来作为鼻侧壁结构支撑的骨和软骨复合移植物最终被证实并不够用。它能够撑开鼻侧壁，但并没有大到可以跨过骨性鼻背和剩余上颌骨之间的空隙。因此，它严格意义上只能作为支撑板条，不能作为衔接鼻骨和上颌骨的支架移植物。我们的失误在于未能提供一个连续的板层支撑。上颌骨内侧拱壁的缺失，是导致再造部位因颊部内侧和鼻外侧皮肤及软组织的重力而进行性塌陷的原因。使用钛网作为牢固的支架来替代通常由鼻骨和上颌骨额突提供的结构支撑，最终修复了再造部位的组织塌陷。

鼻侧壁和鼻背的再造 第 25 章

Shan R. Baker

本章讨论的是一种全层缺损的情况。

患者是一位 56 岁男性，主诉鼻梁处进行性肿胀 3 年。18 年前，患者曾做手术移除了右侧鼻道在上外侧软骨附近的一处腺样囊性癌。检查可触及键石区的一个 3 cm × 2.5 cm 肿物，活动度差（图 25.1）。从鼻气道内部视诊未见肿物。对肿物进行活检，结果示腺样囊性癌。轴向 CT 显示肿瘤对鼻中隔的侵犯较少。筛窦和鼻骨未见明显肿瘤累及。行部分鼻切除术移除肿瘤，切除了右侧上外侧软骨、双侧鼻骨、部分鼻背软骨和骨性鼻中隔，以及覆盖中上部鼻穹窿的全部皮肤。手术切缘未见肿瘤。

肿瘤切除术后，患者行相关检查准备接受鼻再造手术（图 25.2）。患者中部鼻穹窿和骨性鼻穹窿的大部分背侧组织缺失。整个右鼻侧壁全层缺损，软组织缺损累及颊部内侧。虽然适当切除了部分背侧骨性和软骨性鼻中隔，不过左上外侧软骨和左鼻中部穹窿内层黏膜的大部分组织都保持完整。整个鼻部皮肤缺损的大小为 5.5 cm × 5.5 cm。除此之外，患者还患有老年性男性型秃发（advanced male pattern baldness），平时会戴假发。

我们决定使用颅骨骨移植物作为再造鼻背的支架，并使用鼻中隔软骨移植物作为右鼻侧壁的支架。上颌骨额突虽然暴露在外，但是保持完整，因此可以为固定软骨移植物提供骨性支持。额骨鼻突由于鼻根处皮肤和软组织的缺失，也完全暴露，可

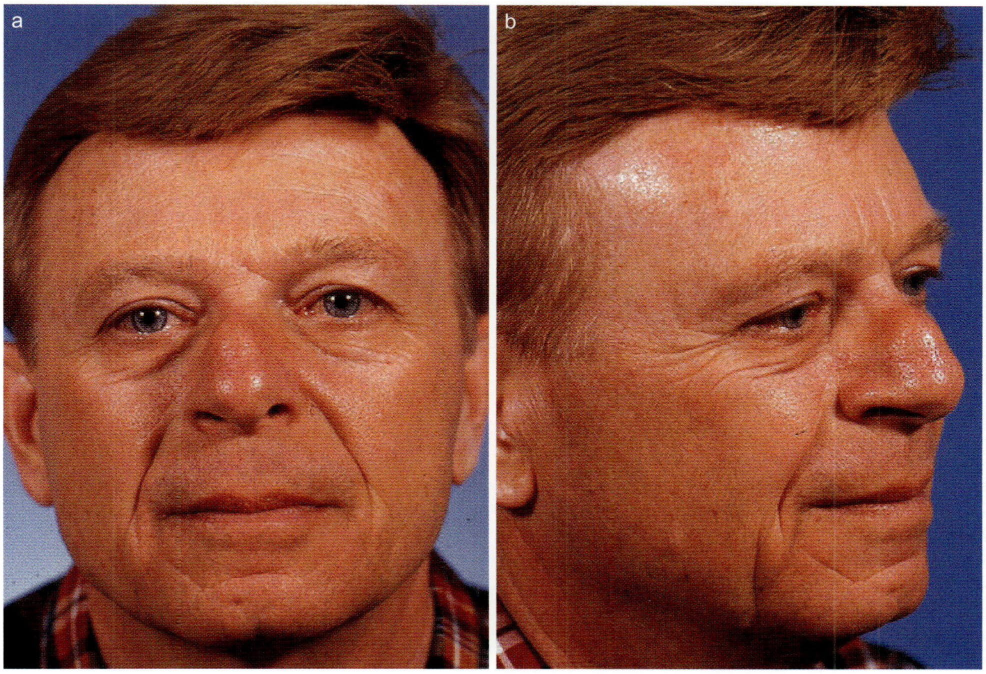

图 25.1 （a, b）患者主诉鼻梁处进行性肿胀

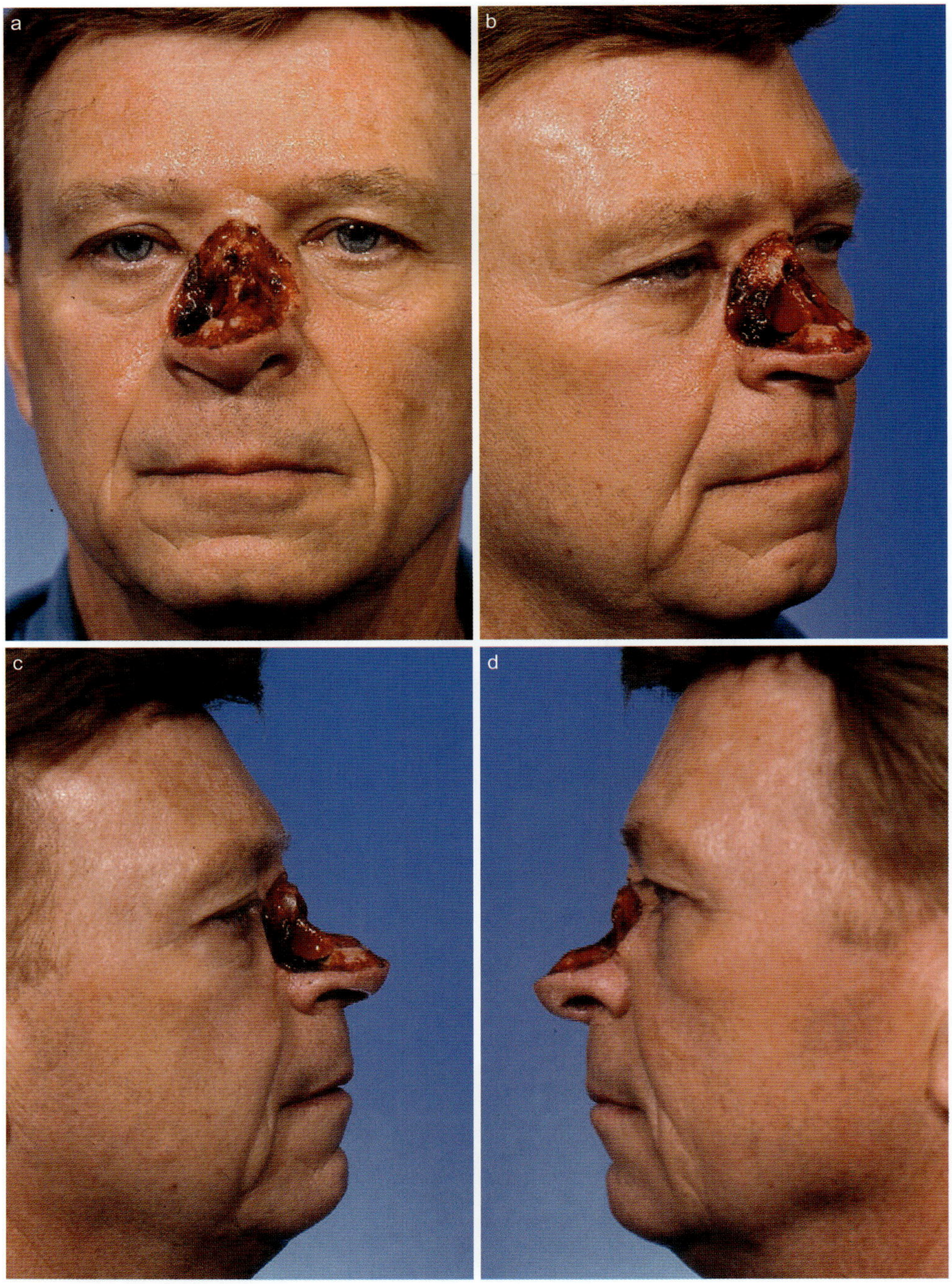

图 25.2 （a ~ d）5.5 cm × 5.5 cm 鼻部缺损。右鼻侧壁全部缺失

以为固定颅骨骨移植物提供支持。使用第 8 章描述的技术，从右侧顶骨获取骨移植物。首先用骨钻在骨移植物周围画出大约 4.5 cm × 1.4 cm 大小的区域，然后用角锯（angled saws）切取移植物，保留颅骨的内层皮质。

通过患者鼻右侧的开放伤口，切取鼻中隔黏软骨膜铰链瓣（参见第 4 章和第 11 章）。首先在暴露的背侧鼻中隔骨、软骨下 1 cm 做一个平行切口；然后沿鼻底做平行于第一个切口的第二个切口；接着做一个跨过筛骨垂直板的纵向切口，将两个平行切口连接。自骨膜下和软骨膜下层掀起皮肤，就可以在鼻中隔前部获得一个 4 cm 长、3 cm 宽的皮瓣。然后从暴露的鼻中隔软骨上切取完整的一片，注意要保留 1 cm 的背侧软骨以支撑左侧内鼻阀。保留对侧鼻中隔黏软骨膜。将尾端与鼻中隔相连的右侧黏软骨膜瓣向前外侧翻转，构成缺损的右侧鼻腔的内层（图 25.3）。使用 5.0 可吸收线间断缝合将黏软骨膜瓣与周围缺损边缘的黏膜层固定在一起。皮瓣近端折叠，边缘彼此缝合，将鼻腔与外界封闭，这样就在右侧鼻中部穹窿的上方形成一个封闭的内层为黏膜的死腔（参见第 11 章）。再将鼻中隔边缘的黏膜与鼻中部穹窿处左上外侧软骨边缘的黏膜缝合在一起，以修补左侧鼻的衬里缺损。

使用骨钻按第 8 章描述的方式对骨移植物进行雕刻，然后使用长 3 mm 和 4 mm、直径 1.5 mm 的螺丝钉以及固定板，将骨移植物固定在暴露的额骨鼻突（图 25.4）。鼻中隔软骨移植物使用解剖刀进行雕刻，使其恰好适合右鼻侧壁。将软骨移植物安置在右鼻侧壁，使用 5.0 可吸收线从软骨移植物外表面穿透软骨和衬里皮瓣全层，进行水平褥式缝合，将软骨和其下的衬里皮瓣固定在一起。同时在移植物上方的剩余右侧鼻骨上钻一些容纳缝线的孔，将

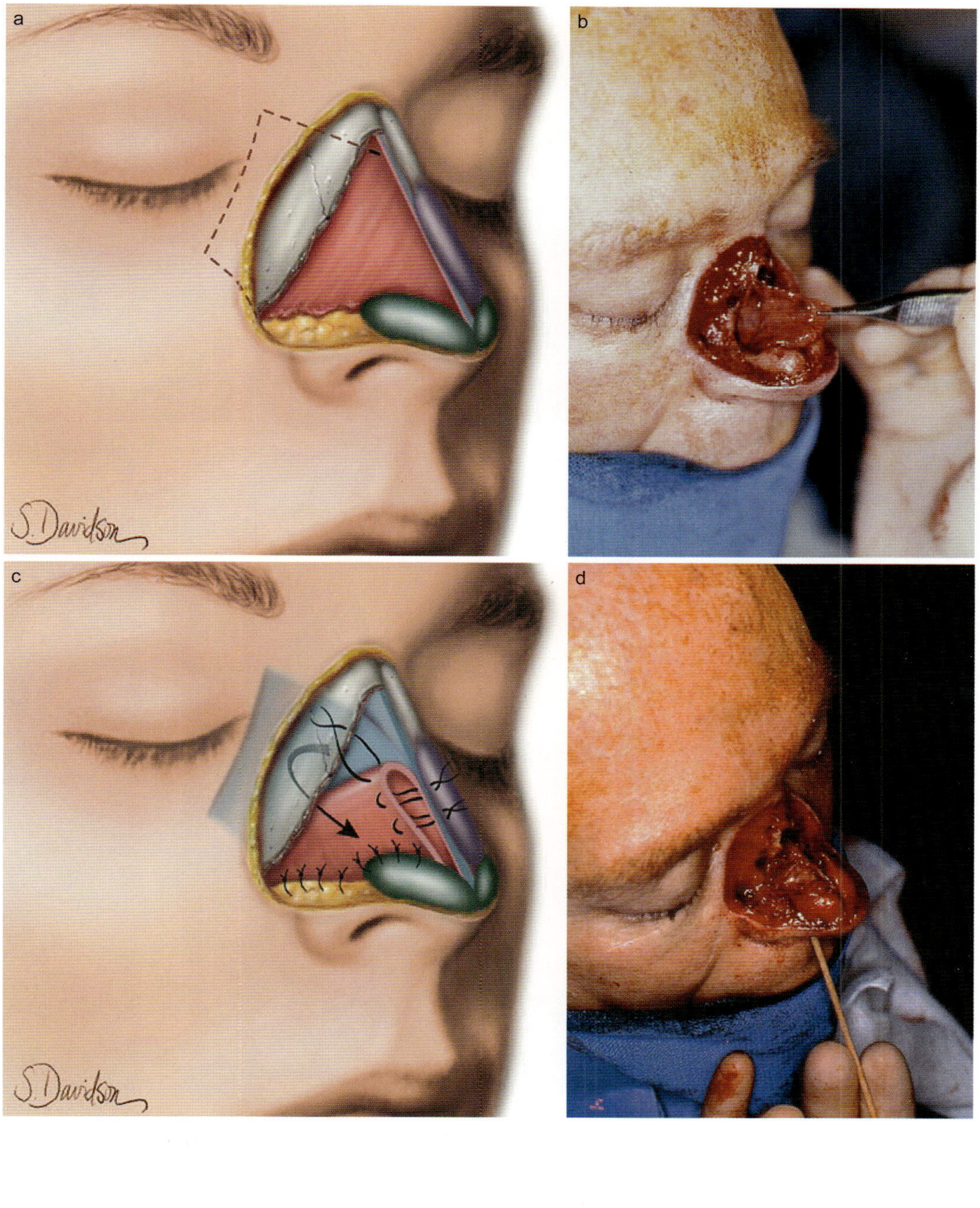

图 25.3（a）虚线表示的是获取鼻中隔黏软骨膜铰链瓣要做的切口。（b）从鼻中隔上翻折起衬里皮瓣。（c）将衬里皮瓣近端向自己一侧折叠，两层的边缘互相缝合。（d）插入鼻腔显示鼻腔内是黏膜围绕的死腔

支架移植物与鼻骨用缝线固定在一起（图 25.5）。用同样的方式将软骨移植物与内侧的鼻背骨移植物固定。软骨移植物的外侧就搭在上颌骨内侧。

为了修复颊部的缺损，将相邻的颊部皮肤自皮下组织层游离，并向内侧推进至鼻侧壁外缘。使用 3.0 可吸收线将推进的皮肤和软骨移植物外侧缝合。

设计一个左侧插入前额旁正中皮瓣来再造整个鼻背、鼻尖和双侧鼻侧壁（图 25.4）。皮瓣大小为 15 cm × 5.5 cm，使用第 14 章描述的方法切取并转移到鼻部（图 25.6）。皮瓣尾侧 2/3 的部分经修薄去除肌层和大部分皮下脂肪。使用 5-0 可吸收缝线垂直褥式缝合，将皮瓣外侧与颊部皮肤固定，尾端与鼻部皮肤固定。前额供区伤口的大部分经向内推进左右两侧肌肉和皮肤得以关闭，剩余的部分伤口

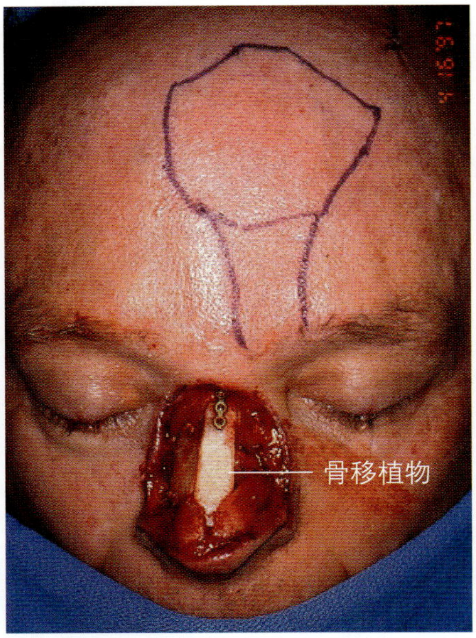

图 25.4 设计插入前额旁正中皮瓣作为外层覆盖。颅骨骨移植物就位

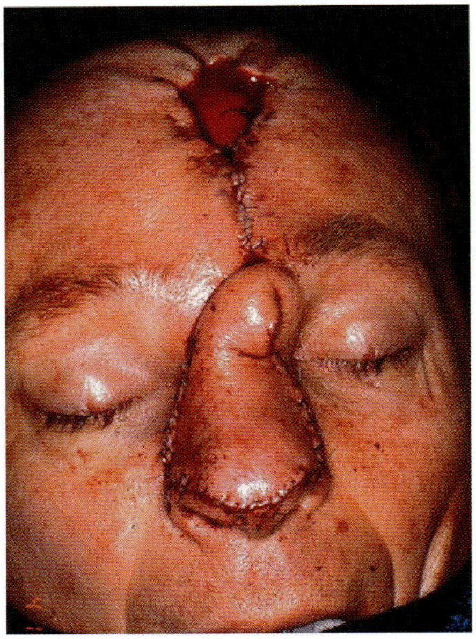

图 25.6 左侧插入前额旁正中皮瓣作为外覆盖

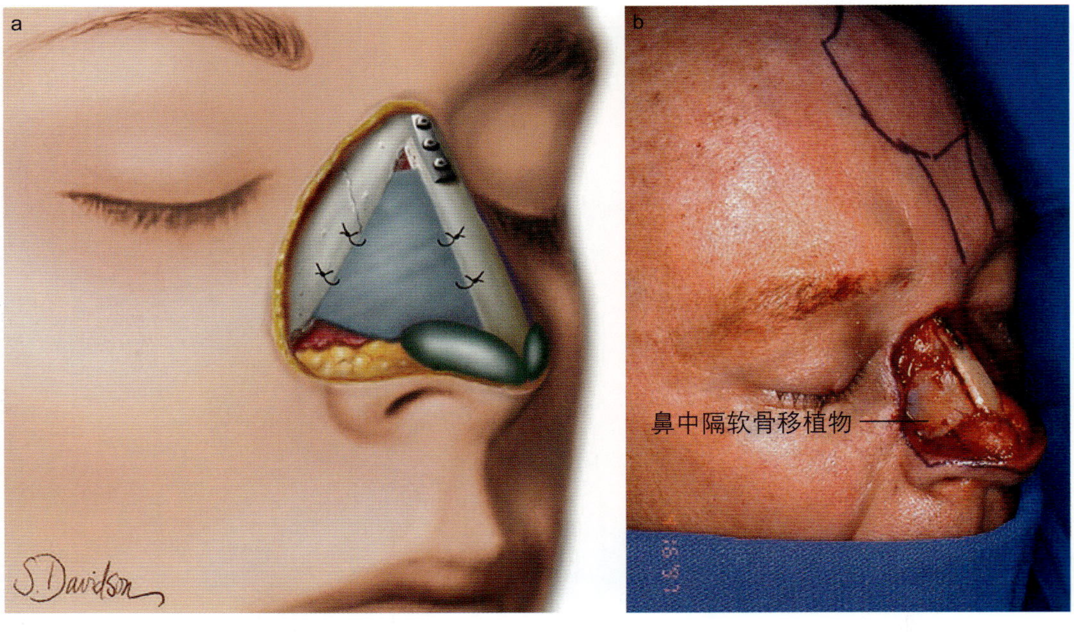

图 25.5 （a, b）颅骨骨移植物为再造鼻提供了背侧支撑。鼻中隔软骨移植物替代缺失的右上外侧软骨

保持开放，等待二期愈合。

一期再造手术后 3 周，对前额皮瓣未修薄过的近段 1/3 进行修薄，然后行皮瓣断蒂嵌入术。蒂部同样经修剪后嵌入再造区域，以恢复两眉内侧的正常解剖关系。用解剖刀切断鼻中隔黏软骨膜铰链瓣蒂部，使其从鼻中隔上分离，这样就打开了衬里皮瓣围成的死腔，恢复了右侧鼻气道功能。去除皮瓣蒂部的多余黏膜，并使用一个有保护套加长的并有吸引功能的电凝器对黏膜切缘进行灼烧（参见第 11 章）。

术后，患者接受了全套的外照射放疗，不需要进行其他的手术操作。患者未诉任何鼻部阻塞症状。截止到本文写作时，患者再造术后 4 年，局部没有肿瘤复发（图 25.7）。

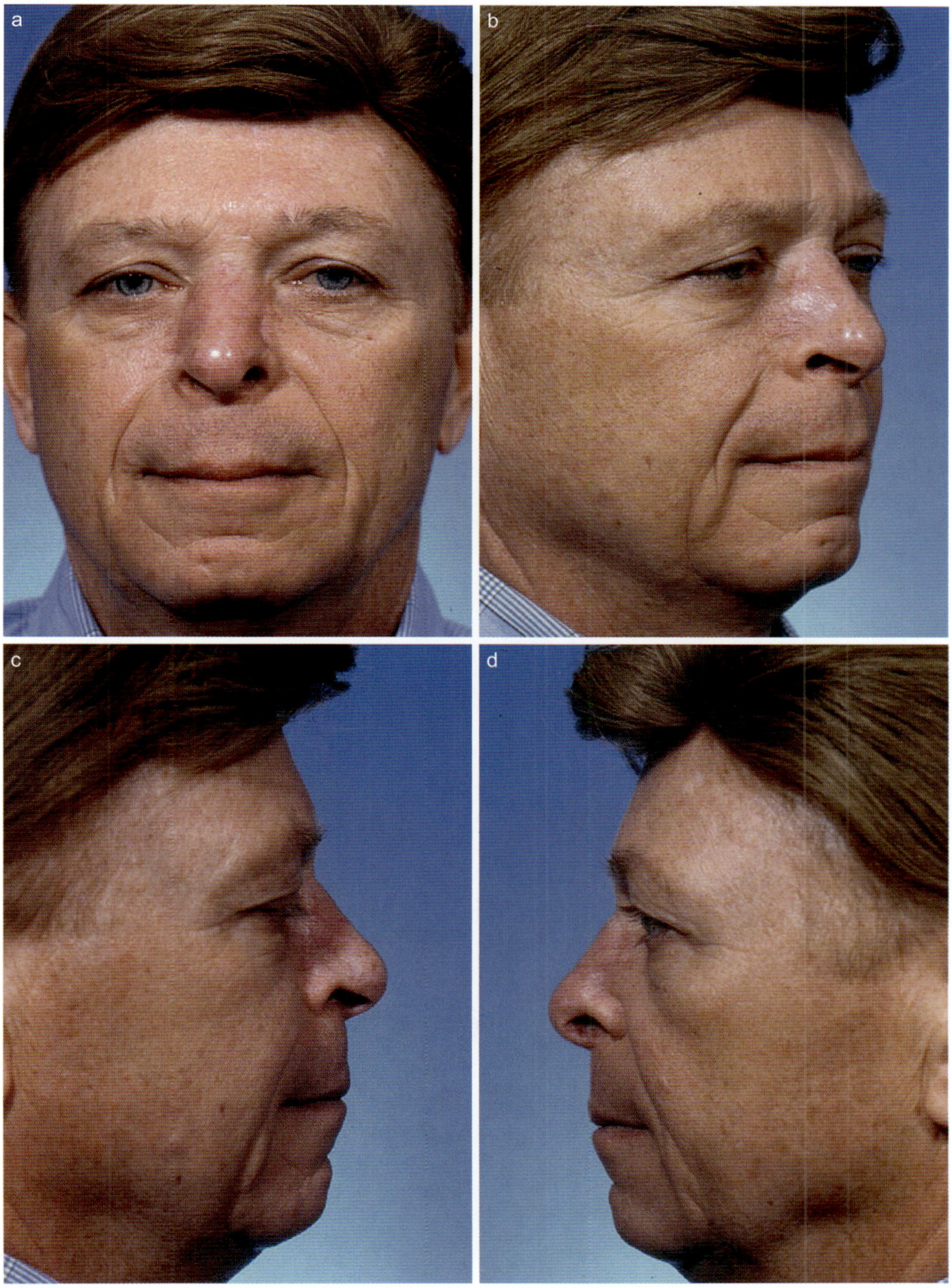

图 25.7 （a ~ d）术后 1 年

讨论

本病例讨论了修复鼻部全层缺损时，使用相似组织分三层进行再造的原则。缺失的内层黏膜组织使用鼻中隔黏软骨膜瓣替代。缺失的软骨和骨也用相似的组织替代，以恢复鼻部骨架结构。外层覆盖由前额皮瓣提供。连接在鼻中隔尾部的同侧鼻中隔黏软骨膜铰链瓣通常被用来修复鼻道尾部的内层缺损（参见第 11 章）。但是在本病例中，我们并没有像一般再造鼻翼或鼻尖内层时那样，将皮瓣向尾端分离至鼻棘水平，而是只分离到了缺损末端的位置，大约在鼻孔和后鼻孔中间。向后延伸皮瓣至后鼻孔水平可以使皮瓣有足够的长度，能够替代右侧骨性鼻穹窿和中部鼻穹窿的全部黏膜缺损。为了能使皮瓣向鼻穹窿顶部和鼻穹窿中部侧壁翻折，需要将皮瓣在近端折向自己，并将边缘彼此缝合。这项技术在第 11 章有描述，它可以有效地修补中下鼻穹窿顶部内层缺损，同时不会造成过大的皮瓣蒂部扭力。这种方式会造成一个黏膜围成的死腔，不过死腔会在 3 周后从鼻中隔上切断皮瓣蒂时得到解除。断蒂时，保留向外侧翻折修补鼻穹窿顶部和侧壁的黏膜，切除侧壁和鼻中隔之间的黏膜，这样就恢复了鼻道的通气功能。

对于要行手术治疗和术后放疗的鼻恶性肿瘤患者，我们建议在行鼻再造手术之前完成放疗，这样可以防止延缓综合治疗的完成。在本病例中，因为患者迫切要求尽快修复他的鼻子，因此放疗是在鼻再造术后进行的。而且考虑到他的肿瘤是腺样囊性癌，对该肿瘤的控制也未必一定要尽早行术后放疗。

颅骨可以为鼻再造提供足够的骨移植物。颅骨比肋骨更合适作为骨移植物，因为颅骨可以修薄至 2 mm，同时仍具有足够的强度来支撑鼻部软组织。另外，与肋骨相比，颅骨不太可能被吸收，供区的不适也会比较小。与本病例类似，颅骨骨移植物要用固定板系统进行固定。

鼻翼、颊部和上唇的再造　第 26 章

Shan R. Baker

本章讨论的是一种全层缺损的情况。

患者是一位 58 岁女性，主诉发现右侧鼻翼皮肤肿物 2 年。她的健康状况良好，吸烟史 10 年，每天半包烟。对她的鼻部进行检查，发现右侧鼻翼有一处 1 cm 的轻度溃疡性皮肤病变，活检示基底细胞癌。行莫氏手术切除肿瘤后，患者的右侧鼻翼留下了一个累及整个鼻翼的全层缺损。缺损同时累及颊部内侧，造成一处 2 cm × 1 cm 的软组织缺损。另外，患者的上唇也有 2.0 cm × 1.5 cm 的软组织缺损（图 26.1）。这位患者的面部缺损非常复杂，因为它涉及 3 个独立的面部美学分区：鼻部、颊部和唇。

修复鼻翼的全层缺损需要替换内层组织、结构支撑和外层覆盖。修复颊部缺损则需要再造皮肤和皮下组织。唇部缺损主要为皮肤缺损，不需要替换肌层或黏膜层。当修复累及多个美学分区的缺损时，遵循每部分使用独立的皮瓣进行修复的原则，我们使用了 3 个皮瓣来修复这位患者的缺损。唇部缺损使用基于上唇右外侧剩余皮肤和口角皮肤的旋转推进皮瓣进行再造（图 26.2）。皮瓣的边界保持在上唇美学分区内。将皮瓣自口轮匝肌上方分离提起，由两侧向中间推进。由于推进皮瓣而造成的皮肤凸起畸形，通过切除缺损到唇红缘之间多余的皮肤来解除。

累及颊部的缺损使用 7.0 cm × 2.5 cm 的皮肤推

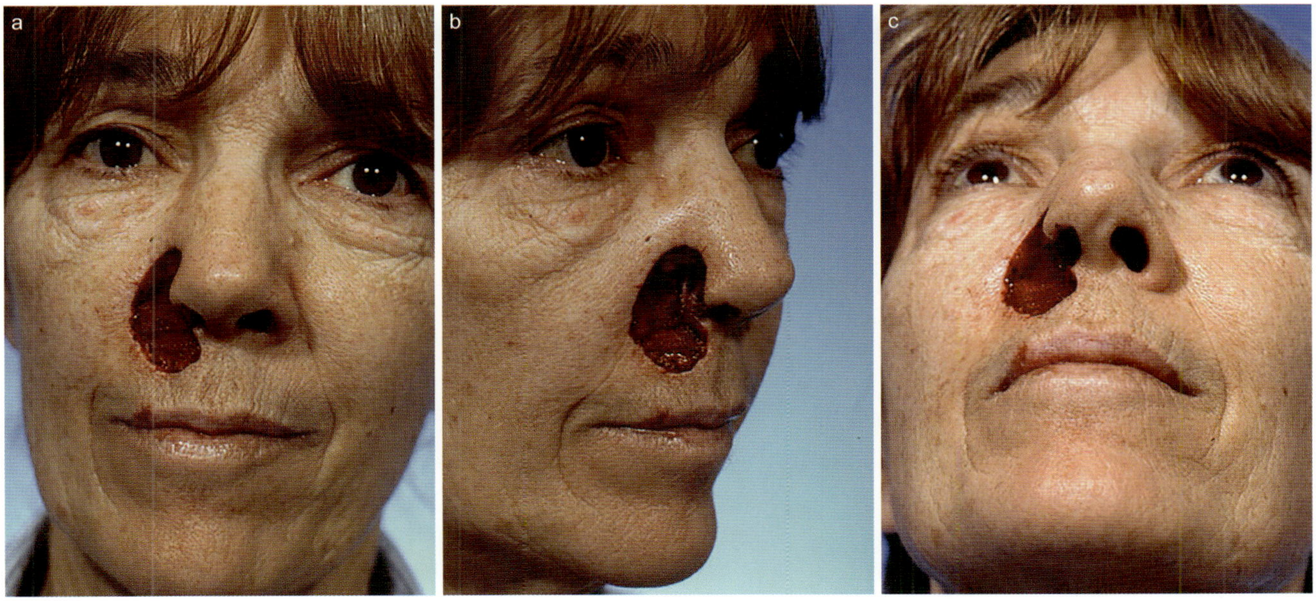

图 26.1　（a ~ c）鼻翼全层缺损。缺损累及颊部内侧和上唇

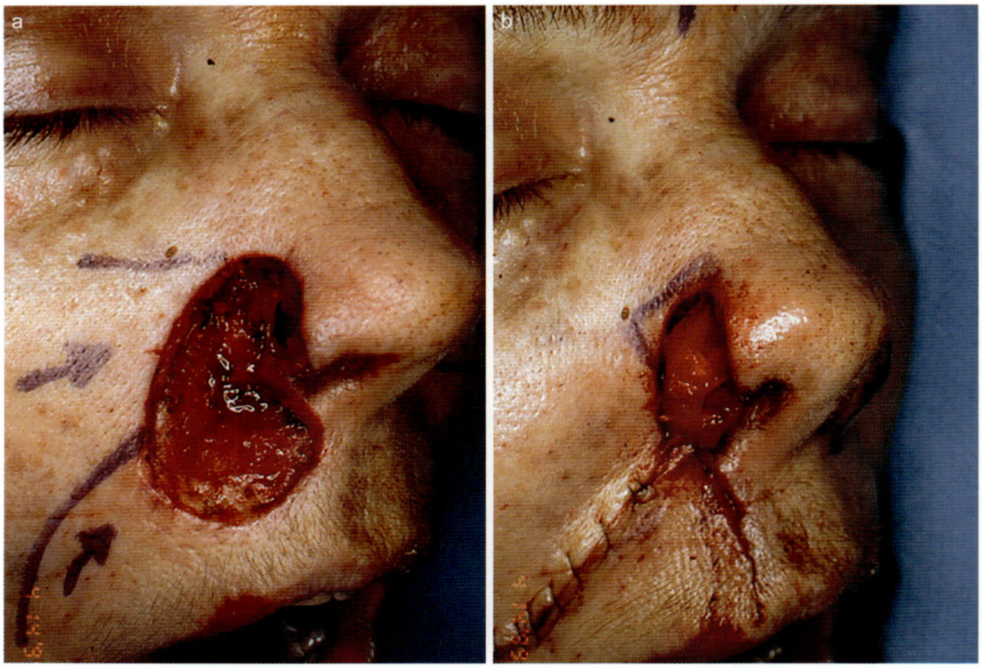

图 26.2 （a）设计唇部旋转推进皮瓣和颊部推进皮瓣来修复唇部及颊部的缺损。（b）皮瓣就位。将鼻唇沟处和唇部缺损上方的皮肤凸起畸形切除

进皮瓣进行再造。该皮瓣能够输送足够的皮下脂肪到鼻面沟，填补该区域的软组织缺损。将皮瓣向内侧推进到颊部与鼻侧壁相连的地方。使用 4-0 可吸收缝线将皮瓣内缘的皮肤组织与上颌骨额突的骨膜固定在一起。推进颊部皮瓣同样会在下方产生一个皮肤凸起畸形，而这些多余的皮肤正好有助于关闭唇部皮瓣供区的伤口，因为位于鼻唇沟处的唇部皮瓣被切除的部位会产生皮肤凸起畸形。除了减张关闭唇部皮瓣供区伤口所需的皮肤外，切除多余凸起的皮肤。

圆满修复了唇部和颊部的缺损后，我们将注意力转移到鼻翼的修复。我们使用了第 11 章和 14 章描述的技术来进行鼻部再造。首先，切取一个 4 cm × 3 cm 的同侧鼻中隔黏软骨膜铰链瓣。对供区的黏膜切缘进行灼烧以控制出血。暴露的鼻中隔软骨留待二期再造处理。将连在鼻中隔尾部的黏膜瓣向外侧翻转，构成鼻翼的衬里（图 26.3）。使用 5.0 聚乳酸线将皮瓣边缘与缺损区黏膜边缘间断缝合。皮瓣远端保持游离，以待之后与外覆皮瓣缝合。

使用第 7 章描述的技术从左耳获取一个 3 cm × 1 cm 的耳软骨支架移植物。对移植物进行修剪和雕刻，使其能够完美重现鼻翼的形状（图 26.3）。在口轮匝肌上缘和预计鼻基底的位置做一个软组织袋，用来插入软骨移植物的外端。使用 4.0 聚乳酸线依次穿过肌层、软骨移植物和颊部皮瓣的皮下组织，将软骨移植物固定在软组织袋内。通过用这种方法将支架移植物和上唇肌层以及颊部内侧皮肤固定在一起，可以稳定移植物，同时有助于确定鼻基底位置。另外，埋在软组织袋内的软骨移植物也可以为鼻基底提供坚实的“地基”。移植物的内端插入鼻软三角的软组织袋内。对移植物进行刮刻以增加其凸度。参照第 7 章中的描述，使用 5.0 聚乳酸线 8 字缝合将移植物的上内侧缘与外侧脚的尾端固定在一起。用缝线依次穿过软骨移植物和皮瓣全层进行褥式缝合，将鼻中隔黏软骨膜铰链瓣悬吊在支架移植物下面。衬里皮瓣完全覆盖移植物的深面。参照对侧鼻翼做一个泡沫橡胶的模板并镜像翻转，用来设计再造鼻翼外层覆盖的插入前额旁正中皮瓣（图 26.4）。使用第 14 章描述的外科技术，将前额

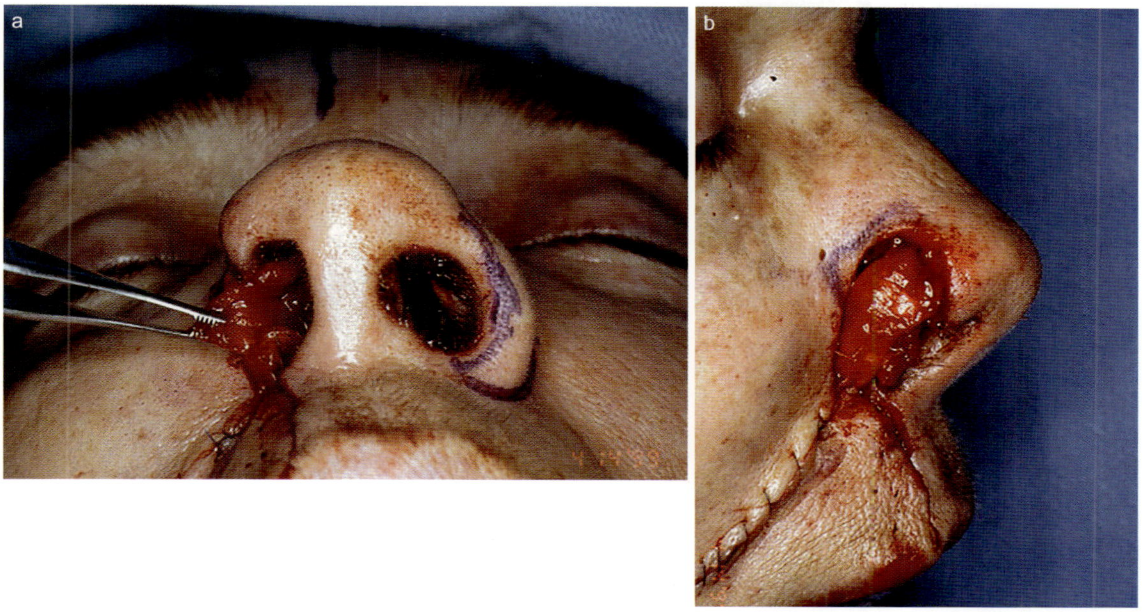

图 26.3　（a）用来再造鼻翼衬里的同侧鼻中隔黏软骨膜铰链瓣（镊子所夹的部分）。（b）为鼻翼提供支架支撑的耳软骨移植物（就位）

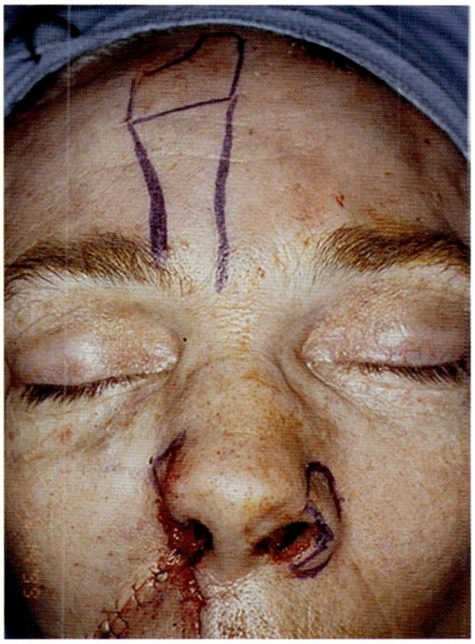

图 26.4　用健侧鼻翼作为模板设计插入前额旁正中皮瓣

皮瓣转移至鼻部。不过不理想的是，患者的前额发际线位置较低，前额皮瓣不得不包含一部分带毛发的头皮。考虑到患者的吸烟史，转移皮瓣时并没有进行特别仔细的脱毛处理。将前额皮瓣的尾端与衬里皮瓣的尾端缝合（图 26.5）。

一期再造 3 周后，使用第 14 章描述的外科技术行前额皮瓣断蒂嵌入术。恢复两眉内侧的空间位置关系，然后对皮瓣近端进行修剪并嵌入两眉之间（图 26.6）。因为患者有长期吸烟史，所以我们推迟了衬里皮瓣断蒂的时间，留待三期再造时处理。

前额皮瓣嵌入术后 2 个月，行形态修整术重塑鼻翼沟，并清除覆盖皮瓣上的毛囊。使用第 14 章和第 15 章描述的技术，对皮瓣进行修薄，灼烧毛囊，重塑鼻翼沟。将鼻内铰链皮瓣从鼻中隔上切断以恢复鼻气道功能（参见第 11 章）。另外，对前额和颊部的部分瘢痕进行修复：椭圆形切除瘢痕后重新缝合两侧皮肤。由于多余的皮肤导致上唇右侧唇红位置下移，因此沿唇红皮肤边缘对多余皮肤一并进行切除。

三期再造后 6 个月，我们又对患者进行了一些其他的手术操作，包括颊部瘢痕的 Z- 成形术、第二次形态修整术以及再造鼻翼的进一步脱毛。这些操作很有必要，因为患者主诉有轻微的鼻部阻塞，以及皮瓣上有毛囊持续存在。考虑到阻塞也与再造

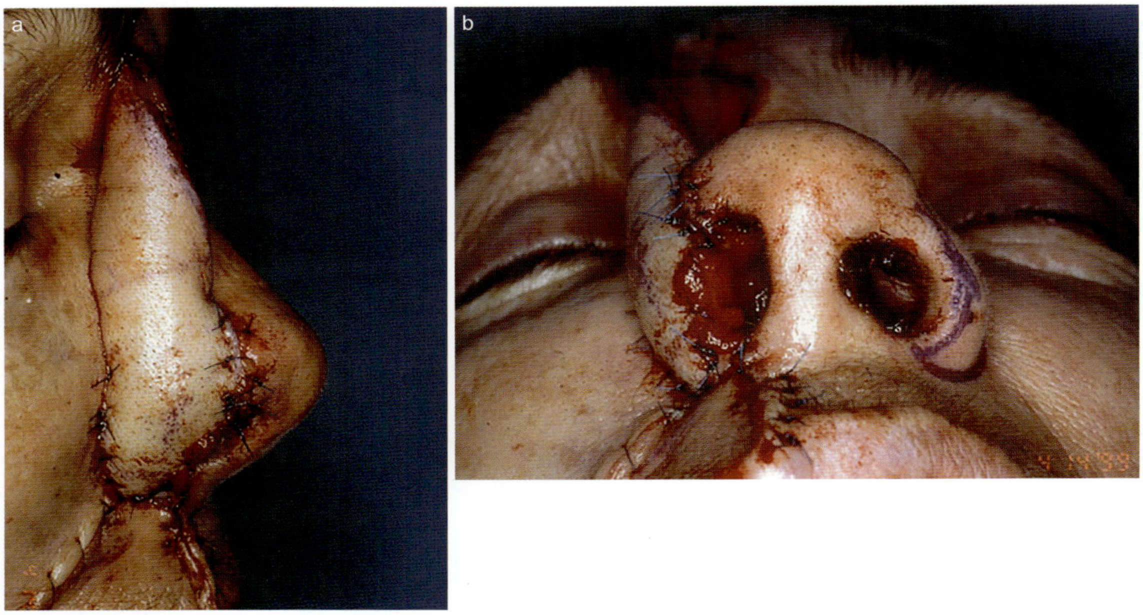

图 26.5 （a）前额皮瓣为再造鼻翼提供外层覆盖。（b）前额皮瓣的尾端与衬里皮瓣的尾端缝合。注意再造侧的鼻孔比健侧大

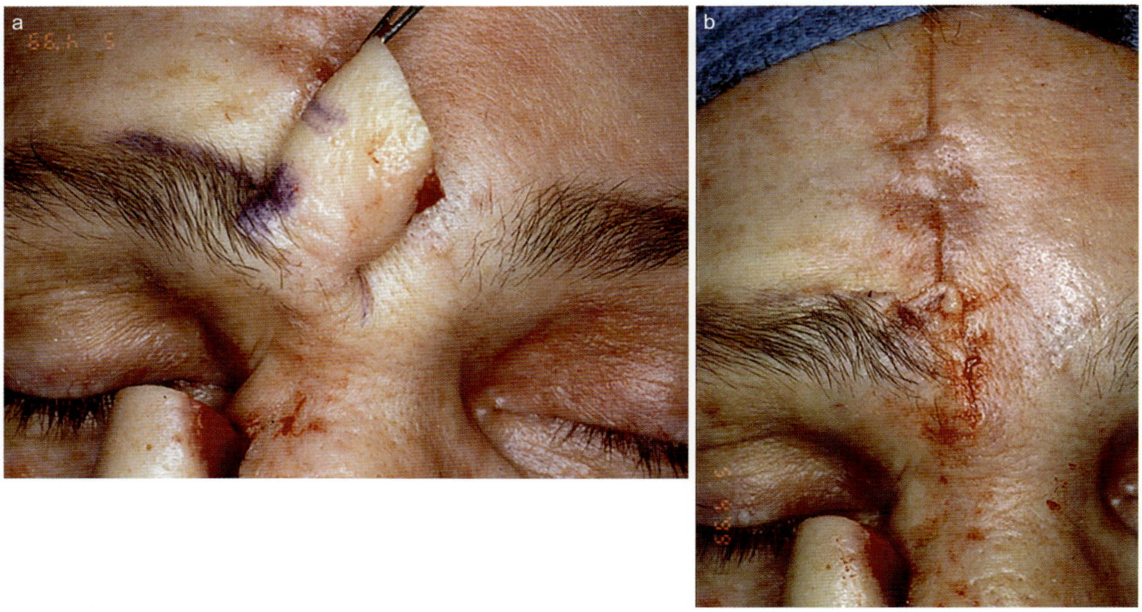

图 26.6 （a）前额皮瓣断蒂。（b）皮瓣蒂部嵌入眉间

鼻翼的内侧和鼻中隔之间有粘连有关，我们切除了粘连，并在再造鼻翼的内侧和鼻中隔之间放置了一个硅胶板以防止粘连再生。

尽管行第二次形态修整术并解除粘连以改善鼻气道通气，患者的再造鼻翼上仍有顽固的毛发生长，再造的鼻孔也比对侧略小。为了解决这些问题，我们又对患者进行了第三次鼻翼脱毛术。同时为了缩小鼻孔之间的差异，对再造鼻翼对侧的鼻基底行全层切除术。

讨论

本病例介绍了一个较复杂的面部缺损，它涉及 3 个不同的面部美学分区。Menick 等 [1] 的研究结果显示，当皮肤缺损累及两个或以上的面部美学分区时，最好分别用单独的覆盖皮瓣修复每个分区。这个原则有许多优点。首先，它将一个大的缺损分割成较小的区域，每一个区域就可以用较小的皮瓣进行再造，皮瓣也可以从多个供区分别获取。从一个特定的供区获取皮瓣修复缺损时，若干个小的皮瓣会比一整个大的皮瓣所需的组织更少。另外，用单独的皮瓣修复每个面部美学分区时，皮瓣间缝合的瘢痕正好位于美学分区的交界上，可以使瘢痕隐藏得更好。在鼻旁，这些连接的区域是凹陷的，尤其是鼻面沟。通过使用单独的皮瓣来修复独立的美学分区，这些凹陷得以更好地保留，并且可以提供阴影来帮助隐藏瘢痕。这种方式的另一个优点是，手术医生可以从缺损所在的解剖区域取材来修复该缺损，比如平移或推进皮瓣，这样该区域的皮肤纹理和颜色就和原来缺失的皮肤非常相近了。

鼻翼和上唇较大的全层缺损最好分期进行再造。先修复唇部的全层缺损，待其愈合后再进行鼻再造，这样就可以为鼻再造提供较稳定的基础。如果同时进行鼻部和唇部的再造，就很难保证鼻基底的位置是准确的，因为唇部再造的瘢痕经过皱缩很有可能扭曲再造后的鼻翼。

在本病例中，累及唇部的缺损并不是全层的。口轮匝肌保持完整，只有少部分软组织缺失。鼻翼缺损附近结实的唇部肌肉为制造软组织袋提供了足够的天然组织，得以容纳作为鼻翼支架结构的耳软骨移植物。结实的肌肉同时还可以稳固再造鼻基底的位置。

患者面部缺损的一部分累及了上鼻唇沟，有可能阻碍任何蒂部在上方的鼻唇皮瓣的血供。患者同时还有吸烟史。这些因素都促使我们选择了插入前额旁正中皮瓣作为鼻翼覆盖皮瓣，尽管患者的前额发际线很靠下。与大多数前额皮瓣转移头皮毛发到鼻部的情况一样，这些毛发非常顽固，一次手术脱毛是无法清除的。我们进行了 3 次手术操作才完全除去皮瓣上的毛发。导致这种现象的原因在第 14 章中已做了讨论。

在本病例中，再造一侧的鼻孔比对侧鼻孔小。尽管我们在最初再造的过程中有意把鼻孔塑造得稍大一些，但这种情况还是发生了（图 26.5）。我们发现在再造鼻翼全层缺损时，往往很难预测鼻孔的最终大小。而且缺损越大，越难预测。外覆皮瓣和衬里皮瓣周围的瘢痕收缩，以及作为鼻翼支架的耳软骨的自身强度，都会影响愈合过程和鼻孔大小。除此之外，像本病例中出现的粘连形成，也会加重再造鼻翼的内移。在切除鼻部肿瘤之前，我们注意到患者的鼻孔较大。对于手术医生来说，较大的鼻孔对于试图保证再造鼻孔和健侧鼻孔大小一致是更大的挑战。当再造完成时，如果两侧鼻孔大小不一致，可以通过切除一部分健侧鼻基底来进行调整。当患者原本鼻孔较大且鼻翼外翻时，更容易完成这样的操作且不会损伤鼻气道。

当再造鼻翼全层缺损时，再造侧的鼻孔比对侧小是有一定可能的，原因我们刚才已经分析过了。像本病例中那样，我们通常会把再造侧的鼻孔做得比健侧稍微大些以抵消这种现象。有时也会在术后第一周于再造鼻孔内放置 1 个支架，以保持鼻孔的大小和形状。但是使用支架可能会导致衬里皮瓣的血运障碍。而且就算使用支架，也不能保证最终两侧鼻孔的大小是一致的（图 26.7）。

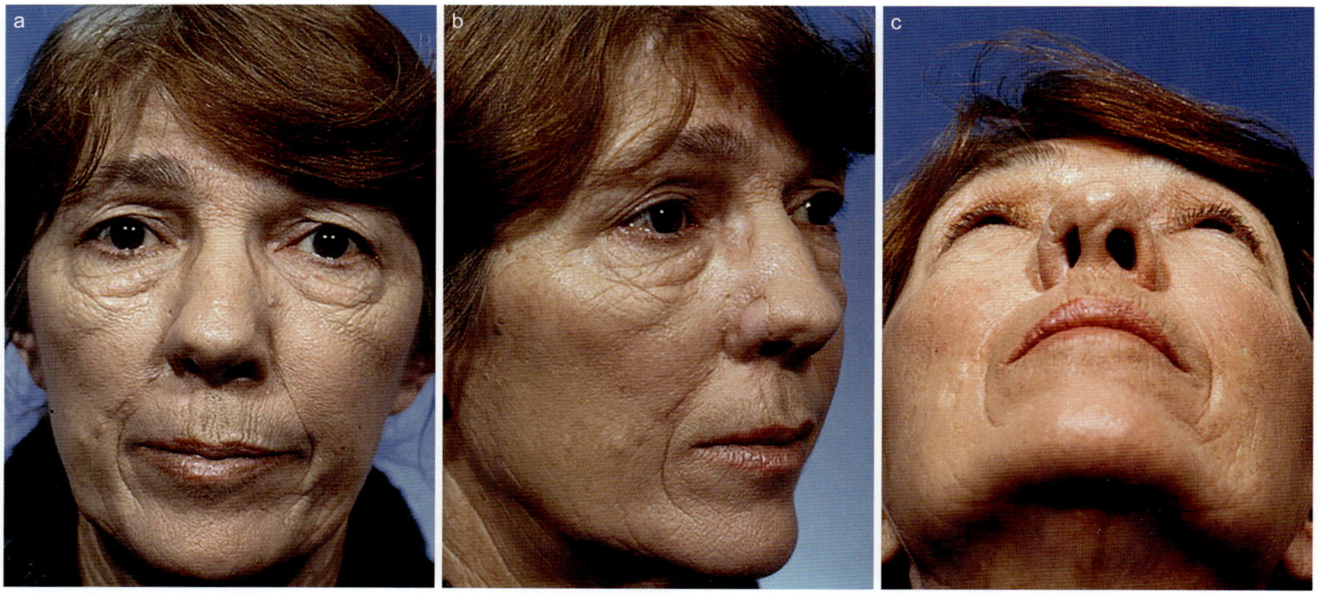

图 26.7 （a~c）术后 2 年。尽管鼻孔有些不对称，但患者未诉有任何鼻部阻塞

参考文献

Menick FJ. Facial reconstruction in regional units. Perspect Plast Surg. 1994; 8:104.

使用单一插入前额旁正中皮瓣再造半侧鼻尖和鼻翼的内层及外层 第 27 章

Shan R. Baker

本章讨论的是一种全层缺损的情况。

患者是一位 59 岁男性，患有左侧鼻孔处基底细胞癌。手术切除肿瘤后，缺损区域使用耳软骨支架移植物和右侧插入前额旁正中皮瓣进行了再造。这些手术是由别的医生完成的，手术的细节不清楚。数年后，患者在再造的左侧鼻孔处发现了新的肿瘤，可能是之前的肿瘤复发或者是新发的基底细胞癌，就诊于我院。对患者进行鼻部检查，发现转移到左鼻侧壁和鼻孔的前额旁正中皮瓣愈合良好。但是皮瓣因充血，与周围鼻部皮肤颜色差距较大。一处溃疡性基底细胞癌累及再造的左侧鼻孔缘，并向头侧侵犯鼻侧壁，向外侧侵犯颊部。患者健康状况良好，但是有吸烟史 40 年，每天 1 包烟。

患者行莫氏手术切除了肿瘤，留下了一个包含整个左侧鼻翼、半侧鼻尖和鼻侧壁尾部的全层缺损。缺损大小 4.5 cm × 3.5 cm，并且侵及邻近的上唇（图 27.1）。对该缺损的修复需要再造左侧鼻道的内层衬里，并替代缺失的鼻翼软骨外侧脚。同时还需要再造鼻翼和鼻孔缘的结构支撑。外层覆盖必须使用插入前额旁正中皮瓣。考虑到患者的长期吸烟史，使用同侧或对侧的鼻中隔黏软骨膜铰链瓣出现血供不足的可能性很大，即使这些皮瓣是修复较大的鼻部缺损内层的首选皮瓣。尤其是鼻中隔黏软骨膜铰链瓣的远端，在吸烟患者中更易发生缺血坏死。

考虑到患者的吸烟史，我们选择使用单一同侧插入前额旁正中皮瓣，对缺损的内层衬里和外层覆盖分期进行再造。一期再造的内容包括使用一个全厚皮片来修补前鼻底较小的内层缺损、鼻中隔前部，以及上颌骨额突附近衬里缺损的外缘黏膜缺损（图 27.2）。制作用于设计前额衬里和覆盖皮瓣的模板，首先要画出对侧正常半侧鼻尖、鼻翼和鼻侧壁尾部的轮廓。将轮廓转移到一张柔软的泡沫橡胶上，然后把整个形状剪下来，作为模板来设计修补左半侧鼻尖、鼻翼和鼻侧壁尾部鼻道的内层衬里皮瓣。用同样的方法制作第二个模板，要与内层模板的大小和形状相仿。第二个模板用于设计外层覆盖皮瓣。将两个模板摆放在前额上，内层模板放在外层模板的上方。患者的男性型秃发使得我们可以设计一个完整的皮瓣，既有足够的纵向长度，又不需要包含太多的带毛发头皮（图 27.3）。在设计的衬里皮瓣和外覆皮瓣之间的位置切除一小条皮肤，保留深层皮下组织和肌肉（图 27.3）。这样就在前额皮瓣的远端做出了一个皮肤岛。使用第 14 章描述的技术，对前额皮瓣进行切割并自筋膜下层掀起，向下旋转以作为整个半侧鼻尖、鼻翼和鼻侧壁尾部的内层衬里。将前额皮瓣的皮肤一侧转向里面，作为再造的鼻内侧皮肤，然后将皮肤岛和缺损处的内层边缘缝合（图 27.4），皮肤岛的下缘正好位于预计的鼻孔缘的位置。前额皮瓣的肌层朝向外面，在皮瓣完全转移到鼻部后，我们会从锁骨上窝获取一个全厚皮片覆盖在前额皮瓣外（图 27.5）。皮片要能够覆盖住前额皮瓣的全长，以最小化因伤口收缩导致的皮瓣长度缩短（图 27.6）。将一个鼻腔填塞物置于再造的左侧鼻前庭内，以保持皮瓣在鼻底和

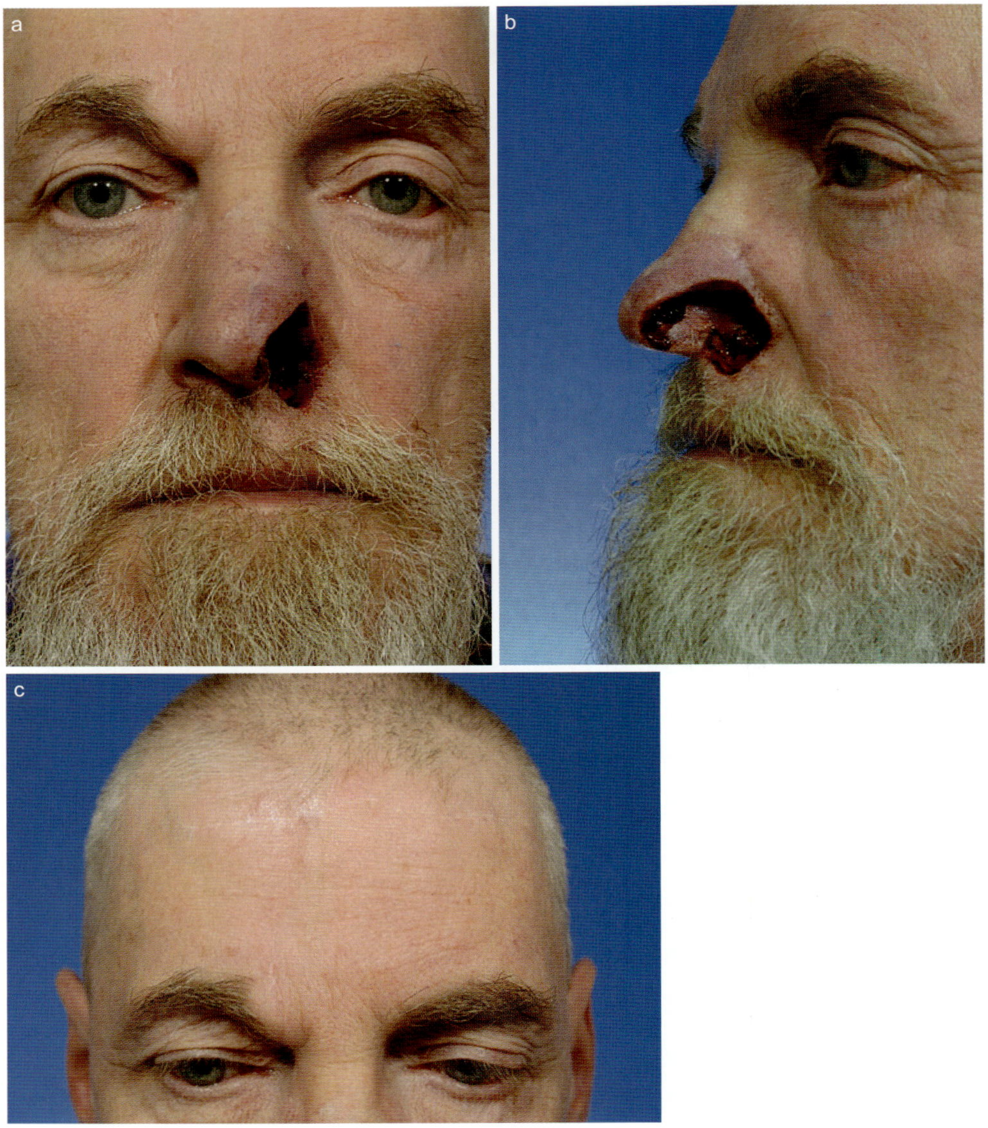

图 27.1 （a, b）4.5 cm × 3.5 cm 鼻部全层缺损，累及半侧鼻尖、鼻翼和鼻侧壁尾部。（c）患者之前曾转移右侧插入前额旁正中皮瓣至鼻部。可以注意到患者前额靠近发际线处有一个 T 形瘢痕，一直延伸至左半侧前额皮肤

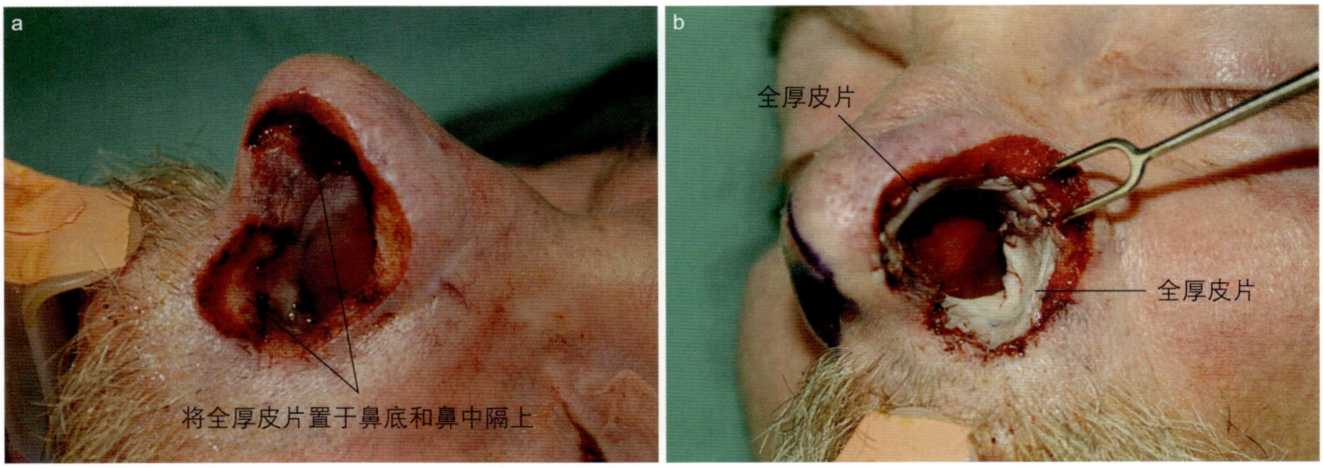

图 27.2 （a, b）使用全厚皮片覆盖前鼻底、鼻中隔和外侧鼻道缺失的黏膜组织

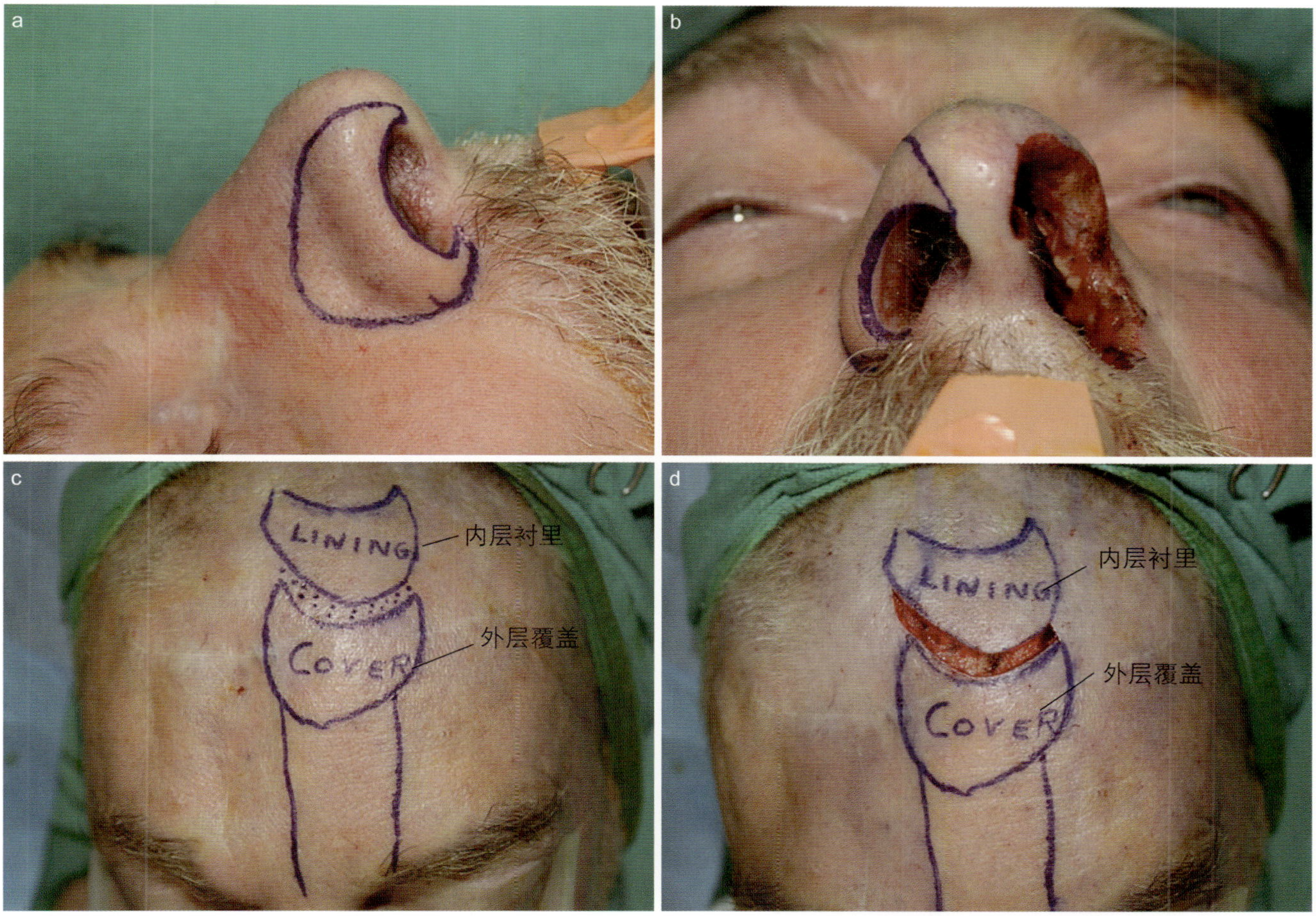

图 27.3 （a, b）画出对侧正常半侧鼻尖、鼻翼和鼻侧壁尾部的轮廓。该轮廓用来设计衬里皮瓣和外覆皮瓣的模板。（c）使用模板设计一个同侧插入前额旁正中皮瓣，用来再造鼻内层衬里和外层覆盖。（d）在衬里皮瓣和外覆皮瓣的轮廓之间切除一小条皮肤，形成一个远端的岛状衬里皮瓣

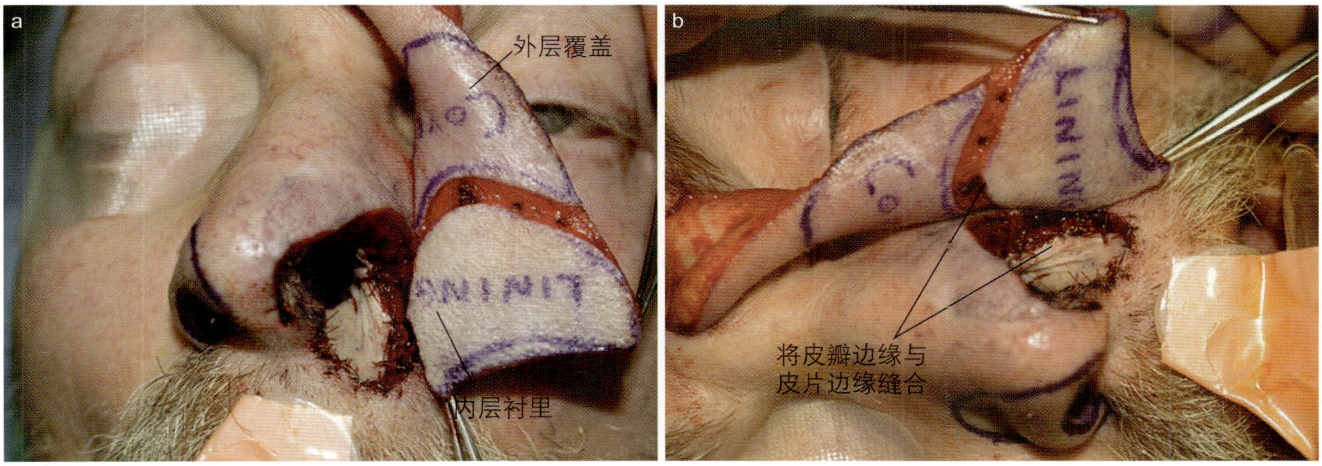

图 27.4 （a, b）将岛状衬里皮瓣的皮肤一侧转向内，边缘与内层缺损的边缘缝合。皮瓣末端保持游离，并与覆盖在前额皮瓣裸露的肌层表面的全厚皮片缝合

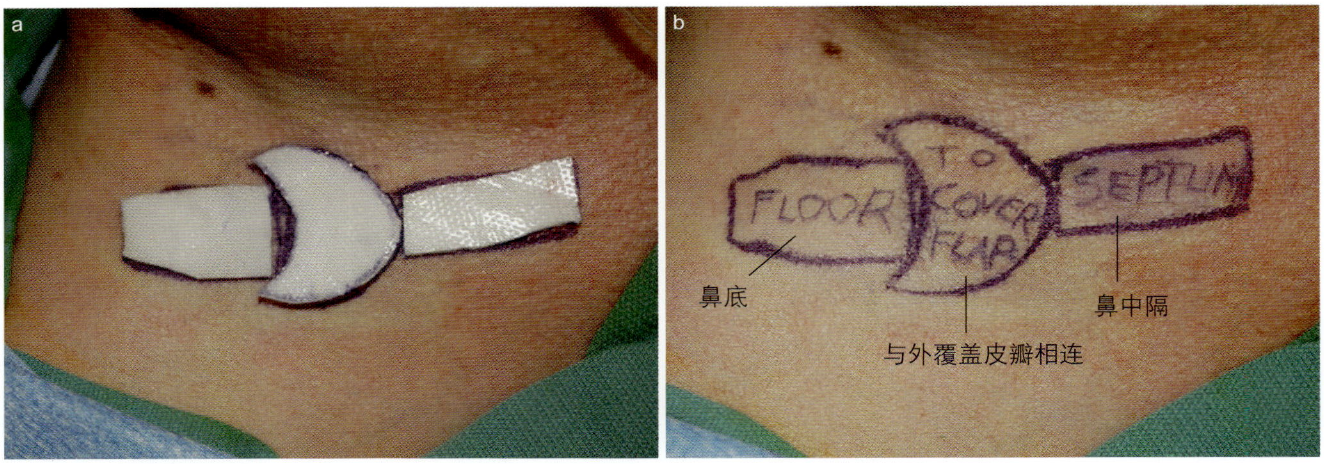

图 27.5 （a, b）在锁骨上窝处使用模板设计并获取一个全厚皮片

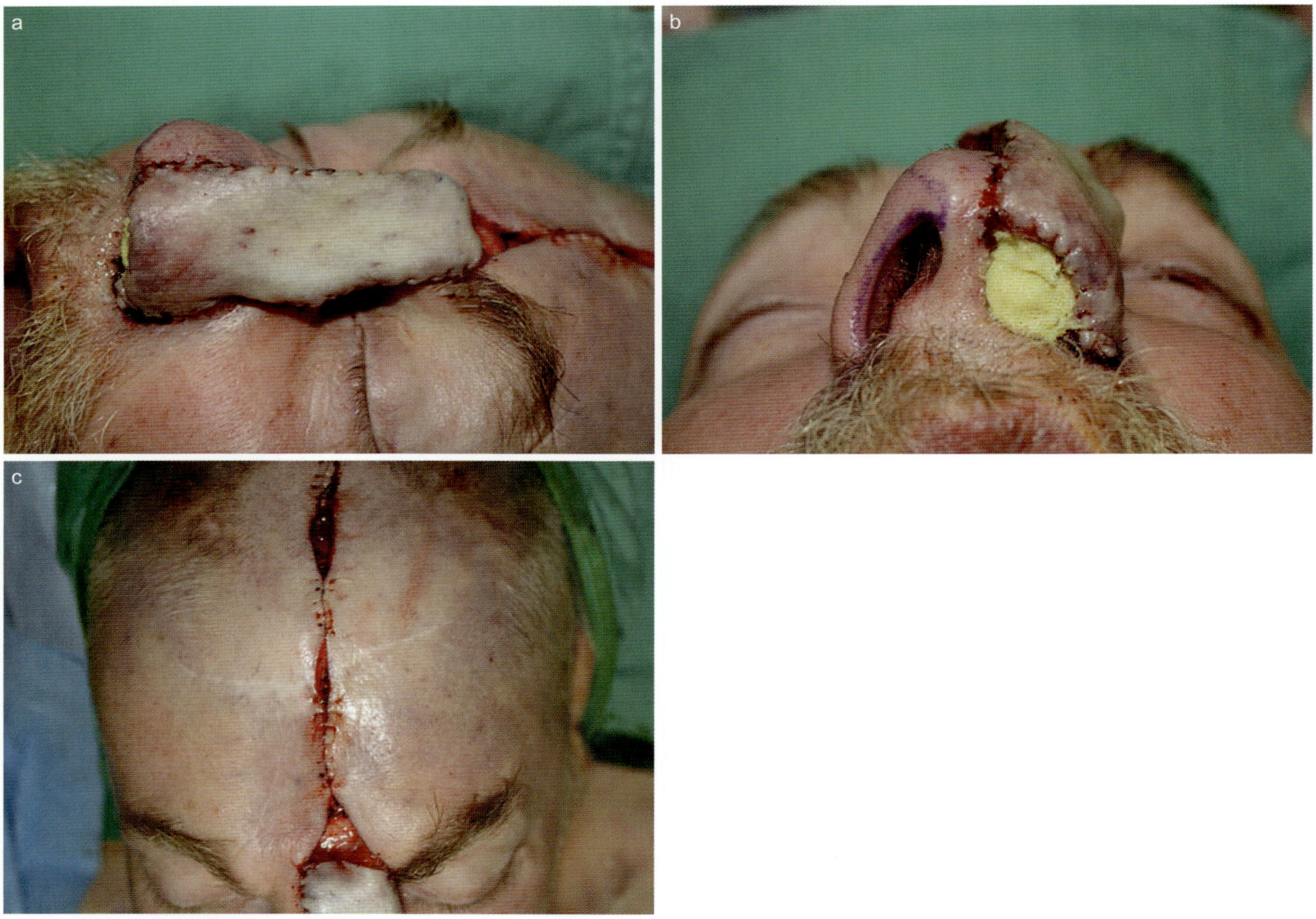

图 27.6 （a）前额皮瓣裸露的肌层创面使用全厚皮片完全覆盖，以减少因伤口收缩导致的皮瓣长度缩短。（b）全厚皮片与衬里皮瓣末端缝合。（c）前额供区伤口部分关闭

鼻道侧壁的位置。

术后，岛状衬里皮瓣愈合良好，没有发生皮肤坏死。然而，覆盖在前额皮瓣裸露肌层上的整个全厚皮片发绀，覆盖皮瓣远端蒂部的部分皮片甚至发生了坏死。预计的鼻孔缘周围和覆盖前额皮瓣近端蒂部的皮片存活。皮片坏死的区域在 3 周的时间内逐渐缩小并最终经过二期愈合后痊愈（图 27.7）。因为皮片发生了坏死，导致前额皮瓣的断蒂嵌入术也被推迟，要等到皮片坏死区域经过重新上皮化后基本愈合才能继续进行。

一期再造术后 6 周，沿鼻内层衬里皮瓣的皮肤岛上缘切断前额皮瓣蒂（图 27.8）。之前在一期再造时，我们曾使用衬里皮瓣模板和外覆皮瓣模板分别设计了两个皮瓣，并在两个皮瓣之间切除了一条

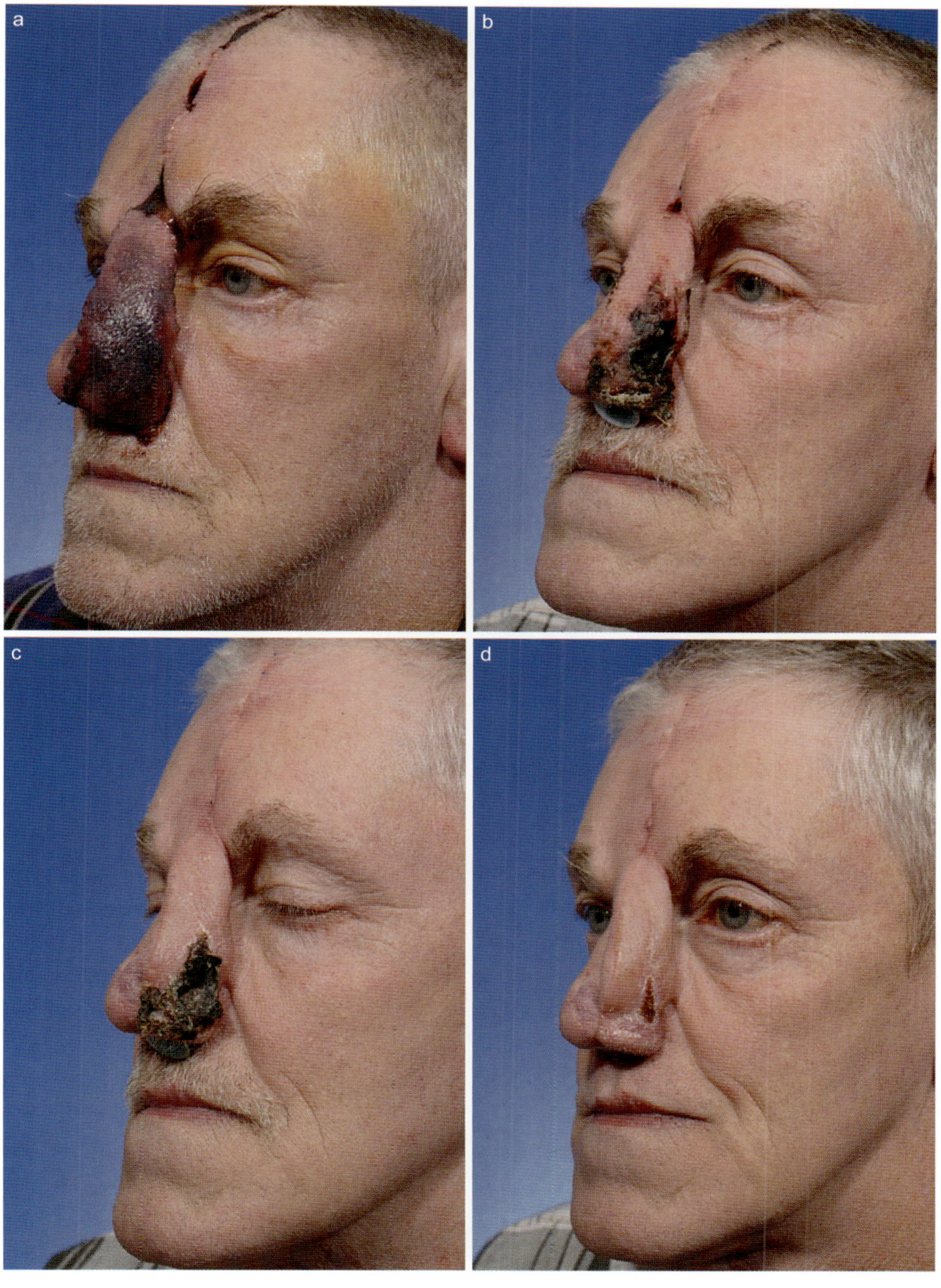

图 27.7 （a）一期再造 1 周后。整个皮片发绀。（b ~ d）1 周、2 周和 3 周后。在行二期手术之前，等待覆盖皮瓣远端蒂部的坏死皮片愈合

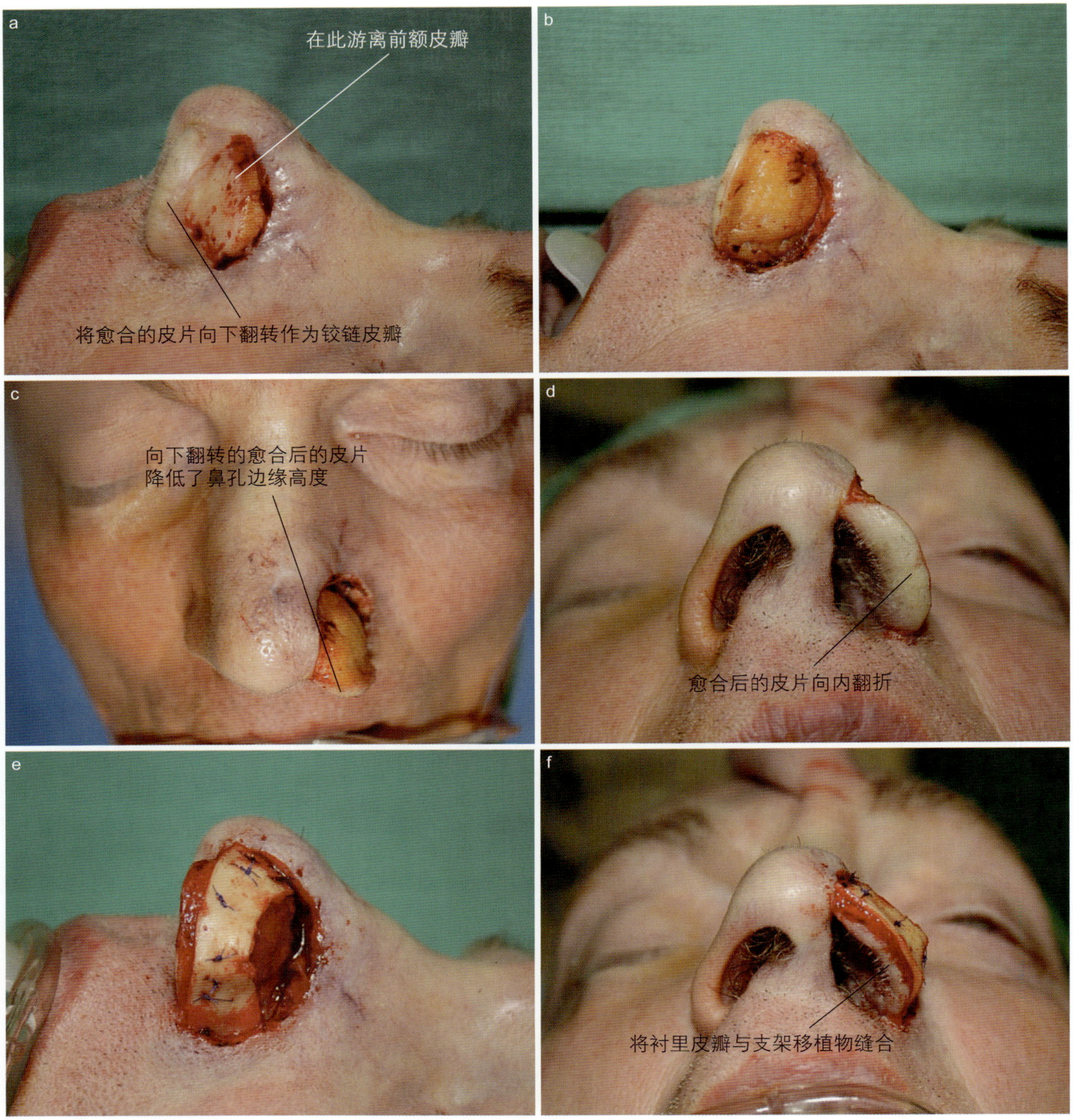

图 27.8 （a）将前额皮瓣近段和覆盖鼻腔尾部内层的皮瓣远段分离。（b～d）将成活的锁骨上皮片沿鼻孔缘向内翻形成铰链皮瓣，以预防伤口收缩导致的鼻孔后缩。（e）耳软骨移植物作为鼻翼的支架，并替代缺失的左鼻翼软骨外侧脚。（f）衬里皮瓣悬挂在支架移植物下

皮肤，由此可以确定皮肤岛上缘的位置。鼻孔缘处成活的部分锁骨上皮片经切割分离形成一个连接在鼻孔缘的铰链皮瓣。将皮片向内翻，以形成左侧鼻前庭的内层，同时降低鼻孔缘的位置。这是一个预防性的操作，以防在伤口愈合过程中因为瘢痕收缩而导致的鼻孔抬高。覆盖在前额皮瓣远段的其余愈合皮片被切除。为了较好地对衬里皮瓣进行修薄，暴露的肌层和大部分皮下组织都被去除。从右耳获取一个 3 cm × 1.5 cm 的耳软骨移植物。移植物经过精细雕刻、塑形和修剪后，使用 5-0 可吸收缝线固定在衬里皮瓣上再造鼻孔缘的位置。该移植物在为鼻翼提供支架支撑的同时，还替代了缺失的左鼻翼软骨外侧脚（图 27.8）。使前额皮瓣与周围鼻部皮肤分离，将皮瓣近端向下移。将之前覆盖于皮瓣创面的锁骨上全厚皮片全部切除，使皮瓣可以延展拉伸。为了增加皮瓣的长度和弹性，完全切除皮瓣近端深面的肌肉和帽状腱膜（图 27.9）。这些步骤保证皮瓣可以有足够的长度，远端能够到达预计的鼻孔缘的位置。该皮瓣覆盖了耳软骨支架移植物，同时也为再造的鼻翼、半侧鼻尖和鼻侧壁尾部提供了外层组织。将外覆皮瓣末端与衬里皮瓣上连接的皮片末端缝合，完全包裹住支架移植物。使用 5.0 聚丙烯线缠绕在牙科棉卷上制成两个支撑敷料，用辅料将衬里皮瓣与前额覆盖皮瓣按压在一起。移植的前额皮瓣完全成活（图 27.10）。

二期再造术完成后 3 周，行第三期手术。这个阶段要使用第 14 章描述的技术，切断前额皮瓣蒂并嵌入皮瓣。将皮瓣近段 1/3 与鼻侧壁相连的部分

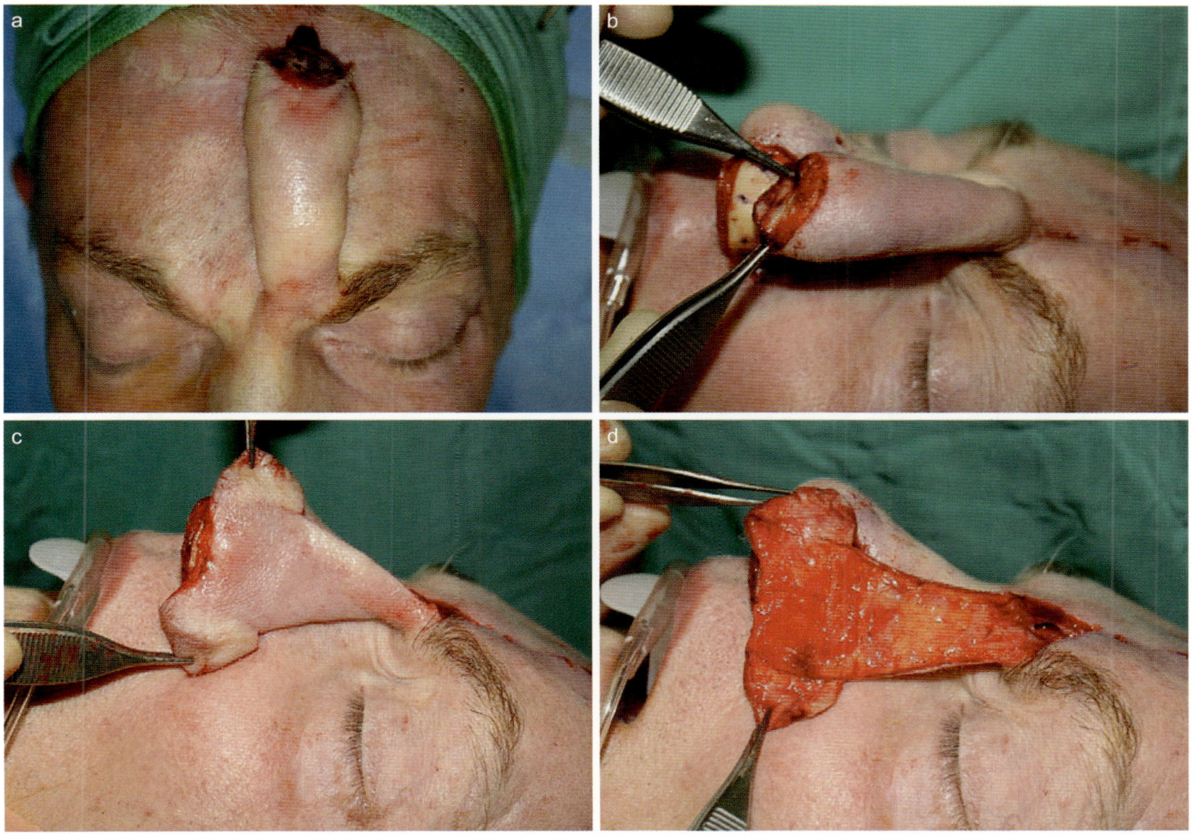

图 27.9　（a, b）移除覆盖在前额皮瓣近段的全部锁骨上皮片，展平皮瓣。（c, d）移除前额皮瓣近段深面的肌层和帽状腱膜，以增加皮瓣的长度和弹性。（e ~ g）使用前额皮瓣近段覆盖软骨移植物和裸露的衬里皮瓣。将外覆皮瓣和衬里皮瓣末端（连接在皮瓣上的皮片末端）缝合，完全包裹住支架移植物

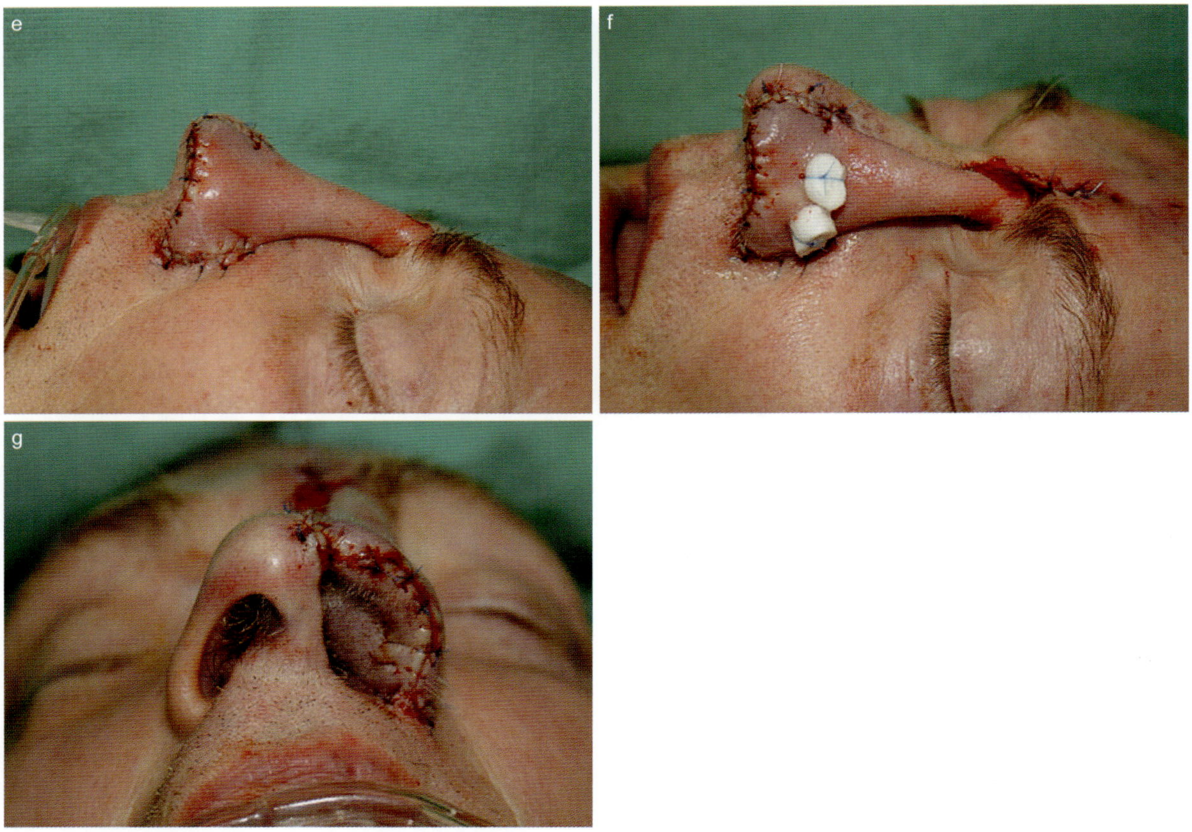

图 27.9 （续）

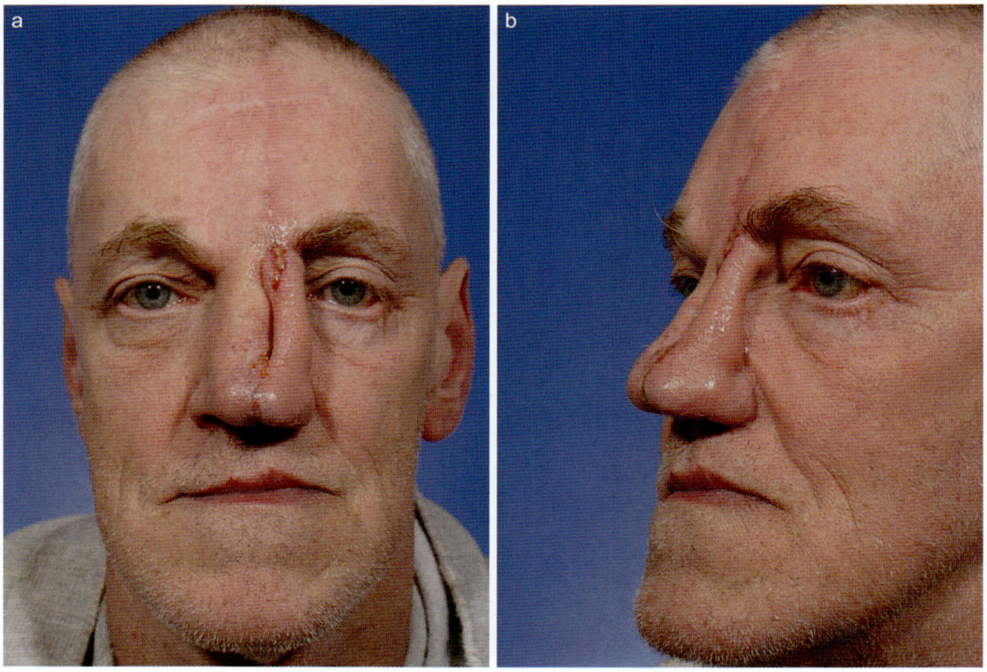

图 27.10 （a, b）第二期手术后 2 周。外覆皮瓣完全成活

和周围鼻部皮肤分离，并在皮下游离以移除早期瘢痕沉积。皮瓣经妥善修剪后，使用间断皮肤褥式缝合嵌入周围组织（图 27.11）。

外覆皮瓣嵌入后 2 个月，行第四次手术，进一步修薄鼻衬里皮瓣并清除皮瓣上长出的多余毛发。在再造鼻孔处衬里皮瓣和外覆皮瓣交界的瘢痕内做一个切口。将衬里皮瓣自皮下层游离，暴露毛囊，在放大镜下使用电凝针头对这些毛囊进行灼烧（图 27.12）。清除耳软骨支架移植物上的皮下脂肪和瘢痕沉积。完成这些操作后，将衬里皮瓣复位，并用 5-0 肠线连续缝合关闭切口。使用一个支撑敷料将衬里皮瓣和支架移植物压迫固定，该敷料由 3-0 聚丙烯缝线缠绕一个牙科棉卷，并经两次穿鼻水平褥式缝合制成。

第四期手术后 3 个月，行第五次手术。患者再造的左侧鼻孔明显偏大，而且鼻背处还有一个很难看的瘢痕，那是 7 年前患者行第一次鼻再造手术时前额皮瓣和周围鼻部皮肤的分界。沿瘢痕边缘做椭圆形切割以改善瘢痕（图 27.13）。首先去除瘢痕表面的皮肤，然后加深瘢痕两侧的切口至皮下组织平面。将深部瘢痕组织两侧的皮瓣提起并向内推进，覆盖住瘢痕，然后将伤口逐层缝合。

接下来，我们将注意力转向修复患者扩张的左侧鼻孔。首先沿鼻孔下缘的衬里皮瓣和外覆皮瓣连接处做一个切口（图 27.14），小心地将外覆皮瓣从耳软骨支架移植物上剥离。从支架移植物上切除一小块全厚的楔形软骨，将剩余的两侧软骨用 5.0 聚乳酸线间断缝合在一起。然后将外覆皮瓣复位，使用 5.0 肠线连续缝合皮肤切口。另外，我们也从患者的再造鼻软三角上切除了一小块楔形皮肤。图 27.15 展示了患者完成第五次手术及全部修复操作后 6 个月的效果。

讨论

本病例所讨论的是一个很复杂的鼻部缺损，而且患者有长期吸烟史。在本病例中，我们面临的最大挑战就是要找到有足够血运的内层衬里皮瓣。通常情况下，为了给内层缺损修复提供足够的皮瓣，我们会同时使用第 4 章和第 11 章中描述的同侧及对侧的鼻中隔黏软骨膜铰链瓣。但是考虑到患者的长期吸烟史，我们认为修复所需的鼻中隔黏软骨膜铰链瓣不太可能成活，因此选择了插入前额旁正中皮瓣作为衬里皮瓣。另一个难点是，患者曾经行鼻整形手术转移了一个右侧前额旁正中皮瓣至鼻部。这就造成了一个困境：是使用并排

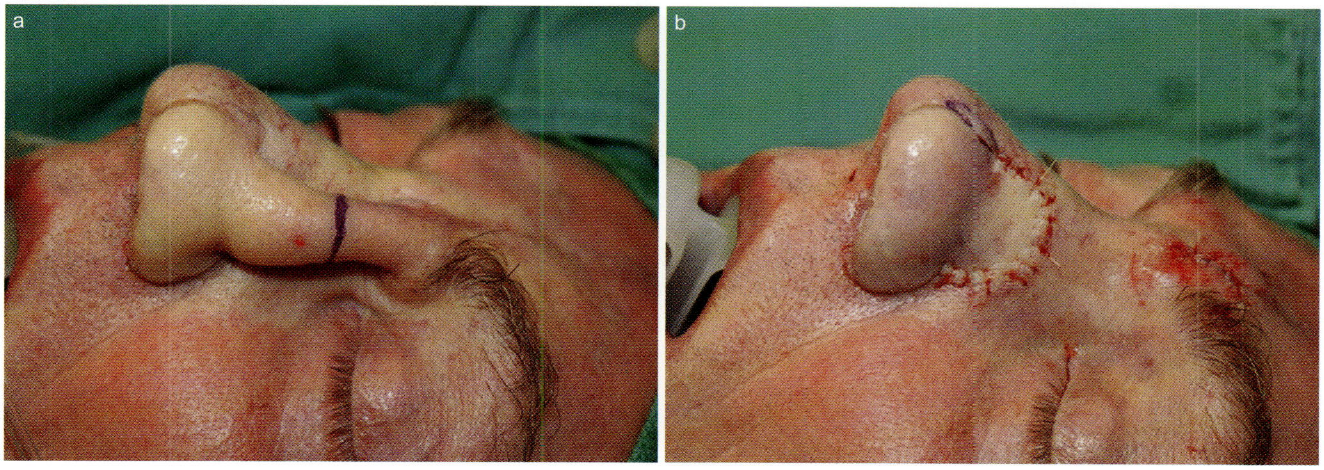

图 27.11 （a, b）第三期手术包括皮瓣断蒂和皮瓣嵌入

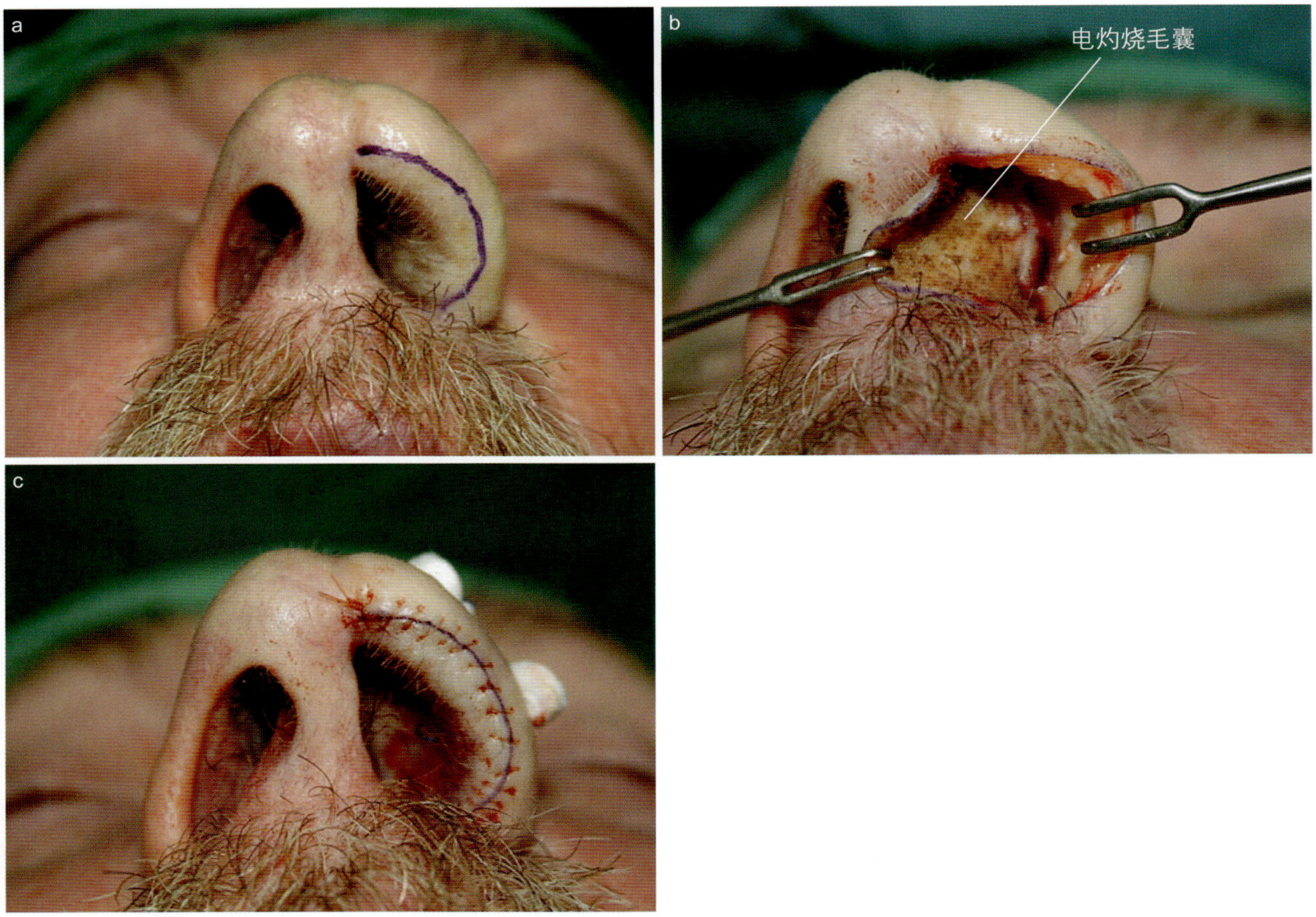

图 27.12 （a）第四期手术的目的是修薄衬里皮瓣并清除毛囊。切口做在衬里皮瓣和外覆皮瓣连接的瘢痕内。（b）将衬里皮瓣自皮下组织层掀起以暴露毛囊。对毛囊进行灼烧。移除瘢痕沉积和多余的皮下脂肪。（c）使用支撑敷料将衬里皮瓣和支架移植物贴合在一起

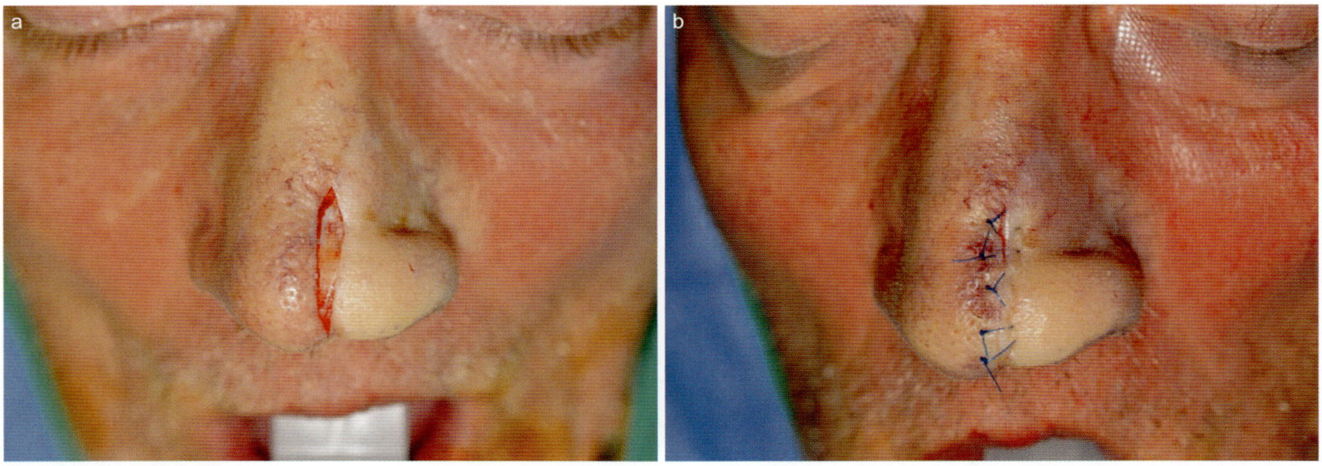

图 27.13 （a）修复鼻背的瘢痕。将瘢痕表层的皮肤切除，只留下深层瘢痕组织。（b）将切口两侧皮缘向内推进覆盖住瘢痕

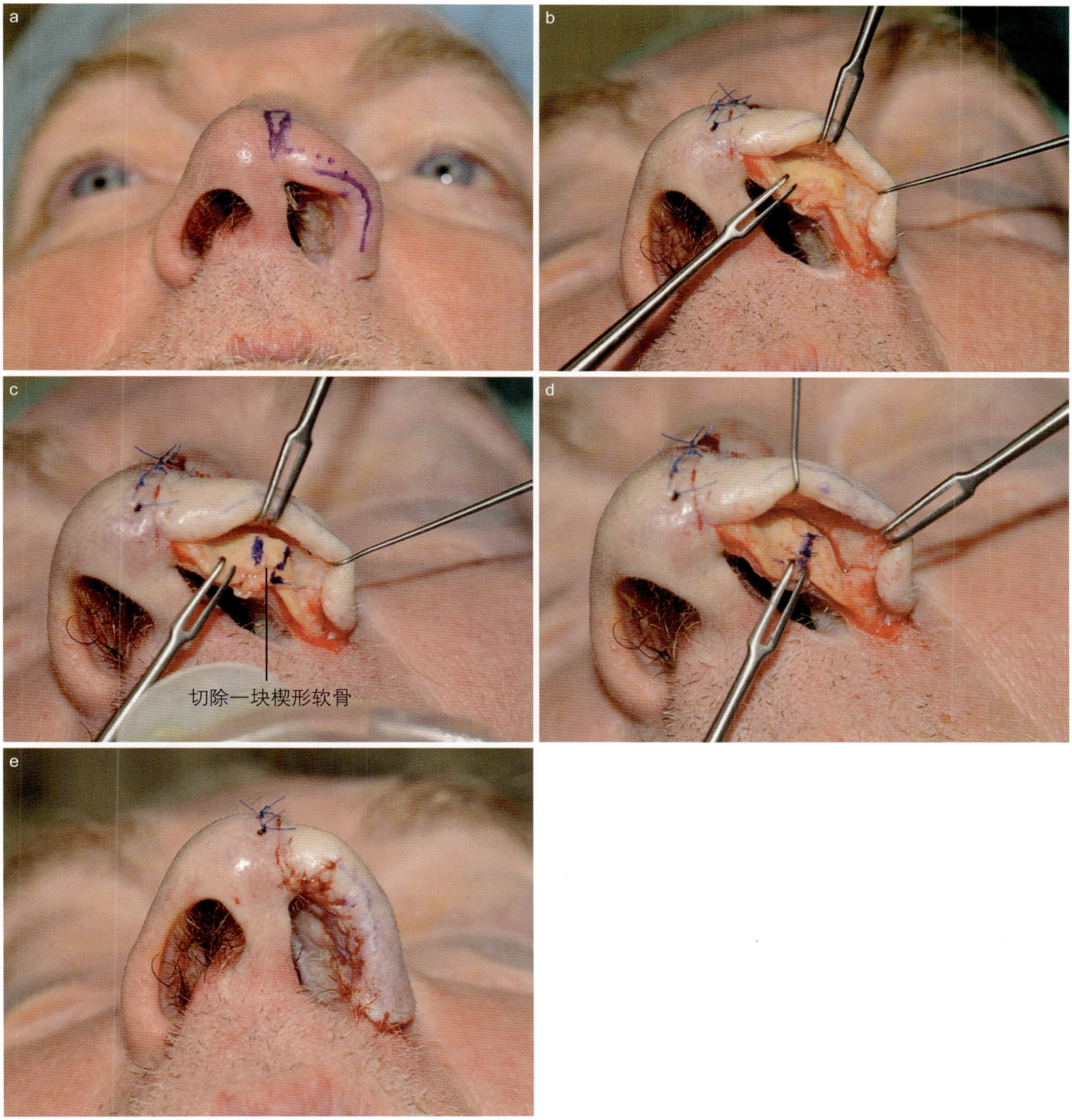

图 27.14 （a）第五期手术。在衬里皮瓣和外覆皮瓣连接处的瘢痕内做切口。（b）完全暴露软骨支架移植物。移除外覆皮瓣上的瘢痕组织和多余的皮下脂肪。（c）从支架移植物上切除一块楔形软骨以缩小鼻孔。（d）将切除部位两侧的软骨缝合。（e）关闭伤口

的两个前额旁正中皮瓣，一个修复内层，一个修复外层？还是使用一个延长的前额皮瓣同时修复内层和外层？考虑到患者在进行第一次前额皮瓣转移时，有可能已经损伤了右侧滑车上动脉，我们担心在这种情况下使用两个并排的前额皮瓣进行再造很可能导致右侧的皮瓣血运不足；而且切取两个并排的皮瓣也会使供区伤口更难愈合关闭。综合考虑这些因素，我们使用了一个延长的左侧前额旁正中皮瓣作为鼻部缺损的内层衬里和外层覆盖。由于延长了皮瓣的长度，一部分带毛发的头皮也被转移到了再造鼻道的下部，导致需要后续的操作来修薄皮瓣并清除毛囊。

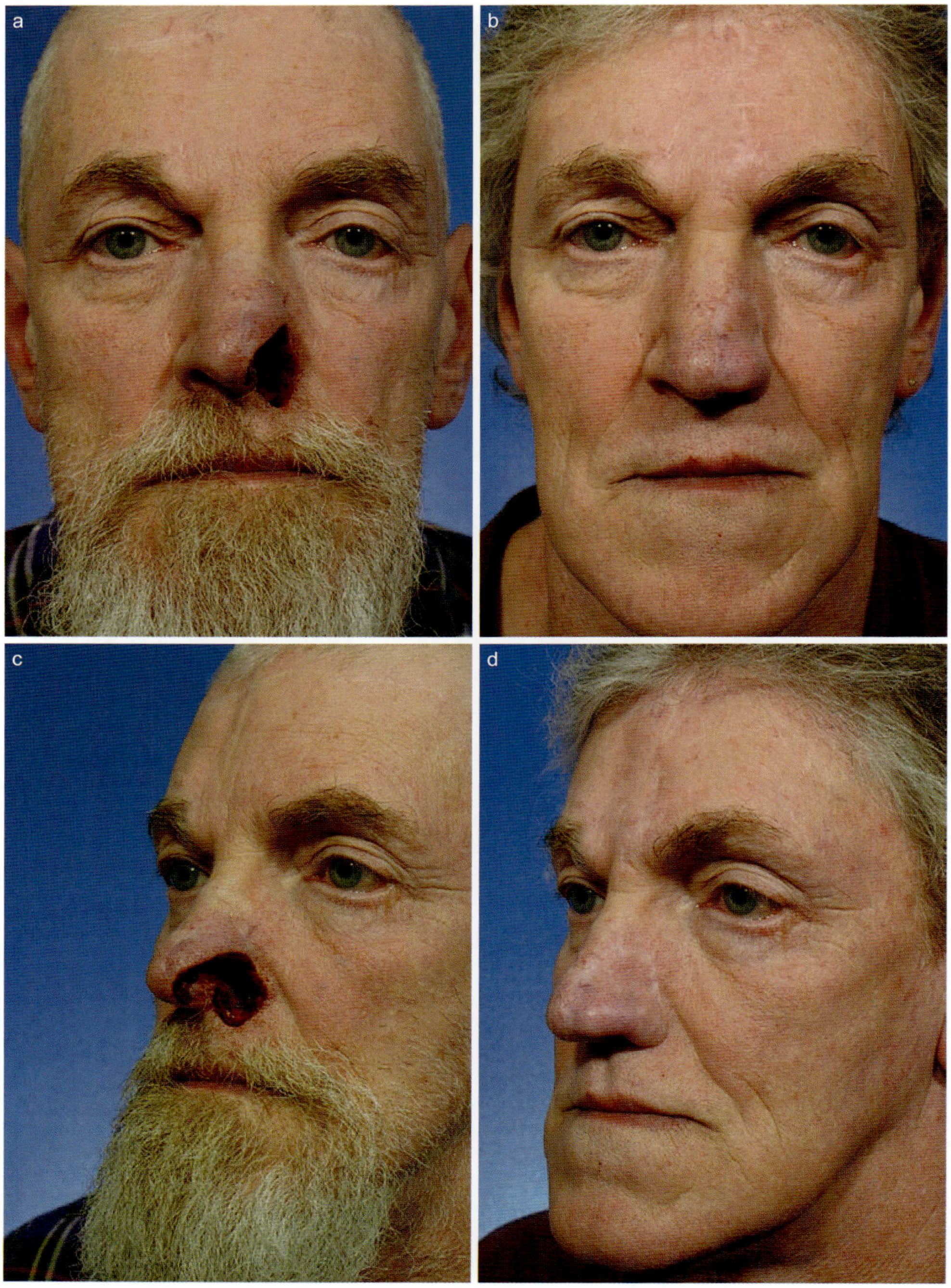

图 27.15 （a～h）术前和第五期手术后 3 个月

图 27.15 （续）

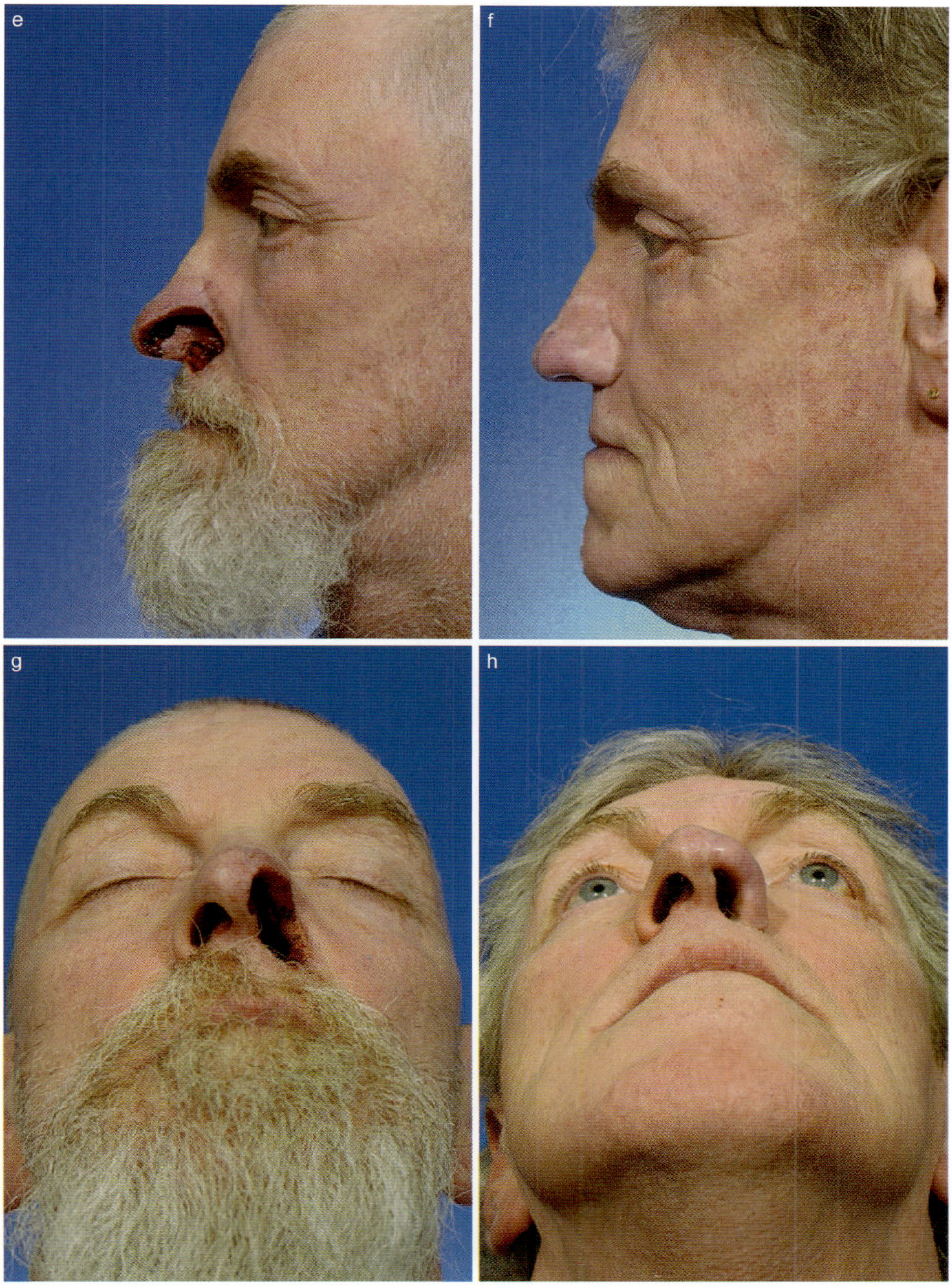

在鼻中隔黏膜组织量不足，或无法作为内层衬里皮瓣来源的情况下，我们对于使用插入前额旁正中皮瓣同时修复鼻部全层缺损的成功经验很少。正如本病例中所示，我们认为在鼻部全层缺损修复中，如果内层和外层缺损都要使用前额皮瓣进行修复，那么比较好的方法是一期手术只再造缺损的内层，恢复鼻部结构支撑或修复外层后留待后续手术。注意使用全厚皮片覆盖衬里皮瓣裸露的肌层以减少瘢痕收缩。第二期手术包括移除覆盖在衬里皮瓣蒂部的全厚皮片，修薄皮瓣，并移植支架移植物和外覆皮瓣。通常情况下，在供区紧邻第一个前额皮瓣的位置设计第二个前额旁正中皮瓣作为外覆会

比较简单。但是在本病例中，我们需要使用一个前额皮瓣同时提供内层衬里和外层覆盖。这种方法不仅技术难度比较高，而且有一个缺点，那就是衬里皮瓣的血供可能没有并排的皮瓣那么丰富：因为在一个加长的前额皮瓣中，衬里皮瓣的位置更靠上，处于滑车上动脉血运的外周。不过正如本病例所示，在一些情况下，使用一个加长的前额旁正中皮瓣反而比使用两个并排皮瓣更合适。

鼻尖、鼻小柱和鼻翼的再造　第 28 章

Shan R. Baker

本章讨论的是一种全层缺损的情况。

患者是一位 66 岁的女性，被转诊至密西根大学皮肤科。患者 7 个月前发现鼻部一处表支质硬的增生，取活检病理示基底细胞癌。患者起初就诊于一位私人医生，计划行莫氏手术切除肿瘤。但是最终手术没有完成，因为手术边界一直有肿瘤浸润。患者身体健康，但是有吸烟史 50 年，大约每天吸半包烟。检查可见患者右鼻尖处有一个 2.5 cm × 1.5 cm 的全层缺损（图 28.1）。

在初步诊断和商讨后，患者行三期莫氏手术移除了肿瘤。术后留下的鼻部全层缺损包括整个右侧鼻翼、鼻尖和鼻小柱（图 28.2）。鼻中隔软骨尾部的大部分组织保持完整。对该缺损的再造需要使用一个复合鼻中隔软骨黏膜枢轴瓣，从鼻道内向外侧翘起，以提供鼻小柱的结构支撑，同时作为鼻尖和鼻翼的内层衬里（参见第 4 章）。同时还需要双侧耳软骨移植物作为右侧鼻翼的支架，替代缺失的左侧鼻翼软骨中间脚及右侧鼻翼软骨外侧脚和中间脚。包裹在复合黏膜瓣内的鼻中隔软骨则用来替代缺失的鼻翼软骨内侧脚。缺损的外层使用一个插入前额旁正中皮瓣进行再造。

因为患者的长期吸烟史很有可能导致内层黏膜瓣血运不足，所以我们选择先用一个全厚皮片把缺损处的裸露伤口覆盖起来（图 28.3）。5 周后皮片完全愈合，于是行第一期再造手术。首先从紧邻

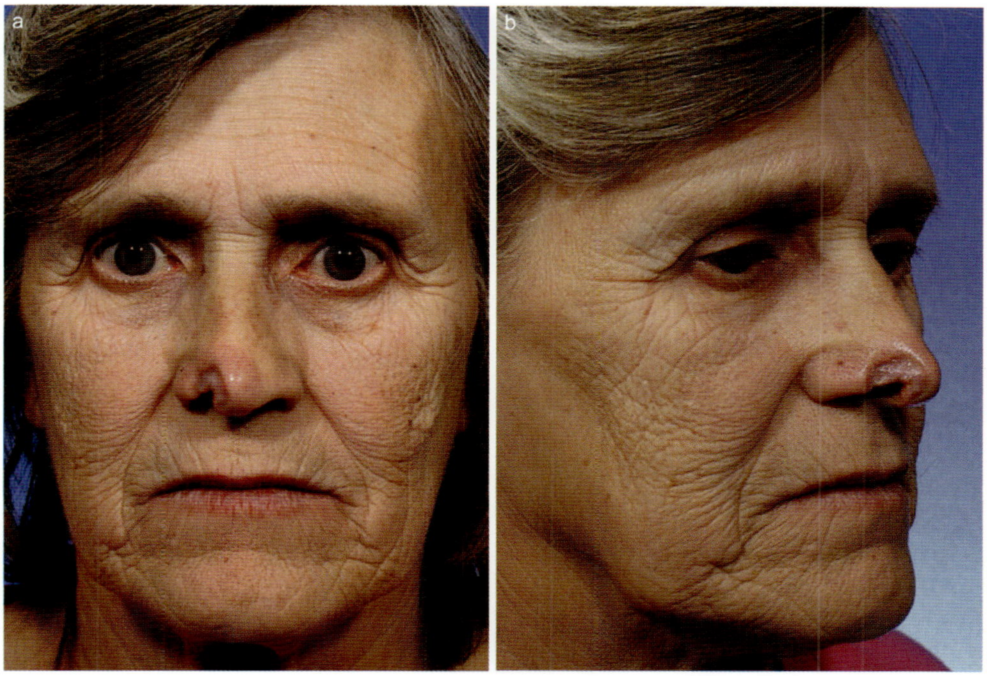

图 28.1　（a, b）部分切除鼻部基底细胞癌后，患者右鼻尖处有一个 2.5 cm × 1.5 cm 的全层缺损

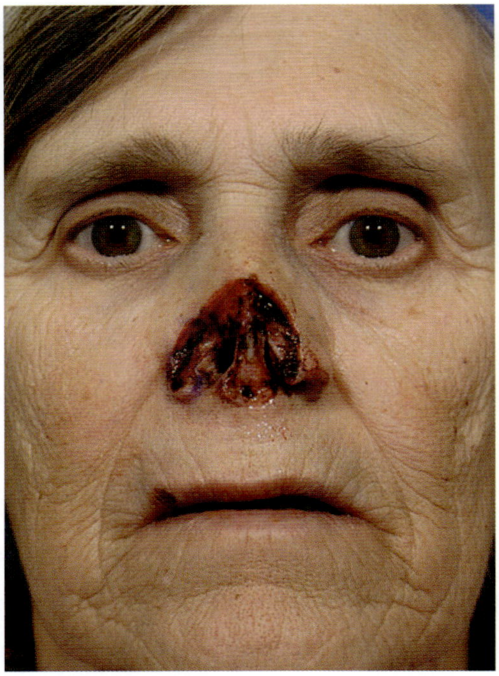

图 28.2 行莫氏手术完整切除肿瘤后，患者鼻部累及整个右侧鼻翼、鼻尖和鼻小柱的全层缺损

鼻棘的鼻中隔软骨尾部掀起两块黏软骨膜瓣，从后鼻中隔角移除一块三角形软骨，以便于皮瓣转向外面。为了制作复合分隔瓣，我们使用 11 号手术刀沿着鼻底做一个鼻中隔软骨全层切口。切口后端距离鼻棘 1.5 cm，以保留供给皮瓣血运的上唇动脉鼻中隔支。再在内鼻阀下做一个与鼻底切口平行的切口，从骨性和软骨性鼻中隔交界处向外，一直切到暴露的鼻中隔尾部末端。要注意保留鼻中隔软骨背侧 1 cm 宽的条形软骨，作为鼻梁的支撑结构。

使用鼻甲切除术所用的剪刀，将上述两个鼻中隔切口向后延伸至骨性筛骨垂直板和犁骨内。这些骨性切口也是全层的，并且要尽量向后延伸以最大化复合瓣的长度。然后使用一个带角度的手术刀在骨性鼻中隔内做一个垂直切口，将两条平行切口的末端连接起来。如果某些区域骨组织较厚，无法用手术刀切透，也可以使用鼻甲切除术剪刀。

完成切割后，小心地将复合鼻中隔软骨黏膜瓣从鼻道内转出。转出过程中，要始终保持复合瓣的远端下边界与剩余软骨性鼻背的远端相连（图 28.4）。为保证这一点，我们使用 5.0 聚丙烯线 8 字缝合的方式将皮瓣远端固定在鼻背上。鼻中隔上的其他切缘使用电刀灼烧止血。

复合瓣的远端包含着一部分筛骨垂直板，将其两侧用于再造鼻尖内层的黏膜骨膜瓣向外翻开。将覆盖在右鼻缺损处已经完全愈合的全厚皮片向尾侧

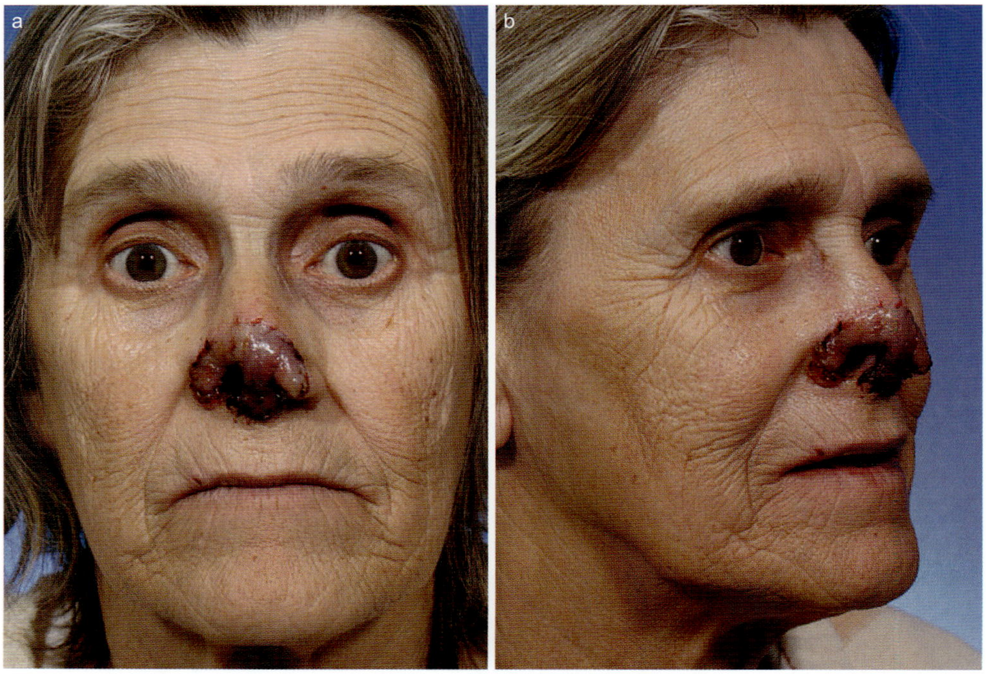

图 28.3 （a, b）移植全厚皮片覆盖住裸露的伤口后 2 周

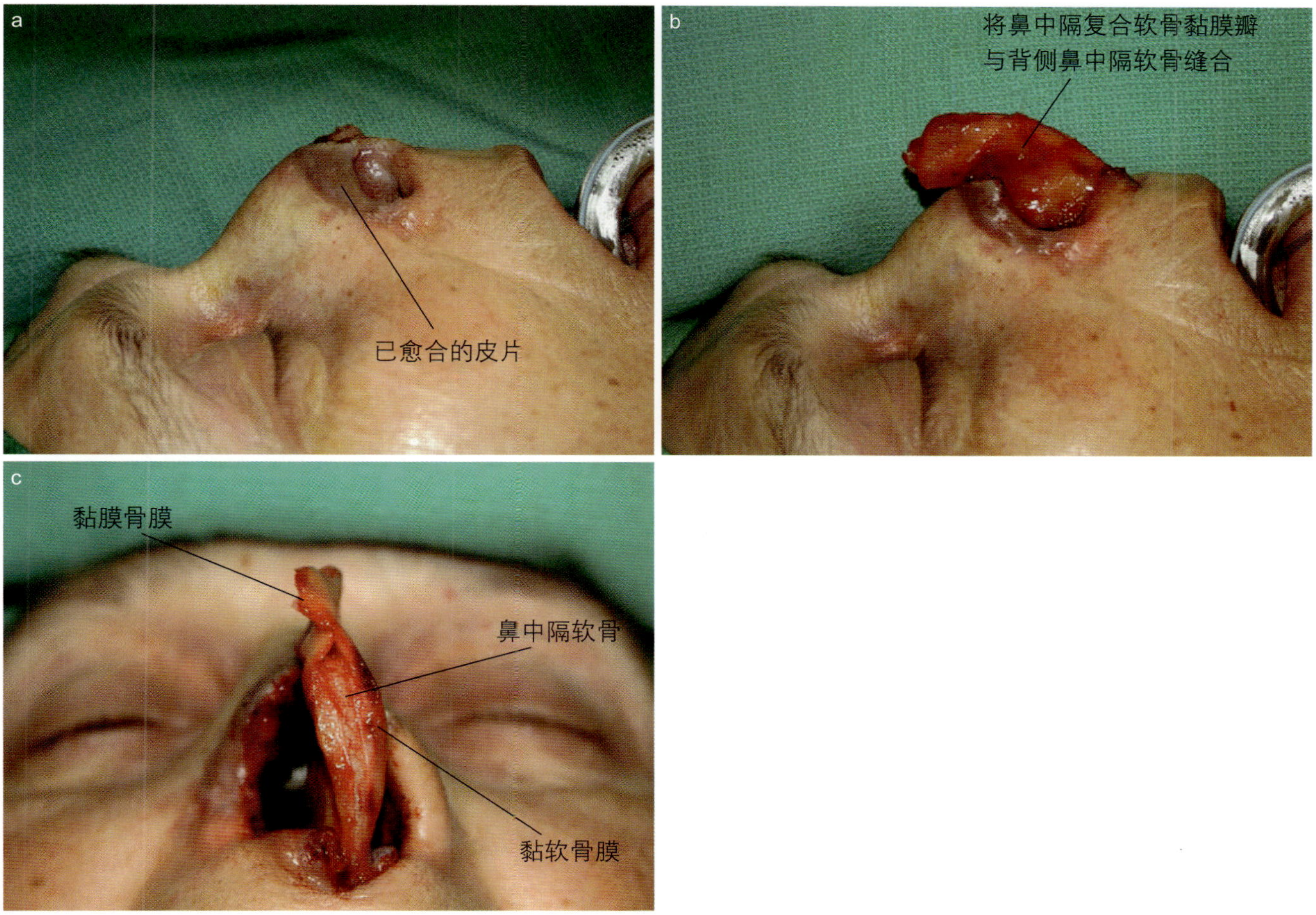

图 28.4　（a～c）伤口边缘移植皮片后 5 周。复合鼻中隔软骨黏膜枢轴瓣从鼻腔内斜出。使用 5.0 聚丙烯线 8 字缝合将皮瓣固定在鼻中隔软骨背部的尾端

端翻折，形成一个内翻的铰链皮瓣用于再造右侧鼻翼的内层。移除覆盖鼻尖缺损左侧缘的皮片，并将翻下来的左侧鼻中隔黏膜瓣与左半侧鼻尖缺损的黏膜边缘缝合。右侧鼻中隔黏膜瓣则与内翻的铰链皮瓣的边缘缝合。切除暴露出的与复合皮瓣相连的骨性筛骨垂直板，只留下鼻中隔软骨，用于替代缺失的鼻翼软骨内侧脚（图 28.5）。

使用第 7 章描述的技术从左、右耳各获取一个较大的耳软骨移植物。对移植物进行仔细的雕刻和修剪，然后将其缝合固定于缺损处，为右侧鼻翼和鼻孔缘提供结构支撑，同时替代缺失的左侧鼻翼软骨中间脚。通过将耳软骨移植物与复合瓣内的鼻中隔软骨缝合，右侧形成了一个从鼻棘到鼻翼底的完整软骨拱形结构，左侧也恢复了原本鼻翼软骨的弓形。使用 5.0 PDO 线褥式缝合将翻折的鼻中隔黏膜骨膜瓣悬吊在耳软骨移植物下面（图 28.6）。

从复合瓣内的鼻中隔软骨尾部分离出两个较短的黏软骨膜瓣，准备与前额覆盖皮瓣的鼻小柱区缝合。使用泡沫橡胶材料按照鼻部缺损区域的形状制作模板，用该模板来设计一个右侧插入前额旁正中皮瓣（图 28.7）。皮瓣长 14 cm、宽 6 cm。因为要求前额皮瓣的长度能够达到上唇，所以不可避免地会带有部分长毛发的头皮。我们有意将皮瓣的鼻小柱部分设计得比理想效果所需的更宽一些，这样能够保证该区域血供充足。而且在这个宽度下，弹性较差的头皮也能够充分包绕暴露的鼻中隔软骨尾

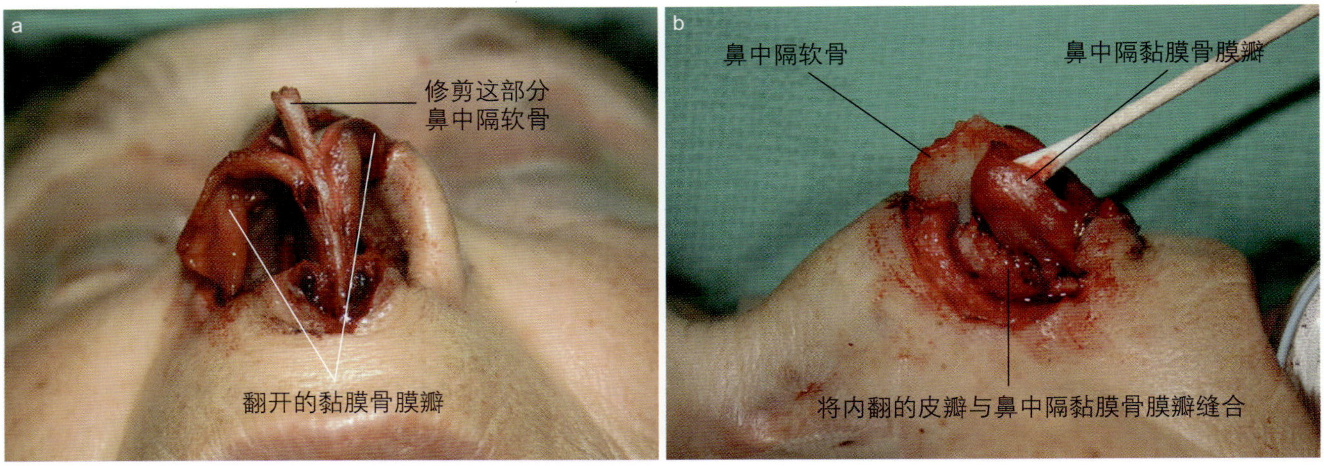

图 28.5 （a）从复合瓣上翻下双侧黏膜骨膜瓣，用于再造鼻尖内层。（b）位于右鼻缺损边缘的全厚皮片向尾部翻折形成铰链皮瓣，用于再造右侧鼻翼内层。将悬挂皮瓣与翻下来的黏膜骨膜瓣缝合

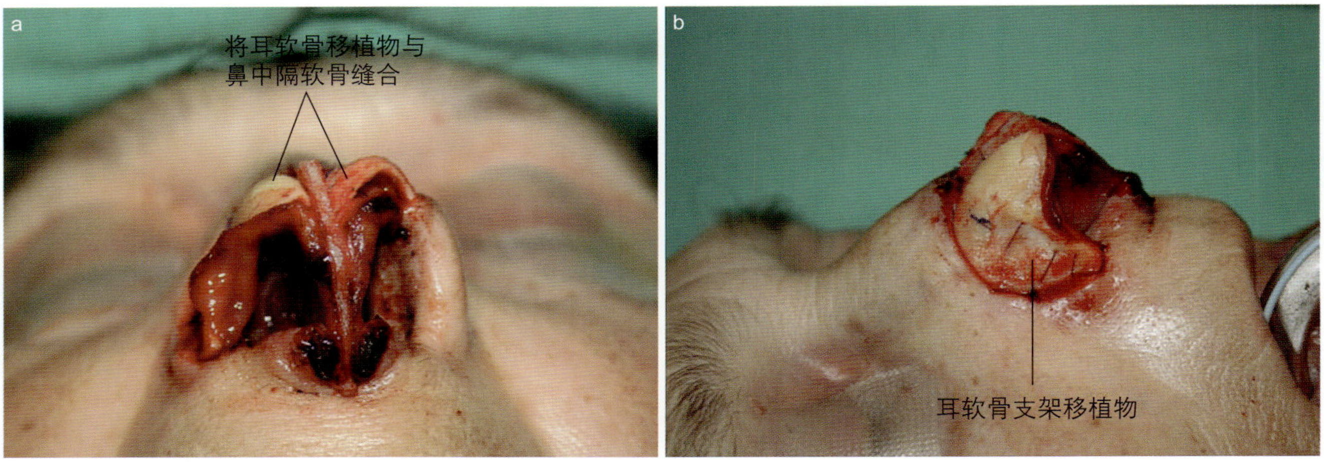

图 28.6 （a, b）耳软骨移植物作为右侧鼻翼和右半鼻尖的支架。移植物为鼻翼提供结构支撑，同时替代缺失的右侧鼻翼软骨中间脚和外侧脚。第二个软骨替代缺失的左侧鼻翼软骨中间脚。复合瓣内的鼻中隔软骨为鼻小柱提供支撑，同时替代缺失的双侧鼻翼软骨内侧脚。从复合瓣上翻下来的鼻中隔黏膜骨膜瓣悬吊在重叠的软骨移植物下面

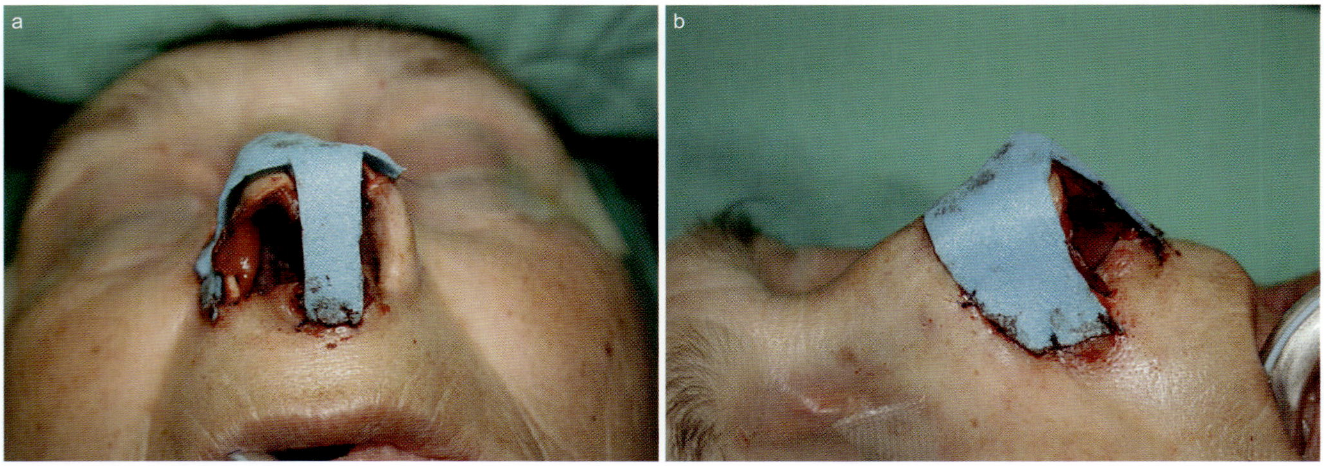

图 28.7 （a, b）使用泡沫橡胶模板设计前额覆盖皮瓣

部，并与之前从软骨上翻下来的较短的黏软骨膜瓣缝合。

使用第 14 章描述的手术技术将前额皮瓣切割分离后转移到鼻部。将剩余的前额皮肤自帽状腱膜下层广泛剥离，使供区伤口部分关闭。清除皮瓣远端的额肌，然后将前额皮瓣末端与衬里皮瓣末端缝合。前额皮瓣鼻小柱区的边缘与之前从复合鼻中隔软骨瓣尾部翻折出来的短黏膜瓣缝合（图 28.8）。

术后 1 周，黏膜衬里皮瓣和外覆皮瓣基本成活，除了外覆皮瓣与上唇相连的地方有小面积的浅表坏死。术后 2 周对再造鼻进行检查时发现，内层黏膜骨膜瓣远端靠近右鼻孔缘处有部分坏死，不过并没有发生创缘愈合不良，前额覆盖皮瓣完全成活（图 28.9）。因为检查时发现衬里皮瓣有部分坏死，所以我们决定将前额皮瓣嵌入的时间推迟 2 个月，等待坏死区域二期愈合。愈合后，使用第 14 章描

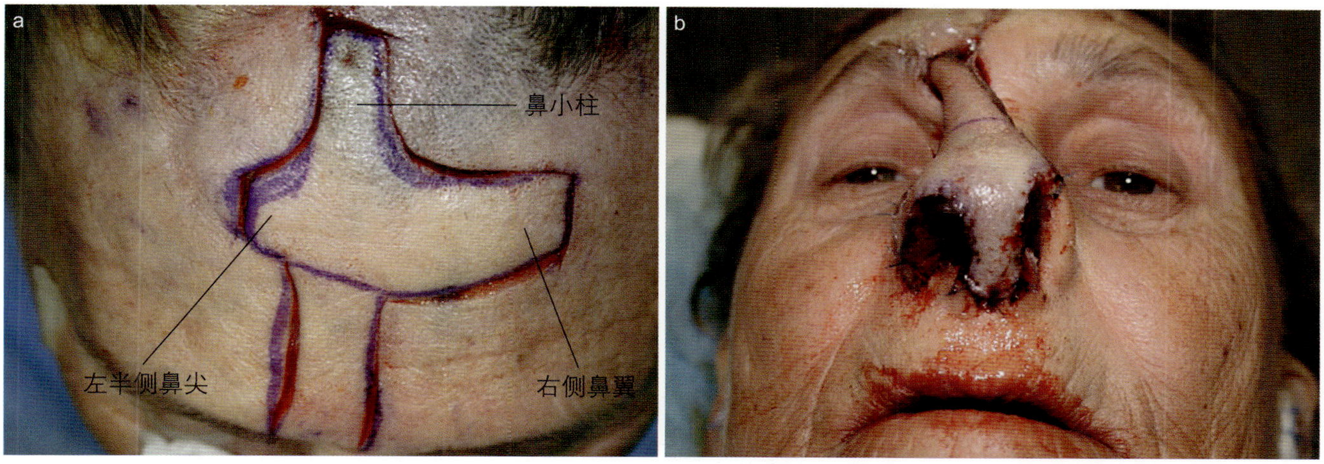

图 28.8 （a, b）插入前额旁正中皮瓣覆盖右侧鼻翼、鼻尖和鼻小柱。前额皮瓣的末端与黏膜皮瓣的末端缝合

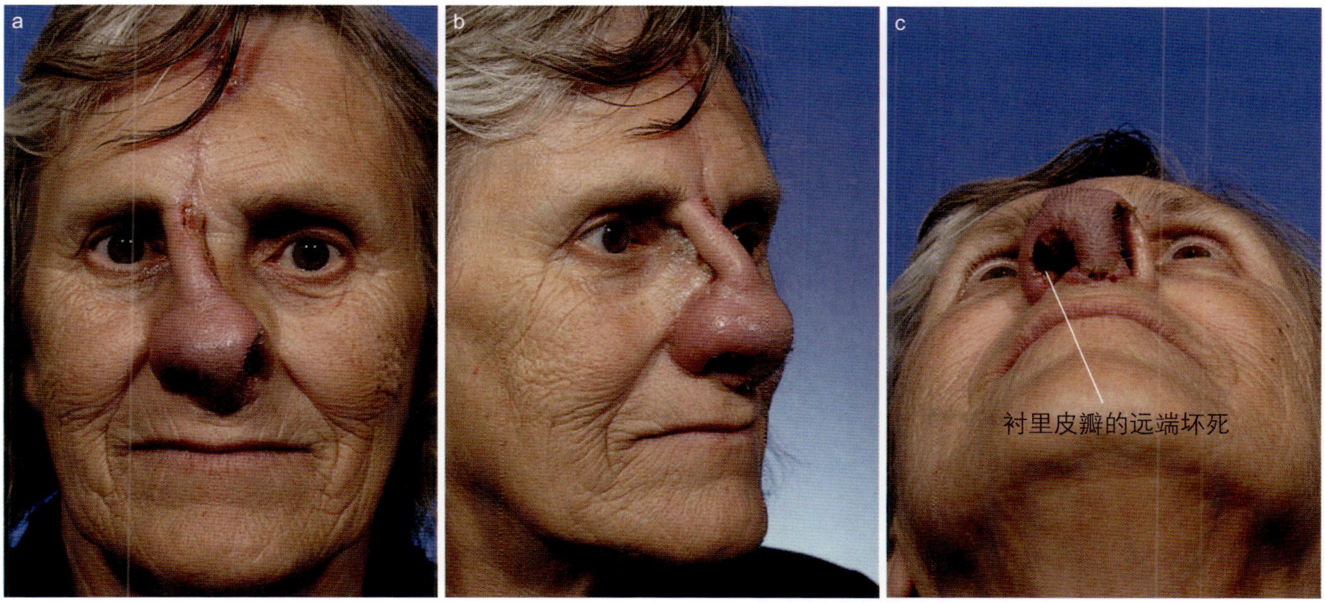

图 28.9 （a ~ c）一期鼻再造术后 2 周。右侧衬里皮瓣发生局部坏死

述的手术技术切断插入前额皮瓣蒂部，并且将皮瓣嵌入缺损区域。去除皮瓣近端 1/3 部分的肌肉、脂肪和早期瘢痕沉积。

连接在右侧鼻孔后缘的全厚皮片其作用是和鼻中隔黏膜骨膜瓣一起再造右侧鼻翼和右半侧鼻尖的内层。虽然全厚皮片所在的皮瓣部分成活了，但是一部分右侧鼻中隔黏膜骨膜瓣却没能成活。皮瓣坏死导致了瘢痕收缩和后续的右侧鼻孔缩小。这也导致了再造的鼻尖不对称。

前额皮瓣嵌入后 10 周行形态修整术，目的是尽量矫正因衬里皮瓣部分坏死导致的鼻孔狭窄。沿再造的右侧鼻孔缘切开，将前额覆盖皮瓣自皮下层掀起。在右侧鼻孔顶端切开衬里皮瓣，将一个三角形皮瓣向头侧翻转进鼻道内，从而扩大鼻孔的孔径。再使用一个全厚皮片覆盖皮瓣旁边的供区缺损（图 28.10）。使用一个填充敷料固定皮片 5 天。

接下来我们将注意力转向左侧鼻尖。在前额皮瓣和周围鼻部皮肤之间的瘢痕内做一个 2 cm 切口，自皮下层掀起前额皮瓣，暴露出其下呈拱形的耳软骨移植物。切除部分软骨，以改善鼻孔缘的形态和位置（图 28.10）。同时对小部分前额覆盖皮瓣进行修剪，使其适应软骨形态。修整术后 2 周，患者右半侧鼻尖出现脓肿。治疗方法是沿鼻孔缘将脓液引流出来后，塞入洁净纱布包（图 28.11）。经过这样

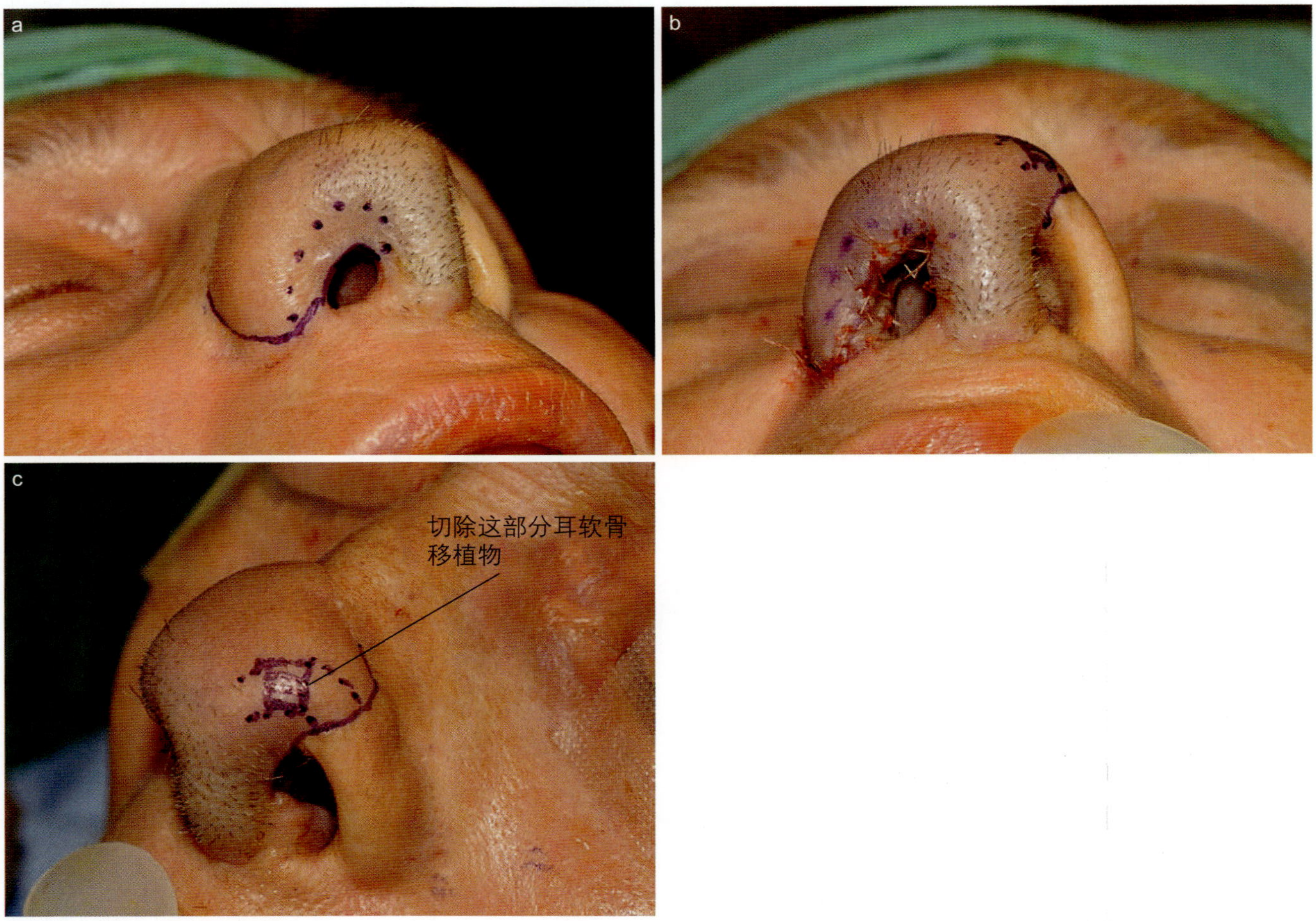

图 28.10 （a）前额皮瓣嵌入后 10 周，再造鼻孔发生狭窄。虚线所示为支架移植物的尾缘。实线所示为扩张鼻孔要做的切口。（b）通过切除瘢痕组织并使用全厚皮片覆盖鼻孔内部，鼻孔得到扩大。（c）左半侧鼻尖上的长方形标记为计划切掉的用于替代缺失的鼻翼软骨中间脚的部分耳软骨移植物

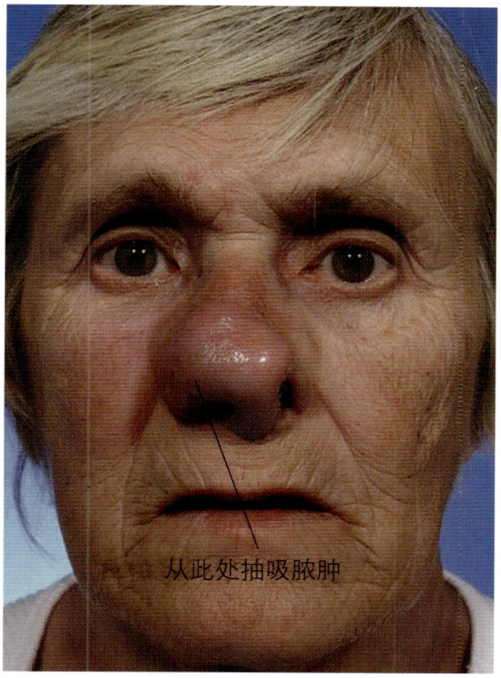

图 28.11　第一次扩大右侧鼻孔术后 1 周。患者出现伤口脓肿

的处理以及患者口服抗生素 10 天后，患者右半侧鼻尖的感染得到治愈。

由于术后发生了感染，导致右侧鼻孔大小的改善很有限。因此在第一次修整术 3 个月后，行第二次手术以扩大鼻孔。同时减小再造鼻小柱的宽度，使其更加自然，并使用第 14 章描述的技术用电刀清除鼻小柱皮瓣上的毛囊。将前额皮瓣覆盖鼻小柱的部分向上掀起，形成一个上端固定的鼻小柱皮肤瓣。掀起皮瓣时自皮下层剥离，这样可以将大部分毛囊从皮瓣上切除。剩余暴露的毛囊留在皮瓣上，可用剪刀小心地清除，清除后的区域使用针尖电刀灼烧止血。皮下脂肪和掀起皮瓣时留在鼻小柱上的大部分毛囊使用解剖刀完全清除。

将掀起的鼻小柱皮瓣纵向分成两份，2/3 的部分继续覆盖鼻小柱，1/3 的部分形成一个基于鼻尖的向内翻转的皮瓣（图 28.12）。切除右侧再造鼻孔顶部内的瘢痕组织，并且重新顶部剖开使其位置更靠上，从而增大鼻孔的尺寸。将基于右半侧鼻尖的

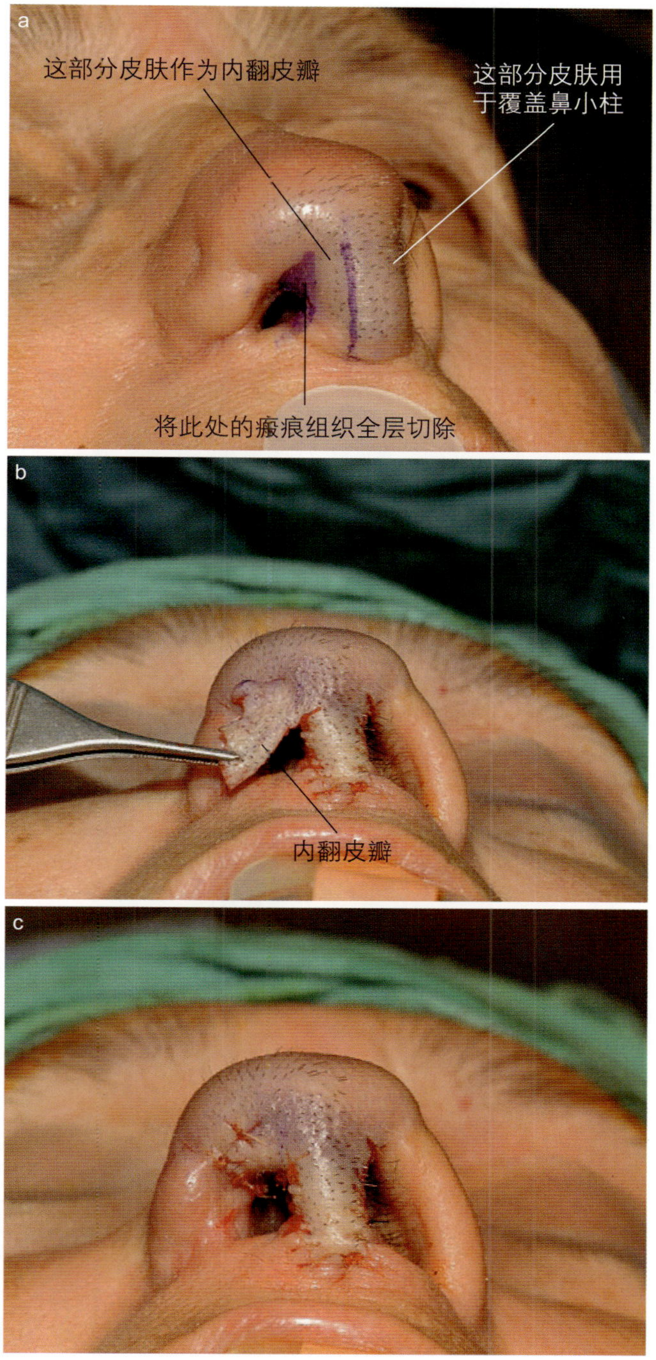

图 28.12　（a）将覆盖鼻小柱的皮瓣纵向分成两份，2/3 的部分继续覆盖鼻小柱，1/3 的部分形成一个悬挂在右鼻孔顶部的皮瓣。（b, c）将悬挂的鼻小柱皮瓣向鼻孔内折，增加右侧鼻孔的周长

鼻小柱皮瓣对折，并转移进右侧鼻孔内，构成鼻前庭顶部的内层。将一个支架固定在再造鼻孔的顶部。支架由浸透抗生素药膏的纱布经 4.0 聚丙烯线

水平褥式缝合固定而成。5 天后移除该支架。

2 个月后，患者的右侧鼻孔明显增大，虽然还是比左侧鼻孔略小。不过此时右侧鼻孔的尺寸已经够大，患者呼吸时不会感受到明显的空气阻力（图 28.13）。

讨论

对于鼻小柱全层缺损伴鼻尖全层缺损的情况，使用复合鼻中隔软骨黏膜枢轴瓣是最好的再造方式，可以同时为再造鼻提供内层组织和结构支撑。

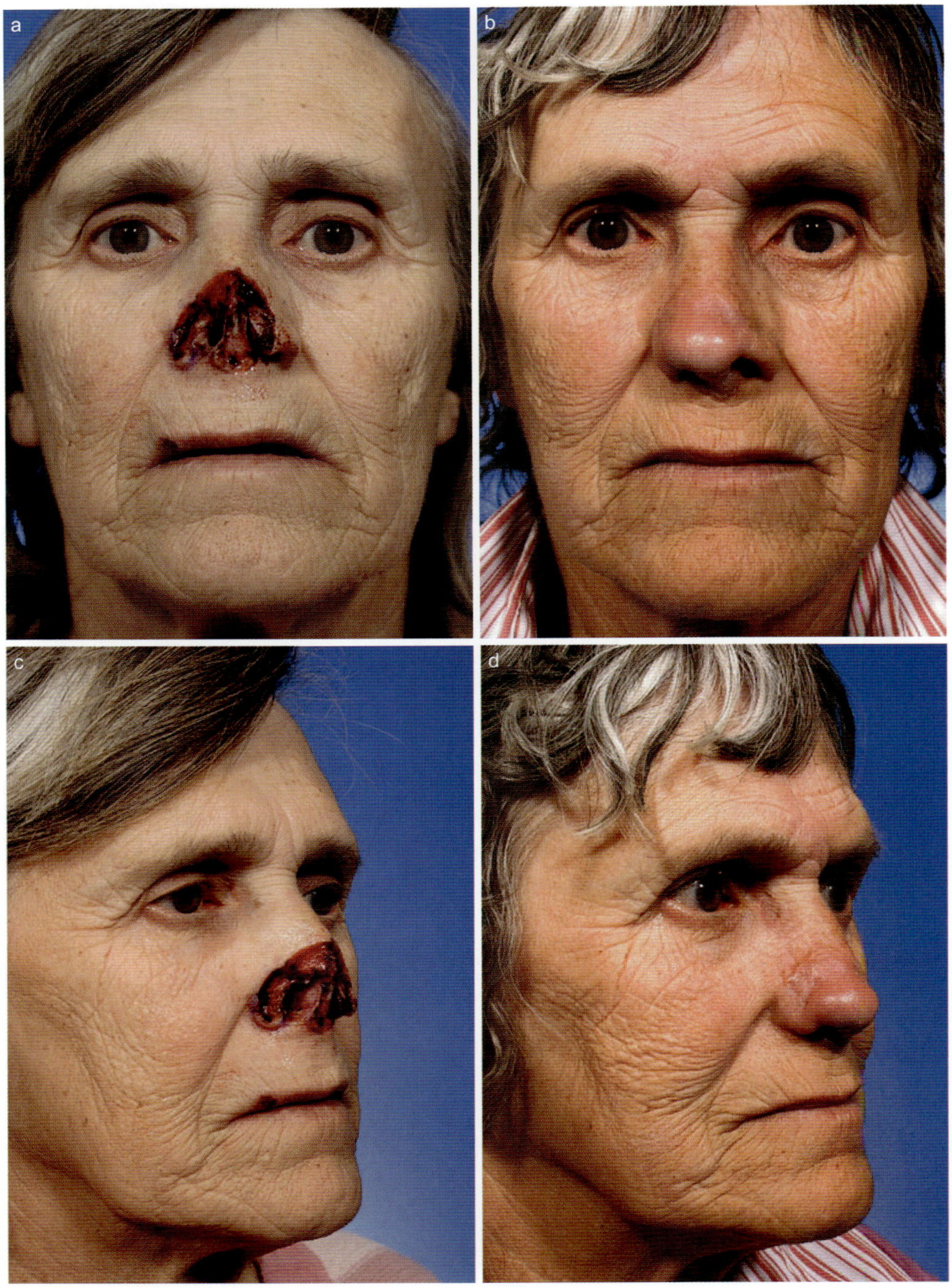

图 28.13 （a~1）术前和第二次鼻孔扩大术后 2 个月

图 28.13 （续）

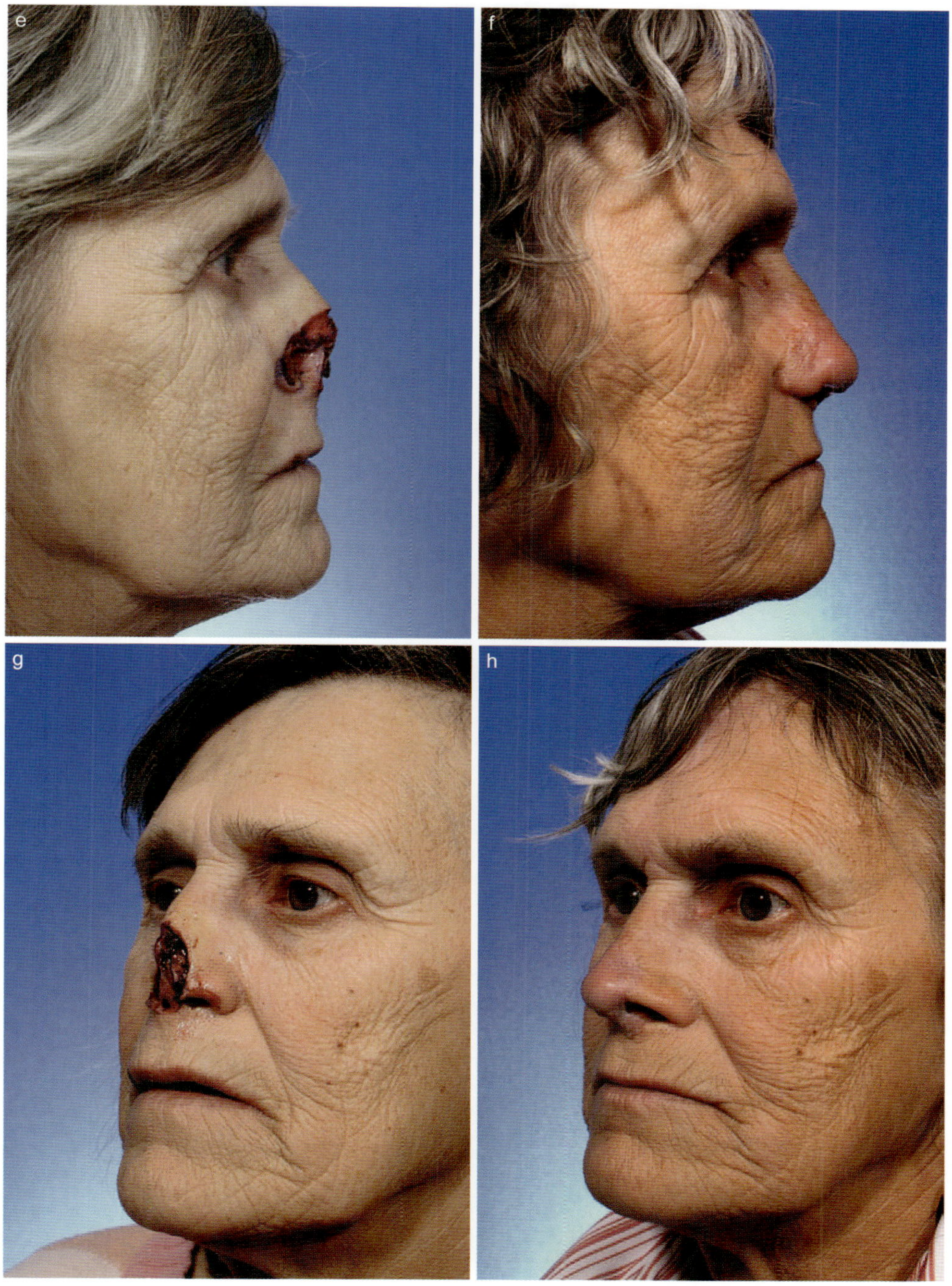

图 28.13（续）

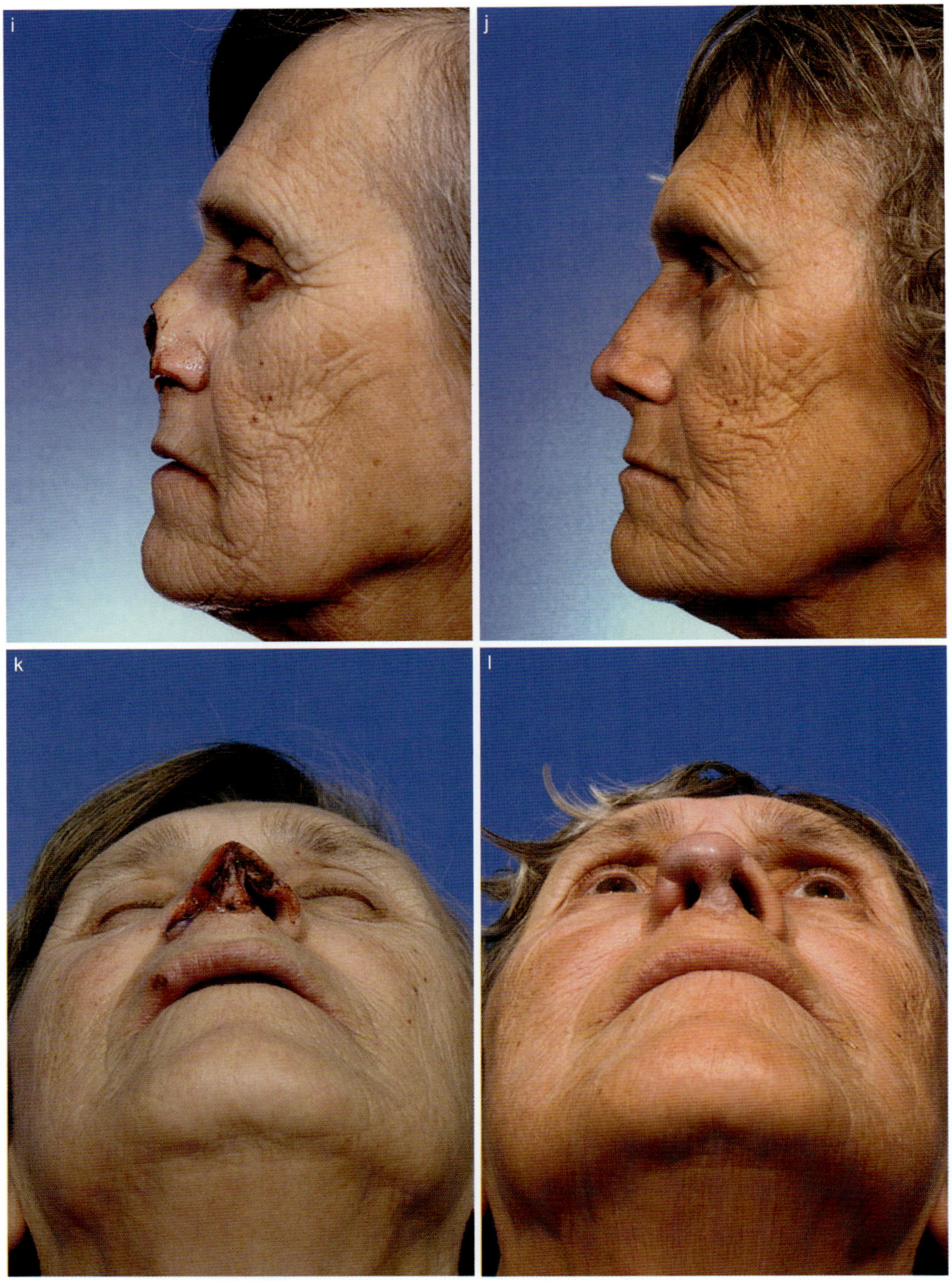

和复合瓣一起被转移到鼻气道外的筛骨垂直板还可以为再造整个鼻尖的内层提供双侧黏膜骨膜瓣。复合瓣内的鼻中隔软骨则可以替代缺失的鼻翼软骨内侧脚。尽管术者通常都会切取尽量长的复合瓣，但是在大多数情况下，复合瓣不足以提供足够长的黏膜瓣来同时再造鼻尖和鼻翼全层缺损的内层。在本病例中，我们使用了一个内翻皮瓣来辅助鼻中隔黏膜骨膜瓣修复右侧鼻翼全层缺损。但是由于发生了坏死，损失了一部分黏膜瓣，导致鼻中隔瓣和内翻皮瓣合起来都没能提供足够的内层组织，没能很好地修复全部右侧鼻前庭，而这也影响了再造鼻孔的大小。

那么还有什么方法可以为右侧鼻前庭再造提供足够的内层组织呢？我之前认为使用斜出的复合鼻

中隔瓣是再造鼻小柱和鼻尖内层缺损的正确方式。不过现在我认为，比起本病例中所使用的内翻皮瓣，使用一个向内翻折的插入前额旁正中皮瓣来再造右侧鼻翼的内层可能是更好的选择。设计时将前额覆盖皮瓣适当延长，这样在皮瓣尾部向内翻折就形成了右侧鼻翼的内层。如果使用这种方法的话，耳软骨支架移植物的移植时间就要推迟，因为要等到前额皮瓣的内层部分成活，可以从整个皮瓣上分离下来之后，才能进行软骨移植。不过这种方式再造的右侧鼻孔也会更大一些。

使用折叠的前额皮瓣可能需要额外的手术操作，不过能够提供更充足的用于再造鼻翼内层的组织。在本病例中，虽然通过将一部分位于再造鼻孔顶部的前额覆盖皮瓣鼻小柱区向内翻折，使再造鼻孔得到了扩大，但其大小还是不如为右侧鼻翼内层专门设计一个带有返折部分的前额覆盖皮瓣。

在本病例中，我们犯了一个技术性失误，那就是获取的耳软骨移植物比缺失的左侧鼻翼软骨中间脚要长。这就导致左侧鼻孔扩大，从而使再造的两侧鼻孔之间的差距更加明显。必须行手术修复扩张的左侧鼻孔，以缩小两侧鼻孔周长的差距。

近全鼻再造

第 29 章

Shan R. Baker

本章讨论的是一种全层缺损的情况。

患者是一位 61 岁男性，主诉鼻部进行性肿大 2 年。查体发现鼻梁处肿物，整个鼻尖和键石区以下的鼻背都发生了皮肤硬化（图 29.1）。肿瘤紧紧粘连在下方的鼻软骨和鼻骨尾部，并且累及鼻尖和鼻翼。肿瘤从鼻腔内不可见，患者也未诉任何鼻部阻塞的症状。检查未发现颈部淋巴结转移。活检证实肿瘤为鳞状细胞癌，可能起源于鼻部皮肤。

患者接受了一个近全鼻切除术以清除肿瘤。为了保证手术切缘没有肿瘤浸润，患者的鼻骨、上下外侧鼻软骨，以及全部鼻尖和鼻小柱都被切除。大部分鼻中隔软骨也被切除。仅有一小部分鼻翼底和大部分骨性鼻中隔被保留（图 29.2）。术后，患者先接受了一个疗程的外射线辐照，然后在放疗结束 3 个月后开始行鼻再造术。因为患者所剩余的鼻中隔组织很少，而且放疗有可能会损伤鼻道内剩余黏膜的血供，因此除了再造鼻全层缺损所需的常规手术技术外，我们还采取了两个额外的手术步骤。

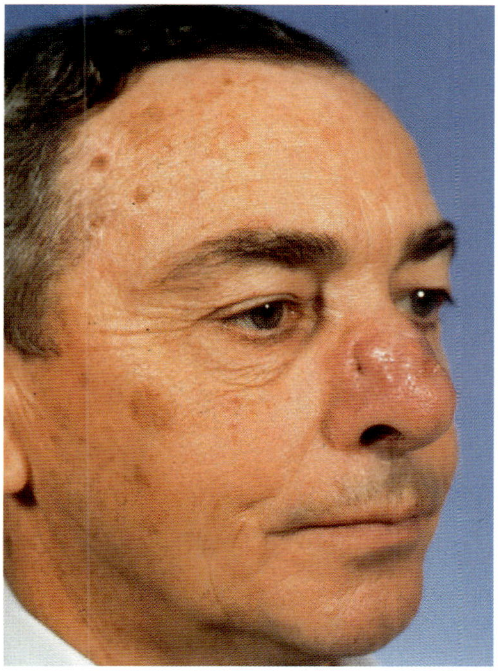

图 29.1 患者术前，可见鼻部皮肤来源的鳞状细胞癌

对于所有的鼻再造手术，其目的都是用相似的组织来替代缺失的组织。也就是需要黏膜作为内层，软骨和骨作为支架，皮肤作为外层覆盖。一期手术要延迟切取一个复合鼻中隔软骨黏膜枢轴瓣。首先使用 Mayo 剪在筛状板下方将剩余的软骨和骨性鼻中隔剪开，然后使用一个带角度的手术刀将切口向下延伸至较薄的筛骨垂直板内，一直切到鼻底。除此之外，在靠近鼻棘处向前掀起两侧有限的黏软骨膜瓣，并且像第 11 章描述的那样，从剩余的鼻中隔软骨上切除一小块楔形的软骨组织。这样切除的目的是为了给二期手术时旋转复合瓣留出空间。最后使用浸润凡士林的敷料将两侧黏软骨膜瓣贴合在一起。

设计延迟复合瓣后 3 周，行鼻再造术。首先在骨性鼻中隔和两侧黏膜内做一个向下的全层切口，沿着鼻底走行直到与设计复合瓣时所做的筛骨垂直板内的纵向切口相接，然后小心地活动切割好的复合鼻中隔软骨黏膜瓣。做全层切口时要注意与后方鼻中隔尾缘之间保留 1.5 cm 的距离，以保证蒂部黏软骨膜瓣的完整性。小心地将复合瓣向前旋转，

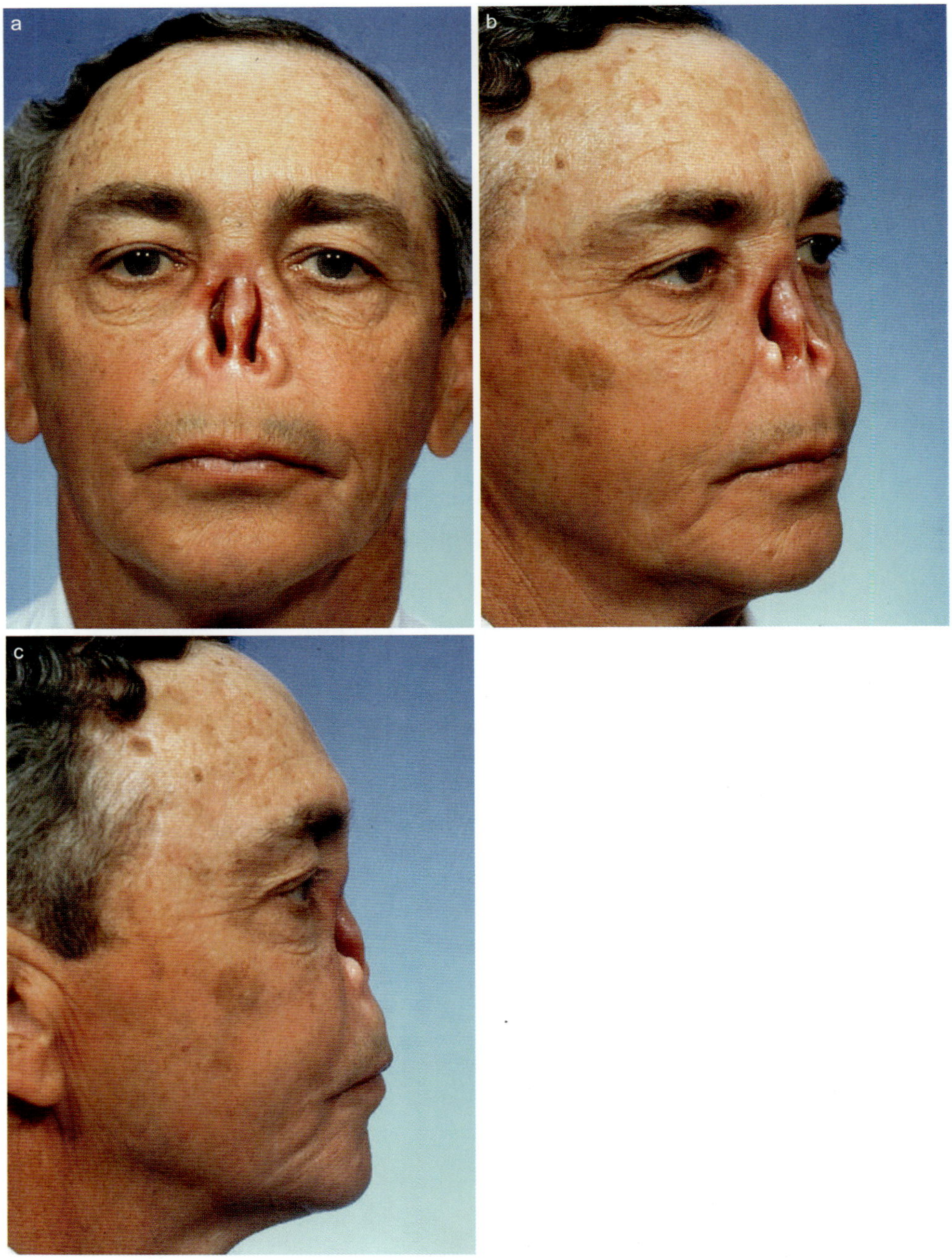

图 29.2 （a～c）患者行近全鼻切除术及术后放疗后

通过开放的伤口将其从鼻道内拉出。然后如第 4 章和第 11 章中讨论的，尽可能地将复合瓣向尾端转动，使皮瓣的软骨部分可以作为鼻小柱的支架，同时软骨周围的黏膜也可以作为鼻穹窿下部的内层衬里。由于手术切除肿瘤后留下的完整鼻中隔很少，限制了复合瓣的大小，进而也限制了复合瓣可以向尾端拉伸的程度，因此不太可能将鼻子恢复到理想的长度了。使用 5-0 聚丙烯缝线用 8 字缝合的方式将复合瓣与鼻棘连接在一起，将复合瓣固定在新的位置。使用固定片，将筛骨垂直板构成的枢轴瓣头端与额骨连接，同时撑开复合瓣与额骨之间的距离（图 29.3）。将复合瓣最前端两侧的黏膜骨膜瓣向外侧翻开，这样就可以为鼻穹窿提供足够的黏膜内层，但是不够再造更外侧的鼻前庭内层。

患者的下鼻甲很小，而且由于接受了鼻道放疗而产生了很多瘢痕组织，不过患者的中鼻甲较大且没有瘢痕形成。使用第 11 章描述的技术，从两个中鼻甲上获取双侧鼻甲黏膜骨膜瓣，皮瓣的前缘挂在鼻侧壁上（图 29.4）。同时切除鼻甲的全部骨组织。使用这些鼻甲瓣就可以为鼻前庭的外侧部分提供足够的黏膜内层，弥补鼻中隔复合瓣提供的内层组织不足的情况（图 29.5）。鼻甲瓣的内侧与复合瓣提供的黏膜瓣相互缝合，外侧与鼻翼基底处剩余的鼻前庭内层皮肤缝合。缝合使用 5.0 聚乳酸线间断

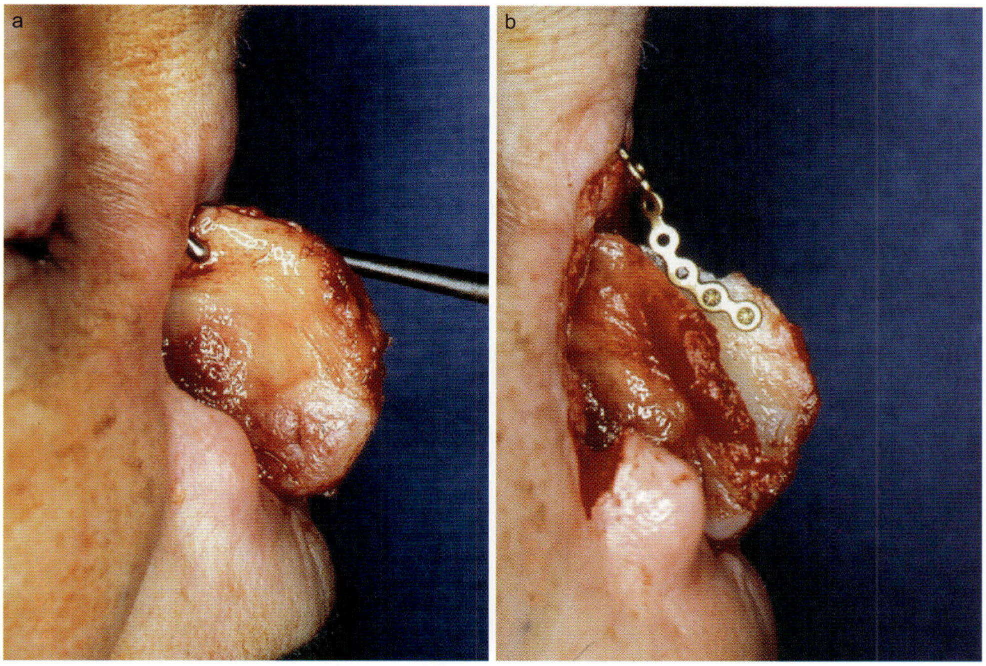

图 29.3　（a）将鼻中隔复合瓣向前拉，转出后鼻道。（b）将固定片放置在复合瓣和额骨之间，保持复合瓣的位置。鼻中隔黏软骨膜瓣向外翻开，用来再造鼻衬里

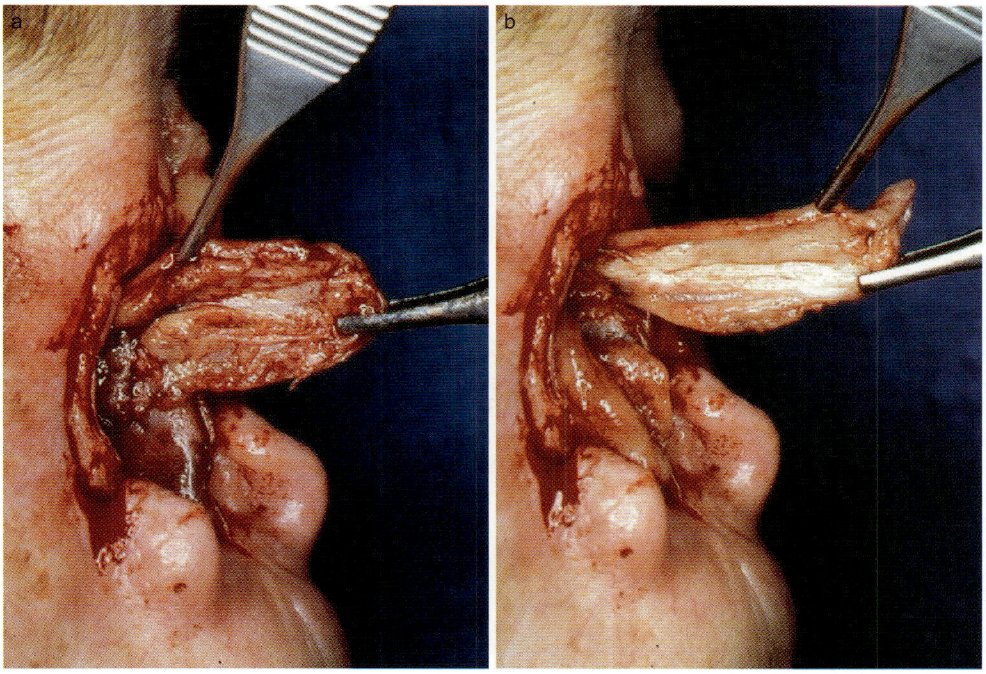

图 29.4　（a, b）右侧和左侧中鼻甲黏膜骨膜瓣。皮瓣前缘连接在鼻侧壁上

缝合。从复合瓣上翻出的内层衬里皮瓣加上鼻甲瓣同时还足够再造中部鼻穹窿的内层。衬里皮瓣的尾缘都保持游离，留待与外覆皮瓣缝合。

使用第 7 章讨论的技术从双耳各获取一个耳软骨移植物。切除耳甲腔和耳甲艇，剩下一个完整的 4.0 cm × 1.75 cm 耳软骨移植物。移植物将作为鼻尖和鼻翼的支架。

使用第 8 章讨论的技术从左顶骨获取一个颅骨移植物，大小约 5.0 cm × 1.5 cm。获取时，先使用侧切钻头刻画出骨移植物的轮廓，然后用带角度的摆锯切取移植物。将骨移植物切割成两个长 2.5 cm、宽 1.5 cm 的移植物（图 29.6），然后将这两个骨移植物分别放置在固定片的两侧，用来稳定鼻中隔复合枢轴瓣，同时可作为鼻侧壁和鼻背的支架。由于患者缺少可以用来替代鼻上外侧软骨的鼻中隔软骨，颅骨移植物还可作为中部鼻穹窿的支架。将两侧的骨移植物固定在一起，并使用 1.2 mm 钛合金固定板和 3 mm 螺丝钉，将骨移植物固定在上颌骨额突上。这样就为上部和中部鼻穹窿提供了坚实的骨架支撑。在骨移植物上钻若干个直径 1 mm 的孔，用 5.0 聚乳酸线穿过孔，采取褥式缝合的方式将衬里皮瓣悬吊在骨移植物下面。

用手术刀对耳软骨移植物进行雕刻和修剪。移植物用来恢复鼻穹窿顶部的弧形结构，并为鼻翼

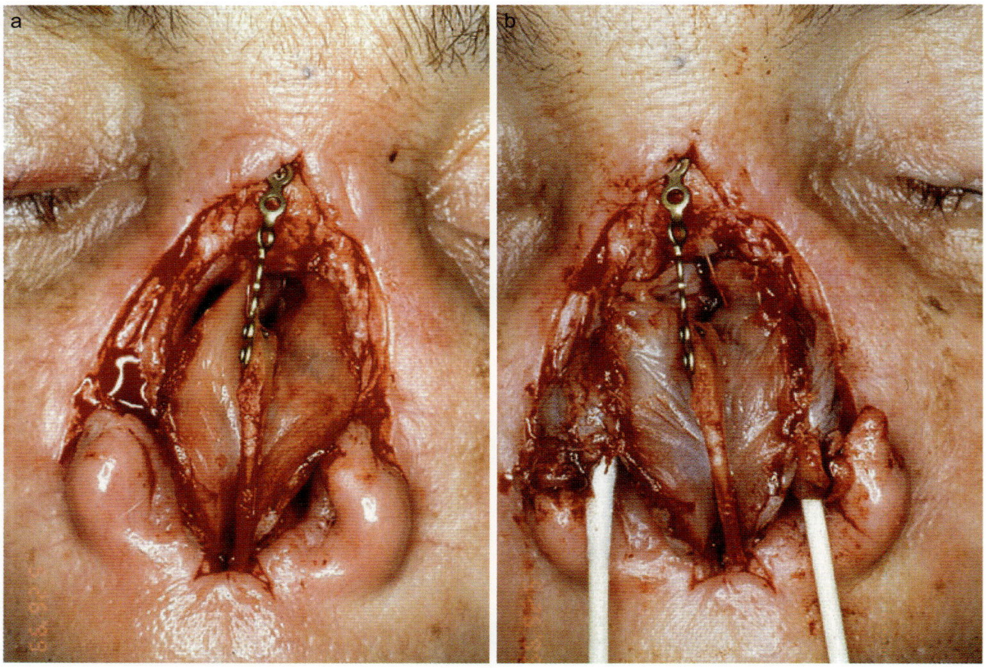

图 29.5 （a）双侧黏软骨膜瓣从鼻中隔复合瓣上向外侧翻开，为鼻尖顶部提供足够的衬里黏膜组织，但不够再造鼻前庭外侧的衬里。（b）中鼻甲瓣为鼻前庭外侧提供了衬里组织。棉签插入的位置为衬里皮瓣之间的缝合处

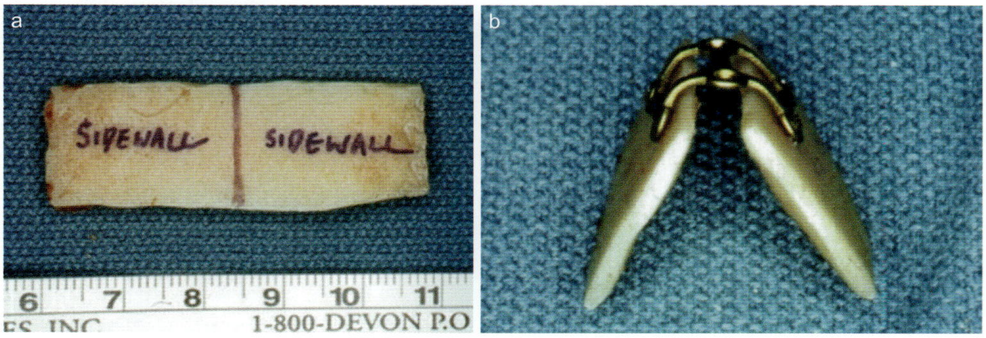

图 29.6 （a）5.0 cm × 1.5 cm 的颅骨移植物。（b）将移植物分为两块，中间用固定片相连。每块骨组织为一侧的上部和中部鼻穹窿提供结构支撑

提供支架支撑。将移植物放置于复合瓣软骨和鼻翼基底之间，移植物的外侧固定在剩余鼻基底的软组织袋内，内侧雕刻成鼻翼软骨中间脚和外侧脚的形状。将耳软骨移植物在中线的位置与复合瓣的软骨部分缝合，并通过在颅骨移植物尾端钻的若干孔洞与骨移植物固定在一起（图 29.7）。因为耳软骨移植物有天然凸度，所以为再造的鼻尖和鼻翼提供了理想的外形。无论是长度（4 cm）、宽度（1.75 cm）还是外形，耳软骨移植物都足以替代缺失的鼻翼软骨中间脚和外侧脚，并为鼻翼提供支架支撑。耳软骨移植物的尾端埋在鼻中隔复合瓣内，既可以作为鼻翼软骨内侧脚的替代，也可以作为鼻小柱的支架结构，支撑再造的鼻尖。在颅骨移植物上钻若干个 1 mm 的孔以便缝合线穿过，使用 5.0 聚乳酸缝线采取褥式缝合的方式，从移植物的外面穿过移植物和衬里皮瓣，然后再穿回外层，将衬里皮瓣悬吊在骨和软骨移植物下面（参见第 4 章和第 11 章）。

使用泡沫橡胶材料制作外覆皮瓣的模板。为了使模板能够精确地覆盖再造鼻部，我们将模板缝合在外覆皮瓣最终会覆盖的位置，小心地进行裁剪（图 29.8）。裁剪塑形后，从再造鼻支架上取下模板置于额部，用来设计 1 个 6.5 cm 宽的右侧插入前额旁正中皮瓣（图 29.9）。使用第 14 章介绍的技术，

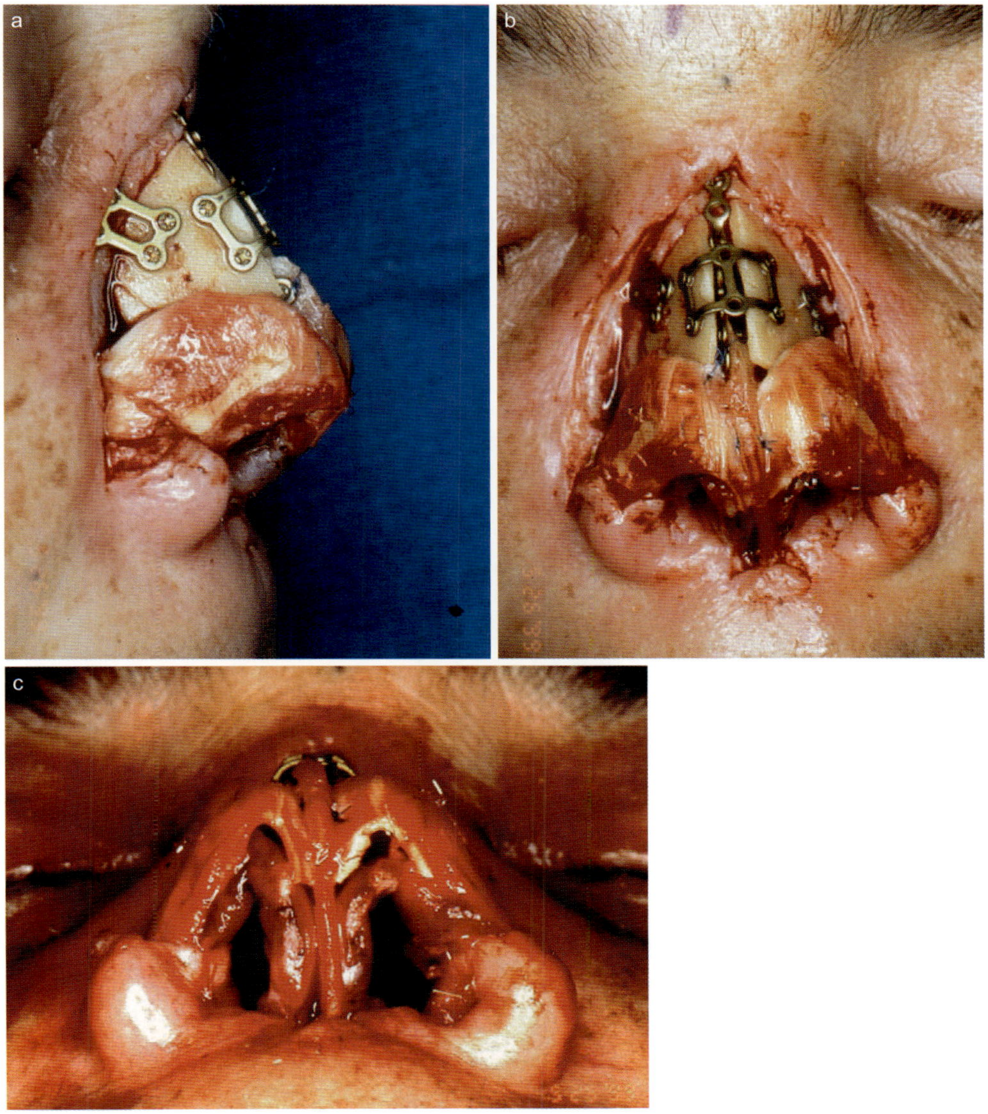

图 29.7 （a, b）耳软骨移植物为下部鼻穹窿提供支架。耳软骨移植物的头端与骨移植物重叠，模拟鼻翼沟的形态。（c）衬里皮瓣悬吊在软骨和骨移植物下面，尾缘保持游离

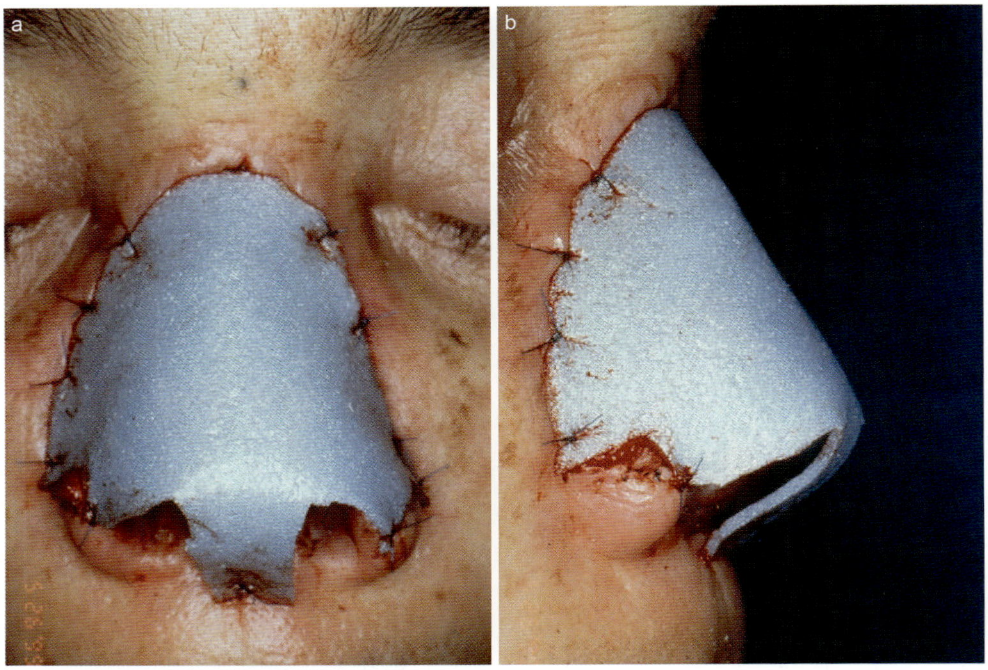

图 29.8 （a, b）使用泡沫橡胶裁制一个模板，用于设计插入前额旁正中皮瓣

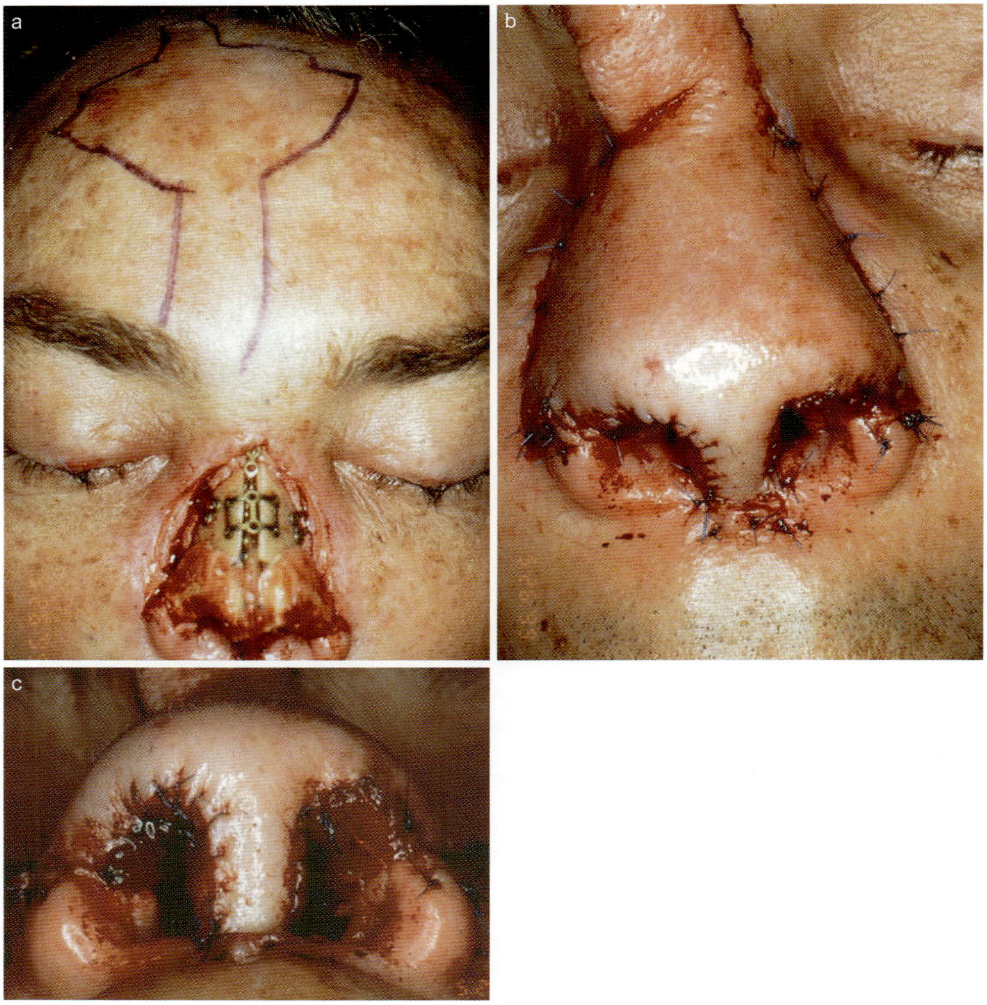

图 29.9 （a）设计插入前额旁正中外覆皮瓣。（b, c）前额皮瓣的尾缘与衬里皮瓣的尾缘缝合。替代鼻小柱的部分前额皮瓣与包裹鼻中隔复合瓣的黏膜边缘缝合

先将皮瓣切割分离，然后去除皮瓣远端的肌层和大部分皮下脂肪，最后将皮瓣转移至鼻部。使用 5.0 聚丙烯线垂直褥式缝合，将前额皮瓣和颊部内侧皮肤固定。前额皮瓣的尾端与衬里皮瓣的尾端缝合。覆盖鼻小柱部分的前额皮瓣与包裹复合瓣的黏膜尾端缝合。

在进行皮瓣嵌入之前，先对转移皮瓣时未去除肌层和皮下脂肪的部分前额皮瓣进行形态修整。这个中期手术的时间大约是皮瓣转移后 2 个月。沿着鼻侧壁上前额皮瓣和颊部皮肤之间的瘢痕做双侧切开，在浅表皮下组织层游离前额皮瓣，使其从下面的骨移植物和耳软骨移植物头段上分离开来。这样就形成了一个双蒂皮瓣，尾端与鼻尖相连，头端与前额相连。切除沉积在支架移植物上的全部脂肪和瘢痕组织，然后重新缝合皮瓣，并使用填充敷料压迫住鼻部。6 周后，使用第 13 章介绍的技术再造鼻翼沟。首先在前额皮瓣上鼻翼沟的理想位置做一个切口，暴露其下的耳软骨移植物，然后沿着鼻翼沟的走向切除部分软骨。采取穿鼻缝合的方式将两个填充敷料固定在鼻翼沟的位置 5 天，以保持再造鼻翼沟的形态（图 29.10）。2 个月后，行前额皮瓣断蒂嵌入术。嵌入时，使用第 14 章介绍的技术对两眉之间的蒂部近端进行修剪。

皮瓣嵌入后 7 个月，患者需要进行一次额外的门诊手术操作来修复右侧鼻孔缘的一个小切迹。通过使用 Z- 成形术，并插入一小块从耳轮脚上获取的耳软骨移植物，切迹得到修复（图 29.11）。患者的鼻气道也一直保持通畅（图 29.12）。

讨论

即便对于经验丰富的整形外科医生而言，全鼻或近全鼻再造也是一个巨大的挑战。它需要尽可能地用相似的组织来替代缺损的鼻部各层结构。首先要恢复整个鼻道的内层皮肤，还要对移植物进行修剪和雕刻，使其拥有天然鼻骨架的形态，以替代缺失的鼻骨和鼻软骨。外层则使用插入前额皮瓣进行再造。每个皮瓣都要有足够的血供才能成活，并为其覆盖的移植物提供足够的营养。所有的皮瓣和移植物都要经过仔细设计及精确塑造，才能确保成功

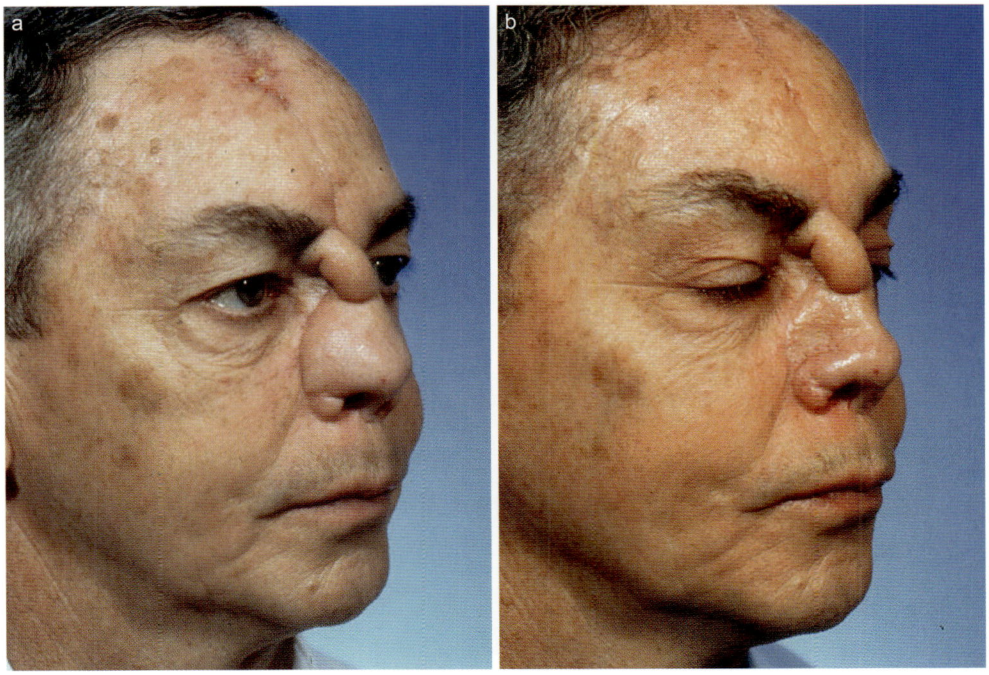

图 29.10　（a）插入前额旁正中皮瓣转移后 6 周。皮瓣可见肿胀、变大。（b）前额皮瓣嵌入前行两次形态修整术

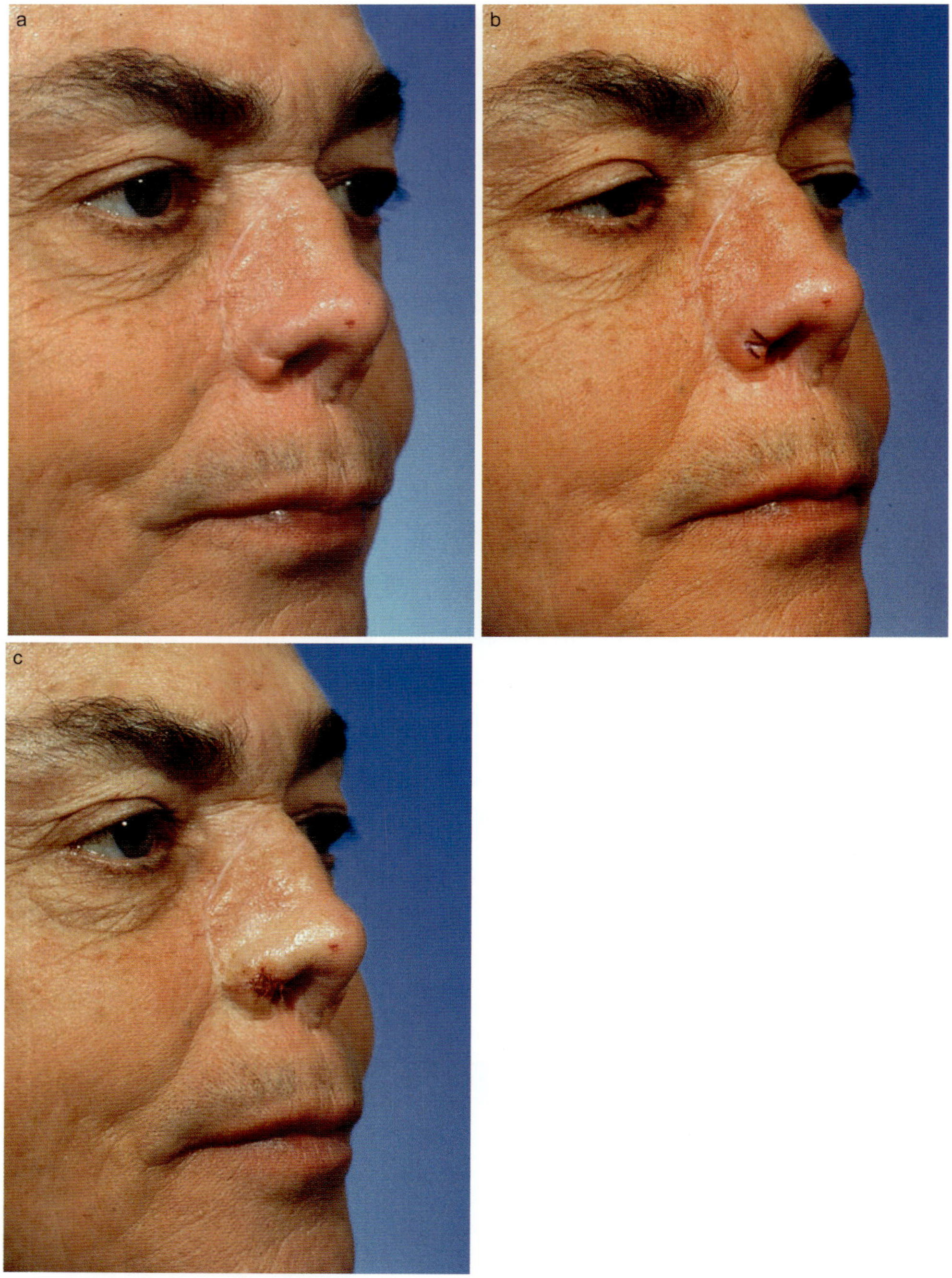

图 29.11 （a）右侧鼻孔缘可见一个小切迹。（b）设计 Z-成形术以修复切迹。（c）行 Z-成形术并在切迹深方插入一小块耳软骨移植物后

恢复鼻部的天然形态和功能。如果有任何一步出现问题，都有可能无法达到这个目标。

在近全鼻再造中，重塑鼻部内层组织是最难的部分。鼻中隔是衬里皮瓣的主要来源，如果剩余的鼻中隔组织较多，鼻再造就会相对简单一些，成功率也会更高。第一步是要以鼻中隔复合枢轴瓣的形式，将鼻中隔从鼻道内取出，保持复合瓣尾端连接在鼻底。这个复合瓣既可以为鼻尖和尾段鼻背提供结构支持，也可以提供黏膜组织来再造中部和下部鼻穹窿的内层。

在本病例中，为了给再造鼻部提供结构支持和衬里组织，剩余的所有鼻中隔都被取用作为复合瓣

了。但即使如此，复合瓣的尺寸也不足以提供理想的鼻部高度，也无法完全再造鼻道衬里。我们将复合瓣尽量向尾端移动，并使用一个固定板撑开复合瓣和额骨之间的距离。但复合瓣仍然无法提供足够的黏软骨膜来再造下部鼻穹窿的衬里。幸运的是，患者的中鼻甲较大，可以作为衬里皮瓣的来源。我们使用第 11 章中介绍的方式从中鼻甲上获取了黏膜骨膜瓣。这些皮瓣对于提供足够的黏膜组织来再造鼻道衬里起着至关重要的作用。

在鼻中隔尾段保持完整的情况下，我们并不会延迟切取鼻中隔复合软骨黏膜枢轴瓣，因为上唇动脉的鼻中隔支可以为复合瓣提供丰富的血供（参见第 4 章）。但在本病例中，患者的鼻中隔尾段缺失，所以就要谨慎地推迟将复合瓣从鼻道内转出的时

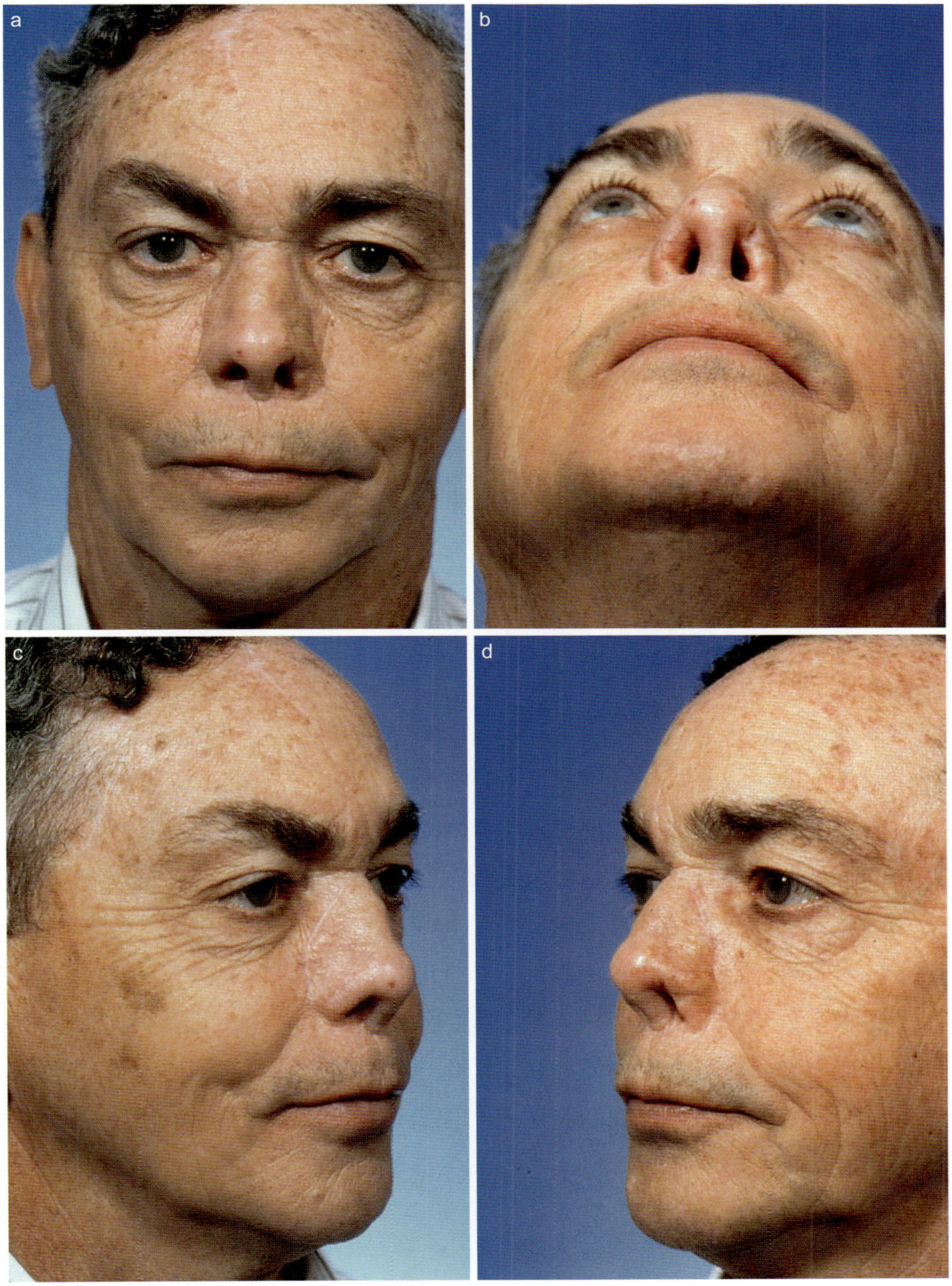

图 29.12　（a~f）术后 1 年

图 29.12 （续）

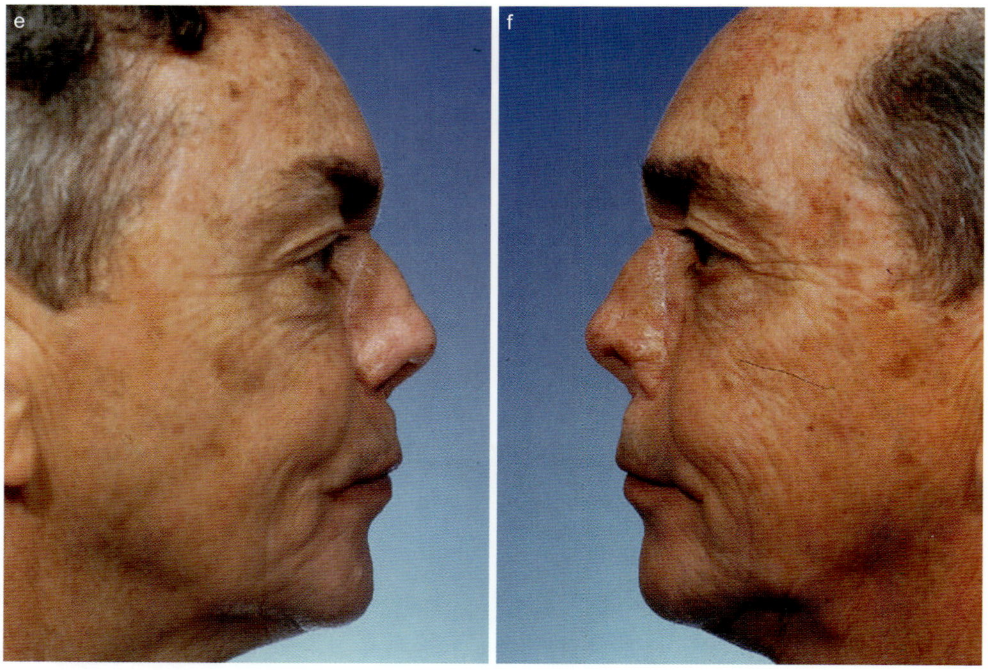

间。而且与蒂部相比，复合瓣面积较大，且包括位于鼻道前部的两个黏软骨膜瓣。对于吸烟者和以前接受过鼻道内放疗的患者，也要谨慎地推迟大面积复合瓣转出的时间。

覆盖鼻外层的插入前额皮瓣通常在皮瓣转移 3 周后断蒂。但是在全鼻缺损的情况下，外覆皮瓣和受区有血供的组织之间的接触面积很少，这时外层皮瓣的新生血运来源就只能靠再造鼻部的缺损边缘和衬里皮瓣的尾端来提供。这种受限的血管新生过程就需要更长的时间才能使前额皮瓣和相邻颊部皮肤之间有足够的血管吻合，以保证断蒂后的皮瓣成活。因此在全鼻或近全鼻再造中，我们建议将皮瓣断蒂嵌入的时间推迟到皮瓣转移后 2 个月进行。

在大多数情况下，对插入外覆皮瓣的形态修整都是在皮瓣嵌入后进行的。但是在本病例中，我们并没有切断皮瓣蒂，而是在断蒂嵌入之前进行了两次形态修整术。第一次手术修薄了覆盖全鼻的外覆皮瓣，第二次手术塑造了鼻翼沟。保留皮瓣蒂部的意义在于保证了手术过程中皮瓣的血供，同时也不会影响理想的皮瓣形态。采用这种手术顺序既可以延长皮瓣断蒂的时间，使皮瓣供给骨和软骨移植物的血运最大化，同时也不会过度拖延整体再造手术的过程。不算患者 7 个月后在门诊做的小手术，整个鼻再造过程大约需要 5 个月。

在全鼻或近全鼻再造中，有时难以保证鼻部恢复到理想的高度。主要的影响因素是可以用来再造鼻内层的黏膜组织量。正如本病例中所示，当大部分鼻中隔被切除时，用于再造下部鼻穹窿内层的鼻中隔复合软骨黏膜瓣的面积就不够了，因此无法使鼻尖达到理想的高度。这样的结果就是再造鼻较短，且鼻尖向头侧旋。在本病例中，患者再造鼻的功能和形态都是正常的，但是鼻部的纵深较短，而且鼻尖的位置也不够理想。

鼻背、鼻侧壁、颊部及眼眶内侧的再造 第 30 章

Shan R. Baker

本章讨论的是一种全层缺损的情况。

患者是一位 31 岁女性，患有左眼泪囊炎 2 年。对左眼泪囊区取病理活检示腺样囊性癌。行手术切除肿瘤时，需要切除上颌骨内侧、骨性眼眶的内下部以及内眦韧带的内侧。上下眼睑的内侧和眶骨膜、左眼内直肌一起被切除。全层切除骨性鼻背和鼻侧壁，并切除前后筛房（图 30.1）。

为了提供覆盖颊部内侧缺损的软组织，并为左眼提供骨性支撑，在切除肿瘤后 3 周，将一个显微外科肩胛区骨皮瓣转移至眼部。和皮瓣一起转移的 4 cm 骨组织经过形态调整，替代了骨性眼眶的底部和内侧。使用固定板，将骨移植物的外侧与剩余骨性下眼眶固定，内侧与额骨固定。转移的皮瓣大小为 5 cm × 4 cm，用于替代颊部内侧和鼻外侧的软组织及皮肤（图 30.2）。皮瓣的深面暴露在鼻道和鼻咽部内，留待二期愈合。术后，患者接受了一个完整疗程的外射线辐照。由于患者的左眼内直肌、眶骨膜以及大部分的骨性眼眶缺失，术后患者出现了眼球内陷、严重复视以及暴露性角膜炎等症状，需要行一系列眼科手术来治疗，包括两次斜视矫正术、下睑重建和内睑缘缝合术。

眼科手术完成后，患者被转到我科行鼻再造术。我们接诊患者时发现，她的显微外科皮瓣与面

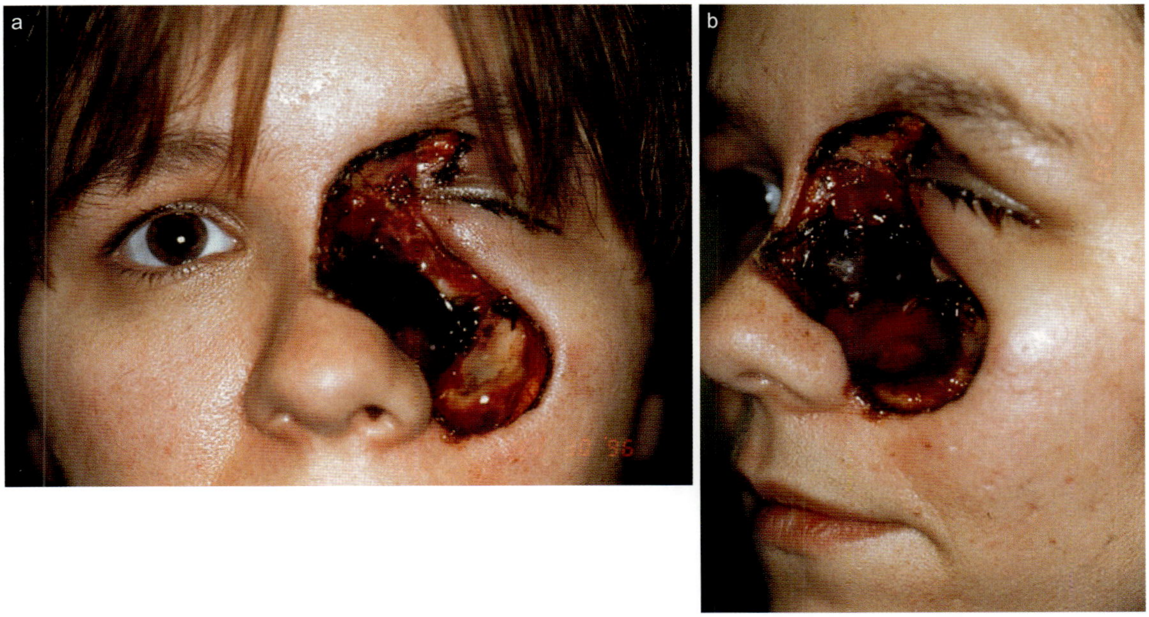

图 30.1 （a, b）鼻背、鼻侧壁、上颌骨内侧以及眶缘的全层缺损

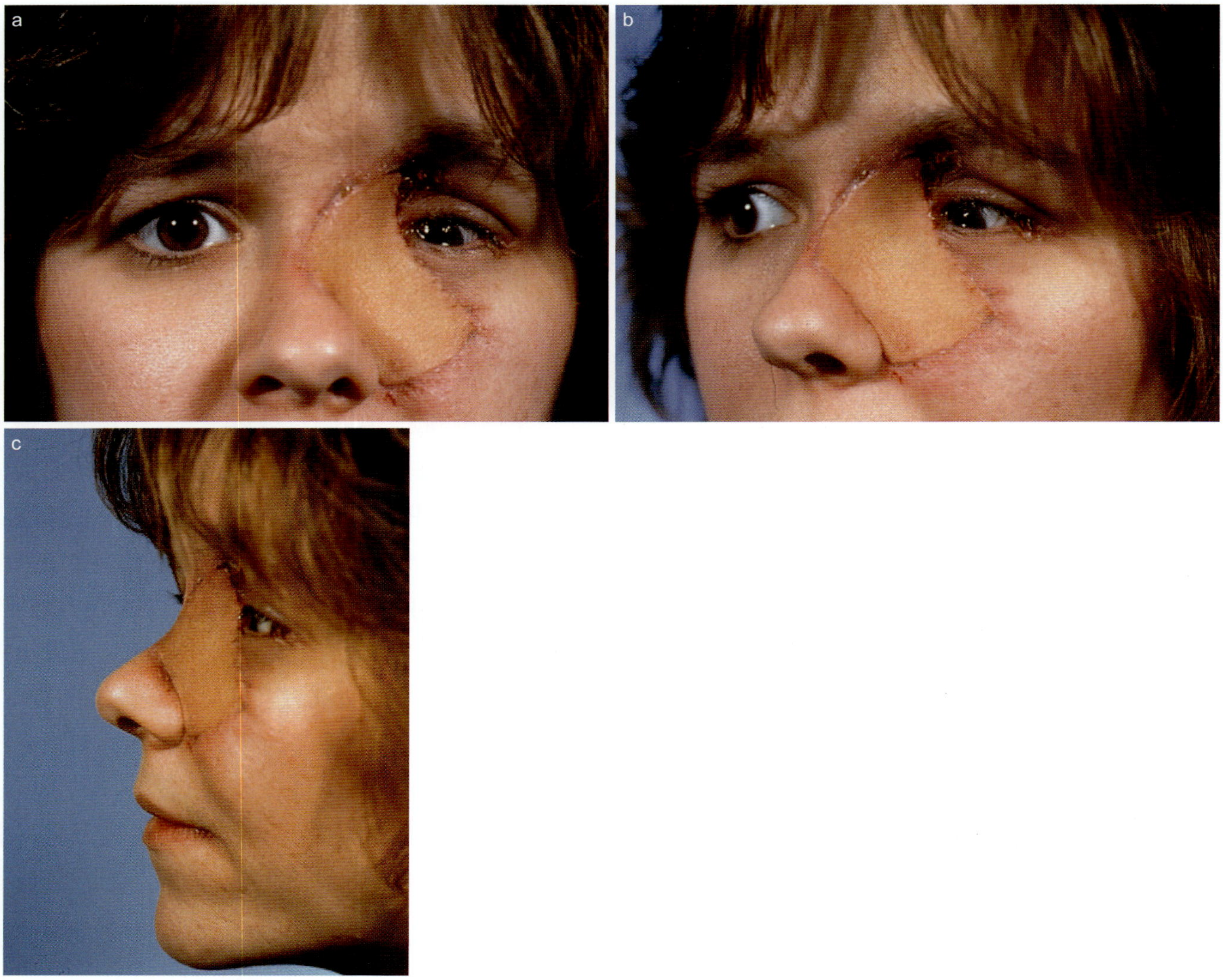

图 30.2 （a～c）显微外科肩胛区骨皮瓣为缺损区域提供软组织、皮肤覆盖以及骨组织结构支撑。暴露在鼻道内的皮瓣深面留待二期愈合

部皮肤之间的颜色和纹理差异很明显。缺失的鼻侧壁和鼻背区域用皮瓣覆盖（图 30.2）。眶上缘和眶下缘内侧区域的皮肤及软组织量较少，这也导致了患者眼睑外翻。这种情况暂时通过行内睑缘缝合术进行了修复（图 30.3）。

在考虑行鼻再造手术前，需要先令患者的眼眶内侧和眼睑恢复到最佳状态。首先，从显微外科皮瓣的下部获取一个上端相连的 2.5 cm × 1.5 cm 皮瓣，将其转移到下睑内侧的深方。这个皮瓣增加了下睑的皮肤，并且增加了覆盖再造骨性眶缘的软组织量。对剩余的部分显微外科皮瓣进行形态修整，去除了皮下组织。供区易位皮瓣留下的缺损使用一个 6 cm × 3 cm 的 V-Y 皮下组织带蒂岛状颊部推进皮瓣进行修复（图 30.4）。

下眼眶内侧皮肤和软组织修复后及显微外科皮瓣形态修整术后 3 个月，行鼻再造术。使用第 8 章介绍的技术，从左顶骨获取一个 5.0 cm × 1.2 cm 的颅骨移植物。显微外科皮瓣覆盖鼻背和左鼻侧壁美学单位的部分被切除（图 30.5）。使用骨钻对内眦区域肩胛区骨皮瓣内的骨组织进行塑形，为使用颅

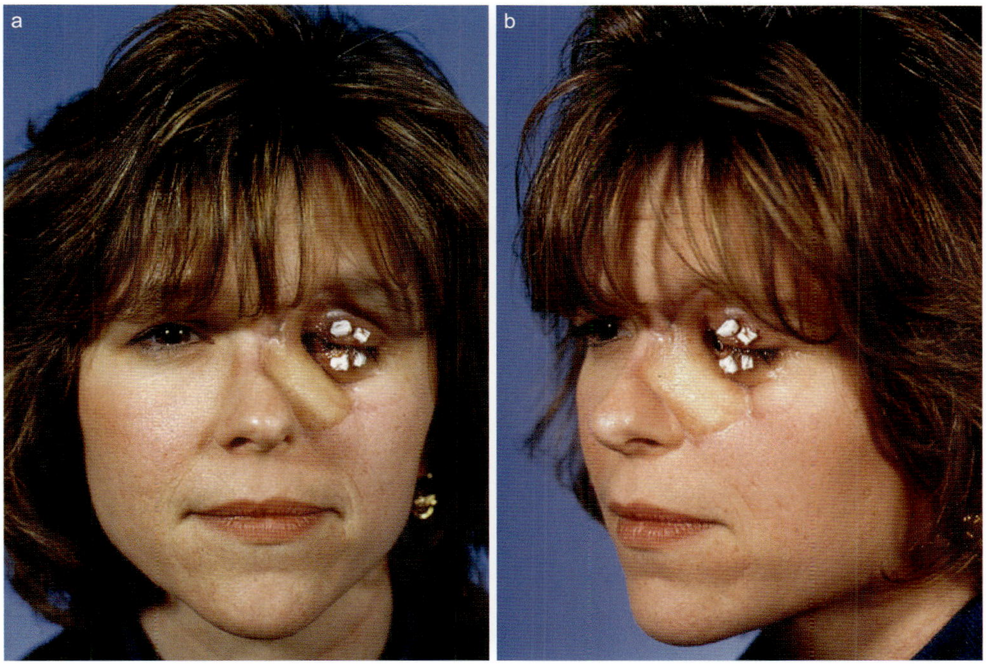

图 30.3 （a, b）用于替代内侧眶缘区域的皮肤和软组织量不足，导致上下睑外翻，需要行内睑缘缝合术

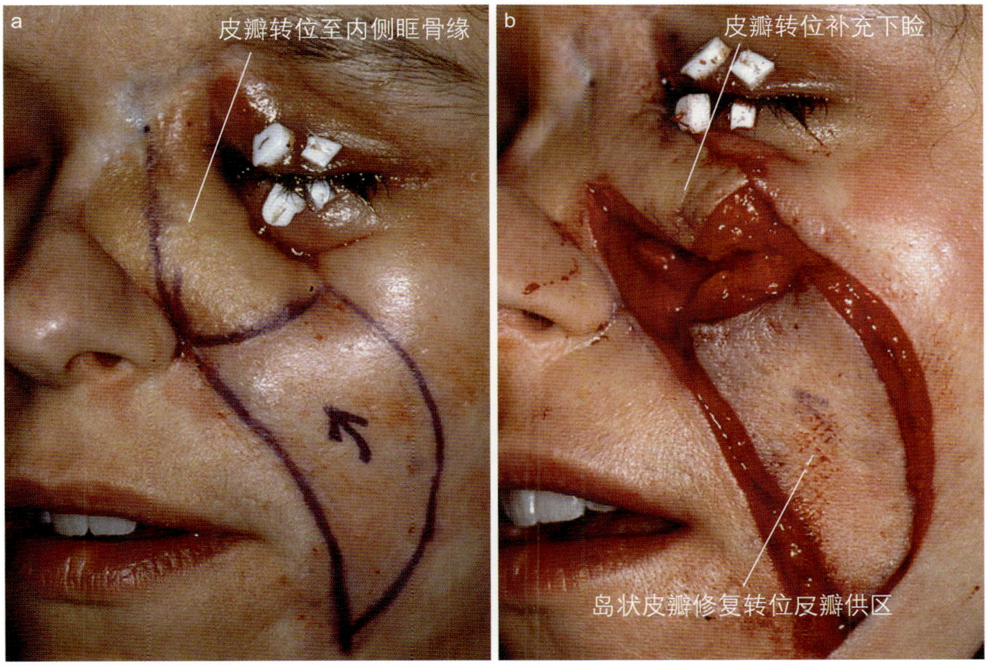

图 30.4 （a～d）上端连接的转位皮瓣用于增加下内侧眶缘区域的皮肤和软组织。易位皮瓣留下的供区伤口使用一个大面积 V-Y 皮下组织带蒂岛状推进皮瓣进行修复

图 30.4 （续）

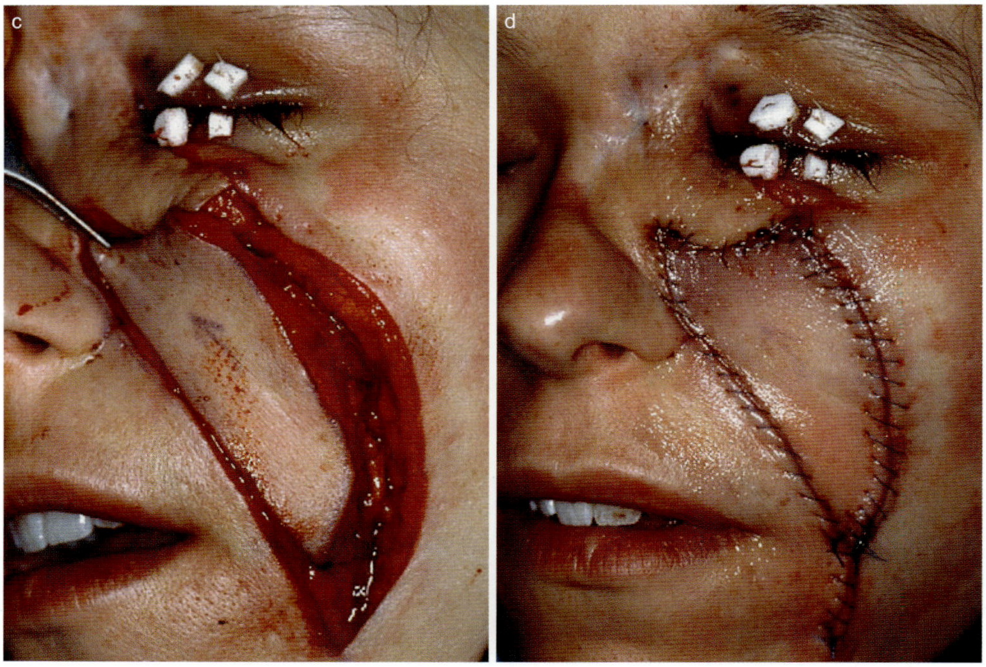

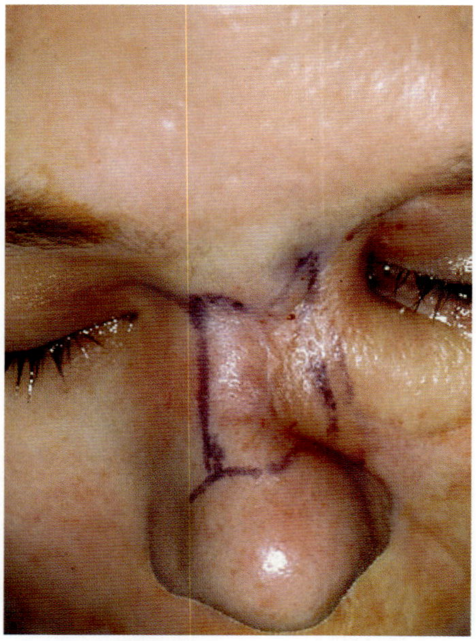

图 30.5 切除覆盖鼻背和鼻侧壁美学单位的部分显微外科皮瓣的皮肤（蓝线标记的区域）。皮瓣深层组织作为血运丰富的骨移植物受区予以保留

骨移植物再造骨性鼻侧壁留出空间。将颅骨移植物分成两块，作为鼻背和鼻侧壁的支架。在额骨鼻突上做一个平台以容纳鼻背部的骨移植物。使用固定板将鼻背部移植物固定在额骨上，并用骨钻修整形态，以便插入用来作为鼻侧壁支架的第二块骨移植物。鼻侧壁移植物使用固定板固定在鼻背部移植物上（图 30.6）。将上内侧眼眶的皮肤和软组织从骨性眶顶游离下来，以缓解上睑挛缩，保证上睑可以覆盖住暴露的角膜。这项操作留下了左眉弓内侧下方的供区缺损。将内眦区域的瘢痕组织与鼻侧壁骨移植物的后方固定，固定使用 4-0 聚丙烯缝线从骨移植物上钻好的孔洞中穿过。

裁制一个模板，使其能够完全覆盖再造的鼻背、鼻侧壁以及上内侧眶缘缺损。使用该模板设计一个 10 cm × 5 cm 的不规则前额旁正中皮瓣（图 30.6）。使用第 14 章介绍的技术，切取皮瓣转移至鼻部，覆盖住再造的骨移植物，并修复了上内侧眶缘的软组织和皮肤缺损。将前额供区伤口两侧的前额皮肤自帽状腱膜下层广泛剥离，并向中间推进，使供区伤口部分关闭。3 周后，行前额皮瓣断蒂嵌入术。蒂部近端的一部分还原至前额，以恢复两眉内侧的正常解剖位置。通过将显微外科皮瓣和前额皮瓣的软组织及皮肤转移至眼眶内侧，患者的眼睑外翻症状得到了充分改善，并且可以拆除内睑缘缝合术的缝线了。

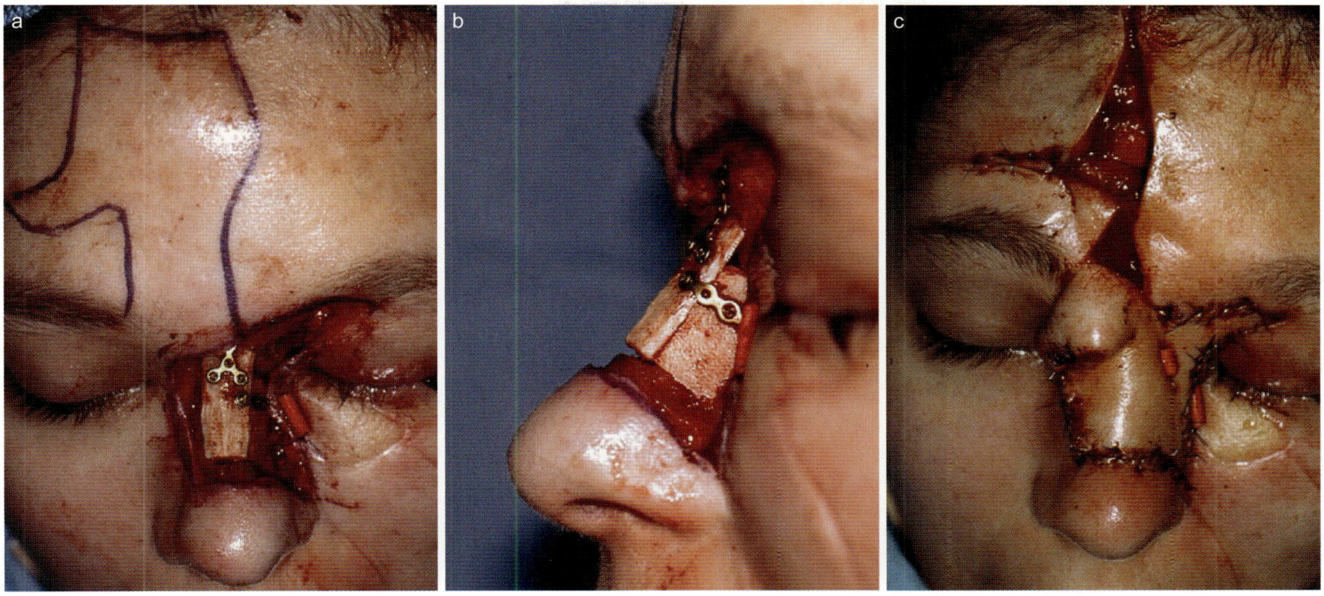

图 30.6 （a ~ c）颅骨移植物作为骨性鼻背和鼻侧壁的支架。使用一个不规则形态的插入前额旁正中皮瓣覆盖骨移植物，并替代上内侧眶缘缺失的皮肤和软组织

鼻再造术后 8 个月，修整覆盖鼻部的部分前额皮瓣的形态，去除皮下组织。在皮瓣下缘，分隔前额皮瓣皮肤和鼻部天然皮肤的瘢痕内行 3 次 Z- 成形术（参见第 14 章）。修复前额瘢痕：将前额供区的浅表瘢痕切除，将两侧的皮肤自帽状腱膜下层广泛剥离并向中间推进，覆盖住深层瘢痕（参见第 15 章）。对颊部瘢痕进行磨皮。

5 个月后，使用羟基磷灰石对再造上内侧骨性眶缘的肩胛骨移植物进行体积扩增，以强化该区域的形态轮廓，并进一步为上内侧眶缘的软组织提供支撑。对鼻部皮瓣和显微外科皮瓣进行磨皮，使前额皮瓣与鼻部天然皮肤之间、显微外科皮瓣与颊部天然皮肤之间的颜色更加接近。

10 个月后，患者行最后一次再造手术。由于手术切除了患者左眼上内侧眶缘的皮肤和软组织，并使用了一个右侧前额旁正中皮瓣再造鼻部，导致患者两侧眉毛内侧的位置不对称，右侧眉比左侧低。为了修复这种情况，我们为患者做了右侧提眉术。患者的左眉弓内侧区域还有一处 4 cm × 3 cm 的凹陷，该凹陷向上延伸，使患者左侧前额的下 2/3 也有程度较轻的凹陷。为了纠正这种情况，我们在患者前额手术瘢痕内做一个较小的切口，在皮下插入一个 4 cm × 3 cm 的扩张性聚四氟乙烯植入物，对凹陷进行了修复（图 30.7）。

讨论

对于累及鼻部和颊部重要区域的全层缺损，再造手术需要分期进行。早期手术主要是修复颊部缺损，以便为后续鼻再造提供一个稳定的“地基”。无论在什么情况下，只要有较大的颊部或唇部全层缺损合并鼻部全层缺损，都需要在行鼻再造手术前先修复再造鼻的“地基”。举例来说，当鼻部全层缺损累及相邻上唇时，需要推迟行鼻再造术的时间，直到上唇缺损完全修复，而且瘢痕组织已经挛缩了到最大程度（参见第 26 章的讨论）。

在本病例中，先修复颊部和眼眶内侧全层缺损再修复鼻部缺损的优点是显而易见的。当颊部伤口基本愈合，所造成的大部分瘢痕挛缩不再变化时（3 个月），鼻面沟区域可以为后续鼻再造提供稳定

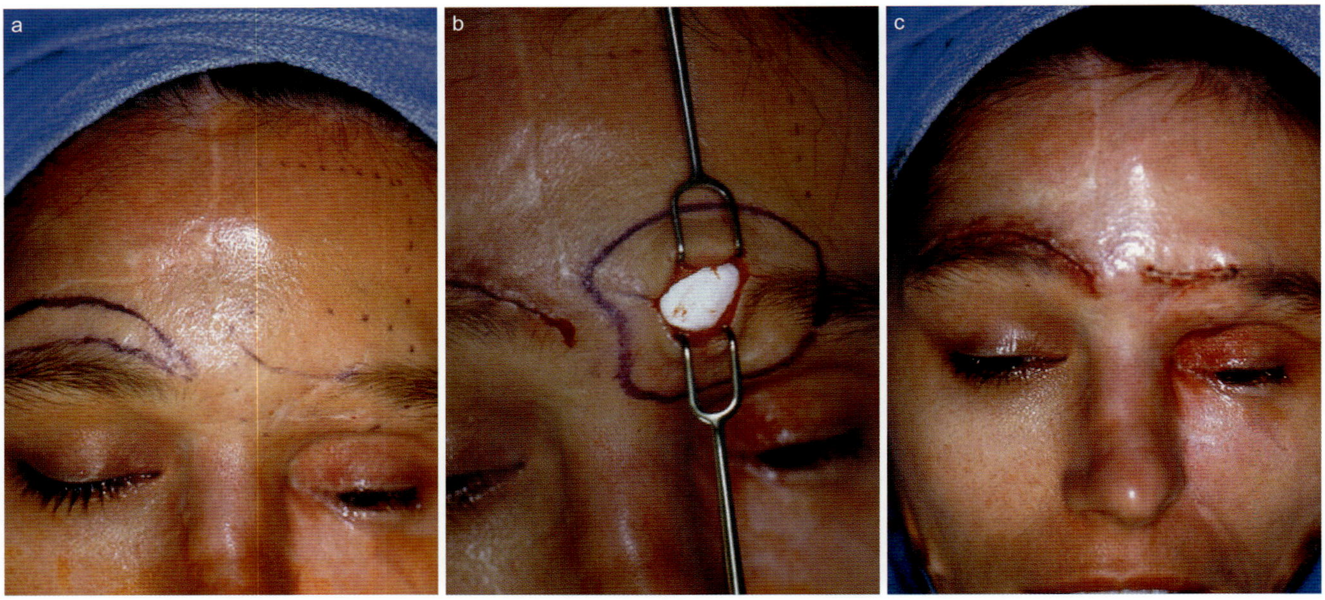

图 30.7 （a）行右侧提眉术区域。（b）从拉开的切口可见用于修复前额凹陷的植入物。深蓝色线所示为植入物的大小及形状。（c）关闭切口

的平台，保证鼻再造术顺利进行。同时在将覆盖鼻外层的前额旁正中皮瓣与显微外科皮瓣缝合时，也不用担心鼻面沟的位置会发生改变。在本病例中，先再造颊部还有一个优点，就是可以同时修复鼻腔衬里缺损。

在本病例中，显微外科皮瓣为再造颊部内侧提供了足够的软组织量，并提供了足够的骨组织以支撑眼球。该皮瓣同时还起到暂时覆盖鼻部缺损的作用。皮瓣深方覆盖的骨性鼻腔和筛窦得以通过二期手术愈合。而黏膜缺损边缘的上皮细胞会沿着皮瓣裸露的皮下组织层广泛转移，最终形成一层上皮组织覆盖住原本暴露在鼻腔内的皮瓣深面。在鼻再造过程中，覆盖鼻部的部分显微外科皮瓣只有表皮部分被切除，深层软组织作为再造鼻部的衬里以及一个血运丰富的骨移植物软组织受区被保留下来。

本病例中所设计的用于覆盖再造鼻外层的前额旁正中皮瓣与别的情况不同，因为一部分皮瓣要用来替代上内侧眶缘缺损的皮肤和软组织。这个缺损是由于手术切除肿瘤造成的，然而显微外科皮瓣却不够完全修复被切除的这部分组织，而患者也继发了上睑挛缩的症状。通常情况下，当鼻部缺损累及周围其他面部美学区域时，每个美学区域最好用独立的皮瓣进行修复，以最大程度地弱化瘢痕，并使再造后的面部形态更规则。然而在本病例中，唯一能为眉下和眶缘内侧提供皮肤及软组织替代的只有前额。因此在设计前额旁正中皮瓣时，要使皮瓣能覆盖到鼻背、左鼻侧壁和上内侧眶缘。前额皮瓣覆盖眶缘的部分缓解了上睑的挛缩，一定程度上恢复了上睑正常的解剖位置，使眼睑能够更好地覆盖角膜。再加上下睑的转位皮瓣，患者最终不再需要行内睑缘缝合术了。

比起颊部和眼睑的再造，鼻部再造相对简单一些。使用第 8 章介绍的技术获取并转移颅骨移植物，作为再造鼻的支架支撑。使用前额旁正中皮瓣作为外层覆盖。对外层皮瓣形态的调整包括沿着皮瓣下缘的瘢痕做 Z- 成形术淡化瘢痕，并适当磨皮。这些技术在第 14 章和第 15 章中都有介绍。

前额皮瓣的供区伤口无法一期完全愈合，所以有部分伤口要留待二期愈合。这种方式留下的前额瘢痕通常在前发际线区域不太明显。但是越往下，

伤口二期愈合留下的瘢痕会越萎缩、发亮，看起来越明显。对这些瘢痕进行修复可以让前额外形有明显的改善。对于修复因使用前额旁正中皮瓣而留下的供区瘢痕，较推荐的方法如下：沿着瘢痕的边缘切开皮肤至皮下层，切除瘢痕的表皮层，保留其下的深层瘢痕组织；在深层瘢痕组织周围加深切口至骨膜层，将两侧的前额皮肤自帽状腱膜下层广泛游离并向中间拉近，覆盖住深层的岛状瘢痕。只要游离的前额皮肤面积足够大，关闭切口时通常不会受到很大的伤口闭合张力，愈合后的瘢痕也会更窄，不会有凹陷的外形。

在修复瘢痕时，保留深层瘢痕组织有助于改善萎缩性瘢痕造成的凹陷外形。萎缩性瘢痕通常由二期愈合造成。这种性质的瘢痕通常要在前额皮瓣转移后 3～6 个月行修复手术。在这段时间内，剩余的前额皮肤会随着瘢痕的成熟挛缩而得到进一步拉伸。这时瘢痕挛缩的效果就和持续性组织拉伸一样，都可以为前额补充额外的皮肤。到切除萎缩性瘢痕表面和游离前额皮肤时，伤口就可以一次性关闭且不会有过多的伤口闭合张力，留下的瘢痕也会更窄，甚至感觉不到。

在本病例中，尽管鼻部再造是标准的手术流程，但还是比一般鼻再造病例更复杂且更具挑战性。本病例中所需的一系列手术操作是按特定的顺序进行的，以保证患者在进行下一次手术时已经从上一个手术中恢复了。最终的目标是在保证功能不会严重受损的前提下，尽可能地将再造面部形态特征恢复至几乎自然的形态（图 30.8）。

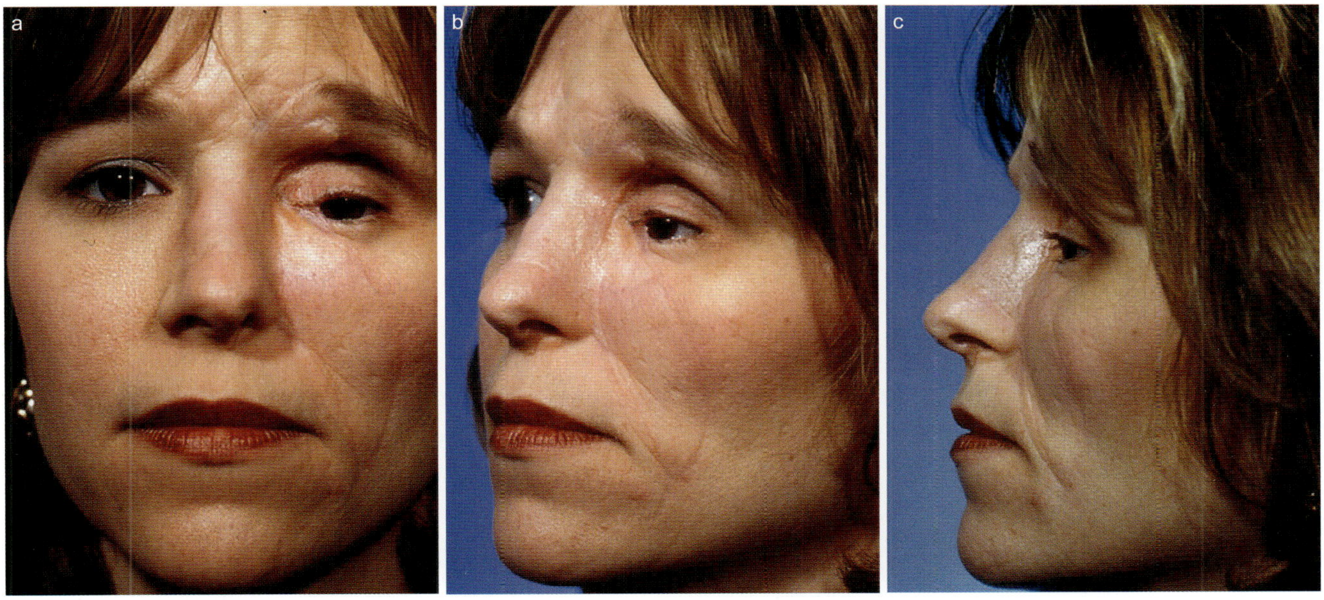

图 30.8　（a～c）鼻再造术后 2 年